Gynäkologische Operationen

Ein Lehrbuch für die fachärztliche Aus- und Weiterbildung

Herausgegeben von Gerhard Martius

Mit Beiträgen von

P. G. Fabricius
H. Franzki
R. Häring
E. Kastendieck
U. Lorenz
G. Martius
E. Schmiedt
H. K. Weitzel

2., neubearbeitete und erweiterte Auflage
476 meist zweifarbige Abbildungen, 15 Tabellen

Georg Thieme Verlag Stuttgart · New York 1990

Zeichnungen:
Rudolf Brammer und Adrian Cornford

CIP-Titelaufnahme der Deutschen Bibliothek

Martius, Gerhard:
Gynäkologische Operationen : ein Lehrbuch für die fachärztliche Aus- und Weiterbildung / hrsg. von Gerhard Martius. Mit Beitr. von G. Fabricius ... – 2., neubearb. u. erw. Aufl. – Stuttgart ; New York : Thieme, 1989

Wichtiger Hinweis: Medizin als Wissenschaft ist ständig im Fluß. Forschung und klinische Erfahrung erweitern unsere Kenntnisse, insbesondere was Behandlung und medikamentöse Therapie anbelangt. Soweit in diesem Werk eine Dosierung oder eine Applikation erwähnt wird, darf der Leser zwar darauf vertrauen, daß Autoren, Herausgeber und Verlag größte Mühe darauf verwandt haben, daß diese Angabe genau dem **Wissensstand bei Fertigstellung des Werkes** entspricht. **Dennoch ist jeder Benutzer aufgefordert,** die Beipackzettel der verwendeten Präparate zu prüfen, um in eigener Verantwortung festzustellen, ob die dort gegebene Empfehlung für Dosierungen oder die Beachtung von Kontraindikationen gegenüber der Angabe in diesem Buch abweicht. Das gilt besonders bei selten verwendeten oder neu auf den Markt gebrachten Präparaten und bei denjenigen, die vom Bundesgesundheitsamt (BGA) in ihrer Anwendbarkeit eingeschränkt worden sind. Benutzer außerhalb der Bundesrepublik Deutschland müssen sich nach den Vorschriften der für sie zuständigen Behörde richten.

1. Auflage 1980
1. englische Auflage 1982
1. spanische Auflage 1985
1. italienische Auflage 1987
1. indonesische Auflage 1988

Die Reproduktion der Abbildungen von Instrumenten und Geräten mit dem Zeichen ⚓® erfolgte mit Genehmigung der Aesculap-Werke AG, Tuttlingen. Auch zur Verwendung ihrer Artikelnummern hat uns die Firma ihr Einverständnis gegeben. Sie hat uns jedoch gebeten, darauf hinzuweisen, daß die Verwendung ihrer Artikelnummern ausschließlich der Anbietung und dem An- und Verkauf von Aesculap-Erzeugnissen vorbehalten ist. Die Verwendung dieser Artikelnummern soll dazu dienen, eine einheitliche Nomenklatur für die Bezeichnung der Instrumente zur Verfügung zu haben.
® = eingetragenes Warenzeichen der Aesculap-Werke AG, Tuttlingen.

Geschützte Warennamen (Warenzeichen) werden *nicht* besonders kenntlich gemacht. Aus dem Fehlen eines solchen Hinweises kann also nicht geschlossen werden, daß es sich um einen freien Warennamen handele.

Das Werk, einschließlich aller seiner Teile, ist urheberrechtlich geschützt. Jede Verwertung außerhalb der engen Grenzen des Urheberrechtsgesetzes ist ohne Zustimmung des Verlages unzulässig und strafbar. Das gilt insbesondere für Vervielfältigungen, Übersetzungen, Mikroverfilmungen und die Einspeicherung und Verarbeitung in elektronischen Systemen.

© 1980, 1990 Georg Thieme Verlag, Rüdigerstraße 14, D-7000 Stuttgart 30
Printed in Germany
Satz: Filmsatz Jovanović, 8399 Ruhstorf/Rott, gesetzt auf Monophoto 1000
Druck: Tutte, 8391 Salzweg/Passau

ISBN 3-13-582702-X   1 2 3 4 5 6

Herrn Dr. med. h. c. GÜNTHER HAUFF

in Dankbarkeit gewidmet

Vorwort zur 2. Auflage

Das gynäkologische Operieren ist als klinische Aufgabe sicherlich einer der beständigsten Teile unseres Faches. Vieles seiner Technik und Indikationsstellung hat seit Jahrzehnten Bestand. Dies bedeutet aber nicht, daß es nicht mancherlei Änderungen, sei es in Form von Nuancierungen der einzelnen Eingriffe, sei es in Form der Empfehlung neuer Operationsmethoden, gibt, die wir übersehen und so nicht in unserem Handeln berücksichtigen müssen.

Die Neuauflage der „Gynäkologischen Operationen" wurde unter diesem Aspekt als Gelegenheit gesehen, die Darstellung der Operationstechnik in allen Teilen des Buches zu überarbeiten und damit dem derzeitigen Erkenntnisstand anzupassen. So wurden die nicht zuletzt durch diagnostische Fortschritte erreichte veränderte Behandlung der Extrauteringravidität, aber auch die jetzt gültigen Regeln des operativen Vorgehens bei den entzündlichen Adnexerkrankungen und der anatomisch bedingten Sterilität berücksichtigt und in die jeweiligen Kapitel aufgenommen. Dies bedeutete verständlicherweise, daß die *Technik der Mikrochirurgie* mit den ihr gegebenen rekonstruktiven Möglichkeiten stärkere Berücksichtigung finden mußte. Dieser Teil der Operationslehre wurde liebenswürdigerweise von Prof. E. KASTENDIECK, Chefarzt der Geburtshilflich Gynäkologischen Abteilung des Martin-Luther-Krankenhauses Berlin, übernommen.

Ein weiteres Anliegen konnte mit der Neuauflage realisiert werden, und zwar die Einbeziehung *proktologischer Untersuchungen und Eingriffe*. Diese Ergänzung wird sicherlich gerade von den in der Praxis tätigen Gynäkologen begrüßt werden. Es war möglich, hierfür wie für die operativen Eingriffe am Darm Prof. R. HÄRING,

Direktor der Chirurgischen Universitätsklinik am Klinikum Steglitz Berlin, zu gewinnen.

Die Darstellung der *urologisch-endoskopischen Untersuchungen* sowie die *Blasen- und Ureterchirurgie* hat liebenswürdigerweise Herr Prof. E. SCHMIEDT, em. Direktor der Urologischen Klinik der Universität München am Klinikum Großhadern, als zusätzlichen Beitrag zur 2. Auflage übernommen. Auch ihm danke ich an dieser Stelle für die uns gewährte Hilfe.

Weiterhin freue ich mich, daß sich Prof. H. K. WEITZEL und Prof. U. LORENZ, Frauenklinik des Klinikum Steglitz der Freien Universität Berlin, bereit gefunden haben, das Kapitel der *operativen Eingriffe an der Mamma* zu schreiben. Ihre große operative Erfahrung gerade auf diesem Gebiet der operativen Tätigkeit stellt eine glückliche und für den Gynäkologen hilfreiche Ergänzung der Neuauflage dieses Buches dar.

Nicht zuletzt habe ich Herrn Dr. jur. H. FRANZKI, Präsident des Oberlandesgerichtes Celle, dafür zu danken, daß er uns für die operative Tätigkeit die heute mehr als je zuvor notwendigen Hilfen und Ratschläge zur *präoperativen Aufklärung* gibt. Mit Herrn Dr. FRANZKI ist es gelungen, einen der besten Kenner dieser Materie für dieses Buch zu gewinnen.

Die 2. Auflage dieser Operationslehre ist ihren für die 1. Auflage formulierten und realisierten Zielen treu geblieben. Sie wendet sich in erster Linie an den jungen, mit der Facharztausbildung beginnenden Kollegen. Ihm soll sie eine Anleitung bei der Erarbeitung und späteren eigenständigen Durchführung der typischen gynäkologischen Eingriffe sein. Dies bedeutete von Anfang an eine *Beschränkung des Inhaltes auf die wichtigen und typischen Eingriffe unter* weitgehender Orientierung am Facharztkatalog. Das Buch vermittelt damit ein Basiswissen, das der Assistent während der Facharztausbildung bzw. bis zur Übernahme einer selbständigen Tätigkeit beherrschen muß. Auch heute verläßt der größere Teil der Assistenten nach der Absolvierung der Facharztprüfung die Klinik. Bis zu diesem Zeitpunkt ist es unmöglich, aber auch unnötig, sie in den großen Karzinomoperationen an der Zervix und der Vulva, aber auch in der schwierigen Präparationstechnik, wie sie bei einem Inkontinenzrezidiv oder einem Fistelverschluß zu verlangen ist, in ausreichendem Maße zu unterrichten (GITSCH). Damit bemüht sich diese Operationslehre zugleich darum, den Kollegen auch für die Zeit nach Abschluß der Facharztausbildung die Grenzen im Sinne einer unbedingt notwendigen kritischen Bewertung der eigenen Fähigkeiten aufzuzeigen. Es war mir bei der immer neu geforderten *„Grenzziehung"* klar, daß sie schon deshalb Probleme mit sich bringen mußte, da sie nicht an jeder Klinik gleichartig, ja oft schulspezifisch erfolgt.

Bei den Standardoperationen haben sich alle Autoren ernsthaft und vielleicht mehr als in anderen Operationslehren um eine *detaillierte Darstellung der Technik* bemüht. Dies soll dem jungen Operateur in den einzelnen Operationsphasen die Übersicht erleichtern. Zugleich war es unser Ziel, neben den zu beachtenden Regeln für ein anatomisch orientiertes Präparieren auch die *typischen Fehler* aufzuzeigen. Sie wurden in dieser Auflage am Ende eines jeden Kapitels zusätzlich nochmals zusammengefaßt und damit der Beachtung empfohlen.

Weiterhin habe ich mich auch in dieser Auflage darum bemüht, auf die Wiedergabe *unnötiger Modifikationen* einzelner Operationen bzw. Operationsabschnitte zu verzichten, und zwar mit Rücksicht auf den jungen, sich in die operative Technik einarbeitenden Kollegen, also aufgrund didaktischer Überlegungen. Zugangswege und präparatorisches Vorgehen wie auch assistierende Handgriffe können bei vielen Eingriffen aneinander angeglichen werden, wie dies etwa die *grundsätzliche mediane Kolpotomie* bei den verschiedenen Arten der Deszensusoperation oder der vaginalen Hysterektomie beispielhaft erkennen läßt. Wenn dies auch selbstverständlich nur im Rahmen des operationstechnisch Zulässigen erfolgen kann, so bin ich doch sicher, daß hier noch manches didaktisch Gute zu leisten ist.

Im Kapitel über die *Naht- und Knotentechnik* mußten die wesentlichen Fortschritte der letzten Jahre Berücksichtigung finden. Die Bedeutung der resorbierbaren Fäden, etwa aus Polyglykolsäure bzw. Polyglactin 910, für das Operationsergebnis und den postoperativen Verlauf wird bis heute keineswegs von allen Operateuren genutzt, wie dies z. B. das nach wie vor benutzte Chromcatgut zeigt. Die bis heute nicht abgeschlossene industrielle Entwicklung rechtfertig an dieser Stelle den Rat an jeden operativ tätigen Gynäkologen, sich jetzt und in der Zukunft dem Besseren nicht zu verschließen.

Die *Instrumentenkunde* enthält die für den Operateur wesentlichen und für die einzelnen Eingriffe typischen Instrumente. Das Kapitel wurde ebenfalls durch einiges Wesentliche ergänzt. Die Zusammenstellung verfolgt neben dem rein Didaktischen das Ziel, einen Beitrag zu einer einheitlichen, schulunspezifischen Nomenklatur zu leisten, die uns die Verständigung untereinander erleichtert. Die Angabe der Numerierung berücksichtigt den Hauptkatalog der Aesculap-Werke und soll ebenfalls die Orientierung erleichtern. Bei den typischen gynäkologischen Operationen ist es so gut wie immer möglich, mit den in diesem Kapitel erwähnten Instrumenten auszukommen, während eine unnötige Vielfalt an Instrumenten kein „Symbol der Qualität der Operation oder gar des Operateurs" darstellt, da es den methodischen Gang eher erschwert als fördert.

Das jedem Kapitel angefügte *Literaturverzeichnis* berücksichtigt bevorzugt die Publikationen der letzten Jahre, und zwar schon deshalb, da es in erster Linie als „weiterführende Literatur" gedacht ist. Auch bei der Ergänzung für die 2. Auflage mußte deshalb oftmals die Ancienniät außer acht gelassen werden. Im Interesse der Leser bitte ich hierfür um Verständnis.

Schließlich wurde die Neuauflage der „Gynäkologischen Operationen" genutzt, nun auch dieses Lehrbuch der didaktisch bewährten Form meiner anderen Bücher anzupassen. Der zweifarbige Druck wie die Freistellungen im fortlaufenden Text dienen in erster Linie der schnellen synoptischen Erfassung des Gesuchten und erleichtern damit dessen kurzfristig erforderlichen Gebrauch. Daß auch diese Umstellung möglich wurde, ist einer der Gründe, die mich veranlassen, an dieser Stelle dem Georg Thieme Verlag in Stuttgart mit besonderer Herzlichkeit zu danken. Alle Abteilungen des Verlages waren auch bei den Vorbereitungen für dieses Buch zu jeder Art von Hilfe und verstehender Zusammenarbeit bereit. Mein ganz besonderer Dank gilt Herrn Dr. med. h.c. GÜNTHER HAUFF. Es verbindet mich mit ihm seit Jahren eine in gemeinsamer Arbeit gewachsene und bewährte Freundschaft. Die beglückende Zusammenarbeit wie die verdienstvolle Tätigkeit von Herrn Dr. HAUFF auf allen Gebieten der medizinischen Publikation nehme ich zum Anlaß, ihm auch diese 2. Auflage der „Gynäkologischen Operationen" in Dankbarkeit und Verehrung zu widmen.

Mein Dank gilt allen, die sich um diese Neuauflage bemüht haben. Es wird für sie Lohn und Freude sein, wenn die „Gynäkologischen Operationen" auch in dieser neugestalteten Form allen eine Hilfe sein können, für die das gynäkologische Operieren eine Aufgabe in der klinischen und ambulanten Tätigkeit darstellt.

Celle, im Frühjahr 1990   GERHARD MARTIUS

Aus dem Vorwort zur 1. Auflage

Die vorgelegte gynäkologische Operationslehre, die ich jetzt meinen kürzlich im Georg Thieme Verlag erschienenen, neu formulierten „Geburtshilflichen Operationen" zur Seite stelle, wendet sich in erster Linie an den jungen, in der Facharztausbildung stehenden Kollegen. Ihm soll sie eine Anleitung und Hilfe bei der Einarbeitung in die Grundzüge des gynäkologischen Operierens sein. Damit ist bereits gesagt, daß es nicht mein Ziel war, den vorhandenen, hervorragenden Lehrbüchern etwa von Prof. Käser, von Prof. Ober oder von Prof. Greenhill ein weiteres hinzuzufügen oder gar mit ihnen in Konkurrenz zu treten. Den *Inhalt* dieses Buches und die damit vollzogene Abgrenzung zu den genannten Operationslehren möchte ich mit den folgenden Bemerkungen erläutern.

Zunächst kam es darauf an, dem jungen Kollegen durch eine *Beschränkung des Inhaltes* den Start in die operative Tätigkeit zu erleichtern. Die vorgenommene Begrenzung des Dargestellten auf die wichtigsten und typischen Eingriffe orientiert sich weitgehend am Facharztkatalog. Das Buch vermittelt damit ein *Basiswissen*, das der Assistent bis zur Beendigung seiner Facharztausbildung bzw. bis zur Übernahme einer vermehrt selbständigen Tätigkeit unbedingt beherrschen muß. Bei der derzeitigen Art der Facharztausbildung (Gitsch) ist es auch heute noch so, daß der größere Teil der Fachärzte bald nach der Absolvierung ihrer Ausbildung die Klinik verläßt. Bis zu diesem Zeitpunkt können wir von ihnen weder die großen Krebsoperationen an der Zervix oder der Vulva verlangen, noch ihnen die oft schwierige Präparation bei einem Inkontinenzrezidiv oder bei einem Fistelverschluß zumuten. Damit bemüht sich dieses Buch zugleich darum, für diese Kollegen die *Grenzen* im Sinne einer unbedingt notwendigen kritischen Bewertung der eigenen Fähigkeiten aufzuzeigen.

Es war mir klar, daß die richtige „*Grenzziehung*" mancherlei Probleme mit sich bringen würde. Sie erfolgt nicht an jeder Klinik gleich und ist oft schulspezifisch. Bei den in der Vorbereitungsphase für dieses Buch häufig mit Kollegen des In- und Auslandes gesuchten Diskussionen wurde dementsprechend z. B. die Frage, ob die Radikaloperation nach Wertheim – in welcher Modifikation auch immer – in ein Lehrbuch für die Facharztausbildung aufgenommen werden soll, sehr unterschiedlich beantwortet (s. hierzu auch S. 1). Wenn ich mich dennoch zu einer kurzen, allerdings mehr als Übersicht gedachten Darstellung dieser Operation entschlossen habe, so geschah dies einmal, um dem jungen Kollegen die Möglichkeit zu geben, sich mit Hilfe dieses Buches auch auf eine Assistenz bei dieser Operation vorzubereiten. Zum zweiten ergab sich die Gelegenheit, hier die *Ureterpräparation* und die Darstellung der großen Beckengefäße zu beschreiben. Die Notwendigkeit hierzu kann sich jederzeit auch bei anderen Gelegenheiten, wie z. B. bei der Exstirpation eines intraligamentären Tumors und dann unvorhersehbar, ergeben.

Bei den Standardoperationen habe ich mich mehr als in anderen Lehrbüchern um eine *Detaillierung der Technik* bemüht. Dies soll dem jungen Operateur in den einzelnen Operationsphasen die Übersicht erleichtern. Neben den zu beachtenden Regeln des anatomisch und technisch richtigen Operierens lag mir dabei viel daran, typische Fehler aufzuzeigen und Ratschläge zu ihrer Vermeidung zu geben.

Auf die Wiedergabe mehrfacher und oft unnötiger Modifikationen einzelner Operationen habe ich ebenfalls mit Rücksicht auf den sich einarbeitenden jungen Kollegen verzichtet. Dieses Ziel der *Vereinfachung* glaubte ich u. a. dadurch erreichen zu können, daß die Handgriffe bei sich entsprechenden Operationen oder auch die Zugangswege zum Operationsgebiet angeglichen wurden. So ist z. B. nicht einzusehen, warum wir bei den verschiedenen Deszensusoperationen den Operationsbeginn in Form der vorderen und hinteren Kolpotomie immer wieder variieren, wenn wir das gleiche Ziel so gut wie immer über die *mediane* vordere und hintere Inzision der Vaginalschleimhaut erreichen. Das angestrebte Operationsergebnis läßt sich dann und evtl. sogar mit größerer Präzision nach vorherigem „Maßnehmen" über die individualisierte Schleimhautresektion bestimmen.

In den letzten Kapiteln wird entsprechend dem Zweck des Buches, in erster Linie der Facharztausbildung zu dienen, jeweils eine kurze Übersicht über die Instrumentenlehre und die Nahttechnik gegeben. In der *Instrumentenlehre* werden lediglich die typischen, immer wieder benötigten Instrumente abgebildet und erläutert. Spezialinstrumente sind bei den jeweiligen Operationen genannt und in den dazugehörigen Abbildungen dargestellt. Damit soll das Buch auch dazu beitragen, zu einer einheitlichen, schulunspezifischen Nomenklatur zu kommen, die die Verständigung zwischen den Kliniken erleichtert. Den Anfänger soll es in die Lage versetzen, sich schneller und präziser, als dies bis heute oftmals der Fall ist, z. B. mit der Operationsschwester zu verständigen. Aus dem gleichen Grunde erschien es mir angebracht, zur weiteren Erleichterung der Orientierung die *Numerierung des Hauptkatalogs der Aesculap-Werke* anzugeben und – so weit als möglich – die dort verwendete Nomenklatur zu übernehmen, zumal dieser umfangreiche Instrumentenkatalog den meisten operativen Abteilungen vorliegt. Ich danke den Aesculap-Werken an dieser Stelle für ihre verständnisvolle Mitarbeit.

Ähnliches wie für die Instrumentenkunde gilt für die *Nahttechnik*. Es war mein Bestreben, eine Übersicht über die wichtigsten Nahtmaterialien, über die in sehr unterschiedlicher Form und Größe angebotenen Nadeln und über die für den gynäkologischen Operateur gebräuchliche Knotentechnik zu geben. Daß ich mich auch hier weitgehend an *einer* Firma orientiert habe, diente allein der erforderlichen Vereinfachung, zumal die komplizierte und sich z. Z. wieder ändernde Nomenklatur selbst erfahrenen Operateuren häufig nur unvollkommen geläufig ist. Der Fa. Ethicon danke ich an dieser Stelle für die großzügige Unterstützung. Die Wiedergabe der Grundmaterialien ermöglicht es jeder Schule, die entsprechenden Fäden und Nadeln anderer Firmen zu benutzen.

Das *Literaturverzeichnis*, das jedem Kapitel angefügt ist, berücksichtigt vor allem die Publikationen der letzten 10–15 Jahre, da diese weniger Bestätigung als Ergänzung des vorhandenen Textes im Sinne einer „weiterführenden Literatur" sein sollen. Aus dem gleichen Grunde mußte die Anciennität oft außer Acht gelassen werden, wofür ich im Interesse des jungen Lesers um Verständnis bitte.

Es bleibt mir an dieser Stelle nur noch die schon vielfach und heute wieder mit besonderer Herzlichkeit und Dankbarkeit ausgesprochene Apostrophierung der glücklichen Zusammenarbeit mit dem Georg Thieme Verlag in Stuttgart. Mit dieser Operationslehre schließt sich der Kreis der in gleicher Ausstattung für unser Fach herausgegebenen Lehrbücher, zu denen das „Lehrbuch der Gynäkologie" von Prof. KEPP und Prof. STAEMMLER, das „Lehrbuch der Geburtshilfe", das 1977 gemeinsam mit Prof. EWERBECK, Prof. KAISER, Prof. KUHN und Prof. WULF neu aufgelegt wurde, und die eigenen „Geburtshilflichen Operationen" gehören. Sie alle orientieren sich streng an dem jeweils von ihnen angesprochenen Leserkreis, dem Studenten, dem in der Facharztausbildung stehenden Assistenten bzw. dem fachärztlich tätigen Kollegen.

Anschriften

FABRICIUS, P.G., Priv.-Doz. Dr.,
   Oberarzt an der Urologischen Klinik und
   Poliklinik der Universität,
   Klinikum Großhadern,
   Marchioninistraße 15, 8000 München 70

FRANZKI, H., Dr.,
   Präsident des Oberlandesgerichts a.D.,
   Leberstraße 47, 3100 Celle

HÄRING, R., Prof. Dr.,
   Direktor der Chirurgischen
   Universitätsklinik,
   Klinikum Steglitz der Freien Universität,
   Hindenburgdamm 30, 1000 Berlin 45

KASTENDIECK, E., Prof. Dr.,
   Geburtshilflich-Gynäkologische
   Abteilung,
   Martin-Luther-Krankenhaus,
   Caspar-Theyss-Straße 27/29,
   1000 Berlin 33

LORENZ, U., Prof. Dr.,
   Klinikum Steglitz der Freien Universität,
   Hindenburgdamm 30, 1000 Berlin 45

MARTIUS, G., Prof. Dr.,
   Breitscheidstraße 18, 3100 Celle

SCHMIEDT, E., Prof. Dr.,
   em. Direktor der Urologischen Klinik und
   Poliklinik der Universität,
   Klinikum Großhadern,
   Marchioninistraße 15, 8000 München 70

WEITZEL, H.K., Prof. Dr.,
   Klinikum Steglitz der Freien Universität,
   Hindenburgdamm 30, 1000 Berlin 45

Inhaltsverzeichnis

Vorwort zur 2. Auflage IV

Aus dem Vorwort zur 1. Auflage VII

Einleitung 1
G. Martius

    Differenzierung der Aufgaben-
    verteilung auf die einzelnen Kliniken   1
    Einrichtung operativer Zentren   1

    Indikationsstellung   1
        Klinische Indikationsstellung   2
        Technische Indikationsstellung   2
        Beherrschung der Technik   2
        Prospektives Operieren   3

Ärztliche Aufklärungspflicht 5
H. Franzki

Allgemeines   5
Diagnoseaufklärung   6
    Rechtspflicht zur sofortigen
    Diagnoseeröffnung   6
    Eröffnung einer Verdachtsdiagnose .   6
Sicherungsaufklärung   6
    Fremdkörper in der Operationswunde   6
    Sterilisation   7
    Hinweis auf pränatale
    Untersuchungsmöglichkeiten   7
Risikoaufklärung   7
Inhalt und Umfang der Aufklärung   8
    Umfang der Aufklärung   8
    Art des Eingriffs   9
    Grad der Indikation   9
    Wahl unter mehreren
    Behandlungsmethoden   9
    Risikogeburt   9
    Behandlungsalternativen   10
    Risiken und unerwünschte
    Nebenfolgen   10
    Erhebliche Schmerzen   11
    Kosmetische Eingriffe   11
    Heilversuch   11

Art und Weise der Aufklärung   12
    Gesprächsführung   12
    Brutal- und Horroraufklärung   12
    Verzicht auf Aufklärung   12
    Nicht aufschiebbarer Eingriff   13
    Zeitwahl der Aufklärung   13
    Widerruf   13
    Ort und Gelegenheit   13
    Vermeidung medizinischer
    Fachausdrücke   13
Dokumentation und Beweisfragen   13
    Verwendung von Formularen   13
    Merkblätter oder Broschüren   14
    Vermerk in den Krankenpapieren ...   14
Behandlung von minderjährigen, willens-
unfähigen oder bewußtlosen Patienten ..   14
    Verstandesreife   14
    Dreistufentheorie   14
Abweichen vom ursprünglichen
Operationsplan   15
    Operationsunterbrechung   15
    Operationsfortsetzung   15
Zusammenfassende Thesen   16

Kleine Gynäkologische Chirurgie 17
G. MARTIUS

Didaktisches Prinzip der operativen Unterrichtung	17
Vaginales intrauterines Operieren ...	17
Lagerung der Patienten zur Operation und lokale Operationsvorbereitung	17
Steinschnittlage	17
Abrasio (Kürettage)	19
Indikationen	19
Endometriumbiopsie	19
Entleerung des Cavum uteri	19
Instrumentelle Austastung des Uterus	19
Abrasio vor Hysterektomie	19
Voraussetzungen	19
Bimanuelle Tastuntersuchung	20
Wahl der Anästhesie	20
Überblick über die Methoden	21
Dilatation der Zervix	21
Sondierung des Uterus	22
Erschwertes Auffinden des äußeren Muttermundes	22
Sondierung eines narbig stenosierten inneren Muttermundes	22
Instrumentelle Zervixdilatation	23
Präoperative medikamentöse Zervixprotektion	24
Abrasio des Corpus uteri	24
Zervix- und Scheidentamponade ...	25
Kavumaustastung mit der Polypenzange	26
Digitale Kavumaustastung	26
Fraktionierte Abrasio	26
Ambulante Endometriumbiopsie bzw. -zytologie	27
Spülmethode	27
Aspirationsmethode	27
Intrauterine Abschabemethoden	28
Strichkürettage	29
Fehler und Gefahren	29
Prophylaxe und Therapie des Asherman-Syndroms	30
Prophylaxe des Asherman-Syndroms	31
Therapie intrauteriner Synechien ...	31
Prophylaxe und Therapie der Uterusperforation	32
Kleine Operationen an der Cervix uteri	33
Indikationen	33
Portiosanierung	33
Erkennung des Zervixkarzinoms und seiner Vorstadien	33
Portiosanierung	33
Elektrokoagulation der Portio	33
Koagulation der Endozervix	33
Kryotherapie der Portio	34
Lasertherapie bei Portioveränderungen	35
Operative Eingriffe zur Diagnostik des Zervixkarzinoms	35
Probeexzision an der Zervix	35
Konisation der Portio	36
Portioabschabung	36
Konisation mit dem Skalpell	36
Elektrokonisation der Portio	38
Lineare elektrochirurgische Kauterisation der Portio	39
Eröffnung der Hämatometra	39
Amputation der Cervix uteri	39
Portioamputation	39
Sturmdorf-Naht	42
Sturmdorf-Naht nach Palmrich ...	43
Sturmdorf-Variante nach Dapunt ...	43
Weitere Operationen an der Cervix uteri	44
Abtragung eines Zervikalpolypen ...	44
Trachelorrhaphie nach Emmet (sog. Emmet-Plastik)	44
Operative Behandlung der Zervixinsuffizienz	45
Isthmorrhapie nach Lash	46
Verschluß einer Fistula cervicolaquaeatica	47
Fehler und Gefahren	48
Kleine Operationen an der Vagina	49
Operationen bei Atresie, Stenose und Doppelmißbildungen	49
Sternförmige Inzision der Stenose ..	49
Z-Plastik der Vagina	49
Abtragung des Vaginalseptums	50
Tumoren	51
Tumorexstirpation	51
Marsupialisation der Zyste	51
Vaginale Eingriffe zur Eröffnung des Douglas-Raumes	52
Punktion des Douglas-Raumes	52
Colpocoeliotomia posterior	53
Vaginale Tubenkoagulation	54
Vaginale Tubenexstirpation	54

Vaginale Exstirpation einer Ovarialzyste 55	Schwenk- oder Transpositionslappen 58
Verschluß der Kolpozöliotomie 55	Sternförmige Inzision des Hymens .. 58
Fehler und Gefahren 56	Hymenalinzision bzw. -exzision 59

Kleinere Eingriffe an Vulva und Introitus
vaginae 56
    Operationen gutartiger Vulvatumoren . 56
        Abtragung gutartiger Vulvatumoren 56
        Abtragung der Condylomata
        acuminata 57
        Kryotherapie der Condylomata
        acuminata 57
        Lasertherapie der Condylomata
        acuminata 57
        Probeexzision an der Vulva 57
        Exzision paraurethraler Tumoren ... 57
        Operative Behandlung des
        Harnröhrendivertikels 57
    Operative Beseitigung einer Introitus-
    bzw. Hymenalstenose 58
        Längsinzision und die Quervernähung 58
        Z-Plastik 58

        Inzision bzw. Resektion einer
        Hymenalstenose 59
    Operationen an der Bartholin-Drüse .. 59
        Marsupialisation 59
        Exstirpation der Bartholin-Drüse ... 60
    Behandlung des Pruritus vulvae 61
        Intrakutane Triamcinolonacetonid-
        Injektion 61
        Alkoholinjektion 61
        Denervation der Vulva 62
    Reduktionseingriffe an Vulva und
    Introitus 62
        Resektion der kleinen Labien 62
        Reduktionsplastik der vergrößerten
        Klitoris 63
        Abtragung eines Urethrapolypen ... 64
        Abtragung des Urethraprolapses ... 64
        Carunculae urethrales 65
    Fehler und Gefahren 66

Endoskopische und röntgendiagnostische Eingriffe 71
G. MARTIUS

Laparoskopie 71
    Anlegen des Pneumoperitoneum 71
    Einführen des Trokars 71
    Primäre Inspektion des
    Abdominalraumes 72
    Operative Laparoskopie 72
    Zweiter Einstich zum Einführen von
    Zusatzinstrumenten 72
    Ablassen des Pneumoperitoneum und
    Wundverschluß 73
    Offene Laparoskopie 73
    Primäres Anlegen des Pneumo-
    peritoneum durch Douglas-Punktion 74
    Sichtkontrollierte
    Peritoneumperforation 74

Douglasoskopie und Kuldoskopie 75
    Colpocoeliotomia posterior 75
Hysteroskopie 75
    Einführen des Hysteroskopes 75
    Inspektion des Cavum uteri 76
    Operative Hysteroskopie 76
Pertubation, Persufflation und
Hysterosalpingographie 77
    Pertubation 78
    Hydropertubation 78
    Hysterosalpingographie 78
Fehler und Gefahren 78

Operative Behandlung von Erkrankungen der weiblichen Brust 81
U. LORENZ und H. K. WEITZEL

Allgemeines, Therapiewahl, Aufklärung . 81
Aufnahmeuntersuchung und
Aufklärungsgespräch 82
    Anamneseerhebung 82
    Inspektion 82
    Tastuntersuchung 83

    Indikationsstellung 83
    Aufklärungsgespräch 83
Präoperative Vorbereitung 84
    Anzeichnung des Tumorareals 84
    Lagerung der Patientin 84
    Desinfektion des Operationsgebietes 84

Schnittführung	86
Probeexzision	86
Exstirpation eines tastbaren Tumors	86
Blutstillung in der	
Probeexzisionshöhle	87
Wundverschluß	87
Exstirpation eines nicht palpablen,	
mammographisch auffälligen	
Befundes	88
Präparatradiographie	88
Gezielte Milchgangsresektion	88
Modifiziert radikale Mastektomie mit	
Axillaausräumung oder Teilresektion	
der Brust mit Axillaausräumung	
(Quadrantektomie)	89
Therapiewahl	89
Modifiziert radikale Mastektomie ...	90
Umschneidungsfigur nach Stewart ..	90
Kaudale Hautinzision	93
Ablation	93
Axilladissektion	94
Ausräumung der zentralen Axilla ...	94
Präparation der zentralen Axilla	
(Level I)	94
Die Darstellung der lateralen	
Begrenzung der Axilla von kaudal	
nach kranial	95
Präparation der V. axillaris	95
Präparation des thorakodorsalen	
Gefäßbündels	96
Ausräumung der höheren Axilla-	
etagen (Level II und Level III)	97
Axilladissektion Level III	97
Axilladissektion Level II	98
Hautverschluß	98
Brusterhaltende Therapie	98
Segmentresektion (Quadranten-	
resektion) mit Axillaausräumung	98
Schnittführung	99
Präparatorische Tumorentfernung ..	99
Axilladissektion	100
Modellierung des Restdrüsenkörpers	100
Wundverschluß	100
Axilladissektion von einer separaten	
Schnittführung aus	100
Winkelförmige Schnittführung	100
Zugang zum Operationsgebiet	101
Darstellung der V. Axillaris	101
Dissektion in kraniokaudaler	
Richtung	101
Wundverschluß	101
Postoperative Komplikationen	101
Revision bei Hämatombildung	102
Punktion eines Seroms	102
Drainage	102
Inzision, Gegeninzision und	
Abszeßdrainage	102
Subkutane Mastektomie	103
Ziel, Indikationen und Voraussetzungen	103
Subkutane Mastektomie ohne	
Hautreduktion	104
Inzision der Haut	104
Präparation des Drüsenkörpers	104
Subkutane Mastektomie mit	
Hautreduktion	104
Auszeichnung der Reduktionsfigur ..	104
Umschneidung der Areola	104
Stielung des Mamillen-Areola-	
Komplexes	105
Präparation der Vorderfläche des	
Drüsenkörpers	105
Ablösung von der Pektoralisfaszie ..	105
Bildung der submuskulären Loge und	
die Einlage der Silikonprothese	105
Hautverschluß	105

Bauchdeckenschnitt (Laparotomie) und Verschluß der Bauchdecken 107
G. MARTIUS

Verfahren und Voraussetzungen	107
Lagerung der Patientin	107
Lordotische Lagerung nach	
Trendelenburg	107
Lagerung zur Schnittentbindung ...	108
Position des zweiten Assistenten	108
Suprasymphysärer Faszienquerschnitt ...	109
Dermoskript-Stift	111
Supapubisches Querschnittlineal	111
Durchtrennung der Haut und des	
subkutanen Fettgewebes	111
Faszienquerschnitt	111
Einkerbung der Mm. recti	112
Abpräparieren der Faszie von den	
Mm. recti	112
Zurücknähen des Faszienblattes	113
Trennung der Bäuche der Mm. recti	
abdominis	113

Eröffnung des Peritoneum 113
Netz- oder Darmadhäsionen 115
Bauchdeckenschutz 115
Einsetzen eines Bauchdeckenspreizers 115
Postoperative Femoralislähmungen . 116
Abstopfen des Darmes 116
Bauchdeckenverschluß beim
suprasymphysären Querschnitt 116
    Exploration des Oberbauches 117
    Adhäsionsprophylaxe 117
    Darstellung der
    Peritonealwundränder 117
    Fortlaufende Peritonealnaht 118
    Verschluß der Mm. recti abdominis . 118
    Fasziennaht 118
    Drainage des subfaszialen Raumes .. 119
    Naht des subkutanen Fettgewebes .. 120
    Versorgung des Hautschnittes 120
Modifikationen des suprasymphysären
Querschnittes 121
    Modifikation nach Cohen 121
    Faszienlängsschnitt 122
    Minilaparotomie 123
Interiliakaler Querschnitt nach
Mackenrodt-Mayland 123
    Hautschnitt 123
    Durchtrennung der
    Rektusmuskulatur 123
    Wundverschluß 124
Medianer Unterbauchlängsschnitt 124
    Inzision der Haut 125
    Umschneidung des Nabels 125
    Längsinzision der Fascia superficialis 125

    Eröffnung des Peritoneum 125
    Darstellung des Operationsgebietes . 125
Verschluß des medianen
Unterbauchlängsschnittes 126
    Darstellung der medianen Ränder der
    Mm. recti 126
    Fortlaufende Peritonealnaht 127
    Vereinigung der Mm. recti abdominis 127
    Fasziennaht 127
Pararektalschnitt 127
    Hautschnitt 127
    Verschluß des Pararektalschnittes ... 128
Lateraler Wechselschnitt
(McBurney-Sprengel) 129
    McBurney-Hautschnitt 129
    Wundverschluß des lateralen
    Wechselschnittes 130
Wiederholungseingriffe (Relaparotomie) . 130
    Früher Wiederholungseingriff 130
    Wiedereröffnung der Wunde des
    Ersteingriffes 131
    Relaparotomie über einen neuen
    Zugang 131
    Aseptische Wundruptur (Platzbauch) 131
    Zweiteingriff 132
    Ausschneiden der Hautnarbe 133
    Relaparotomie mittels des
    Faszienlängsschnittes 133
Fehler und Gefahren 134
Prophylaxe und Therapie von
Narbenkeloiden 135
    Keloidprophylaxe 135
    Keloidtherapie 135

Organerhaltende Operationen am Uterus 138
G. MARTIUS

Indikation und Methoden 138
Myomabtragung und Myomenukleation . 138
    Abtragung eines subserösen gestielten
    Myoms 138
    Enukleation eines großen
    intramuralen Myoms 140
    Verschluß des Cavum uteri 140
    Tamponade des Myombettes 140
    Peritonealisierung der Uteruswunde . 140
    Extraperitonealisierung der
    Serosawunde 140
Operationstechnische Besonderheiten der
Myomenukleation 142
    Primäre Spaltung des Tumors 142

    Exstirpation zervikaler bzw.
    intraligamentärer Myome 142
    Myomenukleation in der Gravidität . 143
    Entscheidung über die
    Uterusexstirpation 143
    Vaginale Exstirpation des Myoms .. 143
    Abdrehen eines geborenen Myoms .. 144
    Instrumentelle Durchtrennung des
    Myomstieles 144
    Myomektomie über die vaginale
    Hysterotomie 144
Operative Korrektur einer
Uterusdoppelbildung (Metroplastik) 144
    Metroplastik 144

Strassmann-Metroplastik 145
Offenhalten des Cavum uteri 145
Naht der Uteruswand nach
Metroplastik 146
Metroplastik nach Bret, Palmer und
Tompkins 146
Metroplastik nach Jones 147
Korrektur eines Zervixseptum 147
Resektion des Scheidenseptum 148
Abdominale Zervixumschlingung
nach Ardillo 148
Operative Korrektur der Retroflexio uteri 149
Korrektur der operationstechnischen
Empfehlungen 149
Antefixation nach Doléris 149
Inguinale Antefixation nach
Alexander-Adams 150
Passagere Einlage eines
Hodge-Pessars 150
Versikoantefixation nach Halban . . . 150
Zusätzliche Fixierung der Ligg. teretia
(rotunda) uteri 151
Operation nach Pestalozza 151
Antefixation nach
Webster-Baldy-Franke 151
Modifikation der Webster-Baldy-
Antefixation nach McCall 152

Antefixation nach
Schmidt-Matthiesen 153
Interfasziale Bänderkürzung nach
Werth 154
Darstellung der Ligg. teretia uteri im
Leistenkanal 155
Bassini-Naht 156
Laparoskopische Ventrosuspension des
Uterus 156
Laparoskopische Fixation der Ligg.
teretia uteri an der Bauchdeckenfaszie 156
Raffung der Ligg. teretia uteri vor den
Bauchdecken 157
Laparoskopische Kürzung der Ligg.
teretia uteri mittels Tubenclips 157
Abdominale Enterozelenoperationen
(Douglas-Ektomie, Raffung der Ligg.
sacrouterina) 157
Resektion des Douglas-Peritoneum . 157
Raffung der Ligg. sacrouterina 158
Operative Versorgung von
Peritonealrupturen 158
Naht der Peritonealrupturen beim
Allen-Masters-Syndrom 159
Resektion einer Varikozele des
Lig. latum 159
Naht des Lig. cardinale 160
Fehler und Gefahren 160

Abdominale Hysterektomie 163
G. MARTIUS

Prophylaktische Salpingektomie und
Ovariektomie 166
Ovarielle Funktionsstörungen nach
Hysterektomie 166
Ovarialzysten nach Hysterektomie . . 166
Syndrome de l'ovaire restant bzw.
Residual ovary syndrome 167
Defundatio uteri 167
Operation nach Beuttner 167
Defundatio uteri 168
Verschluß der fundalen Uteruswunde 168
Supravaginale (suprazervikale)
Hysterektomie 169
Elevation des Uterus 169
Primäre Umstechung oder
Klemmentechnik 170
Absetzen der Adnexe vom Uterus . . 170
Getrennte Umstechung einzelner Teile
des uterinen Adnexabganges 171

Präparation der Blase 172
Blasenpräparation nach
vorausgegangener Schnittentbindung 173
Darstellung und Ligatur der
Uterinagefäße 173
Zweite Uterinanaht 174
Amputation des Corpus uteri 174
Verschluß des Zervixstumpfes 175
Peritonealisierung des Zervixstumpfes 176
Hohe suprazervikale
Uterusamputation 176
Elektrokoagulation des Endozervix . 177
Abdominale Totalexstirpation des Uterus
unter Verwendung der Klemmentechnik . 177
Inspektion und Palpation des
Genitale und des Oberbauches 177
Elevation des Uterus 177
Klemmentechnik oder primäre
Umstechung 177

Absetzen des Adnexe vom Uterus .. 178
Präparation der Blase 178
Darstellung der Uterinagefäße 179
Ligatur der Uterinagefäße 179
Ligatur der Ligg. sacrouterina
(Plicae rectouterinae) 181
Mehrfacher Seitenwechsel bei der
Parametrienpräparation 181
Operative Schonung des Ureters.... 181
Kontrolle bzw. Ergänzung der
Blasenpräparation 182
Kontrolle des Douglas-Raumes und
des Rektum 182
Absetzen des Uterus von der Vagina 182
Versorgung des Vaginalstumpfes 183
Drainage des supravaginalen
Wundgebietes 184
Vaginalverschluß mit dem
Klammerapparat TA 55 vor dem
Absetzen des Uterus 185
Peritonealisierung des Wundgebietes 185
Kreuzen der Ligg. teretia 186
Enterozelenprophylaxe 186
Besonderheiten der abdominalen
Hysterektomie unter Verwendung der
primären Umstechung 187
Umstechung des uterinen
Adnexabganges 187
Primäre Umstechung der
Uterinagefäße 187
Mehrfacher Seitenwechsel bei der
Parametrienpräparation 187
Primäre Ligatur der Ligg.
sacrouterina 188
Scheideneckknaht 189
Abdominale Totalexstirpation des Uterus
mit Adnexexstirpation 189
Elevation des Uterus 189
Darstellung und Ligatur des Lig.
suspensorium ovarii
(infundibulopelvicum) 189

Umstechung und Durchtrennung des
Lig. teres (rontundum) uteri 191
Peritonealisierung 191
Abdominale Totalexstirpation des Uterus
mit Salpingektomie 191
Umstechung der Fimbria ovarica ... 191
Präparation des Mesosalpinx 191
Intrafasziale Hysterektomie nach Aldridge 192
Darstellung und Ligatur der
Uterinagefäße 193
Aushülsen der Zervix 193
Abdominale (kraniale) Konisation der
Zervix 194
Abdominale Hysterektomie bei Uterus
myomatosus 195
Laparotomie 195
Topographische Orientierung 195
Luxation des Uterus vor die
Bauchdecken 195
Absetzen der Adnexabgänge bzw. der
Ligg. teretia uteri 196
Blasenpräparation 196
Exstirpation intraligamentärer
Myome 197
Erweiterte abdominale Totalexstirpation
des Uterus (Wertheim-Operation) 197
Laparotomie 198
Präparation der paravesikalen
Gruben (Latzko-Gruben) 198
Absetzen der Ligg. teretia uteri und
der Adnexe 198
Lymphonodektomie 199
Radioisotopen-Radikaloperation ... 199
Ligatur der Uterinagefäße 200
Ureterpräparation 200
Durchtrennung der Ligg. sacrouterina 200
Blasenpräparation 200
Absetzen des Uterus 201
Peritonealisierung nach Symmonds
und Pratt 202
Drainage 203

Operationen an Ovar und Tube 205
E. KASTENDIECK und G. MARTIUS

Grundsätzliche Probleme 205
Operationen am Ovar 205
 Operation von Ovarialzysten 205
  Keilexzision des Ovars 205
  Ausschälen des Ovarialtumors 206

Elektromikrochirurgisches
Ausschälen des Ovarialtumors 207
Ovarialnaht zur Formierung des
Restovars 207
Punktionsbehandlung 208

Laparoskopische Therapie von
Ovarialzysten 208
Douglas-Lavage 208
Laparoskopische Punktion der
Ovarialzyste 209
Abtragung mit der
Laparoskopieschere 209
Verklebung mittels eines
Fibrinklebers 209
**Voraussetzungen für die Operation
großer Ovarialtumoren** 209
Wahl der Laparotomie 209
Inspektion und Palpation des Tumors 210
**Adnexexstirpation zur
Tumorentfernung** 210
Tumorentfernung durch
Adnexexstirpation 210
Manuelle Lösung und Elevation des
Tumors 210
Intraoperative Punktion der Zyste .. 211
Überprüfung der Stielverhältnisse .. 212
Absetzen des Tumors 212
Absetzen des uterinen
Adnexabganges 212
Absetzen der Adnexe vom Lig. latum 213
Peritonealisierung der uterinen
Adnexwunde 213
**Exstirpation eines intraligamentären
Ovarialtumors** 213
Präparatorische Tumordarstellung .. 214
Präparatorische Lösung des Tumors
aus dem Tumorbett 214
Sichere Schonung des Ureters 214
Umstechung der Bandverbindungen
des Tumors 214
Revision des Tumorbettes 215
Verschluß der viszeralen
Peritonealwunde 215
Exstirpation einer Parovarialzyste 216
Präparation der Parovarialzyste 216
**Exstirpation eines pseudointra-
ligamentären Tumors der Adnexe** 216
**Exstirpation eines stielgedrehten
Ovarialtumors** 217
Klärung der Stielverhältnisse 217
Exstirpation der Adnexe mit dem
stielgedrehten Tumor 217
**Operative Behandlung des
Ovarialkarzinoms** 217
Totalexstirpation des Uterus mit
beiden Adnexen 218

Einseitige Adnexexstirpation 218
Radikaloperation 218
Tumorexstirpation anläßlich einer
Intervalloperation 218
Second-look-Operation 218
**Operatives Vorgehen bei der akuten und
chronischen Adnexentzündung** 219
Allgemeines 219
Laparoskopische Diagnostik und
Therapie der Adnexentzündung 219
Frühzeitige chirurgische Intervention 219
Laparoskopie 219
Endoskopisch-operative Therapie ... 220
Pelvine bzw. tubare Lavage 220
Laparoskopisches Operieren
entzündlicher Adnexveränderungen . 220
Exstirpation des Tuboovarial-
abszesses durch Laparotomie 220
Operative Therapie der
Adnexentzündung durch Laparotomie 221
Mobilisierung des Tumors 221
Exstirpation einer Tube 221
Ein- oder beiderseitige
Adnexexstirpation 222
Hysterektomie 222
Operation nach Beuttner 222
**Peritonealisierung, Lavage und
Drainage** 223
Peritonealisierung 223
Perioperative Antibiotikatherapie ... 223
Pelvine bzw. peritoneale Lavage 223
Septische Ovarialvenenthrombose .. 223
Systemische perioperative
Antibiotikaprophylaxe 223
Entnahme eines bakteriologischen
Abstriches 224
Drainage 224
Subfasziale bzw. subkutane Drainage 224
Operationen bei der Extrauteringravidität 224
Allgemeines und methodische
Indikationsstellung 224
Operative Therapie 225
Medikamentöse Therapie 225
**Operation der Extrauteringravidität
durch Laparotomie** 225
Laparotomie 225
Darstellung der Extrauteringravidität 226
Salpingektomie 226
Adnexexstirpation 227
Tubenerhaltende Operationen 227
Tubensegmentresektion 227

Salpingotomie 229
Segmentresektion mit Anastomose
bei fimbriennaher ampullärer
Lokalisation der
Extrauteringravidität 229
Segmentresektion mit Anastomose
bei isthmischer Tubargravidität 229
Expression des
Schwangerschaftsproduktes 230
Operative Eingriffe bei der Extrauterin-
gravidität per laparoscopiam 230
Salpingektomie per laparoscopiam .. 231
Segmentresektion per laparoscopiam 231
Salpingotomie per laparoscopiam ... 231
Versorgung des Tubarabortes 232
Kontrollen der vollständigen
Trophoblastenentfernung 232
Operative Therapie seltener
Lokalisationen der
Extrauteringravidität 232
Operative Therapie der
Ovarialgravidität 232
Ovariektomie 232
Fortgeschrittene
Abdominalgravidität 233
Intramurale Gravidität 234
Exstirpation des graviden uterinen
Nebenhornes 234
Intraligamentäre Hämatozele 235
Operation einer infizierten
Extrauteringravidität 235
Operationen zur Unterbrechung der
Tubenpassage (Sterilisation) 235
Allgemeines 235
Laparoskopische Sterilisierung 236
Laparoskopische Tubenkoagulation . 236
Tubenkoagulation bei der
Laparotomie 237
Clip-Sterilisation 237
Hysteroskopische Sterilisierung 237
Sterilisierung per laparotomiam 237
Tubenquetschung nach Madlener ... 237
Partielle Tubenresektion nach
Pomeroy 238
Subseröse Tubenteilresektion nach
Labhardt 239
Tubendurchtrennung und
Extraperitonealisierung nach Irving . 239
Fimbriektomie 240
Salpingektomie 241
Hysterektomie 241

Hysterektomie bei wiederholter Sectio 241
Transpositio ovarii extraperitonealis 241
Operative Behandlung der Sterilität 242
Allgemeine operative Vorbemerkungen 242
Beseitigung anatomischer
Veränderungen der Adnexe 242
Klassifikation der
Sterilitätsoperationen 242
Makrochirurgische im Vergleich mit
mikrochirurgischer Operationstechnik .. 243
Prinzipien des mikrochirurgischen
Operierens 243
Atraumatische Präparation 243
Subtile Hämostase 243
Bipolare Mikrokoagulation 244
Verwendung von Vergrößerungshilfen 244
Verwendung von feinem
atraumatischen Nahtmaterial 244
Sorgfältige Peritonealisierung 244
Feuchthalten des Operationsgebietes 244
Lagerung der mobilisierten Adnexe . 244
Notwendige Vorbereitungen bei
Sterilitätsoperationen 244
Lagerung der Patienten mit Lordose 244
Anlagen eines Portioadaptors 245
Laparotomie 245
Makrochirurgische Operationsphase .. 245
Elevation des Uterus 245
Mobilisierung der Adnexe 245
Prüfung der Tubendurchgängigkeit . 245
Stabile Elevation von Uterus und
Adnexen 246
Mikrochirurgische Operationsphase ... 246
Tuboovarielle Adhäsiolyse 246
Auswahl des rekonstruktiven
Operationsverfahrens 246
Adhäsiolyse (Salpingolyse, Ovariolyse) 246
Salpingolyse 246
Ovariolyse 247
Fimbrioplastik 247
Erweiterung eines phimotischen
Fimbrientrichters 247
Salpingostomie 248
Resektion des irreversibel
geschädigten Tubenabschnittes 249
Salpingoneostomie 249
Resalpingostomie bzw.
Resalpingoneostomie 249
Anastomose 249
Durchtrennung der Tube im Bereich
des vermuteten Verschlusses 249

Inzision der Tubenwand 250
Anastomose der Schnittflächen 250
End-zu-End-Anastomose 251
Verschluß der Serosa 251
Kornuale (intramurale) Anastomose 251
Überwindung von Lumendifferenzen 252
Mehrere Anastomosen 253
Tubouterine Implantation 253
Retrofundale Implantation 253
Kornuale Implantation 253
Laparoskopische Sterilitätsoperationen 254
Salpingolyse, Fimbriolyse und
Ovariolyse 254
Endoskopische Fimbrioplastik 254
Laparoskopische Salpingostomie ... 255
Adjuvante intra- und postoperative
Maßnahmen bei Sterilitätsoperationen .. 256
Adhäsionsprophylaxe 256
Fehler und Gefahren 257

Eingriffe am Darm 264
R. HÄRING

Zusammenarbeit zwischen Gynäkologen
und Chirurgen 264
Appendektomie 265
Prophylaktische simultane
Appendektomie 265
Geplante Appendektomie 265
Appendektomie bei retrozäkaler
Appendix 266
Adhäsiolyse 268
Lösen adhäsiver Darmschlingen 268
Adhäsionsprophylaxe 269
Versorgung von Darmverletzungen 269
Darmwanddefekte 269
Verschluß von Serosadefekten 269
Perforierende Verletzungen 269
Verschluß der perforierenden
Darmwunde 269
Verletzungen von Darmgefäßen 272
Darmresektionen 272
Prinzipien der Darmresektion 272
Diskontinuitätsresektion 273
Umgehungsanastomosen 274
Doppelläufiger Sigma- oder
Querkolonafter 274
Doppelläufiger Sigmaafter 274
Transversalafter 274

Urologische Operationen bei gynäkologischen Erkrankungen 277
E. SCHMIEDT und P. G. FABRICIUS

Operationen an der Harnröhre 277
Innere Harnröhrenschlitzung
(Otis-Urethrotomie) 278
Modifizierte Meatuserweiterung nach
Richardson 279
Ligatur der Harnröhrenkarunkel ... 280
Vaginale Exstirpation des Divertikels 280
Operationen an der Harnblase 282
Suprapubische Punktionsfistel 282
Suprapubische Harnableitung 283
Transurethrale Eingriffe 284
Endoskopie von Blase und Harnröhre 285
Urethroskopie 285
Inspektion der Blase 285
Kondomzystoskopie 285
Gasurethroskopie 286
Probeexzision aus der Blase 286
Transurethrale Probeexzision 286
Spülzytologie 286
Versorgung von iatrogenen
Blasenverletzungen 287
Naht der verletzten Blasenwand 287
Blasenteilwandresektion 287
Resektion der Blasenwand 287
Zystektomie 287
Radikale Zystektomie 288
Operationen am distalen Harnleiter 289
Präoperative Schienung des/der
Harnleiter 289
Double-J- bzw. Mono-J-Katheter ... 289
Operative Behandlung größerer
Harnleiterdefekte im mittleren und
proximalen Ureterdrittel 291
Resektion der Ureterläsion mit
End-zu-End-Schräganastomose 291
Operative Behandlung größerer
prävesikaler Ureterläsionen 291
Ureteroneozystostomie 291
Leadbetter-Politano-Methode 292

Blasenzipfelplastik
(psoas bladder hitch procedure) 293
Blasenlappenplastik (Boari-Plastik) . 294
Harnblasen- und Harnröhren-
Scheiden-Fisteloperationen 296
  Blasen-Scheiden-Fisteloperationen 296
    Vaginaler Fistelverschluß 296
    Partielle Kolpokleisis nach Latzko .. 298
    Transvesikaler Fistelverschluß 298
    Verschluß der Fistelöffnung und der
    Blasenhinterwand 300
  Harnröhren-Scheiden-
  Fisteloperationen 306
    Fisteloperation 306
    Bulbokavernosus Fettlappenplastik
    nach H. Martius 306

Blasen-Zervix-Fisteln 308
Supravesikale Harnableitungen 308
  Indikationen 308
  Perkutane Nierenfistelung 308
    Sonographiegesteuerte Punktion 309
  Offene operative Nierenfistelung 309
  Ureterotransversopyelostomie 309
  Harnableitung über ein ausgeschaltetes
  Darmsegment 311
    „Bricker-Blase" 311
    Darmpouch 312
    Ileal conduit 312
    Colon conduit 313
    Darm-Pouch-Operation 313

Große operative Eingriffe an Vulva und Vagina 317
G. MARTIUS

Vulvektomie 317
  Superfizielle Vulvektomie, Skinektomie 317
    Äußere und innere Umschneidung der
    Vulva 317
    Exzision der Haut 318
    Wundverschluß 318
  Einfache Vulvektomie 318
  Radikale Vulvektomie mit
  Lymphonodektomie 319
    Hautschnitt bzw. Umschneidung der
    Resektionsfläche 319
    Suprasymphysäre und vulväre
    Umschneidungsfigur nach Way 320
    Hemivulvektomie 320
    Inguinofemorale Lymphonodektomie 320
    Extraperitoneale pelvine
    Lymphonodektomie 320
    Vulväre Phase der Vulvektomie 320
    Verschluß der suprapubischen und
    Vulvektomiewunde 320
    Elektrokoagulation der Vulva nach
    Berven 321
    Kryotherapie des Vulvakarzinoms .. 321
Operative Behandlung des
Vaginalkarzinoms 321

  Erweiterte Uterusexstirpation nach
  Wertheim-Meigs mit
  Lymphonodektomie 322
  Vulvektomie mit partieller
  Kolpektomie und
  Lymphonodektomie 322
Operative Behandlung der Vaginalagenesie 322
  Unblutiges Dilatationsverfahren nach
  Frank 322
  Bildung einer Vagina aus den Labia
  majora nach Williams 323
  Tunnelung im Bereich des Septum
  urethrovesicorectale 324
  Prothesennachbehandlung mit
  spontaner Epithelialisierung 324
  Tunnelauskleidung mit Epidermis-
  lappen nach Kirschner und Wagner . 325
  Tunnelauskleidung mit umgekehrten
  Dermislappen nach Bruck 325
  Tunnelauskleidung mit Eihäuten ... 325
  Auskleidung des Tunnels mit
  Douglas-Peritoneum 325
  Sigmascheide nach Schubert 325
  Ileozäkalscheide 325

Vaginale Hysterotomie und vaginale Hysterektomie 328
G. MARTIUS

Vaginales Operieren 328   Hysterotomia vaginalis anterior 329
  Didaktik des vaginalen Operierens   328   Vordere Kolpotomie   329

Blasenpräparation 329	Verschluß der Peritonealwunde 343
Hysterotomia anterior 330	Ward-Handgriff 343
Naht von Hysterotomie und	Hohe Peritonealisierung des
Kolpotomie 330	Douglas-Raumes nach Moscowicz .. 344
Hysterectomia vaginalis 332	Verschluß der Vaginalwunde 344
Einfache vaginale Hysterektomie 332	Vaginale und supravaginale
Darstellung des Operationsgebietes . 333	Tamponade 345
Vordere Kolpotomie 333	Vaginale Hysterektomie mit
Blasenpräparation 333	Adnexexstirpation 345
Durchtrennung der Ligg.	Vaginale Hysterektomie mit
vesicouterina 335	Morcellement 346
Eröffnung der Plica vesicouterina	Morcellement des Corpus uteri 347
peritonei 336	Morcellements nach Längsspaltung
Zirkuläre Umschneidung der Portio . 336	der Zervix 347
Rektumpräparation mit der	Hemisectio uteri 347
Eröffnung der Excavatio rectouterina 336	Vaginale Exstirpation eines
Absetzen der Parametrien vom Uterus 337	Zervixstumpfes 348
Parametrienversorgung mittels	Vordere Kolpotomie 348
Klemmentechnik 338	Ligatur des parazervikalen Gewebes . 348
Primäre Umstechung der Parametrien 339	Exstirpation des Zervixstumpfes 348
Stürzen des Uterus 341	Fehler und Gefahren 349
Absetzen der Adnexe vom Uterus .. 342	

Operationen zur Behandlung des Descensus genitalis und der Streßinkontinenz 351
G. MARTIUS

Vorbemerkungen 351	Darstellung des M. levator ani 360
Vordere Beckenbodenplastik	Naht des Diaphragma rectovaginale
(Colporrhaphia anterior) 353	und des M. levator ani 360
Colpotomia anterior 353	Levatorfaszienplastik nach Shaw und
Blasenpräparation 353	O'Sullivan 361
Durchtrennung der Ligg.	Verschluß der Colpotomia posterior
vesicouterina 354	und die Perineorrhaphie 361
Vaginale Hysterektomie 355	Manchester-Plastik (Fothergill-Operation) 362
Enterozeleprophylaxe bzw. der hohe	Vereinigung der Ligg. cardinalia vor
Douglas-Verschluß 355	der Zervix 362
Vereinigung der Ligg. teretia	Kurzarmschlingenoperation nach
(rotunda) uteri 355	Lahodny 363
Rekonstruktion des Diaphragma	Rektumplastik 364
urogenitale 356	Partielle periphere Blasendenervation 364
Unterpolsterung mittels des	Kurzarmschlingenplastik 364
M. ischiocavernosus 357	Vordere Levatorplastik 364
Pubokokzygeusplastik nach Franz	Dorsale Levatorplastik und die
und Ingelman-Sundberg 357	Introitusplastik 364
Verschluß der vorderen Kolpotomie . 358	Suspensionsmethoden 365
Vordere Kolporrhaphie mit	Bonney-Probe 365
Portioamputation 358	Zystourethropexie 365
Hintere Beckenbodenplastik	Marshall-Marchetti-Krantz-
(Colpoperineorrhaphia posterior) 359	Operation 365
Colpotomia posterior 359	Zystourethropexie nach Burch 367

Zystourethropexie nach Hirsch 367
Zystourethropexie nach Ball 367
Schlingenoperationen 368
    Urethrovesikale Suspension nach
    Pereyra 368
    Inguinovaginale Schlingenoperation . 369
    Schlingenoperation nach Aldridge .. 369
    Schlingenoperation mittels eines
    Lyodurabandes 369
Operation einer Douglasozele (Enterozele) 370
    Colpotomia posterior 370
    Verschluß des peritonealen
    Bruchsackes 370
    Verschluß der Bruchpforte 370
    Resektion der Vaginalschleimhaut .. 371
Operationen beim Prolaps der blind
endigenden Scheide
(Vaginofixation, Vaginopexie) 372
    Sakrospinale Vaginofixation nach
    Amreich und Richter 372
    Vaginale Suspension nach Symmonds
    und Pratt 374

Vaginopexie nach Williams und
Richardson 375
Promontoriofixur nach Küstner und
Wagner 375
Sakropexie 375
Prolapsoperation bei eingeschränkter
Operabilität 375
    Colpocleisis subtotalis nach Labhardt 375
    Querriegelkolporrhaphie 378
    Scheidenverschluß durch Schürnaht . 379
Kolpohysterektomie, Kolpektomie 380
    Kolpohysterektomie 380
    Kolpektomie 382
Operation eines alten Dammrisses
3. Grades 383
    Darstellung des Operationsgebietes . 383
    Naht des Analrohres 384
    Sphinkternaht 384
    Levatornähte 385
Fehler und Gefahren 385

Operationen an Anus und Rektum 390
R. Häring

Schwerpunkte des Kapitels 390
Anatomische Vorbemerkungen 390
    Sphinktersystem 390
    Kontinenzorgan 390
Diagnostik 392
Spezielle anorektale Erkrankungen 393
    Perianale Thrombose
    (perianales Hämatom) 393
        Operative Entleerung des Hämatoms 393
    Marisken 393
        Abtragung der Marisken 393
    Analfissur 394
        Hintere Sphinkterotomie nach
        Eisenhammer 394
        Laterale interne Sphinkterotomie
        nach Parks 394
        Sphinkterdehnung 396
    Hämorrhoiden 396
        Konservative Behandlung der
        Hämorrhoiden 397
        Sklerosierungstherapie 397
        Operative Behandlung der
        Hämorrhoiden 397

        Segmentäre Hämorrhoidektomie
        nach Milligan-Morgan 399
    Anal- und Rektumprolaps 399
        Segmentäre Hämorrhoidektomie
        nach Milligan-Morgan 399
        Transabdominale Rektopexie 400
    Abszesse 400
        Operative Behandlung anorektaler
        Abszesse 401
    Fisteln 403
        Prinzipien der Fisteloperation 403
        Bulbokavernosus-Fettlappenplastik
        nach H. Martius 405
    Polypen 408
        Abtragung der Analpapille 408
        Pinselung mit Podophyllin 408
        Abtragung mit Laser oder
        Diathermiemesser 408
    Besondere Schmerzzustände im
    Anorektumbereich 410

Nahtmaterial und Knotentechnik 411
G. MARTIUS

Ausbildung in Naht- und Knotentechnik 411
Nahtmaterial (Fäden) 411
   Physikalische Eigenschaften des
   Nahtmaterials 411
      Zug- und Reißfestigkeit 412
      Zug- und Reißfestikeit im Knoten .. 412
      Oberflächenbeschaffenheit des
      Fadens 412
      Elastizität des Fadens 412
      Quellfähigkeit des Fadens 412
      Dochtwirkung des Fadens 412
   Biologische Eigenschaften des
   Nahtmaterials 412
      Sterilisierung 412
      Gewebeverträglichkeit 412
      Auflösung des Nahtmaterials 412
   Stärkeeinteilung des Nahtmaterials ... 413
      Metrische Stärkeeinteilung 413
   Resorbierbares Nahtmaterial 414
      Glykolsäure bzw. Polyglactin 910 ... 414
      Polydioxanon-Faden 414
      Catgut 414
      Chromcatgut 415
   Nichtresorbierbares Nahtmaterial 415
      Metallfäden 415
      Seide 415
      Leinenzwirn 415
      Polyesterfäden 415
      Polyamidfäden 416
      Polypropylenfäden 416
Nadeln 416
   Biegung 416
   Nadelquerschnitt 416
   Nadelgröße und -stärke 417
   Nadel-Faden-Verbindungen 417
Nähte und Ligaturen 417
   Einzel- oder Knopfnaht 418
   Gefäßligatur 418
   Fortlaufende Naht 420
Knotentechnik 422
   Einfach umschlungener Grundknoten 423
   Überschlungener (überworfener)
   Knoten 423
   Chirurgischer Knoten 423
   Weiber-(Frauen-)Knoten 423
   Schifferknoten 423
   Erste Phase des Schulknotens 424
   Schifferknoten 425
   Vollendung des Schifferknotens durch
   die Knotentechnik nach Schloffer ... 426
   Instrumentenknoten 427
   Chirurgischer Knoten 428

Instrumentenkunde 431
G. MARTIUS

Instrumentelle Grundausstattung 431
Spekula, Wundhaken und
Bauchdeckenspreizer 431
   Vorderes und hinteres Scheiden-
   spekulum nach Kristeller 431
   Abgewinkeltes Scheidenspekulum
   nach Breisky 434
   Abgewinkeltes Scheidenspekulum
   nach Doyen 434
   Operationsspekulum nach Scherback 435
   Trachealhäkchen 435
   Stumpfe Wundhäkchen 435
   Wundhaken nach Mikulicz bzw.
   Simon 435
   Bauchdeckenhalter nach Collin 436
   Bauchdeckenrahmen 436
   Wundhaken nach Fritsch 437
Nadelhalter 437
   Nadelhalter nach Hegar, Zweifel und
   Mathieu 437
Pinzetten 438
   Anatomische Pinzetten 438
   Haken- oder chirurgische Pinzetten . 438
Klemmen, Organfaßzangen,
Tupferzangen, Biopsiezangen 439
   Gefäß- bzw. Arterienklemmen 439
   Gebogene Ligaturklemme 442
   Organ- bzw. Hakenzangen 442
   T-Klemme nach Collin 443
   Hysterektomie- oder
   Parametrienklemmen 444
   Vaginal- oder Wertheim-Klemmen .. 444
   Peritonealklemmen 445
   Tupferzange 445
   Biopsiezangen und scharfe Löffel ... 447
   Chirurgische Scheren 447

Mikrochirurgisches Instrumentarium 448
Instrumente für die Abrasio 449

Sachverzeichnis 453

Einleitung

G. Martius

Die klinische Tätigkeit in Form des gynäkologischen Operierens hat in den letzten Jahren aufgrund neuer Erkenntnisse zahlreiche Veränderungen erfahren, die es verdienen, in der Lehre Berücksichtigung zu finden. Hierbei handelt es sich um die Einführung aussagekräftigerer diagnostischer Methoden, die zu einer *verbesserten Indikationsstellung* geführt haben. Aber auch die Modifizierung vorhandener und die Entwicklung *neuer Operationstechniken* geben uns heute mit größerer Sicherheit die Möglichkeit, intraoperative Komplikationen und postoperative, unerwünschte Nebenwirkungen zu vermeiden. Als Beispiele seien hier nur genannt die Ureterpräparation unter Erhalt des Mesureters der Wiener Schule, die unter dem Einfluß der Laparoskopie veränderte operative Methodik bei der Behandlung entzündlicher Adnexveränderungen und der tubaren und ovariellen Sterilität, aber auch die vor allem durch die Verbesserungen der Ultraschalltechnik, insbesondere der Vaginalsonographie, in Verbindung mit den mikrochirurgischen Methoden erreichte organerhaltende Behandlung der Extrauteringravidität.

Die gynäkologisch-operative Tätigkeit erfuhr in den letzten zwei Jahrzehnten aber auch eine weitere Beeinflussung, die im wesentlichen zu organisatorischen Veränderungen in den einzelnen Kliniken führte, damit aber auch die unmittelbare klinische operative Tätigkeit und nicht zuletzt auch die Facharztausbildung veränderte. Es ist dies die vermehrte

Differenzierung der Aufgabenverteilung auf die einzelnen Kliniken

Sie wurde – obwohl von den einzelnen Operateuren unterschiedlich akzeptiert – durch eine Reihe von Faktoren gefördert. Hierzu rechnen u. a. die zunehmende Ausweitung der operativen Tätigkeit in den Bereich der Geriatrie und nicht zuletzt die aufwendigere Diagnostik und Therapie bei den Genitalkarzinomen. Wir werden uns mehr und mehr ernsthaft die Frage stellen müssen, ob es weiterhin angebracht ist, z.B. die Wertheim-Operation an *jeder* Fachabteilung auszuführen (GITSCH, G. MARTIUS).

Zweifel hieran ergeben sich oftmals schon aus der operativen Ausbildung des verantwortlichen Operateurs, aber auch aus den ihm zur Verfügung stehenden Möglichkeiten, ständig „in der Übung zu bleiben", sowie aufgrund der diagnostischen und therapeutischen Ausstattung seiner Abteilung. Ich bin sicher, daß wir gemeinsam eine Beantwortung dieser Frage finden werden, und zwar z.B. in Form der

Einrichtung operativer Zentren,

wie sie sich in den letzten Jahren an mehreren Stellen des In- und Auslandes gebildet haben.

Jeder operative Eingriff hat, wenn er zum Erfolg führen soll, zwei wesentliche Voraussetzungen:
– die exakte Indikationsstellung,
– die Beherrschung der Technik.

Die erforderliche sorgfältige und damit zugleich individualisierte

Indikationsstellung

ist in erster Linie an die zuverlässige Handhabung und Bewertung der diagnostischen Methoden unseres Faches gebunden. Die erforderliche Individualisierung beeinflußt über die Berücksichtigung konstitutioneller, soziologischer und – besonders in der Gynäkologie – psychologischer Faktoren zumindest gleichwertig die Indikationsstellung wie labortechnisch gewonnene Ergebnisse bzw. Befunde. – Der angehende Operateur sollte schließlich frühzeitig erkennen lernen, daß es wie in der operativen Geburtshilfe *keine Indikation zu einem einzelnen Eingriff, sondern nur zu Behandlung einer bestimmten Erkrankung* gibt. Für diese ist dann unter den vorhandenen therapeutischen Möglichkeiten die für die Patientin beste auszuwählen. Besteht sie in der Operation, so folgt erst jetzt und als letzter präoperativer Schritt die wiederum individualisierte Festlegung der Operationsmethode.

Im studentischen Unterricht wie im Rahmen der Facharztausbildung unterscheide ich seit langem zwischen der

klinischen Indikationsstellung,

die über die Sicherung der Diagnose die Notwendigkeit der operativen Behandlung anzeigt, und der

technischen Indikationsstellung,

mit der in erster Linie die Auswahl der Operationsmethode gemeint ist. Auf die Darstellung der klinischen Indikationslehre mußte ich in diesem Buch ganz verzichten. Sie hätte den Rahmen dieses Buches gesprengt, zumal sie dann auch die konkurrierenden Methoden, wie z.B. die Hormontherapie der uterinen Blutungen beim Uterus myomatosus oder der Endometriose, enthalten müßte. Die technische Indikationsstellung wurde so weit berücksichtigt, wie das operative Vorgehen durch sie bestimmt bzw. in Abhängigkeit von ihr modifiziert werden muß. *Das Buch geht damit im wesentlichen davon aus, daß ein bestimmter operativer Eingriff bereits als die einzige oder zumindest sicherste Behandlungsmethode für die Patientin erkannt und akzeptiert wurde, so daß der Arzt das Buch lediglich noch zur Hand nimmt, um sich über dessen Technik zu informieren.*

Als zweite tragende Säule neben der Indikationsstellung ist die

Beherrschung der Technik

die Voraussetzung für jeden operativen Eingriff. Die Technik entspricht dem Handwerklichen während der Operation. Sie schließt ausreichende Kenntnisse in der Instrumentenkunde und Nahttechnik ebenso ein wie die der *normalen und insbesondere der veränderten topographischen Anatomie* (H. MARTIUS). Die veränderte topographische Anatomie ist zum einen die Folge der zur Operation führenden Erkrankung. Unabhängig davon kommt es aber auch durch die für die Operation erforderliche Darstellung der Genitalorgane – z.B. in Form des Herunterziehens der Portio beim vaginalen Operieren oder der erforderlichen Elevation des Uterus beim abdominalen Operieren – zu wesentlichen Alterationen der Topographie. Sie wird am deutlichsten an den veränderten Beziehungen zu den umgebenden Hohlorganen wie Blase, Rektum und Ureter erkennbar (Abb. 1 und 2). Der Anfänger findet am ehesten zu einer topographisch angepaßten Präparation, wenn er sich um ein jederzeit reproduzierbares, d.h. schulmäßiges Operieren bemüht.

Wer wie ich in den vergangenen Jahren Gelegenheit hatte, in- und ausländische Kliniken zu besuchen und hier in den Operationssälen anwesend zu sein, wird gleicherweise festgestellt haben, inwieweit sich die Operationstechnik in den einzelnen Schulen angeglichen hat. Ein

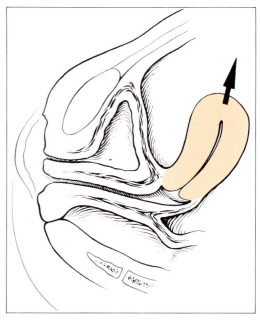

Abb. 1 Topographie des weiblichen Genitale nach Elevation des Uterus für das abdominale Operieren. Der Fundus uteri steht oberhalb der Beckeneingangsebene. Die Blase liegt breitflächig der vorderen Vaginalwand an. Der Blasenscheitel steht in Höhe der Zervix

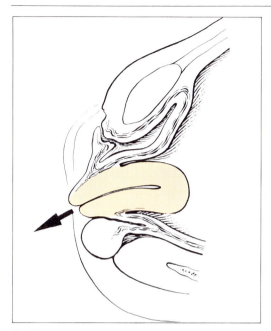

Abb. 2 Topographie des weiblichen Genitale nach dem Herunterziehen der Portio für das vaginale Operieren. Der Fundus uteri steht in der Interspinalebene. Der Blasenscheitel findet sich deutlich höher als der Fundus uteri. Der Operateur hat hinter der sichtbaren vorderen Vaginalwand die Vorderwand der Harnblase zu erwarten

Unterschied hat sich indessen gehalten, der auffallend ist, und zwar der in der Verwendung der *„primären Klemmentechnik"* und der *„primären Umstechung"*. Schon das von Prof. STARK geleitete Nürnberger Symposion über „Die heutige Problematik der operativen Gynäkologie" im Oktober 1977 hatte erkennen lassen, daß von weit mehr Operateuren, als dies allgemein bekannt ist, die primäre Umstechung als zeitsparendes und gewebeschonendes Verfahren bevorzugt wird, während in den Operationslehren fast ausschließlich die Klemmentechnik dargestellt wird. Einige Operateure wechseln bei verschiedenen Operationsschritten das Vorgehen. Ich bin nach wie vor der Überzeugung, daß die primäre Umstechung gerade für den Anfänger mancherlei Vorteile bringt, einem schonenderen Operieren näherkommt und zudem einen nicht unwesentlichen Effekt in Form der Abkürzung der Operationsdauer hat. Zudem bleibt das Operationsgebiet wegen der geringeren Zahl an Instrumenten übersichtlicher. In diesem Buch sind, um allen operativen Schulen gerecht zu werden, bei den einzelnen Operationen, soweit dies sinnvoll erschien, beide technische Möglichkeiten dargestellt.

Es sei hier aber auch eine weitere Forderung, insbesondere an den jungen Operateur, genannt, die einen Beitrag zu einem zügigen Operieren und damit wiederum zu einer Abkürzung der Operationsdauer zu leisten vermag. Es ist dies das Bemühen um ein

prospektives Operieren.

Ich verstehe darunter, daß durch den Operateur eine einmal beschlossene Maßnahme, wie etwa die Umstechung eines Ligamentes, in der technischen Ausführung zügig absolviert werden soll, um schon in dieser Zeit und nicht erst nach Beendigung dieser Maßnahme den nächsten operativen Schritt gedanklich vorzubereiten. Auf diese Weise kann zugunsten der Patientin viel Zeit eingespart werden. Nicht zuletzt macht die Empfehlung des prospektiven Operierens dem Anfänger frühzeitig deutlich, daß Indikationsstellung und Technik – Indikationsstellung in Form des Entschlusses zu einer operativen Maßnahme, Technik in Form ihrer Ausführung – gemeinsam das operative Ergebnis beeinflussen, in gewisser Weise aber auch in Konkurrenz zueinander treten können!

Hiermit ist die Gefahr der *Überbewertung der Technik* durch den Arzt angesprochen. Sie gilt in gleicher Weise für diagnostische und therapeutische Maßnahmen. Das Operative darf von Anfang an in der Facharztausbildung nur als ein Teil der zur Verfügung stehenden therapeutischen Möglichkeiten gewertet werden. Nur unter dieser Voraussetzung und bei zugleich vorhandenen ausreichenden Kenntnissen auf *allen* Gebieten unseres Faches können wir sicher sein, daß das therapeutische Handeln immer in erster Linie von der Art der Erkrankung und nicht von mehr oder weniger zufälligen Spezialkenntnissen des Arztes bestimmt wird. Eine Überbewertung der Technik kann bereits durch den *Gegenstandskatalog für die Facharztausbildung* induziert werden, der schon aus Formulierungsgründen vorwiegend diagnostische und therapeutische Techniken ausweist. Das Ausbildungsziel wird damit nur allzuleicht mit der Erledigung dieser Eingriffe gleichgesetzt. Aber auch eine *unsachliche Freude an der Technik* vermag gelegentlich dazu verleiten, daß operative Maßnahmen ohne ausreichende Indikationsstellung und damit ohne wirkliche Berücksichtigung der Interessen der Patientin angewandt und gepflegt werden (OBER, KÄSER). Auch hier ist vom Arzt, insbesondere vom operativ tätigen, ein hohes Maß an Selbstkritik zu verlangen.

Das Erlernen der Operationstechnik, dem dieses Buch dienen soll, kann damit nur als *ein* Teil der fachärztlichen Ausbildung verstanden und anerkannt werden. Ich bin sogar der Meinung, daß das Heranführen des Assistenten an eine sorgfältige und damit weitgehend fehlerfreie Indikationsstellung den schwierigeren und damit verantwortungsvolleren Teil der Facharztausbildung darstellt. Hier sollten diejenigen, die in der Anleitung junger Fachärzte Verantwortung tragen, zumindest die gleiche Zeit und Mühe aufwenden wie bei der technischen Unterweisung. Dies gilt um so mehr, *als eine sorgfältige Indikationsstellung nicht selten in der Lage ist, die uns anvertrauten Patientinnen im Sinne des „No surgery is the best surgery" vor unnötigen Eingriffen zu bewahren.*

Ärztliche Aufklärungspflicht

H. Franzki

Allgemeines

Das Grundgesetz erklärt an der Spitze seines Grundrechtskatalogs die *Würde des Menschen* für unantastbar und gewährleistet das *Recht auf freie Entfaltung der Persönlichkeit*. Dadurch hat die schon vorkonstitutionell anerkannte und postulierte ärztliche Aufklärungspflicht eine zunehmende rechtliche und praktische Bedeutung erlangt. Dennoch sind sich offenbar bis heute viele Ärzte der Tragweite dieser Pflicht und der zivil- und strafrechtlichen Folgen ihrer Verletzung nicht genügend bewußt, wie die immer wieder vorkommenden Verurteilungen unter diesem rechtlichen Gesichtspunkt zeigen. Nicht selten werden Arzthaftungsprozesse, bei denen zunächst meist der Vorwurf des Behandlungsfehlers im Vordergrund steht, bei dessen Nichtbeweisbarkeit allein deshalb zum Nachteil des Arztes entschieden, weil er den Patienten nicht genügend aufgeklärt hat und deshalb die Einwilligung in die Behandlung unwirksam war. Gewiß wird die Verletzung der Aufklärungspflicht von manchen Patienten nur als Auffangtatbestand benutzt und gelegentlich geradezu als Vehikel mißbraucht, um trotz des nicht beweisbaren Behandlungsfehlers doch noch zum Schadensersatz zu gelangen. Aber ungeachtet der wahren oder nur vorgeschobenen Motive der Patienten enthalten viele Urteile doch mehr oder weniger deutlich den Vorwurf, der Arzt habe den Patienten bevormunden wollen, er habe ihn deshalb überhaupt nicht, nur unvollkommen oder in einer für ihn unverständlichen Fachsprache über die beabsichtigte Behandlung informiert, die Risiken bagatellisiert oder verschwiegen und damit den Patienten überfahren; der Patient sei als Partner des Behandlungsvertrages nicht ernst genommen und um die Möglichkeit gebracht worden, sein verfassungsrechtlich geschütztes *Selbstbestimmungsrecht* über seinen Körper auszuüben.

Die Ärzteschaft glaubt, dieser Rechtsprechung mit ihren gelegentlich wohl in der Tat übersteigerten Anforderungen entgegenhalten zu können, sie gehe von einem *falschen Patientenbild* aus, überschätze das Informationsbedürfnis, die intellektuelle Aufnahmefähigkeit und die psychische Belastbarkeit vieler Patienten und stelle Anforderungen, die sich geradezu inhuman für den Patienten auswirken könnten, im übrigen aber in der Praxis des Klinik- und Sprechstundenbetriebes auch nahezu unerfüllbar seien. Mancher Arzt setzt sich deshalb bewußt oder unbewußt über die Anforderungen der Rechtsprechung hinweg, andere tragen ihr nur formal Rechnung, wieder andere versuchen, sie durch eine Brutal- und Horroraufklärung ad absurdum zu führen. Keiner dieser Wege kann gebilligt werden.

Freilich wird die Rechtsprechung in Ärztekreisen auch vielfach mißverstanden, weil Leitsätze zu einem Urteil oft nicht genügend in ihrem Bezug zum Sachverhalt des Einzelfalles gesehen, sondern zu stark verallgemeinert werden und weil nicht hinreichend zwischen Diagnose-, Sicherungs- und Risikoaufklärung unterschieden wird.

Diagnoseaufklärung

In der Regel wird der Arzt seinen Befund und dessen Bewertung im Zusammenhang mit der vorgeschlagenen Therapie dem Patienten mitteilen. Eine allgemeine

Rechtspflicht zur sofortigen Diagnoseeröffnung

läßt sich dem Behandlungsvertrag jedoch nicht entnehmen. Sicherlich sind Befund und Diagnose mitzuteilen, wenn der Patient ausdrücklich danach fragt oder erkennbar eine *wichtige persönliche Entscheidung des Patienten*, z.B. in bezug auf Eheschließung, Mutterschaft, Berufswahl oder rechtzeitige Testamentserrichtung, von der Kenntnis seiner Krankheit und von dem voraussichtlichen weiteren Verlauf abhängt.

Ob ausnahmsweise auch auf die ausdrückliche Frage des Patienten eine verharmlosende oder unvollständige Auskunft erteilt und sogar einmal in die

„gnädige Lüge"

ausgewichen werden darf, weil dem Patienten aus ärztlich-ethischer Verantwortung nicht die volle Wahrheit zugemutet werden kann, ist von der Rechtsprechung noch nicht entschieden worden und wird allenfalls in engen Grenzen Anerkennung finden. In solchen Fällen kann es sich empfehlen, die nächsten Angehörigen ins Vertrauen zu ziehen, um mit deren Hilfe die Belastbarkeit des Patienten zu klären und diesen auch in möglichst schonender Weise auf eine infauste Prognose vorzubereiten.

Vorsicht ist geboten bei der

Eröffnung einer Verdachtsdiagnose.

Erweist sie sich als unzutreffend, hat aber die voreilige Mitteilung an einen ohnehin labilen und übererregbaren Patienten zum psychischen Zusammenbruch geführt, so kann das eine Schadensersatzpflicht des Arztes auslösen[1].

Im übrigen hat die Diagnoseaufklärung die Rechtsprechung bisher noch kaum beschäftigt. Am ehesten ist sie bedeutsam, wenn dem Patienten nur auf diese Weise der Ernst seiner Lage klarzumachen und nur so seine Einwilligung in eine gebotene Therapie zu erlangen ist. Darauf ist bei der Risikoaufklärung noch näher einzugehen.

Sicherungsaufklärung

Bei der Sicherungsaufklärung handelt es sich um eine therapeutisch gebotene *Verhaltensinstruktion zur Sicherung des Behandlungserfolges und zur Gefahrenabwehr*. Sie dient z.B. dazu, den Patienten – auch nach Abschluß der Behandlung – zu einer seinem Zustand angepaßten Lebensweise zu veranlassen, Herz- und Kreislaufbelastungen zu vermeiden, sich keinem Reizklima auszusetzen, Übergewicht zu reduzieren, diät zu leben, verordnete Medikamente richtig einzunehmen, auf Nebenwirkungen zu achten und sich zu bestimmter Zeit zur Nachuntersuchung und Verlaufskontrolle wieder vorzustellen. Dem Patienten mitgeteilte Termine oder Fristen zur Wiedervorstellung sollten in den Krankenpapieren vermerkt werden. Dagegen gehört es nicht zu den Pflichten des Arztes, deren Einhaltung zu kontrollieren und den Patienten an den Termin zu erinnern[2]. Das könnte sogar als standeswidriger Versuch angesehen werden, den Patienten an sich zu binden und von einem Arztwechsel abzuhalten.

Besteht der Verdacht, daß bei einer Operation ein

Fremdkörper in der Operationswunde

verblieben ist, sollte der Patient hierüber aufgeklärt werden, damit er sich bei Beschwerden, die hiermit im Zusammenhang stehen können, sofort wieder vorstellt.

---

1 Oberlandesgericht (OLG) Köln, Versicherungsrecht (VersR) 1988, 139.
2 OLG Celle, VersR 1984, 393.

Im Zusammenhang mit der Sicherungsaufklärung ist auch der stets gebotene Hinweis auf Sterilisationsversager zu sehen. Daß jede

Sterilisation

wegen ihrer weitreichenden körperlichen, aber auch psychischen und sozialen Folgen und wegen ihrer regelmäßigen Unwiderruflichkeit eingehend mit der Patientin, grundsätzlich unter Zuziehung ihres Ehegatten oder Partners einer dauerhaften nichtehelichen Lebensgemeinschaft, zu besprechen ist, versteht sich von selbst. Um überstürzten und später bereuten Entscheidungen vorzubeugen, empfiehlt es sich dringend, der Patientin hierüber außerdem ein Merkblatt auszuhändigen und eine Bedenkzeit zwischenzuschalten. Im Gespräch und im Merkblatt darf der Hinweis nicht fehlen, daß nahezu keine Sterilisationsmethode absolute Sicherheit verbürgt, weil es auch nach kunstgerechtem Eingriff an den Eileitern zur Rekanalisierung kommen kann. Nur dieser ausdrückliche *Hinweis auf mögliche Sterilisationsversager*, der auch in den Krankenpapieren festgehalten sein sollte[3], bewahrt den Arzt davor, selbst bei ordnungsgemäßem Eingriff später von den Eltern eines ungewollt geborenen Kindes auf Erstattung ihres Unterhaltsaufwandes in Anspruch genommen zu werden[4].

Eine solche Schadensersatzpflicht kann auch dann entstehen, wenn der Arzt während der Schwangerschaftsbetreuung z.B. bei vorgerücktem Lebensalter oder Rötelnerkrankung der Schwangeren in den ersten Schwangerschaftswochen den

Hinweis auf pränatale Untersuchungsmöglichkeiten

unterläßt, deshalb eine Schädigung des Kindes nicht rechtzeitig erkannt wird und ein Schwangerschaftsabbruch aufgrund eugenischer (embryopathischer) Indikation unterbleibt[5]. Zu diesem Hinweis ist der Arzt auch dann verpflichtet, wenn er selbst einem Schwangerschaftsabbruch aufgrund dieser Indikation ablehnend gegenübersteht.

Die Verletzung der Pflicht zur Sicherungsaufklärung und der anderen in diesem Zusammenhang erwähnten vertraglichen Hinweis- und Aufklärungspflichten ist vom Patienten zu beweisen. Der Beweis kann ihm erleichtert werden, wenn entsprechende Eintragungen in den Krankenpapieren fehlen.

Risikoaufklärung

Weitaus am meisten beschäftigt die Rechtsprechung der Vorwurf unterlassener Risikoaufklärung. Diese Aufklärung, auch Eingriffs- oder Selbstbestimmungsaufklärung genannt, ist oft geboten, um zu einer wirksamen Einwilligung des Patienten in die Behandlung zu gelangen („*informed consent*"). Die Einwilligung ist zu allen diagnostischen oder therapeutischen Eingriffen in die körperliche Unversehrtheit notwendig, also durchaus nicht nur zu Operationen, sondern auch zu Bestrahlungen, endoskopischen Untersuchungen, Einnahme von Medikamenten, Injektionen, Transfusionen, Blut- und Gewebeentnahmen, wobei im Falle einer Blutentnahme (auch) zum Zwecke des *HIV-Testes* diese Zielsetzung dem Patienten vorher mitzuteilen ist.

Der Patient soll *nicht nur Objekt der Behandlung* sein, sondern als Partner des Behandlungsvertrages mitentscheiden können, ob er sich dem empfohlenen Eingriff überhaupt unterziehen, dabei gewisse Risiken eingehen, einer weniger risikobehafteten Behandlungsalternative den Vorzug geben oder ganz unbehandelt bleiben will. Er soll auch das Recht ausüben können, Diagnose- oder Therapievorschlag durch einen anderen Arzt überprüfen oder den Eingriff von einem anderen Arzt oder in einer anderen Klinik

---

3 Bundesgerichtshof (BGH), Neue Juristische Wochenschrift (Neue jurist. Wschr.) 1981, 2002.

4 BGH, Neue jurist. Wschr. 1981, 630; 1981, 2002; OLG Düsseldorf, Neue jurist. Wschr. 1984, 2635.
5 BGH, Neue jurist. Wschr. 1983, 1371; 1984, 658.

mit größerem Spezialwissen, längerer Erfahrung oder besserer Personal- und Sachausstattung ausführen zu lassen.

Angesichts der alten Frage

> **„Salus aut voluntas aegroti suprema lex?"**

(Wohl oder Wille des Kranken als oberstes Gesetz) hat es der Arzt gerade als seine hohe Aufgabe anzusehen, den Patienten von der Wichtigkeit und Notwendigkeit der anempfohlenen Behandlung zu überzeugen und dadurch Wohl und Willen zur Kongruenz zu bringen, wobei auch die Eröffnung der Diagnose geboten sein wird, wenn anders dem Patienten der Ernst der Lage und die Behandlungsbedürftigkeit des Leidens nicht klarzumachen sind. Gelingt dem Arzt diese Überzeugungsarbeit, bei der mit Zustimmung des Patienten auch Angehörige eingeschaltet werden können, nicht, so sind ihm die Hände gebunden, mag ihm die Entscheidung des Patienten auch noch so unverständlich sein. Das gilt auch, wenn der Patient aus weltanschaulichen Gründen, z.B. als Zeuge Jehovas, eine unter Umständen lebensrettende Bluttransfusion verweigert.

Der Arzt sollte dieses *Gespräch, das essentieller Teil seiner Zuwendung zum Patienten* ist, nicht als eine ihm von der Rechtsprechung aufgedrängte, lästige und eigentlich überflüssige Formalie betrachten und auch nicht vordergründig unter dem Gesichtspunkt haftungsrechtlicher Konsequenzen führen. Richtig verstanden ist es eine *vertrauensbildende Maßnahme*, durch die er den Patienten auch vor späteren Enttäuschungen bewahren und Verantwortung mit ihm teilen kann.

Inhalt und Umfang der Aufklärung

Der

> **Umfang der Aufklärung**

hängt weitgehend vom Einzelfall ab. Hier kann nur versucht werden, aus der unübersehbaren Fülle richterlicher Entscheidungen einige allgemeine Grundsätze zu entwickeln und sie an Beispielen zu erläutern.

Die Rechtsprechung arbeitet vielfach mit der fiktiven Figur des

> **„verständigen Patienten"**

und richtet ihre Anforderungen grundsätzlich daran aus, was dieser wohl erfahren möchte, um seine Entscheidung für oder gegen die empfohlene Therapie treffen zu können[6]. Das darf jedoch nicht zu dem Fehlschluß führen, daß eine unterlassene oder mangelhafte Aufklärung folgenlos bliebe, nur weil ein verständiger Patient in jedem Falle eingewilligt hätte. *Die Einwilligung ist ein individueller Willensakt*, und es darf – wie es in einem Sondervotum zu einer Entscheidung des Bundesverfassungsgerichts zutreffend heißt[7] – von keinem Patienten gefordert werden, nach Maßstäben Dritter „vernünftig" zu sein. Intelligenz und Bildungsgrad des Patienten, Sachkunde und Kenntnisse aus der Krankenvorgeschichte, aber auch die im Gespräch erkennbar werdende *Aufnahmefähigkeit* sind für den Umfang der Aufklärung von Bedeutung. Solange bei dem Patienten kein besonderes Wissensbedürfnis, keine ungewöhnliche Naivität oder Ängstlichkeit oder kein sonstiger Umstand hervortritt, der ein Mehr oder Weniger von Wissensvermittlung erfordert, darf der Arzt sich am durchschnittlichen Wissensstand und Wissensbedürfnis eines verständigen Patienten orientieren. Ein praktisch brauchbarer Maßstab wird meist zu finden sein, wenn er bedenkt, was er selbst wohl ins Kalkül zöge, wenn der Eingriff an der eigenen Person, seinem Ehegatten oder einem anderen nahen Angehörigen vorgenommen werden sollte.

Gefordert wird nur eine *Aufklärung im großen und ganzen*[8]. Medizinisches Fachwissen ist nicht

---

6 BGH, VersR 1973, 244.

7 Bundesverfassungsgericht (BVerfG), Neue jurist. Wschr. 1979, 1925 (Sondervotum).
8 BGH, Neue jurist. Wschr. 1973, 556; 1977, 337; 1978, 2337; 1980, 633; 1981, 1319.

zu vermitteln, meist auch gar nicht vermittelbar. Zu erklären ist jedoch die

Art des Eingriffs,

welche Organe davon betroffen werden und welchen Zweck der Eingriff verfolgt. Gelegentlich kann eine zeichnerische Darstellung oder die Vorlage eines entsprechend bebilderten Lehrbuchs das Verständnis erleichtern. Einzelheiten der Operation, ihre mutmaßliche Dauer, die Art der Schnittführung, das zu verwendende Nahtmaterial (resorbierbare oder nichtresorbierbare Fäden) sind, falls der Patient nicht ausdrücklich danach fragt, nicht mitzuteilen. Das gilt auch für Lage und Größe der Operationswunde, es sei denn, es könnten entstellende Narben zurückbleiben, oder diesem Gesichtspunkt kommt z.B. im Hinblick auf Alter oder Beruf der Patientin besondere Bedeutung zu.

Wichtig für die Abwägung des Patienten ist der

Grad der Indikation[9]

Er muß erfahren, ob der Eingriff aus medizinischer Sicht vital oder absolut indiziert ist, ob er früher oder später unumgänglich erscheint, ob er nur empfehlenswert ist oder lediglich palliativ, also zur Linderung des Leidens wirken soll. Niemals darf der Wunsch des jungen Mediziners, in der Weiterbildungszeit den geforderten Operationskatalog möglichst frühzeitig erfüllen zu können, die medizinische Indikation ersetzen. *Bei invasiven diagnostischen Maßnahmen* ist Gradmesser, ob von dem Eingriff wirklich ein diagnostischer Gewinn zu erwarten ist, der ausschlaggebend für die Therapiewahl sein kann. Hier ist in besonderem Maße der *Grundsatz der Verhältnismäßigkeit* zu beachten.

Die

Wahl unter mehreren Behandlungsmethoden

ist grundsätzlich vom Arzt unter medizinischen Gesichtspunkten zu treffen[10]. Er braucht sich nicht eine Methode, die er nicht für indiziert hält, dadurch aufdrängen zu lassen, daß der Patient seine Zustimmung zu einer anderen, vom Arzt allein empfohlenen Methode verweigert. Das spielt in zunehmendem Maße eine Rolle in der Geburtshilfe bei der **Wahl zwischen natürlicher Entbindung und Schnittentbindung**: Die natürliche Geburt ist kein „Eingriff", dem die Schwangere zustimmen müßte[11]. Es ist deshalb nicht geboten, vor jeder Geburt ohne konkreten Anlaß mit der Patientin über die Möglichkeit einer Vakuumextraktion, Zangengeburt oder Schnittentbindung zu sprechen. Das widerspräche geradezu dem ärztlichen Auftrag des Geburtshelfers, der Schwangeren ihre Ängste zu nehmen und sie mit Zuversicht und in der Hoffnung auf eine normale Spontangeburt dem Entbindungstermin entgegengehen zu lassen.

Zeichnet sich jedoch rechtzeitig die Möglichkeit einer

Risikogeburt

ab – und das wird man wohl bei jeder Beckenendlage bejahen müssen –, so ist die Schwangere hierüber beizeiten zu informieren. Ist die Schnittentbindung eine auch medizinisch vertretbare, ernsthaft in Betracht kommende Alternative, so muß ihr ein Entscheidungsrecht eingeräumt werden. Als die natürliche Sachwalterin der Belange ihres Kindes hat sie in diesem Fall das Recht, Risiken, die mit einer vaginalen Geburt für ihr Kind verbunden sind, zu vermeiden und dafür andersartige Risiken, die sich aus einer Sectio für sie selbst ergeben, in Kauf zu nehmen. *Von einem vereinbarten Entbindungskonzept darf der Geburtshelfer nicht einseitig abweichen.* Anderenfalls haftet er für den Schaden, den das Kind bei vaginaler Geburt erlitten hat und der durch Schnittentbindung zu vermeiden gewesen wäre[12].

War die Geburtskomplikation vorher nicht erkennbar oder konnte sie der Geburtshelfer vor-

---

9 BGH, VersR 1965, 558; 1972, 153; 1977, 255; 1988, 456.
10 BGH, VersR 1988, 495; OLG Hamm, VersR 1987, 1146.

11 Im einzelnen herrscht auf diesem Gebiet in der Rechtsprechung noch keine Klarheit – vgl. OLG Hamm. VersR 1985, 565; OLG Düsseldorf, Neue jurist. Wschr. 1986, 2373; OLG Braunschweig, VersR 1988, 382.
12 BGH, Neue jurist. Wschr. 1989, 1538.

her nicht mit der Schwangeren erörtern und besteht inzwischen ein Zustand, in dem sie eine ruhig abwägende Entscheidung nicht mehr treffen kann, und stehen dem Geburtshelfer auch keine Erkenntnisse über den mutmaßlichen Willen der Schwangeren zu Verfügung, so soll er so handeln, wie er es medizinisch für richtig und verantwortbar hält. Entschließt er sich in diesem Fall für die vaginale Entbindung und war dies eine vertretbare Entscheidung, so ist er auch dann von einer Haftung befreit, wenn das Kind trotz fehlerfreier Geburtsleitung zu Schaden kommt.

Stehen ganz allgemein verschiedene Behandlungsmöglichkeiten mit unterschiedlichen Heilungsaussichten und Risiken zur Wahl, so hat der Arzt die Patientin über die

Behandlungsalternativen

aufzuklären[13]. Das gilt besonders für die Wahl zwischen operativer und konservativer, aber auch zwischen operativer, radiologischer und chemotherapeutischer Behandlung. Dabei widerspräche es freilich dem ärztlichen Heilauftrag, wenn der Arzt nur die verschiedenen Möglichkeiten schilderte und sodann den Patienten ratlos die Wahl treffen ließe. Vom Arzt wird erwartet, daß er hier Akzente setzt und *Entscheidungshilfen* gibt, dem Patienten also sagt, warum er der einen Methode den Vorzug vor der anderen geben will.

Von entscheidender Bedeutung für den Umfang des Aufklärungsgesprächs und mögliche haftungsrechtliche Konsequenzen ist die Frage, was an denkbaren

Risiken und unerwünschten Nebenfolgen

dem Patienten mitzuteilen ist. Hier genügt nicht der allgemeine Hinweis, daß der Arzt nicht für den Erfolg seiner Behandlung garantieren und auch bestes Bemühen schicksalhaft mit einem Fehlschlag enden kann. Nur wenn der Patient eine ungefähre Kenntnis von Art und Größe des Risikos erhält, kann er für sich die eigenverantwortliche Abwägung vornehmen, ob er dem Eingriff zustimmen will oder nicht.

Verständlicherweise sähe es die Ärzteschaft gern, wenn die Rechtsprechung hier eine klare Grenze zöge, und nicht wenige Ärzte hängen auch dem Irrglauben an, daß solche Grenzen bestehen und die Risikoaufklärung generell nur bei einer bestimmten *Komplikationshäufigkeit* (z. B. ab 1 %) geboten ist. Das trifft jedoch nicht zu. *Die Rechtsprechung hat bewußt keine allgemeine Grenze bei bestimmter Komplikationsdichte gezogen* und wird das auch in Zukunft nicht tun. Sie stellt vielmehr ganz auf die *Umstände des Einzelfalles* ab und berücksichtigt dabei, wie wahrscheinlich die Realisierung des Risikos einerseits gerade bei diesem Operateur und in dieser Klinik nach ihrem Kenntnis- und Erfahrungsstand und andererseits gerade bei diesem Patienten nach seiner Körperkonstitution und seinem Krankheitsbild ist. Allgemeine Statistiken sind sicherlich nützliche Hilfen, haben dafür aber doch nur einen begrenzten Aussagewert, weil sie diese individuellen Gegebenheiten nicht erfassen können, oft von einem andersartigen Krankengut ausgehen und mitunter nicht einmal klar die hier allein bedeutsamen Fälle schicksalhaften Eintritts von den Schadensfällen trennen, die schuldhaft fehlerhaft herbeigeführt worden sind.

Manche Risiken sind schon deshalb nicht mitzuteilen, weil sie *als allgemein bekannt vorauszusetzen* sind oder hinter der Höhe des allgemeinen Operationsrisikos an Bedeutung zurücktreten. Wer sich als Patient einer größeren Operation mit entsprechendem Krankenlager unterzieht, braucht in der Regel über das *allgemeine Thrombose- und Embolierisiko* ebensowenig aufgeklärt zu werden wie über die allgemeine Gefahr einer *Nachblutung*, einer *Infektion* oder eines späteren *Narbenbruches*[14].

Wo jedoch ein nennenswertes *Mißerfolgsrisiko*, namentlich bei *zweifelhafter Indikation*[15], oder sonst die Gefahr besteht, daß nicht nur der erhoffte Operationserfolg ausbleibt, sondern in einer für den Patienten unerwarteten und über-

---

13 BGH, Neue jurist. Wschr. 1982, 2121; 1988, 763; 1988, 765.

14 BGH, Neue jurist. Wschr. 1974, 1422; 1980, 633; 1986, 780.
15 BGH, Neue jurist. Wschr. 1981, 633.

raschenden Weise auch ohne Verschulden des Operateurs *andere Organe, Gefäße oder Nerven in Mitleidenschaft* gezogen werden, besteht eine Aufklärungspflicht. Je nachteiliger und dauerhafter sich solche Folgen auf den Patienten auswirken können, desto notwendiger ist es, ihn von dieser Möglichkeit vorher zu informieren. Das gilt vor allem, wenn es zu einer *nicht nur vorübergehenden oder wiederbehebbaren Beeinträchtigung der Lebensführung und Lebensqualität* kommen kann.

Beispielhaft sei hier aufgeführt, daß
- die Empfängnis- oder Gebärfähigkeit verlorengehen kann oder die Gefahr einer künftigen Eileiter- (Bauchhöhlen-) Schwangerschaft besteht;
- als Folge des Eingriffs eine erhöhte Gefahr von Fehl- oder Frühgeburten in Betracht kommt;
- es zum Verlust des weiblichen Empfindens oder zu vorzeitigem Auftreten von Wechseljahrbeschwerden kommen kann;
- sich nach der Operation der Zwang zu weiteren Eingriffen (z. B. wegen Fistelbildung) oder einer langwierigen, die Patientin erheblich beschwerenden (z. B. radiologischen oder chemotherapeutischen) Nachbehandlung oder zu langdauernder Schonung ergeben kann;
- Nervverletzungen zu Lähmungserscheinungen führen können oder die Patientin sonst derart in ihrer Bewegungs- und Leistungsfähigkeit eingeschränkt werden kann, daß ihr die Ausübung von Beruf oder Sport nicht mehr möglich ist;
- der Eingriff zum Verlust von Nierenfunktionen und damit zur dauernden Dialysebehandlung führen kann;
- eine Bluttransfusion mit dem Risiko der Hepatitisinfektion verbunden ist.

Der Bundesgerichtshof hat bei derart weit reichenden Folgen sogar dann eine Aufklärungspflicht angenommen, wenn sie nur in verschwindend seltenen Fällen eintreten, z. B. mit einer Komplikationshäufigkeit von 1 : 2000 bei einer Fazialisnervparese im Zuge einer Tympanoplastik[16] und von 1 : 10000 bei einer Darmperforation als Folge einer Rektoskopie[17].

Auch mögliche

erhebliche Schmerzen

während des Eingriffs (z. B. bei einer Rektoskopie) oder später als dessen Folge[18] (z. B. auch bei Geschlechtsverkehr oder Monatsblutung) fallen unter die Aufklärungspflicht, desgleichen hormonelle Störungen, soweit sie nicht medikamentös weitgehend ausgleichbar sind.

Je weniger dringlich die Indikation ist, desto weiter geht die Aufklärungspflicht[19]. Am weitesten reicht sie bei

kosmetischen Eingriffen,

bei denen eine medizinische Indikation ganz fehlt oder doch in den Hintergrund tritt. Deshalb ist z. B. bei Eingriffen der Brustvergrößerung oder -straffung unbedingt auf das Mißerfolgsrisiko und die Gefahr entstellender Narben bei Keloidneigung oder einer Abstoßreaktion bei Verwendung von Kunststoffinlays hinzuweisen. Denn hier entfällt der bei medizinisch indizierten Eingriffen in die Abwägung einzubeziehende Gesichtspunkt, daß die Patientin erfahrungsgemäß im Heilungsinteresse bereit ist, bestimmte, jedem Eingriff anhaftende Risiken in Kauf zu nehmen[20].

Unternimmt der Arzt einen

Heilversuch,

praktiziert er also *Neulandmedizin*, weil die herkömmliche Behandlung keinen Erfolg gehabt hat oder verspricht, muß er dies der Patientin wegen der noch nicht bekannten und unübersehbaren Risiken mitteilen.

---

16 BGH, Neue jurist. Wschr. 1980, 1905.
17 BGH, Neue jurist. Wschr. 1984, 1395; vgl. auch BGH, Neue jurist Wschr. 1972, 335.
18 BGH, Neue jurist. Wschr. 1987, 1481.
19 BGH, VersR 1988, 493.
20 OLG Hamburg, VersR 1983, 63; OLG Düsseldorf, VersR 1985, 553; OLG Celle, Neue jurist. Wschr. 1987, 2304; OLG Köln, VersR 1988, 1049.

Art und Weise der Aufklärung

Das Aufklärungsgespräch kann seine Aufgabe nur erfüllen, wenn es von der richtigen Person, in der rechten Form, zur rechten Zeit und unter geeigneten Begleitumständen geführt wird.

Da das Gespräch nicht nur Information vermitteln, sondern auch Vertrauen schaffen soll, kommt es besonders auf die

Person des Aufklärenden

an. Die Regel sollte sein, daß derjenige Arzt das Aufklärungsgespräch führt, der auch den Eingriff vornimmt. Es ist jedoch zulässig und im Klinikbetrieb mitunter unumgänglich, daß diese Aufgabe von einem anderen Arzt, z. B. dem Stationsarzt, wahrgenommen wird. Niemals sollte sich der Arzt im Krankenhaus darauf verlassen, daß schon der einweisende (Haus-)Arzt das notwendige Aufklärungsgespräch geführt hat. *Kommen mehrere Ärzte für das Aufklärungsgespräch in Betracht*, indem z. B. der Arzt in der gynäkologischen Abteilung die Indikation für eine Strahlentherapie stellt und der Arzt in der radiologischen Abteilung diese ausführt, so muß geklärt sein, wer die Aufklärung vornimmt, damit sich nicht einer auf den anderen verläßt und infolgedessen die Aufklärung ganz unterbleibt. Gleiches gilt, wenn z. B. für eine Substitutionstherapie für eine hämophile Patientin ein Hämatologe als *Konsiliararzt* zugezogen wird[21].

Niemals darf die Aufklärung dem *nachgeordneten nichtärztlichen Personal* überlassen werden, das auf weiterführende Fragen des Patienten keine zuverlässigen Auskünfte geben könnte. Die

Gesprächsführung

muß auf den *Bildungsgrad*, die *Aufnahmefähigkeit* und die *Belastbarkeit der Patientin* in ihrer besonderen psychischen Situation abgestellt sein. Die verantwortungsvolle Führung des Gesprächs ist Sache des Arztes, der zwar insgesamt ein zutreffendes Bild von dem Eingriff und seinen Folgen zu vermitteln hat, dem aber für die Gesprächsgestaltung keine rechtlichen Vorschriften gemacht werden können. Er darf zwar den Ernst der Lage nicht verschleiern, hat aber auch die Aufgabe, die Patientin zu beruhigen und unter zutreffender Darstellung der geringen Wahrscheinlichkeit des Schadenseintritts Furcht und Hemmungen vor dem Eingriff zu nehmen[22].

Unangebracht ist eine

Brutal- und Horroraufklärung,

die den Patienten so verängstigt, daß er einer dringend gebotenen Behandlung nicht zustimmt. Zu den Berufspflichten des Arztes gehört es auch, Trost zu spenden und den Genesungswillen zu stärken. Die Rechtsprechung betont jedoch stark das Selbstbestimmungsrecht und läßt deshalb die Pflicht zur wahrheitsgemäßen Aufklärung nur ausnahmsweise bei ernstlicher Gefährdung von Leben oder Gesundheit des Patienten entfallen[23]. Sieht der Arzt bewußt aus therapeutischer Rücksicht von einer vollständigen Aufklärung ab, sollte dies auf jeden Fall in den Krankenpapieren vermerkt werden. Hier kann auch das *Gespräch mit den nächsten Angehörigen* ratsam sein, um die Belastbarkeit des Patienten oder seinen mutmaßlichen Willen zu erforschen.

Der Patient kann den

Verzicht auf Aufklärung

bekunden, wenn er nicht beunruhigt werden möchte oder vertrauensvoll die Entscheidung seinem Arzt überlassen will. Auch hier ist ein *Vermerk in den Krankenpapieren*, besser noch eine *vom Patienten unterzeichnete Erklärung* zu empfehlen. Merkt der Arzt allerdings, daß der Patient die Sache allzusehr auf die leichte Schulter nimmt, so sollte diesem die Bedeutung seines

---

21 OLG Celle, VersR 1984, 89.

22 BGH, VersR 1984, 465; Neue jurist. Wschr. 1985, 1399.

23 BGH, VersR 1956, 406; Neue jurist. Wschr. 1959, 811, 814; sehr weit gehend in der Betonung des Selbstbestimmungsrechts das Sondervotum zu BVerfG, Neue jurist. Wschr. 1979, 1925; dagegen mehr für therapeutische Rücksicht OLG Celle, VersR 1981, 1184; vgl. hierzu aber auch BGH, VersR 1982, 1142.

Verzichts wenigstens durch den allgemeinen Hinweis bewußtgemacht werden, daß es sich immerhin um eine Operation handelt, die nie ganz ohne Risiko ist.

Die Aufklärung kann ferner entfallen, wenn der bedrohliche Zustand des Patienten einen

nicht aufschiebbaren Eingriff

erfordert[24]. Dagegen ist *allgemeine Zeitnot* im hektischen Betrieb des Krankenhauses oder der Sprechstunde kein ausreichender Grund, von einer an sich gebotenen Aufklärung abzusehen.

Von Bedeutung ist ferner die

Zeitwahl der Aufklärung.

Sie soll zur rechten Zeit stattfinden, in der Regel also so zeitig vor dem Eingriff (spätestens am Vorabend einer geplanten Operation), daß die Patientin ihre Entscheidung in Ruhe bedenken, mit Angehörigen besprechen und notfalls auf Wunsch auch noch einen anderen Arzt konsultieren kann[25]. Eine Aufklärung, die erst nach der Prämedikation für die Narkose im Operationssaal oder intraoperativ oder zwischen den Wehen vor einer Entscheidung zur Schnittentbindung stattfindet, ist in aller Regel unwirksam, weil sich die Patientin dann in keinem aufklärungsfähigen Zustand mehr befindet.

Da die Einwilligung *jederzeit widerruflich* ist, ist der Arzt an den

Widerruf

einer zunächst erteilten Einwilligung gebunden. Auch

Ort und Gelegenheit

sind für das Aufklärungsgespräch von Bedeutung. Es sollte nicht im Zuge der Visite, möglichst aber auch nicht im Mehrbettzimmer in Gegenwart von Bettnachbarn und Besuchern geführt werden, weil die Patientin hier Hemmungen haben kann, ihre Ängste zu offenbaren und Fragen zu stellen. Wünschenswert ist ein besonderes Zimmer auf jeder Station, in dem der Arzt in Ruhe und unter vier Augen mit seiner Patientin sprechen kann.

Um sich der Patientin wirklich verständlich zu machen, ist eine

Vermeidung medizinischer Fachausdrücke

geboten. Da auch *Ausländern* das Selbstbestimmungsrecht zusteht, ist bei einer der deutschen Sprache nicht mächtigen Patientin ein Dolmetscher oder eine sonst zur Übersetzung geeignete Person zuzuziehen, sofern die Zeit es erlaubt.

Dokumentation und Beweisfragen

Für Aufklärung und Einwilligung ist *keine Schriftform vorgeschrieben*. Jedoch sollte sich der Arzt dessen bewußt sein, daß ihn die Beweislast trifft, wenn die Patientin später den Inhalt des Aufklärungsgesprächs oder die Tatsache ihrer Einwilligung bestreitet.

Eine *Tonbandaufzeichnung* ist unangebracht, weil es das Vertrauensverhältnis untergraben müßte, wenn der Arzt der Patientin den Grund dieser Aufzeichnung eröffnet.

Aus denselben Gründen wird es in der Regel auch als unpassend empfunden werden, zu Beweiszwecken einen weiteren Arzt oder Pflegepersonal als *Zeugen* zuzuziehen. Im übrigen lehrt die Erfahrung, daß sich solche Zeugen bei einer Vernehmung nach langer Zeit an den genauen Inhalt des Gesprächs doch nicht mehr genügend deutlich erinnern.

Weit verbreitet ist im klinischen Betrieb die

Verwendung von Formularen.

Sie sind jedoch ziemlich wertlos, wenn sie nur die vorgedruckte Erklärung enthalten, daß mit der Patientin der (nicht näher beschriebene) Eingriff besprochen worden ist, sie über „alle Risiken" aufgeklärt ist und in alles eingewilligt

---

[24] BGH, Neue jurist. Wschr. 1959, 825; 1966, 1855.
[25] BGH, Neue jurist. Wschr. 1959, 825; OLG Celle, Neue jurist. Wschr. 1979, 1251; OLG Stuttgart, Neue jurist. Wschr. 1979, 2355.

hat. *Mehr als die Tatsache eines Gesprächs ist mit einem solchen Schriftstück nicht zu beweisen.* Beweiskräftig sind solche Dokumente nur, wenn der Eingriff – am besten vom Arzt handschriftlich – bezeichnet ist, die erwähnten Risiken in Stichworten aufgezählt sind, ebenso eine in Betracht kommende Behandlungsalternative erwähnt ist und die darauf folgende Einwilligungserklärung von der Patientin datiert und unterzeichnet und vom Arzt sogleich gegengezeichnet ist.

Jeder Arzt muß wissen, daß mit dieser Unterzeichnung eine Urkunde zustande gekommen ist, deren *nachträgliche Änderung oder Ergänzung absolut unzulässig* ist und als Urkundenfälschung bestraft werden kann.

Werden Formulare, in denen der Eingriff und seine Risiken im vorgedruckten Text beschrieben werden, oder entsprechende

Merkblätter oder Broschüren

benutzt, so dürfen diese das Aufklärungsgespräch nur vorbereiten, jedoch niemals ersetzen. In dieser *Stufenaufklärung* darf die Überlassung von schriftlichem Informationsmaterial also nur die erste Stufe sein, der das darauf aufbauende Gespräch mit dem Arzt als zweite Stufe unbedingt zu folgen hat.

Die Rechtsprechung des Bundesgerichtshofs will aber auch dem Arzt eine faire und reale Chance der Beweisführung geben, der das vertrauensvolle Gespräch mit der Patientin unter vier Augen vorzieht und aus der Situation heraus oder wegen des Zustandes seiner Patientin von schriftlichem Informationsmaterial und Einholung einer Unterschrift ganz absieht[26]. In diesem Fall ist es jedoch dringend geboten, sogleich nach dem Aufklärungsgespräch einen

Vermerk in den Krankenpapieren

zu machen, in dem der vorgesehene Eingriff, die der Patientin mitgeteilten Risiken, eine etwaige Behandlungsalternative und die Tatsache der Einwilligung oder deren Verweigerung festzuhalten und vom Arzt mit Datum zu unterzeichnen sind. Ein solcher zur rechten und unverdächtigen Zeit gemachter Vermerk ist eine große Hilfe bei der Beweisführung und wird im allgemeinen vor Gericht Glauben finden.

Behandlung von minderjährigen, willensunfähigen oder bewußtlosen Patientinnen

Die Wirksamkeit der Einwilligung setzt voraus, daß die Patientin deren Bedeutung und Tragweite übersieht und das vorangegangene Aufklärungsgespräch verstanden hat.

Bei einer minderjährigen Patientin ist hierfür die entsprechende

Verstandesreife

erforderlich, nicht ihre *Volljährigkeit*[27]. Nach Herabsetzung des Volljährigkeitsalters auf 18 Jahre sollte bei aufschiebbaren größeren Eingriffen jedoch stets die Einwilligung der gesetzlichen Vertreter eingeholt werden[28]. Doch auch wenn diese Einwilligung vorliegt, die 17jährige minderjährige Patientin aber z. B. der empfohlenen Brustamputation widerspricht, sollte dieser Widerspruch angesichts des Alters der Patientin Beachtung finden.

Minderjährige eheliche Kinder werden rechtlich *durch beide Elternteile vertreten*. Sind diese sich nicht einig, muß das Vormundschaftsgericht entscheiden. Kann diese Entscheidung aus zeitlichen Gründen nicht herbeigeführt werden, handelt der Arzt so, wie es dem Wohle des kindlichen Patienten entspricht.

Zur Frage, wie der Arzt sich Kenntnis vom übereinstimmenden Elternwillen verschafft, hat der Bundesgerichtshof eine in der Praxis nicht leicht zu handhabende

Dreistufentheorie

---

26 BGH, Neue jurist. Wschr. 1985, 1399, vgl. auch BGH, Neue jurist. Wschr. 1981, 2002; 1983, 333; 1989 1807.
27 BGH, Neue jurist. Wschr. 1959, 811.
28 BGH, Neue jurist. Wschr. 1972, 335.

aufgestellt[29]: Bei alltäglichen Erkrankungen des minderjährigen Patienten kann er davon ausgehen, daß der das Kind begleitende Elternteil ermächtigt ist, für den anderen Teil mitzuhandeln. Bei ärztlichen Eingriffen schwererer Art mit nicht unbedeutenden Risiken muß sich der Arzt durch Rückfrage beim erschienenen Elternteil vergewissern, ob diese Ermächtigung vorliegt, kann aber in der Regel auf wahrheitsgemäße Auskunft vertrauen. Bei besonders weit reichenden Entscheidungen über die Behandlung mit erheblichen Risiken kann der Arzt nicht darauf vertrauen, daß der eine Elternteil freie Hand hat, für den anderen mitzuhandeln. Hier muß er sich die Gewißheit von solcher Ermächtigung verschaffen.

Bei einer

bewußtlosen oder willensunfähigen Patientin

ist die Einwilligung eines gesetzlichen Vertreters (Eltern, Vormund, Pfleger) einzuholen[30]. Wo das ohne Gefährdung der Patientin aus zeitlichen Gründen nicht möglich ist, muß der Arzt so handeln, wie es dem Wohle und mutmaßlichen Willen der Patientin entspricht. Zu dessen Erforschung kann eine Rückfrage bei den nächsten Angehörigen ratsam sein, sofern sie schnell genug erreichbar sind.

Abweichen vom ursprünglichen Operationsplan

Ist die Diagnose unsicher und der Umfang des Eingriffs vorher nicht abzuschätzen, sind die möglichen Eventualitäten mit der Patientin zu besprechen. Vorsorglich ist eine möglichst weitgehende Einwilligung auch für einen geänderten Eingriff einzuholen.

Fehlt es hieran, ist der Arzt zur

Operationsunterbrechung

verpflichtet, wenn die Fortsetzung mit zusätzlichen, der Patientin nicht mitgeteilten Risiken verbunden wäre, nicht sicher von ihrer Zustimmung ausgegangen werden kann und sich der erweiterte Eingriff ohne nennenswerte Gefährdung der Patientin auch in einem zweiten Operationsakt ausführen ließe[31]. Das gilt besonders, wenn die Operationserweiterung nicht dringend indiziert ist und es auch Behandlungsalternativen gibt.

Dient die

Operationsfortsetzung

dem Wohle der Patientin, ist sie dringend indiziert und ein entgegenstehender Wille nicht erkennbar, würde eine verständige Patientin ihr trotz zusätzlicher Risiken angesichts einer fehlenden Behandlungsalternative vermutlich zustimmen, um sich nicht der Belastung eines zweiten Eingriffs auszusetzen, so darf sich der Operateur auch ohne vitale Indikation nach pflichtgemäßem Ermessen zur Fortsetzung für ermächtigt halten[32]. Bei Operationserweiterungen, die zur *Unfruchtbarkeit* der Patientin führen können, ist jedoch größte Zurückhaltung geboten. Im Zusammenhang mit einer Entbindung darf eine *Sterilisation* nicht ohne ausdrückliche Zustimmung der Patientin vorgenommen werden.

---

29 BGH, Neue jurist. Wschr. 1988, 2942.
30 BGH, Neue jurist. Wschr. 1959, 811.
31 BGH, Neue jurist. Wschr. 1977, 337.

32 Vergleiche zu der sehr umstrittenen Problematik OLG Frankfurt, Neue jurist. Wschr. 1981, 1321, sowie BGH, Juristenzeitung 1988, 1021.

Zusammenfassende Thesen

- Der Arzt hat das **Selbstbestimmungsrecht der Patientin** zu achten. Zur Behandlung bedarf er der Einwilligung der Patientin. Wird sie verweigert, ist der Arzt grundsätzlich hieran gebunden.
- Der Einwilligung hat eine **Aufklärung** vorauszugehen, soweit nicht allgemein oder im Einzelfall entsprechende Kenntnisse der Patientin vorausgesetzt werden können. Sie soll die Patientin in großen Zügen über die Art und Dringlichkeit der Behandlung, damit verbundene Risiken und Schmerzen sowie ernsthaft in Betracht kommende Behandlungsalternativen unterrichten. Je nachteiliger sich ein Mißerfolg oder eine unerwünschte Nebenfolge auswirken kann, um so notwendiger ist es, auch über fernliegende Risiken zu informieren.
- Die Aufklärung hat **rechtzeitig und in einer der Patientin verständlichen Form** stattzufinden. Der Arzt soll durch die Art der Gesprächsführung Zuversicht und Vertrauen erwecken und die Patientin in die Lage versetzen, in Kenntnis von der Notwendigkeit und der Tragweite der Behandlung eine auch aus ärztlicher Sicht vernünftige Entscheidung zu treffen. Fragen der Patientin sind grundsätzlich wahrheitsgemäß zu beantworten. Aus therapeutischer Rücksicht darf der Arzt insoweit *von einer Aufklärung absehen*, als von ihr erhebliche Nachteile für den Zustand und den Genesungswillen der Patientin zu befürchten sind.
- Die Aufklärung darf nicht nachgeordnetem **nichtärztlichen Personal** überlassen werden. **Merkblätter, Formulare** und **Broschüren** können das Gespräch nur vorbereiten, nicht ersetzen.
- Vor größeren Eingriffen und namentlich bei klinischer Behandlung empfiehlt es sich, den Inhalt des Aufklärungsgesprächs oder die besonderen Gründe, aus denen von einer Aufklärung abgesehen worden ist, in Stichworten **in den Krankenpapieren zu dokumentieren**. Gleiches gilt, wenn die Patientin ausdrücklich auf eine **Aufklärung verzichtet** hat.
- Ist die Patientin wegen ihres Alters oder Zustandes nicht in der Lage, sich aufklären zu lassen und eine rechtswirksame Einwilligung zu erteilen, und ist auch die **Einwilligung eines gesetzlichen Vertreters**, ggf. eines vom Vormundschaftsgericht zu bestellenden Pflegers, nicht rechtzeitig zu erlangen, so hat der Arzt so zu handeln, wie es dem mutmaßlichen Willen der Patientin entspricht. Zu dessen Erforschung kann eine Rückfrage bei den nächsten Angehörigen dienen.
- Gleiches gilt, wenn sich unvorhergesehen während der Operation eine **Erweiterung des Eingriffes als geboten** erweist und ein Abbruch der Behandlung nur wegen insoweit fehlender Aufklärung und Einwilligung medizinisch nicht vertretbar wäre.

Kleine gynäkologische Chirurgie

G. Martius

Didaktisches Prinzip der operativen Unterrichtung

Die operative Unterrichtung des Assistenten im Verlauf der Facharztausbildung beginnt so gut wie immer mit der Unterweisung in kleineren vaginalen Eingriffen, und zwar zumeist mit der *Abrasio uteri* mit diagnostischer oder therapeutischer Indikationsstellung. Es folgen sehr bald die Eingriffe an der Vulva, der Vagina und der Portio cervicis, bis dem Assistenten größere abdominale und schließlich vaginale Operationen zugemutet werden. Diesem didaktischen Prinzip folgen seit langer Zeit die meisten Kliniken, eine Tatsache, die erkennen läßt, daß es sich bewährt hat. Diese Aussage hat auch Gültigkeit, obwohl die für die operative Facharztausbildung Verantwortlichen wissen, daß die Abrasio uteri nicht unbedingt einen technisch einfachen und damit komplikationsarmen Eingriff darstellt. Die später erfolgende Besprechung der operativen Vorbedingungen und der Gefahren wird deutlich machen, daß das

vaginale intrauterine Operieren

an den Unterweisenden wie an den mit der operativen Ausbildung Beginnenden große Anforderungen stellt und ein hohes Maß an Verantwortung von beiden Seiten verlangt.

Lagerung der Patienten zur Operation und lokale Operationsvorbereitung

Eine wichtige Voraussetzung für jeden operativen Eingriff ist die situationsgerechte Lagerung der Patientin auf dem Operationstisch. Sie hat zum einen eine gute Zugänglichkeit zum Operationsgebiet und damit insbesondere die Erleichterung der erforderlichen Gewebspräparation zum Ziel. Zugleich muß die Patientin vor lagerungsbedingten Schädigungen bewahrt werden. Für die vaginal-operativen Eingriffe wird die Patientin in der sog.

Steinschnittlage

auf dem Operationstisch gelagert. Hierbei ist das folgende zu beachten:
– Der *Beginn der Anästhesie im Bett* ist – soweit dies die personelle Situation zuläßt – aus psychologischen Gründen anzustreben. Zwei zuvor unter das Becken und den Thorax gelegte Tragegurte mit breiten Schlaufen erleichtern das Hinüberheben auch adipöser Patientinnen wesentlich.
– Für die *Lagerung der Beine* bestehen viele und sehr unterschiedliche Empfehlungen. Nach dem Hinüberheben der Patientin werden sie in die Beinhalter gelegt und dort sofort fixiert (!). Die Halter müssen an den Auflagestellen gut gepolstert sein. Das gleiche gilt für breite, am oberen Teil des Operationstisches eingehängte Ledergute (SCHOLZ u. Mitarb.). Sie werden von einigen Operateuren bevorzugt, da sie eine eher elastische Fixierung der Beine garantieren. In noch stärkerem Maße wird dies dadurch erreicht, daß die Assistenten die Beine der Patientin auf den Rücken nehmen, was allerdings für Eingriffe mit längerer Dauer kaum zumutbar ist.
– Die *Vermeidung von Femoralisparesen* (S. 116) hat auch bei der Lagerung zu vaginalen

Eingriffen Beachtung zu finden. Sie treten hierbei vor allem bei zu intensiver Flexion und Abduktion der Beine auf, und zwar infolge einer Druckschädigung des Nerven durch das Lig. inguinale. Aus diesem Grunde dürfen die Oberschenkel im Hüftgelenk nicht über 45° gebeugt werden; ebenso darf der Abduktionswinkel 45° nicht überschreiten (LAU u. SHABAN, SCHOLZ u. Mitarb., HEIDENREICH u. LORENZONI, JÜRGENS u. HAUPT). Es ist verständlich, daß bei der Entstehung von Femoralisparesen auch der starren Fixierung der Beine Bedeutung zukommt. KÄSER hat aus diesem Grunde geraten, die Beine mittels Fersenschleudern aufzuhängen.

- Die *Darstellung und Zugänglichkeit des Operationsgebietes* wird bei der Lagerung der Patientin auf dem Operationstisch wesentlich dadurch verbessert, daß nach der Fixierung der Beine das Gesäß durch Unterfassen bis dicht unterhalb des unteren Randes des Operationstisches heruntergezogen wird. Dies hat einmal den Ausgleich einer Lendenlordose mit daraus resultierendem Tiefertreten des inneren Genitale zur Folge, wie dies die Abb. 2 u. 3, S. 108 ohne weiteres erkennen lassen; zugleich wird für das hintere Spekulum die notwendige Beweglichkeit erreicht. Dem gleichen Zweck der optimalen optischen Zugänglichkeit des Operationsgebietes dient die *Einstellung des Operationsgebietes auf Brusthöhe des Operateurs*, zumal auf diese Weise eine weitgehend zwanglose Körperhaltung des Operateurs garantiert wird.
- Eine notwendige *Rasur des Operationsgebietes* wird aus Gründen der Infektprophylaxe erst unmittelbar vor der Operation vorgenommen. Bei kleineren Eingriffen kann man sich auf das Kürzen der Schamhaare beschränken.
- Die *Desinfektion des Operationsgebietes* erfolgt unter Verwendung eines Stieltupfers mit gefärbter Merfen-Tinktur oder mit Betaisodona-Lösung. Sie umfaßt den gesamten Vulvabereich, die Nates und das obere Drittel der dorsalen Fläche der Oberschenkel. Bei der alkoholischen Merfen-Tinktur ist streng darauf zu achten, daß diese nicht nach dorsal läuft, da das Liegen in dieser Lösung insbesondere auf einer Gummiunterlage, aber auch auf einem mutfeuchten Tuch zu schweren Hautschäden führt.

- Das *Abdecken der Haut* mit sterilen Tüchern hat unter Freilassung der Vulva so sorgfältig zu geschehen, daß während der Operation jedes Berühren ungeschützter Hautstellen unmöglich wird. Das zuletzt aufgelegte Schlitztuch kann mit einer Klebefolie oder auch mit einer Knopfnaht im Bereich des Dammes sowie vorn und seitlich durch Backhaus-Tuchklemmen[1] fixiert werden. Für kleinere Eingriffe wie eine Abrasio ist ein Abdecken der Patientin mittels eines auf die Bauchdecken aufgelegten Tuches für die bimanuelle Untersuchung und eines unter das Gesäß geschobenen sterilen Tuches ausreichend.
- Für die *Darstellung des Introitus (Ostium) vaginae* ist es besonders bei stärker ausgebil-

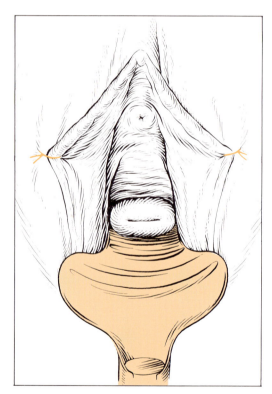

Abb. 1 Darstellung des Introitus und Einstellung der Portio für das vaginale Operieren. Die kleinen Labien sind mit je einer seitlichen Naht zurückgenäht. Die Portio ist mit einem Operationsspekulum nach Scherback eingestellt

---

[1] Backhaus-Tuchklemmen: Aesc. Nr.: BF 432 (S. 110).

deten kleinen Labien angezeigt, diese durch eine Knopfnaht seitlich im Sulcus interlabialis zu fixieren (Abb. 1).
- Zur *Einstellung der Portio* für Eingriffe an der Portio bzw. für intrauterine Operationen ist besonders das kurze, mit einem Gewicht belastete Flügelspekulum nach Scherback[2] geeignet. Die Blätter sind austauschbar und können so den jeweiligen Verhältnissen angepaßt werden (Abb. 1). Ein zu langes hinteres Spekulum beeinträchtigt das Herunterziehen des Uterus und damit den Eingriff. Bei einer hochstehenden Portio ist es allerdings oftmals erforderlich, diese zunächst mit einem hinteren Rinnenspekulum[3] einzustellen, mit einer oder zwei Kugelzangen zu fassen und vorzuziehen und erst dann das Flügelspekulum einzusetzen. Zur lateralen und ventralen Darstellung des Operationsgebietes sind die kurzen, schräg abgewinkelten Spekula nach Doyen[4] oder auch das abgewinkelte Scheidenspekulum (Wiener Modell nach Breisky[5]) besonders geeignet.

Abrasio (Kürettage)

Indikationen

Die Abrasio uteri[6] kann sowohl unter diagnostischen als auch unter therapeutischen Aspekten indiziert sein. Sie dient damit zum einen der Gewinnung von Gewebe zur histologischen Untersuchung im Sinne der

Endometriumbiopsie,

etwa im Rahmen der Tumordiagnostik oder auch der kausalen Bewertung dysfunktioneller Blutungen. Zum zweiten kann die Abrasio das Ziel der

Entleerung des Cavum uteri

haben wie etwa bei einem Korpuspolypen, bei einer hyperplastischen Schleimhaut oder im Rahmen eines Abortgeschehens. Schließlich wird der Eingriff zur

instrumentellen Austastung des Uterus

genutzt, wenn Kavumveränderungen, z.B. in Form einer uterinen Fehlbildung (Uterus arcuatus, subseptus oder duplex) oder in Form submuköser Myome, verifiziert werden sollen.

Eine weitere typische Indikation ist die

Abrasio vor Hysterektomie,

d.h. die Ausschabung, die der Uterusentfernung z.B. im Rahmen einer Deszensusoperation unmittelbar vorausgeschickt wird. Sie dient über die makroskopische, evtl. auch die mikroskopische Untersuchung mittels des Schnellschnittes dem Ausschluß bzw. der Erkennung eines Korpuskarzinoms und damit einer Diagnose, die das weitere operative Vorgehen beeinflussen muß.

Voraussetzungen

Über die diagnostischen und evtl. auch erforderlichen therapeutischen Maßnahmen, die einer Abrasio vorauszugehen haben, muß in Abhängigkeit von der Indikationsstellung und damit von der Dringlichkeit des Eingriffes entschieden werden.
- Vor einer *diagnostischen Abrasio* sollten entzündliche Prozesse im Bereich der Genitalorgane mit Hilfe der Entzündungsreaktionen im Blut (Blutbild, BKS) und der Kontrolle des

---

2 Operationsspekulum nach Scherback: Aesc. Nr.: EL 740 C.
3 Scheidenspekulum nach Kristeller: Aesc. Nr.: EL 426; 10 × 30 mm.
4 Abgewinkeltes (seitliches) Spekulum nach Doyen: Aesc. Nr.: EL 860.
5 Scheidenspekulum nach Breisky (Wiener Modell): Aesc. Nr.: EL 693–698.
6 Kürettage: REMANCIER (1846): Curettage = Auskratzung: Curette = scharfer Löffel.

Vaginalabstriches (Nativpräparat, Methylenblau- und Gramfärbung) ausgeschlossen werden. Entzündungen im Bereich des Uterus oder der Adnexe bedürfen einer systemischen, eine Kolpitis einer lokalen antibiotischen Vorbehandlung. Bis zu ihrer Korrektur wird der Eingriff, sofern dies klinisch zulässig ist, verschoben.
- Bei einer nicht aufschiebbaren, *dringlichen Abrasio* wie z. B. bei lebensbedrohenden uterinen Blutungen (Abort, Korpuspolyp, zystisch-glanduläre Endometriumhyperplasie) sollten die entsprechenden Untersuchungen noch während des Eingriffes indiziert werden, um sehr bald über eine erforderliche Antibiotikamedikation bzw. über die Notwendigkeit von Blutersatzmitteln bzw. Transfusionen entscheiden zu können.

Weiterhin hat jeder Ausschabung unmittelbar vor dem Eingriff in der bereits eingeleiteten Narkose eine sorgfältige

bimanuelle Tastuntersuchung

vorauszugehen. Mit ihr verschafft sich der Operateur vor allem ein Bild von der Lage und der Größe des Uterus, aber auch von dem Zustand der Adnexe. Nur damit ist gewährleistet, daß während des intrauterinen Eingriffes die Instrumente in der richtigen Richtung eingeführt und ohne Gefährdung der Uteruswand im Kavum gehandhabt werden. So besteht bei einer Retroflexio uteri (Abb. 2) bereits beim Einführen der Uterussonde, aber auch während der Zervixdilatation mittels Hegar-Stiften die Gefahr der *Uterusperforation* im Bereich der Vorderwand, während Fundusperforationen vor allem bei fehlerhafter Einschätzung der Kavumgröße und bei bestehenden Wandschäden als Folge vorausgegangener intrauteriner Eingriffe, nach eitriger Endometritis oder auch beim Korpuskarzinom, wenn also das Myometrium dem Instrument einen nicht tastbaren Widerstand entgegensetzt, auftreten. *Die Uterusperforation ist damit auch für den geübten Operateur eine nicht immer vermeidbare Komplikation der Abrasio* (H. Naujoks).

Bei der diagnostischen Kürettage, z. B. zur Klärung von Zyklusanomalien, wird zusätzlich zum Ausschluß einer Gravidität ein **Schwangerschaftstest** der Endometriumbiopsie vorausgeschickt.

Die

Wahl der Anästhesie

hat die Notwendigkeit der Erhebung eines genauen Palpationsbefundes (z. B. genaue Größenbestimmung des Uterus, Ausschluß eines Adnextumors), die zu erwartenden operativen Schwierigkeiten, aber auch den Zustand und die Wünsche der Patientin zu berücksichtigen. In

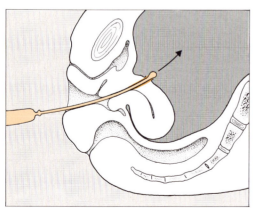

Abb. 2 Perforation der Uterusvorderwand mit der Uterussonde infolge der Mißachtung einer Retroflexio-Retroversio uteri.

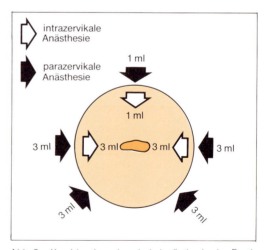

Abb. 3 Kombination einer Lokalanästhesie der Portio mit einer Parazervikalanästhesie zur Abrasio uteri. Die 1%ige Mepivacain-Lösung wird von der Portiooberfläche aus 3 cm in die Tiefe injiziert. Die Parazervikalanästhesie erfolgt beiderseits neben sowie vorn und hinten paramedian der Zervix mit einer Tiefe von 0,5 cm (aus *Peters, F. D., H. A. Hirsch*: Geburtsh. u. Frauenheilk. 38 [1978] 946)

der überwiegenden Zahl der Fälle erfolgt die Abrasio auch heute in *Allgemeinanästhesie*. Für zu erwartende technisch einfache Ausschabungen wie z. B. zur frühen Interruptio graviditatis, insbesondere aber für ambulante Eingriffe kann von der *Leitungsanästhesie* in Form der Parazervikalanästhesie, evtl. in Verbindung mit der intrazervikalen Anästhesie, Gebrauch gemacht werden (PETERS u. HIRSCH) (Abb. 3). Bei den zur Früherkennung des Endometriumkarzinoms, aber auch im Rahmen der Sterilitätsdiagnostik verwendeten *Aspirations-, Spül- bzw. Abschabemethoden zur Endometriumbiopsie* kann oftmals auf jede Anästhesie verzichtet werden (S. 27).

Überblick über die Methoden

Im methodischen Vorgehen sind bei der Abrasio zu unterscheiden:
- Abrasio des Corpus uteri
- – unter gynäkologisch-diagnostischen Aspekten
- – zur Abortbehandlung bzw. Interruptio graviditatis
- fraktionierte Abrasio
- sog. ambulante Endometriumbiopsie bzw. Endometriumzytologie
- Strichkürettage

Abrasio des Corpus uteri

Diese am häufigsten angewandte Art der Abrasio besteht methodisch aus zwei Teilen:
- Dilatation der Zervix,
- eigentliche Abrasio des Corpus uteri.

Die *Desinfektion der Vulva und der Vagina* erfolgt mittels eines Stieltupfers unter Verwendung von Betaisodona- oder Merfen-Lösung. Bei letzterer ist streng darauf zu achten, daß diese nicht unter das Gesäß läuft, da die alkoholische Quecksilberlösung an den Auflagestellen der Haut zu erheblichen „Verbrennungen" führen kann. Die Kürzung der Schamhaare ist keineswegs eine Conditio sine qua non.

Der erste Teil der Operation, die

Dilatation der Zervix

(Abb. 4), hat einen ausreichenden (!) Zugang zum Corpus uteri zu schaffen. Es wird die Portio im Spekulum eingestellt und im Bereich der

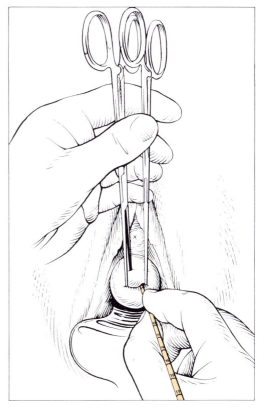

Abb. 4 Abrasio (I). Sondierung des Uterus. Die vordere Muttermundslippe ist mit zwei paramedian angesetzten Kugelzangen gefaßt und vorgezogen. Die Uterussonde (Hysterometer) wird in Richtung des palpierten Corpus uteri eingeführt. Auf diese Weise können Tiefe, Weite und Lage des Uteruskavum kontrolliert werden

vorderen Muttermundslippe paramedian mit zwei Kugelzangen gefaßt. Auf diese Weise kann die Portio und damit der Uterus vorgezogen und zugleich gestreckt werden. Es ist darauf zu achten, daß diese Maßnahme nicht durch ein zu langes hinteres Spekulumblatt behindert wird. Am besten wird ein *selbsthaltendes Spekulum nach Scherback*[7] (Abb. 1, S. 18), mit breitem, 50–60 mm tiefen Blatt benutzt. Es macht zugleich eine Assistenz bei der Abrasio überflüssig.

---

7 Operationsspekulum nach Scherback: Aesc. Nr.: EL 740 C

Nach dem Anhaken der Portio folgt die

Sondierung des Uterus

(Abb. 4). Hierzu wird eine Uterussonde (Hysterometer) (Abb. 46, S. 450) verwendet. Mit der Uterussonde können die folgenden für das weitere operative Vorgehen wichtigen Befunde erhoben werden:
- Verlauf des Zervikalkanals,
- Stand des Corpus uteri (Versio et flexio uteri),
- Länge und Weite des Corpus uteri.

Für die Sondierung werden die beiden an der Portio angesetzten Kugelzangen senkrecht gestellt (Abb. 4). Die sie haltende linke Hand stützt sich am Mons pubis ab. Nun wird die Uterussonde[8] mit drei Fingern im Bereich der breiten Grifflächen locker gefaßt und in Richtung auf das vorher palpierte Corpus uteri mit leichter Hand eingeführt und vorgeschoben, bis der Knopf am vorderen Ende der Sonde Widerstand im Bereich des Fundus uteri findet. Zur Bestimmung der *Uteruslänge* greift die das Instrument führende Hand die Stelle der Sonde an der Zervixoberfläche ab; nach der Entfernung der Sonde kann das Maß an der Zentimetereinteilung der Sonde abgelesen werden (Abb. 4). Über die *Weite des Cavum uteri* kann sich der Operateur durch seitliche Bewegungen der Sondenspitze einen Eindruck verschaffen.

Schwierigkeiten bei der Uterussondierung können sich sowohl im Bereich des äußeren als auch des inneren Muttermundes ergeben. Ein

erschwertes Auffinden des äußeren Muttermundes

ergibt sich vor allem nach vorausgegangenen operativen Eingriffen an der Zervix (Konisation, Portioplastik). In diesen Fällen ist es ratsam, das zumeist zu erkennende Grübchen im Bereich des Ostium uteri mit dem kleinsten Hegar-Stift zu sondieren. Ist dies gelungen, so wird in die geschaffene Öffnung eine Moskitoklemme (Abb. 21, S. 440) eingeführt und gespreizt. Anschließend gelingt die Überwindung des Zervikalkanals mit der Uterussonde zumeist leicht. Die

Sondierung eines narbig stenosierten inneren Muttermundes

ist mühsamer und auch gefahrvoller, da ein plötzliches Nachgeben des Widerstandes, aber auch ein „falscher Weg" zur Uterusperforation führen. Es hat sich hier das folgende Vorgehen bewährt (Abb. 5 und 6): Der Zervikalkanal wird zunächst bis in Höhe des nicht zu überwindenden Widerstandes sondiert und dabei dessen Länge bestimmt. Anschließend wird die Zervix mit Hegar-Stiften, die jeweils bis zur Stenose vorgeschoben werden, dilatiert, und zwar bis zu einer Weite von etwa 8 mm. Dies führt so gut wie

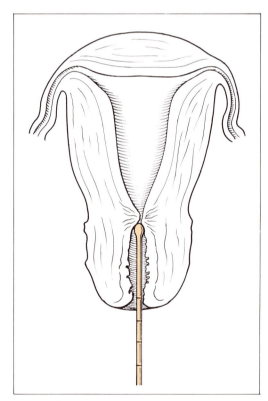

Abb. 5 Überwindung eines narbig verschlossenen inneren Muttermundes (I). Die narbige Stenose im Bereich des inneren Muttermundes kann mit der Sonde nicht überwunden werden. Das Auffinden des Cavum uteri gelingt nicht

---

[8] Biegsame Uterussonde (Hysterometer) nach Mayo (Aesc. Nr.: EO 5 C), nach Sims (Aesc. Nr.: EO 10), nach Martin (Aesc. Nr.: EO 15) oder nach Simpson (Aesc. Nr.: EO 20).

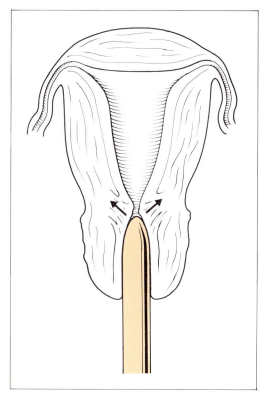

Abb. 6 Überwindung eines narbig verschlossenen inneren Muttermundes (II). Die Dilatation der Zervix mit Hegar-Stiften bis zu einer Weite von 8 mm bis in Höhe des inneren Muttermundes weitet auch die narbige Stenose auf, so daß diese anschließend mit der Sonde überwunden werden kann

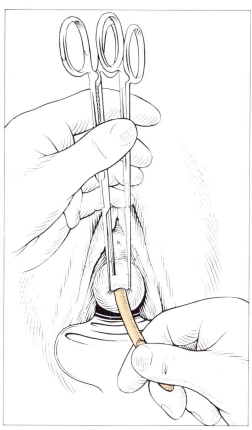

Abb. 7 Abrasio (II). Dilatation mit Hegar-Stiften. Die Hegar-Stifte werden in der zuvor mit der Uterussonde bestimmten Richtung eingeführt. Die Hand des Operateurs stützt sich dabei an der Vulva ab

immer dazu, daß sich die Dilatation auf den inneren Muttermund überträgt und diesen zumindest für die Uterussonde überwindbar macht. Es kann nun die Sondenlänge des gesamten Uterus bestimmt und – mit kleinen Hegar-Stiften wieder beginnend – nun auch der innere Muttermund dilatiert werden.

Für die

instrumentelle Zervixdilatation

(Abb. 7) werden *Hegar-Stifte*[9] benutzt (Abb. 47, S. 450). Ihre Numerierung gibt den Durchmesser in Millimetern an. Es wird mit der Stiftdicke begonnen, die ohne wesentlichen Widerstand den Zervikalkanal bis über den inneren Muttermund hinaus zu passieren vermag. Während des Vorschiebens stützt der Operateur die den Hegar-Stift führende Hand an der Vulva ab. Auf diese Weise werden Perforationen durch ein zu weites und zu schnelles Vordringen des Instrumentes vermieden. Für die diagnostische Abrasio ist eine Dilatation mit Hegar-Stiften Nr. 6–8, zur Abortausräumung in der Frühgravidität eine Dilatation mit Hegar-Stiften Nr. 8–10 zumeist ausreichend. Eine digitale Kavumaustastung ist erst nach einer Dilatation mit Hegar-Stiften Nr. 18–20 möglich.

Eine **unnötig weite bzw. zu schnelle Dilatation der Zervix** führt zu Schädigungen, vor allem im Bereich des inneren Muttermundes. *Bei älteren*

---

[9] Uterusdilatatoren nach Hegar: Aesc. Nr.: EM 1–47 (1–17,5 mm); mit stark konischer Spitze: Aesc. Nr.: EM 101–147.

Frauen besteht die Gefahr hoher Zervixrisse mit Blutungen aus der A. uterina, bei denen sich evtl. die Notwendigkeit der Hysterektomie ergibt. *Bei jungen Frauen* können bleibende Schädigungen des Os internum des Zervikalkanales mit einem unzureichenden Zervixverschluß bei nachfolgenden Graviditäten entstehen. Nach Interruptiones muß in 10–25 % mit einer Zervixinsuffizienz und der Notwendigkeit einer Cerclage gerechnet werden (BRÄUTIGAM u. GRIMES, KIRCHHOFF, KNORRE, KREIBICH u. EHRIG, SEEWALD u. Mitarb., ZWAHR). Unter diesem Aspekt sollte der Operateur die Möglichkeiten der Prophylaxe von Zervixverletzungen in Form der

präoperativen medikamentösen Zervixprotektion

beachten und nutzen! Die zur Verfügung stehenden Verfahren sind in Tab. 1 zusammengestellt. Vor allem aus methodischen Gründen ist die intramuskuläre Injektion von 500 mg Nalador-500 am Abend vor der Kürettage bzw. das Einlegen von 1 Vaginaltablette Minprostin E$_2$ etwa 3 Stunden vor Operationsbeginn zu bevorzugen (BRÜGGER u. DREHER, GSTÖTTNER u. Mitarb., NIELSSON u. Mitarb., RABE u. Mitarb., SCHULZ u. Mitarb.). Zur Erleichterung der Zervixdilatation haben ZAHRADNIK u. Mitarb. sowie RATH u. Mitarb. diese Form der Zervixprotektion auch vor gynäkologisch indizierten Kürettagen empfohlen. *Vor Interruptiones bei jungen Frauen, insbesondere bei Erstgraviden, sollten wir von der präoperativen Prostaglandinmedikation zur Zervixprotektion großzügig Gebrauch machen; bei Schwangerschaftsunterbrechungen nach der 9. Woche erscheint sie uns dringend geboten.* Die bei etwa einem Drittel der Patientinnen in Form von Erbrechen auftretenden Nebenwirkungen können im Vergleich zum operativen Gewinn vernachlässigt werden (BERGER u. DREHER).

Ist die Dilatation bis zu der notwendigen Weite abgeschlossen, so beginnt der zweite Teil der Operation in Form der

Abrasio des Corpus uteri

(Abb. 8 und 9). Dabei ist zunächst die *Wahl der Kürette*[10] von Bedeutung (Abb. 48, S. 450). Ihre Größe hat sich nach der Weite des Zervikalkanals und damit nach dem Grad der vorangegangenen Zervixdilatation zu richten: Die Kürette soll den Zervikalkanal ohne Widerstand passieren können, damit Zervixverletzungen und Perforationen im Korpusbereich mit ausreichender Sicherheit vermieden werden. Zugleich wird auf diese Weise für die Austastung und Kürettage des Corpus uteri eine gute Beweglichkeit des Instruments im Kavum garantiert. Für die gynäkologisch indizierte Abrasio wird eine *scharfe Kürette*, für die Abrasio bei einem Abort, im Wochenbett oder zu Interruptio eine *stumpfe Kürette* bzw. eine *Saugkürette* verwendet (MARTIUS, G.: Geburtshilflich-perinatologische Operationen).

Für die **Einführung der Kürette** in das Kavum wird das Instrument mit drei Fingern locker gefaßt und in die zuvor mit der Uterussonde bestimmte Richtung mit leichter Hand (!) vorgeschoben, und zwar bis zum Erreichen des Fundus uteri, der mit unterschiedlicher Deutlichkeit der Kürette Widerstand bietet.

Tabelle 1 Möglichkeiten der medikamentösen Zervixprotektion vor einer Abrasio uteri mittels Prostaglandinen*

1. Intraamniale Injektion
 – sonographische Plazentalokalisation
 – Amniozentese
 – Injektion einer Testdosis von 1 ml PGF$_2$
 – Injektion der Gesamtdosis von 40–50 mg

2. Extraamniale Prostaglandingabe
 – Anhaken der Portio und Zervixdilation
 – transzervikales extraamniales Einführen eines Einmalkatheters
 – Injektion des PGE$_2$-Derivats Sulproston (Nalador-100): 50–100 µg in 2–3 Einzeldosen in Abständen von 2–3 Stunden

3. Systemische Gabe
 – Nalador-500 i.m.:
  1 Amp. i.m. am Abend vor der Abrasio
 – Nalador-500 per infusionem:
  1 Amp. in 500 ml physiologischer Kochsalzlösung i.v. über 5 Stunden

* Einzelheiten der operativen Aborttherapie und Interruptio graviditatis sind in *Martius, G.*, Geburtshilflich-perinatologische Operationen, Thieme, Stuttgart 1986 (S. 32) enthalten.

---

[10] Uteruskürretten nach Recamier: Aesc. Nr.: ER 219–230 (scharf) bzw. ER 320–330 (stumpf).

Abrasio des Corpus uteri

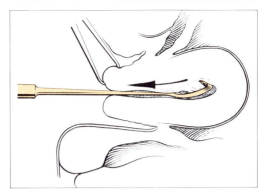

Abb. 9 Abrasio (IV). Kürettage des Corpus uteri. Die Kürette wird vom Fundus uteri unter leichtem Andrücken der Spitze in Richtung auf die Zervix in einem Strich zurückgezogen

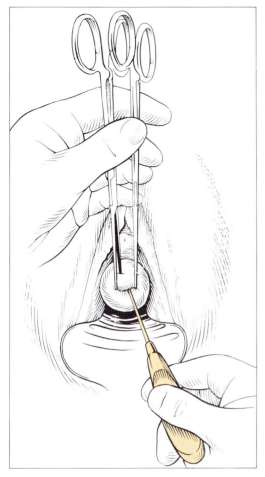

Abb. 8 Abrasio (III). Einführen der Kürette. Die mit leichter Hand gefaßte Kürette wird in gleicher Richtung wie die Hegar-Stifte in das Kavum eingeführt, bis der Fundus uteri erreicht ist

Für die **Materialgewinnung aus dem Cavum uteri** (Abb. 9) übt der Operateur durch „Anheben" der Spitze der Kürette einen Druck gegen die Uteruswand aus und zieht das Instrument in Form eines durchgehenden Striches nach kaudal bis vor den äußeren Muttermund. Das gewonnene Gewebsmaterial wird sofort von der Kürettenspitze abgenommen. Ein entsprechender durchgehender Kürettenstrich wird an den Seitenwänden sowie an der Hinterwand des Uterus ausgeführt. Erst jetzt wird das Kavum durch sich überlappende Kürettenstriche vollständig entleert. Es ist dabei wichtig, daß bei jedem neuen Vorschieben des Instrumentes der

Fundus uteri aufgesucht wird, um hier mit dem nächsten Kürettenstrich zu beginnen. Das beschriebene Vorgehen hat das Ziel, mittels der durchgezogenen Kürettenstriche möglichst zusammenhängende Schleimhautstreifen zu gewinnen, die die histologische Beurteilung erleichtern. Zugleich können auf diese Weise mit größerer Sicherheit Unregelmäßigkeiten des Cavum uteri – z.B. in Form von submukösen Myomen – erkannt werden.

Über die Notwendigkeit des **Einlegens eines Gazestreifens** bzw. darüber, ob es sinnvoll und notwendig ist, nach jeder Abrasio eine

Zervix- und Scheidentamponade

vorzunehmen, bestehen unterschiedliche Meinungen. Uns erscheint die folgende *Empfehlung* sinnvoll:
– Das *Einlegen eines Gazestreifens in den Zervikalkanal* erfolgt, wenn postoperative Verklebungen im Bereich des Zervikalkanals zu vermeiden sind, also nach der Eröffnung einer Hämato- bzw. Pyometra, aber auch nach Konisationen bzw. Zervixplastiken.
– Eine *Zervix- und Scheidentamponade* ist indiziert, wenn durch sie das Myometrium zu Kontraktionen angeregt werden soll, also vor allem bei verstärkten Blutungen nach einer Abortabrasio oder Interruptio.

In allen anderen Fällen kann auf eine entsprechende Maßnahme verzichtet werden, da sie

Tabelle 2 Operative Möglichkeiten der Uterusentleerung bei der Aborttherapie bzw. der Interruptio graviditatis.

1. **Frühabort bzw. Interruptio bis zur 12. Woche**
   - Aspirationskürettage (Vakuumaspiration)
   - Kürettage mit stumpfer Kürette
   - evtl. Prostaglandinvorbehandlung
2. **Spätabort bzw. Interruptio nach der 12. Woche**
   - Abortinduktion mit Prostaglandinen mit anschließender Kürettage
   - kombinierte digitale und instrumentelle Uterusentleerung
   - Hysterotomia vaginalis
3. **Hysterektomie**
   (bei zusätzlicher Indikation!)
   - vaginale Hysterektomie
   - abdominale Hysterektomie

überflüssig ist. Jede Scheidentamponade sollte nach 6–8 Stunden gezogen werden. Ein Zervixgazestreifen, der dem Offenhalten des Zervikalkanals dient, bleibt bei gleichzeitiger *oraler* oder *intramuskulärer Östrioltherapie* (z.B. 2–3 mal 1 Tablette Ovestin zu 1 mg bzw. unmittelbar nach der Operation Depot-Östriol, z.B. 80 mg Triodurin) für etwa 24 Stunden liegen.

Bei der **Uterusentleerung zur Interruptio graviditatis** ist es unter operationstechnischen Aspekten angezeigt, die Wahl der Methodik vor allem vom Schwangerschaftsalter und damit von der Größe des Uterus bestimmen zu lassen. Die zur Verfügung stehenden Operationsverfahren sind in Tab. 2 zusammengefaßt. Einzelheiten des methodischen Vorgehens, der Gefahren und der Spätfolgen sind in MARTIUS, G.: Geburtshilflich-perinatologische Operationen, dargestellt.

Die von KÄSER u. Mitarb. im Anschluß an jede gynäkologisch indizierte Kürettage empfohlene

Kavumaustastung mit der Polypenzange

haben wir nur in Ausnahmefällen, insbesondere bei begründetem Verdacht auf einen Korpuspolypen, vorgenommen. Das Vorgehen ist, da es nicht unter Sicht erfolgt, wenig effektiv und bedeutet gerade für ältere Frauen eine zusätzliche Perforationsgefahr. Als *Polypenzange*[11] ist die gefensterte, vorn abgerundete Biopsiezange geeignet. Sie wird bis zum Fundus uteri vorgeschoben und zwischen den Tubenwinkeln mehrmals geöffnet und wieder geschlossen. Ein gefaßter Polyp wird abgedreht und zur histologischen Untersuchung gegeben.

Auch die Indikation zur

digitalen Kavumaustastung

muß mit Zurückhaltung gestellt werden. Diese Empfehlung ist schon damit zu begründen, daß Voraussetzung für dieses Vorgehen eine Zervixdilatation mit Hegar-Stiften Nr. 18–20 ist, eine bei gynäkologisch indizierten Kürettagen ohne die Gefahr der Zervixruptur nicht zu erreichende Weite. Bei *Spätaborten* ist sie indessen oftmals leicht möglich. Sie dient dann der Erkennung und digitalen Ablösung von Plazentaresten, die anschließend mit der *Abortzange*[12] (Abb. 49, S. 450) entfernt werden. Die Diagnose eines *submukösen Myoms* muß indessen durch die instrumentelle Austastung, die Hysteroskopie oder die Hysterographie gestellt werden.

Fraktionierte Abrasio

Als fraktionierte Abrasio wird die getrennte Ausschabung von Cervix und Corpus uteri bezeichnet. Sie dient in erster Linie dem Nachweis eines intrakavitären Neoplasmas und dessen Lokalisation und Ausdehnung. Beim Endometriumkarzinom beeinflußt das Erkennen eines Tumorübergriffes auf die Zervix wesentlich die spätere operative Therapie. Auf die fraktionierte Abrasio können wir deshalb auch heute nicht verzichten (BRANDT).

Das **operative Vorgehen** besteht darin, daß zunächst ohne Dilatation mit einer kleinen scharfen Kürette der Zervikalkanal abradiert wird. Erst dann schließen sich die Dilatation der Zervix und die Korpusabrasio an. Letztere kann nach dem Vorschlag von KOTTMEIER evtl. ebenfalls in 2 Etagen vorgenommen werden. Das gewonnene Gewebe wird getrennt aufgefangen und in getrennten Portionen zur histologischen Untersuchung gegeben.

---

11 Gebogene Biopsiezange nach Faure (Aesc. Nr.: ER 55) bzw. Biopsiezange nach Schubert (Aesc. Nr.: ER 58).
12 Gerade oder S-förmig gebogene Abortzange nach Winter (Aesc. Nr.: ET 301 und 312) oder gefensterte und gebogene Abortzange nach Saenger (Aesc. Nr.: ET 325 und 327).

Ambulante Endometriumbiopsie bzw. -zytologie

Das Bestreben, das an Häufigkeit zunehmende Endometriumkarzinom durch Screening-Verfahren frühzeitig bzw. möglichst bereits im symptomlosen Stadium zu erkennen, hat zur Entwicklung verschiedener Geräte zur Materialgewinnung aus dem Cavum uteri geführt. Unter bestimmten Voraussetzungen kann der Eingriff ambulant in der Sprechstunde vorgenommen werden. Die folgenden Möglichkeiten sind gegeben:
– Spülmethoden mit Unterdruck,
– Aspirationsmethoden,
– Abschabemethoden.

Bei der

Spülmethode

– z. B. unter Verwendung des „Jet wash" nach Gravlee (Abb. 10) – wird ohne Dilatation ein doppelläufiger Uteruskatheter in das Cavum uteri eingeführt. Die Materialgewinnung erfolgt mit 50 ml Spülflüssigkeit in Form einer physiologischen Kochsalzlösung. Der Eingriff kann ohne Analgesie vorgenommen werden; bei ängstlichen Patientinnen bzw. bei erschwerten operativen Bedingungen, z. B. infolge einer Zervixstenose, ist die Parazervikalanästhesie empfehlenswert, und zwar schon, um dann den Zervikalkanal mit Hegar-Stiften bis zu Nr. 5 oder 6 dilatieren zu können. Eine ausreichende Abdichtung ist durch Zug an einer an der Portio angehakten Kugelzange zu erreichen: Auf diese Weise ist es möglich, den Konus gegen den äußeren Muttermund zu drücken. Das gewonnene Material wird mit 10 ml 95%igem Alkohol fixiert und wie folgt weiterverarbeitet (SCHNEIDER u. HOPPENRATH):

– *Herstellung eines zytologischen Abstriches:* 5 bis 10 Tropfen werden in der Zytozentrifuge 10 Min. bei 1500 Umdrehungen zentrifugiert. Die Ausstrichpräparate vom Sediment werden mit Äthylalkohol fixiert und nach Papanicolaou gefärbt.
– *Herstellung eines Direktabstriches:* Das Zentrifugieren erfolgt 10 Min. bei 1500 Umdrehungen mit einer Normalzentrifuge. Die weitere Verarbeitung erfolgt wie beim zytologischen Abstrich.
– *Herstellung eines Zellblockes:* Dem verbliebenen Zentrifugat werden 4 Tropfen Plasma und 4 Tropfen Thrombinlösung zugegeben. Die entstehenden „Gewebsklümpchen" können nach 30 Min. Fixierung mit 10%igem Formalin in Paraffin eingebettet und geschnitten werden.

Die **Ergebnisbewertung** der Jet-wash-Methode ist bisher unterschiedlich: MESTWERDT u. KRANZFELDER sowie WALTER u. JUNGE geben für die Erkennung eines bestehenden Endometriumkarzinoms eine Sicherheit von etwa 80% an, wobei die eingeschränkte Sicherheit in erster Linie für die alleinige zytologische Auswertung gilt, was auf eine unzureichende Zellgewinnung zurückzuführen ist. WALTER u. JUNGE warnen deshalb davor, die Diagnose „kein ausreichendes Material" mit dem Ausschluß eines Endometriumkarzinoms gleichzusetzen. Demgegenüber konnten SCHNEIDER u. HOPPENRATH bei 600 Uterusspülungen und 37 durch eine anschließende Abrasio gesicherten Neoplasmen mit der Jet-wash-Methode in jedem Fall die Diagnose bestätigen. UNDERWOOD u. Mitarb. raten, bei negativem Spülergebnis und rezidivierenden Blutungen zu kürettieren, um ein Übersehen eines Endometriumneoplasmas zu vermeiden.

Für die

Aspirationsmethode

stehen das Pistolet und der Isaacs-cell-sampler zur Verfügung. Beim *Pistolet* ist die Metallkanü-

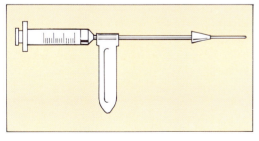

Abb. 10 „Jet wash" nach Gravlee zur Gewinnung von Endometrium mit Hilfe einer Kavumspülung. Jet wash besteht aus einer Plastikspritze mit doppelläufigem Uteruskatheter und einem Plastikbehälter, der 50 ml physiologische Kochsalzlösung enthält. Mittels Unterdruck wird die Spülflüssigkeit in das Cavum uteri gesogen und rückläufig mit Gewebe aus dem Kavum gewonnen

le mit schlitzförmigen Perforationen versehen. Sie wird mit einem Metallhalter an eine Ansaugspritze angeschlossen. – Der *Isaacs-cell-sampler* ist mit einer bogenförmigen, an der Spitze perforierten Metallkanüle und einer Ansaugspritze versehen. Die Handhabung entspricht der beim *Pistolet*. Durch Drehung der Kanülen kann intrauterin neben der Aspiration auch ein Abschabeeffekt erreicht werden (s. u.). Die Materialverarbeitung erfolgt vorwiegend zur zytologischen Untersuchung. Zentrifugat und gewonnene Gewebspartikel können aber auch nach Fixierung und Einbettung zur histologischen Untersuchung herangezogen werden.

Für die

intrauterinen Abschabemethoden

werden die aus Plastik bestehenden Geräte *Exploret-Fatol* und *Prevical* verwendet (Abb. 11 und 12). Beide werden in einer Plastik-Führungshülse in das Cavum uteri eingeführt, danach aus der Hülse heraus vorgeschoben, wodurch sie sich im Kavum entfalten, und hier gedreht. Das gewonnene Material wird möglichst auf mehrere Objektträger ausgestrichen und nach den Prinzipien der Zytologie weiterverarbeitet und beurteilt. Das von BACHMEYER u. Mitarb. zur Abschabung empfohlene Entnahmegerät *Abradul* ist in seiner Form dem Kavum angepaßt,

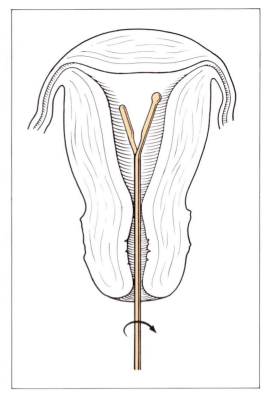

Abb. 12 Endometriumgewinnung mittels der Abschabemethode unter Verwendung einer Prevical-Kürette. Die Kürette wird in einer Plastikhülle retrahiert eingeführt. Durch Vorschieben des Abschabegerätes entfalten sich die 2 cm langen und 2 mm breiten Paddel. Durch axiale Rotation erfolgt mittels der Paddelkanten eine oberflächliche Endometriumabschabung

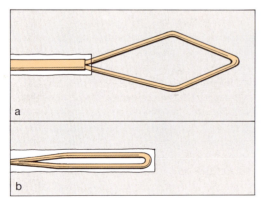

Abb. 11 Gerät Exploret-Fatol zur Endometriumgewinnung durch Abschabung der Kavuminnenfläche.
a) Geöffneter Zustand mit trapezförmig gespreiztem Abschabegerät.
b) Geschlossener Zustand. Das elastische Kopfteil ist zur Einführung in das Cavum uteri in die Plastikhülle zurückgezogen.

und zwar wie bei einem Uterus arcuatus (Abb. 13). Der Vorteil wird darin gesehen, daß die beiden Hörner eher die Tubenecken erreichen.

Der Versuch, aufgrund der inzwischen umfangreichen Literatur zu einem Resümee zu kommen, führt zu den folgenden **Empfehlungen für die „ambulante Endometriumbiopsie":**

– Die *Sicherheit* der bisher zur Gewebeentnahme aus dem Cavum uteri zur Verfügung stehenden Methoden beträgt zwischen 60 und 95%. Sie wird eindeutig erhöht, sofern zur Zytologie auch die histologische Untersuchung des Zentrifugats diagnostisch in Anspruch genommen wird.

– Als *Screening-Methode* wird die Endometriumbiopsie vor allem zur Erkennung eines Endometriumkarzinoms im noch symptom-

Fehler und Gefahren

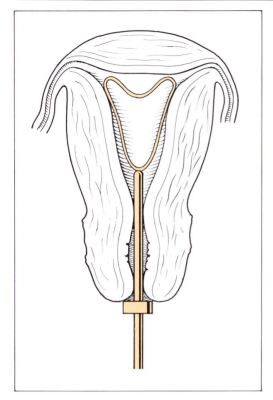

Abb. 13 Gerät Abradul zur Endometriumgewinnung mittels der Abschabemethode. Die elastische Schlinge paßt sich gut der Form des Cavum uteri an

Tabelle 3 Risikofaktoren, die die Endometriumentnahme durch Spülung oder mittels einer Abschabemethode bei stationären oder ambulanten Patientinnen angezeigt erscheinen lassen (aus *Mestwerdt, W.D., Kranzfelder:* Wien. klin. Wschr. 96 [1984] 756)

1. Anamnestische Daten
 – höheres Lebensalter
 – Infertilität
 – späte Menopause
 – Hormonbehandlung in der Peri- und Postmenopause
 – maligne Tumoren in der Anamnese, besonders Mammakarzinom

2. Klinische Befunde
 – Adipositas
 – Hypertonus
 – Diabetes mellitus
 – Lebererkrankungen

3. Gynäkologische Befunde
 – unklare zytologische Vorbefunde mit Endometriumbestandteilen in Vaginalabstrichen
 – Status nach Röntgenmenolyse
 – hormonproduzierende Ovarialtumoren

Strichkürettage

Eine Indikation zur Strichkürettage kennt die heutige Gynäkologie mit ganz wenigen Ausnahmen nicht mehr. In der Diagnostik von Blutungsstörungen während der Geschlechtsreife ist sie von anderen endokrinologischen Verfahren verdrängt worden. Bei Blutungen im Klimakterium bzw. nach der Menopause birgt sie wegen der evtl. unzureichenden Materialgewinnung die Gefahr des Übersehens eines Endometriumkarzinoms in sich. Nicht zuletzt verleitet die Strichkürettage dazu, den Eingriff zu verharmlosen und die sonst übliche Voruntersuchung wie die Kontrolle der Entzündungsreaktionen und des Vaginalabstriches zu unterlassen. Ähnliche Bedenken bestehen gegenüber der *ambulanten Strichkürettage* unter Verwendung des Einmalgeräts mi-mark (Fa. Nicolai KG Medizintechnik, Hannover).

Fehler und Gefahren

Sowohl die diagnostische als auch die therapeutische Abrasio stellen keineswegs harmlose operative Eingriffe dar (S. 17). Die sorgfältige Beachtung der operativen Regeln und die Kenntnis der wichtigen Gefahren ermöglichen es indessen, Komplikationen vorzubeugen, ohne sie damit auch durch einen erfahrenen Operateur ganz eliminieren zu können. Nachfolgend wer-

losen Stadium empfohlen. Aber auch bei stationären Patientinnen mit einschlägigen Risikofaktoren hinsichtlich der Entstehung eines Endometriumkarzinoms kann sie z.B. bei eingeschränkter Narkosefähigkeit diagnostisch angewandt werden (Tab. 3).
– Selbstverständlich muß jeder suspekte, aber bereits auch ein zellreicher zytologischer Abstrich Anlaß zu einer Kürettage sein.
– Inwieweit die Spülmethode die Gefahr einer transtubaren Verschleppung von Karzinomzellen in den Peritonealraum beinhaltet, wird bis heute unterschiedlich gewertet (ANASTASIADIS u. Mitarb., BACHMEYER u. Mitarb., BADER u. Mitarb., COHNEN u. Mitarb., DIETL u. STOLL, ENGLER u. Mitarb., FISCHBACH u. Mitarb., HALLER u. Mitarb., HOLT, HÜBNER, KÄSER u. Mitarb., LANDOWSKI u. Mitarb., MESTWERDT, MESTWERDT u. KRANZFELDER, POPPENDIEK u. BAYER, SCHNEIDER u. HOPPENRATH, SOOST, UNDERWOOD u. Mitarb., TAYLOR u. GRAHAM, WALTER u. JUNGE).

den deshalb noch einmal die wichtigsten Gefahren und Fehler der Abrasio in Form einer Übersicht zusammengestellt:

1. *Unterlassung der präoperativen gynäkologischen Palpation:* Die unterlassene bzw. mit mangelhafter Sorgfalt ausgeführte palpatorische Kontrolle des inneren Genitale führt zu einer nicht den anatomischen Gegebenheiten angepaßten transzervikalen und intrauterinen Handhabung der Instrumente. *Perforationen* im Bereich der Vorderwand bei der Retroflexio uteri oder im Bereich des Fundus uteri bei Fehleinschätzung der Organgröße sind die Folge.

2. *Unterlassung der Hysterometrie mit der Uterussonde:* Auch die präoperativ unterlassene Sondenkontrolle der Uterusgröße bzw. -länge führt leicht zu einer Fehleinschätzung des Cavum uteri. Sie erhöht vor allem die Gefahr einer Perforation im Fundusbereich.

3. *Zu schnelle und zu weite Dilatation der Zervix:* Wird die Empfehlung, die Zervixdilatation vorsichtig und nur bis zur wirklich erforderlichen Weite vorzunehmen, außer acht gelassen, so sind *Zervixrisse*, bei nachfolgenden Graviditäten aber auch *Zervixinsuffizienzen* die Folge. Zervixrisse im Bereich des inneren Muttermundes können zu lebensbedrohlichen *Uterinablutungen* führen, die evtl. die Hysterektomie nach sich ziehen.

4. *Außerachtlassen der medikamentösen Zervixprotektion:* Insbesondere bei jungen Frauen muß vor allem im Rahmen der Interruptio graviditatis großzügig von der systemischen oder lokalen Prostaglandinvorbehandlung Gebrauch gemacht werden, um zervixschonend dilatieren zu können.

5. *Schädigungen des Endometrium:* Kürettagen zur diagnostischen Klärung von Blutungsstörungen im fertilen Alter sind bei den heute gegebenen endokrinologischen und diagnostischen Möglichkeiten zumeist unnötig. Sind sie nicht zu umgehen, so müssen sie wie die therapeutische Abrasio bei Aborten und Interruptiones „mit zarter Hand" vorgenommen werden, um postoperative Schäden am Endometrium mit späteren Implantations- und Plazentationsschäden in Form einer „*Endometriuminsuffizienz*" weitgehend zu vermeiden. Bei bestehender Gravidität (Abort, Interruptio) werden aus diesem Grunde nur stumpfe Küretten zur Abrasio verwendet. Ließ sich eine intensive Abrasio z.B. zur Entfernung alter Abortreste nicht vermeiden oder bestand bereits vor dem Eingriff eine *Endometritis* bzw. entwickelt sich diese postoperativ, so ist neben einer Antibiotikatherapie zur Proliferationsförderung am Endometrium eine *Östrogen-Medikation* angezeigt. Diese kann z.B. durch die unmittelbar postoperativ vorgenommene i.m. Injektion von 10 mg Östradiolvalerat (Progynon-Depot-10) erfolgen. Nach einigen Tagen wird zur vollständigen Zyklussubstitution mit der Einnahme eines Zwei-Phasen-Präparates (z.B. Progylut, Cyclo-Progynova) begonnen.

Prophylaxe und Therapie des Asherman-Syndroms (Posttraumatic intrauterine adhesions, Amenorrhoea traumatica)

Über die **Entstehung intrauteriner Synechien** im Bereich des Zervikalkanals oder auch des Corpus uteri als Folge intrauteriner Eingriffe haben bereits FRITSCH (1894) und VEIT (1895) berichtet. *Pathogenetisch* bedeutsam sind insbesondere Abortkürettagen, der artifizielle Abort (BASS, MOMOSA u. NAKAMURA) sowie ganz besonders postpartuale Kürettagen in der 2.–4. Woche des Wochenbettes (ASHERMAN, SMID u. Mitarb., ERIKSEN u. KAESTEL). Nach der von der WHO unterstützten Studie in Ljubljana, mit der 275 beschwerdefreie Nulliparae nach Interruptio graviditatis mittels der Hysterographie kontrolliert wurden, konnten bei 9,8% zervikale, bei 7,3% intrakavitäre Synechien, bei 5,8% Synechien in Zervix und Kavum zugleich, d.h. insgesamt bei 22,9% ein Asherman-Syndrom nachgewiesen werden! Auf die zusätzliche Gefährdung der Patientin bei der Abrasio durch eine präoperativ vorhandene oder sich postoperativ entwickelnde Endometritis wurde bereits aufmerksam gemacht (s.o.).

Die **klinischen Folgen** des Asherman-Syndroms bestehen in *Zyklusstörungen* in Form von Hypo- und Amenorrhöen, bei nachfolgenden Graviditäten in *Nidationsstörungen* mit Aborten, Formanomalien der Plazenta als Folge von

Zottenreduktionsstörungen, aber auch in einem gehäuften Auftreten der Placenta praevia, der Placenta accreta bzw. increta sowie in einer Plazentainsuffizienz, Komplikationen, die als Nachfolgeerscheinungen der „Endometriuminsuffizienz" bekannt sind (G. MARTIUS). Diese ohne Zweifel auch heute noch zu wenig beachteten Endometriumschädigungen nach Kürettagen lassen es angezeigt erscheinen, hier nochmals die Möglichkeiten der

Prophylaxe des Asherman-Syndroms

zusammenzustellen. Sie bestehen in:
- strengster Stellung der Indikation zur Abrasio im geschlechtsreifen Alter, und zwar insbesondere bei Zyklusstörungen, in der Nachgeburtsperiode, bei der Sectio caesarea und im Wochenbett;
- weiterer Intensivierung der Antikonzeption zur Vermeidung von Interruptiones graviditatis;
- endometriumschonendem Vorgehen bei jeder Abrasio bei noch bestehendem bzw. noch anzunehmendem Kinderwunsch, und zwar vor allem bei Kürettagen bei gleichzeitig bestehenden Schwangerschaftsveränderungen im Uterus;
- peri- bzw. postoperativer Antibiotikatherapie bzw. -prophylaxe bei gleichzeitig bestehender Kolpitis bzw. bei dem Verdacht auf eine Endometritis;
- Östrogentherapie zur Anregung der Proliferation am Endometrium nach traumatisierenden Kürettagen und bei Endometritis;
- postoperativer Einlage eines Intrauterinpessars nach einer Abrasio mit erhöhtem Risiko zum Asherman-Syndrom (SMID u. Mitarb.)
  – nach mehr als 3 artifiziellen Aborten,
  – bei habituellen Aborten;
  – nach Kürettagen zwischen der 2. und 4. Woche post partum bei fehlendem genitalen Infekt(!);
  – bei anamnestischen Hinweisen auf eine Endometriumschädigung, z. B. in Form von Hypo- oder Amenorrhöen nach vorausgegangener Abrasio.

Die

Therapie intrauteriner Synechien

entspricht weitgehend den bereits beschriebenen prophylaktischen Maßnahmen. Nach *diagnostischer Verifizierung* aufgrund der anamnestischen Angaben (Hypo- bzw. Amenorrhö, Sterilität nach vorausgegangener Abrasio bei normaler Ovarialfunktion) sowie durch die Hysterographie bzw. Hysteroskopie wird der Zervikalkanal mit Hegar-Stiften dilatiert. Zur Beseitigung dünner Adhäsionen genügt zumeist die Austastung des Kavum mit einer kleinen Kürette. Flächige oder auch derbe Verwachsungen müssen indessen im Hysteroskop dargestellt und unter Sicht mit einer feinen Schere durchtrennt werden. Anschließend wird nach dem Vorschlag von LOUROS u. DANEZIS für 2–3 Zyklen eine Intrauterinspirale (IUD) eingelegt und gleichzeitig zyklusgerecht eine hormonale Zwei-Phasen-Substitutionstherapie eingeleitet (z. B. Progylut-Tabletten, Cyclo-Progynova-Tabletten, Cyclosa-Tabletten). Auf diese Weise läßt sich in über 90 % der Fälle eine Normalisierung der Kavumverhältnisse erreichen. SMID u. BORSOS berichten über eine völlige Normalisierung der Menstruation bei 44,4 % und über eine partielle Blutungsregulierung bei 19,8 % der Patientinnen; 40 % der vorher sterilen Frauen wurden schwanger; bei 20 von 126 Graviditäten kam es zu einem Abort. Zugleich weisen auch diese Autoren auf ein gehäuftes Vorkommen der Placenta praevia und der Placenta accreta als Folge der gestörten Implantation hin. Die *Ergebnisse* lassen erkennen, daß das beschriebene therapeutische Vorgehen ausreichend ist und somit alle älteren, aufwendigeren Verfahren wie die lokale intrakavitäre Östrogenapplikation, die vaginale oder auch abdominale Hysterotomie mit Endometriumtransplantation, aber auch die oftmals wegen der bestehenden Dysmenorrhö vorgenommene Hysterektomie zu ersetzen vermag. Mit der von SMID u. BORSOS empfohlenen Einlage eines Filters aus einem Transfusionsgerät, das für 10–14 Tage intrakavitär belassen wird, haben wir keine Erfahrungen.

Prophylaxe und Therapie der Uterusperforation

Die **Frequenz** der instrumentellen Uterusperforationen beträgt bei der Kürettage 2–5% (BREHM u. KOLMSEE). Die nachfolgende Übersicht über die disponierenden Konditionen zeigt zugleich die häufigsten **Gefahren und Fehler** der Abrasio:
- einzeitige Abortkürettage bzw. operative Uterusentleerung zur Interruptio bei geschlossener Zervix, insbesondere bei Graviditäten ab der 10. Schwangerschaftswoche;
- Unterlassung einer Prostaglandin-Vorbehandlung bei ungünstiger Zervix, auch bei gynäkologisch indizierten Kürettagen (z.B. bei einem vergrößerten weichen Uterus mit dem Verdacht auf ein Endometriumkarzinom bzw. eine Hämato- oder Pyometra und bei einem narbigen, schwer auffindbaren Muttermund der älteren Frau);
- anzunehmende Wandanomalien des Cavum uteri (z.B. bei Uterus myomatosus, Korpuskarzinom, Endometriosis interna uteri);
- operative Fehler (S. 29).

Ein **diagnostischer Hinweis** auf eine Uterusperforation ergibt sich vor allem, wenn eine auffallende Diskrepanz zwischen der präoperativ getasteten bzw. sonographisch ermittelten Uterusgröße und der Sondenlänge besteht, d.h., daß die Sonde ohne Widerstand unerwartet hoch hinaufgleitet, aber auch wenn die Kürette am Fundus uteri keinen Widerstand mehr in der Höhe findet, die zuvor mit dem Hysterometer bestimmt worden ist. Eine Verletzung im Bereich der Zervix bzw. des inneren Muttermundes muß bei einer intraoperativ auftretenden stärkeren Blutung angenommen werden.

Das bei einer angenommenen Zervix- bzw. Kavumperforation empfehlenswerte **therapeutische Vorgehen** läßt sich in den folgenden *Regeln* zusammenfassen:
- *Perforationen mit der Uterussonde bei einer gynäkologisch indizierten Kürettage*, die sofort bemerkt wurden und einen Abbruch der Operation zulassen, erlauben ein Abwarten unter sorgfältiger kurzfristig wiederholter Kontrolle von Puls, Blutdruck und Abdomen. Symptome der inneren Blutungen machen eine laparoskopische Kontrolle, evtl. die sofortige Laparotomie erforderlich.
- *Perforationen mit einer Kürette bzw. einem größeren Hegar-Stift* erfordern die in gleicher Narkose vorzunehmende Laparoskopie zur Verifizierung der Verletzung. Kleine, nur gering blutende Wandverletzungen können koaguliert werden. Bei größeren Verletzungen und stärkeren Blutungen ist die Laparotomie zu indizieren. Hierbei wird die Perforationsstelle übernäht. Bei schwerwiegenden Wandverletzungen ist die Uterusexstirpation erforderlich. Alter, Grundleiden und das Bestehen eines Kinderwunsches beeinflussen selbstverständlich das operative Vorgehen.
- *Perforationen bei einer Abortkürettage bei noch nicht sicher entleertem Uterus* müssen ebenfalls zur sofortigen Laparoskopie Veranlassung sein. Bei geringer, nicht stark blutender Wandverletzung kann unter laparoskopischer Kontrolle die vaginale Uterusentleerung mit der Kürettage zu Ende geführt werden. Bei größeren Verletzungen bzw. stärkerer Blutung aus der Perforationsstelle wird laparotomiert. Bei noch bestehendem Kinderwunsch kann die Kürettage durch die Perforationsstelle vervollständigt und anschließend die Verletzung zweischichtig übernäht werden. Bei nicht mehr gegebenem Kinderwunsch wird der Uterus exstirpiert.
- *Bei einer Perforation bei gesichertem Korpuskarzinom*, das bei makroskopisch gegebenem Verdacht durch den Schnellschnitt verifiziert wird, wird am besten sofort die Hysterektomie mit Entfernung der Adnexe vorgenommen.
- *Bei unklarer Situation* wie z.B. bei dem Verdacht auf eine Perforation wird großzügig die Laparoskopie indiziert, um das weitere Vorgehen in Abhängigkeit von dem Ausmaß der Verletzung und der Stärke der Blutung festzulegen.

Kleine Operationen an der Cervix uteri

Indikationen

Bei den an der Zervix auszuführenden Operationen handelt es sich zumeist um technisch relativ einfache Eingriffe. Die Indikationsstellung bedarf indessen ausreichender diagnostischer Erfahrungen. Im wesentlichen handelt es sich um zwei Indikationen, und zwar sowohl mit therapeutischen als auch mit diagnostischen Zielen. Die *unter therapeutischen Aspekten* ausgeführten Eingriffe sind weitgehend mit dem Begriff der

Portiosanierung

identisch. Es handelt sich dabei um die Beseitigung lang bestehender Ektopien, einer chronischen Zervizitis, funktioneller Hypersekretionen, aber auch von fakultativ präkanzerösen Veränderungen. Wichtig ist, daß die Eingriffe an der Zervix, die nicht mit der Gewinnung von Gewebe zur histologischen Untersuchung einhergehen, zur Voraussetzung haben, daß zuvor zytologisch und kolposkopisch ein Kollumkarzinom bzw. dessen Vorstadien mit ausreichender Sicherheit ausgeschlossen wurden bzw. daß sichergestellt ist, daß eine diagnostizierte Atypie des Epithels nicht eine „Randatypie" eines invasiven Karzinoms darstellt. Die *aus diagnostischen Gründen* ausgeführten operativen Eingriffe haben vordergründig das Ziel der

Erkennung des Zervixkarzinoms und seiner Vorstadien

Hier hat der Operateur die ausreichende Beurteilbarkeit der gewonnenen Gewebsproben durch den Pathologen im Auge zu behalten. Es besteht ohne Zweifel die Möglichkeit, die Eingriffe zur Gewinnung von Gewebe zur histologischen Untersuchung mit denen zur alleinigen Portiosanierung in mehrfacher Variabilität zu kombinieren.

Portiosanierung

Zu den Eingriffen an der Zervix ohne gleichzeitige Gewebeentnahme zur histologischen Untersuchung rechnet die

Elektrokoagulation der Portio

(Abb. 14). Da sie technisch einfach ist und im Gegensatz zur Kryo- oder Lasertherapie kostengünstiger vorgenommen werden kann, machen viele Kliniken bis heute von ihr Gebrauch. Bei ihr wird die Portio mittels Spekula eingestellt und mit einer Kugelzange vorgezogen; letztere

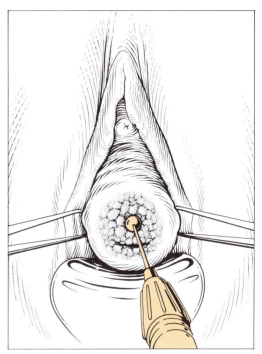

Abb. 14 Elektrokoagulation einer Portioektopie. Die Portio ist mit seitlich angesetzten Kugelzangen vorgezogen. Die Ektopie wird mit einer Kugel elektrisch koaguliert

wird im Bereich des gesunden Epithels an der Portio fixiert. Als Koagulationsinstrument dient ein Elektrokoagulator, der z.B. an ein Radiotom (Fa. Siemens) als Stromquelle angeschlossen wird. Als Führungsstab hat sich der von JANS u. KRONE entwickelte Handgriff bewährt. Die Portiooberfläche kann nun punktförmig koaguliert werden. Besteht zugleich, wie dies häufig bei einer Ektopie der Fall ist, eine Hypersekretion der Endozervix, so ist es sinnvoll, die Koagulation der Portiooberfläche mit einer

Koagulation der Endozervix

zu verbinden. In diesen Fällen ist es ratsam, postoperativ zur Vermeidung von narbigen Zervixverschlüssen einen Salbenstreifen (z.B. mit Bepanthen-Roche-Salbe oder Ovestin-Creme) für 24 Stunden in den Zervikalkanal einzulegen und evtl. zusätzlich die Heilung der Koagulationswunde durch eine orale Östrioltherapie (z. B. Ovestin-Tabletten, 2–3mal 1 Tablette/Tag für 1–2 Wochen) zu unterstützen.

Eine weitere Möglichkeit für die Sanierung der Portiooberfläche ist in Form der sog.

Kaltkoagulation der Portio

gegeben. Bei ihr werden Temperaturen zwischen 80° und 90 °C verwendet, mit denen eine ausreichende Denaturierung der veränderten Gewebsanteile bei gleichzeitig begrenzter Tiefenwirkung erreicht wird. Um eine gleichmäßige Wärmeeinwirkung auch bei unterschiedlicher Portiooberfläche sicherzustellen, stehen z. B. für den Koagulator nach Semm unterschiedlich geformte Portiosonden zur Verfügung. Die Koagulationswärme kann zwischen 50° und 90 °C variiert werden. Eine Applikation über 5–25 sec führt zu der erforderlichen Tiefenwirkung von etwa 3 mm. Der *Vorteil* der Methode besteht in der fast völligen Schmerzlosigkeit, so daß zumeist auf eine Anästhesie verzichtet werden kann. Eine Blutungs- oder Nachblutungsgefahr ist nicht gegeben. Aus diesen Gründen kann die Kaltkoagulation auch ambulant durchgeführt werden.

Die

Kryotherapie der Portio

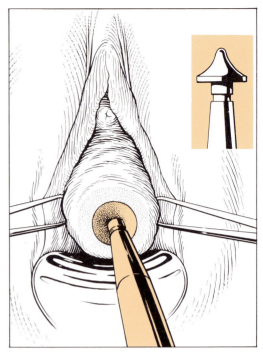

Abb. 15 Kryotherapie der Portio. Mit einer der Portiooberfläche angepaßten Kryosonde wird jene vereist. Die Tiefenwirkung ist in etwa an der Breite des Vereisungshofes zu erkennen

(Abb. 15) ist in der Gynäkologie vor allem zur Behandlung gutartiger oberflächlicher Veränderungen empfohlen worden (COLLIUS u. PAPPAS, HIRSCH, KAISER u. WOLFF, LEGROS u. COUPEZ, RENZIEHAUSEN u. KRANTZ, RENZIEHAUSEN u. Mitarb., SCHEUER, WYSS u. ENGELER). Über die kryochirurgischen Geräte wird unten auf S. 57 berichtet. Das *technische Vorgehen* ist einfach. Nach Einstellung der Portio mittels Spekula, der Säuberung der Portiooberfläche mit einem Stieltupfer und der Wahl der der Portiooberfläche möglichst angepaßten Kryosonde wird die Sonde dicht auf der zu vereisenden Stelle der Portio aufgesetzt und das Gerät eingeschaltet. Die Dauer der Kälteeinwirkung muß bei −60 °C etwa 2–3 Min. betragen; in erster Linie wird sie von der erwünschten Tiefenwirkung bestimmt, für deren Beurteilung sich der Operateur an der Breite des gefrorenen Hofes orientieren kann (S. 57). Der Gefriervorgang wird durch Aufheizen der Sonde beendet, so daß diese von der Portio abgenommen werden kann. Evtl. wird sofort eine zweite Vereisung angeschlossen; die sog. *„Double-freeze-Technik"* wird heute von den meisten Autoren empfohlen, und zwar besonders für die Behandlung der präinvasiven und frühinvasiven Formen des Zervixkarzinoms (LOHE, CHARLES u. Mitarb.). Bei ausgedehnten Veränderungen bzw. einer unregelmäßigen Portiooberfläche, die mit einem Behandlungsvorgang nicht zu beseitigen sind, können mehrere, auch sich überlappende Kälteapplikationen erforderlich werden. *Komplikationen* kryochirurgischer Eingriffe an der Portio sind in Form aszendierender Infekte oder auch einer Zervixstenose nur vereinzelt beschrieben worden. Aborte oder auch Weichteildystokien bei nachfolgenden Entbindungen traten nicht gehäuft auf. Aus diesem Grunde wie auch wegen der weitgehenden Schmerzlosigkeit des Eingriffes ist die kryochirurgische Portiosanierung nach sicherem Ausschluß eines Zervixkarzinoms ein vertretbares Vorgehen. Bei den prä- bzw. frühinvasiven Formen der Zervixneoplasie ist zu bedenken, daß eine histologische Klärung wegen der nicht erfolgenden Gewebsgewinnung unterbleiben muß und daß intrazervikale Veränderungen weder therapeutisch noch diagnostisch erfaßt werden. In diesen Fällen stellt deshalb die Konisation nach wie vor die bessere operative Methode dar (HOPP u. Mitarb., LOHE, HEMMINGSSON u. STENSON).

Für die *Stellung der Indikation* zur Verwendung der

Lasertherapie bei Portioveränderungen[13]

haben weitgehend die Ausführungen über die Kryotherapie Gültigkeit. Die *Wirkung* in Form einer gezielten (selektiven) und schonenden Zerstörung bzw. Durchtrennung von Geweben bei weitgehendem Fehlen eines postoperativen Ödems und einer komplikationsarmen Wundheilung wird photochemisch über eine Nekrose, thermisch durch Koagulation und Pyrolyse (Verdampfung) und auf mechanischem Wege erreicht. In den letzten Jahren hat die Verwendung der Lasertherapie insbesondere in Verbindung mit der Mikrochirurgie bzw. dem laparoskopischen Operieren eine weitere Verbreitung gefunden (DREHER u. Mitarb., HEINZL u. DEGEN). Mittels des CO_2-Lasers (z. B. Fa. Coherent Medical, Neuisenburg) kann die Leistung kontinuierlich von 0–25 Watt eingestellt werden. Die Wellenlänge beträgt 10,6 μm. Die Laserfleckgröße hat einen Durchmesser von 2 mm. *Technisch* wird so vorgegangen, daß nach kolposkopischem und zytologischem Ausschluß eines präinvasiven oder invasiven Neoplasmas (vgl. Kryochirurgie, S. 34) die Portio im Spekulum eingestellt wird. Jetzt ist es ratsam, die Grenzen der Portioveränderungen mittels der Schiller-Jodprobe kenntlich zu machen. Es folgt die Einstellung des Leitstrahls, der mit dem Einfallspunkt des unsichtbaren Laserstrahls übereinstimmt. Nach Einstellung der Penetrationstiefe wird durch „continuous fire" die Vaporisierung vom Rand der Veränderungen her strichförmig vorgenommen. Die Reepithelialisierung erfolgt innerhalb von 2–3 Wochen (HERBECK, BÉKÁSSY u. Mitarb., ANDERSON). Die bei der Lasertherapie gegebene Schonung tieferliegender Gewebsschichten wirkt sich besonders günstig bei der Behandlung von Erkrankungen der Vagina aus (JORDAN, KÄSER). Die beschriebenen Vorteile der Methode rechtfertigen bei gutartigen Portioveränderungen indessen nicht die Anschaffung der sehr teuren Apparatur. Zur Behandlung der zervikalen intraepithelialen Neoplasie (CIN) sind die bei der Kryochirurgie genannten Voraussetzungen zu beachten. ANDERSON fordert aus diesem Grunde als Voraussetzung ausreichende Erfahrungen in der Kolposkopie.

Operative Eingriffe zur Diagnostik des Zervixkarzinoms

Zu einem heute eher seltenen Eingriff ist die

Probeexzision an der Zervix

geworden. Eine sinnvolle Stellung der Indikation ist noch zur mikroskopischen Verifizierung eines makroskopisch erkennbaren Portiokarzinoms und zum Ausschluß bzw. zum Erkennen einer frühinvasiven Neoplasie vor einem kryochirurgischen Eingriff bzw. der Laservaporisierung gegeben. Bei den zuletzt genannten Veränderungen erfolgt die Probeexzision am besten unter kolposkopischer Sicht. Der Eingriff wird in Form der Knipsbiopsie unter Verwendung einer Biopsiezange[14], eines Skalpells, einer Schere oder auch eines scharfen Löffels vorgenommen. Falls notwendig und wenn in einem brüchigen Karzinomgewebe möglich, wird die Wunde zur Blutstillung mit ein oder zwei Situationsnähten versorgt. Anderenfalls wird eine blutstillende Tamponade vor der Portio gelegt. Es sei nochmals betont, daß die Probeexzision zur Klärung unklarer Portioveränderungen unzureichend ist, da sie uns keine Auskunft über

---

13 Laser = **l**ight **a**mplification by **s**timulated **e**mission of **r**adiation (Lichtverstärkung durch induzierte Emission von Strahlung).

14 Biopsiezange nach Yeoman (Aesc.Nr.: EA 903) bzw. nach Herget (Aesc. Nr.: EA 911) (Schaftlänge 42,5 bzw. 40 cm), auch als Rektumbiopsiezangen verwendet; besser die Biopsiezangen Modell Schubert (Aesc. Nr.: ER 58) bzw. Modell Eppendorf (Aesc. Nr.: ER 70).

die Ausdehnung eines malignen Prozesses gibt und es auch nicht ermöglicht, eine Randatypie als solche zu erkennen.

Die Abtragung der Portiooberfläche einschließlich eines variablen Anteils des Zervikalkanals in Form der

Konisation der Portio

(Abb. 16–20) muß auch heute als das sicherste operative Verfahren zur histologischen Klärung kolposkopisch bzw. zytologisch suspekter Portiobefunde, aber auch zur Portiosanierung bei lang bestehenden Ektopien und bei kleineren Emmet-Rissen mit zervikalem Fluor angesehen werden. Der Eingriff führt zur Gewinnung von Gewebe, das ein ausreichendes histologisches Ergebnis garantiert, ist weitgehend komplikationsarm und nicht an kostenaufwendige Apparaturen gebunden. Während die *Indikation* zur Konisation bei dem Verdacht auf eine zervikale intraepitheliale Neoplasie bzw. eine frühinvasive Form des Zervixkarzinoms großzügig gestellt werden soll, ist vor dem Abschluß der Reproduktionsvorgänge bei jungen Mädchen Zurückhaltung geboten, und zwar auch hinsichtlich der Ausdehnung des Eingriffes. Anderenfalls können Kapazitationsstörungen mit nachfolgender Sterilität, bei eingetretener Gravidität Zervixinsuffizienzen als Spätkomplikation auftreten. In diesen Fällen ist es sinnvoll, die Konisation durch die

Portioabschabung

zu ersetzen (KOFLER u. PHILIPP, EGGER u. Mitarb.). Auf die damit angesprochene Notwendigkeit einer *individualisierten Konisationstechnik* hat u. a. BERG hingewiesen.

Methodisch sind damit zu unterscheiden:
– Portioabschabung mit dem Skalpell,
– Konisation mit dem Skalpell,
– Konisation mit dem elektrischen Messer.

Für die

Konisation mit dem Skalpell

als die am wenigsten aufwendige Methode wird zunächst die Portio mit ausreichend breiten Spekula eingestellt und vorn und hinten, besser noch an beiden Seiten außerhalb der makroskopisch erkennbaren Veränderungen mit je einer Kugelzange gefaßt und durch Seitwärtsstellen der Zangen nach unten gezogen (Abb. 16). Das laterale Ansetzen der Kugelzangen erspart häufig den Gebrauch seitlicher Spekula (OBER).

Die *präoperative Infiltration der Portio mit einem vasokonstriktorischen Präparat* ermöglicht sowohl ein weitgehend blutarmes Operieren als auch eine bessere Schnittführung bei kleinen Portiones (BURGHARDT u. ALBEGGER, GITSCH u. Mitarb., HOHLBEIN u. Mitarb.). Hierzu steht z. B. das Ornipressin-Präparat Por 8 Sandoz (1 Ampulle à 1 ml = 5 IE Ornipressin) zur Verfügung: Es empfiehlt sich, 5 IE auf 20–30 ml physiologische Kochsalzlösung von mehreren Einstichen aus in die Portio zu injizieren. Die optimale Vasokonstriktion wird nach etwa 10 Min. erreicht.

Die *Dilatation der Zervix* wird nach den bei der Abrasio dargestellten Regeln ausgeführt (S. 23), zumal häufig an die Konisation eine Abrasio, und zwar je nach der Höhe der Konusspitze (s. u.) in Form der fraktionierten Abrasio oder der alleinigen Korpusabrasio, angeschlossen

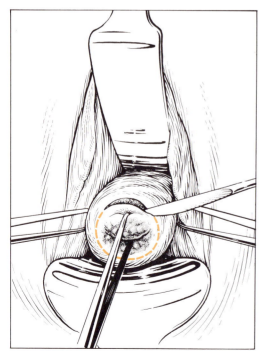

Abb. 16 Konisation der Portio mit dem Messer. Die Portio wird seitlich mit je einer Kugelzange gefaßt. Die Umschneidung der Portiooberfläche erfolgt außerhalb der zu entfernenden Gewebsveränderungen

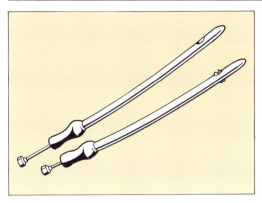

Abb. 17 Selbsthaltender Konisationsstift nach Jung und Wimhöfer. Nach der Dilatation bis zu einer Weite von 8 mm wird der Konisationsstift bis etwa in Höhe des inneren Muttermundes (oberhalb der Konusspitze!) eingeführt. Die Fixierung des Stiftes erfolgt durch das Ausfahren der doppelseitigen Zähne mittels Hebeldruck

wird. Es werden mittels des Hysterometers die Richtung und die Länge des Zervikalkanals und anschließend die Kavumlänge bestimmt.

Die *Gewinnung des Konus* kann sich der Operateur evtl. dadurch erleichtern, daß er sie über einen in die Zervix eingelegten Hegar-Stift Nr. 8 ausführt. JUNG u. WIMHÖFER haben hierzu einen selbsthaltenden Konisationsstift[15] mit durch Hebeldruck ausfahrbaren doppelseitigen Zähnen empfohlen (Abb. 17). Der Stift wird so weit vorgeschoben, daß die Zähne in Höhe des inneren Muttermundes und damit oberhalb der vorgesehenen Konusspitze liegen. Beim *Ausscheiden des Konus* ist darauf zu achten, daß dies sowohl an der Portiooberfläche als auch – soweit erkennbar – im Zervikalkanal außerhalb bzw. oberhalb der erkennbaren Gewebsveränderungen erfolgt. Auf der Portio kann die Grenze zum gesunden Gewebe mittels der Schiller-Jodprobe oder auch mittels der Kolposkopie festgestellt werden. Endozervikal richtet man sich nach der Grenze zwischen Plattenepithel und Zylinderepithel: Ist sie im unteren Teil der Zervix erkennbar, so ist ein flacher Konus ausreichend (Abb. 18a). Bei hochstehender und dann zumeist nicht erkennbarer Grenze, wie dies insbesondere bei älteren Frauen der Fall ist,

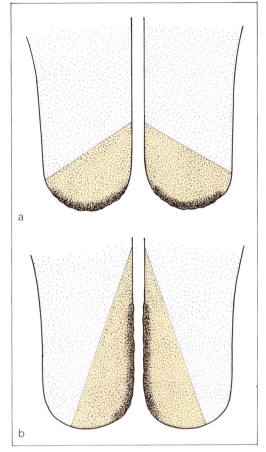

Abb. 18 Wahl der Konustiefe bei der Konisation der Portio (nach *Burghardt*).
a) Flacher Konus bei Veränderungen, die weitgehend auf die Portiooberfläche beschränkt sind.
b) Hoch hinaufreichender spitzer Konus bei vorwiegend oder ausschließlich intrazervikalen Veränderungen

muß ein hoher, spitzwinkeliger Konus entfernt werden (Abb. 18b). Für die eigentliche Exzision ist ein spitzes, schlankes *Skalpell* zumeist ausreichend. Das abgewinkelte Konisationsmesser nach Ayre[16] bietet keine wesentlichen Vorteile. Während der Exzision wird der zu entfernende Konus mit einer chirurgischen Pinzette oder auch mit einer Kugelzange gefaßt und vorgezogen.

---

15 Selbsthaltender Konisationsstift nach Jung und Wimhöfer: Fa. F.L. Fischer, Freiburg/Br.

16 Abgewinkeltes Konisationsmesser nach Ayre: Aesc. Nr.: BA 626.

Zur *Blutstillung und zum Wundverschluß* ist es bei kleinem Konus ausreichend, die Wundfläche mit dem Elektrokauter zu verschorfen und zur Blutstillung rechts und links eine durchgreifende Catgutnaht Nr. 0 = metr. 4 bzw. Vicrylnaht in entsprechender Stärke unter Verwendung einer schneidenden Nadel zu legen, mit der die seitlichen Wundwinkel adaptiert werden. Ein vollständiger Wundverschluß – evtl. mittels Sturmdorf-Nähten – provoziert eher narbige Verziehungen und Zervixstenosen (BURGHARDT). Bei stärkerer Blutung kann zusätzlich seitlich an der Portio in Höhe der Konusspitze eine Umstechung durch die intakte Portiowand gelegt werden. Mit ihr werden ebenso wie mit der von VILLASANTA empfohlenen hohen und fest geknüpften Zervixumschlingung im Sinne von Shirodkar die absteigenden Uterinagefäße ligiert. Zum Abschluß der Operation wird für 24 Stunden ein dünner Gazestreifen in den Zervikalkanal eingelegt, der den Sekretabfluß garantiert und zugleich eine Verklebung der Wundflächen mit nachfolgender Atresie des Zervikalkanals und späterer Hämatometra verhindert (KULLANDER u. WEHLIN, NAPPI). Eine postoperative orale Östriol-Therapie (z. B. Ovestin-Tabletten, 2–3 Tabletten/Tag) vermag die Wundheilung zu unterstützen.

Die

Elektrokonisation der Portio

(Abb. 19 und 20) bedient sich einer Konisationsschlinge, die an der Spitze des von JANS u. KRONE entwickelten Führungsstabes eingesetzt wird. Die Schlingen haben eine unterschiedliche Schräge, die es möglich macht, die Größe des Konus an die Ausdehnung der Gewebsveränderungen anzupassen. Als Stromquelle dient ein Koagulationsgerät. Wichtig ist, daß der verwendete Schmelzstrom die spätere histologische Beurteilung des Gewebsmaterials nicht beeinflußt. Der Eingriff beginnt wiederum mit dem seitlichen Fassen der Portio und der Dilatation mit einem Hegar-Stift Nr. 4–5. Nun wird der Führungsstab mit nach ventral gerichteter Schlinge in den Zervikalkanal eingeführt. Durch Drehung des Stabes um 360° wird der Konus ausgeschnitten und entfernt (Abb. 20). Blutstillung und Wundversorgung entsprechend dem Vorgehen bei der Konisation mit dem Skalpell (s. o.)

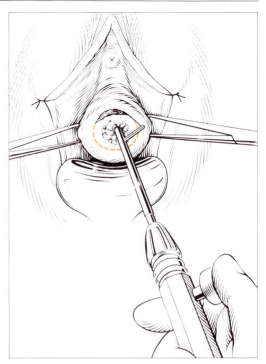

Abb. 19 Elektrokonisation der Portio (I). Die Portio wird mit einer elektrischen Konisationsschlinge zirkulär umschnitten

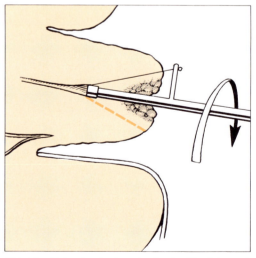

Abb. 20 Elektrokonisation der Portio (II). Schematische Darstellung der Schnittführung mit der elektrischen Schlinge

Bei geringer Ausdehnung der Portioveränderungen und deren Beschränkung auf die Portiooberfläche lassen sich mit der von KÄSER u. Mitarb. empfohlenen

linearen elektrochirurgischen Kauterisation der Portio

ohne wesentliche Gewebsverluste kosmetisch und funktionell gute Ergebnisse erzielen. Die Narbenschrumpfung bewirkt eine Verengung des Muttermundes mit Formierung einer normalen Portio. Zur Anwendung kommt eine schmale elektrische Schlinge, mit der die Gewebsveränderungen mit mehreren radiären Strichen abgetragen werden. Die Striche werden jeweils vom äußeren Muttermund, bei klaffender Zervix aus dem Zervikalkanal heraus, in die Peripherie der Portio geführt, und zwar bis zum Erreichen der normalen Portiooberfläche.

Komplikationen der Konisation (Tab. 4) haben keine wesentliche klinische Bedeutung. Zu stärkeren *Blutungen* kommt es vor allem bei Verletzungen eines absteigenden Uterinastes, und zwar sowohl während der Operation als auch nach Tagen, wobei Häufigkeit und Intervall vor allem von der Resorptionsgeschwindigkeit des verwendeten Nahtmaterials bestimmt werden: Sie sind bei einem Wundverschluß mit resorbierbaren Kunststoffäden (S. 414) eindeutig seltener als bei der Verwendung von Catgut-Fäden! *Zervikale Stenosen* werden vor allem im Bereich des Ostium uteri beobachtet. In der Geschlechtsreife manifestieren sie sich durch eine „uterine Amenorrhö" mit zunehmenden Molimina menstrualia. Der schmerzhafte Rückstau des Menstrualblutes macht eine operative Intervention in Form der

Eröffnung der Hämatometra

erforderlich. Bei *tiefsitzenden Stenosen* mit aufgetriebener dünnwandiger Zervix wird die Portio paramedian mit je einer mittellangen chirurgischen Klemme nach Kocher gefaßt und vorgezogen. An der Stelle des zumeist erkennbaren narbigen Grübchens wird die Portio mit einem spitzen Skalpell inzidiert. Das Erreichen der Retentionshöhle wird an der Entleerung von dunklem dickflüssigen Blut erkannt. Die Inzisionswunde wird nun durch das Spreizen einer eingeführten Klemme erweitert, um eine ausrei-

Tabelle 4 Komplikationen nach Konisation (n = 4452 Patientinnen, 1958–1981) (aus *Burghardt, E.:* Gynäkol. Prax. 8 [1984] 691)

	n	%
Perforation	2	0,04
Nachblutung	293	6,6
Bluttransfusion	56	1,3
Entzündung	12	0,3
Stenose	32	0,7

chende Entleerung des retinierten Blutes zu garantieren. Das Offenhalten der Zervix kann durch das Einlegen eines nicht zu starren Kunststoffröhrchens, aber auch eines auf die notwendige Länge gekürzten Gummi-Blasenkatheters erreicht werden. Das Drainagerohr wird mit einer Knopfnaht an der Portiooberfläche fixiert. Bei gut sondierbarem Uteruskavum kann das gleiche Ergebnis durch das Einlegen einer Intrauterinspirale (IUD) erzielt werden. – Das Auffinden *höher lokalisierter Zervixstenosen* kann größere operative Probleme bereiten. Ist die Stenose mit einer Uterussonde oder auch dem kleinsten Hegar-Stift nicht zu überwinden, so kann die primäre alleinige Dilatation des Zervikalkanals mit einem Hegar-Stift Nr. 8 – wie auf S. 22 beschrieben – zum Ziel führen.

Amputation der Cervix uteri

Die

Portioamputation

kommt heute weit seltener als früher zur Anwendung. Oberflächliche gutartige Portioveränderungen werden bevorzugt durch die Elektrokoagulation, die sog. Kaltkoagulation oder auch mittels der Kryo- oder Lasertherapie behandelt. Ausgedehntere Befunde werden der Konisation zugeführt. Bei der vaginalen Deszensusoperation entschließt sich der Operateur in zunehmendem Maße zur gleichzeitigen Uterusexstirpation. Andererseits ist die operative Korrektur bei einem Deszensus mit Elongatio colli und dem Wunsch der Patientin nach Erhalt des Uterus nach wie vor eine eher ungewöhnliche, aber typische Indikation zur Portioamputation. Die Operation verläuft in den folgenden Schritten (Abb. 21–30):

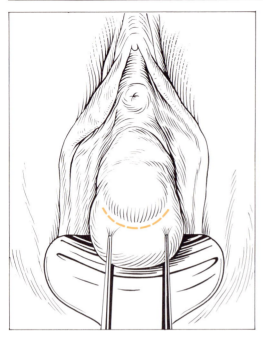 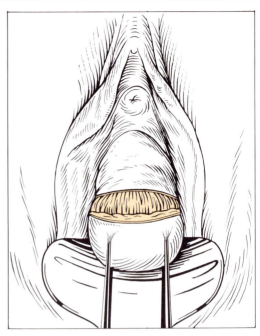

Abb. 21 Portioamputation (I). Darstellung des Blasenwulstes (unterer Blasenpol) vor der Portioamputation (- - -). Die quer verlaufende Inzision der Vaginalschleimhaut erfolgt dicht oberhalb des Blasenpoles

Abb. 22 Portioamputation (II). Umschneiden der Portio. Die Portio ist durch zwei paramedian angesetzte Kugelzangen vorgezogen. Die Umschneidung erfolgt dicht oberhalb des Überganges der festhaftenden zur beweglichen Vaginalschleimhaut zirkulär. Bei tiefstehendem unteren Harnblasenpol wird die Vorderwand der Harnblase sichtbar

1. *Umschneiden der Portio* (Abb. 21 und 22): Nach Desinfektion von Vulva und Vagina wird die Portio mit einem breiten hinteren Operationsspekulum[17] und seitlichen, leicht abgewinkelten Spekula[18] eingestellt und mit paramedian, besser mit seitlich angesetzten Kugelzangen vorgezogen. Die Vaginalwand kann nun mit dem Skalpell zirkulär durchtrennt werden. Dies erfolgt etwa 1 cm oberhalb des festen Ansatzes der Vaginalwand an der vorderen Zervixseite, also im Bereich des sich vorwölbenden Blasenwulstes (Abb. 21 und 22). Von dieser Inzisionswunde aus wird nun die Schleimhaut nach kranial hin auf einer Strecke von 1–2 cm unterminiert und auf diese Weise mobilisiert. Diese Mobilisation ist für die später notwendige Deckung der Wunde von Bedeutung. Für die *flache Portioamputation* ist dieses präparatorische Vorgehen ausreichend. Vor einer *hohen Portioamputation* bei gleichzeitig tiefstehender Harnblase ist es zunächst erforderlich, auch den unteren vaginalen Wundrand vom unteren Blasenpol nach kaudal abzulösen, um nun die Blase durch Präparation im Bereich des Septum vesicocervicale von der vorderen Zervixwand trennen und sie nach kranial reponieren zu können (Abb. 23). Evtl. muß für die hohe Portioamputation nach der vollständigen Umschneidung der Portio (s. u.) von der hinteren Kolpotomie aus auch das Rektum durch die Durchtrennung des Septum rectovaginale von der hinteren Zervixwand gelöst werden (Abb. 24). Kommt es dabei zur Eröffnung der Excavatio rectouterina (Douglas-Raum) (Abb. 25), so wird diese ebenfalls nach kranial von der hinteren Zer-

---
17 Operationsspekulum nach Scherback: Aesc. Nr.: EL 740 C.
18 Abgewinkeltes Scheidenspekulum nach Doyen: Aesc. Nr.: EL 860, 25 cm lang.

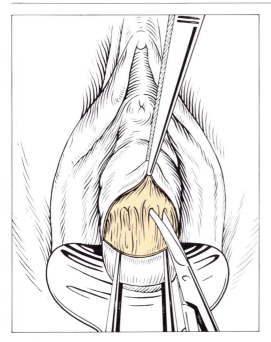

Abb. 23 Portioamputation (III). Bei tiefstehendem unteren Blasenpol muß für die hohe Portioamputation die Blase durch Präparation im Bereich des Septum vesicocervicale auf einer Strecke von 2–3 cm von der vorderen Zervixwand gelöst und nach kranial reponiert werden.

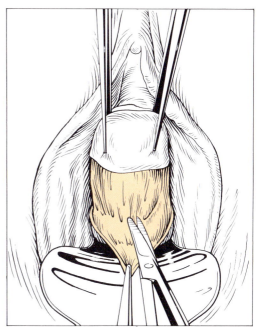

Abb. 24 Portioamputation (IV). Präparation im Bereich des Septum rectovaginale zur Reposition des Rektum für die hohe Portioamputation bzw. bei Tiefstand der Rektumvorderwand

vixwand gelöst und dann sofort wieder mit ein oder zwei feinen resorbierbaren Nähten verschlossen.

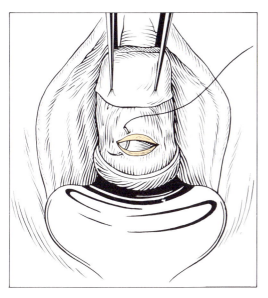

2. *Flache Portioamputation:* Soll nur ein flacher Gewebsanteil der Portio operativ entfernt werden, so kann bereits jetzt eine der Kugelzangen von der Portio entfernt werden, um mit ihr die vordere Zervixwand oberhalb der Inzisionswunde quer zu fassen (Abb. 26). Die Amputation erfolgt mit einem kräftigen bauchigen Skalpell in Form eines niedrigen Konus so, daß dessen Spitze 1–2 cm oberhalb der peripheren Amputationsebene liegt.

3. *Hohe Portioamputation:* Ist vorgesehen, mehr als die Hälfte der Zervix zu amputieren, so ist es ratsam, zunächst die unteren Anteile der Parametrien auf beiden Seiten mit einer stumpfen Nadel entlang der seitlichen Zervix-

Abb. 25 Portioamputation (V). Während der Präparation im Bereich des Septum rectovaginale zur Reposition des Rektum ist es zur Eröffnung der Excavatio rectouterina (Douglas-Raum) gekommen. Nach Lösung der Peritonealwunde von der hinteren Zervixwand wird diese mit ein oder zwei resorbierbaren Nähten verschlossen

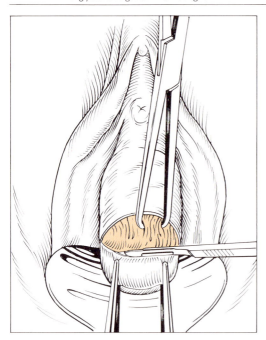 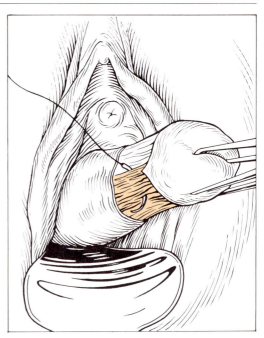

Abb. 26 Portioamputation (VI). Für die Amputation ist die Zervix im Bereich der Vorderwand durch eine quer eingesetzte Kugelzange gefaßt. Mit ihr wird die Zervix vorgezogen. Die Amputation der Portio erfolgt durch deren Umschneidung mit dem Skalpell

Abb. 27 Portioamputation (VII). Bei der hohen Portioamputation ist es angezeigt, vor der Amputation die unteren Anteile der absteigenden Parametrienzüge zu umstechen, um stärkere Blutungen aus den Uterinaästen zu vermeiden

wand zu unterfahren und mit einem resorbierbaren Kunststoffaden (z. B. Vicryl Nr. 1 = metr. 5) zu umstechen und dann zu durchtrennen (Abb. 27). Die Fäden werden sofort abgeschnitten, damit nicht mehr an ihnen gezogen werden kann. Jetzt kann die Portio mit der gleichen Technik wie bei der flachen Amputation konusartig abgesetzt werden.

4. *Sturmdorf-Naht* (Abb. 28 und 29): Zur Deckung des Wundgebietes nach Portioamputation stellt nach wie vor die

Sturmdorf-Naht

die geeignete Methode dar. Voraussetzung für das erforderliche spannungslose Knüpfen der gelegten Nähte ist eine ausreichende Mobilisierung der Wundränder, die deshalb noch einmal mit einer chirurgischen Pinzette überprüft werden sollte. Als *Nahtmaterial* sind resorbierbare Kunststoffäden (z. B. Vicryl Nr. 1 = metr. 5) geeignet. Es ist ratsam, entgegen den ursprünglichen Empfehlungen mit der Formierung der hinteren Wundanteile zu beginnen (Abb. 28). Dementsprechend wird die *erste Naht* links hinten auf 4 Uhr etwa 2–3 cm oberhalb des äußeren Wundrandes eingestochen und durch den Zervixkern hindurch zum äußeren Muttermund herausgeführt. Jetzt wird der freie Rand der beweglichen Scheidenwand etwa in der Mittellinie von innen nach außen und danach dicht daneben von außen nach innen durchstochen, um schließlich die Nadel vom Inneren des Zervikalkanals durch den Zervixkern hindurch so zu führen, daß der Faden wiederum 2–3 cm oberhalb des Scheidenwundrandes rechts hinten auf 8 Uhr erscheint. Nach der Originalmethode wird dieser erste Faden sofort geknüpft, mit einer Klemme bewehrt und über dieser abgeschnitten. – Die *zweite Naht* deckt in entsprechender Weise den vorderen Wundanteil (Abb. 29): Sie beginnt vorn auf 2 Uhr, faßt die Schleimhaut und den Portio-

Amputation der Cervix uteri 43

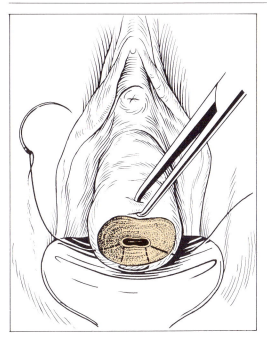 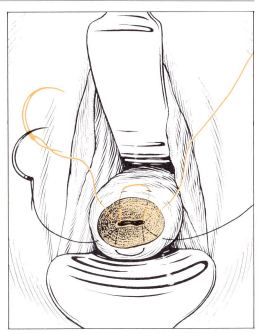

Abb. 28   Portioamputation (VIII). Erste (hintere) Sturmdorf-Naht. Es ist empfehlenswert, zur Deckung der Portio mit der ersten Sturmdorf-Naht die hintere Muttermundslippe zu formieren. Die Naht wird auf 4 Uhr eingestochen, durch die Zervix hindurch dicht oberhalb des (neuen) äußeren Muttermundes herausgeführt, hinten paramedian von innen nach außen und rückläufig von außen nach innen durch die Schleimhaut und schließlich vom Zervikalkanal aus wiederum durch die Zervixwand nach 8 Uhr zurückgeführt. Das Knüpfen des Fadens erfolgt hinter der neu formierten Portio in der Mittellinie

Abb. 29   Portioamputation (IX). Zweite (vordere) Sturmdorf-Naht. Zur Rekonstruktion der vorderen Muttermundslippe wird die Nadel auf 2 Uhr durch Schleimhaut und Portiokern bis zum Zervikalkanal durchgestochen. Anschließend faßt sie links und rechts paramedian die mobilisierte Schleimhaut. Schließlich wird der Faden vom Zervikalkanal aus durch den Portiokern hindurch auf 10 Uhr herausgeführt

kern, wird aus dem Zervikalkanal herausgeführt und nun durch die mobilisierte Schleimhaut paramedian links von innen nach außen und etwa 2 cm davon rechts paramedian von außen nach innen durchgestochen; zum Abschluß wird die Nadel vom Zervikalkanal durch den Portiokern rechts seitlich auf 10 Uhr durch die Schleimhaut herausgeleitet und vorn in der Mittellinie geknüpft. Ein besseres Ergebnis wird mit der

Sturmdorf-Naht nach Palmrich

(Abb. 30) erreicht, bei der Operateur und Assistent gleichzeitig beiderseits das vordere und das hintere Fadenende fassen und miteinander verknoten. Auf diese Weise wird sowohl der mediane Anteil der mobilisierten Schleimhaut in den Zervikalkanal gezogen als auch eine ausreichende Deckung der seitlichen Wundabschnitte erreicht. Bei der

Sturmdorf-Variante nach Dapunt

werden die Nähte um 90° gedreht, also beiderseits von der Seite der Portio aus gelegt und vorn und hinten miteinander verknüpft. Mit dieser Technik kann die Nekrosegefahr im Bereich der präparierten Schleimhaut verringert werden. Das *Einlegen eines Gazestreifens* beendet die Rekonstruktion der Portio nach der Amputation.

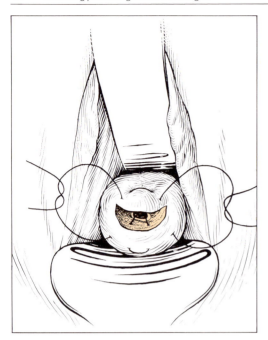

Abb. 30 Portioamputation (X). Sturmdorf-Naht in der Variation nach Palmrich. Nachdem die hintere und die vordere Naht in der von Sturmdorf angegebenen Manier gelegt wurden, werden die seitlich heraustretenden Fadenenden der vorderen und der hinteren Naht auf 3 Uhr und 9 Uhr miteinander verknüpft

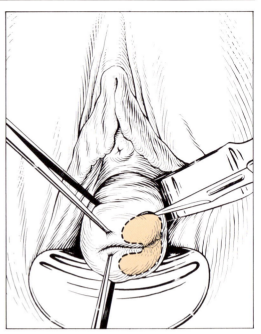

Abb. 31 Trachelorrhaphie nach Emmet (Emmet-Plastik) (I). Umschneidung eines linksseitigen Emmet-Risses. Das Narbengewebe wird durch eine 8förmige Umschneidung entfernt und dadurch die Portiooberfläche im Bereich des Emmet-Risses angefrischt

Weitere Operationen an der Cervix uteri

Die

Abtragung eines Zervikalpolypen

ist bei einem dünn gestielten und gut sichtbaren Polypen einfach: Er wird mit einer langen anatomischen Klemme oder einer Kornzange gefaßt und abgedreht. Nur selten kommt es dabei zu einer Blutung aus dem Stiel. Falls erforderlich, kann zur Blutstillung die Basis des Polypen mit der elektrischen Kugel verschorft werden.

Bei einer *ausgedehnten polypösen Veränderung* ist die Konisation der Portio vorteilhaft.

Um zusätzliche, höher gelegene, nicht sichtbare Polypen nicht zurückzulassen, gilt die Regel, die Polypentfernung im Bereich des äußeren Muttermundes mit der Abrasio zu verbinden.

Emmet-Risse in Form seitlicher Zervixrisse (Abb. 31) machen eine operative Versorgung notwendig, wenn sie zu einem störenden zervikalen Fluor oder auch zur Zervixinsuffizienz während einer vorausgegangenen Gravidität geführt haben. Nach sicherem Abschluß der Reproduktion und zusätzlicher ausgedehnter Verletzung der Zervix ist die Korrektur durch die Portioamputation (s. o.) in Erwägung zu ziehen. Anderenfalls führt die

Trachelorrhaphie nach Emmet (sog. Emmet-Plastik)

(Abb. 31–33) zu guten Ergebnissen. Nach Desinfektion der Vulva und der Vagina wird die Portio mit dem Operationsspekulum nach Scherback[19] und abgewinkelten seitlichen Spekula[20] eingestellt. Anschließend werden die vordere

---

19 Operationsspekulum nach Scherback: Aesc. Nr.: EL 740 C
20 Abgewinkeltes seitliches Spekulum nach Doyen: Aesc. Nr.; EL 860,

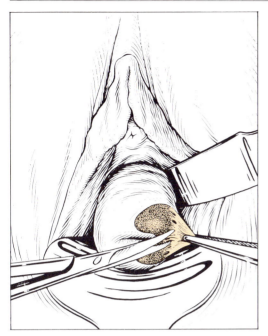 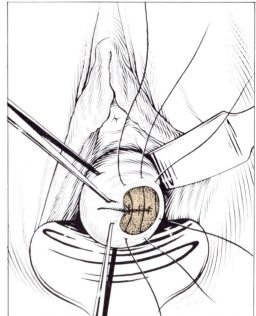

Abb. 32 Trachelorrhaphie nach Emmet (Emmet-Plastik) (II). Mobilisierung des seitlichen Scheidenläppchens. Das in den Emmet-Riß von lateral eingezogene Scheidenläppchen muß mobilisiert werden. Nur so wird ausreichend Zervixwand für die nachfolgende Naht freigelegt

Abb. 33 Trachelorrhaphie nach Emmet (Emmet-Plastik) (III). Der Wundverschluß erfolgt zweischichtig. Mit der ersten Nahtreihe wird die Zervixwand adaptiert, wobei die erste Naht den oberen Wundwinkel zu versorgen hat. In zweiter Schicht wird die Portiooberfläche mit Knopfnähten verschlossen

und die hintere Muttermundslippe mit Kugelzangen oder Museux-Klemmen[21] gefaßt. Mit ihnen kann die Portio nach unten und zur dem Emmet-Riß gegenüberliegenden Seite gezogen werden. Die primär notwendige oberflächliche Exzision der Schleimhaut über dem Riß einschließlich des darunterliegenden Narbengewebes erfolgt mit dem Skalpell, und zwar von einer typischen 8förmigen Anfrischungsfigur aus (Abb. 31). Wichtig ist, daß zusätzlich das in den lateralen Narbenwinkeln eingezogene Scheidenläppchen mobilisiert wird, damit für die spätere Adaptation der Zervixmuskulatur eine ausreichend breite Wundfläche entsteht (Abb. 32). Die *erste Nahtreihe* – am besten unter Verwendung eines resorbierbaren Kunststoff-Nahtmaterials (z. B. Vicryl Nr. 0 = metr. 4) – fügt submukös die Zervixmuskulatur zusammen. Hierbei muß die erste Naht den oberen Wundwinkel fassen. Die *zweite Nahtreihe* adaptiert die Schleimhaut von der Außenseite der Portio bis zum äußeren Muttermund (Abb. 33). Im Bereich der Portiooberfläche kann der Wundverschluß mit durchgreifenden Nähten vorgenommen werden.

Die

operative Behandlung der Zervixinsuffizienz

erfolgt zumeist durch Eingriffe in der Gravidität (Tab. 5). Das operative Vorgehen ist mit der Indikationsstellung ausführlich in MARTIUS, G.: Geburtshilflich-perinatologischen Operationen, beschrieben. Von einigen Klinikern wird indessen auch heute eine Indikation zur *Operation außerhalb der Gravidität* gesehen, und zwar vor allem dann, wenn eine Zervixverschlußoperation in der vorausgegangenen Schwangerschaft nicht den erhofften Erfolg gebracht hat und zugleich die *Diagnose* der Zervixschwäche außerhalb der Gravidität zu sichern ist, und

---

21 Museux-Hakenzange: Aesc. Nr.: EO 220.

Tabelle 5   Operative Methoden zur Behandlung der Zervixinsuffizienz in und außerhalb der Gravidität

1. Operationen während der Gravidität
- Zervixumschlingung nach McDonald (ohne Kolpotomie)
- Zervixumschlingung nach Shirodkar (mit Kolpotomie)
- Zervixumschlingung nach Wurm-Hefner
- totaler Muttermundverschluß nach Szendi
- Notfall-Cerclage

2. Operationen außerhalb der Gravidität
- Isthmorrhaphie nach Lash
- transabdominale Zervixumschlingung nach Ardillo

zwar unabhängig von der anamnestischen Angabe wiederholter Spätaborte bzw. Frühgeburten. Hierzu steht nach PALMER die Überprüfung der Zervixdurchgängigkeit mit Hegar-Stiften zur Verfügung: Bei der anatomisch bedingten Zervixinsuffizienz kann ein Hegar-Stift Nr. 8 bzw. Nr. 9 ohne wesentlichen Widerstand über den inneren Muttermund hinaus vorgeschoben werden. Evtl. ist gleichzeitig über dem eingeführten Hegar-Stift an der Vorderwand der Zervix eine dünne narbige Stelle zu tasten (Abb. 34).

Entschließt man sich zur operativen Korrektur des unzureichenden Zervixverschlusses vor einer neuen Gravidität, so steht hierzu die

Isthmorrhaphie nach Lash

(Abb. 35 und 36) zur Verfügung. Die Portio wird mittels eines Operationsspekulum und zwei abgewinkelten seitlichen Spekula eingestellt und an der vordern Muttermundslippe paramedian mit zwei Kugelzangen oder Museux-Hakenzangen angefaßt und vorgezogen. Es wird nun die vordere Vaginalwand zwischen der Portiooberfläche und der Urethra in Form der *Kolpotomie* gespalten. Von hier aus wird die Scheidenwand nach beiden Seiten abpräpariert,

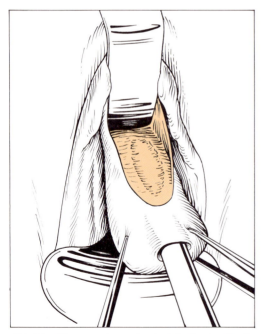

Abb. 34   Diagnose der anatomisch bedingten Zervixinsuffizienz während der Isthmorrhaphie. Über dem eingeführten Hegar-Stift Nr. 8 ist die ovale dünne Narbe im Bereich der vorderen Zervixwand nach vorderer Kolpotomie und Reposition der abpräparierten Blase gut tastbar

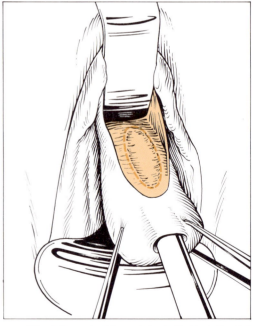

Abb. 35   Isthmorrhaphie nach Lash (I). Nach Darstellung der vorderen Zervixwand wird die ovale Narbe im Bereich der normalen Zervixmuskulatur ausgeschnitten (- - - = Ausschneidungsfigur)

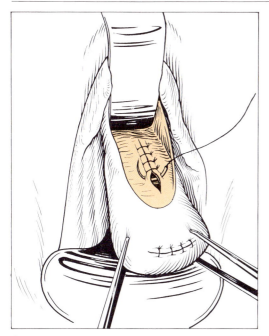

Abb. 36 Isthmorrhaphie nach Lash (II). Verschluß der vorderen Zervixwand durch Knopfnähte mit resorbierbaren Kunststoffäden

bis die Vorderwand der Harnblase freiliegt. Jetzt kann wie bei vorderer Beckenbodenplastik die Harnblase durch Präparation im Bereich des Septum vesicovaginale von der vorderen Zervixwand gelöst werden (Abb. 23, S. 41). Nachdem die Harnblase mit dem nach vorn umgesetzten seitlichen Spekulum zurückgenommen wurde, liegt nun die vordere Zervixwand frei. An ihr sind über dem eingeführten Hegar-Stift Nr. 8 oder 9 die narbig-dünnen Wandanteile – zumeist in ovalärer Form – auszumachen (Abb. 34). Die Narbe wird mit einem Skalpell ausgeschnitten, und zwar so weit zur Seite hin, bis seitlich normale muskuläre Zervixwand sichtbar wird (Abb. 35). Die Vereinigung der frischen, ungeschädigten Wundränder erfolgt, vom oberen Wundwinkel beginnend, mit 3–4 nicht zu dicht gelegten Knopfnähten unter Verwendung eines resorbierbaren Kunststoffadens (z.B. Vicryl Nr. 0 = metr. 4), womit zugleich eine ausreichende Blutstillung erreicht wird (Abb. 36). Den Abschluß der Operation bildet der Verschluß der vorderen Kolpotomie mit Knopfnähten (Abb. 8, S. 358) und das Einlegen eines dünnen Gazestreifens in den Zervikalkanal bis über den inneren Muttermund hinaus für 24 Stunden, um die seltene Komplikation in Form einer Zervixstenose mit nachfolgender Hämatometra zu vermeiden.

Eine **Zervix-Scheiden-Fistel** entsteht zumeist infolge einer geburtshilflichen Verletzung der Zervix, aber auch infolge von operativen Eingriffen an der Zervix. Sie bedarf einer operativen Korrektur, wenn Beschwerden, z.B. in Form eines zervikalen Fluors, kausal mit ihr in Verbindung zu bringen sind. Für den erforderlichen

Verschluß einer Fistula cervicolaquaeatica

stehen drei operative Techniken zur Verfügung:

1. *Ausschneiden der Fistel:* Die Fistel wird je nach ihrer Lokalisation an der vorderen oder hinteren Scheidenwand durch die vordere bzw. hintere Kolpotomie mit Abpräparieren von Blase bzw. Rektum sichtbar gemacht (Abb. 23 und 24, S. 41). Anschließend wird sie wie bei der Isthmorrhaphie nach Lash im gesunden Gewebe ausgeschnitten und über einen Hegar-Stift Nr. 3 mit Knopfnähten unter Verwendung von resorbierbaren Kunststoffäden versorgt und die Kolpotomie darüber verschlossen. Auch hier ist das Einlegen eines Gazestreifens in den Zervikalkanal angezeigt.

2. *Hysterotomie:* Auch bei diesem Vorgehen wird in Abhängigkeit vom Sitz der Fistel von einer vorderen oder hinteren Kolpotomie aus die Blase bzw. das Rektum bis über die äußere zervikale Fistelöffnung hinaus abpräpariert. Es folgt die Hysterotomie in Form der Längsspaltung der Zervixwand, vom äußeren Muttermund ausgehend bis zur Fistel hinauf (Abb. 4, S. 331). Nun wird die Fistel so weit ausgeschnitten, bis nach allen Seiten hin normales Zervixwandgewebe erreicht ist. Anschließend werden die Wunde von kranial her absteigend mit Einzelknopfnähten unter Verwendung resorbierbarer Kunststoffäden (z.B. Vicryl Nr. 0 = metr. 4) und darüber die Vaginalschleimhaut verschlossen.

3. *Portioamputation:* Bei fehlendem Kinderwunsch kann schließlich die operative Behandlung der Zervix-Scheiden-Fistel durch die Portioamputation erfolgen (S. 39). Die

Amputation wird nach der Kolpotomie und dem Abpräparieren von Blase und Rektum dicht oberhalb der Fistel vorgenommen. Abschließend wird die Wunde durch Sturmdorf-Nähte gedeckt.

Fehler und Gefahren

Bei allen Eingriffen an der Zervix im fortpflanzungsfähigen Alter, d. h. insbesondere bei jungen Frauen, ist dem Erhalt der anatomischen und funktionellen Aufgaben dieses uterinen Organanteils besondere Beachtung zu schenken. Operativ verursachte *anatomische Veränderungen* können insbesondere nach ungenügender Rekonstruktion der Zervix zu einem die Patientin über Jahre belastenden zervikalen Fluor, bei nachfolgenden Graviditäten in Form der Zervixinsuffizienz zu einem unzureichenden Kavumverschluß mit Fehl- und Frühgeburten führen. Als Folge operativer Eingriffe sind aber auch zervikal bedingte Konzeptionsstörungen infolge einer beeinträchtigten Spermatozoen-Kapazitation bekannt. Bei *Eingriffen zur Diagnostik des Zervixkarzinoms* muß der Operateur bestrebt sein, die ausreichende histologische Bewertung des gewonnenen Gewebes und die in den meisten Fällen erforderliche Fortführung der zytologischen Vorsorgeuntersuchungen sicherzustellen. Diese Überlegungen führen zu der nachfolgenden Übersicht über die wichtigsten Fehler und Gefahren bei Eingriffen an der Cervix uteri:

1. *Schaffung unnötig großer Gewebsverluste:* Im fortpflanzungsfähigen Alter und insbesondere bei noch bestehendem Kinderwunsch stellt die evtl. aus übertriebener Vorsicht vorgenommene zu umfangreiche Konisation mit hoch hinaufreichender Konusspitze einen auch heute nicht selten erkennbaren Fehler dar. Dem Eingriff hat daher immer eine sorgfältige Kontrolle der Ausdehnung der Präkanzerose bzw. des vermeintlichen infiltrativen Prozesses vorauszugehen. Hohe Portioamputationen sollten im geschlechtsreifen Alter unter allen vertretbaren Umständen vermieden werden!

2. *Unzureichende bzw. fehlerhaft lokalisierte Gewebsentnahmen:* Im Rahmen der Karzinomdiagnostik sind aber auch sowohl hinsichtlich des Umfanges als auch hinsichtlich der Lokalisation unzureichende Gewebsentnahmen denkbar, wenn dem Eingriff eine mangelhafte Diagnostik, insbesondere bestehender Gewebsatypien, vorausgegangen ist. So kann bei unterlassener Kolposkopie bzw. Lugol-Probe das alleinige Erfassen einer Randatypie das Übersehen eines manifesten Zervixkarzinoms zur Folge haben. Dies ist besonders bei dem oftmals hoch intrazervikal lokalisierten Neoplasma der älteren postmenopausalen Frau zu beachten!

3. *Erschwerung postoperativer zytologischer Kontrollen:* Bei allen portioerhaltenden Eingriffen in Form oberflächlicher Koagulationen einschließlich der Kryo- und Lasertherapie der Portio ist daran zu denken, daß tieferliegende Atypien nicht erfaßt werden, ihr Übergang in eine manifeste Neoplasie aber nach der Wundheilung der zytologischen Diagnose nicht mehr zugänglich ist.

4. *Uretergefährdung:* Bei ausgiebigen Konisationen oder auch im Rahmen einer Portioamputation auftretende bedrohliche Blutungen aus den deszendierenden Ästen der A. uterina können Umstechungen, die seitlich hoch an der Zervix gelegt werden, die Ursache von Ligaturen oder Abknickungen des Ureters sein. In Zweifelsfällen ist es angezeigt, die Blutungsquelle durch Präparation und Abschieben der Blase von der vorderen Kolpotomie aus darzustellen, wobei mit dem Hochschieben der Blase zugleich ein Replacement des Ureters erreicht wird.

5. *Unzureichende Rekonstruktion der Portio:* Da bleibende anatomische Veränderungen zur zervikalen Sterilität und zum zervikalen Fluor führen können, muß eine unzureichende Formierung der unteren Zervixanteile ebenfalls zu den vermeidbaren Fehlern gerechnet werden. Zur Deckung operativer Oberflächendefekte, z. B. nach ausgedehnter Konisation oder Portioamputation, ist es empfehlenswert, anstelle der Original-Sturmdorf-Naht eine der angegebenen Variationen nach Palmrich bzw. Dapunt anzuwenden.

6. *Unnötige Eingriffe bei der Zervixinsuffizienz:* Die operative Versorgung einer vermeintlichen Zervixinsuffizienz sollte, abgesehen von

großen Gewebsdefekten, in die Gravidität verschoben werden. Nur dann kann die Tragfähigkeit der Zervix wirklich beurteilt und damit unnötige Eingriffe vermieden werden.

Kleine Operationen an der Vagina

Operationen bei Atresie, Stenose und Doppelmißbildungen

Atresien und **Stenosen** der Vagina sind im Gegensatz zur Vaginalaplasie (S. 322) relativ selten die Folge einer genitalen Fehlbildung. Häufiger sind sie im Rahmen von Infektionen in der Kindheit – z.B. infolge einer Infektionskrankheit, durch Verletzungen oder Verätzungen der Schleimhaut, aber auch bei einer Fremdkörperkolpitis – extrauterin erworben. Die zumeist ringförmigen Stenosen bzw. vollständigen Narbenverschlüsse im Sinne von Atresien finden sich bevorzugt dicht hinter dem Hymen an der Grenze zwischen unterem und mittlerem Drittel der Vagina. Die *Lokalisation* entsprechender vaginaler Fehlbildungen erklärt sich aus der Tatsache, daß sich hier die Kommunikationsstelle von Müller-Gängen und Sinus urogenitalis befindet. Die *Symptomatik der erworbenen Vaginalatresie* bei normal angelegtem inneren Genitale entspricht nach der Menarche der der Hymenalatresie mit Ausbildung eines Hämatokolpos bzw. einer Hämatometra mit Molimina menstrualia. Die frühzeitige Stellung der Indikation zur operativen Therapie ist deshalb von besonderer Bedeutung.

Bei **gewebsarmen diaphragmaartigen Vaginalstenosen** ist die

sternförmige Inzision der Stenose

ausreichend. Die Inzisionen erfolgen vorn und hinten bei 2, 4, 8 und 10 Uhr. Die Entscheidung darüber, ob das die Vagina stenosierende bzw. verschließende Gewebe exzidiert werden muß (KÄSER u. Mitarb.), sollte unter der Operation getroffen werden: Einerseits können die Wundränder der belassenen Stenose wieder verkleben; andererseits entstehen bei der Exzision größere Wundflächen, die erneut zur Stenose neigen. In jedem Fall ist das Einlegen eines Salbenstreifens unter Verwendung von Ovestin-Creme oder auch von Bepanthen-Roche-Salbe ratsam. Bei einem im Vaginalabstrich nachweisbaren Proliferationsmangel ist eine zusätzliche orale Östrioltherapie (z.B. Ovestin-Tabletten, 2–3 Stück/Tag; Gynäsan-1000-Dragees, 2–3 Stück/Tag) indiziert.

Bei **breitbasigen gewebereichen Vaginalstenosen** ergeben sich nach der Abtragung häufig Schwierigkeiten bei der Wundversorgung; es besteht die Gefahr einer zu starken Verkürzung der Vagina in der Längsrichtung. Diese Probleme können am besten mit Hilfe der

Z-Plastik der Vagina

überwunden werden (MENZIES, MUSSET, SCOTT, RICHTER, KÄSER u. Mitarb.) (Abb. 37). Bei ihr

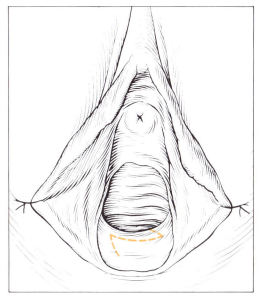

Abb. 37 Z-Plastik zur Beseitigung einer Vaginalstenose (I). Die breitbasige Stenose wird Z-förmig inzidiert. Der Winkel zwischen dem Schnitt entlang des Stenosekammes und den seitlichen Zusatzschnitten muß mindestens 60° betragen

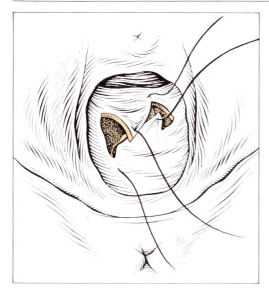

Abb. 38 Z-Plastik zur Beseitigung einer Vaginalstenose (II). Mobilisierung der Schleimhautlappen und beginnende Wundversorgung. Die dreieckigen Lappen der Vaginalschleimhaut wurden vom Septum rectovaginale abgetrennt und dadurch mobilisiert. Die Naht beginnt mit der überkreuzten Adaptation der Schleimhautlappen

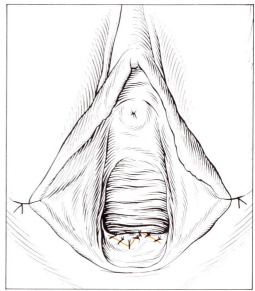

Abb. 39 Z-Plastik zur Beseitigung einer Vaginalstenose (III). Die Wunde ist durch adaptierende Nähte endgültig verschlossen

wird die Stenose in der Verlaufsrichtung auf ihrem Grat, also quer, gespalten. Anschließend wird die Inzisionswunde, von den Schnittenden ausgehend, Z-förmig verlängert, und zwar in einem Winkel von etwa 60°. Auf diese Weise wird eine Verdoppelung der Länge der Wunde, zugleich aber auch eine postoperative Nekrose der Schleimhautlappen verhindert. Anschließend werden die entstandenen dreieckigen Schleimhautlappen an den Spitzen mit einer chirurgischen Pinzette angehoben und bis zur Basis durch submuköse Präparation mobilisiert (Abb. 38). Jetzt muß das unter der Schleimhaut liegende narbige Bindegewebe ausreichend durchtrennt oder sogar reseziert werden. Bei der *Wundversorgung* wird ein ausreichender Raumgewinn zur Seite hin dadurch erreicht, daß die dreieckigen Schleimhautlappen überkreuzt werden (Abb. 38) und in der neuen Position mit feinen resorbierbaren Kunststoffäden (z. B. Vicryl 3–0 = metr. 3) an die seitlichen Wundränder adaptiert werden (Abb. 39).

Das **längs verlaufende Scheidenseptum** wird als isolierte Fehlbildung oder auch in Verbindung mit anderen anatomischen Veränderungen im Rahmen genitaler Doppelbildungen beobachtet. Die Notwendigkeit einer operativen Korrektur ergibt sich außerhalb der Gravidität bei Kohabitationsstörungen und sub partu, wenn der vorangehende Teil auf dem Septum aufrennt und dieses so zum Geburtshindernis wird. Bei strangförmigen gewebearmen Septen ist zumeist die Durchtrennung mit der Schere ausreichend. Das gleiche gilt für Septen, die sich unter der Geburt strangförmig über dem vorangehenden Teil anspannen (MARTIUS, G.: Geburtshilflich-perinatologische Operationen). Bei gewebereichen Septen ergibt sich indessen die Notwendigkeit der operativen

Abtragung des Vaginalseptum

(Abb. 40). Nach guter Darstellung mittels Spekula – am besten unter zusätzlicher Verwendung des kurzen, abgewinkelten Scheidenspekulums nach Doyen – werden von kaudal nach kranial einzelne Portionen des Septums mit Klemmen gefaßt, mit der Schere durchtrennt und dann umstochen. Aber auch eine primäre Umstechung mit anschließender Spaltung ist möglich

Tumoren der Vagina

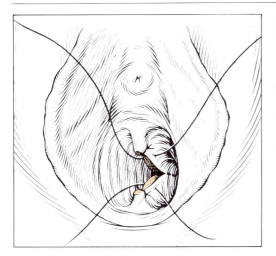

Abb. 40 Abtragung eines Scheidenseptums. Das gewebereiche Scheidenseptum wird aufsteigend umstochen und durchtrennt

(Abb. 40). Zur Vermeidung von Verletzungen der Urethra kann es günstig sein, diese mittels eines Metallkatheters zu markieren. Der Katheter wird während der Präparation von einem Assistenten gehalten. *In der Gravidität* werden gewebereiche Septen am besten belassen. Werden sie unter der Entbindung zum Geburtshindernis, so ist es ratsam, sie in der Austreibungsperiode mit der Schere zu durchtrennen, sowie sich das Septum über dem Kopf des Kindes anspannt. Nach der Gewinnung der Nachgeburt werden die entstandenen Wunden mit Spekula eingestellt und zur Blutstillung mit Klemmen gefaßt und umstochen.

Tumoren

Gutartige Tumoren der Vagina kommen als Zysten des Gartner-Ganges, als Retentionszysten, selten als Fibrome oder Myome vor. Das *Carcinoma in situ* wird insbesondere am Vaginalstumpf nach vorausgegangenen nichtinvasiven oder invasiven Zervixkarzinomen beobachtet.

Bösartige Vaginaltumoren treten im Kindesalter als Sarcoma botryoides, bei jungen Frauen als Adenokarzinom – früher bevorzugt nach Stilbentherapie der Mutter während der Gravidität –, bei älteren Frauen als Plattenepithelkarzinoma auf. Insgesamt sind die primären bösartigen Vaginaltumoren nur mit etwa 2% an den Genitalkarzinomen beteiligt.

Vaginalzysten sind zumeist im oberen Drittel der seitlichen Vaginalwand lokalisiert. Eine operative Therapie ist erforderlich, wenn sie zu Beschwerden, insbesondere zu Kohabitationsschmerzen, infolge ihrer Größe aber auch zu Verdrängungserscheinungen führen oder wenn ihre Benignität nicht mit ausreichender Sicherheit bewiesen ist. Das gleiche gilt für *solide Tumoren*. Für die

Tumorexstirpation

ist eine gute Darstellung mittels Scheidenspekula Voraussetzung. Als hinteres Blatt sorgt das Operationsspekulum nach Scherback[22] mit einem breiten, nicht zu tiefen Blatt dafür, daß das Operationsgebiet nicht zu sehr nach kranial gedrängt wird. Für die Darstellung vorn und seitlich sind besonders abgewinkelte Scheidenspekula von Doyen[23] geeignet. Weiterhin kann es eine Hilfe sein, seitlich des Tumors einen Haltefaden durch die Vaginalschleimhaut zu legen und ihn ungeknüpft mit einer Fadenklemme zu versehen; auf diese Weise kann der Schleimhautbezirk dem Operateur entgegengehalten werden. Jetzt wird die Schleimhaut über der Kuppe des Tumors in Abhängigkeit von dessen Größe gespalten oder elliptisch ausgeschnitten. Bei einem soliden Tumor läßt sich dessen Ausschälen zusätzlich dadurch erleichtern, daß er mit einer Kugelzange (bei kleineren Tumoren unter Verwendung einer zweizinkigen Hakenzange)[24] gefaßt und vorgezogen wird. Bei hoch im seitlichen Scheidengewölbe lokalisierten Tumoren muß die Präparation streng tumornah erfolgen, um Ureterverletzungen mit Sicherheit auszuschließen. Aus dem gleichen Grunde ist es bei schwer zugänglichen Zysten evtl. ratsam, auf eine vollständige Exstirpation zu verzichten und sich auf die

Marsupialisation der Zyste

---

22 Operationsspekulum nach Scherback (Abb. 7, S. 434): Aesc. Nr.: EL 740 C als Satz.
23 Abgewinkeltes Scheidenspekulum nach Doyen: Aesc. Nr.: EL 860, 25 cm lang (Abb. 6, S. 434).
24 Zweizinkige Hakenzange nach Museux: Aesc. Nr.: OM 602, 19 cm lang (Abb. 29, S. 444).

zu beschränken (vgl. Marsupialisation der Bartholin-Zyste, Abb. 45, S. 60). Zu diesem Zweck wird die freigelegte Zystenwand mit dem Skalpell inzidiert, die Zystenwand so weit, wie es gefahrlos möglich ist, reseziert und anschließend die verbleibende Zystenwand mit der Vaginalschleimhaut durch einige Knopfnähte vereinigt.

Vaginale Eingriffe zur Eröffnung des Douglas-Raumes

Die Eröffnung des Douglas-Raumes kann aus diagnostischen oder therapeutischen Gründen notwendig werden. Das operative Vorgehen muß in Abhängigkeit von der Indikationsstellung ausgewählt werden. Es sind die folgenden Methoden zu unterscheiden:
- *Douglas-Punktion:* zur Verifizierung einer intraabdominalen Blutung, z.B. bei Extrauteringravidität bzw. rupturierter Corpus-luteum-Zyste, aber auch zum zytologischen Nachweis eines Ovarialkarzinoms bzw. zur Eitergewinnung bei dem Verdacht auf einen Douglas- bzw. Tuboovarialabszeß;
- *Colpocoeliotomia posterior:* zur Inspektion der Adnexe, für therapeutische Eingriffe an den Tuben bzw. Ovarien und zur Eröffnung eines Douglas-Abszesses.

Für die

Punktion des Douglas-Raumes

(Abb. 41) wird die Portio am besten mit dem breiten Operationsspekulum nach Scherback (S. 51) eingestellt. Die hintere Muttermundslippe wird mit einer oder zwei paramedian angesetzten Kugelzangen oder auch Museux-Klemmen gefaßt, um mit ihnen die Portio kräftig nach unten und zugleich symphysenwärts zu ziehen. Auf diese Weise werden das hintere Scheidengewölbe mit der Rückwand der Portio und an ihr die Grenze zwischen festhaftendem Portioepithel und beweglicher Vaginalschleimhaut sichtbar (Abb. 41). Dicht oberhalb dieser Grenze erfolgt die *Punktion* unter Verwendung einer 15–20 cm langen Nadel mit einem Durchmesser von etwa 1,8 mm. Die Nadel wird durch die Vaginalwand hindurchgestochen und dann parallel zur Zervixrückwand durch das Septum rectovaginale und das Douglas-Peritoneum vorgeschoben.

Evtl. muß die Nadel bis zum Auffinden des Douglas-Raumes ein- oder zweimal zurückgezogen und in leicht abweichender Richtung erneut vorgeschoben werden. Das *weitere Vorgehen* richtet sich wiederum nach der Indikation zur Douglas-Punktion:
- *Bei dem Verdacht auf eine Extrauteringravidität bzw. eine rupturierte Corpus-luteum-Zyste mit intraabdominaler Blutung* wird nach dem Erreichen des Douglas-Raumes eine 10- bis 20-ml-Einmalspritze aufgesetzt und aspiriert. Gewonnenes Blut wird auf einem weißen Tuch ausgespritzt. Der Nachweis von altem Blut mit kleinen Koageln bestätigt die Diagnose eines Hämatoperitoneum. Die Punktion wird in Laparotomiebereitschaft vorgenommen. In der Diagnostik der Extrauteringravidität hat die Douglas-Punktion durch die sonographische Darstellbarkeit der ektopen Nidation schon ab der 6. Schwangerschaftswoche post menstruationem an Bedeutung verloren (REMPEN, POPP).

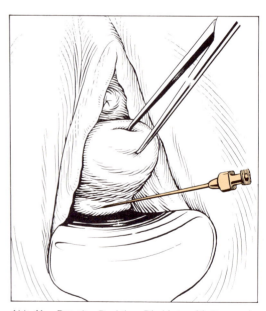

Abb. 41 Douglas-Punktion. Die hintere Muttermundslippe ist mit einer Kugelzange gefaßt. Sie wird stark eleviert und nach unten gezogen. Dicht oberhalb der Grenze zwischen dem festhaftenden und dem beweglichen Vaginalepithel wird die Nadel entlang dem Corpus uteri durch die Vaginalwand und das Septum rectovaginale in den Douglas-Raum vorgeschoben.

- *Für die Punktion einer Ovarialzyste* vom hinteren Scheidengewölbe aus sollten mehrere Voraussetzungen erfüllt sein: Die Zyste darf nicht zu weit vom hinteren Scheidengewölbe entfernt liegen oder muß zumindest durch Druck von den Bauchdecken aus diesem entgegengebracht werden können, um Verletzungen z. B. im Douglas-Raum liegender Darmschlingen zu vermeiden. Weiterhin sollte im Ultraschallbild der Nachweis erbracht sein, daß die Zyste ein-, höchstens zweikammrig und echoleer ist, womit die Punktion eines malignen Ovarialtumors weitgehend ausgeschlossen werden kann. Bei Beachtung dieser Vorbedingungen ist es evtl. möglich, Frauen mit ovariellen Retentionszysten eine Laparotomie zu ersparen, aber auch bei schlecht operablen Patientinnen größere benigne Zysten zu entleeren und so dem vaginalen Operationsweg zuzuführen (RAATZ). – Die *Punktion* erfolgt in gleicher Weise wie bei dem Verdacht auf ein Hämatoperitoneum. Die Zyste soll der Punktionsnadel durch Druck von kranial durch die Bauchdecken hindurch – z. B. durch einen Assistenten – entgegengehalten werden, damit sie nicht nach kranial ausweicht. Nach dem Erreichen des Zystenlumens wird der Inhalt über die Punktionskanüle abgelassen oder auch mit einer 20-ml-Spritze abgesaugt. In jedem Fall ist das Punktat nach dem Zentrifugieren bzw. nach Filtration zytologisch zu untersuchen (KOLLMORGEN u. Mitarb.).
- Bei Verdacht auf einen *Douglas-Abszeß* läßt sich die Diagnose durch die Douglas-Punktion mit Gewinnung von Eiter verifizieren. HEVRON u. LLORENS empfehlen, z. B. nach gynäkologischen Operationen mit anhaltendem Fieber, von dieser diagnostischen Maßnahme großzügig Gebrauch zu machen, um einen Douglas-Abszeß rechtzeitig zu erkennen. Ist der Abszeß bestätigt, so ergibt sich die Notwendigkeit zur hinteren Kolpozöliotomie (s. u.).
- Zur *Früherkennung des Ovarialkarzinoms* kann mittels der Douglas-Punktion versucht werden, nach Spülung des pelvinen Peritonealraumes Material für die zytologische Untersuchung zu gewinnen (BETSON, BROSSWITZ, CASTAÑO-ALMENDRAL u. Mitarb., CLYMAN, GEIER, HAERING u. Mitarb., JAMAIN u. Mitarb., MAULER u. KRIMMENAU, SCHRANK u. WACHSMUTH, SPECHTER). Nach Erreichen des Douglas-Raumes mit der Punktionsnadel werden 10–20 ml physiologische Kochsalzlösung injiziert und nach kurzer Zeit wieder aspiriert. Durch Zentrifugieren und Filtration können die in der Spülflüssigkeit enthaltenen Zellen angereichert und zytologisch untersucht werden.

Auch bei der

Colpocoeliotomia posterior

(Abb. 42 und 43) wird das operative Vorgehen von der Indikationsstellung bestimmt. Für die *Eröffnung des Douglas-Raumes* wird die Portio wie bei der Douglas-Punktion eingestellt, angehakt und nach unten und ventral gezogen. Nachdem die Grenze zwischen der an der Zervixrückwand fixierten und zum hinteren Scheidengewölbe hin beweglichen Vaginalschleimhaut dargestellt ist, wird der untere Anteil der beweglichen Schleimhaut mit einer chirurgischen Pinzette angehoben und mit einer

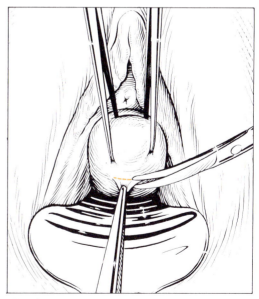

Abb. 42 Colpocoeliotomia posterior (I). Inzision der hinteren Vaginalwand. Zur breiten Eröffnung des Douglas-Raumes wird die Vaginalwand dicht oberhalb des festhaftenden Zervixepithels mit der Schere inzidiert, bis das Septum rectovaginale sichtbar wird

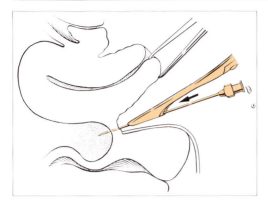

Abb. 43 Colpocoeliotomia posterior (II). Eröffnung des Douglas-Raumes unter Verwendung einer Dilatationszange nach Vogel. Die mit einer Führungsrille versehene Dilatationszange nach Vogel wird über die Punktionsnadel hinübergeschoben und eröffnet so den vorher durch die Punktion verifizierten Douglas-Abszeß

gebogenen mittellangen Präparierschere[25] inzidiert. Oftmals ist es erforderlich, die Rektumvorderwand auf einer kurzen Strecke im Bereich des Septum rectovaginale von der Zervixhinterwand abzupräparieren, bis die Plica rectouterina peritonei sichtbar wird. Sie wird ebenfalls mit der chirurgischen Pinzette angehoben und zunächst durch eine kleine Inzision mit der Präparierschere eröffnet. Hat sich der Operateur davon überzeugt, daß Adhäsionen, z.B. mit im Douglas-Raum liegenden Darmschlingen, fehlen, so kann die Zöliotomie jetzt unter Sicht nach beiden Seiten hin erweitert werden.

- *Bei der Kolpozöliotomie zur Inspektion der Adnexe* muß der Uterus nach der Eröffnung des Peritoneum zunächst stark symphysenwärts gedrängt werden. Hierzu kann ein langes, schmales vorderes Spekulum[26] an der Hinterwand des Uterus entlang eingeführt und symphysenwärts gezogen werden. Es kann aber auch zur Elevation des Uterus eine Uterussonde (Hysterometer) (S. 450) oder wirksamer der Uterusmanipulator[27], wie er für laparoskopische Eingriffe Verwendung findet, benutzt werden. Unter gleichzeitigem Zug am hinteren Spekulum nach dorsal gelingt es dann zumeist, mit einem kleinen Stieltupfer die Adnexe nach unten zu wischen und so in der Zöliotomiewunde sichtbar zu machen. Sie werden im Verlauf der Tube oder im Bereich der Fimbria ovarica mit einer anatomischen Pinzette gefaßt und vorgezogen. In jedem Fall bedarf es zur Darstellung der Adnexe von einer Kolpozöliotomie aus einer geschickten Unterstützung, am besten durch zwei Assistenten.

- *Bei der Kolpozöliotomie für operative Eingriffe an den Adnexen* erfolgt deren Einstellung in gleicher Weise. Es können nun die folgenden Operationen ausgeführt werden (SCHRANK u. WASMUTH): Wird im Rahmen eines vaginalen Eingriffes wie z.B. anläßlich einer Abrasio oder Konisation von der Patientin die Sterilisation gewünscht und besteht zugleich ein ausreichender Zugang zum hinteren Scheidengewölbe, so kann von der hinteren Kolpozöliotomie aus die

vaginale Tubenkoagulation

erfolgen. Nach Darstellung der Tube wird diese mit einer bipolaren Koagulationszange gefaßt und in gleicher Weise wie beim abdominalen Vorgehen koaguliert (Abb. 24, S. 236).

Nur noch selten wird heute die

vaginale Tubenexstirpation

vorgenommen. Eine Indikation würde z.B. bei einer zufällig im Rahmen der Kolpozöliotomie entdeckten Tubenerkrankung mit ausreichender Beweglichkeit des Organs gegeben sein. Es wird dabei das Fimbrienende z.B. mit einer gefensterten Organfaßzange gefaßt und vorgezogen. Die auf diese Weise entfaltete Mesosalpinx wird in Einzelportionen über Klemmen mit nachfolgender Umstechung der durchtrennten Gewebspartien oder auch durch primäre Umstechungen mit einem resorbierbaren Kunststoffaden (z.B. Vicryl

---

[25] Gebogene Präparierschere nach Mayo: Aesc. Nr.: B 587, 16,5 cm lang; Aesc. Nr.: BC 588, 19,5 cm lang; Aesc. Nr.: BC 589, 21,0 cm lang.

[26] Schmales vorderes (oberes) Blatt des Scheidenspekulum nach Kristeller: Aesc. Nr.: EL 456 (22 cm lang, 18 mm breites Blatt) oder gebogenes vorderes Blatt nach Ulrich, Aesc. Nr.: EL 554 (17 mm breit).

[27] Uterusmanipulator, Fa. Zeppelin, Nr. 16860 GY.

Nr. 2-0 = metr. 3,5) abgesetzt. Die Klemmentechnik beeinträchtigt die schon eingeschränkten Sichtverhältnisse zusätzlich. Schließlich wird die Tube aus dem Uterus keilförmig exzidiert und die Wunde entsprechend dem abdominalen Vorgehen versorgt (S. 191). Die Blutstillung muß vor dem Verschluß des Peritoneum ausreichend sicher sein.

Auch die

vaginale Exstirpation einer Ovarialzyste

erfolgt von einer Kolpozöliotomie aus, nur selten als primär entsprechend geplanter Eingriff. Kleinere Zysten ergeben sich als Zufallsbefund bei der Eröffnung des Douglas-Raumes. Bei Zysten mit einem Durchmesser über 6–8 cm, die präoperativ bekannt sind, sollte immer der abdominale Weg gewählt werden. Auf die Möglichkeit, große Zysten durch vorherige Punktion vaginal operabel zu machen, hat RAATZ hingewiesen. – Bei der operativen Entfernung ist hier wieder das Fimbrienende der primär darzustellende Orientierungspunkt. Ist es dargestellt, wird es mit einer Organfaßzange gefaßt und vorgezogen. Auf diese Weise wird auch die Zyste fixiert, so daß sie punktiert und damit verkleinert werden kann. Die Abtragung über Klemmen oder nach primärer Umstechung erfolgt in Abhängigkeit von der Darstellbarkeit der Bandverbindungen. Nach der Umstechung oder Unterbindung gefäßreicher Ligamente wie z. B. des Lig. suspensorium ovarii (Lig. infundibulopelvicum) sollte der geknüpfte Faden bald abgeschnitten werden, damit nicht mehr an ihm gezogen werden kann; abgerutschte Ligaturen machen häufig die sekundäre Laparotomie notwendig, da die retrahierten und blutenden Stümpfe von der Kolpozöliotomie aus nicht mehr aufgefunden werden können. Auch diese operationstechnischen Probleme zeigen, daß die vaginale Exstirpation einer Ovarialzyste die Ausnahme darstellen sollte.

– Schließlich wird die Colpocoeliotomia posterior zur

Eröffnung eines Douglas-Abszesses

notwendig (Abb. 43). Die Verifizierung des Abszesses erfolgt durch die Eitergewinnung bei der Douglas-Punktion (S. 52). Die jetzt erforderliche Eröffnung des Abszesses gelingt am einfachsten dadurch, daß über die liegende Punktionsnadel eine *Dilatationszange nach Vogel*[28] geschoben wird, wobei die Nadel in die im Instrument vorhandene Führungsrille gelegt und anschließend die Zange geschlossen wird. Auf diese Weise findet die Zange während des Vorschiebens sicher den Weg in die Abszeßhöhle (Abb. 43). Steht die Dilationszange nicht zur Verfügung, so gelingt es zumeist mit ausreichender Sicherheit, nach der Entfernung der Punktionsnadel in der vorher bestimmten Richtung eine nicht zu stumpfe *gebogene Kornzange*[29] in die Abszeßhöhle vorzustoßen. Nach dem Spreizen des Instrumentes kann dann die Höhle mit dem Finger ausgetastet werden, um vorhandene, noch nicht eröffnete Abszeßnebenhöhlen zu erkennen. Bei der Austastung ist darauf zu achten, daß eine Perforation des Abszesses zur Peritonealhöhle hin vermieden wird. Nach Spülung der Abszeßhöhle mit Betaisodona-Lösung wird für 3–4 Tage ein in seiner Breite den gegebenen Verhältnissen angepaßter T-Drain oder auch ein weicher, im Wundbereich perforierter Gummidrain in die Abszeßhöhle eingelegt. Er wird mit einem Catgut-Faden am Scheidenwundrand, einfacher dicht hinter dem Introitus (Ostium) vaginae an der Vaginalschleimhaut fixiert.

Der

Verschluß der Kolpozöliotomie

erfolgt schichtweise. Bei kleinen Peritonealwunden ist es ausreichend, diese mit einer Z- oder Tabakbeutelnaht unter Verwendung von kleinen runden Nadeln und resorbierbaren Nähten zu verschließen. Bei breiteren Inzisionen werden 2–3 Z-Nähte nebeneinander gelegt. Die Scheidenhaut wird darüber mit resorbierbaren Kunststoffäden Nr. 0 = metr. 4 verschlossen. Nach der Eröffnung eines Dou-

---

28 Dilatationszange nach Vogel: Aesc. Nr.: EJ 225.
29 Gebogene Kornzange nach Sims-Maier: Aesc. Nr.: BF 77.

glas-Abszesses und der Einlage eines Drains bleiben die Peritoneal- und die Vaginalwunde offen.

Fehler und Gefahren

Intraoperative Komplikationen sind bei kleineren operativen Eingriffen an der Vagina eher eine Seltenheit. Sie bestehen im wesentlichen in präoperatorischen Schwierigkeiten bei einem unzureichenden Zugang zum Operationsgebiet, etwa bei der älteren Frau mit enger und starrer Vagina. Zu ihrer Vermeidung stehen die ausreichend dosierte präoperative Östrioltherapie, aber auch die vor Präparationsbeginn angelegte mediane Dammspaltung zur Verfügung. Ein ausreichender Zugang zum Operationsgebiet hat darüber hinaus Bedeutung für die Beherrschung intraoperativ auftretender stärkerer Blutungen! Hinsichtlich der Uretergefährdung gilt das bei den Operationen an der Zervix Gesagte (S. 48). *Operative Spätfolgen* stellen in erster Linie Stenosen mit späteren Kohabitationsstörungen dar. Die folgende Übersicht faßt die wichtigsten Gefahren von Eingriffen an der Vagina zusammen:

1. *Unzureichende Darstellung des Operationsgebietes:* Ein Operationsbeginn, vor allem im Bereich der Scheidengewölbe oder des Scheidenabschlusses, bei enger bzw. starrer Vagina hat präparatorische Schwierigkeiten, aber auch einen vermeidbaren Zeitverlust beim Auftreten von Blutungen zur Folge.

2. *Tiefe paravaginale Präparation:* Eine unnötig tiefe Präparation im paravaginalen Gewebe, z.B. im Rahmen einer Tumorexstirpation, provoziert bei dem hier gegebenen Blutreichtum lebensbedrohliche Blutungen, und zwar auch in Form großer, retroperitoneal aufsteigender Hämatome mit den bei ihnen bekannten diagnostischen und therapeutischen Problemen. Bei der operativen Therapie größerer und hoch hinaufreichender Zysten sollte daher nach der erforderlichen Gewebsentnahme großzügig von der Marsupialisation Gebrauch gemacht werden.

3. *Postoperative Vaginalstenosen:* Ursache dieser zu Kohabitationsstörungen führenden operativen Komplikation ist eine zu intensive Resektion der Vaginalschleimhaut, aber auch eine zu intensive Raffung des Septum rectovaginale und schließlich die Plazierung von Nahtmaterial im Bereich der hinteren Kommissur.

Kleinere Eingriffe an Vulva und Introitus vaginae

Operationen gutartiger Vulvatumoren

Gutartige Vulvatumoren treten in variabler Größe und Topographie auf: Sie sind intra- und subkutan gelegen und werden breitflächig aufsitzend oder auch gestielt beobachtet (z.B. Lipome, Myome, Lymphangiome, Epithelzysten, Atherome, Hidradenome). Die

Abtragung gutartiger Vulvatumoren

erfolgt mit dem Skalpell oder auch mit dem elektrischen Messer. Sie werden nach Inzision der darüberliegenden Haut enukleiert bzw. bei gestielter Anordnung an der Basis umschnitten und unter gleichzeitiger Exzision des Stieles entfernt. Eine benachbart liegende Klitoris bedarf ebenso der operativen Schonung wie die Urethra, die aus diesem Grunde während der Präparation am besten mit einem Urethra-Metallkatheter in ihrem Verlauf markiert wird. Der *Wundversorgung* hat eine ausreichende Blutstillung vorauszugehen. Anschließend werden die Wundränder mit Kunststoffäden Nr. 2-0 = metr. 3,5 adaptiert. Bei blutreichen, insbesondere in das Gebiet des M. bulbospongiosus hineinreichenden Wunden ist es angezeigt, die Wunde über einem nach dorsal hinausgeleiteten Redon-Drain zu verschließen.

Condylomata acuminata (spitze Feig- oder Feuchtwarzen) als Folge einer Vulvainfektion mit dem Papillomvirus HPV 6 treten zumeist in

Form beetartiger, aber auch einzeln stehender papillärer Wucherungen bevorzugt am Damm, perianal und im Bereich der kleinen Labien und des Introitus (Ostium) vaginae auf. Eine möglichst vollständige

Abtragung der Condylomata acuminata

kann mit dem scharfen Löffel, bei blumenkohlartigen ausgedehnteren Veränderungen mit der elektrischen Schlinge vorgenommen werden. Besonders in der Gravidität kann es dabei zu stärkeren Blutungen kommen, die Koagulationen, evtl. aber auch Umstechungen notwendig machen. Die

Kryotherapie der Condylomata acuminata

hat die Vorteile, daß sie in oberflächlicher Halothan- oder Lachgasanästhesie erfolgen kann, daß bei schneller Nekrotisierung eine Narbenbildung ausbleibt – in einigen Fällen kommt es lediglich zu geringen Pigmentverlusten der Haut –, daß das gesunde Gewebe geschont wird und daß die Anwendung der Methode auch in der Gravidität möglich und zulässig ist (HIRSCH, RENZIEHAUSEN u. KRANTZ u.a.). Bei Verwendung eines Applikators mit kleinem Durchmesser werden die Kondylome innerhalb kurzer Zeit bis zur Basis vereist. Zumeist ist zur vollständigen Sanierung eine einzige Anwendung ausreichend. Für etwa 2 Stunden bemerkt die Patientin ein leichtes Brennen im Bereich des äußeren Genitale. SOMMER u. Mitarb. berichten über die Kryotherapie bei 126 Patientinnen mit spitzen Kondylomen: 26,5% waren schwanger. Nur bei 4,9% mußte die Behandlung wiederholt werden, da die Primärvereisung unvollständig durchgeführt wurde. Bei 8,6% kam es zu einem Rezidiv, und zwar bevorzugt bei zugleich bestehender Gravidität. Die endgültige Abheilung ist in Abhängigkeit von der Ausdehnung des Prozesses in 2–3 Wochen zu erwarten.

Steht ein geeignetes Gerät zur Verfügung, so ist mit etwa gleichen Ergebnissen und entsprechenden Vorteilen auch die

Lasertherapie der Condylomata acuminata

möglich (S. 35). Die Laserfleckgröße von 2 mm erlaubt eine gezielte Anwendung. Wichtig sind die Schmerzlosigkeit des Eingriffes und die Schonung der tieferen Gewebsschichten. Vor allem letztere ist dafür verantwortlich, daß Narbenbildungen im Behandlungsgebiet ausbleiben (DREHER u. Mitarb., HERBECK, HIRSCH, JORDAN). Diese Vorteile rechtfertigen andererseits nicht allein die Anschaffung eines der nach wie vor teuren Lasergeräte.

Bei leukoplakischen, dystrophen und insbesondere bei ulzerösen Prozessen an der Vulva werden die zur histologischen Klärung erforderlichen

Probeexzisionen an der Vulva

mit dem Skalpell, evtl. aber auch mit der elektrischen Schlinge vorgenommen. Das nicht seltene multizentrische Auftreten von Präkanzerosen und Karzinomen macht es evtl. erforderlich, an mehreren Stellen Gewebsproben zu entnehmen. Der Wundverschluß erfolgt nach ausreichender Blutstillung durch feine adaptierende Hautnähte.

Für die operative Behandlung von Tumoren in der unmittelbaren Nähe der Urethra, d.h. für die

Exzision paraurethraler Tumoren

wie z.B. von Hymenal- oder Gartner-Gang-Zysten, muß die Schonung der Urethra sichergestellt sein. Diesem Zweck dient das Einlegen eines Metallkatheters, der den Verlauf der Harnröhre markiert und über dem die Präparation erfolgt. Evtl. muß postoperativ wegen des zu erwartenden Ödems ein Dauerkatheter eingelegt werden.

Die

operative Behandlung des Harnröhrendivertikels

sollte dem Erfahrenen vorbehalten bleiben. Die Kooperation von Gynäkologen und Urologen ist ratsam (ADOLPHS u. Mitarb.). Es handelt sich so gut wie immer um eine erworbene Erkrankung, und zwar als Folge eines entzündlichen Prozesses einer paraurethralen Drüse mit Abszeßbildung, wobei die distale Obstruktion der

Urethra einen disponierenden Faktor darstellt. *Diagnostische Hinweise* sind Miktionsstörungen, Symptome der rezidivierenden Zystitis sowie Kohabitationsstörungen. Die *Diagnose* wird mittels der Urethrographie, der röntgenologischen Blasendarstellung mit Miktionszystourethrographie, aber auch durch die Urethroskopie gestellt. Zur *Therapie* sind sehr unterschiedliche Verfahren angegeben worden, und zwar die transurethrale Sondierung mit Einbringen eines sich verhärtenden Kunststoffes, die Tamponade mittels eines Gazestreifens und die transvaginale Inzision des Divertikels mit Einlegen eines Ballonkatheters, über dem die Präparation und Exstirpation des Divertikels gelingt. Wichtig ist der sorgfältige schichtweise Verschluß der Operationswunde (ADOLPHS u. Mitarb.) (S. 280).

Operative Beseitigung einer Introitus- bzw. Hymenalstenose

Narbige Stenosen im Bereich des Dammes, des Vestibulum und des Introitus vaginae sind zumeist die Folge geburtshilflicher Verletzungen – z.B. einer sekundär verheilten Episiotomie –, aber auch eines plastisch zu hoch aufgebauten Dammes im Rahmen einer Deszensusoperation, evtl. aber auch nur von Nahtmaterial, das bei einem der genannten Eingriffe fälschlicherweise im Bereich der hinteren Kommissur eingebracht wurde. Insbesondere letzteres führt zu gewebearmen, häufig strichförmigen, quer verlaufenden Narben mit nachfolgenden Kohabitationsschwierigkeiten. Zu ihrer operativen Beseitigung sind die

Längsinzision und die Quervernähung

ausreichend. Hierbei wird die Narbe dargestellt, in der Längsrichtung mit dem Skalpell inzidiert, wobei submukös liegende Narbenzüge gewebeschonend exzidiert werden sollten, um anschließend die Vaginalschleimhaut mit wenigen resorbierbaren Nähten (Nr. 2-0, metr. 3,5) mit der Haut des Dammes zu vereinen. Bei einer im Vaginalabstrich erkennbaren Hypofollikulinie ist eine Östriol-Zusatztherapie (z.B. Ovestin, 1-mg-Tabletten, 2–3 Stück/Tag) angezeigt. – *Flächenhafte und gewebereiche Stenosierungen machen ausgedehntere plastische Korrekturen notwendig.* Hierzu steht die

Z-Plastik

mit der durch sie erreichbaren Verlängerung des Narbengebietes zur Verfügung. Die Beschreibung des operativen Vorgehens findet sich bei der Vaginalstenose (Abb. 37–39, S. 50). Ist auch mit ihr ein unzureichendes plastisches Ergebnis zu erwarten, so muß nach Exzision des Narbengewebes die Deckung des Wundgebietes mittels eines

Schwenk- oder Transpositionslappens

erfolgen (KNAPSTEIN u. FRIEDBERG). Die Gewinnung des Schwenklappens gelingt bei Defekten im ventralen Bereich des Introitus aus dem Mons pubis, den großen Labien, besser noch aus der medianen Oberschenkelregion mit ventraler Stielung, bei mehr dorsal gelegenen Defekten aus der Hinterfläche der Oberschenkel mit kaudaler Stielung. Es ist darauf zu achten, daß der Stiel ausreichend breitbasig belassen wird. Die Fixierung des Schwenklappens erfolgt durch adaptierende Knopfnähte. Das an der Entnahmestelle entstandene Wundgebiet läßt sich nach Mobilisierung der Wundränder zumeist primär verschließen; evtl. muß während der Wundversorgung nach und nach die Spreizhaltung der Oberschenkel aufgegeben werden. (Instruktive Photoserien des operativen Vorgehens finden sich in der zitierten Arbeit von KNAPSTEIN u. FRIEDBERG).

Hymenalatresien und **-stenosen** bedürfen im wesentlichen aus zwei Gründen der operativen Behandlung, und zwar dann, wenn nach der Menarche Rückstauungen des Menstrualblutes zu erwarten bzw. eingetreten sind, aber auch als Kohabitationshindernis. Sie kommen vor als angeborene Fehlbildungen, häufiger infolge von Infektionen und Verletzungen des Introitus bzw. der Vagina im Kindesalter; die größere Bedeutung sekundärer Stenosen und Atresien wird bereits dadurch deutlich, daß auch bei sorgfältiger Untersuchung aller weiblichen Neugeborenen Hymenalverschlüsse weit seltener gefunden werden, als diese später bekannt werden.

Bei einer vor der Menarche erkannten Hymenalatresie ist die einfache

sternförmige Inzision des Hymens

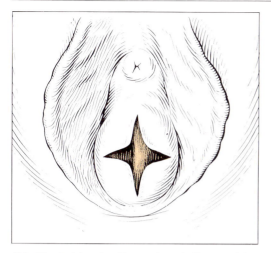

Abb. 44 Inzision einer Hymenalatresie. Das verschlossene Hymen ist sternförmig inzidiert

Die Notwendigkeit einer

Inzision bzw. Resektion einer Hymenalstenose

kann sich ergeben, wenn das Hymen infolge seines Gewebsreichtums oder auch bei eingeschränkter Kohabitationsfähigkeit des Mannes ein Kohabitationshindernis darstellt. Die erforderliche Inzision erfolgt hinten seitlich bei 4 und 8 Uhr bis zur Basis, bei gewebereichem Hymen die Resektion der verbliebenen Hymenalanteile bis zur Basis. Anschließend wird der Introitus digital gedehnt. Blutende Wunden werden mit feinen resorbierbaren Kunststoffäden (Nr. 3-0, metr. 3) senkrecht zur Schnittrichtung adaptiert. Eine Östrioltherapie über 2–3 Wochen (z. B. Ovestin, 1-mg-Tabletten, 2–3 Stück/Tag) kann angezeigt sein.

Operationen an der Bartholin-Drüse

Zur operativen Behandlung der Bartholin-Zyste bzw. eines Bartholin-Empyems (häufig unrichtig als Bartholin-Abszeß bezeichnet) hat sich in den letzten Jahren die

Marsupialisation[30]

(Abb. 45 und 46) der vorhandenen Höhle bewährt (CHEETHAM, DAVIS, HOFMANN, JACOBSON, KAUPPILA u. Mitarb., STANGL, STEINER, TENHAEFF). Dieses Vorgehen hat im Vergleich zur Drüsenexstirpation (s. u.) die *Vorteile* des besseren kosmetischen Ergebnisses, der Vermeidung größerer, im Bereich des M. bulbospongiosus blutreicher und schmerzhafter Wunden und des Erhalts der Drüsenfunktion. Der erforderliche Krankenhausaufenthalt ist deutlich verkürzt. Der Eingriff besteht aus zwei Teilen: Zunächst wird die Innenseite der kleinen Labie über der befallenen Drüse dargestellt (Abb. 45). Die *Inzision* erfolgt am Übergang vom mittleren zum hinteren Drittel, also etwa an der Stelle der ehemaligen Mündung des Ausführungsganges, in der Längsrichtung in einer Ausdehnung von etwa 2–3 cm. Zumeist erreicht man damit sofort die Zystenhöhle. Ist dies nicht der Fall, so ist es vorteilhaft, die Wundränder der kleinen Labien zunächst nach beiden Seiten hin auf einer

(Abb. 44) ausreichend. Um ein erneutes Verkleben der Wundränder ausreichend sicher zu vermeiden, wird für etwa 3 Tage ein Östriol-Salbenstreifen (z. B. Ovestin-Creme) eingelegt und dieser in Abständen von jeweils 3 Tagen 3–4mal gewechselt.

Nach der Menarche findet sich bei der Hymenalatresie eine pralle Vorwölbung des Hymen, durch die das gestaute Menstrualblut bläulich durchschimmert. Während es in diesen Fällen früher wegen der Gefahr der Keimaszension erforderlich war, die Hämatometra und die Hämatosalpingen durch Laparotomie zu entfernen, ist es heute möglich, unter einer präoperativ begonnenen Antibiotikatherapie und unter strenger Asepsis die

Hymenalinzision bzw. -exzision

vorzunehmen. Nach der wiederum sternförmigen Inzision werden die Blutkoagel mittels Stieltupfern aus der Vagina ausgeräumt und der gynäkologische Befund in Narkose überprüft, im übrigen aber die spontane Entleerung des rückgestauten Menstrualblutes abgewartet. Zum Abschluß werden die Hymenalreste bis zur Basis reseziert. Die erforderliche Blutstillung und Wundversorgung wird durch feine resorbierbare Nähte erreicht. Nach einem entsprechenden Vorgehen wurden Graviditäten beobachtet (KEPP u. STAEMMLER).

---

30 Marsupium = Geldbeutel, Marsupialia = Beuteltiere.

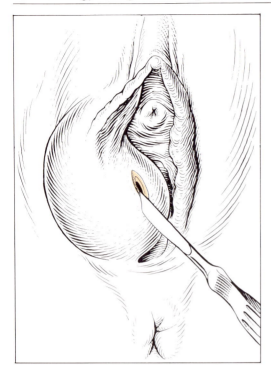

Abb. 45 Marsupialisation bei rechtsseitiger Bartholin-Zyste (I). Die rechte Bartholin-Drüse ist stark zystisch vergrößert, der Sulcus interlabialis (Rima pudendi) verstrichen. Die Inzision erfolgt an der Innenseite der kleinen Labie am Übergang vom mittleren zum hinteren Drittel

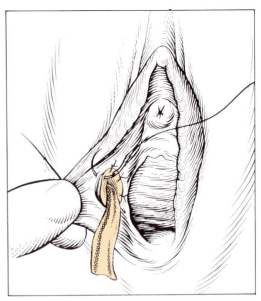

Abb. 46 Marsupialisation bei rechtsseitiger Bartholin-Zyste (II). Nach der Entleerung der Zyste wird die Zystenwand mit feinen Knopfnähten an den Wundrand der kleinen Labie geheftet. In das neugeschaffene Ostium wird ein Gazestreifen eingelegt

Strecke von etwa 3 mm zu unterminieren. Anschließend wird die Zyste bzw. das Empyem eröffnet und abgelassen. Jetzt wird zunächst die eröffnete Höhle zum Erkennen und zur Eröffnung weiterer Kammern ausgetastet. Evtl. ist es notwendig, die Inzisionswunde zu diesem Zweck durch Spreizen einer eingeführten Klemme zu erweitern.

Für den 2. Teil der Operation, die eigentliche *Marsupialisation* (Abb. 46), wird die Zystenwand in der Tiefe der Inzisionswunde aufgesucht, mit feinen anatomischen Klemmen[31] gefaßt und vorgezogen. Die jetzt notwendige Fixierung der Zystenwand an der Schleimhaut der kleinen Labie erfolgt mit 4–6 Knopfnähten – am besten unter Verwendung eines resorbierbaren Kunststoffbandes Nr. 2-0 bzw. 3,0 = metr. 3,5 bzw. 3 (z. B. Vicryl, Fa. Ethicon), und zwar so, daß eine ausreichende, etwa 2 cm große Öffnung erhalten bleibt. Dies wie die anschließende Tamponade mittels eines feinen Gazestreifens sind die Voraussetzungen für das Offenhalten des neu geschaffenen Ausführungsganges. Die Tamponade wird über 10–14 Tage alle 2–3 Tage erneuert.

Rezidive sind bei diesem Vorgehen mit einer Frequenz von etwa 10 % zu erwarten. Sie sind im wesentlichen die Folge einer zu frühen Beendigung des Streifenwechsels, aber auch einer zu kleinen Öffnung und schließlich des Übersehens und damit des Bestehenlassens zusätzlicher Zysten- bzw. Abszeßkammern.

Die

Exstirpation der Bartholin-Drüse

(Abb. 47) ist heute nur noch in Ausnahmefällen erforderlich. Bei dem Verdacht auf ein Karzinom der Drüse dient sie der histologischen Klärung (TRELFORD u. DEOS). Die *Hautinzision* erfolgt über der Kuppe des Tumors im Bereich

---

31 Zum Beispiel Halsted-Moskito-Arterienklemme: Aesc. Nr.: BH 110

Behandlung des Pruritus vulvae

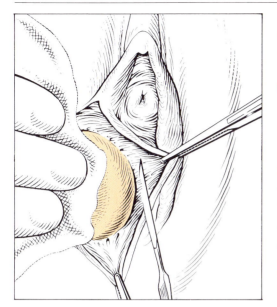

Abb. 47 Exstirpation einer rechtsseitigen Bartholin-Zyste. Nach Inzision der Haut der kleinen Labie und Anspannen der Wundränder wird die Zyste mit dem Skalpell ausgeschält

Verwendung. Zur Vermeidung von Seromen bzw. Hämatomen wird am unteren Wundwinkel ein Drain herausgeführt und an der Haut fixiert.

Behandlung des Pruritus vulvae

Die operative Behandlung eines Pruritus vulvae erfolgt erst nach der Ausschöpfung aller zur Verfügung stehenden lokalen konservativen Maßnahmen. Als solche stehen die Beseitigung lokaler entzündlicher Prozesse durch Sitzbäder, die Verabreichung antibiotika-, kortikoid- und evtl. östrogenhaltiger Salben bzw. Cremes und die orale Östrioltherapie, vor allem nach der Menopause, zur Verfügung. Als lokale Behandlung des nicht entzündlich bedingten Pruritus vulvae hat sich das 2–3malige Auftragen der Linoladiol-H-Emulsion bewährt. Eine weitere lokale medikamentöse Therapie besteht in der

intrakutanen Triamcinolonacetonid-Injektion

(Volon A). Es werden 200 mg Volon A (z. B. Injektionsflasche Volon A, 5 ml = 200 mg) mit 5 ml physiologischer Kochsalzlösung vermischt und gut durchgeschüttelt. Die Injektion wird mit einer feinen, kurzen und deshalb gut zu führenden Injektionsnadel am hinteren Pol der großen Labie begonnen. Dabei ist darauf zu achten, daß die Nadel fächerförmig geführt wird, damit alle juckenden Hautpartien erreicht werden, und daß die Kristallsuspension in die tiefen Schichten der Kutis gelangt. Nicht selten sind auf jeder Seite zwei weitere Einstiche für die vollständige Erfassung der erkrankten Partien notwendig, und zwar in der Mitte der großen Labie und von kranial her für die Umspritzung des Präputium (GRIMMER). – Für die

Alkoholinjektion

des aufgehobenen Sulcus interlabialis (Rima pudendi). Die Wundränder werden beiderseits mit je zwei Kocher-Klemmen[32] gefaßt und von einem Assistenten angespannt. Die *Präparation* muß auch bei blanden Zysten zumeist scharf mit dem Skalpell vorgenommen werden. Mehrfaches Wechseln der Seiten erleichtert das Ausschälen der Zyste. Für eine ausreichende Blutstillung in dem kavernösen Gewebe ist schon während der Präparation durch Unterbindungen bzw. Koagulationen zu sorgen, da der Eingriff sowieso blutreich verläuft. Ist die Zyste entfernt, so werden zum Verschluß der tiefen Wundhöhle zunächst einige adaptierende versenkte Nähte gelegt. Hierbei entsteht das Problem, daß diese nach median nur wenig Gewebe finden, da die Zystenwand hier dicht der Schleimhaut der kleinen Labie aufgelegen hat. Wird die Schleimhaut aber mitgefaßt, so können später schmerzhafte Narben zu Kohabitationsbeschwerden führen. Zur Hautversorgung finden feine resorbierbare Kunststoffäden (z. B. Vicryl Nr. 2-0 bzw. 3-0 = metr. 3,5 bzw. 3)

zur Behandlung des Pruritus vulvae wird ein 96%iger absoluter Alkohol in einer Gesamtmenge von 6–8 ml verwendet (JAKOBY, VON MASSENBACH u. MÜLLER). Die Applikation wird in Allgemeinanästhesie vorgenommen, wobei – jedesmal von einer neuen Einstichstelle aus – 0,2 ml/cm² dicht subkutan unter die erkrankte Haut injiziert werden. Intrakutane Injektionen müssen vermieden werden, da sie zu schlecht heilenden Hautnekrosen führen können (WOODRUFF u. THOMPSON).

---

[32] Kocher-Klemme: Aesc. Nr.: BH612 (S. 441).

In den seltenen Fällen, bei denen die aufgezeigten Maßnahmen nicht zum Erfolg führen, kann von der operativen

Denervation der Vulva

(Abb. 48) Gebrauch gemacht werden (BURGER, MENZIES). Sie geht von zwei parallelen Längsschnitten aus, die rechts und links in Abhängigkeit von der Ausdehnung des Pruritus auf den oder außerhalb der großen Labien erfolgen, und zwar etwa von der Höhe der Klitoris nach dorsal bis etwas unterhalb der hinteren Kommissur. Mit ihnen werden die Haut und die Subkutis durchtrennt. Jetzt werden vom Assistenten zunächst die medianen, dann die lateralen Wundränder mit zwei chirurgischen Pinzetten angehoben und gestrafft. Dies erleichtert dem Operateur die nun notwendige *Untertunnelung der Haut* mit dem Zeigefinger bzw. einer Schere, bis es zu einer breitflächigen Ablösung gekommen ist. Das erforderliche Ausmaß der Ablösung der Haut wird durch den Prozeß bestimmt; evtl. muß die Präparation vorn bis ventral der Klitoris und dorsal bis hinter den Anus kommunizierend fortgesetzt werden. Anschließend ist für eine sorgfältige Blutstillung Sorge zu tragen, damit Hämatombildungen im Bereich der Vulva und des paravaginalen Gewebes vermieden werden. Aus den gleichen Gründen ist es ratsam, den Verschluß der Wunde mit nicht zu dicht gelegten Knopfnähten und über einem nach dorsal herausgeführten Drain vorzunehmen. Die Scheide wird für etwa 2 Tage tamponiert und ein Kompressionsverband über der Vulva angelegt. Die Harnableitung erfolgt für 2–3 Tage über einen urethralen oder suprapubischen Dauerkatheter.

Reduktionseingriffe an Vulva und Introitus

Bei einer **Hypertrophie der Labia minora** kann z. B. wegen rezidivierender Vulvitiden, aber auch aus kosmetischen Gründen die

Resektion der kleinen Labien

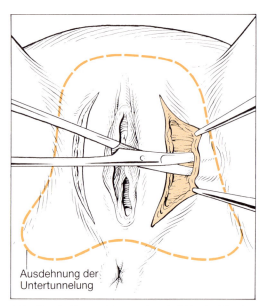
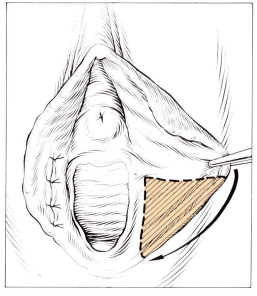

Abb. 48 Subkutane Denervation der Vulva bei Pruritus vulvae. Rechts und links der großen Labien ist die Haut der Vulva durch zwei parallele Längsschnitte inzidiert. Von hier aus wird die Haut nach Anspannen der Wundränder mit chirurgischen Pinzetten mit der Schere unterminiert. Auf diese Weise wird eine breitflächige Ablösung der Haut von der Unterlage erreicht

Abb. 49 Resektion einer hypertrophen kleinen Labie nach Martincik und Malinovský. An der Basis der kleinen Labie (links) wird ein dreieckiges Gewebsstück exzidiert. Die vorderen und hinteren Wundränder werden mit Einzelnähten adaptiert (rechts). Der vordere Labienrand ist unversehrt erhalten

(Abb. 49) erforderlich werden. Als operatives Vorgehen hat sich im Vergleich zur Resektion des vorderen Labienrandes die Methode nach MARTINČIK u. MALINOVSKÝ bewährt, da sie zu besseren kosmetischen Ergebnissen führt. Die *Schnittführung* (Abb. 49) entfernt unter Straffung der Labien mit chirurgischen Pinzetten zur Seite hin ein dreieckiges Gewebsstück, dessen Basis am unteren Rand der kleinen Labie liegt. Anschließend werden die vorderen und hinteren Wundränder getrennt (!) mit feinen resorbierbaren Nähten (Vicryl Nr. 3-0, metr. 3) sorgfältig und nicht zu dicht adaptiert. Der Vorteil des Operationsverfahrens liegt in der Unversehrtheit der vorderen Labienränder.

Die **Verkleinerung der Klitoris** als operative Aufgabe ergibt sich vor allem beim adrenogenitalen Syndrom, aber auch bei einer hormonell induzierten Klitorishypertrophie (LANG). Die von DAPUNT u. MARBERGER angegebene Technik der

Reduktionsplastik der vergrößerten Klitoris

(Abb. 50–52) beginnt mit der kranialen bogenförmigen Umschneidung der Klitoris im Bereich des Sulcus glandis. Auf diese Weise wird die Glans clitoridis oberflächlich abgetragen, bleibt aber nach dorsal über eine Schleimhautbrücke mit den vorderen Anteilen des Introitus vaginae verbunden (Abb. 50)! Es wird nun die Inzision der ventralen Glansumschneidung in Richtung auf die Urethramündung verlängert, und zwar so, daß ein ausreichend breiter Schleimhautlappen erhalten bleibt (Abb. 51). Es folgt die Abtragung des Klitorisschaftes: Zu diesem Zweck wird der unterhalb der abgetragenen Klitoris erhaltene Schaft mit einer scharfen Klemme gefaßt, vorgezogen und nudiert. Nach sorgfältiger Blutstillung wird schließlich der die Glans clitoridis tragende gestielte Schleimhautlappen mit feinen resorbierbaren Kunststoff-

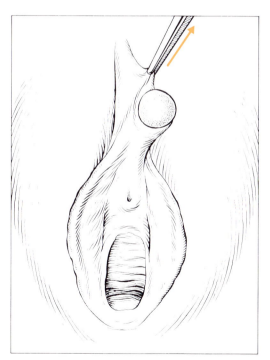

Abb. 50 Reduktionsplastik der vergrößerten Klitoris nach Dapunt und Marberger (I). Darstellung der vergrößerten Klitoris. Die Klitoris wird kranial am Präputium gefaßt und angehoben

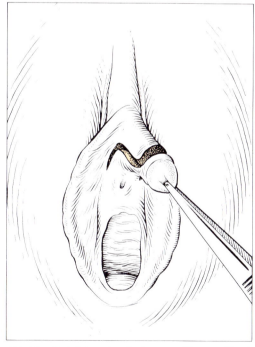

Abb. 51 Reduktionsplastik der vergrößerten Klitoris nach Dapunt und Marberger (II). Umschneidung der Klitoris. Die Klitoris wird von kranial her bogenförmig umschnitten, und zwar so, daß sie nach dorsal über einen gestielten Lappen mit dem Introitus verbunden bleibt

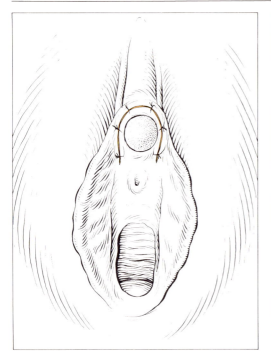

Abb. 52 Reduktionsplastik der vergrößerten Klitoris nach Dapunt und Marberger (III). Wundverschluß. Nach Resektion des vergrößerten Klitorisschaftes wird der gestielte, die Glans tragende Lappen mit Einzelnähten an dem Wundrand des Introitus fixiert

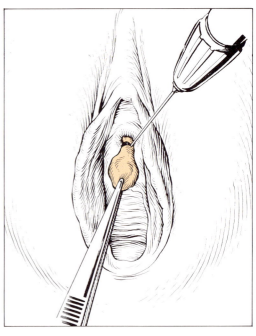

Abb. 53 Abtragung eines Urethrapolypen. Der Polyp ist mit einer Péan-Klemme vorgezogen. Er wird mit dem elektrischen Messer an seinem Stiel abgetragen

fäden (z.B. Vicryl Nr. 3-0 = metr. 3) an den Wundrändern der primären Umschneidung fixiert (Abb. 52), und zwar so, daß die erhaltene Glans wieder auf den Klitorisschaft gerät. Wegen des Blutreichtums des Operationsgebiets muß sich der Operateur insbesondere Zeit für eine subtile Blutstillung nehmen!

Plastische Eingriffe an der Urethramündung werden bei einem Urethrapolypen, bei einem Schleimhautprolaps in Form eines Urethraprolapses und bei den sog. Carunculae urethrales notwendig. Zur

Abtragung eines Urethrapolypen

(Abb. 53) wird dieser mit einer anatomischen Klemme gefaßt und zur Klärung der *Stielverhältnisse* vorgezogen. Dünn gestielte Polypen lassen sich problemlos mit der elektrischen Schlinge, aber auch mit dem Skalpell abtragen. Vor allem breitbasig aufsitzende, gewebereiche Schleimhautpolypen dürfen für die Abtragung nicht zu stark vorgezogen werden, damit die Urethraschleimhaut nicht in das Lumen vorgestülpt und bei der Abtragung verletzt wird. Insbesondere bei der Abtragung mit der elektrischen Schlinge erübrigt sich zumeist eine Blutstillung im Bereich der Abtragungsstelle. Nach der Abtragung breitbasiger Polypen ist es evtl. erforderlich, für 2–3 Tage einen Dauerkatheter einzulegen. Nach der Menopause ist zur Förderung der Wundheilung eine Östrioltherapie (z.B. Ovestin, 1-mg-Tabletten 2 Stück/Tag für etwa 8 Tage) angezeigt.

Der **Urethraprolaps** stellt ein zirkuläres Ektropium der Urethralschleimhaut dar. Er ist zumeist die Folge einer altersbedingten Gewebsinvolution. Die operative

Abtragung des Urethraprolapses

(Abb. 54 und 55) beginnt mit einer *Sicherheitsnaht*, die das Zurückgleiten der Schleimhaut nach der Resektion verhindert. Es wird eine atraumatische resorbierbare Kunststoffnaht

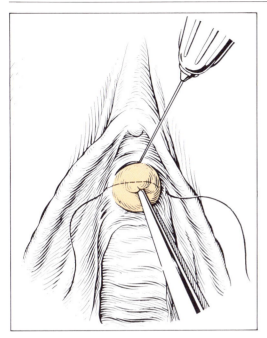 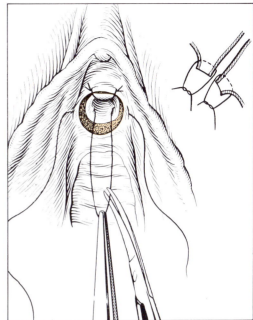

Abb. 54 Abtragung eines Urethraprolapses (I). Legen der Sicherheitsnaht und Umschneiden des Prolapses. Die Sicherheitsnaht ist oberhalb der vorgesehenen Abtragungsstelle durch die Urethra gelegt. Der Prolaps wird an der Grenze zur gesunden Schleimhaut des Introitus umschnitten und abgetragen

Abb. 55 Abtragung eines Urethraprolapses (II). Wundversorgung. Die Sicherheitsnaht wird aus dem Urethralumen vorgezogen und durchtrennt. Durch das Knüpfen der beiden Fadenhälften wird eine erste Adaption der Urethralschleimhaut an die Schleimhaut des Introitus erreicht. Der restliche Wundverschluß erfolgt mit Knopfnähten

(z. B. Vicryl Nr. 3-0 bis 4-0 = metr. 2,5 bzw. 2) kranial der vorgesehenen Umschneidung von der rechten Seite durch das Urethralumen hindurch zur linken Seite hinüber gestochen. Sie bleibt mit zwei Halteklemmen bewehrt ungeknüpft (Abb. 54). Es folgt jetzt die Umschneidung des Prolapses dicht oberhalb des Überganges zur gesunden Introitusschleimhaut, und zwar wiederum am besten mit dem elektrischen Messer (Abb. 54). Die *Wundversorgung* beginnt damit, daß die Sicherheitsnaht mit einer anatomischen Pinzette aus dem Urethralumen hervorgezogen wird (Abb. 55). Sie wird in der Mitte geteilt und nach beiden Seiten hin geknüpft. Die vollständige Adaption der Urethralschleimhaut an die Schleimhaut des Introitus gelingt dann leicht mittels zirkulär gelegter Knopfnähte mit gleichem Nahtmaterial (EVERETT u. RUDLEY). – Auch die *Technik nach Broca u. Mitarb.* hat das Ziel, ein Zurückgleiten der Urethralschleimhaut zu verhindern (HERAS PEREZ). Bei ihr beginnt die Operation mit der Einkerbung des Ektropium bei 12 Uhr und 6 Uhr, und zwar bis zur gesunden Urethralschleimhaut. An dieser Stelle werden nun primär die Introitus- und die Urethralschleimhaut mit je einer feinen resorbierbaren Kunststoffnaht (s. o.) vereinigt. Es folgt die Abtragung der lateralen Prolapsanteile. Der Verschluß der Restwunde wird mit 2–3 Knopfnähten vorgenommen. In jedem Fall ist es angezeigt, für etwa 4 Tage einen Dauerkatheter einzulegen.

Bei den

Carunculae urethrales

handelt es sich um hochrote tumoröse Veränderungen, vor allem im Bereich der hinteren Kommissur, von unterschiedlicher, selten Kirschgröße übersteigender Ausdehnung, und zwar infolge submuköser Varikositäten, aber auch als papilläre oder granulomatöse Hyperplasien. Die Entwicklung eines Urethralkarzinoms ist nicht bekannt; dennoch müssen *alle* im Bereich des Ostium urethrae entfernten Gewebe der histologischen Untersuchung zugeführt werden, um ein primäres Urethrakarzinom zu erkennen. Die Karunkel sind bei zirkulärer Anordnung von einem Schleimhautprolaps (s.o.) makroskopisch nicht zu unterscheiden. Die *Abtragung* erfolgt am besten mit dem elektrischen Messer. Beanspruchen die Karunkel einen größeren Teil der Zirkumferenz, so wird wie beim Urethraprolaps zuvor eine transurethrale Sicherheitsnaht im Bereich der gesunden Schleimhaut gelegt. Kleinere Wundflächen lassen sich durch feine resorbierbare Knopfnähte ohne weiteres decken. Größere Wunden machen zum Wundverschluß evtl. die *Präparation eines gestielten Lappens aus der vorderen Vaginalwand* erforderlich (Abb. 56). Nach dessen ausreichender Mobilisierung wird er mit feinen resorbierbaren Knopfnähten an der Schleimhaut der Urethra und den Wundrändern des Introitus fixiert (MAYOR u. ZINGG).

Fehler und Gefahren

Auch bei kleineren Eingriffen an der Vulva bzw. am Introitus vaginae hat die Präparation den *Blutreichtum* des unter der Haut bzw. Schleimhaut gelegenen kavernösen Gewebes zu beachten. *Postoperative Komplikationen* treten vor allem in Form von Strikturen bzw. narbigen Stenosen mit späteren Kohabitationsstörungen auf. Schließlich bedeutet die Nähe der Urethra, daß Verletzungen Strikturen mit Restharnbildung und rezidivierenden Zystitiden, aber auch eine fistelbedingte Inkontinenz zur Folge haben können. Die wesentlichen operativen Fehler lassen sich wie folgt zusammenfassen:

1. *Unzureichende intraoperative Blutstillung:* Eine erforderliche Präparation im kavernösen Gewebe des M. bulbospongiosus hat bei einer unzureichenden Blutstillung, die oft durch Umstechungen vorgenommen werden muß, erhebliche Hämatombildungen zur Folge. Aus dem gleichen Grunde sollte bei blutreichen Wunden großzügig von der Einlage eines nach dorsal herausgeführten Redon-Drains Gebrauch gemacht werden.

2. *Ungenügende urologisch-operative Erfahrungen bei Operationen in Urethranähe:* Sie können die Ursache von Strikturbildungen und Fistelbildungen mit den oben genannten schwerwiegenden Folgen sein. Die Präparation über einem in die Urethra eingelegten Metallkatheter stellt eine Möglichkeit der besseren topographischen Orientierung dar.

3. *Unnötige Exstirpation der Bartholin-Drüse:* Das Auslassen einer gegebenen Möglichkeit der operativen Behandlung einer Bartholin-Zyste bzw. eines Bartholin-Abszesses durch die Marsupialisation und die an ihrer Stelle ausgeführte Drüsenexstirpation ist die Ursache stärkerer Blutungen aus dem kavernösen Gewebe sowie von kosmetisch und funktionell störenden Narbenbildungen am Introitus vaginae. Die Marsupialisation stellt einen einfachen, leicht erlernbaren Eingriff dar!

4. *Intrakutane Verabreichung von Medikamenten bei der Pruritusbehandlung:* Es entstehen verzögert und oftmals narbig abheilende Nekrosen, insbesondere bei der intrakutanen Applikation von 96%igem Alkohol.

5. *Postoperative Nekrosen bei der Lappenplastik:* Diese schwerwiegende operative Komplikation tritt sowohl bei der Verkleinerung einer Hypertrophie der kleinen Labien als

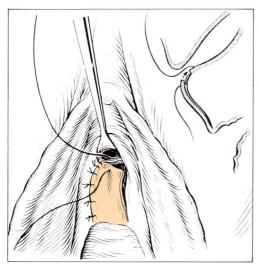

Abb. 56 Deckung einer Wunde am Urethraostium. Nach der Abtragung der Carunculae urethrales ist im Bereich der hinteren Kommissur eine größere Wunde entstanden. Sie wird mit einem gestielten Lappen aus der vorderen Vaginalwand gedeckt.

auch bei Lappenplastiken auf. Sie sind die Folge einer zu schmalen Präparation der verbleibenden Gewebsbrücke. Die Gefäßversorgung, vor allem aus den dorsalen Wundanteilen, muß erhalten bleiben!

Literatur

Adolphs, H.-D., L. Weißbach, O. Bellmann: Das weibliche Harnröhrendivertikel. Gynäkologe 15 (1982) 45

Anastasiadis, P., M. von Lündinghausen, F. Rühl, A.M. Bowry: Die Bedeutung der Aspirationszytologie für die Früherkennung des Korpuskarzinoms und seiner Vorstufen. Geburtsh. u. Frauenheilk. 41 (1981) 136

Anderson, M.C.: Treatment of cervical intraepithelial neoplasia with the carbon dioxide laser. Report of 543 patients. Obstet. and Gynecol. 59 (1982) 720

Asherman, J.G.: Traumatic intrauterine adhesions. J. Obstet. Gynaecol. Brit. Cwlth 57 (1950) 892

Bachmeyer, H., W. Gusek, G. Gnann: Endometriumzytologie mit dem neuen Gerät Abradul. Geburtsh. u. Frauenheilk. 44 (1984) 25

Bader, G., G. Seidenschnur, O. Havemann: Zur histologischen Diagnostik bei der Aspirationsküretage. Zbl. Gynäkol. 98 (1976) 119

Bass, B.: Über die Verwachsungen in der Cervix uteri nach Kürettagen. Zbl. Gynäkol. 51 (1927) 223

Beck, L., H.G. Bender: Der Musculus gracilis zur Deckung von Defekten in der Vagina und an der Vulva. Gynäkologe 14 (1981) 49

Békássy, Z., P. Alm, B. Astedt, H. Grundsell, G. Larsson: Laser-Minikonisation – eine neue Methode zur Behandlung der leichten und mäßigen Zervixdysplasie. Zbl. Gynäkol. 105 (1983) 1374

Berek, J.S., P.G. Stubblefield: Anatomic and clinical correlates of uterine perforation. Amer. J. Obstet. Gynecol. 135 (1979) 181

Berg, J.: Klinische Probleme der Konisation der Portio vaginalis uteri. Zbl. Gynäkol. 96 (1974) 1293

Bernascheck, G.: Vorteile der endosonographischen Diagnostik in Gynäkologie und Geburtshilfe. Geburtsh. u. Frauenheilk. 47 (1987) 471

Betson jr., J.R.: Posterior vaginal colpotomy. Abdom. Surg. 12 (1970) 140

Brandt, H.: Die fraktionierte Abrasio ist letztlich unverzichtbar. Gyne 4 (1986) 37

Bräutigam, H.H., D.A. Grimes: Ärztliche Aspekte des legalen Schwangerschaftsabbruches in der Bundesrepublik Deutschland und den USA. Bücherei des Frauenarztes. Enke, Stuttgart 1984

Brehm, H., J. Kolmsee: Ein Beitrag zum Vorgehen nach Uterusperforation. Med. Welt 17 (1966) 1603

Breinl, H., H. Piroth, R. Schuhmann: Zur aktuellen Stellung der Konisation im Rahmen von Onkoprävention und Geschwulstdiagnostik an der Cervix uteri. Geburtsh. u. Frauenheilk. 36 (1976) 507

Brosswitz, E.: Die diagnostischen und therapeutischen Möglichkeiten der hinteren Kolpotomie. Geburtsh. u. Frauenheilk. 29 (1969) 44

Brügger, D., E. Dreher: Präoperative Zervixdilatation beim Schwangerschaftsabbruch im 1. Trimenon mittels 9-Deoxo-16, 16-Dimethyl-9-Methylen-Prostaglandin E_2. Geburtsh. u. Frauenheilk. 45 (1985) 567

Burger, K.: Eine neue Methode zur vaginalen Behandlung des hartnäckigen Pruritus vulvae. Geburtsh. u. Frauenheilk. 14 (1954) 31

Burghardt, E., G. Albegger: Zur Infiltrationstechnik der diagnostischen Konisation. Geburtsh. u. Frauenheilk. 29 (1969) 1

Burghardt, E.: Therapeutische Eingriffe an der Portio vaginalis. Gynäkol. Prax. 8 (1984) 691

Castaño-Almendral, A., O. Käser, E. Halberstadt: Das Ovarialkarzinom. Gynäkologe 3 (1970) 17

Chettham, D.R.: Bartholin's cyst: marsupialisation or aspiration? Amer. J. Obstet. Gynecol. 152 (1985) 569

Clyman, M.J.: Operative culdoscopy. Obstet. and Gynecol. 32 (1968) 840

Cohnen, C.J., S.B. Gusberg, D. Koffler: Histologic screening for endometrial cancer. Gynecol. Oncol. 2 (1974) 279

Collius, R.J., H.J. Pappas: Cryosurgery for benign cervicitis with following-up of six and a half years. Amer. J. Obstet. Gynecol. 113 (1972) 744

Dapunt, O.: Modifikation der Sturmdorfnaht. Geburtsh. u. Frauenheilk. 28 (1968) 176

Dapunt, O., H. Marberger: Die operative Reduktion der vergrößerten Klitoris. Geburtsh. u. Frauenheilk. 30 (1970) 433

Davis, J.W.: Bartholin's cyst. Simple method for its restoration to function. Surg. Gynecol. Obstet. 86 (1948) 329

Dietl, J., P. Stoll: Zur Effizienz der Früherkennung des Endometriumkarzinoms durch die endouterine Zellentnahme mit der Mi-Mark-Spirale. Geburtsh. u. Frauenheilk. 45 (1985) 299

Dreher, E., A. Carasso, M. Meandzija: Lasertherapie in der Gynäkologie. Wien. klin. Wschr. 96 (1984) 464

Egger, H., G. Kindermann, K. Michalzik: Portioabschabung und Zervixkürettage. Eine Alternative zur Konisation bei positiver Zytologie. Geburtsh. u. Frauenheilk. 35 (1975) 913

Engler, V., R. Wyss, R. Koehler: Die Aspirationscurettage als diagnostischer und therapeutischer Eingriff. Schweiz. Rdsch. Med. 61 (1972) 1384

Eriksen, J., C. Kaestel: The incidence of uterine atresia after postpartum curettage: a follow-up examination of 141 patients. Dan. med. Bull. 7 (1960) 50

Everett, H.S., J.H. Rudley: Female Urology. Harper & Row, New York 1969

Fischbach, F., H.P. Krieglsteiner, W. Loos, P. Assonitis, M. Schwarz, G. Steuer: Treffsicherheit und Praktikabilität der Cervical-Curette zur Früherkennung des Endometriumkarzinoms. Geburtsh. u. Frauenheilk. 43 (1983) 611

Fritsch, H.: Ein Fall von völligem Schwund der Gebärmutterhöhle nach Auskratzung. Zbl. Gynäkol. 18 (1894) 1337

Geier, G.: Der diagnostische Wert der Zytologie beim Ovarialkarzinom. Dtsch. med. Wschr. 101 (1976) 1463

Gitsch, E., H. Salzer, P. Wagenbichler: Zur optimalen Abklärung malignitätsverdächtiger Befunde an der Cervix uteri. Geburtsh. u. Frauenheilk. 37 (1977) 278

Grimmer, H.: Gut- und bösartige Erkrankungen der Vulva. Grosse, Berlin 1974.

Grüneberger, V.: Über den vaginalen Schnittrand bei Operationen des Kollumkarzinoms. Wien. klin. Wschr. 83 (1971) 215

Gstöttner, H., H. Richter, K. Rothe: Priming mittels Prostaglandin F_2 intrazervikal vor Interruptiones. Zbl. Gynäkol. 101 (1979) 404

Haering, M., W. Boden, D. Kossmann: Die Colpocoeliotomia posterior als diagnostischer und therapeutischer Eingriff. Geburtsh. u. Frauenheilk. 32 (1972) 304

Haller, U., F. Kubli, G. Bräunig, H. Müller, A. Castaño y Almendral: Die diagnostische Aspirationskürettage. Geburtsh. u. Frauenheilk. 33 (1973) 13

Haller, U.: Die diagnostische Aspirationskurettage. Dtsch. Ärztebl. 72 (1975) 2685

Heinzl, S., W. Degen: CO_2-Laseranwendungen in der Gynäkologie. Arch. Gynecol. 242 (1987)

Hemmingsson, E., E. Sténson: The results of cryosurgical treatment in young woman with cervical intraepithelial neoplasia. Acta obstet. gynecol. scand. 62 (1983) 39

Heras Perez, J.M.: Prolapso uretral femenino. Chir. Ginecol. Urol. 23 (1969) 129

Herbeck, G.: Laser-Therapie an der Cervix uteri. Geburtsh. u. Frauenheilk. 30 (1980) 904

Hevron, J.E., A.S. Llorens: Management of postoperative abscess following gynecologic surgery. Obstet. and Gynecol. 47 (1976) 553

Hirsch, H.A.: Kryochirurgie – eine neue Behandlungsmethode auch in der Gynäkologie. Geburtsh. u. Frauenheilk. 32 (1972) 997

Hofmann, W.D.: Zur Behandlung der Bartholinitis und der Zyste der Bartholinischen Drüse. Geburtsh. u. Frauenheilk. 29 (1969) 248

Hohlbein, R., H.G. Rudolph, H.J. Combes: Konisation und Nachblutung. Zbl. Gynäkol. 95 (1973) 1780

Holt, E.M.: Out-patient diagnostic curettage. J. Obstet. Gynaecol. Brit Cwlth. 77 (1970) 1043

Hopp, A., H. Hopp, J. Heinrich, A. Buchholz: Kryochirurgische Behandlung der zervikalen intraepithelialen Neoplasie (CIN) nach Portioabschabung und Zervixabrasio. Zbl. Gynäkol. 108 (1986) 659

Hübner, P.: Erfahrungen mit der zytologischen Methode zur Erkennung von Endometriumkarzinomen. Zbl. Gynäkol. 108 (1986) 670

Inglis, R.M., J.H. Weir: Endometrial suction biopsy: appraisal of a new instrument. Amer. J. Obstet. Gynecol. 125 (1976) 1070

Jacobson, Ph.: Marsupialization of vulvo-vaginal (Bartholin) cysts. Report of 140 patients with 152 cysts. Amer. J. Obstet. Gynecol. 79 (1960) 73

Jamain, B., R. Solle, B. Zylberberg: La ponction du Douglas: méthode de dépistage et de surveillance postopératoire des cancers de l'ovarie. Gynécologie 24 (1973) 555

Jans, W., A. Krone: Elektrokonisation der Portio. Dtsch. med. Wschr. 83 (1958) 1231

Jung, H., H. Wimhöfer: Ein selbsthaltender „Konisationsstift" zur Erleichterung der diagnostischen Konisation. Geburtsh. u. Frauenheilk. 29 (1969) 127

Kaestel, C., J. Eriksen: Traumatic atresia of the uterus. Dan. med. Bull. 7 (1960) 44

Käser, A., F.A. Iklé, H.A. Hirsch: Atlas der gynäkologischen Operationen, 3. Aufl. Thieme, Stuttgart 1973

Käser, O., F.A. Iklé, H.A. Hirsch: Atlas der gynäkologischen Operationen, 4. Aufl. Thieme, Stuttgart 1983

Kauppila, O., M. Saranen, P. Pystynen: Marsupialization of Bartholin's cysts. Ann. Chir. Gynaecol. Fenn. 63 (1974) 200

Kayser, W., C.-H. Wolff: Die Kryochirurgie zur Behandlung gutartiger Portioerkrankungen. Zbl. Gynäkol. 94 (1972) 1798

Kepp, R., H.-J. Staemmler: Lehrbuch der Gynäkologie, 12. Aufl. Thieme, Stuttgart 1977

Kirchhoff, H.: Komplikationen bei Schwangerschaftsunterbrechungen. Wien. med. Wschr. 126 (1976) 696

Knapstein, P., V. Friedberg: Plastische Eingriffe an Vulva und Vagina. Gynäkologe 14 (1981) 42

Knorre, P.: Über den Einfluß von Aborten und Schwangerschaftsunterbrechungen auf nachfolgende Geburten. Zbl. Gynäkol. 98 (1976) 587, 591, 595

Kofler, E., K. Philipp: Schwangerschaft nach Konisation wegen atypischer Epithelprozesse der Cervix uteri. Geburtsh. u. Frauenheilk. 37 (1977) 942

Kreibich, H., E. Ehring: Der Einfluß der Interruptio auf die spätere Fertilität unter besonderer Berücksichtigung des Abortgeschehens. Zbl. Gynäkol. 100 (1978) 1254

Kullander, S., L. Wehlin: The uterine cervix before and after coldknife conization. Acta obstet. gynecol. scand. 48 (1969) 258

Landowski, J., B. Caniels, W. Hammans: Probleme zur Früherkennung des Korpuskarzinoms mit einer kritischen Prüfung von Jet-Wash und Curity-Technik. Geburtsh. u. Frauenheilk. 42 (1982) 387

Lang, N.: Die operative Therapie der Fehlbildungen des äußeren Genitale und der Vagina zur Herstellung eines weiblichen Genitales. Gynäkologe 9 (1976) 76

Lau, H., J. Shaban: Femoralislähmung nach vaginalen Operationen. Med. Welt 24 (1973) 1214

Legros, R., F. Coupez: Traitement de l'ectropion et des dysplasies bénignes du col de l'utérus par cryothérapie. Sem. Hôp. Paris 50 (1974) 1279

Lohe, K.J.: Erhaltung von Uterus und Ovarien bei präinvasivem oder frühinvasivem Zervixkarzinom. Gynäkologe 13 (1980) 130

Louros, N.C., J.C. Danezis, G. Pontifex: Use of intrauterine devices in the treatment of intrauterine adhaesions. Fertil. and Steril. 19 (1968) 509

Louros, N.C., J. Danezis: Unsere Methode zur Beseitigung intrauteriner Verwachsungen. Festschrift für Th. Koller. Schwabe, Basel 1969 (S. 123)

March, C.M.: Asherman's syndrome (intrauterine adhaesions). In Quilligan, E.J.: Current Therapy in Obstetrics and Gynecology. Saunders, Philadelphia 1980

Martinčik, J., L. Malinovský: Operative treatment of the hypertrophy of the labia minora. Čs. Gynekol. 36 (1971) 216

Martius, G.: Geburtshilflich-perinatologische Operationen. Thieme, Stuttgart 1986

von Massenbach, W., K. Müller: Die Behandlung des Pruritus vulvae et ani mit Alkoholinjektionen. Dtsch. med. Wschr. 80 (1955) 16

Mauler, H., R. Krimmenau: Punktionsdiagnostik der Ovarialgeschwülste. Zbl. Gynäkol. 91 (1969) 737

Mayor, G., E.J. Zingg: Urologische Operationen. Thieme, Stuttgart 1973

McGowan, L., R.H. Davis: Peritoneal fluid cellular patterns in obstetrics and gynecology. Amer. J. Obstet. Gynecol. 106 1(970) 979

Menzies, D.N.: A modified Ball's method. J. Obstet. Gynaecol. Brit. Emp. 67 (1960) 86

Mestwerdt, W.: Früherkennung des Endometriumkarzinoms (Moderatorenbericht). Arch. Gynäkol. 235 (1983) 173

Mestwerdt, W., D. Kranzfelder: Früherkennung des Korpuskarzinoms. Wien. klin. Wschr. 96 (1984) 756

Momosa, K., K. Nakamura: Radiological studies of the traumatic intrauterine adhesions. Fertility and Sterility Proceedings of the VIIth World Congress, October 1971, Tokyo

Musset, R.: Traitment chirurgical de cloisons transversales du vagin d'origine congénitale par la plastice en Z. Gynécol. et Obstét. 55 (1956) 382

Nappi, R.: Simple technic of cold knife conization. Brit. J. Obstet. Gynaecol. 8 (1970) 287

Neumann, H.-G., H.-H. Büttner, G. Bader: Zur Technik der Konisation. Zbl. Gynäkol. 95 (1973) 1563

Nielsson, S., H. Johnell, J. Langhoff-Roos: Vaginal administration of 15-methyl-$PGE_{2\alpha}$-methylester prior to vacuum aspiration. Acta obstet. gynecol. scand 62 (1983) 599

Ober, K.G.: Zur Behandlung der Mißbildungen des Genitaltraktes. In Käser, O., V. Fiedberg, K.G. Ober, K. Thomsen, J. Zander: Gynäkologie und Geburtshilfe, Bd. III, Thieme, Stuttgart 1972

Palmrich, A.H.: Modifizierte Sturmdorfnaht. Klin. Med. 1 (1946) 601

Peters, F.D., H.A. Hirsch: Vergleich von Intra- und Parazervikalanästhesie beim Schwangerschaftsabbruch. Geburtsh. u. Frauenheilk. 38 (1978) 946

Popp, L.: Gynäkologische Endosonographie. Klemke, Quickborn 1986

Poppendiek, G., K.-H. Bayer: Die Aspirationszytologie des Endometriums – eine Methode zur Früherkennung des Korpuskarzinoms. Geburtsh. u. Frauenheilk. 41 (1981) 188

Raatz, D.: Die präoperative Laparoskopie – Sicherung des vaginalen Operationsweges. Vortrag vor der Gesellschaft für Geburtshilfe und Gynäkologie, Berlin, 26.9.1984

Rabe, T., J. Helk, L. Kiesel, J. Zwick, B. Runnebaum: Anwendung eines neuen Scheidenzäpfchens: Prostaglandin-E_1-Analog Gemeprost zur Zervixreifung vor Schwangerschaftsabbrüchen im ersten Trimester. Geburtsh. u. Frauenheilk. 45 (1985) 393

Rath, W., G. Hüther, R. Hilgers, A. Meyer, W. Kuhn, V. Neuhoff: Erleichterung der Zervixdilatation am nichtgraviden Uterus durch intrazervikale Applikation prostaglandin- und calciumchloridhaltiger Gele. Geburtsh. u. Frauenheilk. 47 (1987) 49

Rempen, A.: Vaginale Sonographie der intakten Gravidität im 1. Trimenon. Geburtsh. u. Frauenheilk. 47 (1987) 477

Renziehausen, K.: Die Kryotherapie spitzer Kondylome und anderer gutartiger Neubildungen an der Vulva. Zbl. Gynäkol. 96 (1974) 1135

Renziehausen, K., H. Krantz: Kryotherapiegerät für den Einsatz in der Gynäkologie. Zbl. Gynäkol. 98 (1976) 857

Richter, K.: Erkrankungen der Vagina. In Schwalm, H., G. Döderlein: Klinik der Frauenheilkunde und Geburtshilfe. Urban & Schwarzenberg, München 1969

Richter, K.: Plastische Operationen in der Gynäkologie. Med. Klin. 73 (1978) 735

Schneider, M.L., H. Hoppenrath: Die Jet-Wash-Technik. Geburtsh. u. Frauenheilk. 36 (1976) 625

Scholz, F., W. Hammans, B. Caniels: Femoralisparesen nach vaginaler Uterusexstirpation und ihre forensische Bedeutung. Geburtsh. u. Frauenheilk. 35 (1975) 710

Schrank, P., W. Wachsmuth: Vaginale Operationen an den Adnexen bei erhaltenem Uterus. Geburtsh. u. Frauenheilk. 24 (1964) 588

Schulz, B.O., U. Gethmann, F. Lehmann: Präoperative Zervixdilatation bei der Interruptio im 1. Trimenon durch Sulproston. Geburtsh. u. Frauenheilk. 44 (1984) 185

Scott, J.W.: Vulvectomy, introital stenosis and Z-plastic. Amer. J. Obstet. Gynecol. 85 (1963) 132

Seewald, H.J., R. Holtzhauer, E. Zschoche, M. Kulhavy: Klinische und hysterosalpingographische Befunde nach Interruptio. Zbl. Gynäkol. 95 (1973) 710

Semm, K.: Eine neue Apparatur zur Kaltkoagulation der gutartigen Portio-Erosion. Geburtsh. u. Frauenheilk. 26 (1966) 657

Semm, K.: Technische Bemerkungen zur Saugkürettage. Geburtsh. u. Frauenheilk. 32 (1972) 547

Smid, I., A. Borsos: Behandlung des Asherman-Syndroms. Zbl. Gynäkol. 102 (1980) 386

Smid, I., A. Borsos, I. Takacs: Ätiologie des Asherman-Syndroms (intrauterine Synechien). Zbl. Gynäkol. 102 (1980) 380

Sommer, J., H. Dziambor, J. Könnecke: Die Kryotherapie spitzer Kondylome. Zbl. Gynäkol. 105 (1983) 585

Soost, H.-J.: Möglichkeiten der Früherkennung des Endometriumkarzinoms. Geburtsh. u. Frauenheilk. 42 (1982) 899

Spechter, H.-J.: Frühdiagnose bei Ovarialtumoren. Dtsch. med. Wschr. 94 (1969) 550

Scheuer, H.: Kryochirurgische Behandlung therapieresistenter Portioektopien. Geburtsh. u. Frauenheilk. 32 (1972) 935

Stabler, F.: Vaginal agenesis: operative technique and shape of the mould. J. Obstet. Gynaecol. Brit. Cwlth. 73 (1966) 463

Stamm, H.: Verfahren zum Schwangerschaftsabbruch. Geburtsh. u. Frauenheilk. 32 (1972) 541

Stangl, J.: Über die Erfolge der Marsupialisation in der Behandlung von Zysten und Abszessen der Bartholinschen Drüse. Zbl. Gynäkol. 29 (1965) 1018

Steiner, H.: Bartholinitis, ein Notfall. Ätiologie und Therapie von Erkrankungen der Bartholinischen Drüse. Dtsch. Ärztebl. 73 (1976) 635

Taylor, P.J., G. Graham: Is diagnostic curettage harmful in woman with unexplained infertility? Brit. J. Obstet. Gynecol. 89 (1982) 296

Tenhaeff, D.: Ergebnisse der Marsupialisation von Vulvovaginal-Zysten und Abszessen. Zbl. Gynäkol. 51 (1967) 1865

Trelford, J.D., P.H. Deos: Bartholin's gland carcinomas: five cases. Gynecol. Oncol. 4 (1976) 212

Underwood jr., P.B., M.P. Kellett, E.E. McKee, A. Clark: The Gravlee Jet Wash: can it replace the diagnostic curettage? Amer. J. Obstet. Gynecol. 117 (1973) 201

Veit, J.: Über Zerstörung des Endometriums nach Auskratzung. Zbl. Gynäkol. 13 (1895) 968

Villasanta, U.: Hemostatic „cerclage" after knife conization of the cervix. Obstet. and Gynecol. 42 (1973) 299

Walter jr., H., H.D. Junge: Zur zytologischen Frühdiagnose des Uteruskarzinoms mit der Spülcurettage nach Gravlee. Geburtsh. u. Frauenheilk. 38 (1978) 468

Walters, D., D. Robinson, R.C. Park, W.E. Patow: Diagnostic outpatient aspiration curettage. Obstet. and Gynecol. 46 (1975) 160

Weise, W., M. Link, E. Bernoth: Kritische Überprüfung ein- und zweizeitiger Methoden der künstlichen Schwangerschaftsunterbrechung. Zbl. Gynäkol. 92 (1970) 841

Wenderlein, J.M.: Risiken der Abruptio. Sexualmedizin 7 (1978) 997

Woodruff, J.D., B. Thompson: Local alcohol injection in the treatment of vulvar pruritus. Obstet. and Gynecol. 40 (1972) 18

Wyss, R., V. Engeler: Die kryochirurgische Behandlung gutartiger Portioveränderungen. Schweiz. Rdsch. Med. 62 (1973) 1171

Zahradnik, H.P., J. Beyer, R. Shillfahrt, G. Wimhöfer, E.E. Petersen, I. Offermann, M. Breckwoldt: Sind Hegar-Stifte entbehrlich? Geburtsh. u. Frauenheilk. 39 (1979) 43

Zwahr, Chr.: Ein Beitrag zum Problem der latenten Morbidität nach Interruptio bei Erstschwangeren – das Ergebnis hysterosalpingographischer Nachuntersuchungen. Zbl. Gynäkol. 97 (1975) 78

Endoskopische und röntgendiagnostische Eingriffe

G. Martius

Laparoskopie

Die Laparoskopie ist vor allem durch die Pionierarbeit von FRANGENHEIM und SEMM heute zu einer unentbehrlichen operativen Methode unseres Faches geworden. Während sie zunächst vorwiegend zu diagnostischen Zwecken herangezogen wurde, wird sie seit einigen Jahren auch zu operativen Eingriffen genutzt, wobei ihr vordergründiger Vorteil dabei in dem möglichen Verzicht auf die Laparotomie besteht. Zur *Anästhesie* wird die Intubationsnarkose bevorzugt, und zwar schon in Hinblick auf die Gefahr des Erbrechens, u.a. beim Anlegen des Pneumoperitoneum. Für die Lokalanästhesie werden die Bauchdecken im Bereich der vorgesehenen Einstichstellen mit jeweils 10 ml einer 1%igen Mepivacainlösung infiltriert. Eine weitere wichtige Vorbedingung besteht in der unmittelbar vor dem Eingriff vorgenommenen vollständigen Blasenentleerung, der sorgfältigen Desinfektion der Bauchdecken und der während der Betrachtung des inneren Genitale erforderlichen Kopftieflagerung der Patientin um etwa 20°. Weiterhin gelingt die Darstellung der Organe des kleinen Beckens durch die instrumentelle *Elevation des Uterus* besser, wozu ein in die Vagina eingeführter Stieltupfer, eine an der hinteren Muttermundslippe befestigte Kugel- oder Hakenzange, besser noch ein spezieller Uteruselevator[1] geeignet sind.

Für das

Anlegen des Pneumoperitoneum

(Abb. 1) wird die Haut subumbilikal, und zwar dicht an der Nabelgrube, mit dem Skalpell 1 cm lang quer durchtrennt. Durch diesen Schnitt wird die *Veress-Nadel*[2] in einem Winkel von 45° in Richtung auf das kleine Becken eingeführt, nachdem zuvor die Bauchdecken unterhalb des Nabels breitflächig gefaßt und angehoben wurden. Auf diese Weise wird eine Distanzierung der beweglichen, nicht adhärenten Organe des Bauchraumes, insbesondere des Darmes, vom parietalen Peritoneum erreicht. Es folgt nun die *Prüfung der intraperitonealen Lage der Nadelspitze*, wozu die folgenden Möglichkeiten gegeben sind:

– Beobachtung des Vorschnellens der Kanüle im Inneren der Veress-Nadel beim Durchstoßen des Peritoneum,
– freie Beweglichkeit der Nadelspitze,
– Aspirationsprobe durch Injektion von 5 bis 10 ml physiologischer Kochsalzlösung intraperitoneal durch die Veress-Nadel, die nicht rückläufig aspiriert werden können,
– leichtes Einströmen des Gases.

Die **Insufflation des Gases** zur Herstellung des Pneumoperitoneum erfolgt unter Verwendung von CO_2-Gas, das mit einem automatischen Pneumoperitoneumgerät[3] in einer Gesamtmenge von etwa 2 l bis zu einem Maximaldruck von 12 mm Hg (1,6 kPa) intraperitoneal appliziert wird.

Ist die Veress-Nadel entfernt, so folgt das

Einführen des Trokars

---

[1] Uterus-Elevator nach Wadia: Fa. Storz, Nr. 26169 H.
[2] Pneumoperitoneum-Kanüle nach Veress: Fa. Storz, Nr. 26120 JL, 120 cm lang.
[3] Automatisches Pneumoperitoneum-Gerät nach Semm: Fa. Storz, Nr. 26020 S.

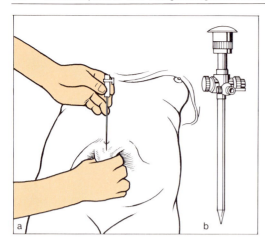

Abb. 1   Laparoskopie.
a) Einführen des Trokars von einem kleinen subumbilikalen Querschnitt aus nach Anlegen des Pneumoperitoneum unter Anheben der Bauchdecken im Bereich des Unterbauches
b) Trokar

(Abb. 1) durch den subumbilikalen Schnitt. Hierzu werden die Bauchdecken erneut breitflächig angehoben. Der Trokar[4] wird unter leicht bohrenden Bewegungen wiederum in Richtung auf das kleine Becken, also schräg nach kaudal, in die Bauchhöhle vorgeschoben. Das Erreichen der durch das Pneumoperitoneum ausgedehnten Peritonealhöhle wird an dem hörbaren Ausströmen des Gases erkannt. Nun kann das Laparoskop durch den Trokar eingeführt werden.

Die

primäre Inspektion des Abdominalraumes

(Abb. 2) soll systematisch nach einem bestimmten Schema erfolgen. Es wird zunächst das innere Genitale einschließlich der Wände des kleinen Beckens, der Harnblase und des Douglas-Raumes besichtigt, um anschließend auch das Zäkum einschließlich der Appendix sowie den Mittel- oder Oberbauch zu kontrollieren. Die Inspektion des Genitale wird durch Anheben des zuvor gelegten Uteruselevators (s. o.) erleichtert. Wird mit seiner Hilfe der Uterus hin- und herbewegt und evtl. zusätzlich der Uterus oder auch die Adnexe mit einem Taststab[5] oder einer Faßzange[6] angehoben, so gelingt so gut wie immer eine vollständige Überprüfung der Genitalorgane einschließlich des sie überziehenden bzw. umgebenden viszeralen und parietalen Peritoneum.

Über die

operative Laparoskopie

wird in den entsprechenden Kapiteln dieses Buches berichtet. Operative Eingriffe mittels des laparoskopischen Vorgehens haben in den letzten Jahren eine deutliche Ausweitung erfahren, wie dies u. a. die operative Behandlung der Extrauteringravidität, die Beseitigung tubarer Ursachen einer Sterilität, aber auch die laparoskopische Myomabtragung und Appendektomie erkennen lassen. Der Vorteil des Verzichtes auf eine Laparotomie muß im Einzelfall mit den in Kauf genommenen längeren Operationszeiten und einer evtl. erschwerten Blutstillung oder Wundversorgung verglichen werden.

Für die operative Laparoskopie wird, sofern die erforderlichen Maßnahmen nicht durch den Arbeitskanal des Operationslaparoskopes ausgeführt werden können, ein

zweiter Einstich zum Einführen von Zusatzinstrumenten

erforderlich. Er erfolgt unter Verwendung des Trokars „unter Sicht von innen", um Verletzungen adhäsiver Organe, bei einem seitlichen Einstich aber auch der epigastrischen und iliakalen Gefäße zu vermeiden. Am sichersten und aus kosmetischen Gründen vorteilhaft ist es, den zweiten Einstich in der Mittellinie an der oberen Begrenzung der Schambehaarung zu wählen (FRANGENHEIM). Andere Operateure bevorzugen die Region des rechten oder linken Unterbauches, u. a. in Abhängigkeit von dem geplanten Eingriff. In jedem Fall ist es vorteilhaft, sich für die Inzision der Haut der „Trans-

---

4   Trokar zur Laparoskopie: Fa. Storz, Durchmesser 7 mm (26031 GP), 9 mm (26020 GP), 11 mm (26020 AA) und 12 mm (26020 AR).

5   Taststab: Fa. Storz, Nr. 26178 T.
6   Faßzange nach Semm: Fa. Storz, Nr. 26178 FB.

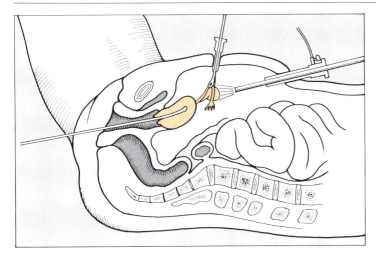

Abb. 2 Laparoskopie. Das Laparoskop ist durch die Trokarhülse in die Bauchhöhle eingeführt. Suprasymphysär ist von einem 2. Einstich aus die Faßzange bis zu den Adnexen vorgeschoben. Der Uterus ist mittels einer Uterussonde eleviert

illuminationsmethode" zu bedienen: Das bereits eingeführte Laparoskop wird durch Senken des Griffes mit der Spitze von innen gegen die geplante 2. Einstichstelle gepreßt, so daß im durchscheinenden Licht evtl. gefährdete Gefäße oder Organanteile erkannt werden können.

Für das

Ablassen des Pneumoperitoneum und den Wundverschluß

wird die Patientin wieder in die horizontale Lage gebracht. Ist das Laparoskop entfernt, so wird mittels eines kurzen Metallstabes das Ventil im Trokar geöffnet. So kann das Gas über den Trokar entweichen. Bei einer sich ergebenden Notwendigkeit zur Fortsetzung des Eingriffes durch die Laparotomie ist es günstig, auf das Ablassen des Pneumoperitoneum zu verzichten, da dies die Eröffnung der Bauchdecken erleichtert. Die Wunde wird mit Hautklammern verschlossen.

Bei adipösen Patientinnen, aber auch bei vorausgegangenen Laparotomien bzw. mehrfachen Laparoskopien muß die Gefahr der Verletzung von Organen, insbesondere von Darmschlingen, die an der vorderen Bauchwand adhärent sind, höher eingeschätzt werden. Da indessen heute gerade bei diesen Patientinnen angestrebt wird, intraperitoneale diagnostische und therapeutische Maßnahmen durch die Laparoskopie vorzunehmen (SEMM), ist es bei erschwerten lokalen Operationsbedingungen angezeigt, sich einer der folgenden Methoden zu bedienen:

- offene Laparoskopie,
- primäres Anlegen des Pneumoperitoneum durch Douglas-Punktion,
- sichtkontrollierte Peritoneumperforation.

Die

offene Laparoskopie

ist von HASSON und später von KÖNIG und KLAPP u. Mitarb. empfohlen worden. Das Prinzip besteht in der subumbilikalen Minilaparotomie (Abb. 3), bei der die Bauchdecken am unteren Rand der Nabelgrube 2 cm breit eröffnet werden. Nach der Darstellung der weißen Faszie durch Auseinanderdrängen der Haut und des subkutanen Gewebes mittels ein- oder zweizinkiger Wundhäkchen[7] wird am oberen und unteren Faszienwundwinkel ein resorbierbarer Haltefaden (z. B. Vicryl: Nr. 0 = metr. 4) ungeknotet gelegt und mit je einer Fadenklemme bewehrt. Mit einer stumpfen Klemme kann nun die inzidierte Faszie gespreizt werden, bis das Peritoneum ausreichend freigelegt ist. Jetzt kann es unter Sicht inzidiert werden. Der Trokar für die offene Laparoskopie[8] ist mit einem

---

[7] Ein- bzw. zweizinkiges Trachealhäkchen scharf: Aesc. Nr.: BT 121 und 122; stumpf: Aesc. Nr.: BT 127.
[8] Trokar für offene Laparoskopie: Fa. Storz, Nr. 26031 GO.

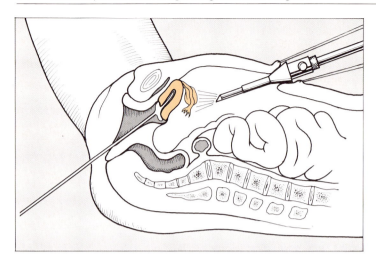

Abb. 3 Open laparoscopy nach Hasson. Die durch subumbilikale Minilaparotomie dargestellten Faszienränder sind eleviert. Auf diese Weise wird eine ausreichende Abdichtung gegen den konusartigen Ansatz an der Trokarhülse erreicht.

Konus und doppelseitiger Fadenhalterung versehen; in letztere werden die angehobenen Faszienfäden hineingenommen, wodurch die Wunde gegen den Trokar abgedichtet wird. Die Herstellung des Pneumoperitoneum kann nun wie gewohnt vorgenommen werden. Zum Verschluß der Bauchdecken nach Beendigung des intraperitonealen Eingriffes werden die Haltefäden vom Trokar gelöst, das Instrument entfernt, das Pneumoperitoneum abgelassen und die Haltefäden verknotet. Die Hautversorgung erfolgt wiederum mittels Klammern.

Eine weitere Methode zur Verringerung der Verletzungsgefahr an den inneren Organen haben insbesondere für adipöse Patientinnen BURMUCIC u. KÖMETTER in Form des

primären Anlegens des Pneumoperitoneum durch Douglas-Punktion

empfohlen. Nach der Lagerung für den primär vaginalen Eingriff in Steinschnittlage, der Darstellung der Portio mittels Spekula und dem Anhaken der hinteren Muttermundslippe mit ein oder zwei Kugelzangen kann die Grenze zwischen festhaftendem Portioepithel und beweglicher Vaginalhaut durch Anheben mittels einer chirurgischen Pinzette gut erkannt werden (Abb. 41, S. 52). Dicht oberhalb dieser Grenze wird die Veress-Nadel eingestochen und bis zum Douglas-Raum vorgeschoben. Die Kontrolle des intraperitonealen Sitzes der Nadelspitze erfolgt methodisch gleich wie bei der subumbilikalen Punktion. Zusätzlich wird das Entstehen des Pneumoperitoneum perkutorisch von den Bauchdecken aus überprüft. Nun kann die Laparoskopie von einem subumbilikalen Querschnitt aus – bei adipösen Patientinnen evtl. in Form der offenen Laparoskopie – durchgeführt werden.

Die gegebene Problematik, insbesondere bei voroperierten Patientinnen mit dem Verdacht auf adhäsive Darmschlingen im Punktionsbereich, hat SEMM zur Empfehlung der

sichtkontrollierten Peritoneumperforation

veranlaßt. Voraussetzung ist die Verwendung einer Trokarhülse mit elliptisch geformter Öffnung. Die kaudale Nabelgrube wird longitudinal gespalten. Nun wird der Trokar mit einer 5-mm-Optik-Trokarhülse fast flach durch die Hautinzision bis in die Muskulatur vorgeschoben. Nach dem Herausziehen des Trokars wird die Gaszufuhr geöffnet und das Laparoskop in die Trokarhülse eingeführt. Die erkennbare Muskelschicht wird unter Sicht durch drehende Bewegung bis zu der weißen Faszie und dann bis zum glänzenden Peritoneum vorgeschoben. Erkennt man dahinter einen dunklen Raum, so fehlen Verwachsungen: Das Peritoneum kann mit der Optik-Trokarhülse perforiert werden. Wird indessen nach der Passage der Muskulatur ein weißes, das Licht reflektierendes Peritoneum erkannt, so ist mit Organadhäsionen zu rechnen. In diesen Fällen muß die Trokarhülse zwischen Muskulatur und Peritoneum so weit zur Seite vorgeschoben werden, bis der dunkle Raum unter dem Peritoneum erkennbar ist. An dieser Stelle kann nun das Peritoneum perforiert werden. SEMM nennt dieses Vorgehen auch das „Z-Stich-Verfahren".

Douglasoskopie und Kuldoskopie

Bei diesem Verfahren handelt es sich um eine Laparoskopie (Pelviskopie) über einen vaginalen Zugang (MAJEWSKI). Die methodischen Variationen zur Vermeidung von Perforationen adhäsiver Darmschlingen bei der vom Abdomen aus vorgenommenen Laparoskopie haben dieses diagnostische Vorgehen an Bedeutung verlieren lassen. Die *Lagerung der Patientin* erfolgt in Steinschnitt- bzw. Knie-Brust-Lagerung, wobei letztere insbesondere bei der Verwendung einer Allgemeinanästhesie Nachteile hat. Nach sorgfältiger Desinfektion der Vulva und der Vagina wird die hintere Muttermundslippe am besten mit zwei paramedian angesetzten Kugelzangen gefaßt, um auf diese Weise das hintere Scheidengewölbe darzustellen. Das Anlegen des Pneumoperitoneum entspricht in seiner Technik dem auf S. 71 dargestellten Vorgehen. Anschließend wird die Veress-Nadel durch den Trokar ersetzt. Nach Abschluß der Laparoskopie wird das Pneumoperitoneum abgelassen und das Instrumentarium entfernt. Eine Versorgung der Vaginalwunde erübrigt sich, sofern diese nicht blutet.

Über die

Colpocoeliotomia posterior

zur Inspektion der Adnexe und auch zur Vornahme operativer Eingriffe wie etwa einer Tubenkoagulation im Rahmen einer uteruserhaltenden Deszensusoperation wird auf S. 53 berichtet (HAERING u. Mitarb.).

Hysteroskopie

Die Hysteroskopie, die optische Kontrolle des Cavum uteri, ist die älteste endoskopische Untersuchungsmethode unseres Faches (BOZZINI 1805). Nachdem sie sich durch 1 1/2 Jahrhunderte vor allem wegen der mangelhaften Darstellbarkeit des spaltförmigen uterinen Hohlraumes nicht durchsetzen konnte, hat erst 1970 das von LINDEMANN entwickelte CO_2-Hysteroskop diagnostische Bedeutung erlangt. Das Verfahren kommt heute im wesentlichen mit den folgenden *Indikationen* zur Anwendung (LINDEMANN, LÜBKE, HEPP u. ROLL, NEUWIRTH u. AMIN, WARMSTEKER, NEUBÜSER u. Mitarb., COHEN u. DMOWSKI, u.a.):

- Diagnostik bei dem Verdacht auf intrauterine Ursachen von Menstruationsstörungen,
- Diagnostik bei Verdacht auf intrauterine Sterilitätsursachen,
- gezielte Biopsie bei Verdacht auf ein Korpuskarzinom,
- Suche nach einem Intrauterinpessar,
- therapeutische Eingriffe im Cavum uteri.

Es ist dabei wie bei der Laparoskopie zwischen der unter diagnostischen Gesichtspunkten und der zur Therapie vorgenommenen Hysteroskopie zu unterscheiden.

Nach der Desinfektion der Vulva und der Vagina erfolgt – am einfachsten in Parazervikalanästhesie – und nach Dilatation der Zervix mit Hegar-Stiften bis zu Nr. 7 das

Einführen des Hysteroskopes[9]

in das Cavum uteri (Abb. 4). Der Adapter wird mit einem Unterdruck von 200–300 mmHg an der Portio fixiert. Zur *Entfaltung des Cavum uteri* wird CO_2-Gas, von einigen bevorzugt 29%ige Dextran-70-Lösung, verwandt. Der Gasflow soll 40–60 ml/min betragen, wobei sich der Hysteroflator 1000 S der Fa. Wiest bewährt

---

9 Zum Beispiel Kontakt-Mikrohysteroskop I (Fa. Storz, Nr. 26 156 B), bzw. Operationshysteroskop nach Lindemann (Fa. Storz, Nr. 26165 A und 27015 B).

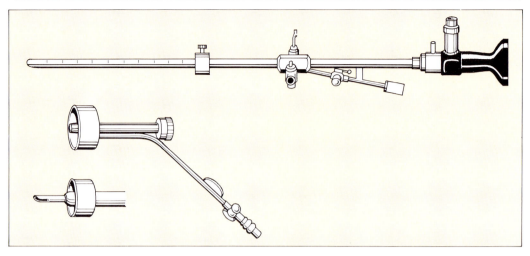

Abb. 4   Operations-Hysteroskop mit Portioadapter nach Lindemann: Fa. Storz, Nr. 27015 B und 26165 A

hat. Zur Betrachtung des Uteruskavum wird Kaltlicht verwendet. Störendes Blut oder Schleim wird über den Arbeitskanal des Hysteroskopes abgesaugt oder herausgespült. Zur

Inspektion des Cavum uteri

dient eine 30°-Vorausblickoptik. Durch langsames Vorschieben und seitliche Drehungen kann das gesamte Endometrium abgesucht werden, bis seitlich des Fundus die beiden Tubenwinkel zur Darstellung kommen. Zur Identifizierung von makroskopisch nicht sicher beurteilbaren Veränderungen kann die *Mikrohysteroskopie* mit einer bis 150fachen Vergrößerungsmöglichkeit herangezogen werden.

Die

operative Hysteroskopie

erfordert eine Reihe hysteroskopischer Operationsinstrumente wie Probeexzisionszange, Faßzangen, flexible Scheren und Koagulationselektroden (Fa. Storz, Tuttlingen). Die wesentlichen *Eingriffe*, die unter hysteroskopischen Bedingungen vorgenommen werden, sind:

– *Resektion von Synechien (Asherman-Syndrom):* Während schleierförmige Verwachsungen zumeist allein durch das Vorschieben des Instrumentes zu beseitigen sind, wird eine notwendige Resektion beim Asherman-Syndrom vom Grad III oder IV mit der flexiblen Schere vorgenommen.

– *Abtragung eines Uterusseptum:* Je nach Gewebereichtum ist die Durchtrennung mit der Schere oder die Abtragung mit der Probeexzisionszange notwendig. Bei einem gleichzeitig bestehenden laparoskopisch erkannten Uterus bicornis erfolgt die Septumresektion indessen besser im Rahmen der Metroplastik.

– *Resektion kleinerer submuköser Myome:* Sie werden mit der Schere im Bereich des Stieles oder auch mit der Probeexzisionszange nach und nach abgetragen (NEUWIRTH u. AMIN).

– *Entfernung einer Intrauterinspirale:* Bei nicht zu tiefer Penetration in das Myometrium kann sie mit der Faßzange extrahiert werden.

– *Sterilisation:* Die hysteroskopische Unterbrechung der Tubenpassage kann auf zweierlei Weise erfolgen, zum einen durch die Injektion von flüssigem Silikon in die Tubenostien, zum anderen durch die Koagulation der Tubenostien. Beides befindet sich noch im Experimentierstadium und kann wegen der relativ hohen Versagerquote bisher nicht als Routinemethode empfohlen werden (CIBLIS, LINDEMANN, NEUBÜSER u. Mitarb., DARABI u. RICHARDT).

Nach der Beendigung des Eingriffes werden Blutungen durch die Koagulation gestillt. Während des Herausziehens des Intrumentes kann der Zervikalkanal inspiziert werden.

Pertubation, Persufflation und Hysterosalpingographie

Die Pertubation und die Hysterosalpingographie stellen im wesentlichen diagnostische Methoden dar, die der *Kontrolle der Tubendurchgängigkeit* dienen. Sie werden damit im Rahmen der Sterilitätsdiagnostik eingesetzt, wenn sie hier heute auch weitgehend durch die diagnostische Laparoskopie verdrängt worden sind. Letztere bietet vor allem den Vorteil, daß nicht nur das Lumen der Tube, sondern auch peritubare Veränderungen, die den Eintritt einer Schwangerschaft verhindern oder beeinträchtigen, erkannt werden können.

Die Einfachheit der Methode verleitet immer wieder zu einer unzureichenden Beachtung der **Vorbedingungen:** Sie müssen in dem Ausschluß vaginaler, uteriner bzw. tubarer entzündlicher Vorgänge und auch der Einhaltung der zeitlichen Voraussetzung mit der Vornahme des Eingriffes zwischen dem 8. und 12. Zyklustag bestehen, letzteres, um nicht eine Frühschwangerschaft zu gefährden.

Als **Geräte** finden Verwendung:

– *Portioadapter nach Fikentscher und Semm* (Abb. 5): Der Adapter wird an der Portio angesaugt. In Kombination mit einem Pertubationsgerät mit Durchflußanzeige und kymographischer Registrierung der Druckschwankungen (Fa. Wisap, München) gelingt

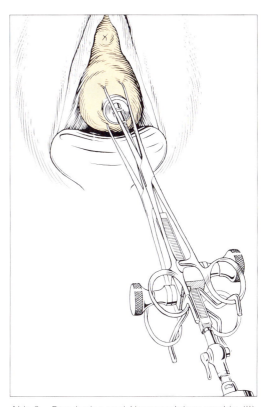

Abb. 6 Pertubation und Hysterosalpingographie (II). Hysterosalpingographie-Besteck nach G.K.F. Schulze. Das Salpingographiebesteck ist mit zwei Kugelzangen an der Portio fixiert. Über die aufgesetzte Injektionsspritze kann Kohlensäure, eine Spülflüssigkeit oder ein Röntgenkontrastmittel injiziert werden

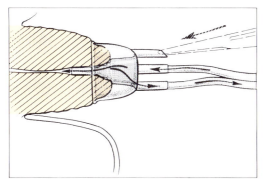

Abb. 5 Pertubation und Hysterosalpingographie (I). Portioadapter nach Fikentscher und Semm. Der Adapter wird am oberen Ansatzstück mit einer Klemme gefaßt und vor die Portio gebracht. Das Ansaugen erfolgt über den unteren Schlauch. Jetzt kann die Pertubation bzw. Persufflation über den mittleren Schlauch vorgenommen werden

es, auch eine erschwerte Tubendurchgängigkeit zu erkennen.

– *Schulze-Hysterosalpingographie-Besteck* (Abb. 6): Dieses von G.K.F. SCHULZE entwickelte Gerät besitzt zur Anpassung an unterschiedliche Portiones die Möglichkeit, den Konus auszuwechseln[10].

Die **Fixierung der Geräte** an der Portio erfolgt entweder durch das Ansaugen mittels eines Vakuums von 0,8–0,9 kg/cm² oder – beim Schulze-Gerät – durch zwei an der Portio angesetzte Kugelzangen (Abb. 6).

---

10 Salpingograph nach Schulze: Aesc. Nr.: ER 820 C.

Zur **Kontrolle der Tubendurchgängigkeit** steht bei Verwendung der genannten Geräte zum einen die

Pertubation

zur Verfügung. Als Gas wird Kohlensäure verwendet, um die Möglichkeit des Auftretens einer Luftembolie sicher auszuschalten. Das bereits erwähnte Pertubationsgerät nach Fikentscher und Semm erlaubt eine genaue Dosierung der zu verwendenden Druckwerte von 50–300 mm Hg. Abgesehen von dem Ergebnis der abdominalen stethoskopischen Kontrolle, die bei Durchgängigkeit blasende Geräusche im Bereich des Unterbauches hören läßt, können aus dem Verlauf der Druckkurve Rückschlüsse auf Art und Lokalisation eines vorhandenen Tubenverschlusses gezogen werden.

Die therapeutische Anwendung der

Hydropertubation

versucht, Tubenverschlüsse zu lösen bzw. ihre postoperative Entstehung, etwa nach rekonstruierenden Eingriffen an der Tube, zu verhindern. Der Spülflüssigkeit in Form einer physiologischen Kochsalzlösung können Medikamente (Antibiotika, Kortison, α-Chymotrypsin oder Varidase) zugesetzt werden. *Diagnostisch* hat die Hydropertubation unter Zusatz von Farbstofflösungen im Rahmen der retrograden Durchgängigkeitsprüfung bei gleichzeitiger laparoskopischer Betrachtung der Fimbrienenden an Bedeutung gewonnen.

Der Technik der Hydropertubation entspricht die

Hysterosalpingographie.

Bei ihr wird lediglich die Spülflüssigkeit durch ein Röntgenkontrastmittel ersetzt, das retrograd injiziert wird. Unter Verwendung eines Bildwandlers können Veränderungen der Form des Cavum uteri (Fehlbildungen, submuköse Myome, Synechien) und Passagestörungen der Tuben erkannt und im Gegensatz zur Pertubation und Laparoskopie auch lokalisiert werden. Der *Nachteil* der Hysterosalpingographie besteht neben der Irritation der Tubenschleimhaut durch das Kontrastmittel vor allem darin, daß sich peritubare Verwachsungen, die eine wichtige Sterilitätsursache darstellen, der Diagnose entziehen.

Fehler und Gefahren

Die im vorstehenden dargestellten diagnostischen Methoden stellen ohne Ausnahme intraabdominale Eingriffe dar. Sie beinhalten damit auch die mit ihnen einhergehenden Gefahren, insbesondere die der Organverletzung und der postoperativen, durch Keimaszension entstehenden Infektionen, was sich besonders bei Patientinnen mit bestehendem, aber nicht erfülltem Kinderwunsch prognostisch zusätzlich ungünstig auszuwirken vermag.

Der Rat zur Vorsicht und zur Zurückhaltung hat deshalb bereits bei der **Indikationsstellung** zu beginnen. Tubendurchgängigkeitsprüfungen dürfen nur nach der Ausschöpfung aller diagnostischen Maßnahmen, die der Erkennung anderer Sterilitätsursachen dienen, vorgenommen werden.

Weiterhin muß die **Beachtung der Vorbedingungen** in jedem Einzelfall sichergestellt sein. Hierzu gehören sowohl der Ausschluß lokaler vaginaler, uteriner und auch tubarer Infektionen als

Tabelle 1 Lebensbedrohliche Komplikationen bei der Pelviskopie (Laparoskopie) (Universitätsfrauenklinik Kiel: Umfrage bei 310 Kliniken 1983–1985, n = 207823 Pelviskopien)

Unter 207823 Pelviskopien traten auf:
- schwere Komplikationen: 2,06‰
- notwendige Laparotomien: 1,7‰

Art und Anteil schwerer Komplikationen:
- Verletzungen von Intestinalorganen: 38,8%
- Punktion großer Gefäße: 23,3%
- Verbrennungen (Darm, Blase, Ureter): 15,2%
- andere Verletzungen (z.B. intraabdominale Blutungen): 23,5%

Letalität 0,029‰

(6 Todesfälle: 2 Anästhesiekomplikationen, 2 Peritonitiden nach Darmverletzung, 2 Gefäßverletzungen)

auch die Einhaltung der Sterilität im Verlauf des Eingriffes. Die zeitliche Indikationsstellung muß ausschließen, daß Sterilitätsuntersuchungen bei bereits bestehender Gravidität vorgenommen werden. Sie sollten bei regelmäßigem Zyklus in die erste Zyklushälfte, evtl. aber auch in die Zeit nach vorausgegangener Schwangerschaftsdiagnostik (β-HCG-Kontrollen, Basaltemperatur usw.) verlegt werden.

Von besonderem Interesse sind die **Komplikationen bei der Laparoskopie** (Tab. 1). Sie sollten insbesondere bei geplanten ambulanten Eingriffen Beachtung finden: Unter den Bedingungen einer Sprechstunde sind sie oftmals nicht zu beherrschen! Dies gilt insbesondere für Verletzungen großer Beckengefäße. In wiederholt erstellten Sammelstatistiken werden für die wichtigsten, die Patientin in ihrer Gesundheit oder auch in ihrem Leben bedrohenden Komplikationen die folgenden Frequenzen genannt (FRANGENHEIM, KOMORGEN u. Mitarb., RIEDEL u. Mitarb., SEMM, LINDEMANN u. Mitarb, LÜSCHER u. Mitarb.):

– Emphysem der Bauchdecken: ca 4–6%,
– Läsionen großer Gefäße und des Darmes: ca. 1‰,
– notwendige Laparotomien: 2–3‰,
– Letalität: ca. 1:10000.

Für die **retrograden diagnostischen Methoden** zur Kontrolle des Cavum uteri durch die Hysteroskopie bzw. der Tuben durch die Pertubation bzw. Hysterosalpingographie müssen ähnliche Vorbedingungen gelten. Bei der Hysteroskopie, aber auch bei der Hysterosalpingographie darf die Gefahr der Uterusperforation nicht unterschätzt werden. Bei dem Verdacht auf eine Perforation im Rahmen einer Hysteroskopie sind eine Füllung des Kavums mit einem Röntgenkontrastmittel mit anschließender Röntgenaufnahme im Sinne einer Hysterographie oder auch die Laparoskopie angezeigt.

Eine Verbesserung der Ergebnisse sowohl bei der diagnostischen als auch bei der therapeutischen Laparoskopie ist zu erwarten, wenn dem Assistenten mehr als bisher die Möglichkeit gegeben wird, die Technik an einem „Pelvi-Trainer" zu erlernen (SEMM).

Literatur

Burmucic, R., R. Kömetter: Die Laparoskopie bei der adipösen Frau. Geburtsh. u. Frauenheilk. 40 (1980) 1006

Cibils, L.A.: Permanent sterilization by hysteroscop cauterization. Amer. J. Obstet. Gynecol. 121 (1975) 513

Clyman, M.J.: Operative culdoscopy. Obstet. and Gynecol. 32 (1968) 840

Cohen, M.R., W.P. Dmowski: Modern hysteroscopy: diagnostic and therapeutic potential. Fertil. and Steril. 24 (1973) 905

Darabi, K.F., R.M. Richardt: Collaborative study on hysteroscopic sterilization procedures. Obstet. and Gynecol. 49 (1977) 48

Frangenheim, H.: Die Tubensterilisierung unter Sicht mit dem Laparoskop. Neue Technik und Erfahrungsbericht. Geburtsh. u. Frauenheilk. 31 (1971) 622

Frangenheim, H.: Tubensterilisation unter Sicht mit dem Laparoskop. Neue Techniken mittels Tantalum-Clips. Geburtsh. u. Frauenheilk. 33 (1973) 967

Frangenheim, H.: Die Laparoskopie in der Gynäkologie, Chirurgie und Pädiatrie, 3. Aufl. Thieme, Stuttgart 1977

Frangenheim, H.: Umfrage: Risiken der gynäkologischen Laparoskopie. Gynäkol. Prax. 9 (1985) 511

Haering, M., W. Boden, D. Kossmann: Die Colpocoeliotomia posterior als diagnostischer und therapeutischer Eingriff. Geburtsh. und Frauenheilk. 32 (1972) 304

Hepp, H., H. Roll: Die Hysteroskopie. Gynäkologe 7 (1974) 166

Klapp, J., V. Heyl, F. Mueller: Die offene Laparoskopie bei Risikopatientinnen. Geburtsh. u. Frauenheilk. 48 (1988) 615

Kolmorgen, K., G. Seidenschnur, W. Panzer: Analyse von 35013 gynäkologischen Laparoskopien (DDR-Umfrage). Zbl. Gynäkol. 108 (1986) 355 und 371

König, U.D.: Die offene Pelviskopie. Ein Beitrag zur Erhöhung der Sicherheit bei der Pelviskopie. Gynäkologe 15 (1982) 30

Lindemann, H.-J.: Eine neue Untersuchungsmethode für die Hysteroskopie. Endoscopy 3 (1971) 194

Lindemann, H.-J.: Historical aspects of hysteroscopy. Fertil. and Steril. 24 (1973) 230

Lindemann, H.-J., J. Mohr: Ergebnisse von 274 transuterinen Tubensterilisationen per Hysteroskop. Geburtsh. u. Frauenheilk. 34 (1974) 775

Lindemann, H.-J.: Die Sterilisationsmethoden bei der Frau, Möglichkeiten der hysteroskopischen Sterilisation. Münch. med. Wschr. 118 (1976) 903

Lindemann, H.-J., A. Gallinat: Physikalische und physiologische Grundlagen der CO_2-Hysteroskopie. Geburtsh. u. Frauenheilk. 36 (1976) 729

Lindemann, H.-J., J. Mohr: CO_2-hysteroscopy: diagnosis and treatment. Amer. J. Obstet. Gynecol. 134 (1976) 129

Lindemann, H.-J., R.-P. Lueken, A. Gallinat: Erfahrungen mit 3120 klinisch-ambulanten laparoskopischen Tubensterilisationen. Geburtsh. u. Frauenheilk. 41 (1981) 500

Lübke, F.: Über den diagnostischen Wert der Hysteroskopie. Arch. Gynäkol. 219 (1975) 255

Lueken, R.P., A. Gallinat, H.-J. Lindemann: Hysteroskopische Untersuchungen nach Aspirations- und instrumenteller Curettage für den Schwangerschaftsabbruch. Geburtsh. u. Frauenheilk. 37 (1977) 776

Lüscher, K.P., J. Schneitter, J. Benz, E. Hochuli, M. Litschgi, W.K. Marti: Die Laparoskopie in Gynäkologie und Geburtshilfe. Geburtsh. u. Frauenheilk. 47 (1987) 293

Majewski, A.: Die Douglasskopie. Arch. Gynäkol. 207 (1969)

Neubüser, D., P. Bosselmann: Erfahrungen über die hysteroskopische Tubensterilisation mit der Hochfrequenz- und Thermomethode. Geburtsh. u. Frauenheilk. 37 (1977) 809

Neuwirth, R.S., H.K. Amin: Excision of submucous fibroids with hysteroscopic control. Amer. J. Obstet. Gynecol. 126 (1976) 95

Raatz, D.: Die präoperative Laparoskopie zur Festlegung des Operationsweges. Geburtsh. u. Frauenheilk. 45 (1985) 898

Riedel, H.-H., P. Conrad, K. Semm: Die Entwicklung der Pelviskopie in der Bundesrepublik Deutschland – eine Übersicht der Jahre 1978–1982. Ber. Gynäkol. Geburtsh. 120 (1984) 496

Schulze, G.: Zur Technik und Klinik der gynäkologischen Laparoskopie. Zbl. Gynäkol. 104 (1982) 797

Seewald, H.J., R. Holtzhauer, E. Zschoche, M. Kulhavy: Klinische und hysterosalpingographische Befunde nach Interruptio. Zbl. Gynäkol. 95 (1973) 710

Semm, K.: Statistischer Überblick über die Bauchspiegelung in der Frauenheilkunde bis 1977 in der Bundesrepublik Deutschland. Geburtsh. u. Frauenheilk. 39 (1979) 537

Semm, K.: Pelvi-Trainer, ein Übungsgerät für die operative Pelviskopie zum Erlernen endoskopischer Ligaturen und Nahttechniken. Geburtsh. u. Frauenheilk. 46 (1986) 60

Semm, K.: Sichtkontrollierte Peritoneumperforation zur operativen Pelviskopie. Geburtsh. u. Frauenheilk. 48 (1988) 436

Warmsteker, K.: Operative Hysteroskopie. Gyne 8 (1984) 6

Operative Behandlung von Erkrankungen der weiblichen Brust

U. Lorenz und H. K. Weitzel

Allgemeines, Therapiewahl, Aufklärung

Dem operativ tätigen Gynäkologen wird in der Regel eine Patientin zur Probeexzision aus der Brust, also zum Ausschluß oder zur Verifizierung und angemessenen Behandlung eines Brustkrebses, vom niedergelassenen Allgemeinarzt bzw. Frauenarzt zugewiesen. Oft ist dabei die Patientin noch im unklaren über die Diagnose und die Konsequenzen. Dem Operateur, der die Probeexzision durchzuführen hat, obliegt daher die Aufgabe der *Aufklärung* über die Art der *Erkrankung*, die *operative*, in der Regel massiv in das Körperbild der Patientin eingreifende *Therapie, die Nachbehandlungsformen* und die *Prognose*. Er steht dabei in aller Regel unter einem gewissen Zeitdruck. Einerseits eilt der Eingriff; andererseits läßt der Entscheidungsdruck der betroffenen Patientin und dem verantwortlichen Arzt keinen großen zeitlichen Spielraum. Um so verantwortlicher und sorgfältiger muß das Gespräch geführt werden, ohne die Patientin in eine bestimmte Entscheidungsrichtung zu drängen.

Die **Synopsis,** die alle *Vorbefunde* und den eigenen *Untersuchungsbefund*, die *Mammographie* und eventuell *Ultraschallbilder* einzuschließen hat, bestimmt das weitere Vorgehen. Die Patientin, die sich in ihren Ängsten dem betreffenden Arzt anvertraut, hat ein Recht darauf, bei ihm umfassende Kenntnisse zur adäquaten Behandlung ihres Leidens vorauszusetzen.

Aus diesem selbstverständlichen Recht der Patientin erwächst dem behandelnden Arzt die Verpflichtung, nicht nur den diagnostischen Eingriff nach den Regeln der Kunst vornehmen zu können, sondern auch alle derzeit anerkannten Therapiemodalitäten zu *kennen*, zu werten und idealerweise auch zu beherrschen. Ist letzteres nicht der Fall, muß der erste zur Behandlung beauftragte Arzt in der Lage sein, Kollegen zu benennen, die eine Weiterbehandlung übernehmen können. Er muß der Patientin ohne Rücksicht auf die eigene Person eine Überweisung dorthin ermöglichen, sogar anraten.

Therapiewahl: Angesichts der schwierigen Prognosebeurteilung des Mammakarzinoms, bei dem die Primärbehandlung am endgültigen Verlauf und Ausgang der Erkrankung oft wenig zu ändern vermag und die interkurrenten Maßnahmen lediglich palliativen bzw. erleichternden Charakter haben, müssen diese in optimaler Form, d. h. so wenig mutilierend wie möglich,

---

Tabelle 1   Operatives Vorgehen und Ablauf der Operation

1. **Probeexzision** (diagnostische Abklärung)
2. **Schnittführung**
3. **Schnellschnittuntersuchung**
4. **Konsequenz aus dem histologischen Ergebnis**
    – bei gutartigem Tumor
    – bei präinvasivem Tumor
    – bei kleinem/großem invasivem Tumor
    – bei kleinem Tumor und klinisch suspekten axillaren Lymphknoten
    – bei großem Tumor und klinisch suspekten axillaren Lymphknoten
    – bei nicht tastbarem Befund (z. B. Verdichtung mit/ohne Mikrokalzifikate)
    – bei beidseitig mammographisch suspekten Befunden
    – bei kleinem/großem tastbarem Tumor ohne palpable axillare Lymphknoten
    – bei allen genannten Varianten des Lokalbefundes in hohem/niedrigem Alter der Patientin in der Prä- bzw. Postmenopause

aber genügend radikal („lokale Beherrschung des Tumorgeschehens"), durchgeführt werden.

Im Rahmen der *Aufnahmeuntersuchung* und des anschließenden ausführlichen *Aufklärungsgespräches* sind demnach viele Möglichkeiten zu bedenken und mit der Patientin zu besprechen (Tab. 1).

Da aber die *Diagnosesicherung* erst durch die histologische Untersuchung des exzidierten Gewebes erfolgen kann (entweder durch Schnellschnitt [Gefrierschnitt-Untersuchung], Zeitbedarf: ca. 20 Minuten, oder Paraffinschnitt, Zeitbedarf: 2 Tage), läuft die

Aufklärung

häufig darauf hinaus, daß mit der Patientin von „nichts" bis „alles" einschließlich der simultanen Einleitung von Rekonstruktionsmaßnahmen besprochen werden muß und all diese Eingriffe, insbesondere letztgenannte, der Patientin oft noch unbekannt, überraschend und in der Kürze der Zeit intellektuell oft schwer zu verarbeiten sind. Erfahrung, Sensibilität und die Beherrschung der aktuell etablierten Operationstechniken einschließlich der Wiederherstellungsverfahren fließen in das *erste* und wichtigste *Gespräch mit der Patientin* ein. Hier wird der Grundstein für die patientengerechte, krankheitsgerechte, gegenwarts- und zukunftsangepaßte Diagnostik und Therapie gelegt.

Man muß sich vor Augen halten, daß es nicht damit getan ist, einen Knoten aus der Brust einer Frau zu entfernen, sondern daß der operierende Arzt damit die Aufgabe übernimmt, die ihm anvertraute Patientin in ihrem weiteren Leben mit der Erkrankung „Brustkrebs" zu betreuen, sie wieder zu operieren, wenn dies nötig ist, sie einer aggressiven Chemotherapie zuzuführen, wenn dies – wie häufig – heutzutage notwendig erscheint, sie strahlentherapeutisch behandeln zu lassen, wenn sich dafür die Indikation ergibt und sie auch im Sterben zu begleiten, wenn alle ärztlichen Maßnahmen am Ende versagt haben.

Die Behandlung von Frauen mit Brustkrebs ist eine umfassende, in der die diagnostische Sicherung und die anschließende primäre operative Therapie des Brustkrebses nur einen *Ausschnitt* darstellt. Daß diese nach den Regeln der Kunst durchgeführt werden muß, steht außer Frage.

Dem Operierenden hierbei eine Hilfestellung zu geben, ist Sinn der nachfolgenden Abschnitte über operative Therapie von Erkrankungen der weiblichen Brust.

Aufnahmeuntersuchung und Aufklärungsgespräch

Aufnahmeuntersuchung, Indikationsstellung und Aufklärungsgespräch bilden die Trias, die für die Bildung eines Vertrauensverhältnisses zwischen Patientin und Arzt von entscheidender Bedeutung ist und die Basis für die nachfolgende krankheitsgerichtete operative Therapie darstellt. Gerade Eingriffe im Bereich der weiblichen Brust lösen bei der Patientin unerhörte Ängste aus; äußerste Behutsamkeit sowohl hinsichtlich verbaler Äußerungen als auch der Untersuchungstechnik ist angezeigt.

Die

Anamneseerhebung

kann kurz gehalten werden. Sie hat von Vorwürfen frei zu sein („Warum kommen Sie denn erst jetzt?"). Sie hat sich unüberlegter und ungerechtfertigter Vorwürfe gegenüber Voruntersuchern („Warum hat Sie der Kollege denn nicht schon viel früher geschickt, anstatt nach einem Vierteljahr schon wieder zu mammographieren?") zu enthalten. Die Anamnese dient der Erfassung individueller oder familiärer Risikofaktoren und gibt auch Gelegenheit, sich einen Eindruck über die Persönlichkeit der Patientin zu verschaffen (Ängste, soziales Umfeld, konjugale Situation, Körperbewußtsein, Individualästhetik).

Der

Inspektion

(Hauteinziehungen, Orangenhautphänomen, dem Morbus Paget ähnliche Ulzerationen an der Brustwarze, Tumordurchbruch durch die Haut usw.) folgt die

Tastuntersuchung

(Tumorbeschaffenheit und -größe, Verschieblichkeit, Lokalisation usw.). Zunächst wird die gesunde, danach die erkrankte Brust abgetastet, danach die axillären, supra- und intraklavikulären Lymphabflußgebiete. Während die Patientin sich wieder ankleidet, betrachtet und beurteilt man die Mammographien und Ultraschallbilder.

In die

Indikationsstellung,

die die größte Kunst neben der Durchführung der Operation darstellt, müssen die gesamte Erfahrung, das Können und Wissen des behandelnden Arztes und die individuelle Situation der Patientin eingehen. Die Indikation auch zu „kleinen Eingriffen" an der Brust sollte vom jeweils Erfahrensten gestellt werden, der das gesamte Spektrum der operativen Möglichkeiten ebenso im Kopf hat wie die realistische Einschätzung der Wahrscheinlichkeit von operativen Komplikationen. Nur er kann die Fülle von Fragen, die in die Stellung der Indikation zur Operation einfließen, genügend rasch vor seinem inneren Auge ablaufen lassen und danach mit der notwendigen Sicherheit die Indikation stellen und der Patientin die geplante, notwendige Operation erklären.

Die wichtigsten **Fragen, die in die Indikationsstellung eingehen,** sind:
- Tumor tastbar?
- Tumor gut/schlecht abgrenzbar?
- Tumorgröße?
- Verschieblichkeit des Tumors gegen Haut und Unterlage?
- Tumorsitz: mamillennah/mamillenfern, äußerer/innerer Quadrant, oberhalb/unterhalb der Areola, nahe der Umschlagfalte?
- Wahrscheinlichkeit der Bösartigkeit/Gutartigkeit?
- Hautbeteiligung?
- Tastbarkeit von Lymphknoten: axillar, supra- und infraklavikulär, kontralaterale Axilla?
- Allgemeinzustand der Patientin?
- Alter der Patientin?
- Informationsstand der Patientin?

Zu diesem Zeitpunkt muß der Operateur zu einem Entschluß gelangt sein, der die breit gefächerten, individualisierbaren Möglichkeiten der Behandlung in den Dienst der jeweiligen Patientin stellt; er muß also innerlich die Fragen beantwortet haben, die sich hinsichtlich der *Vorgehensweise* stellen.

Nur die souveräne Indikationsstellung unter Berücksichtigung der eben aufgeführten Erwägungen läßt das jetzt folgende

Aufklärungsgespräch

mit der von der Patientin zu erteilenden *Operationseinwilligung* nicht zu einer Schreckensvision dessen werden, was alles passieren könnte, wenn man den Eingriff durchführt. Die Notwendigkeit der Operation muß außer Frage stehen, die Art der durchzuführenden Operation muß logisch und dem Befund angepaßt sein. Die Alternativen, sofern es welche gibt, sollen der Patientin dargelegt werden, auch ihr Für und Wider, wie es sich dem Operateur darstellt. Der Hinweis auf die Möglichkeit des ein- und zweizeitigen Vorgehens darf ebensowenig unterbleiben wie der Hinweis auf die Möglichkeit, Bedeutung und Verläßlichkeit der Schnellschnittuntersuchung. Gerade das Aufklärungsgespräch dient der Vertrauensbildung zwischen Patientin und Arzt; dieser hat nicht kleinliche medikolegale Erwägungen anzustellen, um sich abzusichern, falls es doch einmal zu einer Komplikation kommt, sondern in *souveräner*, der ärztlichen Kunst angemessener Weise aufzuklären über Risiken, die von der Größe des geplanten Eingriffes abhängen, sowie über Art und Häufigkeit von Komplikationen. Übertriebene Absicherungs- oder Defensivtendenzen im Aufklärungsgespräch schaffen eine unerträgliche Atmosphäre scheinbarer oder gar tatsächlicher Unsicherheit und entziehen dem Arzt-Patienten-Verhältnis viel von der vor Brustoperationen unbedingt notwendigen Vertrauensbasis. Die Aufklärung hat daher klar, eindeutig und angemessen zu erfolgen.

Präoperative Vorbereitung

Außer den jeweils ortsüblichen *Voruntersuchungen* (Allgemeinstatus, EKG, Thoraxröntgenaufnahme, Labor) und der Prämedikationsvisite des Anästhesisten wird lediglich eine Rasur der *Achselhaare* vorgenommen. Gelegentlich empfiehlt sich bei diskreten Tastbefunden oder sehr mobilen Tumoren an der liegenden Patientin die

Anzeichnung des Tumorareals

unter Verwendung eines wasserfesten Stiftes. Wird eine ungewöhnliche Schnittführung gewählt (z. B. Submammarfalte), so sollte diese im Stehen angezeichnet werden. Muß eine Schnittführung über einem atypisch sitzenden Tumor gewählt werden, sollte die Patientin einen Büstenhalter anziehen und die Schnittführung möglichst so gewählt werden, daß die Narbe später verdeckt sein wird. Sind plastische oder rekonstruktive Operationen geplant, so werden am Vorabend an der stehenden Patientin die Vermessungs- und Schnittlinien angezeichnet und der präoperative Situs günstigerweise photographisch dokumentiert (frontal, rechte und linke Seitenansicht). Mit dem Pathologischen Institut ist gegebenenfalls Verbindung aufzunehmen wegen anfallender *Schnellschnitt*-Untersuchungen. Dem Röntgeninstitut sind geplante *präoperative Markierungen* und *intraoperative Präparatradiographien* anzumelden. Die

Lagerung der Patientin

erfolgt auf einem geraden Tisch. Der Arm auf der zu operierenden Seite wird auf einer Schiene im Winkel von etwas weniger als 90° abgespreizt. Für venöse Zugänge der Anästhesie wird der kontralaterale Arm benutzt. Zu starkes Abspreizen des Armes sowie Verschiebungen nach ventral oder vor allen Dingen nach dorsal können Schädigungen des Plexus brachialis zur Folge haben. Die

Desinfektion des Operationsgebietes

erfolgt zunächst mit 70%igem Alkohol, danach mit Braunoderm, vom Zentrum der Brust aus

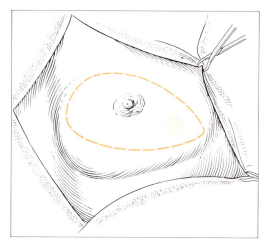

Abb. 1   Abdeckung des Operationsgebietes

zentrifugal; dabei wird bis zum Hals, zur Mitte des Oberarmes, nach kontralateral bis über das Sternum hinweg, nach unten bis etwa zum Nabel abgestrichen. Seitlich unter den Rücken geschobene Tücher saugen überschüssiges Desinfektionsmittel auf. Danach werden die Grenzen des Operationsgebietes mit Papierklebetüchern (Klinidrape 100, Fa. Mölnlyke, Westring 17, 4010 Hilden) abgeklebt. Über diese kommen sterile Operationstücher, die mit Backhaus-Klemmen fixiert werden (Abb. 1).

Die neutrale Elektrode der **Elektrokaustik** wird am Oberschenkel befestigt. Der *Instrumententisch* steht über dem Fußende des Operationstisches, auf der linken Seite der Patientin. Der *Operateur* steht auf der zu operierenden Seite, der *1. Assistent* ihm gegenüber, der *2. Assistent* oberhalb des abgespreizten Armes auf der Seite des Operateurs. In Tab. 2 sind die Instrumente, wie wir sie für Eingriffe an der Brust verwenden, angegeben.

Die **Wahl des Anästhesieverfahrens** obliegt selbstverständlich dem Anästhesisten, der sich mit dem Operateur abstimmt und die *mutmaßliche Dauer des Eingriffs* erfragt:

– einfache Probeexzision ca. 20 Minuten,
– einfache Mastektomie 20–30 Minuten,
– modifiziert radikale Mastektomie mit Axilladissektion 60–120 Minuten.

Tabelle 2 Instrumente für Eingriffe an der Brust. Die Nummern beziehen sich auf den Aesculap-Katalog für operative Medizin, Ausgabe September 1982

		Katalognummer
2 Brunner-Haken		BT 32
2 Langenbeck-Bauchdeckenhaken	3 cm breit	
2 dto.	5 cm breit	
2 dto.	6 cm breit	
2 Roux-Haken		BT 32
2 dto.		BT 33
2 Langenbeck-Haken, klein, 1 cm		BT 354
2 Kocher-Wundhaken, 4zahnig, stumpf		BT 274
2 Cushing-Nervhäkchen (Lidhaken)		BT 184
6 Backhaus-Klemmen, groß		BF 431
6 dto.		BF 436
10 Kocher-Arterienklemmen	14 cm	BH 619
10 Crile-Arterienklemmen	14 cm	BH 167
10 Halsted-Moskitoklemmen		BH 121
4 Overholt-Klemmen		BJ 21
2 dto.		BJ 23
4 Rochester-Ochsner-Präparierklemmen	20 cm	BH 647
4 Arterienklemmen (Schwedenklemmen)	20 cm	BH 206
2 Allis-Faßzangen		EA 92
2 Duval-Faßzangen, großes Fenster		FB 930
2 Duval-Faßzangen, kleines Fenster – Lockwood		EA 36
2 Museux-Hakenzangen		OM 602
4 Ulrich-Aesculap-Kornzangen		BF 62
2 Hegar-Nadelhalter	17 cm	BM 247
1 dto.	20 cm	BM 249
2 dto. atraumatisch	17 cm	BM 236
1 Metzenbaum-Präparierschere	20 cm	BC 607
1 Nelson-Metzenbaum-Präparierschere	23 cm	BC 615
1 Tönnis-Adson-Präparierschere	18 cm	BC 630
1 Lexer-Präparierschere		BC 591
2 anatomische Pinzetten	20 cm	BD 81
1 dto. fein	20 cm	BD 232
2 chirurgische Pinzetten 1 zu 2	20 cm	BD 651
4 chirurgische Pinzetten	14,5 cm	BD 557
2 dto. fein	12,5 cm	BD 304
2 Wundhaken, 4zahnig, stumpf, fein		BT 129
2 Einzinker, scharf		BT 111
1 Redon-Spieß, 10 Charr		
1 Nélaton-Katheter, 10 Charr		
1 Nierenschale		
2 Schalen, groß		
1 Schale, mittel		
1 Schale, klein		
1 Testbogen mit Datum und Name (Sterilitätsnachweis)		

In aller Regel wird in Allgemeinanästhesie operiert. Lokalanästhesien sind nur bei ganz oberflächlich gelegenen, apparent gutartigen Befunden angezeigt: Die Infiltration des Gewebes mit z. B. 5–10 ml einer 1 %igen Xylocainlösung verwischt den Tastbefund und kann das Auffinden des Tumors erschweren. Maskennarkosen sind dann möglich, wenn der Eingriff mit Sicherheit kurz ist, etwa bei Rezidivverdacht, wenn ein oder mehrere subkutane oder kutane Knötchen exstirpiert werden müssen.

Schnittführung

Bevor operiert wird, hat die Festlegung der Schnittführung zu erfolgen. Gerade hier wird wegen der scheinbaren Trivialität des „Problems" besonders viel gesündigt, d. h. drauflosoperiert, ohne kosmetische Überlegungen anzustellen, eventuelle Ausweitungen der Operation zu bedenken oder die Möglichkeit der brusterhaltenden Therapie offenzulassen. *Grundsätzlich* ist die Schnittführung so zu wählen, daß im Falle eines gutartigen Befundes das kosmetische Ergebnis postoperativ einwandfrei, die Narbe also möglichst wenig sichtbar sein wird (Areolarandschnitt, Submammarschnitt). Bei *Verdacht auf Bösartigkeit* gehen die Überlegungen dahin, ob brusterhaltend operiert werden kann, also eine der Tumorgröße angepaßte Segmentresektion mit gesundem Mantelgewebe mit oder ohne Entfernung einer Hautspindel durchgeführt werden wird, und ob die Schnittführung eine obligate Ausräumung der Axilla zuläßt oder ob hierfür ein separater Zugang gewählt werden muß oder ob sich der Diagnosesicherung die Mastektomie mit Axilladissektion anschließt und unter Umständen in gleicher Sitzung eine subpektorale Protheseneinlage geplant ist (Abb. 2).

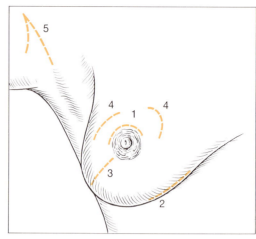

Abb. 2 Schnittführungen, angepaßt an die zu erwartende Ausweitung der Operation (1 = Areolarandschnitt, 2 = Submammarschnitt, 3 = Radiärschnitt, der durch spindelförmige Hautexzision ergänzt werden kann, 4 = periareolarer Bogenschnitt, 5 = Winkelschnitt zur Axilladissektion

Probeexzision

Für die drei häufigsten Indikationen zur Probeexzision werden die **Operationsschritte** beschrieben:
– Exstirpation eines tastbaren Tumors,
– Exstirpation eines nicht tastbaren, mammographisch auffälligen Befundes,
– Milchgangsresektion bei pathologischer Mamillensekretion.

Für die

Exstirpation eines tastbaren Tumors

wird, nachdem der Tumor nochmals palpiert worden ist, die Brusthaut durch die flach aufgelegten Hände des 1. Assistenten angespannt und die Hautinzision am Areolarrand (1 mm innerhalb der Pigmentierungsgrenze) vorgenommen, je nach Größe der Areola und je nach Entfernung des Tumors vom Areolarrand über eine kürzere oder längere Strecke. Die Subkutangefäße werden elektrokaustisch koaguliert. Die Haut wird mit scharfen Einzinkerhäkchen[1] angehoben. Jetzt präpariert man mit der Schere nicht zu hautnah, sondern in der Schicht zwischen subkutanem Fett und Drüsenkörper scharf, gelegentlich auch mit Spreizbewegungen der Schere, auf den Tumor zu. Mit der linken Hand kann der Operateur das von der Subkutis freigemachte Gewebe mamillenwärts anspannen und dadurch die Präparationsentfernung zur Inzisionsstelle verkürzen. Die Haut wird jetzt mit Roux-Haken[2] angehoben. Ist der Tumor erreicht, wird er zunächst an seinem entfernteren Pol von der Subkutis freipräpariert

---

[1] Wund- oder Trachealhäkchen; z. B. Aesc. Nr.: BT 12 i.
[2] Wundhaken nach Roux; Aesc. Nr.: BT 30.

und mit einer Kugelzange[3] gefaßt. Unter Zug kann der Tumor jetzt aus seiner Umgebung scharf herausgelöst werden; je glatter der Tumor ist und je klarer die Abgrenzung des Tumors vom Umgebungsgewebe ist, um so näher am Tumor kann präpariert werden. Ist dieser mit dem Umgebungsgewebe innig verbunden, muß die Präparationsebene etwas entfernter mit der Schere gesucht werden. Nach Entfernung des Präparates wird dieses nochmals vom Operateur palpiert und *intakt* auf Eis zur Untersuchung durch den Pathologen gegeben.

Es empfiehlt sich, auf dem *Begleitschein* nicht nur die Tumorlokalisation innerhalb der Brust anzugeben, sondern auch das, was bei Malignität als weitere operative Therapie geplant ist, zu vermerken, da die Untersuchungen des Pathologen dann unter Umständen aufwendiger ausfallen müssen (Tumorfreiheit der Resektionsränder, In-situ-Anteile neben dem invasiven Tumor, Lymphangiosis carcinomatosa) bzw. mittels Schnellschnittuntersuchung gar nicht erschöpfend erfolgen können. Das Aufschneiden des Präparates durch den Operateur stillt zwar dessen Neugierde, bringt aber sonst nur Nachteile, weil die Beurteilung durch den Pathologen hinsichtlich Größe, Entfernung in toto, Entfernung mit gesundem Mantelgewebe dadurch erschwert oder gar unmöglich gemacht werden kann. Das Aufschneiden des Präparates ist eine Unsitte.

Die

Blutstillung in der Probeexzisionshöhle

erfolgt meist elektrokaustisch mit einer feinen chirurgischen Pinzette. Günstig hierfür sind plastikbezogene Pinzetten mit lediglich freiem Metallmaul, weil hierdurch mit hoher Sicherheit Verbrennungen der Haut über die breiten Flächen der Wundhaken verhindert werden. Leider platzt der Plastikbezug dieser Pinzetten oft durch das Sterilisieren ab, so daß sie häufig zur Reparatur müssen. Wir selbst verwenden unarmierte Pinzetten. Der 2. Assistent, der die Haken bedient, hat die Aufgabe, darauf zu achten, daß es nicht zu unerwünschten Berührungen der Instrumente kommt. *Isolierte spritzende Gefäße* werden mit Kocher-Klemme gefaßt und Z-förmig umstochen (s. Nahttechnik), da Ligaturen im Drüsenparenchym leicht abrutschen. Ist die Wundhöhle bluttrocken, muß entschieden werden, ob eine *Drainage* (z.B. Redon Charr 8, Manovac [Max Wettstein, Rorschacherstr. 44, CH 9000 St. Gallen]) eingelegt werden soll. Wir haben nach einfachen Probeexzisionen mehr und mehr darauf verzichtet. Wenn drainiert wird, ist auf die Position der Ausstichstelle zu achten, die günstigerweise in die Umschlagsfalte gelegt wird, weil die resultierende Narbe hier nicht sichtbar ist. Läßt man sich bei der Schnittführung von kosmetischen Erwägungen leiten, so ist es gar nicht einzusehen, daß der Redon-Spieß achtlos an einer sichtbaren Stelle der Brusthaut ausgestochen wird.

In zahlreichen Operationslehren werden zum

Wundverschluß

Adaptierungsnähte des Drüsenkörpers vorgeschrieben. Wir sehen von solchen ab, weil häufig Deformierungen der Brust die Folge sind, sondern legen lediglich einige *invertierende subkutane Adaptationsnähte* (Vicryl Nr. 3-0 = metr. 2,5). Der *Hautverschluß* erfolgt mit atraumatischer intrakutaner Naht (z.B. Prolene Nr. 3-0 = metr. 2, Fa. Ethicon, Hamburg). Mit nochmaliger Desinfektion und Säuberung des Operationsgebietes, sterilem Wundverband (z.B. Steristrip [Medical-Surgical Division/3M, St. Paul, MN 55144-1000], Mepore [Fa. Mölnlycke, Westring 17, 4010 Hilden]) ist der Eingriff beendet.

Kompressionsverbände mit mehreren Lagen Mull und darüber unter Spannung aufgeklebtem Pflaster haben außer dem Entstehen häßlicher, oft schlecht und langsam heilender Spannungsblasen keinen Effekt; sie behindern eher die frühzeitige Erkennung einer relevanten **Nachblutung.** Tritt eine solche einmal auf, so ist die frühzeitige chirurgische Revision mit Wiedereröffnung der Wundhöhle, digitaler Ausräumung des Hämatoms, Spülen der Probeexzisionshöhle mit Kochsalzlösung, Lokalisierung und Stillung der Blutung sowie Einlage einer Drainage das Vernünftigste und Zweckmäßigste.

---

[3] Zum Beispiel einzinkige Kugelzange nach Schröder: Aesc. Nr.: EO 110, 25 cm lang.

Die **Exstirpation eines nicht palpablen, mammographisch auffälligen Befundes,** z.B. einer suspekten Verdichtung oder eines gruppierten Mikrokalkareals, kann auch den geübtesten Mammaoperateur zur Verzweiflung treiben. Gerade hier ist die enge Zusammenarbeit mit dem Radiologen, der die präoperative Markierung vorzunehmen hat, essentiell. Die *Markierung* erfolgt am Operationstag in möglichst kurzer zeitlicher Distanz vor der Operation mit Nadeln, über die die Läsion zunächst in mediolateraler, dann in kraniokaudaler Richtung geortet und mit einem Vitalfarbstoff (Methylenblau, Indigokarmin) im Gewebe angefärbt wird. Die dem Befund am nächsten liegende Injektionskanüle wird an der Haut fixiert und belassen, so daß sich der Operateur an ihrer Lage vor Operationsbeginn orientieren kann. Sehr hilfreich ist eine *topographische Skizze*, die der Radiologe zusammen mit den Mammographien dem Operateur übergibt, auf der der Abstand der Läsion von der Mamille aufgezeichnet ist. Auch die Lokalisation des Farbdepots, wenn diese nicht ideal in bezug auf die Läsion ist, kann darauf vermerkt werden. Ob die in letzter Zeit wieder propagierte Markierung mit in die Läsion eingestochenen Drähten aufgrund von Verbesserung des Gerätes die Blaumarkierung ersetzen kann, bleibt abzuwarten.

Für die **Schnittführung** ist zu überlegen, wie am sinnvollsten vorgegangen werden kann: Häufig ist es besser, den Schnitt halbmondförmig, den Spannungslinien der Haut folgend, direkt über dem zu exstirpierenden Gewebebezirk anzulegen. Die Gewebeprobe muß dann nicht über Gebühr groß ausfallen. Dies ist unter Umständen günstiger, als vom Areolarandschnitt über eine weite Strecke das Gewebe zu untertunneln und viel mehr Gewebe, als es der eigentlich exzisionswürdigen Läsion entspricht, entfernen zu müssen. Nach der Exstirpation des markierten Gewebes ist der Beweis zu führen, daß das richtige entfernt wurde. Mit Hilfe der

Präparatradiographie,

die unter Vergleich mit den Vormammographien und den Lokalisationsröntgenbildern am besten von dem Radiologen befundet wird, der die Markierung vorgenommen hat, kann dieser Beweis erbracht werden. Während das Exzisat frisch, d.h. unfixiert, ins Pathologische Institut transportiert wird, kann der Eingriff beendet werden. Die Verantwortung bei dieser Operation ist groß. Die „Probeexzision nach Markierung" ist keine Anfängeroperation.

Hatte sich herausgestellt, daß die Läsion nicht oder inkomplett entfernt wurde, muß unter Umständen nachreseziert werden. Führt auch dies nicht zum Erfolg, ist es besser, den Eingriff abzubrechen und Patientin und einweisenden Arzt über die eingetretene Situation zu informieren. In solchen Fällen sollte 6 Wochen später erneut mammographiert und eventuell erneut biopsiert werden.

Eine Indikation zur Milchgangsresektion ergibt sich immer bei einer pathologischen Mamillensekretion. Einseitige mißfarbige oder gar blutige Absonderungen aus der Brustwarze müssen einer histologischen Klärung zugeführt werden. Die röntgenologische Milchgangsdarstellung *(Galaktographie)* kann gelegentlich bereits das in Frage kommende Areal eingrenzen helfen. Die intraoperative Kanülierung und Injektion von Vitalfarbstoff in den absondernden Gang gestatten die

gezielte Milchgangsresektion

und die histologische Diagnosesicherung. Nach üblicher Vorbereitung wird durch Druck auf das entsprechende Brustsegment (meist kann die Patientin selbst die Stelle am besten zeigen, von der aus die Absonderung aus dem Milchgang provoziert werden kann) die Mündung des inkriminierten Ganges auf der Brustwarze geortet. Mit Hilfe einer feinen Ahle wird der Ausführungsgang etwas aufgedehnt und die stumpfe Tränengangskanüle eingeführt. Ohne großen Druck werden dann 0,5–1 ml Farbstofflösung (Methylenblau, Indigokarmin) in den Milchgang injiziert. Vom Areolarandschnitt aus wird jetzt zunächst mamillenwärts mit der feinen Präparierschere präpariert und der entsprechende Gang mamillennah dargestellt. Direkt unter seiner Einmündung in die Brustwarze wird er durchtrennt und angezügelt. Ihm zentrifugal folgend, wird nun sein Aufzweigungsgebiet trapezförmig präpariert, bis in die Periphe-

Modifiziert radikale Mastektomie mit Axillaausräumung oder Teilresektion der Brust mit Axillaausräumung (Quadrantektomie)

Therapiewahl

Anders als bei gynäkologischen Karzinomen wie dem Ovarial- oder Korpuskarzinom, bei denen die Tendenz zu einer Ausweitung der **Operationsradikalität** zu verzeichnen ist, wurde die Radikalität in der operativen Behandlung des Mammakarzinoms in den vergangenen Jahren mehr und mehr eingeschränkt. Die radikale Mastektomie nach Rotter-Halsted ist ein heute nur noch selten durchgeführter Eingriff geworden. Von der Vorstellung ausgehend, daß das Schicksal der Patientin mit Mammakarzinom quoad vitam sich nicht lokal entscheidet, sondern sie in dem Augenblick, in dem – abzulesen am regionären Lymphknotenbefall – die Erkrankung die Organgrenze der Brust überschritten hat, nur noch bedingt als heilbar zu betrachten ist, dies auch nur noch mit systemischer Behandlung, z.B. Chemotherapie, sind lokale radikale chirurgische Maßnahmen und lokoregionäre Strahlentherapie in ihrer Bedeutung zurückgedrängt worden.

Dies machte der an sich sinnvollen Vorstellung Platz, daß man mit dem am wenigsten verstümmelnden Eingriff (Tumorexstirpation, Segmentresektion, Quadrantektomie), kombiniert mit einer Stagingoperation (axillares Lymphknoten-„Sampling") auskommen würde und im übrigen dem so diagnostizierten Stadium entsprechend weiterbehandeln könnte, also z.B. bei freien axillaren Lymphknoten durch Nachbestrahlung der „Restbrust", bei axillarem Lymphknotenbefall in Abhängigkeit vom Menopausenstatus und vom Östrogen- bzw. Progesteronrezeptorstatus durch (adjuvante) Chemo- bzw. Hormontherapie. Schon früh, unseres Erachtens viel zu früh, etablierte sich daher die brusterhaltende Therapie als gleichwertig der ablativen Therapie gegenüber. Erst heute, sozusagen im nachhinein, wo die Langzeitergebnisse (Fünfzehnjahresergebnisse) von VERONEST u. BANFI und FISHER vorliegen, kann dies eigentlich akzeptiert werden. Nach diesen Autoren scheinen die Überlebensprognose sowie die Rezidiv- und Metastasenhäufigkeit nach brusterhaltender Therapie denjenigen nach ablativer Therapie praktisch gleich zu sein. Dennoch bleiben einige *Fragen* offen, wie z.B. die nach der Lokalrezidivrate nach brusterhaltender Therapie, nach der Bedeutung lokaler Tumorprognosekriterien, nach strahleninduzierten Zweittumoren, nach dem Vorgehen bei Multifokalität oder Multizentrizität und nach dem Vorgehen bei großem Primärtumor (größer als 2 oder 4 cm?).

Der Operateur befindet sich also in der Situation, nach sorgfältiger Überlegung im **Einzelfall** entscheiden zu müssen, welcher operativen Primärtherapie er den Vorzug gibt und welche er der Patientin aus eigener Überzeugung und Kenntnis in den Grenzen, die durch das Tumorleiden per se bestimmt sind, empfehlen soll. Trotz erheblicher Zweifel an der Vollständigkeit seien einige Entscheidungshilfen zur Auswahl der primären operativen Therapie tabelliert (Tab. 3).

Zwei **weitere Voraussetzungen** müssen erfüllt sein, will man die brusterhaltende Therapie des Mammakarzinoms als gleichwertiges Behandlungsverfahren betreiben: einmal eine strahlentherapeutische Abteilung, mit der eng kooperiert wird. Sie ist wichtig, da die *Nachbestrahlung der*

---

rie. Dies ist mühsam, der entstehende Volumendefekt ist manchmal nicht ganz klein, so daß hier unter Umständen der Drüsenkörper mit Nähten (Vicryl Nr. 2-0 = metr. 3,5) adaptiert werden muß, dies allerdings erst nach entsprechender Mobilisierung gegen Subkutis und Pektoralisfaszie. In diesen Fällen ist eine Drainage angezeigt. Subkutannähte und Hautverschluß erfolgen wie üblich. Das Präparat wird unfixiert mit dem mamillenwärtigen Markierungsfaden ins Pathologische Institut gegeben. Auch hier empfiehlt es sich, auf dem Begleitschein die durchgeführte Operation zu skizzieren und den Pathologen auf die Notwendigkeit subtiler Serienschnitte hinzuweisen, um auch kleinste intraduktale Prozesse nicht zu übersehen.

Tabelle 3 Therapeutische Entscheidungshilfen beim Mammakarzinom

Für ablative Therapie	Für brusterhaltende Therapie
– großer Tumor	– kleiner Tumor (< 2 cm)
– kleine Brust	– große Brust
– axilläre Lymphknoten wahrscheinlich befallen	– Lymphknoten wahrscheinlich frei
– zentraler oder medialer Tumorsitz	– lateraler Tumorsitz
– multizentrisches Karzinom	– unizentrisches Karzinom
– duktales Karzinom	– lobuläres Karzinom
– Intention der Patientin	– Intention der Patientin

Restbrust für uns nach wie vor integraler Bestandteil der brusterhaltenden Therapie ist. Zum anderen muß eine lückenlos organisierte *Nachsorgesprechstunde* vorhanden sein.

Die **Rezidiverkennung** in der operierten *und* bestrahlten Brust ist oft außerordentlich schwierig. Rezidive, die trotz Tumorentfernung und -bestrahlung auftreten, sind nicht selten ausgesprochen aggressiv, so daß entscheidend für die lokale Sanierbarkeit eines solchen Rezidivtumors die frühestmögliche Erkennung ist. Man erweist der Patientin und dem einweisenden Arzt einen schlechten Dienst, wenn man brusterhaltendes Operieren anbietet, aber für die regelmäßige, höchst verantwortungsvolle Nachbetreuung nicht genügend Zeit oder Erfahrung besitzt.

Modifiziert radikale Mastektomie

Nach dieser Vorbemerkung soll im weiteren der Operationsgang der modifiziert radikalen Mastektomie mit Axillaausräumung dargestellt werden, *modifiziert radikal* deshalb, weil die Pektoralismuskulatur nicht reseziert wird. Der häufig synonym gebrauchte Begriff „*eingeschränkt radikale Mastektomie*" ist abzulehnen, weil er ein weniger radikales Vorgehen hinsichtlich der Axilladissektion suggeriert. Unter Anwendung einiger operationstechnischer Kunstgriffe ist aber eine tatsächliche *Ausräumung des Lymphknotenfettgewebes der Axilla* bis hinauf zum Level III (Abb. 3) ohne weiteres möglich und wird nachfolgend beschrieben.

Nach den schon genannten Vorbereitungsmaßnahmen, Lagerung, Narkoseeinleitung, Desinfektion, Abdecken mit sterilen Tüchern, wird mit Vorteil die geplante querovale (spindelförmige, wetzsteinförmige)

Umschneidungsfigur nach Stewart

mit einem sterilen Farbstift angezeichnet, eventuell auch noch einmal der Tumorsitz. Dabei ist darauf zu achten, daß 1. ein genügend großer Abstand zwischen Tumor und Hautdissektionsrand (in der Regel ca. 3 cm, bei kleiner Brust aber auch weniger) eingehalten wird und 2. die kraniale und die kaudale Schnittlinie gleich lang sind, weil sonst beim Wundverschluß häßliche Wellenlinien und überschüssige Hautbürzel („dog-ears") resultieren. Der Anfänger ist geneigt, die spindelförmige Umschneidungsfigur zu knapp zu wählen, aus Angst, keinen spannungsfreien Hautverschluß zustande zu bringen. Durch Fassen der Brust zwischen Daumen und Fingern an der Basis (Abb. 4) kann der größte vertikale Durchmesser der Spindel ermittelt werden, der noch eine spannungsfreie, zumindest spannungsarme Vereinigung der Wundränder ermöglicht.

Je nach Tumorsitz kann die Umschneidungsfigur nach kranial oder kaudal verschoben werden, bei Sitz des Tumors im oberen äußeren Quadranten auch schräg gestellt werden, immer so, daß der Tumor von den Schnitträndern möglichst weit entfernt ist (Abb. 5). Liegt der Tumor zentral oder lateral, kann die Schnittführung medialwärts etwas kürzer gehalten werden, was Ihnen die Patientin danken wird, weil dann eben nicht der mediale Ausläufer der Narbe beim Tragen eines Kleides mit V-Ausschnitt im Dekolleté sichtbar wird.

Unter Anspannung der Haut in *Längsrichtung* (Abb. 6) (nicht quer, wie häufig gesehen, wodurch die gerade Linie in Wellen verzerrt wird) wird der Hautschnitt gelegt, danach durch die

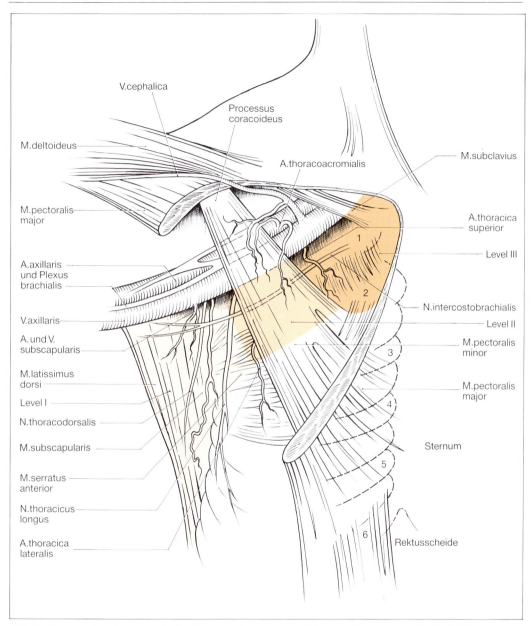

Abb. 3 Topographische Anatomie der Brustwand und der verschiedenen Etagen der Axilla (I, II, III)

flach aufgelegte linke Hand des Operateurs und die des 1. Assistenten in *querer* Richtung zum Schnitt angespannt. Dadurch klafft der Schnitt sofort, und die unmittelbar subkutan gelegenen Gefäße werden sichtbar und können in gebührendem Abstand zur Haut (Verbrennungen!) koaguliert und durchtrennt werden. Größere Venen und Arterien werden doppelt mit Kocher-Klemmen gefaßt, dazwischen durchtrennt und ligiert (Vicryl Nr. 3-0 = metr. 2,5). Meist wird mit der kranialen Umschneidung begonnen. Es wird jetzt die unterschiedlich stark entwickelte subkutane Fettschicht durchtrennt und die oft gefäßarme Grenzzone zwischen

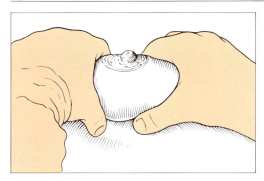

Abb. 4   Bestimmung des maximalen vertikalen Durchmessers der Ellipse zur Umschneidung der Brust

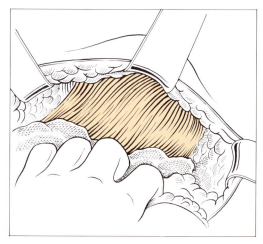

Abb. 7   Mastektomie: kraniale Präparation

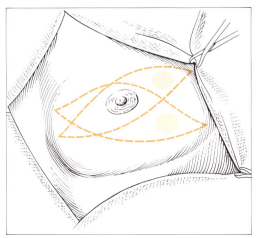

Abb. 5   Verschiedene Schnittführungen zur Mastektomie, adaptiert an den Sitz des Tumors

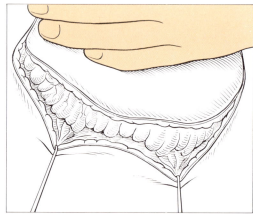

Abb. 8   Mastektomie: kaudale Präparation

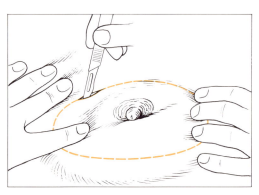

Abb. 6   Hautinzision zur Mastektomie. Anspannen der Haut in Schnittrichtung

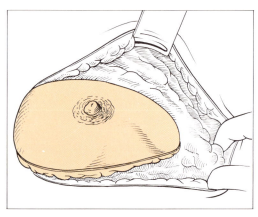

Abb. 9   Mastektomie: Absetzen des medialen Brustansatzes

Drüsenkörper und subkutanem Fettgewebe gesucht. Bei fettreicher Brust und zurückgebildetem Drüsenkörper älterer Patientinnen gelingt dies leicht, bei kleiner Brust und gering ausgeprägtem Fettgewebe kann dies ausgesprochen mühsam sein. Senkrechtes Hochziehen des Hautrandes mit Einzinkerhäkchen, später mit Roux-Haken und kräftigem Zug an der Brust (linke Hand des Operateurs) erleichtern das Auffinden dieser Operationsebene. Mit dem Skalpell oder dem Elektromesser wird jetzt unter weitgehend präliminärer elektrokaustischer Blutstillung weiterpräpariert, bis die Faszie des M. pectoralis major erreicht ist (Abb. 7).

Es schließt sich jetzt die

kaudale Hautinzision

an. Diese früher zu machen führt zu unnützen Blutverlusten, da ja nicht an zwei Stellen gleichzeitig operiert werden kann. Wieder werden Brust und kaudaler Hautrand durch die jeweils linke Hand des Operateurs und des 2. Assistenten angespannt und das subkutane Fettgewebe durchtrennt (Abb. 8). Der 1. Assistent hält in der rechten Hand die chirurgische Pinzette zum Koagulieren, in der linken Hand ein eingefärbtes Bauchtuch zum „Tupfen" bzw. Komprimieren von Blutungen, die nicht sofort gestillt werden können. Auch hier wird die Grenzzone zwischen Drüsenkörper und Fett aufgesucht und unter Zug an den Wundhaken nach kaudal, manuell nach kranial durchtrennt. Medialer und lateraler Wundwinkel werden zunächst nur provisorisch anpräpariert.

Die Brust ist jetzt kranial und kaudal präpariert. Es erfolgt die

Ablation

unter Einschluß der Pektoralisfaszie. Hierbei hebt der 1. Assistent mit dem zweiten und dritten Finger der linken Hand den medialen, kranialen und kaudalen Wundwinkel an, während der Operateur wieder unter Zug der linken Hand die medialen Ausläufer der Brustdrüse unter Mitnahme der Fascia m. pectoralis majoris durchtrennt. Die hier obligaten perforierenden Gefäße werden mit Kocher-Klemmen gefaßt und umstochen (Abb. 9). Die Brust wird sodann parallel zum Faserverlauf des großen Brustmuskels von kranial/medial nach kaudal/

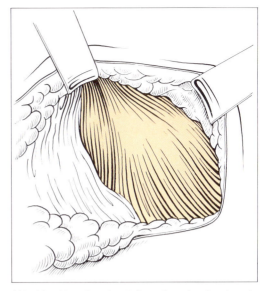

Abb. 10 Mastektomie: Präparation des Randes der Mm. pectorales major und minor

lateral scharf vom Muskel abpräpariert. Auch in dieser Phase lohnt sich die subtile elektrokaustische Blutstillung der zahlreichen winzigen Gefäße, die, aus dem Muskel austretend, in die Rückseite der Brustdrüse ziehen. Nach Erreichen des lateralen Randes des M. pectoralis major wird dieser freipräpariert und nach kranial (axillawärts) ein Roux-Haken eingesetzt. Das Amputat wird nach lateral umgeklappt und unter Zug gehalten. Auf diese Weise gelingt es leicht, auch den lateralen Rand des M. pectoralis minor und die Serratuszacken, deren Faszie intakt gelassen wird, freizulegen (Abb. 10). Erst jetzt folgt, nachdem das Brustpräparat nach medial zurückverlagert und weiter unter Zug gehalten wird, die *laterale Präparation* der Umschneidungsfigur, die – dies kann manchmal schwierig sein – bis zum *axillawärtigen Rand des M. latissimus dorsi* fortgeführt wird. Danach ist die kaudale Begrenzung der Achselhöhle mit ihren Leitmuskeln (M. latissimus dorsi lateral, M. serratus anterior medial) dargestellt (Abb. 11).

Bei nicht zu schwerem Amputat empfiehlt es sich, die Ausräumung der zentralen Axilla en bloc vorzunehmen, da durch Zug die Strukturen der Axilla besser entfaltet werden können. Ansonsten wird das Mammaamputat jetzt voll-

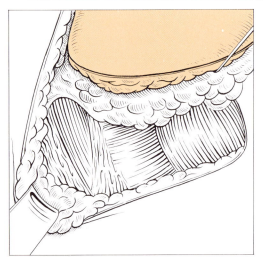

Abb. 11 Mastektomie: Präparation der lateralen, dorsalen unteren Begrenzung der Achselhöhle: M. latissimus dorsi, M. serratus anterior

ständig abgetrennt und zur weiteren Aufarbeitung (Histologie, Gewebsentnahme zur Hormonrezeptorbestimmung usw.) *unfixiert* abgegeben. Kann es nicht anders organisiert werden, als daß erst am Ende der Operation alle Präparate abtransportiert werden, sollte das Abladat auf Eis gelagert werden.

Axilladissektion

Anatomische Gegebenheiten und Ziel

Die Ausräumung des Fett- und Lymphknotengewebes aus der Axilla ist keine einfache Operation. Sie setzt genaue Kenntnisse der **Topographie** der Axilla, präparatorisches Feingefühl und eine subtile Operations- und Präparationstechnik voraus. Grundsätzlich wird das gesamte Lymphknoten- und Fettgewebe unterhalb des Gefäßbandes bis zum Übergang der V. axillaris in die V. subclavia entfernt. Die wichtigsten Leitstrukturen der Achselhöhle (A. und V. axillaris, N. thoracicus longus, N. thoracodorsalis) sind ins axilläre Fettgewebe eingebettet, liegen also nicht primär offen zutage, sondern müssen herauspräpariert und vor allen Dingen geschont werden.

Das **Ziel der Axilladissektion** ist einmal ein *diagnostisches:* die möglichst vollständige Entfernung der zur Brust gehörigen Lymphknotenstationen zum Zwecke der histologischen Untersuchung, aus der sich dann die Notwendigkeit der Nachbehandlung ableiten kann. Zum anderen kommt dem Nachweis von Lymphknotenmetastasen nach wie vor der allergrößte *prognostische Stellenwert* zu. Zum dritten sollte ein *therapeutischer, zumindest palliativer Aspekt* nicht vernachlässigt werden: Je weniger potentiell karzinomatös befallenes Lymphknotengewebe in der Axilla zurückbleibt, um so seltener wird es zu axillaren Rezidiven kommen, die ihrerseits chirurgisch immer Probleme aufwerfen und unbehandelt zur massiven Beeinträchtigung der Patientin führen. Lymphstauung des Armes, Einflußstauung, Schmerzen, Bewegungseinschränkung des Armes, Exulzerationen und Verjauchungen können die Folgen sein, die, wenn nicht von der todbringenden Metastasierung überholt, der Patientin die lokale Unbeherrschbarkeit ihres Krebsleidens ständig in erschreckendster Weise vor Augen führen. Das Wissen darum, daß die Prognose quoad vitam nur bedingt durch lokale und regionäre Operationsmaßnahmen bestimmt wird, darf nicht dazu führen, diese nachlässig und unter Mißachtung tumorchirurgischer Grundsätze vorzunehmen.

Ausräumung der zentralen Axilla

Präparation der zentralen Axilla (Level I)

(Abb. 12) beginnt an der seitlichen Thoraxwand, also der medialen „Wand" der Achselhöhle. Wenige Millimeter vom Seitenrand des M. pectoralis minor entfernt wird die wechselnd deutlich ausgeprägte axillare Faszie von kaudal nach kranial eröffnet. Oft läßt sich dann das zentrale Achselfettgewebe nach lateral mit der Hand abdrängen und entweder digital oder mit der ganz wenig geöffneten feinen Präparierschere halbstumpf und ohne zu schneiden der N. thoracicus longus über eine gewisse Strecke, über die Serratuszacken hinwegziehend, darstellen. Ein ihn oft begleitendes Gefäß wird nach Möglichkeit geschont. Hiermit ist der erste Leitnerv vorläufig dargestellt. Das Reizen des Nervs mit der Pinzette vor lauter Freude, ihn gefunden zu haben, ist eine Unsitte, die der

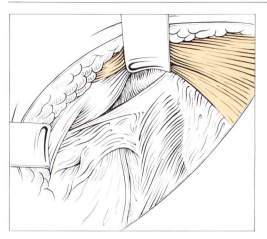

Abb. 12 Zentrale Axilla (Level I): Präparation der medialen Begrenzung (= laterale Thoraxwand) und Freilegung des N. thoracicus longus

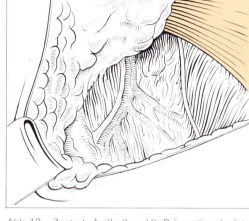

Abb. 13 Zentrale Axilla (Level I): Präparation der lateralen Begrenzung (= M. latissimus dorsi) und Freilegung des N. thoracodorsalis und der A. und V. subscapularis

versierte Operateur selbstverständlich unterläßt.

Als nächster Operationsschritt folgt

die Darstellung der lateralen Begrenzung der Axilla von kaudal nach kranial,

also die Darstellung des Randes des M. latissimus dorsi. Dazu werden seitlich oben und unten zwei Roux-Haken eingesetzt, das En-bloc-Präparat wird nach medial gezogen, und mit der wenig geöffneten Präparierschere werden kleine Gefäße, die hier reichlich vorhanden sind, freigelegt und vom 1. Assistenten koaguliert. Das subkutane Fettgewebe wird dorsalwärts durchtrennt, bis der Rand des Muskels erreicht ist. Jetzt kann der Latissimus-dorsi-Rand von kaudal nach kranial freigelegt werden. Dazu hält man sich mit der Schere unmittelbar auf der Kante des Muskels, da an seiner Innenfläche die thorakodorsalen Gefäße und der N. thoracodorsalis einmünden. Diese Einmündungsstelle wird jetzt dargestellt (Abb. 13). Abdrängen des Latissimus nach lateral und Zug am Präparat in der Gegenrichtung erleichtern diesen Schritt. Sind Arterie, Vene und Nerv sichtbar, kann ihr Verlauf in einem präformierten „Kanal" durch das Fettgewebe digital erfühlt werden (Abb. 14). Dies erleichtert nämlich den nächsten Operationsschritt, die

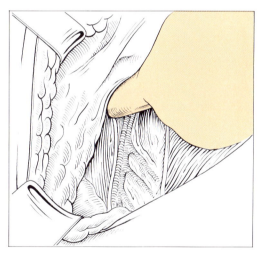

Abb. 14 Zentrale Axilla (Level I): digitale Darstellung des „Kanals" der subskapularen Gefäße und des N. thoracodorsalis von kaudal her

Präparation der V. axillaris,

die für uns die kraniale Begrenzung der Axilladissektion darstellt. Nachdem Wundhaken (Roux, Langenbeck) (einer hebt im lateralkranialen Hautwinkel an, der andere zieht den M. pectoralis major nach medial) eingesetzt wurden, wird das Fettgewebe, das die V. axillaris bedeckt, quer von lateral nach medial durchtrennt (Abb. 15). Der Anfänger hat vor diesem

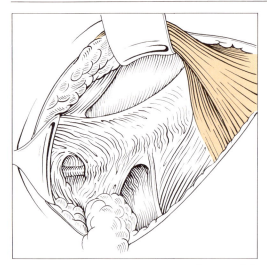

Abb. 15 Zentrale Axilla (Level I): Einstellung zur Präparation und zur Darstellung der V. axillaris

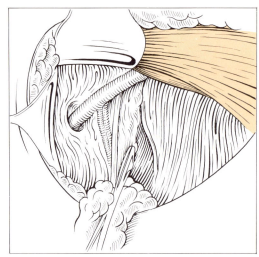

Abb. 16 Zentrale Axilla (Level I): Spalten des Lymphknoten-Fett-Gewebes über den subskapularen Gefäßen in eine laterale und eine mediale Portion

„in blauer Tiefe" lauernden großen Gefäß verständlicherweise den allergrößten Respekt und tut sich schwer bei diesem Präparationsschritt auf eine verborgene Struktur zu. Hier kann die *Palpation des Pulses der A. axillaris*, die in aller Regel kranial der Vene verläuft, helfen, die Präparationsebene zu finden. Ist die Vene sichtbar geworden, so wird die Gefäßscheide eröffnet und nach lateral und medial gespalten. Es folgt dann die

Präparation des thorakodorsalen Gefäßbündels

von kranial, wobei uns jetzt die vorherige gegenläufige Präparation zugute kommt, weil eine obligate Vene ähnlichen Kalibers, die etwas oberflächlicher als die V. subscapularis in die V. axillaris einmündet, als unbedeutend identifiziert, durchtrennt und ligiert werden kann. Danach wird das Fettgewebe in kraniokaudaler Richtung über dem Gefäß- und Nervenbündel gespalten, also in eine laterale, noch dem M. latissimus dorsi und dem M. subscapularis anhaftende Portion, und eine mediale, vom M. serratus schon abgelöste, ebenfalls dem M. subscapularis anhaftende Portion getrennt (Abb. 16). Diese beiden Portionen können jetzt von kranial nach kaudal von der Unterlage abpräpariert werden. Dabei ist in der unteren Axillarregion auf ein oder mehrere quer verlaufende Gefäße zwischen den subskapularen Gefäßen und der lateralen Thoraxwand zu achten, die geschont werden sollen. Der im oberen Drittel der zentralen Axilla quer verlaufende N. intercostobrachialis, der für die Sensibilität eines dreieckigen Hautareals an der Oberarminnenseite zuständig ist, wird von uns in aller Regel reseziert. Ihn mit seinen Aufzweigungen zu präparieren ist zwar möglich, aber mühsam und ziemlich unnütz.

Nach Beendigung dieses Präparationsschrittes ist die zentrale Axilla ausgeräumt; das En-bloc-Präparat, bestehend aus dem Mastektomiean-

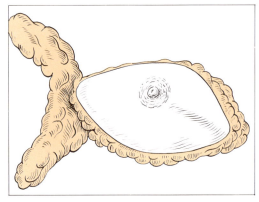

Abb. 17 En-bloc-Präparat: Brust und anhängendes Lymphknoten-Fett-Gewebe der zentralen Axilla

teil und dem anhängenden zentralen axillären Lymphknoten-Fett-Gewebe, kann abgegeben werden (Abb. 17). Für die pathologisch-anatomische Aufarbeitung ist es besser, jetzt das Lymphknoten-Fett-Gewebe abzutrennen und separat einzuschicken.

Ausräumung der höheren Axillaetagen (Level II und Level III)

Bei invasiven Mammakarzinomen und gegebener allgemeiner Operabilität komplettieren wir die Axilladissektion durch Ausräumung auch der höheren Lymphknotenstationen der zweiten und dritten Etage. Durch einen von italienischen Operateuren abgeschauten operationstechnischen Kniff wird dies, was die Gefahr von Blutungen im primär schlecht zugänglichen Level III angeht, vereinfacht und ist in praktisch allen Fällen möglich. Als **Level II** wird das Gewebe bezeichnet, das sich unterhalb der V. axillaris auf der Thoraxwand, bedeckt von der kranialen Partie des M. pectoralis minor, findet (Abb. 3). **Level III** wird das Gewebe genannt, das, den Apex axillae bildend, unterhalb der V. axillaris und medial des medialen Randes des M. pectoralis minor der Thoraxwand aufliegt und von der Pars clavicularis des M. pectoralis major bedeckt ist. In früheren Jahren mußte, um einen genügend breiten Zugang zu diesen Regionen zu eröffnen, der kleine Brustmuskel entweder reseziert oder zumindest gespalten werden. Heutzutage bleibt er intakt; er wird angezügelt und nach lateral gezogen bzw. angehoben.

Für die

Axilladissektion Level III

wird unterhalb der V. axillaris, wo diese unter dem M. pectoralis minor nach medial verschwindet, mit vorsichtigen Spreizbewegungen der Schere, um die lateralen thorakalen Gefäße nicht zu verletzen, der Level II eröffnet. Mit dem Finger kann jetzt der M. pectoralis minor stumpf unterfahren werden. Gleichzeitig werden Pectoralis major und minor stumpf voneinander getrennt, der Pectoralis major mit einem kurzen, breiten Langenbeck-Spekulum kräftig angehoben und der mediale Minorrand mit der Schere freipräpariert, bis der Finger den Muskel hakenförmig umfassen kann. Danach wird ein Gummizügel (z. B. Blasenkatheter oder Latex-

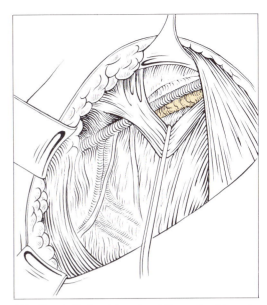

Abb. 18 Axilladissektion: Anschlingen des M. pectoralis minor zur Exposition des Levels III

drain) um den Muskel herumgeführt und mit einer Klemme armiert. Der 2. Assistent zieht nun den angezügelten M. pectoralis minor kräftig, aber „mit Gefühl" nach lateral unten. Die rechte Hand des 1. und die linke des 2. Assistenten bedienen den Langenbeck-Haken, der den starken M. pectoralis major anzuheben hat. Auf diese Weise entfaltet sich die Axillaspitze, und es können sodann die V. axillaris bis zu ihrem Übergang in die V. subclavia freipräpariert und das Lymphknoten-Fett-Gewebe *von der Vene weg* entfernt werden (Abb. 18). Ganz gelegentlich kann dies durch Zupfbewegungen, nachdem man das Gewebe mit feinen Duval-Klemmen[4] gefaßt hat, geschehen, ohne daß Blutungen entstehen. Empfehlenswerter ist, nach Distanzierung des Gewebes von der Vene die dünnen Venen, die hier in die V. axillaris einmünden, zu skelettieren und über feinen gebogenen Klemmen abzusetzen. Lateralwärts, also in Richtung auf Level II, wird das Gewebe ebenfalls über Klemmen durchtrennt und ligiert. Damit ist die Ausräumung des Apex axillae (Level III) beendet.

---

4 befensterte Dreiecksklemme nach Duval-Collin: Aesc. Nr.: EA 4i.

Es folgt die

Axilladissektion Level II

Die Exposition des verbliebenen Fettgewebes des Levels II erfolgt durch kräftiges Hochziehen des angezügelten M. pectoralis minor (Abb. 19), wobei der Langenbeck-Haken interpektoral verbleibt. Wieder wird, dem Unterrand bzw. der Vorderfläche der V. axillaris folgend, das Fettgewebe nach kaudal mobilisiert. Dabei lohnt es sich, die hier zahlreichen und variantenreichen lateralen thorakalen Gefäße sorgfältig darzustellen und sowohl in Richtung auf die Hauptgefäße als auch an der Stelle ihres Eintritts in die Thoraxwand über Klemmen zu durchtrennen und beiderseits zu ligieren (Vicryl Nr. 3-0 = metr. 2,5). Jetzt kann das Gewebe gefaßt und endgültig entfernt werden.

Bei der **abschließenden Inspektion** überzeugt sich der Operateur von der Sauberkeit der Ausräumung und demonstriert *den Assistenten* die Leitstrukturen der Axilla. Nach nochmaliger Blutstillung (Unterseite des M. pectoralis minor beachten!) wird der Gummizügel entfernt und die Meldung, daß alle Tücher entfernt sind, entgegengenommen. Es werden zwei Saugdrainagen (z.B. Redon-Drains Charr 8 oder 10) eingelegt, die eine flach in die Axilla in den Sulcus subscapularis, die andere präpektoral, um das Wundsekret und nachsickerndes Blut abzuleiten. Nach nochmaliger Kontrolle der Blutstillung im Bereich der Brustwunde erfolgt der

Hautverschluß.

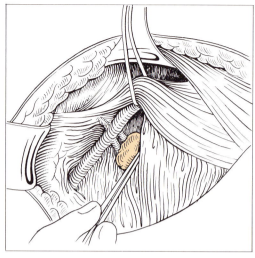

Abb. 19 Axilladissektion: durch Anheben des M. pectoralis minor Exposition des Levels II

Je nach Länge des Schnittes wird dieser mit einer bzw. zwei intrakutanen Nähten (Prolene Nr. 2-0 = metr. 3) vorgenommen. Stehen die Hautränder unter leichter Spannung, können diese durch einige Seidennähte (Nr. 0 = metr. 3,5) adaptiert werden. Auf Subkutannähte wird verzichtet, weil durch sie häufig Fadengranulome entstehen. Die vielerorts üblichen Einzelknopf- oder Rückstichnähte führen zu häßlichen strickleiterförmigen Narben. Nach Säuberung der Haut wird ein steriler Wundverband aufgebracht. Kompressionsverbände haben keinen Sinn, in der tiefen ausgeräumten Achselhöhle ist eine Blutstillung durch Kompression unlogisch und nicht möglich.

Brusterhaltende Therapie

Segmentresektion (Quadrantenresektion) mit Axillaausräumung

Ziel: Brusterhaltende Operationen bei Mammakarzinom stellen einen Kompromiß zwischen der notwendigen Tumorentfernung mit „Staging" und der Erhaltung eines möglichst wenig veränderten Körperbildes dar. Letzteres Ziel kann einfach zu erreichen sein, wenn der Tumor klein und die Brust vergleichsweise groß ist. Ist dagegen der Tumor groß, die Brust aber klein oder der Tumor ungünstig gelegen (mediale Quadranten), ist ein kosmetisch befriedigendes Ergebnis fast nie zu erzielen. Für diese Situationen gibt es plastisch-rekonstruktive Alternativen wie die Mastektomie mit subpektoraler Augmentation.

Von **tumorchirurgischen Prinzipien** (Exzision des Tumors in sano, Tumorfreiheit der Resektionsränder) zugunsten optisch vordergründig ansprechender Resultate darf nicht abgegangen werden. Auch wenn die Kassandrarufe, die brusterhaltende Therapie habe immer noch „Studiencharakter", „sei an Zentren zu konzentrieren" usw., unter dem patientenseitigen Druck leiser geworden sind, *muß die brusterhaltende Therapie als spezielle Therapie in günstig gelagerten Fällen angesehen werden.* Der Eingriff ist schwieriger als die modifiziert radikale Mastektomie. Plastisches Empfinden und die Beherrschung einiger rekonstruktiver Techniken wie Modellierung des Restdrüsenkörpers, unter Umständen auch Mamillen-Areola-Translokation sind unbedingte Voraussetzungen zu seiner Durchführung.

Die

Schnittführung

orientiert sich am Tumorsitz. Sie kann bei Tumorsitz im oberen äußeren Quadranten radiär, lanzettförmig sein. Sie kann sichelförmig, der lateralen Konvexität der Brust entsprechend vorgenommen werden, wenn der Sitz des Tumors im oberen oder unteren äußeren Quadranten ist. Sie kann schlüssellochförmig wie bei einer Reduktionsplastik gewählt werden bei interquadrantärem Sitz zwischen Areola und Submammarfalte. Liegt der Tumor hautnah, so sollte das darüberliegende Hautareal mitentfernt werden (Abb. 20).

Exemplarisch sei das Vorgehen bei einem im oberen äußeren Quadranten gelegenen Tumor beschrieben: An der stehenden Patientin wird der Tumorsitz und die zu exzidierende Hautspindel angezeichnet (Abb. 21). Nach Durchtrennung der Haut wird diese zunächst mit Einzinkerhäkchen, später mit Roux-Haken angehoben. Die linke Hand des Operateurs hält das tumortragende Brustsegment. Mit Schere oder Skalpell wird *unter Mitnahme eines palpatorisch gesunden Gewebsmantels* die eigentliche

präparatorische Tumorentfernung

bis auf die Pektoralisfaszie vorgenommen. Das gleiche Vorgehen wiederholt sich auf der anderen Seite des Segments, immer kontrolliert durch die palpierende linke Hand des Operateurs. Größere Gefäße werden abgeklemmt; die Blutstillung kleinerer Gefäße wird verschoben, damit der Operateur in der entscheidenden Phase der Umschneidung des tumortragenden Segmentes nicht abgelenkt ist und aus der gewählten Operationsebene herausgerät. Bevor das Präparat von der Unterlage des M. pectoralis major scharf abgelöst wird, empfiehlt es sich, eindeutige *Fadenmarkierungen* anzubringen. Diese werden am besten in einer *Operationsskizze* auf dem Pathologiebegleitschein vermerkt.

Dem *Pathologen* kommt höchste Verantwortung zu, hat er doch dem Operateur über die Tumorfreiheit der Resektionsränder Auskunft zu geben bzw. darüber, an welchen Stellen unter Umständen nachreseziert werden muß. Es ist

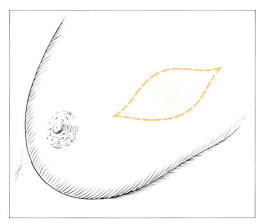

Abb. 20 Schnittführung bei geplanter brusterhaltender Therapie entsprechend Sitz des Tumors

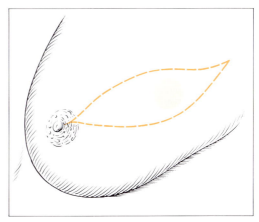

Abb. 21 Schnittführung bei Tumorsitz im oberen äußeren Quadranten

allemal besser, das primäre Resektat nicht zu knapp zu bemessen, als wieder und wieder nachresezieren zu müssen.

Während die pathologisch-anatomische Untersuchung durchgeführt wird, komplettiert man die *Blutstillung*. Nach Erhalt des histologischen Befundes (Art und Größe des Tumors, Tumorfreiheit der Resektionsränder) schließt sich die

Axilladissektion

an. Bei der in unserem Beispiel gewählten Schnittführung kann diese, wie oben beschrieben, vorgenommen werden. Die Axilladissektion von separater Schnittführung aus bietet einige Besonderheiten, die auf S. 100ff. beschrieben sind.

Ist die Axillaausräumung beendet, beginnt die

Modellierung des Restdrüsenkörpers.

Je größer das exstirpierte Segment war, um so aufwendiger ist dies, und um so ausgedehnter muß der Drüsenkörper mobilisiert werden. Diese Mobilisierung erfolgt zwischen Drüsenkörper und subkutaner Fettschicht einerseits und zwischen Drüsenkörper und Pektoralisfaszie andererseits vom Resektionsrand aus. Ist sie genügend weit durchgeführt, können die jetzt beweglich gewordenen Drüsenkörperlappen

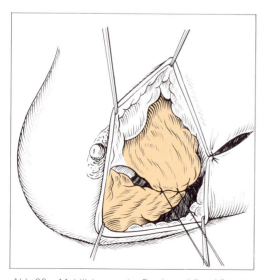

Abb. 22   Mobilisierung des Restbrustdrüsenkörpers

mit Kugelzangen gefaßt und einander angenähert werden. Dabei zeigt sich gut, an welchen Stellen „es noch hängt", d. h., wo noch weiter präpariert werden muß.

Erscheint das Ergebnis zufriedenstellend, erfolgt der

Wundverschluß,

indem die beiden Schnittflächen des Drüsenkörpers mit einer oder zwei *Einzelknopfnahtreihen* (Vicryl Nr. 0 = metr. 4) adaptiert werden (Abb. 22). Falls hier subkutane Nähte gelegt werden, empfehlen sich invertierte Einzelknopfnähte (Vicryl Nr. 3-0 = metr. 2,5). Eine Drainage des Wundgebietes ist obligat (Redon-Drainage Charr 8 oder 10). Der *Hautverschluß* erfolgt wiederum mit atraumatischer intrakutaner Naht (z. B. Prolene Nr. 3-0 = metr. 2). Wundverband mit Steristrips und Mepore.

Axilladissektion von einer separaten Schnittführung aus

Kann von dem zur Segmentresektion gewählten Schnitt aus die Axilla nicht oder nicht gut erreicht werden, empfiehlt es sich, eine separate Schnittführung zur Ausräumung der Achselhöhle anzulegen. Diese Schnittführung soll einerseits eine komplette Axilladissektion erlauben, andererseits der ästhetischen Zielsetzung gerecht werden. Wird der Schnitt zu klein gewählt, läßt sich die erste Forderung nicht erfüllen, wird er zu groß oder unbesonnen plaziert, machen die später sichtbaren Narben die kosmetische Intention zunichte.

Wir beschreiben daher im folgenden eine von uns verwendete

winkelförmige Schnittführung,

die beide Forderungen erfüllt (Abb. 2). Wieder wird am Vorabend der Operation die Schnittführung so angezeichnet, daß der vordere Schenkel des Schnittes parallel zum *Pektoralisrand* an die Grenze der Achselbehaarung zu liegen kommt, der zweite Schenkel im Winkel dazu in die *mittlere Achselfalte*, die man durch Abduktion und Adduktion des Armes auffindet. Um eine Spitzennekrose des Hautlappens zu vermeiden, sollen die beiden Schnitte in möglichst stumpfem Winkel zueinander stehen

Einen guten

Zugang zum Operationsgebiet

erreicht man durch Abduktion des Armes im Winkel von 90°. Nach Durchtrennung der Haut wird die erste Leitstruktur der Axilla, der laterale Rand des M. pectoralis major, dann der des M. pectoralis minor freigelegt. Durch weiteres vorsichtiges Präparieren mit der feinen Schere um die Ecke des Hautzipfels herum kann der dreieckige Hautlappen freigemacht und nach kaudal umgeklappt werden.

Es folgt nun die

Darstellung der V. axillaris.

Sie ist bei diesem Zugang sehr viel eher zu erreichen als vom Stewart-Schnitt aus. Sie liegt recht oberflächlich. Auch hier hilft die Palpation des Pulses der A. axillaris bei der Wahl der Operationsebene im Fettgewebe.

Ist das Gefäß an Vorderfläche und Unterrand in seinem ganzen Verlauf an der kranialen Begrenzung der Axilla freigelegt, werden Roux-Haken im lateralen Wundwinkel und unter dem Pectoralis-major-Rand eingelegt. Um den Zugang noch weiter zu verbessern, kann der dreieckige Hautlappen kaudal, z.B. mit einer Backhaus-Klemme[5], vorübergehend angeklemmt werden. Der hohe Einstieg in die Axilla ermöglicht es nun, die

Dissektion in kraniokaudaler Richtung

vorzunehmen, also mit Level III zu beginnen. Nach vorsichtigem Unterfahren des M. pectoralis minor und stumpfem Trennen von M. pectoralis major und minor wird der M. pectoralis minor wieder angezügelt und nach lateral gezogen und Level III exstirpiert.

Daran schließt sich unter kräftigem Zug des M. pectoralis nach ventral die Präparation der oberen seitlichen Thoraxwand mit Darstellung des N. thoracicus longus an. Jetzt kann Level II ausgeräumt werden. Von medial nach lateral fortschreitend, wird der obere Verlauf der subskapularen Gefäße und des N. thoracodorsalis dargestellt, das Lymphknoten-Fett-Gewebe der zentralen Axilla über dem Gefäßbündel gespalten und in einer lateralen und in einer medialen Portion zunächst von der Unterlage, zum Schluß vom inzwischen wieder freigegebenen Hautlappen abpräpariert. Bei diesem letzten Resektionsschritt ist darauf zu achten, daß ausreichend subkutanes Fett am Hautlappen verbleibt, um seine Blutversorgung nicht noch mehr zu kompromittieren. Spitzennekrosen und Sekundärheilungen sind sonst die Folge.

Nach Kontrolle der Blutstillung, Demonstration des Situs für die Assistenten, Einlegen einer Saugdrainage (Redon-Drainage Charr 8 oder 10), die man auch an einer behaarten Hautstelle aussticht, erfolgt der

Wundverschluß,

indem der Hautlappen mit einigen invertierten Subkutannähten (Vicryl Nr. 3-0 = metr. 2,5) adaptiert und die Hautschnitte entweder mit feinen Einzelknopfnähten (Prolene/Ethilon Nr. 5-0 = metr. 1) oder zwei Intrakutannähten (Prolene Nr. 3-0 = metr. 2) verschlossen werden. Wundverband mit Steristrips und Mepore-Pflaster.

Postoperativ sollte wegen der Schweißproduktion für gute Luftzufuhr zum Wundgebiet gesorgt werden (Arm abduzieren, eventuell fönen). Tägliche Verbandswechsel und Abtupfen der Wunde mit Desinfektionslösung (Braunoderm) helfen, das Wundgebiet trocken zu halten.

Postoperative Komplikationen

Bei entsprechender Sorgfalt sind postoperative Komplikationen nach Eingriffen an der Brust selten (<3%). Zu nennen sind *Hämatome*, *Serome* und *Wundinfekte*.

Während flächenhafte Hauteinblutungen, außer einem lokalen Auftragen heparinhaltiger Salben, keiner Behandlung bedürfen, ist bei **Hämatomen,** die nach Probeexzision im Brust-

---

5 Backhaus-Tuchklemme: Aesc. Nr.: BF 431–433, 9–13,5 cm lang.

gewebe und nach Ablatio im präpektoralen bzw. axillären Wundgebiet entstehen und enorme Größe annehmen können, die frühzeitige chirurgische Revision notwendig. Diese ist allemal sinnvoller als abzuwarten und auf Resorption zu hoffen: Diese geht, wenn überhaupt, nur sehr langsam vonstatten. Oft bleiben dann häßliche Verhärtungen sichtbar, zumindest aber fühlbar zurück, die sowohl die Patientin als den betreuenden Arzt beunruhigen. Ist die Indikation zur

Revision bei Hämatombildung

gestellt, wird die Hautnaht entfernt und das Hämatom digital ausgeräumt. Anschließendes Spülen der Wundhöhle mit Kochsalzlösung erleichtert das Auffinden der Blutungsquelle, die dann chirurgisch versorgt wird. In die revidierte Wundhöhle wird eine Saugdrainage eingelegt. Der anschließende Wundverschluß erfolgt wieder mit intrakutaner Naht, um das primäre kosmetische Ergebnis wiederherzustellen. Es ist nicht nötig, nach der Revision die Haut mit Einzelknopfnähten zu verschließen. Anläßlich der Reoperation ist eine *Antibiotikatherapie* empfehlenswert.

Über die Gründe der Entstehung von **Seromen** ist viel spekuliert worden. Insbesondere nach Mastektomie und Axilladissektion sind sie häufig (>10%). Nach unserer Erfahrung sind Serome in der dissezierten Axilla um so häufiger, auch hartnäckiger und größer, je ausgedehnter operiert wurde und je größer die Wundflächen sind. Diese Erfahrung steht im Gegensatz zu der Auffassung des Anfängers, der bei der Feststellung eines Seroms zunächst glaubt, etwas falsch gemacht zu haben, und entsprechend kleinlaut der Patientin von der bevorstehenden Punktion Kenntnis gibt. Die

Punktion eines Seroms

erfolgt vorteilhaft an der liegenden Patientin am tiefsten Punkt mit einer weitlumigen Kanüle (z.B. Strauss-Kanüle). Zur Entleerung kann man sich von einer Assistenz das subkutane Flüssigkeitskissen entgegendrücken lassen. Mehrfache Punktionen, manchmal von Tag zu Tag, wobei nichts dagegen spricht, die Patientin ambulant einzubestellen, sind besser, weil wesentlich weniger infektbedroht als das mancher-

orts übliche Spreizen der Wunde über eine kurze Strecke und das Einlegen einer

Drainage.

Diese allerdings findet ihre Anwendung, wenn es zu einer zwar seltenen, aber unangenehmen, weil häufig langwierigen und gelegentlich unschöne kosmetische Ergebnisse hinterlassenden **Wundinfektion** kommt. Im Frühstadium der Infiltration mit Rötung, Überwärmung und Konsistenzvermehrung kann mit lokal kühlenden Maßnahmen (Kampfersalbe, Alkoholumschläge), antibiotischer Therapie (meist ex juvantibus mit staphylokokkenwirksamen Penicillinen oder Cephalosporinen) und Antiphlogistika (z.B. Voltaren-Suppositorium bzw. -Dragees, 3 mal 50 mg/Tag) versucht werden, den Infekt zum Abklingen zu bringen. Gelingt dies nicht, was meist der Fall ist, und kommt es zur Einschmelzung bzw. Abszedierung, so ist die chirurgische Intervention angezeigt, die in der

Inzision, Gegeninzision und Abszeßdrainage

mit nachfolgender Spülbehandlung der Abszeßhöhle besteht. Das klingt einfach und ist es auch. Der Eingriff wird von der Patientin wegen der fast augenblicklich eintretenden Schmerzfreiheit mit Dankbarkeit quittiert. Dennoch wird häufig bei der *Schnittführung* für Inzision und Gegeninzision gedankenlos vorgegangen. Für fast jede Abszeßlokalisation nach Probe-

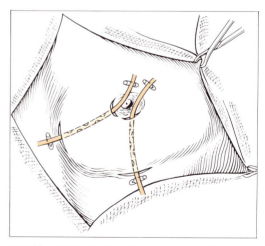

Abb. 23 Möglichkeiten der Inzision und Gegeninzision bei Mammaabszessen

exzision oder auch größeren Brustoperationen lassen sich Stellen finden, die nach Entfernen der Spüldrainage und Abheilung der Inzisionsstellen wenig störende Narben hinterlassen. Eine Auswahl von Möglichkeiten gibt Abb. 23. Nach der Operation wird mehrmals täglich über den liegenden Drain mit desinfizierenden Lösungen gespült (z.B. Braunol, Rivanol-Peroxid o.ä.), bis die Sekretion nachläßt und schließlich klar wird. Dann wird der Drain gekürzt, zunächst kranial. Im weiteren Verlauf läßt man die Wunde erst kranial, dann auch kaudal nach vollständiger Entfernung der Drainage zugranulieren.

Subkutane Mastektomie

Ziel, Indikationen und Voraussetzungen

Ziel der subkutanen Mastektomie ist die – möglichst weitgehende – Entfernung des Brustdrüsenkörpers unter Erhalt der Brusthaut, insbesondere des Mamillen-Areola-Komplexes.

Der entstandene Volumendefekt kann durch Einlage von Prothesen, in Ausnahmefällen durch Umverteilung vorhandenen subkutanen Fettgewebes ersetzt werden. Die bis vor einigen Jahren noch relativ großzügige Stellung der **Indikation** zur subkutanen Mastektomie, wie „Zustand nach multiplen Probeexzisionen", „klinisch und/oder radiologisch schwer kontrollierbare Brust", „Karzinom der kontralateralen Brust", aber auch histologisch nachgewiesene proliferative Mastopathie mit Atypien oder präinvasive Läsionen, wie „Carcinoma lobulare" bzw. „Carcinoma ductale in situ", war aus einer gewissen Pionierseuphorie heraus verständlich, weil endlich Alloimplantate zur Verfügung standen, die körperfreundlich und stabil waren. Die fast durchweg *nicht* zufriedenstellenden Ergebnisse der damals häufig (bis zu zwei Drittel der Fälle) durchgeführten *präpektoralen Augmentation* mit fast zwingend entstehender Kapselfibrose haben inzwischen einer restriktiveren Stellung der Indikation zur subkutanen Mastektomie Platz gemacht. Einigkeit besteht darüber, daß bei histologisch nachgewiesenem Carcinoma lobulare in situ der Brust die beidseitige subkutane Mastektomie angezeigt ist.

Akzeptable plastische Operationsergebnisse sind im Grunde nur dann zu erzielen, wenn die **Prothesen subpektoral** implantiert werden, weil dann die Kapselfibrose sich weniger stark ausprägt und weniger deutlich fühlbar ist. Bei kleiner, wenig ptotischer Brust kann der Volumendefekt nach Entfernung des Drüsenkörpers durch eine einfache subpektorale Protheseneinlage ausgeglichen werden; bei großen und/oder ptotischen Brüsten und voluminösem Drüsenkörper muß die Weite des Hautmantels dem subpektoral durch die Prothese erreichbaren Volumen angeglichen werden, d.h., der *Hautmantel muß reduziert* werden.

Voraussetzung für die subkutane Mastektomie sind gute Kenntnisse in der plastischen Brustchirurgie (Reduktionsplastik und Mastopexie) und der ästhetisch-reparativen Mammachirurgie (u.a. subpektorale Augmentation). Nach unserer Auffassung *ist die subkutane Mastektomie die schwierigste und komplikationsreichste Operation auf dem Gebiet der Brustchirurgie*, noch dazu mit einer Fülle von sich in der Folgezeit ergebenden Spätkomplikationen (Kapselkontraktur, Prothesenprotrusion, Hautnekrosen, Mamillen- bzw. Areolanekrosen) belastet, die es angeraten erscheinen läßt, die Indikation zur Operation mit der notwendigen Zurückhaltung zu stellen und die Operation nur dann selbst durchzuführen, wenn man über die notwendigen Erfahrungen verfügt. Dem Charakter dieses Lehrbuches folgend, ist daher im weiteren das operative Vorgehen lediglich kursorisch beschrieben. Für detailliertere operationstechnische Fragen sei auf das Literaturverzeichnis verwiesen. Wir beschreiben im folgenden
– die subkutane Mastektomie *ohne* Hautreduktion,
– die subkutane Mastektomie *mit* Hautreduktion.

Subkutane Mastektomie ohne Hautreduktion

An der stehenden Patientin wird die Submammarfalte mit Farbstift markiert.

Nach **Lagerung der Patientin,** die ein intraoperatives Aufrichten in die sitzende Position ermöglicht, wird die

Inzision der Haut

in der Bardenheuer-Falte vorgenommen. Die

Präparation des Drüsenkörpers

erfolgt auf der Faszie des M. pectoralis major. Mit der in die entstandene Tasche eingeführten Hand wird überprüft, ob der Drüsenkörper überall, besonders lateral („axillary tail") und am kranialen Brustansatz, abgelöst ist. Dann folgt die technisch viel schwierigere und blutreichere Phase der *Präparation der Vorderfläche des Drüsenkörpers.* Da dieser mit feinen Gewebszapfen ins subkutane Fettgewebe hineinragt und dort verankert ist, kann diese Dissektion nicht hundertprozentig sein. Es wird mit der Präparierschere unter Anspannen des Drüsenkörpers mit Krallenhaken (nach Jackson, Museux, Allis, Kugelzange) zwischen Drüsenkörper und subkutanem Fettgewebe zunächst der mediale und laterale untere Quadrant der Drüse präpariert (Drüsenkörper bei 6 Uhr mit Faden markieren!). Danach erfolgt mit größter Sorgfalt die scharfe Durchtrennung des retroareolären Gewebes (Markierung retromamillär!). Schließlich werden die kranialen Quadranten präpariert, bis die Pektoralisvorderfläche erreicht und die Brustdrüse damit komplett herausgelöst ist. Mittellange Langenbeck-Haken erleichtern die Exposition; auch Leuchtspatel können in dieser Phase nützlich sein.

Die **Blutstillung** im subkutanen Fettgewebe ist langwierig und mühsam. Sie wird elektrokaustisch vorgenommen. Dabei ist auf ausreichenden Abstand zur Haut zu achten, um unangenehme Hautnekrosen durch Verbrennungen zu vermeiden.

Subkutane Mastektomie mit Hautreduktion

Bei großer oder ptotischer Brust und umfangreichem Drüsenkörper kann der durch die Entfernung des Drüsenkörpers entstandene Volumendefekt durch einfache subpektorale Protheseneinlage fast nie ausgeglichen werden; der Hautmantel muß also verkleinert und der Mamillen-Areola-Komplex dementsprechend nach oben verlagert werden.

Die

Anzeichnung der Reduktionsfigur

setzt viel Erfahrung und plastisches Empfinden voraus, gilt es doch, sich vorzustellen:
– wie groß der Volumendefekt sein wird,
– wieviel Volumen durch subpektorale Protheseneinlage ersetzt werden kann,
– wieviel Haut reduziert werden muß,
– wo das Zentrum der reduzierten Brust sein wird, in dem der Mamillen-Warzenhof-Komplex neu plaziert werden soll.

Wieder wird am Vorabend der Operation angezeichnet (Abb. 24). Nach entsprechender Lagerung auf einem sitzende Position erlaubenden Tisch wird so abgedeckt, daß das Operationsfeld von den Schlüsselbeinen bis zum Nabel frei ist.

Die Operation beginnt mit der

Umschneidung der Areola.

Die Desepithelisierung der gesamten Reduktionsfigur schließt sich an.

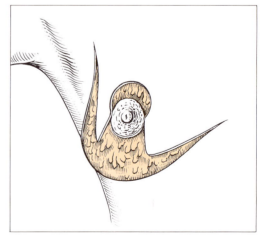

Abb. 24 Umschneidungsfigur bei geplanter subkutaner Mastektomie mit Hautreduktion

Jetzt muß entschieden werden, welche Art der

Stielung des Mamillen-Areola-Komplexes

gewählt wird, entweder eine mediolaterale in Anlehnung an Strömbeck oder die kraniokaudale, vertikale nach McKissock. Wir bevorzugen seit Jahren die *vertikale Stielung*, weil sie die Translokation des Mamillen-Areola-Komplexes wesentlich leichter macht und durch den breiten kaudalen Steg die bedrohte Durchblutung von Warze und Warzenhof besser aufrechtzuerhalten vermag, als es die kurzen medialen und lateralen Stege können, die noch dazu oft, wenn die Mamille über 5 cm kranialisiert werden soll, inzidiert oder gekerbt werden müssen.

Medial und lateral von der Areola wird die desepithelisierte Haut jetzt durchtrennt. Dabei verläuft die Inzisionslinie kaudal divergierend, um den kaudalen Stiel möglichst breit zu halten. Nachdem das subkutane Fettgewebe durchtrennt worden ist, hebt man zunächt nur den medialen, später den lateralen Hautlappen an. Dann erfolgt die

Präparation der Vorderfläche des Drüsenkörpers

zur Lösung vom subkutanen Fettgewebe mit der Schere. Zunächst werden die oberen Quadranten, dann die unteren abgelöst, bis allseits die Kante des Drüsenkörpers, also die Pektoralisfaszie, erreicht ist. Besonderes Feingefühl ist angezeigt, wenn die Drüse von den desepithelisierten Mamillen-Areola-Stielen und von der Hinterfläche des Mamillen-Areola-Komplexes abpräpariert werden muß.

Ist die gesamte Vorderfläche des Drüsenkörpers solcherart präpariert, wird die

Ablösung von der Pektoralisfaszie

vorgenommen, die jetzt kein wesentliches Problem mehr darstellt. Wo immer möglich, ist präliminär elektrokaustische Blutstillung angezeigt, da Anämisierung zusätzlich zur Stielung des Mamillen-Areola-Komplexes und trophische Störungen mit teilweisem oder gar komplettem Verlust der Mamille die Folge sein können.

Das entfernte Drüsenpräparat wird für den Pathologen mit Fäden markiert (z. B. retroareolär, bei 6 Uhr und lateral) und der Eingriff auf der anderen Seite in gleicher Weise durchgeführt. Derweil bedeckt man die schon operierte Seite mit warmen kochsalzgetränkten Tüchern.

Daran schließt sich die

Bildung der submuskulären Loge und die Einlage der Silikonprothese

an. Erst jetzt wird die Areola an ihren neuen Ort verbracht, und die Hautränder werden vereinigt. Dies geschieht, um die Haut nicht über Gebühr durch Stichkanäle zu malträtieren, zunächst mit Wundklammern.

Die Patientin wird in sitzende Position aufgerichtet und das vorläufige Ergebnis begutachtet. Korrekturen, die gelegentlich notwendig sind, betreffen meist den Prothesensitz (zu hoch) oder die Reduktionsfigur bzw. die Länge des kaudalen Steges (zu lang). An der aufgerichteten Patientin werden diese Korrekturen mit Markierstift angezeichnet und nach Rücklagerung der Patientin ausgeführt. Ist das Ergebnis zufriedenstellend, erfolgt, nachdem noch Saugdrainagen (Redon-Drains, je zwei pro Seite subkutan, an nicht störender Stelle, also lateral, ausgeleitet) plaziert wurden, der

Hautverschluß.

Die Areola wird mit 5-0-(metr.-1-)Intrakutannähten (2–3 pro Seite) eingenäht. Der vertikale Steg und der submammar liegende Schnitt werden mit je einer Intrakutannaht (Prolene Nr. 2-0 = metr. 3) verschlossen. Wundverband wie üblich.

Wie bei allen plastischen Operationen beginnen wir intraoperativ mit einer **Antibiotika**therapie (z. B. Spizef, 2mal 2 g; Clont 2mal 500 mg/24 Stunden, drei Tage lang), die bei der subkutanen Mastektomie mit Hautreduktion und subpektoraler Augmentation wegen der ausgedehnten Wundflächen ganz besonders angezeigt ist.

Literatur

Berchtold, R., H. Hamelmann, H.-J. Peiper: Chirurgie. Urban & Schwarzenberg, München 1987
Bohmert, H.: Brustkrebs – Organerhaltung und Rekonstruktion. Thieme, Stuttgart 1989
Bostwick, J.: Aesthetic and Reconstructive Breast Surgery. Mosby, St. Louis 1983
Dudley, H., Ch. Rob, R. Smith: Operative Surgery. Butterworth, London 1977 (p. 64ff.)
Fisher, B. in: Bohmert, H.: Brustkrebs. Thieme, Stuttgart 1989 (S. 42ff.)
Gros, R.: Die weibliche Brust. De Gruyter, Berlin 1987
Knapstein, P.G., V. Friedberg: Plastische Chirurgie in der Gynäkologie. Thieme, Stuttgart 1987
Pitanguy, J.: Aesthetic Plastic Surgery of Head and Body. Springer, Berlin 1981
Southwick, H.W., D.P. Slaughter, L. Humphrey: Chirurgie der weiblichen Brust. Schattauer, Stuttgart 1973
Strömbeck, J.O., F.E. Rosato: Surgery of the Breast. Thieme, Stuttgart 1986
Veronesi, U., A. Banfi in: Bohmert, H.: Brustkrebs. Thieme, Stuttgart 1989 (S. 91ff.)

Bauchdeckenschnitt (Laparotomie) und Verschluß der Bauchdecken

G. Martius

Verfahren und Voraussetzungen

Die **Laparotomie** schafft dem Operateur den Zugang zu dem erkrankten Organ. Sie stellt einen wesentlichen Teil der Operation dar. Fehler oder auch nur Nachlässigkeiten in der Wahl des Bauchdeckenschnittes sowie bei dessen Ausführung können den Erfolg der Operation erheblich beeinträchtigen. Dies zeigt sich bereits daran, daß die Laparotomie den erforderlichen Raumbedarf für den eigentlichen intraabdominalen Eingriff sicherzustellen hat. Dem gynäkologischen Operateur stehen die folgenden *Laparotomiemöglichkeiten* zur Verfügung (KÄSER u. Mitarb., OBER u. MEINRENKEN, GREWE u. KREMER, KYANK u. SCHWARZ) (Abb. 1):

- suprasymphysärer Faszienquerschnitt,
- medianer Unterbauchlängsschnitt,
- Pararektalschnitt,
- interiliakaler Querschnitt,
- lateraler Wechselschnitt.

Es ist zu beachten, daß die Nomenklatur der verschiedenen Verfahren zur Eröffnung der Bauchdecken in vorhandenen gynäkologischen und chirurgischen Operationslehren wechselt. Die *Wahl der Laparotomie* hat die folgenden Kriterien zu berücksichtigen:
- Lokalisation der Erkrankung,
- erforderliche Weite des Zuganges,

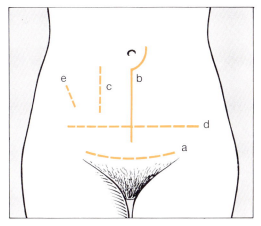

Abb. 1 Laparotomiemöglichkeiten.
a = suprasymphysärer Querschnitt
b = medianer Unterbauchlängsschnitt mit potentieller Umschneidung des Nabels
c = Pararektalschnitt
d = interiliakaler hoher Querschnitt
e = lateraler Wechselschnitt

- Zustand der Bauchdecken,
- Vorhandensein alter Operationsnarben,
- kosmetische Überlegungen.

Lagerung der Patientin

Die Lagerung der Patientin für einen abdominalen Eingriff auf dem Operationstisch wird von zwei Dingen bestimmt: von der Notwendigkeit der Beckenhochlagerung während der Operation und von der erwünschten Position des zweiten Assistenten. Mit der sog.

lordotischen Lagerung nach Trendelenburg

in Form der Tieflagerung des Kopfes bzw. des Anhebens des Beckens wird eine Schräglage der Patientin von 30° bis maximal 45° und damit eine bessere Zugänglichkeit zum Beckeneingang und zu den inneren Genitalorganen erreicht; zugleich weichen die Darmschlingen nach kranial zurück. Das zusätzliche Absenken der Beine bewirkt eine Lendenlordose mit einer vermehrten Horizontalstellung des Beckeneinganges (Abb. 2 und 3). Auch hierdurch wird das innere Genitale dem Auge des Operateurs entgegengebracht. Die entstehende stärkere Bauchdeckenspannung stört nur selten, und zwar u.a. bei der Entwicklung größerer Tumoren; evtl. muß sie dann durch ein vorübergehendes Anheben der Beine vermindert werden. Das gleiche kann für den Verschluß der Bauchdecken am Ende der Operation notwendig werden.

Die

Lagerung zur Schnittentbindung

hat die Gefährdung des Kindes durch das in Rückenlage häufig zu beobachtende hypotensive Syndrom zu berücksichtigen. Die prophylaktische Neigung des Operationstisches um 10° zur linken Seite hin vermag dieses Problem weitgehend zu überwinden (MARTIUS, G.: Geburtshilflich-perinatologische Operationen).

Die Lagerung der Patientin wird weiterhin durch die in den einzelnen Kliniken unterschiedlich gewählte

Position des zweiten Assistenten

beeinflußt. In vielen operativen Schulen ist es üblich, daß 1. und 2. Assistent auf der dem Operateur gegenüberliegenden Seite und damit nebeneinanderstehen. Die hierdurch gegebenen Vorteile bestehen in der möglichen *Lagerung der Patientin mit ausgestreckten Beinen* unter Verzicht auf Beinhalter (s. Gefahren der Nervendruckschädigung und der Thrombose, S. 116), in der vereinfachten Abdeckung mit sterilen Tüchern und der Möglichkeit, den Instrumententisch durch das Hinüberschieben über die ausgestreckten Beine nahe an das Operationsgebiet heranzubringen. Ist es indessen vorgesehen, den 2. Assistenten zwischen die Beine der Patientin zu postieren, so müssen die *Beine in Beinhaltern* unter Beachtung der bereits genannten Gefährdungen gelagert werden, und zwar wiederum bei leichter Streckung in den Hüftgelenken in Abduktionsstellung.

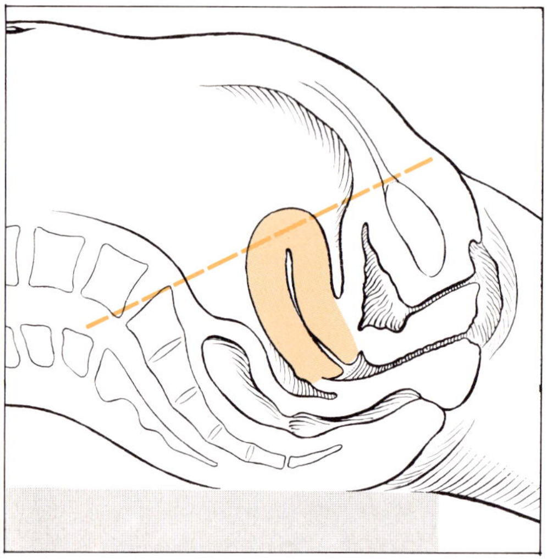

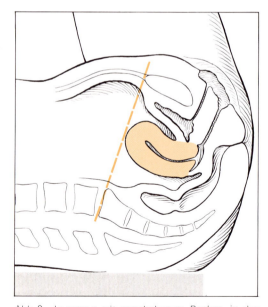

Abb. 2 Lagerung mit Lendenlordose nach Trendelenburg für abdominale Eingriffe im kleinen Becken. Die Beine sind abgesenkt. Die Lendenwirbelsäule ist lordotisch überstreckt. Hierdurch wird der Beckeneingang der Horizontalebene genähert. Das innere Genitale ist dem Operateur gut zugänglich.

Abb. 3 Lagerung mit angehobenem Becken, in den Hüften gebeugten Beinen und ausgeglichener Lendenlordose für vaginale Eingriffe. Die Genitalorgane sind dem Beckenausgang genähert und damit dem Operateur von der Scheide aus gut zugänglich. Der Beckeneingang steht steiler als bei der Trendelenburg-Lagerung

Suprasymphysärer Faszienquerschnitt (Pfannenstiel-Querschnitt, Aponeurosenquerschnitt, medianer Wechselschnitt)

Der suprasymphysäre Querschnitt nach Pfannenstiel stellt heute die wichtigste und damit am häufigsten angewandte Methode zur Eröffnung der Bauchdecken aufgrund gynäkologischer Indikationsstellungen dar.

Die **Vorteile** bestehen vor allem darin, daß es sich um einen „Wechselschnitt" handelt, bei dem Haut, subkutanes Fettgewebe und Faszie quer inzidiert, die Rektusmuskulatur, die Fascia transversalis und das Peritoneum indessen längs eröffnet werden. So werden mit größerer Sicherheit Platzbäuche und Bauchwandbrüche vermieden. Zudem ist das kosmetische Ergebnis besser als bei einem Längsschnitt, und zwar vor allem dann, wenn der Schnitt dicht unterhalb des suprapubischen Haaransatzes geführt wird. Bei adipösen Patientinnen ist zudem bei einer Inzision in der meist typisch ausgebildeten quer verlaufenden Bauchdeckenfalte eine bessere Wundheilung zu erwarten, als dies bei einem Längsschnitt der Fall ist. Der größere Blutreichtum, der vermehrt Blutstillungen erforderlich macht, ist indessen kaum als **Nachteil** anzusehen, da die besonders im subkutanen Fettgewebe und beiderseits seitlich am Faszienrand auftretenden Blutungen leicht durch Koagulation gestillt werden können. Großen Wert lege ich bei dieser Art von Laparotomie schließlich auf die Schonung der paramedian subfaszial verlaufenden Äste der A. epigastrica inferior, die weit häufiger möglich ist, als dies im allgemeinen geschieht (Abb. 4). Auch auf diese Weise wird die Wundheilung günstig beeinflußt.

Der mit dem suprasymphysären Querschnitt erreichte **Raumgewinn** ist für einen großen Teil der gynäkologischen Eingriffe ausreichend. Für die Entwicklung größerer Tumoren kann der Faszienquerschnitt über die seitlichen Ränder

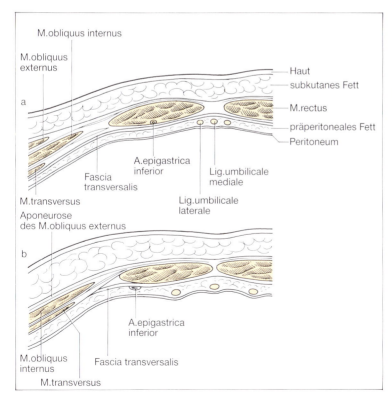

Abb. 4 Horizontalschnitt durch die Bauchdecken zwischen Nabel und Symphyse
a) Horizontalschnitt oberhalb der Linea arcuata der hinteren Rektusfaszie.
b) Horizontalschnitt unterhalb der Linea arcuata der hinteren Rektusfaszie

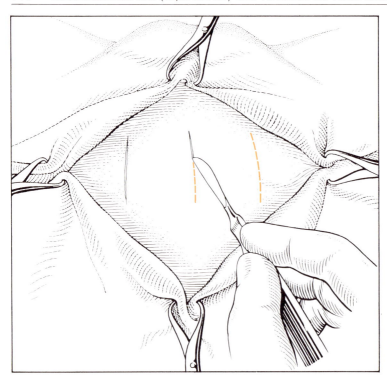

Abb. 5 Suprasymphysärer Faszienquerschnitt (I). Abdecken des Operationsgebietes und Markierung korrespondierender Hautanteile. Der Unterbauch ist mit sterilen Operationstüchern abgedeckt. Diese sind mit Backhaus-Tuchklemmen fixiert. Zur Markierung korrespondierender Hautanteile werden vor der Inzision der Haut mit der Skalpellspitze feine Hautritzer gelegt. Auf diese Weise wird deren Adaptation beim Verschluß der Hautwunde erleichtert (vgl. Abb. 17)

der Mm. recti abdominis hinaus bis in den M. obliquus internus und den M. transversus abdominis erweitert werden. Bei einem vorher nicht erkennbaren noch größeren Raumbedarf können schließlich die Mm. recti abdominis durchtrennt und so die Laparotomie zum interiliakalen Querschnitt erweitert werden (S. 123).

Der suprasymphysäre Faszienquerschnitt nach Pfannenstiel wird in folgenden *einzelnen Schritten* ausgeführt:
- Markierung der korrespondierenden Hautanteile,
- Inzision der Haut,
- Durchtrennung der Faszie,
- Lösen der Faszie von den Mm. recti abdominis,
- Fixierung der Faszienränder an der Bauchhaut,
- Auseinanderdrängen der Mm. recti abdominis,
- Eröffnung der Fascia transversalis und des Peritoneum.

Nach der Enthaarung des Operationsgebietes einschließlich des Mons pubis (S. 18) werden die Bauchdecken bis über die Nabeltransversale hinaus sowie die Vorderseite des oberen Drittels der Oberschenkel mit Betaisodona-Lösung oder auch gefärbter Merfenlösung *desinfiziert*. Bei letzterer ist streng darauf zu achten, daß die alkoholische Lösung nicht seitlich an der Haut herunterläuft und zwischen Gesäß- bzw. Rückenhaut und Auflage gelangt, da hierdurch schwere Hautschädigungen entstehen können! Es folgt das *Abdecken* mit sterilen Operationstüchern; das Schlitztuch wird am Mons pubis, seitlich im Bereich der Spinae iliacae anteriores superiores sowie in der Mittellinie unterhalb des Nabels mit Backhaus-Tuchklemmen[1] fixiert (Abb. 5).

Die Erwartungen hinsichtlich eines guten **kosmetischen Ergebnisses** durch die Patientin dürfen nicht unterschätzt werden. Der Operateur kann ihnen in diesem Stadium der Operation dadurch gerecht werden, daß er sich um eine symmetrische Schnittführung bemüht. Hierzu

---

1 Backhaus-Tuchklemmen: Aesc. Nr.: BF 432

Suprasymphysärer Faszienquerschnitt 111

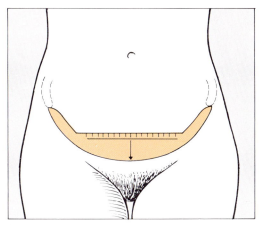

Abb. 6 Suprapubisches Querschnittlineal nach Toussaint und Hillemanns. Die beiden seitlichen Branchen werden auf den Spinae iliacae anteriores superiores aufgesetzt. Der Hautschnitt kann dann mit einem Farbstoff markiert oder auch direkt mit dem Messer entlang des Lineals ausgeführt werden

ist zum einen die – am besten vor dem Abdecken vorgenommene – Markierung der geplanten Inzisionsstelle, z. B. unter Verwendung eines

Dermoskript-Stiftes

(Fa. Bayer), empfehlenswert. TOUSSAINT u. HILLEMANNS haben mit dem gleichen Ziel das

suprapubische Querschnittlineal

(Abb. 6) (Fa. Aesculap, Tuttlingen) entwickelt, das mit den beiden Branchen auf den Spinae iliacae anteriores superiores aufgesetzt wird; der Hautschnitt kann dann am Lineal entlang direkt mit dem Messer vorgenommen oder auch mit dem Farbstift markiert werden. – Ein weiteres wichtiges Hilfsmittel für das Erreichen guter kosmetischer Ergebnisse ist die

Markierung korrespondierender Hatuanteile

durch kleine senkrechte Hautritzer mit der Skalpellspitze (Abb. 5). Dies ist insbesondere bei schlaffen Bauchdecken und bei zu erwartenden größeren Volumenverlusten (große Tumoren, Schnittentbindung) sinnvoll, da auf diese Weise beim Verschluß der Bauchdecken kosmetisch abträgliche Verziehungen der Haut vermieden werden.

Auf das **Aufkleben einer Operationsfolie** als zusätzlichem Infektionsschutz auf die nicht abgedeckten Hautanteile verzichten wir seit langem wegen des nicht nachzuweisenden protektiven Effektes sowie aus Kostengründen. Sie erübrigt andererseits die Fixierung der Operationstücher an den Bauchdecken mittels Backhaus-Tuchklemmen.

Bei der

Durchtrennung der Haut und des subkutanen Fettgewebes

sind ebenfalls kosmetische Aspekte zu beachten: Der suprasymphysäre Querschnitt sollte möglichst am oberen Rand des queren Haaransatzes bzw. dicht darunter ausgeführt werden. Die Schnittführung erfolgt leicht bogenförmigkonkav nach kranial. Die Länge des Schnittes richtet sich nach der Stärke der Bauchdecken und dem zu erwartenden Raumbedarf. Dem Geübten ist es oftmals eher möglich, mit klein gewählten Querschnitten auszukommen, ohne daß hierdurch die operative Technik beeinträchtigt wird! Der Schnitt wird durch das subkutane Fettgewebe bis auf die grauweiße vordere Rektusscheide geführt. Hierbei insbesondere in den lateralen Wundanteilen auftretende Blutungen im Fettgewebe aus den Ästen der A. pudenda externa und der A. epigastrica superficialis werden am einfachsten durch Koagulation gestillt. Größere Gefäße, die oftmals in intaktem Zustand in den seitlichen Wundwinkeln sichtbar werden, sollten mit Rücksicht auf die spätere Wundheilung geschont, d. h. nicht ohne Grund koaguliert oder ligiert werden.

Die Eröffnung der Faszie in Form des

Faszienquerschnittes

(Abb. 7) sollte insbesondere bei einem tief angesetzten Hautschnitt etwas höher als dieser vorgenommen werden. Hierdurch wird die spätere Eröffnung des Peritoneum oberhalb des Blasenscheitels erleichtert und zusätzlich Raum gewonnen! Der Faszienquerschnitt beginnt mit einer etwa 3 cm langen, quer verlaufenden *Inzision* mit Hilfe des Skalpells. Von hier aus wird die Faszie nach beiden Seiten hin mit der geschlossenen Cooper-Schere[2] unterfahren, so

---

[2] Cooper-Schere: kurze, leicht gebogene Präparier- oder auch Fadenschere: Aesc. Nr.: BC 416, 16,5 cm lang.

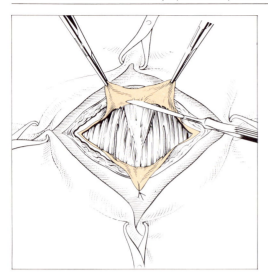

Abb. 7 Suprasymphysärer Querschnitt (II). Abpräparieren der Faszie von der Vorderseite der Rektusmuskulatur. Der quere Hauteinschnitt ist in Höhe des suprapubischen Haaransatzes ausgeführt. Das subkutane Fettgewebe ist durchtrennt. Der kraniale Faszienanteil ist unter Erhalt der A. epigastrica inferior auf beiden Seiten von der Rektusvorderwand abpräpariert und bereits zurückgenäht. Das untere Faszienblatt ist mit zwei Kocher-Klemmen gefaßt und wird von den Mm. pyramidales getrennt

daß nach rechts und links ein subfaszialer Tunnel entsteht. Jetzt kann ohne Gefährdung der Rektusmuskulatur die Faszie mit der Schere bis zu den seitlichen Wundwinkeln hin gespalten werden. Die Länge des Faszienquerschnittes sollte die des Hautschnittes etwas übersteigen, damit durch die Straffheit der Faszie nicht Raum verschenkt wird. Dabei ergibt sich *bei ausgedehnteren suprasymphysären Querschnitten*, die über die seitlichen Ränder der Mm. recti hinausreichen, die Notwendigkeit, Teile des M. obliquus internus und des M. transversus abdominis unter der Aponeurose des M. obliquus externus abdominis zu durchtrennen (Abb. 4). Die erforderliche Darstellung der seitlichen Faszienanteile erfolgt durch das Einsetzen eines Roux-Hakens[3]. Bei der seitlichen Faszieninzision kommt es oftmals zu Blutungen aus unmittelbar unter der Obliquus-externus-Faszie gelegenen Gefäßen, die koaguliert, selten umstochen werden müssen.

Ist der Zugang zum Abdomen, z.B. bei einer Relaparotomie mit narbigen Rektusbäuchen, trotz der beschriebenen Erweiterung des Faszienquerschnittes bis in die seitliche Bauchmuskulatur hinein unzureichend, so kann ähnlich wie beim interiliakalen Querschnitt nach Mackenrodt-Mayland (S. 123) bedenkenlos die

Einkerbung der Mm. recti

(Abb. 22, S. 124) vorgenommen werden (BARDENHEUER). Die Spaltung der Muskulatur erfolgt dabei schrittweise, damit die zwischen Rektushinterwand und Fascia transversalis liegenden A. und V. epigastrica inferior dargestellt und vor der Durchtrennung ligiert werden können. Ist die Notwendigkeit der Rektusspaltung frühzeitig zu erkennen, so verzichtet man besser auf die vorherige Ablösung der Faszie von der Rektusmuskulatur (s. u.), da auf diese Weise die spätere Naht der Mm. recti erleichtert wird.

Wichtig ist, daß unabhängig von der gewählten Art der Bauchdeckeneröffnung, d.h. bei jeder Form der Laparotomie, bei der Durchtrennung der tieferen Schichten die Länge des Hautschnittes voll ausgenutzt wird, damit nicht später unter unnötig erschwerten Bedingungen in einem Trichter operiert werden muß!

Bei der Eröffnung der Bauchdecken durch den suprasymphysären Querschnitt ergibt sich als nächste Aufgabe die des

Abpräparierens der Faszie von den Mm. recti

(Abb. 7). Der Operateur erleichtert sich dies wesentlich dadurch, daß er zunächst den oberen, später dann den unteren Faszienwundrand paramedian mit zwei mittelgroßen Kocher-Klemmen faßt und diese vom 2. Assistenten anheben läßt. Die Lösung des Faszienblattes kann dann paramedian weitgehend stumpf mit dem Finger erfolgen. Lediglich in der Mittellinie wird das sich im Bereich der Linea alba scharfkantig anspannende Gewebe am besten mit dem Skalpell scharf durchtrennt. Nach kaudal werden zu Beginn der Präparation die vor den unteren Partien der Mm. recti liegenden, unterschiedlich ausgebildeten *Mm. pyramidales* sichtbar (Abb. 7). Die Entscheidung darüber, ob die

---

3 Roux-Haken: Wundhaken in unterschiedlicher Größe (Abb. 9); Aesc.-Nr.: BT 30, kompletter Satz

Präparation bis kurz vor die Symphysenoberkante vor oder hinter den Mm. pyramidales ausgeführt wird, ist aufgrund der Schichtverhältnisse individuell zu treffen. Nach vollendeter Faszienpräparation folgt das

Zurücknähen des Faszienblattes

(Abb. 7 und 8), durch das die tieferen Bauchdeckenschichten und später das Operationsgebiet besser zur Darstellung gebracht werden können. Zu diesem Zweck wird die Faszie in der Medianlinie mit einem kräftigen Faden (z.B. Leinenzwirn, Fa. Ethicon: Nr. 2–4 = metr. 6–8) gefaßt, um dann den Faden etwa 5–8 cm unterhalb der Hautwunde durch die Haut zu führen und festzuknüpfen. Auf diese Weise wird der Faszienrand nach unten zurückgeklappt. Das Ablösen des oberen Faszienblattes von der Vorderwand der Mm. recti erfolgt nach Umsetzen der Kocher-Klemmen paramedian an den kranialen Wundrand. Mit Ausnahme von Relaparotomien gelingt die Präparation auch hier paramedian zumeist stumpf. In der Mittellinie muß sie indessen auch hier so gut wie immer scharf vollendet werden. Bei der Lösung des kranialen Faszienblattes kommen regelmäßig die paramedian von unten nach oben verlaufenden *Aa. epigastricae inferiores* zur Darstellung. Beim Anheben der Faszie, z.B. mit einem zusätzlich eingesetzten Roux-Haken, spannen sie sich freilaufend an. Die Gefäße sollten, wenn irgend möglich, geschont werden. Ihre Ligierung bzw. Koagulation und Durchtrennung erfolgt häufig ohne jeden Sinn! Es ist aber auch zu bedenken, daß eine Verletzung der Gefäße mit unzureichender Blutstillung zum *subfaszialen Hämatom* mit erheblichen postoperativen Beschwerden und bei größerer Ausdehnung mit nachfolgendem reflektorischem paralytischen Ileus führen kann. Nach Beendigung der Faszienpräparation wird auch der obere Faszienwundrand etwa in der Mitte zwischen Symphyse und Nabel mit einer Knopfnaht fixiert und damit zurückgeklappt.

Die jetzt erforderliche

Trennung der Bäuche der Mm. recti abdominis

gelingt zumeist vom kranialen Wundwinkel ausgehend durch stumpfes Auseinanderdrängen. Lediglich im Bereich der Mm. pyramidales, also symphysennahe, und bei der Relaparotomie ist ein scharfes Präparieren mit Pinzette und Skalpell erforderlich. Die Trennung wird nach kaudal bis dicht an die Symphysenoberkante fortgesetzt. Ein Abtrennen der Rektusmuskulatur vom Os pubis muß zur Prophylaxe späterer Bauchwandbrüche unbedingt unterbleiben. Unter den Mm. recti wird die *Fascia transversalis* sichtbar. Bei mageren Patientinnen sowie bei Relaparotomien bildet sie zumeist mit dem parietalen Peritoneum eine Einheit, so daß beide für die

Eröffnung des Peritoneum

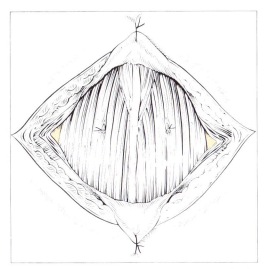

Abb. 8 Suprasymphysärer Querschnitt (III). Großer suprasymphysärer Faszienquerschnitt. Der Faszienquerschnitt geht über die seitlichen Ränder der Rektusmuskulatur hinaus. Teile des M. obliquus internus und des M. transversus sind durchtrennt. In den seitlichen Wundwinkeln werden in der Tiefe die Fascia transversalis und das Peritoneum sichtbar. Die Aa. epigastricae inferiores müssen beim großen suprasymphysären Querschnitt zumeist unterbunden und durchtrennt werden

gemeinsam durchtrennt werden können (Abb. 9). Bei adipösen Patientinnen macht die deutlich ausgebildete Fettschicht zwischen Faszie und Peritoneum ein zweizeitiges Vorgehen notwendig: Dabei werden die beiden Rektusbäuche vom 2. Assistenten mit Roux-Haken auseinandergedrängt (Abb. 9). Jetzt fassen Operateur und 1. Assistent die Fascia transversalis ober-

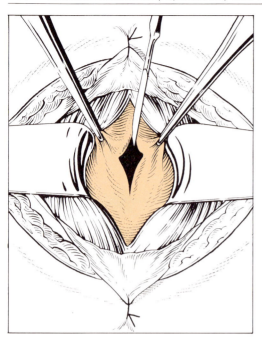

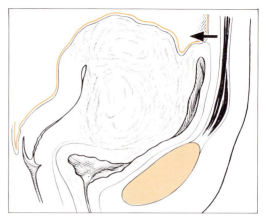

Abb. 11 Hochstand des Blasenscheitels. Der Blasenscheitel und damit der untere Pol des parietalen Peritoneum sind durch ein Myom mit nach kranial genommen. Bei Mißachtung des Befundes besteht die Gefahr der Blasenverletzung

Abb. 9 Suprasymphysärer Querschnitt (IV). Eröffnung des Peritoneum. Das parietale Peritoneum ist mit zwei chirurgischen Pinzetten zu einer Querfalte angehoben. Es wird mit dem Skalpell inzidiert. Die Rektusmuskulatur ist mit Roux-Haken zur Seite gedrängt

flächlich mit chirurgischen Pinzetten, und zwar möglichst hoch im Bereich des kranialen Wundwinkels, und heben sie an. Bei topographischen Anomalien, z. B. infolge eines genitalen Tumors, kann der *Blasenscheitel* und damit der untere Pol des parietalen Peritoneum stark nach kra-

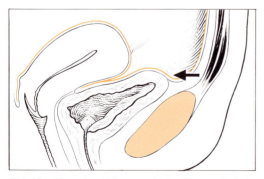

Abb. 10 Normaler Höhenstand des Blasenscheitels. Der Blasenscheitel und damit der untere Pol des parietalen Peritoneum stehen bei normalem inneren Genitale und entleerter Harnblase in Symphysenhöhe

nial verlagert sein. Dies kann bei einem zu tiefen Eingehen in die Bauchhöhle zu Verletzungen der Blasenvorderwand führen (Abb. 10 und 11). Die Schlitzung des Peritoneum erfolgt mit einem locker aufgesetzten Skalpell mit vorsichtigem schichtweisen Vorgehen. Hierbei ist vor allem darauf zu achten, daß subperitoneal liegende Darmschlingen nicht mit der Pinzette mitgefaßt und verletzt werden. Ist eine etwa 2 cm lange Inzisionswunde gesetzt, so ist es ratsam, die Pinzetten durch die in die Peritonealhöhle eingeführten Zeigefinger zu ersetzen, mit denen zugleich Adhäsionen im Bereich der vorderen Bauchwand erkannt und Darmschlingen und Netzanteile durch Anheben der Bauchdecken ausreichend distanziert werden können, um sie so vor Verletzungen zu schützen. Nach kaudal wird die Präparation am besten mit dem flächig aufgesetzten Skalpell fortgesetzt, da auf diese Weise der Übergang zum Blasenscheitel besser erkannt und dieser mit ausreichender Sicherheit vor Verletzungen geschützt werden kann. Nach kranial wird indessen die Eröffnung des parietalen Peritoneum einfacher mit der Schere vollendet. Hierzu eleviert der 2. Assistent die Bauchdecken mit Hilfe des Fascienfadens so weit, daß diese von den darunterliegenden Dünndarmschlingen ausreichend distanziert werden. Die Durchtrennung des Peritoneum sollte sowohl nach kaudal wie nach kranial unter Sicht erfolgen, da adhäsive Darm- und Netzanteile nicht immer palpabel sind! Die im parietalen Peritoneum senkrecht verlaufenden weißen Stränge – in der Mittellinie das weniger ausgebildete Lig. umbilicale medianum (Chorda urachi), seitlich die Ligg. umbilicales laterales (Chordae arteriae umbilicalis) – werden bei der Peritonealinzision geschont. Das Vorhandensein von

Netz- oder Darmadhäsionen

im Bereich des parietalen Peritoneum muß bereits bei der Primärinzision erkannt werden. Sie finden sich vor allem bei Relaparotomien. Für die notwendige Präparation werden im Bereich der Inzisionswunde die freien Peritonealränder am besten mit Mikulicz-Klemmen[4] gefaßt und eleviert. Die notwendige Ablösung der Adhäsionen kann dann unter Verwendung einer feinen Präparierschere[5] unter Sicht erfolgen. Dabei ist auf eine sorgfältige Blutstillung im Bereich abgelöster Netzzipfel ebenso zu achten wie auf die Erkennung und sofortige Versorgung von Verletzungen adhäsiver Darmschlingen (S. 269). – Unterschiedlich wird der der Vermeidung mechanischer Schädigungen und von Wundinfektionen dienende

Bauchdeckenschutz

gehandhabt. Bei kurzdauernden, infektfreien Eingriffen kann auf ihn verzichtet werden. Von einigen Operateuren wird zum Schutz des besonders infektgefährdeten subkutanen Gewebes das *Annähen der Peritonealränder an den Hautwundrand* mittels einiger Situationsnähte, von anderen mit geringerem Zeitaufwand die *Fixierung der Peritonealwundränder an gesonderte Abdecktücher* mittels Mikulicz-Klemmen empfohlen. Die Tücher werden in die Backen des Bauchdeckenspreizers hineingenommen. Nun kann das Operationsgebiet durch

Einsetzen eines Bauchdeckenspreizers

sichtbar gemacht werden. Auch dies erfolgt in den einzelnen Kliniken auf unterschiedliche Weise:
– *Wundhaken nach Fritsch*[6] (Abb. 13, S. 437): Sie werden unter Mitfassen des Peritoneum in die seitlichen Wundflächen eingesetzt und vom 2. Assistenten gehalten. Der dabei im Vergleich zu den selbsthaltenden Spreizern bzw. Rahmen eher elastisch ausgeübte Druck vermeidet mechanische Irritationen des Gewebes und vermindert auf diese Weise nicht zuletzt das Infektionsrisiko. Andererseits steht der 2. Assistent nicht für andere Aufgaben zur Verfügung.
– *Selbsthaltender Bauchdeckenspreizer*[7] (Abb. 11, S. 435): Der zuletzt genannte Nachteil der Wundhaken wird durch den Gebrauch selbsthaltender Bauchdeckenspreizer aufgehoben. Breite und Tiefe der Blätter sind variabel. So können sie der Größe der Wunde und der Stärke der Bauchdecken angepaßt werden. Dies ist wichtig, wenn eine wirklich gute Übersicht im Operationsgebiet erreicht und zugleich Schädigungen des N. femoralis (S. 116) vermieden werden sollen. Einige der zweiarmigen Bauchdeckenspreizer können durch ein nach kaudal zusätzlich eingesetztes Mittelblatt zur Reposition der Harnblase ergänzt werden[8].
– *Bauchdeckenrahmen*[9] (Abb. 12, S. 436): Er besteht aus einem runden oder viereckigen Rahmen, in den beiderseits sowie nach kranial und kaudal je ein Wundhaken mit unterschiedlicher Spannung eingesetzt werden kann. Bei kleinen Laparotomiewunden kann und sollte wegen der Raumbeanspruchung und der nicht geringen kontinuierlichen Druckwirkung auf die Benutzung eines Bauchdeckenrahmens verzichtet werden, zumal er hier keine Vorteile bringt.

---

4 Mikulicz-Peritonealklemmen: Aesc. Nr.: BJ 313, 20 cm lang (Abb. 12, S. 117).
5 zum Beispiel Präparierschere nach Wertheim: Aesc. Nr.: BC 702–704, 14,5–22,5 cm lang.
6 Bauchdeckenhaken nach Fritsch: Aesc. Nr.: BT 655–659 (Abb. 13, S. 437).
7 Bauchdeckenhalter nach Collin (Bauchdeckenspreizer) (Aesc. Nr.: BV 330) bzw. „Baby-Collin" mit unterschiedlichen Blattpaaren (Aesc. Nr.: BV 329).
8 Zum Beispiel Bauchdeckenhalter nach Collin (Aesc. Nr.: BV 331), nach Oettingen (Aesc. Nr.: BV 337), nach Robin-Masse (Aesc. Nr.: BV 341), nach Ricard (Aesc. Nr.: BV 342).
9 Bauchdeckenrahmen nach Semm (Aesc. Nr.: BV 654).

Ein nicht zu unterschätzendes Problem stellen die

postoperativen Femoralislähmungen

dar. Sie haben wiederholt zu Haftpflichtforderungen geführt (HOPF, BAY, KRONE, BUCHTHAL, JÜRGENS u. HAUPT, HEIDENREICH u. LORENZONI, LAU u. SHABANI, SCHULZ u. Mitarb.). In den meisten Fällen sind sie Folge des Gebrauches von zu breiten bzw. zu tief reichenden Blättern bei dünnen Bauchdecken bzw. bei verlängerter Operationsdauer (SCHÖNDORF). Die erforderliche Prophylaxe besteht in der sorgfältigen Auswahl der seitlichen Blätter des Bauchdeckenspreizers, der Kontrolle des Femoralispulses und bei längerer Operationsdauer der wiederholten passageren Verminderung der Spannung durch kurzfristiges Öffnen des Spreizers bzw. Änderungen der Hakenlage (HOPF).

Sind die Wundhaken bzw. der Bauchdeckenspreizer eingesetzt und wurde unter Sicht (!) beiderseits kontrolliert, daß nicht Darmschlingen zwischen Wundhaken und vorderer Bauchwand eingeklemmt wurden, so muß über die Notwendigkeit des

Abstopfens des Darmes

entschieden werden. Bei kleineren Eingriffen, guter Relaxierung und auch begrenzter Beckenhochlagerung erübrigt sich dies und sollte dann auch unterbleiben. Die Gefahr von Serosaschädigungen, auch bei Verwendung von feuchten, in körperwarmer physiologischer Kochsalzlösung getränkten Bauchtüchern, muß in Betracht gezogen werden. Im postoperativen Verlauf nach Schnittentbindung wird das hier unnötige (!) Einbringen von Tüchern als Ursache des „postcesarean large bowel ileus", ein persistierender, nichtobstruktiver atonischer Ileus im Bereich von Zäkum und Colon transversum, diskutiert (BARBER u. GRUBER, KARGER u. SCHOLTES, WESCH u. Mitarb., G. MARTIUS). Verständlicherweise sind Serosaschädigungen vor allem bei einer brüsken Reposition der Darmschlingen mit den Tüchern ohne vorherige manuelle Reposition zu erwarten. Aus diesem Grunde ist es richtiger, in den Fällen, in denen die Notwendigkeit eines Abstopfens des Darmes gesehen wird, die Darmschlingen zunächst mit der flachen Hand z.B. aus dem Douglas-Raum nach oben zu schieben, um diese dann lediglich durch das Vorlegen von ein oder zwei feuchten Tüchern zu stützen. Der 2. Assistent kann diesen Vorgang durch Anheben des Bauchdeckenhalters wirksam unterstützen. Unerläßlich ist die *Sicherstellung der vollständigen Entfernung der Bauchtücher* vor dem Verschluß der Bauchdecken. Hierzu sollten die folgenden Vorsichtsmaßnahmen herangezogen werden:

– Die Bauchtücher sind mit fortlaufend numerierten Metallplättchen zu armieren.
– Die Bauchtücher müssen im Röntgenbild durch eingewebte Metallfäden darstellbar sein.
– Die Tücher werden vor Beginn der Operation von der instrumentierenden Schwester gezählt und vor dem Verschluß der Bauchdecken auf Vollständigkeit überprüft.
– Sehr bewährt hat es sich, die in die Bauchhöhle eingebrachten Tücher durch Backhaus-Tuchklemmen mittels der an einem Band befestigten Metallringe an den Abdecktüchern zu fixieren; auf diese Weise wird ein versehentliches Hineingleiten der Tücher in das Abdomen verhindert.

Für eventuelle gerichtliche Auseinandersetzungen wegen eines zurückgelassenen Bauchtuches ist es wichtig, daß der verantwortliche *Operateur* nachzuweisen vermag, daß alle Möglichkeiten der Kontrolle auf vollständige Entfernung eingebrachter Bauchtücher genutzt wurden. Entsprechende Anweisungen an Ärzte und Schwestern, die im Operationssaal beschäftigt sind, sollten schriftlich vorliegen.

Bauchdeckenverschluß beim suprasymphysären Querschnitt

Nach der Beendigung des intraabdominalen Eingriffes und vor Beginn des Bauchdeckenverschlusses ist es angezeigt, soweit möglich optisch durch Anheben des Bauchdeckenspreizers, im übrigen palpatorisch die

Exploration des Oberbauches

vorzunehmen. Auf die Bedeutung dieser zusätzlichen diagnostischen Maßnahme haben KINDERMANN u. MEISNER hingewiesen, indem sie auf die dabei in 13,8% der Fälle erkennbaren zusätzlichen Krankheitsprozesse aufmerksam gemacht haben. Beim Zurücknehmen der Hand ergreift diese das Netz und breitet es über den Darmschlingen bis hinunter in den Douglas-Raum aus. Diese Maßnahme dient der

Adhäsionsprophylaxe

(Tab. 1), die in Hinblick auf später evtl. notwendige Relaparotomien, insbesondere aber im Rahmen von Sterilitätsoperationen (S. 256) Bedeutung hat (FRANTZEN u. Mitarb., KORTE u. HENNIG, H. MARTIUS, SEMM, SWOLLIN, MUND-HOYM u. Mitarb., LEHMANN u. KASTENDIECK, J. MARTIUS u. Mitarb. u.a.). Nach den Untersuchungen von LARSSON u. Mitarb. ist hinsichtlich der prophylaktischen Wirkung kein Unterschied bei der Verwendung von warmer physiologischer Kochsalzlösung im Vergleich z.B. zur Instillation von niedermolekularer Dextranlösung (Dextran 70 32%ig) zu erkennen.

Es bestehen keinerlei Bedenken dagegen; es ist vielmehr ratsam, von der gefahrlosen Adhäsionsprophylaxe in Form eines *„künstlichen Aszites"* durch Einbringen z.B. von warmer physiologischer Kochsalzlösung in die Bauchhöhle unmittelbar vor dem Verschluß der Bauchdecken großzügig Gebrauch zu machen.

Der eigentliche Verschluß der Bauchdecken beginnt mit der

Darstellung der Peritonealwundränder

Tabelle 1 Adhäsionsprophylaxe bei intraabdominalen Operationen (nach *Kern, Kern* u. *Kuhbier, Lehmann* u. *Kastendieck, J. Martius* u. Mitarb., *Mund-Hoym* u. Mitarb., *Vorster, Korte* u. *Herwig, Frantzen* u. Mitarb., *Swollin* u.a.)

1. **Vermeidung unnötiger Wundflächen**
   - gewebeschonende Präparation
   - sorgfältige peritoneale Deckung entstandener Wundflächen
2. **Sorgfältige Blutstillung**
   - Vermeidung unnötiger Gefäßverletzungen
   - Blutstillung, insbesondere im Bereich peritonealer Wundflächen mittels eines Mikrokoagulators
   - Entfernung von Blutresten im Peritonealraum
3. **Sparsames Einbringen von Nahtmaterial**
   - Unterlassung zu dicht gelegter Nahtreihen
   - Verwendung einer eben ausreichenden Fadenstärke
   - geringstmögliche Knotendicke
   - kurze Knotenenden
4. **Medikamentöse intraperitoneale (lokale) Adhäsionsprophylaxe**
   - warme physiologische Kochsalzlösung (300–500 ml)
   - niedermolekulares Dextran (z.B. Periston-N, Rheomacrodex) (ca. 200 ml)
   - Medikamentenzusatz
     - Proteinasehemmer (Trasylol, 100 000 KIE)
     - bei Bedarf Antibiotikazusatz
     - Kortison (100 mg)
   - Spülen der Bauchhöhle über 4 Tage mit 300 ml niedermolekularem Dextran über einen intraabdominalen Redon-Drain

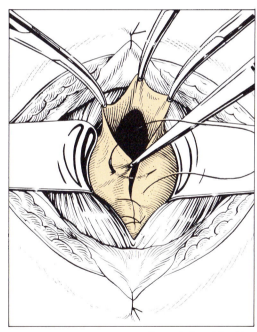

Abb. 12 Suprasymphysärer Querschnitt (V). Verschluß der Peritonealwunde. Die Wundränder des Peritoneum sind mit Mikulicz-Klemmen dargestellt. Die Rektusmuskulatur ist mit Roux-Haken zur Seite gedrängt. Die Peritonealwunde wird, vom oberen Wundwinkel beginnend, mit einer fortlaufenden Naht verschlossen

(Abb. 12). Zu diesem Zweck wird median am kranialen Pol des Blasenscheitels, in der Mitte der seitlichen Peritonealwundränder sowie nach dessen Darstellung mittels eines Roux-Hakens am oberen Wundwinkel je eine Mikulicz-Klemme[10] gesetzt. Der 2. Assistent faßt die obere und eine der seitlichen Klemmen, der 1. Assistent die zweite seitliche Klemme. Durch Anheben werden die Peritonealränder von darunterliegenden Darmschlingen distanziert und damit dem Operateur gut zugänglich gemacht. Der Verschluß der Peritonealwunde erfolgt durch eine

fortlaufende Peritonealnaht

(Abb. 12). Sie beginnt am oberen Wundwinkel, der ohne verbleibende Lücke durch Knüpfen des Fadens verschlossen werden muß. Die einfache fortlaufende Peritonealnaht wird unter Verwendung einer Rundkörpernadel mit relativ feinem Nadelkörper[11] durch Ein- und Ausstechen in Abständen von etwa 2 cm nach kaudal bis zum Blasenscheitel geführt. Es ist ratsam, den Blasenscheitel durch zusätzliches Raffen des perivesikalen Gewebes nochmals zu decken. Der Faden wird hier geknüpft, sofern nicht mit dem gleichen fortlaufenden Faden rückwärts nach kranial zugleich der

Verschluß der Mm. recti abdominis

vorgenommen werden soll (Abb. 13), ein Vorgehen, das sich ohne Einschränkung bewährt hat. Zu diesem Zweck wird nach der Deckung des Blasenscheitels die Nadel[12] von dorsal durch den unteren Teil des einen Rektusbauches nach vorn hindurchgestochen und dann fortlaufend nach kranial bis zum oberen Rektuswundwinkel zurückgeführt (Abb. 14). Der Faden wird dabei vom 1. Assistenten locker geführt. Zudem darf er nicht zu fest geknüpft werden, wenn ein Einschneiden in das Muskelgewebe mit der Ge-

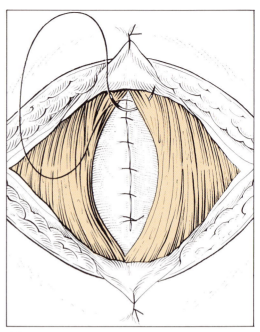

Abb. 13 Suprasymphysärer Querschnitt (VI). Fortlaufende Peritonealnaht mit Übergang auf die Rektusmuskulatur. Die fortlaufende Peritonealnaht ist abgeschlossen. Mit dem gleichen fortlaufenden Faden wird von dorsal durch den kaudalen Anteil des rechten M. rectus hindurchgegangen und so hier mit dem fortlaufenden Verschluß der Rektusmuskulatur begonnen

fahr einer subfaszialen Hämatombildung vermieden werden soll. Als Faden ist ein resorbierbarer Kunststoffaden (z. B. Vicryl, Fa. Ethicon: Stärke 2-0, metr. 3,5) geeignet.

Mußten die Mm. recti eingekerbt oder sogar durchtrennt werden (S. 124), so werden die Muskelstümpfe mit durchgreifenden U-Nähten, die die Faszie und die Muskulatur gleichzeitig fassen, vereinigt.

Es folgt jetzt die für die postoperative Narbenstabilität wichtige

Fasziennaht

(Abb. 15). Ein sicherer Faszienverschluß wird durch das folgende Vorgehen erreicht: Die *erste Naht* faßt in Form einer Knopfnaht den dem Operateur zugewandten Wundwinkel, wobei darauf zu achten ist, daß dabei auch die Wundränder des M. obliquus internus und transversus mit der Nadel aufgenommen und verschlossen werden, um seitliche Bauchwandbrüche zu vermeiden (KUMMER u. Mitarb.). Zum zweiten darf

---

10 Mikulicz-Peritonealklemmen: Aesc. Nr.: BJ 313, 20 cm lang.
11 Peritonealnaht mit feiner Rundkörpernadel: z. B. SH-Serie der Fa. Ethicon.
12 Bei gleichzeitiger Verwendung der Peritonealnaht zum rückläufigen Verschluß der Rektusmuskulatur: primäre Verwendung einer kräftigeren Rundkörpernadel: z. B. CT-1- bzw. CT-Nadel, Fa. Ethicon.

Bauchdeckenverschluß beim suprasymphysären Querschnitt

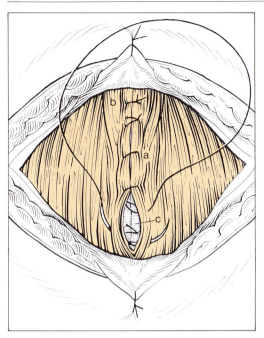

Abb. 14   Suprasymphysärer Querschnitt (VII). Die fortlaufende Naht (a) der Mm. recti wird von kaudal nach kranial geführt und am oberen Wundwinkel geknüpft. Häufig ist am unteren Wundwinkel eine zusätzliche Knopfnaht erforderlich (b). Die fortlaufend verschlossene Peritonealwunde (c) ist in der Tiefe zu erkennen

Wird das Peritoneum mitgefaßt, so können darunterliegende Darmschlingen gefährdet werden (Abb. 8, S. 113). Die erste Ecknaht wird geknüpft und in lang gelassenem Zustand mit einer Fadenklemme bewehrt (Abb. 15). Es folgt die *Mittelnaht*, ebenfalls als Knopfnaht. Auch sie wird nach dem Knüpfen lang gelassen und mit einer Fadenklemme dem 2. Assistenten übergeben. Nun folgt der *fortlaufende Verschluß der Faszienwunde*, und zwar ausgehend von dem dem Operateur gegenüberliegenden Wundwinkel. Auch er wird vom 2. Assistenten z. B. unter Verwendung eines Roux-Hakens dargestellt. Beim Fassen der Wundwinkel sind die gleichen Vorsichtsmaßnahmen zu befolgen wie bei der ersten Ecknaht. Die fortlaufende Naht wird dann in Abständen von etwa 1 cm ein- und ausgestochen, überspringt die vom 2. Assistenten angehobene Mittelnaht und wird nach vollständigem Verschluß der Faszienwunde kurz vor der ersten Ecknaht geknüpft. Anstelle der ersten Ecknaht und der Mittelnaht können auch im Verlauf der fortlaufenden Naht *Interimsknoten* gesetzt werden. Der Operateur verzichtet dabei aber auf die mit den Einzelnähten zu erreichende gute Sichtbarmachung der Faszienwundränder.

Von einer

Drainage des subfaszialen Raumes

die Ecknaht nicht zu tief durchgestochen werden, da die Rückseite des M. obliquus internus dem parietalen Peritoneum unmittelbar anliegt:

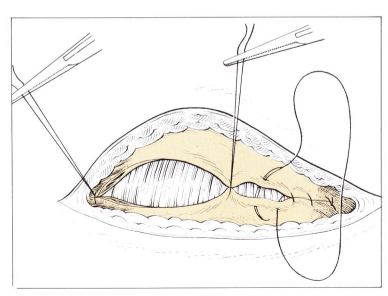

Abb. 15
Suprasymphysärer Querschnitt (VIII). Fasziennaht. Die Mittelnaht und eine Ecknaht im linken Wundwinkel sind gelegt. Die Faszie wird mit einem fortlaufenden Faden – hier vom rechten Wundwinkel ausgehend, auf alle Fälle aber auf den Operateur zulaufend – verschlossen

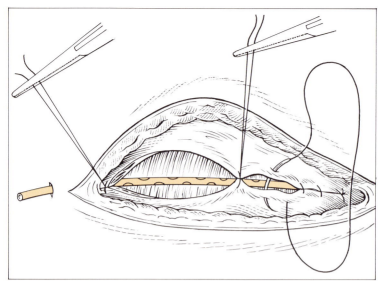

Abb. 16
Suprasymphysärer Querschnitt: subfasziale Drainage. Es ist mit der Fasziennaht begonnen. Mit einer Lanzette ist ein Redon-Drain vom rechten Wundwinkel aus durch die Haut nach außen geführt. Der perforierte Teil des Drains darf nur innerhalb der Wunde liegen. Der Drain wird mit einer Stegnaht an der äußeren Haut fixiert. Nach Abschluß der Operation wird eine Saugdrainage angeschlossen

(Abb. 16) sollte großzügig Gebrauch gemacht werden, da die Entwicklung eines subfaszialen Hämatoms eine nicht zu unterschätzende Komplikation darstellt (S. 113). Das Einlegen des perforierten Redon-Drains erfolgt am besten nach dem Legen der beiden Faszienknopfnähte. Das freie Ende wird durch den seitlichen Wundwinkel, besser nach Bewehrung des Schlauches mit einer Lanzette etwa 2 cm seitlich davon durch die Haut herausgeführt und hier mittels einer Stegnaht fixiert. Für etwa 2 Tage wird eine Saugdrainage angeschlossen. Nach Sistieren des Sekretabflusses wird der Drain nach Durchschneiden der Fixationsnaht gezogen.

Auf die

Naht des subkutanen Fettgewebes

sollte aus kosmetischen Gründen nicht verzichtet werden. Die Adaptation des Gewebes erfolgt mit feinen resorbierbaren Nähten (z.B. Vicryl-Knopfnähte Nr. 0 = metr. 4) im Abstand von 2–3 cm. Die Fäden sollten locker geknüpft werden, um subkutane Fettgewebsnekrosen und dadurch begünstigte Wundinfektionen zu vermeiden. Zur

Versorgung des Hautschnittes

sind die Empfehlungen sehr unterschiedlich. Das unbedingt anzustrebende gute kosmetische Ergebnis ist indessen weniger von der Methodik als von der Sorgfalt der Adaptation der Wundränder abhängig. Es ist empfehlenswert, die Wundränder durch Einsetzen von Wundhäkchen[13] in die seitlichen Wundwinkel zu straffen. Zusätzlich wird die Adaptation korrespondierender Wundanteile durch die vor Operationsbeginn gesetzten senkrechten Hautritzer erleichtert (Abb. 5). Die Wundränder werden nun mit chirurgischen Pinzetten gefaßt, mit den Wundflächen (!) aneinandergelegt und etwas angehoben (Abb. 17). Jetzt kann der 1. Assistent leicht und zeitsparend die Wunde mit Klammern verschließen. Zur Verwendung kommen dabei Kölner Sparklammern[14], aber auch einfache, nicht quetschende Drahtklammern, die unter Verwendung eines Klammergerätes[15] schnell gesetzt werden können. Der Hautverschluß mittels einer *Naht* bringt wie gesagt keine wesentlichen kosmetischen Vorteile, beansprucht indessen deutlich mehr Zeit. Es kommen u.a. in Frage (NOCKEMANN):
– vertikale Rückstichnaht (Donati-Naht), auch in der Modifikation nach Allgöwer (Abb. 5, S. 419);

---

13 Einzinkige Wundhäkchen: Aesc. Nr.: BT 121.
14 Kölner Sparklammern: Aesc. Nr.: FF 5.
15 Klammergerät: z.B. Cricket, Disposable Ski Stapler, United States Surgical Corporation, Norwalk, Connecticut 06856.

Modifikationen des suprasymphysären Querschnittes

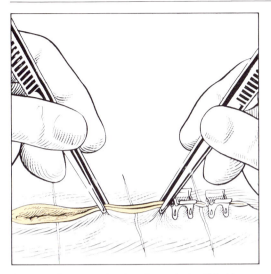

Abb. 17 Suprasymphysärer Querschnitt (IX). Versorgung des Hautschnittes mit Klammern. Mit chirurgischen Pinzetten werden die Hautränder adaptiert. Hierbei erleichtern die zuvor gelegten Hautritzer die Vereinigung korrespondierender Hautanteile. Der Verschluß der Hautwunde erfolgt mit Kölner Sparklammern

- einfache überwendliche Naht (Kürschner-Naht) als Einzelnaht oder fortlaufende Naht (Abb. 8, S. 420).;
- fortlaufende Intrakutannaht (Abb. 11 und 12, S. 421);
- ausstülpende horizontale Vierstich- oder U-Naht (Abb. 4, S. 418).

Vermieden werden sollten indessen durchgreifende Knopfnähte mit weit vom Wundrand distanzierten Ein- und Ausstichen sowie unter Verwendung von unnötig starkem Nahtmaterial, da sie die kosmetisch unschönen punktförmigen weißen Narbenreihen parallel zur Hautwunde hinterlassen.

Ob es sinnvoll und nützlich ist, die Wunde und die sie umgebende Haut zum Abschluß unter Verwendung einer desinfizierenden Lösung (z. B. Betaisodona-Lösung) mit einem Stieltupfer zu desinfizieren, ist unsicher. Nach dem Abtrocknen der Haut, bei dem nicht in Richtung auf die Wunde gewischt werden darf, wird diese mit einem sterilen Pflaster bedeckt.

Modifikationen des suprasymphysären Querschnittes

Insbesondere bei schlanken Patientinnen und einem zu erwartenden eher geringen Raumbedarf, aber auch zur Eröffnung des Abdomens bei Schnittentbindungen kann von der

Modifikation nach Cohen

Gebrauch gemacht werden (Abb. 18 und 19). Für sie ist charakteristisch, daß nach dem typischen suprasymphysären Querschnitt am oberen Rand des queren Haaransatzes subkutanes Fettgewebe und die darunterliegende Faszie mit dem Skalpell nur etwa 4 cm weit quer gespalten werden. Nun wird die Faszie mit der geschlossenen Cooper-Schere nach beiden Seiten hin unterfahren und damit untertunnelt, um sie anschließend unterhalb des nach den Seiten hin weitgehend erhaltenen subkutanen Fettgewebes mit der Schere nach rechts und links zu spalten, und zwar in der Ausdehnung des Hautschnittes. Nun geht der Operateur von kranial und kaudal mit den Zeigefingern in die Faszienwunde ein und spreizt sie, wodurch es zu einer Mobilisierung der Faszie von der Vorderseite

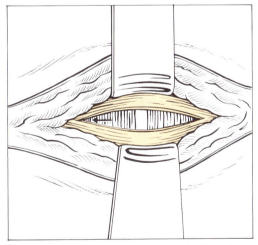

Abb. 18 Modifikation des suprasymphysären Querschnittes nach Cohen (I). Nach der queren suprasymphysären Hautdurchtrennung werden subkutanes Fett und Faszie lediglich auf einer Strecke von etwa 4 cm quer gespalten. Von hier aus wird die Faszie untertunnelt (Pfeil) und dann unter Erhalt des darüberliegenden subkutanen Fettgewebes auf der Länge des Hautschnittes mit der Schere gespalten

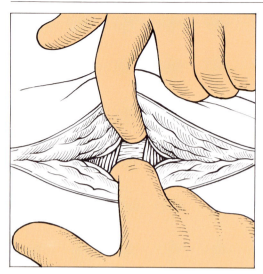

Abb. 19 Modifikation des suprasymphysären Querschnittes nach Cohen (II) (nach *Käser* u. Mitarb.). Nach Untertunnelung und Spaltung der Faszie mit der Schere wird die Faszie von der Vorderwand der Mm. recti durch Spreizen der Faszienwunde stumpf gelöst. Gleichzeitig werden dabei die Rektusbäuche auseinandergedrängt

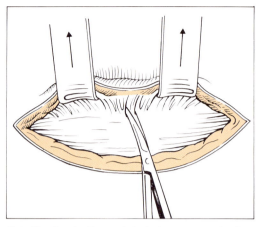

Abb. 20 Faszienlängsschnitt beim suprasymphysären Querschnitt (I). Die Haut ist suprasymphysär quer mit dem subkutanen Fettgewebe inzidiert. Nach Anspannen des kranialen Wundrandes mit Roux-Haken ist es möglich, das Fettgewebe von der Faszienvorderfläche zu lösen

der beiden Rektusbäuche kommt (Abb. 19). Gleichzeitig oder anschließend gesondert erfolgt das Auseinanderdrängen der Rektusbäuche ebenfalls stumpf mit den eingesetzten Fingern, und zwar jetzt durch Zug in lateraler Richtung. Damit wird die Fascia transversalis sichtbar. Sie wird jetzt wie beim suprasymphysären Pfannenstiel-Querschnitt gemeinsam mit dem Peritoneum eröffnet. Der *Wundverschluß* entspricht dem beim Pfannenstiel-Querschnitt. Der *Vorteil* der Cohen-Modifikation ist die Blutarmut des Eingriffes bzw. das Erhaltenbleiben insbesondere der Gefäßversorgung des Operationsgebietes aus den lateral verlaufenden Aa. und Vv. epigastricae inferiores, eine Tatsache, die der Wundheilung zugute kommt.

Eine weitere Variation des suprasymphysären Querschnittes stellt dessen Kombination mit einem

Faszienlängsschnitt

dar (Abb. 20 und 21). Während PFANNENSTIEL Haut, subkutanes Fettgewebe und Faszie längs gespalten und erst die Mm. recti in der Längsrichtung voneinander getrennt hat, erfolgt der „Wechsel zum Längsschnitt" hier bereits bei der Eröffnung der Faszie (WULFF). Die *Vorteile* bestehen in der fehlenden Wundfläche im Bereich der Vorderfläche der Mm. recti und damit in dem selteneren Auftreten subfaszialer Häma-

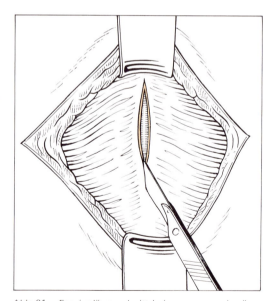

Abb. 21 Faszienlängsschnitt beim suprasymphysären Querschnitt (II). Nachdem die Vorderfläche der Rektusfaszie durch Abpräparieren des subkutanen Fettgewebes freigelegt ist, wird sie in Längsrichtung mit dem Skalpell inzidiert

tome. Dies kommt besonders Patientinnen zugute, bei denen eine Thromboseprophylaxe geplant ist. Aber auch bei späteren Zweiteingriffen (sog. Relaparotomien) können mit dieser Modifikation die sonst bei der Faszienlösung entstehenden vielfältigen Läsionen der Rektusvorderwand vermieden werden. WULFF empfiehlt daher den Faszienlängsschnitt beim suprasymphysären Querschnitt besonders für die Relaparotomie, womit die Frequenz der subfaszialen Hämatome auf die des medianen Längsschnittes bei gleichzeitig nicht vermehrtem Auftreten postoperativer Platzbäuche reduziert werden konnte. Bei dieser Art des suprasymphysären Querschnittes wird nach der queren Durchtrennung des subkutanen Fettgewebes dieses insbesondere nach kranial von der weißen Faszienvorderfläche mit der Schere gelöst. Die Präparation wird durch das paramediane Einsetzen von zwei Roux-Haken, die vom 2. Assistenten kräftig nach kranial gezogen werden, erleichtert. Anschließend wird mit dem einen Roux-Haken auch das kaudal liegende subkutane Gewebe symphysenwärts angespannt. Jetzt wird die gut erkennbare Mittellinie der Rektusfaszie erkennbar, so daß sie leicht mit dem Skalpell in Längsrichtung eröffnet werden kann. Das weitere Vorgehen entspricht dem des suprasymphysären Querschnittes nach Pfannenstiel, und zwar einschließlich des Bauchdeckenverschlusses. HIRSCH empfiehlt die gemeinsame Versorgung von Peritoneum und Faszie mit einer fortlaufenden resorbierbaren Kunststoffnaht (z. B. Vicryl Nr. 1 = metr. 5).

Bei dünnen Bauchdecken und einem mit Sicherheit geringen Raumbedarf, z. B. für eine geplante Tubenligatur bzw. Tubenkoagulation bei fehlender Laparoskopiemöglichkeit, aber auch zur Entfernung unveränderter Ovarien (z. B. Ovariektomie zur Kastration), kann der suprasymphysäre Querschnitt in Form der

Minilaparotomie

auf eine Länge von etwa 5–8 cm beschränkt werden. Eine Erleichterung bedeutet es dabei, wenn der Uterus mittels einer zuvor eingelegten Sonde entsprechend dem Vorgehen bei der Laparoskopie eleviert wird (S. 71). Als Wundhaken werden Roux-Haken benutzt. Zur Elevation der Adnexe ist bei den beengten Raumverhältnissen z. B. der Gebrauch eines Ureterhäkchens geeignet. Vor der Einführung der Laparoskopie haben wir von der Minilaparotomie in Form eines kleinen Bogen- oder Medianschnittes dicht unterhalb des Nabels zur Tubenligatur im Wochenbett häufig Gebrauch gemacht.

Interiliakaler Querschnitt nach Mackenrodt-Mayland

Der interiliakale Querschnitt (Abb. 1 d) entspricht einem hohen suprasymphysären Querschnitt. Da der mit ihm zu erreichende Raumgewinn relativ groß ist, bietet er sich besonders für größere gynäkologische Eingriffe bei adipösen Patientinnen mit einem nur geringen Abstand zwischen Symphyse und Nabel an. Der *Nachteil* bei dieser Schnittführung ist in der Verletzung der Rektusmuskulatur zu sehen, die die Gefahr postoperativer Wundhämatome und später von Bauchwandbrüchen – allerdings in vertretbaren Maßen – vergrößert. Der

Hautschnitt

erfolgt quer etwa handbreit oberhalb der Symphyse (Abb. 1 d). Nach der Durchtrennung des subkutanen Fettgewebes wird im Gegensatz zum einfachen, tiefen Querschnitt auf eine Ablösung der Fascia superficialis von der Vorderwand der Rektusmuskulatur verzichtet: Auf diese Weise kann sich der Operateur die später notwendige Wiedervereinigung der Rektusmuskulatur wesentlich erleichtern, zumal sich die Muskelbäuche insbesondere nach kranial hin weniger retrahieren. Es folgt vielmehr nach der queren Inzision der Faszie sofort die

Durchtrennung der Rektusmuskulatur

(Abb. 22) als Kriterium des interiliakalen Querschnittes. Zu diesem Zweck wird die Rektusmuskulatur, von der Mitte ausgehend, nach beiden Seiten hin mit einem oder zwei Fingern untertunnelt, um jeden Muskelbauch dann mit

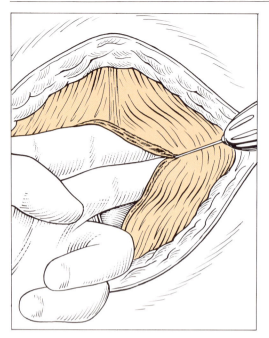

Abb. 22 Interiliakaler Querschnitt nach Mackenrodt-Mayland. Durchtrennung der Faszie gemeinsam mit der Rektusmuskulatur. Nach Anlegen eines hohen suprasymphysären Querschnittes und Durchtrennung des subkutanen Fettgewebes wird nach kleiner medianer Faszieninzision der Rektusmuskel mit den Fingern untertunnelt. Faszie und Muskulatur werden gemeinsam mit dem elektrischen Messer quer zur Muskelfaserrichtung durchtrennt

dem elektrischen Messer zu durchtrennen. Die unter der Faszie sichtbar werdenden A. und V. epigastrica inferior müssen unterbunden bzw. koaguliert und dann durchtrennt werden. Zur Seite hin wird ein zusätzlicher Raumgewinn durch die Spaltung des M. obliquus internus und des M. transversus abdominis erzielt (S. 112). Die Eröffnung des Peritoneum kann dann wie beschrieben vorgenommen werden. Nach Beendigung des intraabdominalen Eingriffes folgt der

Wundverschluß.

Die Größe der Wunde läßt es dabei ratsam erscheinen, das Peritoneum gemeinsam mit der auf ihm liegenden Fascia transversalis nicht fortlaufend, sondern mit Knopf- bzw. Z-Nähten zu verschließen. Es folgen rechts und links einige resorbierbare Knopfnähte zum Verschluß der gespaltenen lateralen Bauchmuskulatur. Die Vereinigung der Rektusmuskulatur erfolgt gemeinsam mit dem Verschluß der nicht abpräparierten Fascia superficialis durch durchgreifende ausstülpende U-Einzelnähte bzw. auch in gleicher Manier fortlaufend (Abb. 4, S. 418), und zwar unter Verwendung eines resorbierbaren Kunststoffadens (z. B. Vicryl Nr. 1 = metr. 5). OBER empfiehlt mit Recht die grundsätzliche Drainage des Raumes zwischen Rektusmuskulatur und der darunterliegenden Fascia transversalis.

Medianer Unterbauchlängsschnitt

Die Eröffnung des Abdomens für gynäkologische Eingriffe durch einen Längsschnitt zwischen Symphyse und Nabel, evtl. mit Verlängerung nach kranial durch Umschneiden des Nabels, gehört heute eher zu den Ausnahmen. Dies hat zum einen und vordergründig kosmetische Gründe, ist aber auch unter dem Aspekt der höheren Stabilität des Unterbauchquerschnittes zu befürworten. Eine **Indikation** ist gegeben bei Bedarf eines größeren Raumes, den der Operateur mit dem suprasymphysären Querschnitt bzw. dem interiliakalen Querschnitt nicht zu erreichen glaubt. Es ist allerdings darauf zu verweisen, daß viele Operateure den Unterbauchlängsschnitt mit einem gewissen Recht dem interiliakalen Querschnitt vorziehen, und zwar mit Rücksicht auf die geringere Traumatisierung der Rektusmuskulatur! Für die erweiterte Totalexstirpation des Uterus mit Lymphadenektomie nach Wertheim-Meigs ist ebenfalls zumeist mit einem etwas höher angesetzten suprasymphysären Querschnitt auszukommen. Eine *typische Indikation* für den Unterbauchlängsschnitt stellt indessen die große Ovarialzyste dar, bei der wegen der oftmals nicht sicher auszuschließenden Malignität eine Eröffnung des Tumors unter allen Umständen vermieden werden soll; die Zyste soll uneröffnet vor die Bauchdecken gebracht werden. Ein bereits *vorhandener alter Längsschnitt* stellt ebenfalls keine uneingeschränkte Indikation zur Eröffnung des Abdomens in gleicher Manier dar. Abgesehen von den genannten Kriterien, berücksichtigen wir die Narbenverhältnisse im Bereich der Haut, indem wir kosmetisch unschöne Narben bei dieser Gelegenheit ausschneiden, also den alten Längsschnitt wieder eröffnen, anderenfalls aber den tiefen suprasymphysären Querschnitt trotz vorhandener Längsschnittnarbe bevorzugen.

Beim Abdecken des Abdomens wird für den medianen Unterbauchlängsschnitt die kraniale Backhaus-Tuchklemme oberhalb des Nabels gesetzt, da dies die notwendige Orientierung erleichtert. Nach auch hier anzuratender Markierung der Haut durch kleine oberflächliche, jetzt quer gelegte Hautritzer (Abb. 5) erfolgt die

Inzision der Haut

vom Nabel ausgehend, möglichst exakt im Bereich der Linea alba (Abb. 23). Sie ist bei Frauen, die geboren haben, gut an den Resten der Pigmentation (Linea fusca), bei jungen Frauen mit straffen Bauchdecken an der medianen Einziehung zu erkennen. Nach kaudal wird der Schnitt bis an die Oberkante der Symphyse herangeführt. Eine zusätzliche Verlängerung des Schnittes nach kranial mit

Umschneidung des Nabels

sollte indessen streng indiziert und deshalb erst nach der Inspektion des Abdomens, d.h. bei wirklich gegebener Notwendigkeit, sekundär vorgenommen werden. Anderenfalls schafft dies unnötige Wundflächen, wie auch das Abstopfen der Darmschlingen auf diese Weise erschwert wird! Ist eine kraniale Verlängerung erforderlich, so soll die Distanz zum Nabel etwa 2 cm betragen, um den späteren Hautverschluß nicht unnötig zu erschweren, zugleich aber, um den seitlich vorbeiziehenden linken Bauch des M. rectus abdominis mit Sicherheit zu schonen. Ebenso wie beim suprasymphysären Querschnitt ist es auch hier wichtig, daß die tieferen Schichten der Bauchdecken anschließend in ganzer Länge des Hautschnittes durchtrennt werden, damit der mögliche Raumgewinn wirklich genutzt wird. Bei der Durchtrennung des subkutanen Fettgewebes sind die auftretenden Blutungen aus Ästen der A. pudenda externa und der A. epigastrica superficialis zumeist nur gering. Zur Blutstillung sind daher Koagulationen ausreichend. Nach der Darstellung der weißlichen Faszienplatte folgt nun die

Längsinzision der Fascia superficialis

(Abb. 24). Die Faszie wird zunächst mit dem Skalpell auf einer Strecke von etwa 3 cm inzidiert. Nun werden die Faszienwundränder vom Operateur und vom 1. Assistenten mit chirurgischen Pinzetten gefaßt und angehoben, um die Inzision dann mit der Cooper-Schere symphysen- und nabelwärts zu verlängern. Unter der Faszie wird an einer Seite immer der mediane Rand des M. rectus abdominis sichtbar. So ist es leicht möglich, die Bäuche des M. rectus stumpf mit den Zeigefingern auseinanderzudrängen.

Hierbei muß ein Unterfahren der Muskeln mit den Fingern zur Seite hin vermieden werden, da dies zu Verletzungen der A. epigastrica inferior auf der Rückseite der Muskelbäuche führen und erhebliche, evtl. schwer zu beherrschende Blutungen auslösen kann, zumal sich die Gefäße schnell in die Muskulatur retrahieren. – Die

Eröffnung des Peritoneum

(Abb. 24) entspricht technisch dem Vorgehen beim suprasymphysären Querschnitt (Abb. 9, S. 114). Die Inzision wird in der Nähe des oberen Wundwinkels begonnen und möglichst unter Verwendung eines Skalpells bis zum Blasenscheitel abwärts und schließlich nach kranial mit der Schere verlängert.

Die

Darstellung des Operationsgebietes

durch das Abstopfen mittels Bauchtüchern zur Reposition tiefliegender Darmschlingen und das Einsetzen eines Bauchdeckenspreizers bzw. eines Bauchdeckenrahmens entspricht in seinem Vorgehen dem beim suprasymphysären Querschnitt. Es ist zu beachten, daß die Gefahr der *Druckschädigung des N. femoralis* beim Unterbauchlängsschnitt größer ist als beim suprasymphysären Querschnitt. Die erforderlichen prophylaktischen Maßnahmen müssen daher besonders sorgfältig beachtet werden (S. 116).

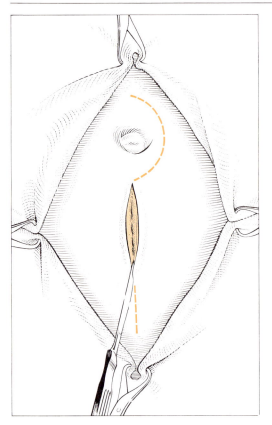

Abb. 23 Medianer Unterbauchlängsschnitt (I). Bauchdeckenschnitt. Die Schnittführung erfolgt im Bereich der Linea alba. Bei größerem Raumbedarf kann der Schnitt links am Nabel vorbei nach kranial verlängert werden

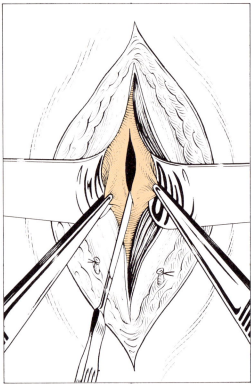

Abb. 24 Medianer Unterbauchlängsschnitt (II). Eröffnung des Peritoneum. Nach Durchtrennung des subkutanen Fettgewebes und der Längsinzision der Faszie ist der linke M. rectus sichtbar geworden. Der rechte M. rectus liegt noch hinter der intakten Rektusscheide. Die Mm. recti werden mit Roux-Haken zur Seite gedrängt, nachdem sie stumpf voneinander getrennt wurden. Das Peritoneum wird am oberen Wundwinkel mit zwei chirurgischen Pinzetten zu einer quer verlaufenden Falte angehoben und mit dem Skalpell inzidiert

Verschluß des medianen Unterbauchlängsschnittes

Der Wundverschluß folgt auch heute in vielen gynäkologischen und chirurgischen Kliniken dem von H. MARTIUS angegebenen Vorgehen: Nach dem Fassen der Peritonealränder mit 3 oder 4 Mikulicz-Klemmen beginnt der Verschluß mit der

Darstellung der medianen Ränder der Mm. recti.

Sie müssen auf der ganzen Länge freigelegt werden, wozu meist zumindest auf einer Seite die Aushülsung aus der Rektusscheide mittels einer Präparierschere notwendig ist. Hierbei kommt es fast regelmäßig zu Blutungen aus Ästen der A. epigastrica inferior in der Nähe des Faszienrandes. Zur Vermeidung subfaszialer Hämatome müssen sie sorgfältig gestillt werden (S. 113). Der Zweck der Rektuspräparation ist es, nach dem Peritonealverschluß die Mm. recti zur Vermeidung späterer Narbenhernien in der Mittellinie vereinigen zu können (SCHAUDIG). Nun kann mit der

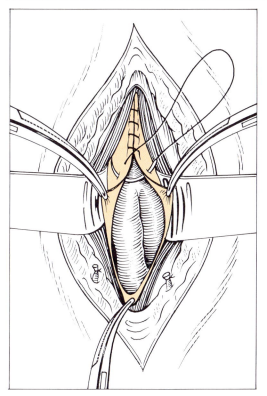

Abb. 25 Medianer Unterbauchlängsschnitt (III). Verschluß des Peritoneum durch fortlaufende Naht. Der rechte M. rectus abdominis ist inzwischen aus seiner Faszie herausgelöst. Die Peritonealränder sind mittels Mikulicz-Klemmen angehoben. Das parietale Peritoneum wird, von kranial ausgehend, durch eine fortlaufende Naht verschlossen.

fortlaufenden Peritonealnaht

(Abb. 25) am oberen Wundwinkel begonnen werden. Die Naht wird nach kaudal bis zum Blasenscheitel fortgeführt und greift hier von dorsal auf die Mm. recti abdominis über. Hierdurch legt sich das Peritoneum mit dem Blasenscheitel an die Muskelhinterfläche an, wodurch das Spatium retropubicum (Cavum Retzii) verkleinert wird. Mit dem Peritoneum wird wie bei der Versorgung eines Querschnittes die Fascia transversalis mitgefaßt, wodurch die Peritonealnaht eine zusätzliche Stütze erhält. Zur

Vereinigung der Mm. recti abdominis

ist es beim Längsschnitt ratsam, deren Ränder mit locker geknüpften Einzelnähten unter Verwendung von Rundkörpernadeln zusammenzufügen. Als Nahtmaterial sind resorbierbare Kunststoffäden (z. B. Vicryl Nr. 0 = metr. 4) geeignet. Die

Fasziennaht

als dritte Schicht des Bauchdeckenverschlusses sollte – wiederum zur Vermeidung von Faszienrandnekrosen – mit nicht zu dicht, d. h. in Abständen von etwa 2 cm gelegten Einzelknopfnähten unter Verwendung resorbierbarer Kunststoffäden (z. B. Vicryl Nr. 1 = metr. 5) sorgfältig vorgenommen werden. Es wird am besten am oberen und unteren Faszienwundwinkel je eine Knopfnaht gelegt, die, mit einer Fadenklemme armiert, durch den 2. Assistenten angehoben werden und so den vollständigen Faszienverschluß erleichtern. Die Naht des subkutanen Fettgewebes und der Verschluß der Hautwunde, die sich wiederum an den zuvor gesetzten Markierungen orientiert, entsprechen in ihrer Technik dem Vorgehen beim suprasymphysären Querschnitt.

Pararektalschnitt

Der Pararektalschnitt (Abb. 1 c) kommt in unserem Fach vornehmlich zur Eröffnung der Bauchdecken bei unklaren Erkrankungen rechts bzw. links im Unterbauch während der Gravidität und dabei vor allem zur Appendektomie und Myomenukleation zur Anwendung. Der linksseitige Pararektalschnitt eignet sich zudem zum Anlegen eines Anus praeternaturalis sigmoideus. Der

Hautschnitt

(Abb. 1 c) erfolgt in Längsrichtung 2–3 cm median des lateralen Rektusrandes. Nach der Passage des subkutanen Fettgewebes und der Freilegung der Faszienvorderfläche wird der seitliche Rektusrand sichtbar (Abb. 26). 2–3 cm median (!) dieses Randes wird die Rektusfaszie mit dem Skalpell gespalten und mit der Cooper-

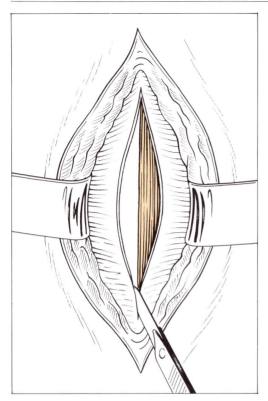 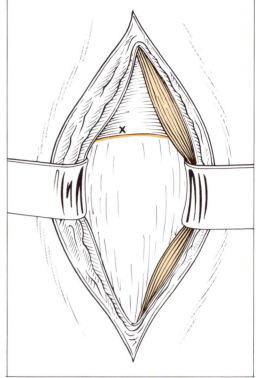

Abb. 26   Pararektalschnitt (I). Darstellung des Rektusrandes. Haut, subkutanes Fettgewebe und die darunterliegende Faszie sind inzidiert, letztere etwa 3 cm innerhalb des lateralen Randes des M. rectus abdominis. Die längs verlaufenden Fasern des M. rectus werden sichtbar

Abb. 27   Pararektalschnitt (II). Darstellung des parietalen Peritoneum. Der freigelegte laterale Rektusrand ist mit einem Roux-Haken nach median hinübergezogen. Das parietale Peritoneum liegt zur Eröffnung frei. x = untere Begrenzung der hinteren Rektusscheide in Form der Linea arcuata (semicircularis)

Schere auf die gewünschte Länge erweitert. Bei größerem Raumbedarf als erwartet können der Haut- und der Faszienschnitt nach kaudal oder kranial verlängert werden. Diese erhebliche Variationsmöglichkeit ist als ein besonderer Vorteil des Pararektalschnittes anzusehen, wenn auch auf eine übermäßige Erweiterung der Laparotomiewunde nach kranial verzichtet werden muß, wenn spätere Innervationsstörungen der Rektusmuskulatur mit ausreichender Sicherheit vermieden werden sollen. Ist die Rektusscheide eröffnet, so wird der laterale Rektusrand mit Roux-Haken nach median gedrängt und hier vom 2. Assistenten gehalten (Abb. 27). Die *hintere Rektusscheide* wird gemeinsam mit der darunterliegenden Fascia transversalis und dem parietalen Peritoneum eröffnet. Es ist zu beachten, daß die hintere Rektusfaszie im unteren Teil der Rektusmuskulatur, und zwar unterhalb der sie nach kaudal zu begrenzenden Linea arcuata (semicircularis Douglasii), fehlt, so daß der Operateur nach der Durchtrennung der vorderen Rektusfaszie und dem Verdrängen des M. rectus nach median unmittelbar auf die Fascia transversalis und das Peritoneum stößt. In dieser Phase der Laparotomie ist mit Blutungen aus Ästen der A. und der V. epigastrica inferior zu rechnen (Abb. 4). Die Gefäße werden koaguliert bzw. ligiert. – Beim

Verschluß des Pararektalschnittes

können zunächst das parietale Peritoneum, die Fascia transversalis und die hintere Rektusfaszie gemeinsam fortlaufend verschlossen werden.

Der laterale Rektusrand legt sich danach über diese Nahtreihe. Es folgen der Verschluß der vorderen Rektusfaszie und die Vereinigung des subkutanen Gewebes jeweils mit resorbierbaren Knopfnähten. Die Operation endet mit der Versorgung der Hautwunde, was auch hier am einfachsten und zeitsparend mit Hautklammern geschieht (S. 120).

Lateraler Wechselschnitt (McBurney-Sprengel)

Der „**Wechselschnitt**" kommt insbesondere bei Unterbauchlaparotomien und damit gerade in der Gynäkologie häufig zur Anwendung. So handelt es sich beim suprasymphysären Querschnitt einschließlich der Modifikation nach Cohen und der Kombination mit einem Faszienlängsschnitt nach Wulff um typische Wechselschnitte mit dem Vorteil der hohen postoperativen Stabilität der Narbe. Der *„laterale Wechselschnitt"* ist dem Gynäkologen vor allem als Methode zur Eröffnung der Bauchdecken zur Appendektomie bekannt (Abb. 1 e). Zusätzlich ist der rechtsseitige laterale Wechselschnitt zum Anlegen einer Zäkumfistel, der linksseitige Wechselschnitt für den Sigmaanus geeignet. Der *Nachteil* dieser Laparotomiemethode besteht in der begrenzten Möglichkeit der Ausweitung des Zuganges, so daß z. B. notwendige Eingriffe am Genitale, insbesondere im Bereich der gegenseitigen Adnexe, nur schwer durchführbar sind. Der

McBurney-Hautschnitt

(Abb. 1 e) wird schräg von kranial außen nach kaudal innen etwa in Höhe der Spina iliaca anterior superior geführt, und zwar so, daß er die Verbindungslinie Spina–Nabel senkrecht schneidet. Eine Schnittlänge von 6–8 cm ist ausreichend; bei adipösen Patienten sollte sie primär größer gewählt werden. Es folgt die Durchtrennung des subkutanen Fettgewebes und damit die Darstellung der weißen Faszie des M. obliquus externus bzw. internus (s. u.). Die Faszie wird in Faserrichtung und damit in Richtung des Hautschnittes mit dem Skalpell inzidiert und die Inzisionswunde mit der Cooper-Schere auf die Länge des Hautschnittes erweitert (Abb. 28). Die Muskulatur des bei einem tief angesetzten Wechselschnittes jetzt sichtbar werdenden M. obliquus internus (!) (Abb. 4) sollte – ebenfalls in Faserrichtung – durch Spreizen mit der Cooper-Schere oder auch mit zwei Kocher-Klemmen stumpf auseinandergedrängt werden. Liegt der Wechselschnitt unterhalb der Linea arcuata der hinteren Rektusscheide (Abb. 4), so werden nun die quer verlaufenden Fasern des M. transversus sichtbar, die nach Einsetzen kleiner Roux-Haken, die die Internusmuskulatur zur Seite hin zurückhalten, ebenfalls in Faserrichtung stumpf auseinandergedrängt werden. Die Muskelwund-

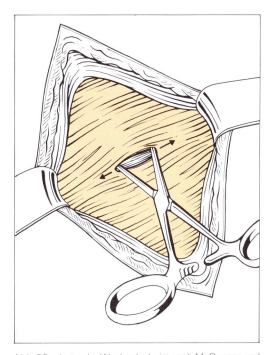

Abb. 28 Lateraler Wechselschnitt nach McBurney und Sprengel (I). Spreizen des M. transversus abdominis. Nachdem die Muskulatur des M. obliquus externus bzw. internus abdominis stumpf auseinandergedrängt wurde, wird sie mit zwei Roux-Haken zur Seite gehalten. Die quer verlaufenden Fasern des M. transversus abdominis werden sichtbar. Sie werden in Faserrichtung stumpf – z. B. durch Spreizen mit einer Klemme – auseinandergedrängt. In der Tiefe wird das parietale Peritoneum sichtbar

Bauchdeckenschnitt (Laparotomie) und Verschluß der Bauchdecken

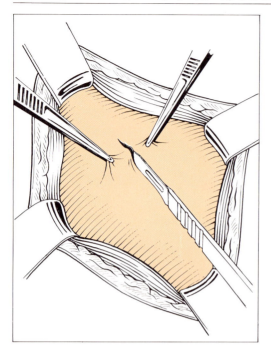

Abb. 29 Lateraler Wechselschnitt nach McBurney und Sprengel. Eröffnung des Peritoneum. Nachdem der M. obliquus externus bzw. (unterhalb der Linea arcuata) der M. internus abdominis zur Seite hin und der M. transversus abdominis nach kranial und kaudal mit Roux-Haken zurückgehalten wurden, ist das parietale Peritoneum sichtbar. Es wird mit chirurgischen Pinzetten zu einer Falte angehoben und mit dem Skalpell inzidiert

ränder werden durch zwei zusätzlich eingesetzte Roux-Haken nach kranial und kaudal auseinandergehalten (Abb. 29). Bei der Präparation müssen unterhalb des M. transversus verlaufende Nervenfasern geschont werden! Es kann jetzt das parietale Peritoneum mit chirurgischen Pinzetten angehoben und mit dem Skalpell inzidiert werden. Die Roux-Haken werden in die Peritonealwunde umgesetzt. – Nach Abschluß des intraabdominalen Eingriffes folgt der

Wundverschluß des lateralen Wechselschnittes.

Die Peritonealwundränder werden mit Mikulicz-Klemmen gefaßt und so dem Operateur zugänglich gemacht. Der Verschluß des Peritoneum erfolgt gemeinsam mit der Fascia transversalis durch eine fortlaufende Naht mit resorbierbaren Fäden (z.B. Vicryl Nr. 0 = metr. 4). Nach Einsetzen der Roux-Haken in die Externusmuskulatur erfolgt zunächst der Verschluß der Transversusmuskulatur mit locker geknüpften Einzelknopfnähten. Die Externus- bzw. Internusmuskulatur wird gemeinsam mit der Faszie durch eine Knopfnahtreihe, die jetzt senkrecht zur Transversusnaht verläuft, mit resorbierbaren Knopfnähten der Stärke 1 = metr. 5 verschlossen. Zu diesem Zweck werden zuvor die Roux-Haken in das subkutane Fettgewebe eingesetzt. Nach adaptierenden Nähten des subkutanen Gewebes wird die Haut mit Klammern oder auch mit einer der auf S. 418 beschriebenen Nahttechniken verschlossen. Bei infektiösen intraabdominalen Erkrankungen ist es sinnvoll, in das subkutane Gewebe einen Redon-Drain einzulegen. Einige Operateure verzichten bei diesen Patientinnen auch auf die Adaptation des subkutanen Gewebes.

Wiederholungseingriffe (Relaparotomie)

Die Zahl der Wiederholungseingriffe hat in den letzten Jahren in der Gynäkologie wie in der Chirurgie erheblich zugenommen und zeigt auch heute noch eine ansteigende Frequenz. Es sind dabei zu unterscheiden:
– früher Wiederholungseingriff (eigentliche Relaparotomie),
– später Wiederholungseingriff (sog. Zweiteingriff).

Der Begriff des

frühen Wiederholungseingriffes

ist damit mit dem der Relaparotomie gleichzusetzen. Die Zweitoperation wird im allgemeinen nach dem Ersteingriff noch während des stationären Aufenthaltes erforderlich (PICHLMAYR u. Mitarb.). Als **Indikationen** sind in erster Linie zu nennen:

- Blutung,
- Ileus,
- Infektion,
- aseptische Wundruptur (sog. Platzbauch).

Die **Technik** der Relaparotomie, d.h. das Vorgehen bei der Wiedereröffnung der Bauchdecken, wird vorwiegend von der Indikation bestimmt. Als vorrangige Forderungen haben die nach guter operativer Übersicht und nach Erhalt einer ausreichenden Durchblutung der Bauchwand Berücksichtigung zu finden, denen gegenüber die Forderung nach einem guten kosmetischen Ergebnis zurückzustehen hat. Prinzipiell sind für die Relaparotomie zwei Möglichkeiten gegeben:
- Wiedereröffnung der Wunde des Ersteingriffes,
- Schaffung eines neuen Zuganges zur Bauchhöhle.

Eine

Wiedereröfnnung der Wunde des Ersteingriffes

ist vor allem dann sinnvoll, wenn eine *Blutung* die Relaparotomie erforderlich macht, da die Blutungsursache im Operationsgebiet zu suchen ist, aber auch bei *lokalisierten Infekten* wie z.B. einer eitrigen Pelveoperitonitis. Dies gilt auch, wenn die Wunde der Primärlaparotomie infiziert ist, da sie in diesen Fällen sowieso der Revision bedarf. Nach Beendigung der intraabdominalen Maßnahmen in Form der Blutstillung bzw. der Eröffnung und Entleerung eines Infektionsherdes wird von der Drainage des Operationsgebietes, z.B. durch eine intraabdominale Redon-Saugdrainage, großzügig Gebrauch gemacht (S. 185). – Der *Verschluß der Relaparotomie* ist zumeist einfach. Bei fehlenden bzw. nicht zu ausgeprägten entzündlichen Veränderungen der Bauchdecken wird er entsprechend der Versorgung der Primärlaparotomie schichtweise vorgenommen. Als Nahtmaterial finden resorbierbare Kunststoffäden (z.B. Vicryl), für die Faszie evtl. ein nichtresorbierbarer monofiler Polypropylenfaden (z.B. Prolene, Fa. Ethicon) in der Stärke 0 = metr. 3,5 Verwendung. Wegen der erhöhten Infektionsgefahr auch im Bereich der Bauchdeckenwunde ist die Drainage des subkutanen Gewebes, evtl. auch des subfaszialen Raumes ebenfalls großzügig zu indizieren. Bei stärkeren entzündlichen Veränderungen im Bereich der Bauchdeckenwunde bedeutet es eine größere Sicherheit, anstelle des schichtweisen Verschlusses, evtl. auch zusätzlich zu diesem durchgreifende Nähte entsprechend der Versorgung eines Platzbauches zu legen (s.u.). – Die

Relaparotomie über einen neuen Zugang

wird vor allem erforderlich, wenn eine diffuse Peritonitis oder ein Ileus eine Inspektion des gesamten Abdomens verlangt, die über die primäre Laparotomiewunde nicht mit ausreichender Sicherheit zu erreichen scheint. Dies gilt insbesondere für einen kleinen, tief angesetzten suprasymphysären Querschnitt. In diesen Fällen ist es ratsam, zusätzlich einen Unterbauchlängsschnitt vorzunehmen, der bei Bedarf um den Nabel herum nach kranial verlängert werden kann. – Der *Wundverschluß* stellt mit der notwendigen Adaptation korrespondierender Bauchdeckenanteile besondere Anforderungen an den Operateur, erfolgt indessen nach den für den Quer- und Längsschnitt beschriebenen Richtlinien. Wiederum wird von der Drainage des subfaszialen und subkutanen Raumes bei infizierten und blutreichen Wunden großzügig Gebrauch gemacht.

Schließlich ergibt sich die Notwendigkeit des sekundären Wundverschlusses bei der

aseptischen Wundruptur (Platzbauch).

Es handelt sich dabei um das primär symptomlose Auseinanderweichen einzelner oder auch aller Schichten der Laparotomiewunde zumeist zwischen dem 4. und 10. postoperativen Tag infolge einer Anergie des Gewebes, seltener als Folge einer Wundinfektion. Der Platzbauch wird dementsprechend bevorzugt bei alten, in ihrem Allgemeinzustand reduzierten Patientinnen, insbesondere bei Frauen mit einem Ovarialkarzinom, beobachtet, und hier wiederum vor allem nach Laparotomien durch einen medianen Längsschnitt. Als weitere disponierende Faktoren sind die Hypoproteinämie, die Hypoprothrombinämie sowie eine perioperative Antibiotika- und Glukokortikoidtherapie bekannt (BORM u. KAISER, MUTH), während einem postoperativen Husten oder Erbrechen lediglich die

Bauchdeckenschnitt (Laparotomie) und Verschluß der Bauchdecken

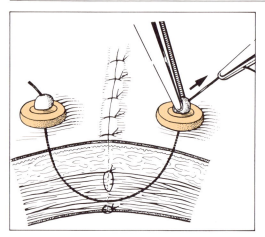

Abb. 30 Naht einer aseptischen Wundruptur (Platzbauch) (I). Durchgreifende Naht mit Bleiplomben. Nachdem Peritoneum, Faszie und Haut mit Einzelknopfnähten verschlossen wurden, wird die zuvor gelegte durchgreifende Naht (Unterstützungsnaht) über Bleiplomben geknüpft. Die Zahl der Unterstützungsnähte richtet sich nach der Länge der Primärlaparotomie

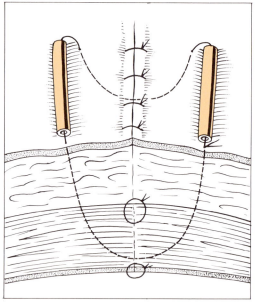

Abb. 31 Naht einer aseptischen Wundruptur (Platzbauch) (II). Nach dem schichtweisen Verschluß der Bauchdecken werden die als Unterstützungsnähte gelegten U-Nähte zur Schonung der Haut über gekürzten Redon-Röhrchen geknüpft

Rolle eines momentan auslösenden Faktors zukommt. – Bei der aseptischen Wundruptur sind zu unterscheiden:
– *Eviszeration:* Nahtdeshiszenz mit Eröffnung des parietalen Peritoneum und dadurch gegebenem Netz- und Darmprolaps,
– *Eventeration:* Nahtdeshiszenz mit erhaltenem Peritoneum parietale.

Die **Wundversorgung** hat in der ohne Zeitverlust vorgenommenen Sekundärnaht zu bestehen. Bis zu deren Beginn werden prolabierte Darmschlingen mit sterilen Tüchern abgedeckt. Die im Rahmen der Anästhesie erfolgende Relaxation sowie das Legen einer Magensonde verhindern einen weiteren Organprolaps. Für die *Nahttechnik* gibt es unterschiedliche Empfehlungen (OBER, KÄSER u. Mitarb., SCHNECK u. SCHILLING, MUTH, WALLACE u. Mitarb., GREWE u. KREMER) (Abb. 30). Bewährt hat sich der zweischichtige Verschluß. Er beginnt mit der Darstellung der Wundränder und der Entfernung des Nahtmaterials sowie oberflächlicher Gewebsnekrosen. Auf eine Anfrischung der Wunde soll indessen verzichtet werden! Nun werden mit kräftigen resorbierbaren Kunststoffnähten (z.B. Vicryl Nr. 3 = metr. 7) durchgreifend oder auch schichtweise Faszie, Muskulatur und Peritoneum verschlossen. Es folgen die sog. *Unterstützungsnähte:* Sie werden mit scharfen, kräftigen Nadeln und unter Verwendung eines nichtresorbierbaren Polyester- oder Polyamidfadens (z.B. Ethibond, Fa. Ethicon, Nr. 3–4 = metr. 6–7) etwa 5 cm vom Wundrand entfernt durch die Haut, das subkutane Fettgewebe, die Faszie und die Muskulatur gestochen; sie bleiben zunächst ungeknüpft. Nun werden die Haut und das subkutane Gewebe wiederum mit durchgreifenden, nichtresorbierbaren Fäden (z.B. Seide) verschlossen, dann die Unterstützungsnähte über einem untergelegten Tupfer oder über Bleiplatten, die ein Durchschneiden verhindern, geknüpft. Eine Variation der Unterstützungsnähte stellen kurze Kunststoffröhrchen dar, z.B. 3–4 cm lange Teile eines Redon-Drains, die parallel zur Schnittrichtung auf die Haut gelegt werden. Sie bilden für die Rückstichnähte ein Widerlager (Abb. 31).

Späte Wiederholungseingriffe in Form eines

Zweiteingriffes

– häufig unkorrekt als Relaparotomie bezeichnet (S.130) – stehen im allgemeinen mit der vorangegangenen Operation nicht in einem kausalen Zusammenhang. Sie werden eher aufgrund einer neuen und damit andersartigen Indikation erforderlich. Für die *Laparotomie* wird – wenn irgend möglich – die Narbe des früheren Eingriffes genutzt. Ist indessen zu erwarten, daß auf diese Weise z. B. wegen der Größe eines vorhandenen Tumors der notwendige Raumbedarf nicht geschaffen werden kann, so darf die neuerliche Schnittführung nicht parallel zur vorhandenen Narbe gewählt werden, da dies zu Durchblutungsstörungen, u.a. mit erhöhter Gefahr der Wundinfektion, zu Innervationsstörungen der Bauchdecken und auch zu Schwierigkeiten beim Wundverschluß führen kann (PICHLMAYR u. Mitarb.). Am besten ist es, wenn ein solcher Schnitt senkrecht zur alten Narbe geführt wird. *Kosmetisch unzureichende Narben*, wie sie vor allem nach Sekundärheilungen zu finden sind, werden ausgeschnitten. Hierbei ist es besonders wichtig, schon bei der Eröffnung der Bauchdecken dafür Sorge zu tragen, daß beim Wundverschluß korrespondierende Hautanteile vereinigt werden. Es haben sich wiederum die primär gelegten senkrechten Hautritzer besonders bewährt (Abb. 5, S. 110). Für das eigentliche

Ausschneiden der Hautnarbe

wird etwa 2 cm innerhalb der Narbenenden je eine Kocher-Klemme gelegt, mit denen die Narbe zu einem Grat angehoben wird. Die Umschneidung der Narbe erfolgt im Bereich der unveränderten Haut. Ist diese vollständig exzidiert, so folgt die Präparation durch das subkutane Fettgewebe bis auf die Faszienvorderfläche. Da die beim suprasymphysären Querschnitt nun notwendige Ablösung der Faszie von der Rektusmuskulatur wegen der Narbenbildung erschwert ist und diffus blutende Wunden im Bereich der Muskulatur entstehen läßt, ist in diesen Fällen die Modifikation des Pfannenstiel-Schnittes in Form der

Relaparotomie mittels des Faszienlängsschnittes

ein empfehlenswertes Vorgehen (WULFF, HIRSCH) (S. 122). Die hierzu erforderliche Präparation zur Ablösung des subkutanen Fettgewebes von der Faszienvorderfläche gelingt leichter als die subfasziale Präparation. Liegt die Faszie ausreichend frei, so wird sie längs inzidiert, der Schnitt mit der Cooper-Schere erweitert und nun Faszie und Muskulatur gemeinsam stumpf auseinandergedrängt. – Bei der *Eröffnung des Peritoneum* ist besondere Vorsicht geboten, wenn Verletzungen adhärenter Darmschlingen sicher vermieden werden sollen. Bei der Wiedereröffnung eines suprasymphysären Querschnittes ist es deshalb ratsam, die Rektusmuskulatur möglichst weit nach kranial zu trennen, um hier an einen beim Ersteingriff nicht verletzten Anteil des Peritoneum zu gelangen. Ein alter Längsschnitt wird aus dem gleichen Grunde über die vorhandene Narbe nach kranial hinaus verlängert. Zur *Vermeidung von Blasenverletzungen* ist es in Abänderung des gewohnten Vorgehens bei der Relaparotomie ratsam, die vollständige Trennung der Rektusmuskulatur nach kaudal zunächst zu unterlassen, da das narbig verschlossene Spatium retropubicum (Cavum Retzii) das Auffinden der richtigen Schicht erschwert. Wir eröffnen deshalb zunächst das parietale Peritoneum im Bereich des oberen Wundwinkels, verlängern die Peritonealinzision dann unter Sicht nach kaudal, bis der Blasenscheitel sichtbar wird. Nun kann das Spatium retropubicum ohne Mühe dargestellt und von der vorderen Blasenwand getrennt werden. – Für *Netz- und Darmadhäsionen*, mit denen bei Relaparotomien immer gerechnet werden muß, gilt, daß sie nach der Peritonealinzision nicht bzw. nicht mit ausreichender Sicherheit getastet werden können. Diese Tatsache führt zu dem Rat, nach der Inzision des Peritoneum den erkennbaren freien Peritonealrand mit Mikulicz-Klemmen[16] zu fassen und mit ihnen die Innenwand der Bauchdecken darzustellen. So können sich darstellende Adhäsionen frühzeitig erkannt und mit der notwendigen Vorsicht scharf oder stumpf gelöst werden.

---

16 Mikulicz-Peritoneumklemmen: Aesc. Nr.: BJ 313, 20 cm lang.

Fehler und Gefahren

Im Verlauf der Darstellung der Laparotomietechnik wurde wiederholt darauf verwiesen, daß die Eröffnung der Bauchdecken für einen intraabdominalen Eingriff einen wesentlichen Teil der Operation darstellt. Fehler oder auch nur Nachlässigkeiten bei der Wahl der Laparotomieart, aber auch eine Unterschätzung des Raumbedarfes können das intraabdominale Vorgehen erheblich beeinträchtigen bzw. erschweren. Aber auch bei der Präparation und Darstellung der einzelnen Gewebsschichten können bereits in dieser Phase der Operation durch ein fehlerhaftes Vorgehen Schädigungen gesetzt werden, die den postoperativen Verlauf beeinträchtigen, z.B. durch das Auftreten von Wundinfektionen oder auch in Form persistierender Beschwerden. Wie dies die Femoralisparesen zeigen, muß der Operateur in diesen Fällen evtl. mit juristischen Konsequenzen, z.B. in Form von Haftpflichtforderungen, rechnen. Die wichtigsten **Fehler** und die aus ihnen resultierenden **Gefahren** der Laparotomie werden wegen ihre Bedeutung im folgenden nochmals zusammengefaßt. Im wesentlichen handelt es sich um:
- unzureichenden Raumgewinn,
- Schädigung motorischer und sensibler Nerven,
- Blasen- und Darmverletzungen,
- Infektionen der Laparotomiewunde.

1. *Unzureichender Raumgewinn:* Die fehlerhafte Auswahl des Laparotomieverfahrens hinsichtlich der Lokalisation und auch deren Ausdehnung resultiert aus einer Unterschätzung des intraabdominalen Befundes – etwa der Tumorgröße oder Tumorart. Hier vermag, abgesehen von der sorgfältigen palpatorischen Befunderhebung, die präoperative Ultraschallkontrolle des Befundes hilfreich zu sein. Adipöse Bauchdecken müssen in die Überlegungen einbezogen werden. Ein immer wieder typischer Fehler ist es aber auch, bei der Durchtrennung tieferer Bauchdeckenschichten die Weite des Hautschnittes nicht völlig auszunutzen; dies führt dazu, daß der Raumgewinn in die Tiefe des Operationsfeldes abnimmt: Es wird wie in einem Trichter operiert.

2. *Nervenläsionen im Bereich der Bauchdecken bzw. der Beckenwand:* Die Möglichkeiten der Vermeidung von Schädigungen des N. femoralis mit evtl. persistierenden motorischen und/oder sensiblen Ausfällen finden nicht immer die ihnen zustehende Beachtung. Die folgenden Möglichkeiten der Traumatisierung sind gegeben:
   - Läsionen des N. femoralis durch das Einsetzen zu breiter und zu tief greifender Wundhaken, insbesondere bei selbsthaltenden Bauchdeckenspreizern bzw. einem Bauchdeckenrahmen (S. 115). Bei längerer Operationsdauer muß für eine gelegentliche Lockerung selbsthaltender Spreizer gesorgt werden.
   - Innervationsstörungen der Rektusmuskulatur ergeben sich zum einen bei parallel geführten Bauchdeckenschnitten bei frühen oder späten Zweiteingriffen (Relaparotomie), aber auch bei einer zu intensiven Erweiterung eines Pararektalschnittes nach kranial (S. 128).

3. *Blasen- und Darmverletzungen:* Besondere Gefährdungen sind verständlicherweise bei frühen und späten Zweiteingriffen mit Adhäsionen im Bereich der vorderen Bauchwand gegeben. Es ist zu beachten, daß sie insbesondere bei einer narbigen Fascia transversalis vor der Inzision nicht zu sehen, nach Inzision des Peritoneum aber auch nicht palpabel sind. Die Darstellung der Innenseite des parietalen Peritoneum mittels am Rand angesetzter Mikulicz-Peritonealklemmen bzw. mittels schmaler Roux-Haken ist deshalb bei jedem Zweiteingriff, aber auch bei entzündlichen Prozessen anzuraten. Eine weitere Möglichkeit der Darmverletzung ist beim Verschluß eines lateral erweiterten suprasymphysären Querschnittes dadurch gegeben, daß bei ihm seitlich des Rektusrandes unter den durchtrennten Mm. obliquus internus und transversus das parietale Peritoneum freiliegt und so bei der Fasziennaht(!) darunterliegende Darmschlingen in eine durchgreifende Naht einbezogen werden können (Abb. 8, S. 113).

Blasenverletzungen entstehen bei der Peritonealeröffnung eher, wenn diese mit der Schere anstatt mit einem flach aufgesetzten Skalpell nach kaudal vorgenommen wird. Dies gilt vor allem wiederum für Zweiteingriffe mit der erschwerten Erkennbarkeit des Überganges des parietalen Peritoneum auf den Blasenscheitel. Bei ihnen ist in besonderem Maße darauf zu achten, daß die Eröffnung des Peritoneum hoch, in der Nähe des oberen Wundwinkels, begonnen wird, da der Blasenscheitel durch die Erstoperation weit mit nach oben genommen sein kann. – Ein weiterer Grund vermeidbarer Blasenschädigungen ist das straffe, häufig indessen unnötige Einsetzen des kaudalen Hakens beim Bauchdeckenrahmen (S. 115).

4. *Infektionen der Laparotomiewunde:* Es bedarf keiner Erklärung dafür, daß das Auftreten von Infektionen im Bereich einer Laparotomiewunde eine nicht in jedem Fall vermeidbare Komplikation darstellt. Die *typischen Fehler* bzw. Nachlässigkeiten, die ihre Entstehung zu provozieren vermögen, werden wegen ihrer Bedeutung im folgenden nochmals zusammengestellt:
   - dem Raumbedarf nicht entsprechende unnötige Ausweitung des Laparotomieschnittes;
   - unzureichende, aber auch unnötige Gefäßligierungen bzw. -koagulationen im subkutanen Fettgewebe, das bereits primär infolge der geringen Gefäßversorgung vermehrt zur Entwicklung postoperativer Infektionen neigt;
   - unnötige Durchtrennung bzw. Koagulation der subfaszial verlaufenden Aa. epigastricae inferiores (Abb. 4 und 7, S. 109 und 112);
   - Unterlassung notwendiger Drainagen des subfaszialen bzw. subkutanen Raumes, z. B. bei unzureichender Blutstillung bzw. bei infektiösen Eingriffen;
   - Verwendung von quantitativ und qualitativ unnötigem Nahtmaterial, z. B. zu starker Fäden, zu eng gelegter Nähte, unnötiges Knüpfen mit Schaffung dicker Knoten und Belassung langer Knotenenden.

Prophylaxe und Therapie von Narbenkeloiden

Immer wieder wird an den Operateur die Frage gerichtet, welche Möglichkeiten der Prophylaxe oder auch der Therapie von Narbenkeloiden gegeben sind. Es handelt sich beim **Keloid** um eine nach primär normaler Wundheilung auftretende Fibrose und Sklerosierung der Kollagenfasern. Sie führen zu indolenten, seltener juckenden oder sogar schmerzhaften Wülsten mit zumeist bräunlicher Farbe, die das Hautniveau und die Ausdehnung der ursprünglichen Narbe überragen. Die Veränderungen bilden sich nicht spontan zurück, sie persistieren. *Kausal* muß ein individuell-konstitutioneller Faktor angenommen werden, während operationstechnische Besonderheiten, die Möglichkeiten der

Keloidprophylaxe

aufzeigen würden, kaum eine Beeinflußbarkeit der Keloidentstehung erkennen lassen: Bis heute hat die Empfehlung für eine Schnittführung in spannungslosen Hautfalten, für einen spannungslosen Wundverschluß und der Verzicht auf die Verwendung von Catgut-Fäden hinsichtlich der prophylaktischen Wirksamkeit eine gewisse Bedeutung. Auch die Vielzahl der zur Anwendung empfohlenen Dermatika wie Ichtholan spezial, Cellcutana, Kelofibrase, Basodexan oder auch von heparinhaltigen Salben hat bisher den Beweis für eine ausreichend sichere Keloidvermeidung nicht erbringen können. – In ähnlicher Weise gestaltet sich die

Keloidtherapie

schwierig, Eine Garantie für ein kosmetisch gutes Ergebnis ohne Rezidiv kann nicht gegeben werden. Dies gilt auch für die „Versuchsexzision" an einer kosmetisch unbedeutenden Stelle; dadurch kann der Erfolg eines operativen Vorgehens anderenorts nicht vorausgesagt werden. Aus all diesen Gründen sollte nach einer Keloidbildung zunächst mindestens ein Jahr abgewartet werden. Nach diesem Intervall kann die Exzision im gesunden Gewebe mit nachfolgender spannungsfreier (!) Naht, evtl. in Kombination mit Kortikosteroidinjektionen in die Wundränder, einer früh beginnenden Lokaltherapie unter Verwendung kortisonhaltiger Salben und evtl. auch mit einer postoperativen Bestrahlung mit ionisierenden Strahlen versucht werden.

Literatur

Barber, H.R.K., E.A. Gruber: Surgical disease in pregnancy. Management of post-partum and post-operative complications: „postcaesarean large bowel ileus". Saunders, Philadelphia 1974 (p. 603)

Bay, E., R. Elert: Femoralislähmungen nach gynäkologischen Operationen. Geburtsh. u. Frauenheilk. 29 (2969) 1082

Bay, E.: Femoralislähmungen nach gynäkologischen Operationen. Med. Welt 22 (1971) 551

Borm, D., N. Kaiser: Aseptische Wunddehiszenz und Gerinnungsfaktoren. Dtsch. med. Wschr. 94 (1969) 1401

Buchthal, A.: Femoralisparesen als Komplikationen gynäkologischer Operationen. Dtsch. med. Wschr. 98 (1973) 2024

Cohen, S.J.: Abdominal and Vaginal Hysterectomy. Heinemann, London 1972

Frantzen, Ch., H.W. Schlösser, L. Beck: Über die Anwendung mikrochirurgischer Techniken bei rekonstruktiven Operationen an der Tube. Geburtsh. u. Frauenheilk. 37 (1977) 681

Grewe, H.E., K. Kremer: Chirurgische Operationen, 2. Aufl., Bd. II. Thieme, Stuttgart 1977

Haenisch, G.: Platzbauch. In Baumgartl, F., K. Kremer, H.W. Schreiber: Spezielle Chirurgie für die Praxis, Bd. II/2. Thieme, Stuttgart 1972

Hahn, I.: Operationen und Instrumente. Urban & Schwarzenberg, München 1973

Halter, G.: Atypische gynäkologische Operationen. In Schwalm, H., G. Döderlein: Klinik der Frauenheilkunde und Geburtshilfe, Bd. VI. Urban & Schwarzenberg, München 1972

Heidenreich, W., E. Lorenzoni: Läsion des Nervus cutaneus femoralis lateralis. Geburtsh. u. Frauenheilk. 43 (1983) 766

Hopf, H.C.: Femoralis-Druckschädigung bei abdominalen gynäkologischen Operationen. Geburtsh. u. Frauenheilk. 29 (1969) 1076

Jürgens, R., W.F. Haupt: Femoralisparese nach vaginaler Hysterektomie. Ursachen und forensische Bedeutung. Dtsch. med. Wschr. 109 (1984) 1848

Karger, N., G. Scholtes: Spontane Zoekumperforation nach Sectio caesarea. Z. Geburtsh. Perinatol. 187 (1983) 205

Käser, O.: Fehler und Mißerfolge in der operativen Gynäkologie, Ursachen und Lehren. Geburtsh. u. Frauenheilk. 32 (1972) 749

Käser, O., F.A. Iklé, H.A. Hirsch: Atlas der gynäkologischen Operationen. 4. Aufl. Thieme, Stuttgart 1983

Kindermann, G., A. Meisner: Über den Wert einer Mittel- und Oberbauchexploration bei Laparotomien. Geburtsh. u. Frauenheilk. 38 (1978) 513

Korte, W., R. Hennig: Operative Therapie der Tubensterilität. Gynäkologe 3 (1971) 126

Krone, H.A.: Femoralislähmung nach Wertheimscher Radikaloperation. Zbl. Gynäkol. 94 (1972) 697

Kuhbier, C., E. Kern: Entstehung, Klinik, Therapie und Prophylaxe der peritonealen Adhäsionen. Ergebn. Chir. Orthop. 46 (1964) 48

Kummer, D., W. Steinle, G. Breucha: Die Narbenhernie nach verschiedenen Formen der Laparotomie. Chir. Prax. 28 (1981) 241

Kyank, H., R. Schwarz: Gynäkologische Operationen. Barth, Leipzig 1986

Larsson, B., O. Lalos, L. Marsk, S.-E. Tronstad, M. Bygdeman, S. Pehrson, I. Joelsson: Effect of intraperitoneal instillation of 32% dextran 70 on postoperative adhesion formation after tubal surgery. Acta obstet. gynecol. scand. 64 (1985) 437

Lau, H., J. Shaban: Femoralislähmung nach vaginalen Operationen. Med. Welt 24 (1973) 1214

Lehmann, V., E. Kastendieck: Erfolgskontrolle nach Zusatzbehandlung bei Salpingostomien. Geburtsh. u. Frauenheilk. 34 (1974) 825

Martius, G.: Geburtshilfliche Operationen, 12. Aufl. Thieme, Stuttgart 1978

Martius, G.: Geburtshilflich-perinatologische Operationen. Thieme, Stuttgart 1986

Martius, H.: Die gynäkologischen Operationen, 8. Aufl. Thieme, Stuttgart 1960

Martius, J., E. Kastendieck, D. Kranzfelder: Intraperitoneale Adhäsionsbildung und Gewebsreaktion bei mikrochirurgischem Nahtmaterial. Geburtsh. u. Frauenheilk. 44 (1984) 468

Mund-Hoym, S., A. Roberg, K. Schander: Zur Prophylaxe postoperativer Adhäsionen – eine tierexperimentelle Studie. Geburtsh. u. Frauenheilk. 44 (1984) 463

Muth, H.: Ursachen und Behandlung des Platzbauches. Gynäkologe 1 (1968) 36

Nockemann, P.F.: Die chirurgische Naht, 3. Aufl. Thieme, Stuttgart 1980

Ober, K.G., H. Meinrenken: Gynäkologische Operationen. Allgemeine und spezielle chirurgische Operationslehre, 2. Aufl., Bd. IX. Springer, Berlin 1964

Ober, K.G.: Gynäkologische Operationen. Wandel der Indikationen und Techniken im letzten Jahrzehnt. Dtsch. Ärztebl. 68 (1971) 3063

Pichlmayr, R., E. Guthy, H. Ziegler: Eröffnung und Verschluß der Bauchhöhle bei Wiederholungseingriffen. Chirurg 46 (1975) 470

Schaudig, A.: Der Bauchschnitt (die Laparotomie). In Zenker, R., R. Berchtold, H. Hamelmann: Die Eingriffe in der Bauchhöhle. Springer, Berlin 1975

Schneck, P., H. Schilling: Der Platzbauch als Komplikation nach gynäkologischen Operationen. Zbl. Gynäkol. 92 (1970) 1562

Scholz, F., W. Hammans, B. Caniels: Femoralisparesen nach vaginaler Uterusexstirpation und ihre forensische Bedeutung. Geburtsh. u. Frauenheilk. 35 (1975) 710

Schöndorf, N.K.: Zur Vermeidbarkeit von Femoralisparesen nach abdominalen gynäkologischen Operationen. Geburtsh. u. Frauenheilk. 42 (1982) 58

Schwalm, H.: Technik der gynäkologischen Operationen. In Schwalm, H., G. Döderlein: Klinik der Frauenheilkunde und Geburtshilfe, Bd. VI. Urban & Schwarzenberg, München 1967

Semm, K.: Die Mikrochirurgie in der Gynäkologie. Geburtsh. u. Frauenheilk. 37 (1977) 909

Swollin, K.: Die Einwirkung von großen intraperitonealen Dosen Glukokortikoid auf die Bildung von postoperativen Adhäsionen. Acta obstet. gynecol. scand. 46 (1967) 204

Swollin, K.: Electromicrosurgery and salpingostomy. Long term results. Fertil. and Steril. 121 (1975) 418

Toussaint, N., H.G. Hillemanns: Suprapubisches Querschnittlineal. Gynäkol. prax. 11 (1987) 327

Vorster, C.: Zur Prophylaxe peritonealer Adhäsionen. Fortschr. Med. 85 (1967) 211

Wallace, D., W. Hernandez, J.B. Schlaerth, R.N. Nalick, C.P. Morrow: Prevention of abdominal wound disruption utilizing the Smead-Jones closure technique. Obstet. and Gynecol. 56 (1980) 226

Wesch, G., G. Ehrlich, L.W. Storz, W. Wiest: Zwei Fälle von Zökumperforation nach Sectio caesarea. Geburtsh. u. Frauenheilk. 40 (1980) 116

Wulff, W.: Eine modifizierte Methode der Bauchdeckeneröffnung bei gynäkologischen Operationen. Zbl. Gynäkol. 102 (1980) 1444

Organerhaltende Operationen am Uterus

G. Martius

Indikationen und Methoden

Organerhaltende Operationen am Uterus haben zum einen im Rahmen der Therapie der *Sterilität* und der *Infertilität* eine Bedeutung. Hier haben sie die Wiederherstellung der normalen Anatomie und Funktion des Organes zum Ziel. Bei einer zur *Tumorentfernung* vorgenommenen organerhaltenden Operation steht der Wunsch nach dem Erhalt der Menstruation oder auch der Fortpflanzungsmöglichkeit im Vordergrund (DADAK u. FEIKS). Bei der Stellung der Indikation zu Eingriffen am Uterus, die mit einer Kavumeröffnung einhergehen, ist bei Patientinnen mit nicht mehr bestehendem Kinderwunsch ein gehäuftes Auftreten von Dysmenorrhöen und Hypermenorrhöen in die Überlegungen einzubeziehen. Die resultierenden Beschwerden entsprechen in etwa dem in älteren gynäkologischen Lehrbüchern als „Metropathia haemorrhagica" bezeichneten Zustand (ASCHOFF, PANKOW, H. MARTIUS). Bei Therapieresistenz zwingen sie evtl. später zur sekundären Uterusexstirpation. Einer Myomenukleation unter dem Aspekt der Beseitigung einer Sterilität müssen immer die erforderlichen endokrinologischen diagnostischen Maßnahmen vorausgeschickt werden, da die Myomentwicklung seltener die Konzeption beeinträchtigt als zugleich bestehende ovarielle Funktionsstörungen, die z.B. bei der Anovulation oder einer Corpus-luteum-Insuffizienz über eine relative Hyperfollikulinie auch Entstehung und Wachstum eines Myoms fördern!

Die wichtigsten **organerhaltenden Operationen** am Uterus sind:
– Myomenukleation,
– Metroplastik,
– Lagekorrekturen,
– Allen-Masters-Syndrom.

Myomabtragung und Myomenukleation

Ist bei der operativen Behandlung eines Uterus myomatosus auf Wunsch der Patientin die Organerhaltung geplant, so ist es unbedingt erforderlich, in das präoperative unterrichtende Gespräch mit der Patientin die Tatsache einzubeziehen, daß über die Möglichkeit der Rekonstruktion des Organes oftmals endgültig erst während des Eingriffes entschieden werden kann. Zudem wurde bereits darauf verwiesen, daß bei einer erforderlichen Kavumeröffnung eine Organerhaltung nur bei bestehendem dringenden Wunsch nach weiteren Graviditäten bzw. dem Erhalt der Menstruation sinnvoll ist.

Die **Myomentfernung** kann erfolgen durch:
– Abtragen eines gestielten subserösen Myoms,
– Enukleation eines intramuralen Myoms,
– vaginale Myomabtragung.

Bei der abdominalen Myomentfernung stellt die

Abtragung eines subserösen gestielten Myoms

(Abb. 1) keinerlei operationstechnisches Problem dar. Sowohl gestielte als auch unter der Serosa breitflächig der Uteruswand aufsitzende Myome werden am einfachsten dadurch ins Operationsfeld gebracht, daß sie je nach Tumor

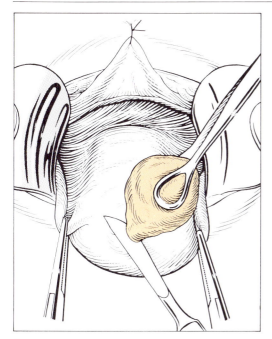 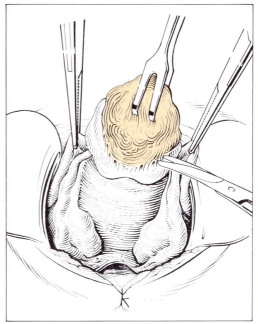

Abb. 1 Abtragung eines subserösen gestielten Myoms. Das Myom ist mit einer Organfaßzange nach Heywood-Smith gefaßt. Mit ihr wird das Myom und zugleich der Uterus eleviert. Die Abtragung des Myoms erfolgt mit dem Skalpell im Niveau der Uteruswand

Abb. 2 Enukleation eines intramuralen Myoms (I). Enukleation. Serosa und Myometrium (Myomkapsel) sind mit dem Skalpell gespalten. Das Myom ist mit einer zweizinkigen Museux-Klemme gefaßt, mit der es eleviert wird. Das Ausschälen des Myomknotens aus der Uteruswand gelingt bei der hergestellten Gewebsspannung mit der Präparierschere zumeist leicht

größe mit einer Kugelzange[1], einer zweizinkigen Organfaßzange[2] (Abb. 2) oder auch einer Organfaßzange nach Heywood-Smith (Abb. 1) gefaßt werden. Zugleich sollte für die nach der Abtragung erforderliche Wunddarstellung der Uterus im Bereich der Ligg. teretia (rotunda) uteri mit mittellangen bzw. langen anatomischen Klemmen[3] eleviert werden. Nach Klärung der Stielverhältnisse erfolgt die Abtragung bei gewebearmen Verbindungen zum Myometrium mit dem Skalpell im Niveau der Serosa, bei breitflächiger Insertion durch Umschneiden des Tumors (Abb. 2). Das Vorziehen des Myoms mittels des elevierenden Instrumentes läßt dann auch in der Tiefe den Tumorrand sichtbar werden, so daß die Enukleation zumeist leicht gelingt. Jede unnötige Exzision von unverändertem Myometrium oder sogar eine nicht unbedingt erforderliche Kavumeröffnung sollte vermieden werden. Hierzu kann der Operateur sogar auf eine vollständige Entfernung der Myomkapsel verzichten. Die Blutstillung und die Wundversorgung werden mit wenigen versenkten, dicht innerhalb des Serosarandes eingestochenen resorbierbaren Kunststoffnähten (z.B. Vicryl, Fa. Ethicon Nr. 0 = metr. 4 bzw. Nr. 1 = metr. 5 je nach Größe des Wundgebietes und unter Berücksichtigung der beim Knüpfen zu erwartenden Gewebsspannung) vorgenommen. Die Serosa wird am besten mit feinen Knopfnähten (Vicryl Nr. 2-0 = metr. 3,5) adaptiert, und zwar unter Verwendung von Rundkörpernadeln (z.B. CT-1- oder CT-Nadeln, Fa. Ethicon).

Das operative Vorgehen muß aufwendiger gestaltet werden, wenn die

---

[1] Einzinkige Kugelzange nach Schröder: Aesc. Nr.: EO 110, 25 cm lang.
[2] Organfaßzange nach Heywood-Smith: Aesc. Nr.: EO 310, 25 cm lang.
[3] Mittellange mittelfeine anatomische Klemme nach Heiss: Aesc. Nr.: BH 206, gerade.

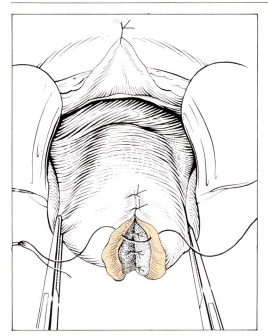

Abb. 3 Enukleation eines intramuralen Myoms (II). Versorgung des Myombettes. Das Myombett wird mit Einzelnähten zweischichtig verschlossen. Die letzte Nahtreihe adaptiert sorgfältig den Serosaüberzug des Uterus

Enukleation eines großen intramuralen Myoms

(Abb. 2–4) notwendig wird. Auch hier beginnt der Eingriff mit der Darstellung des oberen bzw. sich am stärksten vorwölbenden Myompoles, der mit einer zwei-, evtl. sogar vierzinkigen Organfaßzange[4] gefaßt und auf diese Weise ins Operationsfeld gebracht wird. Die Enukleation beginnt dann vorteilhaft mit einer elliptischen Umschneidung der Myomkapsel im Bereich des oberen Myompoles. Auf diese Weise wird der eigentliche Tumor sichtbar, der sich dann unter kräftiger Elevation mit einer Präparierschere oder auch einem Skalpell ausschneiden läßt. Die Präparation soll sich dicht am Tumor halten, um den Verlust von gesundem Myometrium auf ein Minimum zu beschränken (Abb. 2). Kleinere Gefäße werden sofort koaguliert, größere Gefäße zwischen zwei Klemmen durchtrennt; ihre Umstechung erfolgt am besten nach der voll-

---

[4] Vierzinkige Hakenzange nach Aesculap-Pratt: Aesc. Nr. BQ 165, 26 cm lang.

ständigen Entfernung des Tumors. Eine *Eröffnung des Cavum uteri* sollte bei der Präparation möglichst vermieden werden, ist aber nicht immer zu umgehen. Ist sie erfolgt, so wird sofort nach der Tumorentfernung und nach Herstellung glatter Wundränder (s. u.) im Bereich des myometralen Tumorbettes der

Verschluß des Cavum uteri

mit Knopfnähten unter Verwendung resorbierbarer Kunststoffäden (z. B. Vicryl Nr. 1 = metr. 5) vorgenommen. Die Nähte dürfen das Endometrium nicht mitfassen! Die Blutstillung durch Umstechung blutender Gefäße muß sorgfältig vorgenommen werden, um Hämatombildungen zu vermeiden. Es folgt nun die Resektion ausgefranster bzw. dünn ausgezogener Kapselreste, um dann das Myombett je nach Tiefe mehrschichtig zu verschließen (Abb. 3). Die Wundflächen des Myometrium werden wiederum mit resorbierbaren Kunststoffnähten – bei stärkerer Gewebsspannung in einer Stärke von 1 = metr. 5 – adaptiert, wobei die erste Nahtreihe den Wundgrund mit einbeziehen soll. Die letzte Nahtreihe adaptiert schließlich mit feinen Nähten die Serosa, das Perimetrium. Bei größeren Substanzverlusten im Bereich der Uteruswand empfiehlt LOUROS, die Myomkapsel zur

Tamponade des Myombettes

zu benutzen (Abb. 4). Zu diesem Zweck werden nach ausreichender Blutstillung im Bereich des Tumorbettes zunächst die äußeren Wundränder mit resorbierbaren Knopfnähten ähnlich einer vorgezogenen Serosanaht miteinander vereinigt. Diese Nahtreihe wird dann mitsamt der Kapsel durch eine oder sogar zwei beiderseits ausreichend seitlich ein- und ausgestochene Knopfnähte in das Myombett eingestülpt (Abb. 4b). Der Nachteil besteht in der Verlagerung von Anteilen des peritonealen Perimetrium in die Uteruswand. – Die

Peritonealisierung der Uteruswunde

kann wie gesagt bei kleineren Wunden durch adaptierende Knopfnähte vorgenommen werden. Bei größeren Verletzungen der Serosa sollte der Operateur die

Extraperitonealisierung der Serosawunde

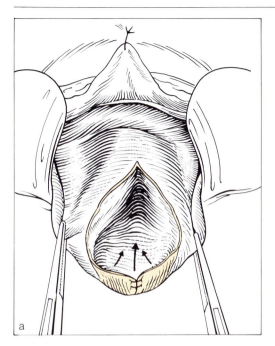

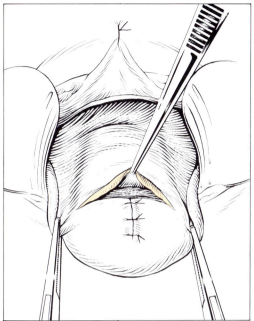

Abb. 5 Enukleation eines intramuralen Myoms (III). Decken des Wundgebietes mit dem Blasenperitoneum. Das Blasenperitoneum wurde oberhalb der Umschlagfalte inzidiert und durch Präparation im Bereich des Septum vesicocervicale mobilisiert. So kann es nach kranial über die Uteruswunde gezogen und oberhalb der Nahtreihe auf die Uterusvorderwand aufgesteppt werden

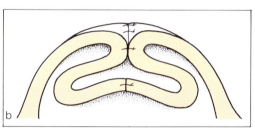

Abb. 4 Tamponade des Myombettes nach Louros.
a) Naht der Kapselwand. Nach dem Ausschälen eines großen fundusnahen Vorderwandmyomes und sorgfältiger Blutstillung im Bereich des Myombettes werden die Kapselränder mit Knopfnähten vereinigt, um sie anschließend in die Wundhöhle einzustülpen (Pfeil)
b) Schematische Darstellung der fertigen Myomhöhlentamponade. Die Kapsel ist nach der Vereinigung ihrer Wundränder in das Myombett eingestülpt. Darüber wird die Serosa mit feinen Knopfnähten verschlossen

anstreben, um Adhäsionsbildungen zu vermeiden. Hierzu sind die folgenden Möglichkeiten gegeben:

– *Deckung mit einer Blasenduplikatur:* Bei tief an der Vorderwand lokalisierten Serosawunden und guter Beweglichkeit des Blasenperitoneum kann die Serosa über der Blasenvorderwand mit chirurgischen Pinzetten angehoben und über die Serosawunde nach kranial hinübergezogen werden. Oberhalb der Enukleationswunde wird das Peritoneum mit einigen feinen resorbierbaren Knopfnähten fixiert.

– *Deckung mit dem Blasenperitoneum nach Mobilisation* (Abb. 5): Bei höher liegenden Wunden an der Uterusvorderwand wird das Blasenperitoneum in seinem beweglichen Teil oberhalb des Blasenscheitels gespalten und – soweit notwendig – durch Präparation des vesikozervikalen Bindegewebes mobilisiert. Jetzt kann es ohne Spannung über die Enukleationswunde gezogen und oberhalb von ihr mit wenigen resorbierbaren Fäden fixiert werden.

– *Deckung mit den Ligg. teretia (rotunda) uteri:* Als dritte Möglichkeit der Extraperitonealisierung der Enukleationswunde bietet sich deren Übernähen mit den Ligg. teretia (rotunda) uteri unter Einbeziehung des benachbarten Blasenperitoneum an. Hierbei ist lediglich darauf zu achten, daß nicht seitliche Lücken bestehen bleiben, in denen sich Darmschlingen verfangen können (Abb. 13 und 14, S. 150 und 151).

– *Deckung durch freie Netztransplantation:* Bei fundalen oder an der Hinterwand des Uterus lokalisierten Enukleationswunden können diese, sofern eine Notwendigkeit zu deren Deckung gesehen wird, mit einem Stück des Omentum majus übernäht werden, das zuvor durch Resektion gewonnen wurde. Es wird mit wenigen feinen Knopfnähten in der Umgebung der Uteruswunde auf die Serosa des Uterus oberhalb der Enukleationswunde aufgesteppt. Für eine ausreichende Blutstillung an der Resektionsstelle des großen Netzes ist Sorge zu tragen.

Operationstechnische Besonderheiten der Myomenukleation

Die Entscheidung über die Möglichkeit der Organerhaltung ist verständlicherweise bei großen Myomen schwieriger. Die operationstechnische Empfehlung der

primären Spaltung des Tumors

mit dem Skalpell, und zwar bevorzugt über der Tumorkuppe, von vorn nach hinten bringt dem Operateur zwei Vorteile (RUBIN): Zum einen ist die Ausdehnung des Tumors und dessen topographisches Verhalten in bezug auf das Cavum uteri besser zu erkennen. Zum zweiten gelingt die Enukleation – sofern sie vertretbar erscheint – eher gewebserhaltend, d. h. in richtiger Schicht. Die *Wundversorgung* entspricht der, wie sie im Anschluß an die Exstirpation großer Myomknoten und bei einer Kavumeröffnung beschrieben wurde.

Zu erheblichen präparatorischen Problemen mit der Gefahr von unerwünschten Verletzungen, z. B. großer Gefäße und des Ureters, kann es bei der

Exstirpation zervikaler bzw. intraligamentärer Myome

kommen. Entsprechende Eingriffe sollten, sofern die Schwierigkeiten, z. B. aufgrund der tiefen Lokalisation und der mangelhaften Beweglichkeit, voraussehbar sind, von einem in der Karzinomchirurgie Erfahrenen übernommen werden! Insbesondere sind die Gefäßversorgung und der Ureterverlauf nicht voraussehbar; sie werden vor allem von der Verbindung des Tumors mit dem Uterus bestimmt. Die *primäre Orientierung* hält sich am besten an den Verlauf der Tube und davon ausgehend an das mit Sicherheit gefäß- und ureterfreie vordere Blatt des Lig. latum. Es wird inzidiert und so der obere Tumorpol dargestellt. Der Tumor kann nun je nach Größe mit einer Kugelzange oder einer zweizinkigen Organfaßzange gefaßt und eleviert werden. Die Auslösung des Myoms aus dem Tumorbett erfolgt durch zirkuläre Präparation in die Tiefe schrittweise, und zwar durch Durchtrennung faserförmiger Verbindungen des Tumors zur Umgebung. Gewebereiche „Bänder" oder „Stränge" bedürfen indessen unbedingt vor ihrer Durchtrennung der sorgfältigen Darstellung und Verlaufskontrolle, letztere am besten in kranialer Richtung, da die Feststellung ihres Ursprungsorts und damit ihre Differenzierung aufgrund der Topographie in bezug auf die Beckenwand am leichtesten erfolgen kann. Im Zweifelsfall werden primär nicht ohne weiteres identifizierbare Bandverbindungen vom Tumor gelöst und zunächst mit einem kleinen Wundhaken[5] nach lateral vom Tumor distanziert, bis ihre Erkennung durch die weitere Präparation und die dadurch gegebene weitere Elevation des Tumors möglich wird. Im Verlauf der Tumorauslösung wird häufig die *Ureterpräparation* notwendig. Sie erfolgt nach den auf S. 200 beschriebenen Prinzipien. Eine weitere Gefahr ist bei einem uteruserhaltenden Operieren in der Notwendigkeit der Unterbindung und Durchtrennung der Uterinagefäße gegeben, ein Operationseffekt, der sich auf den

---

[5] Wund- oder Venenhaken, in der Gynäkologie auch unter der Bezeichnung Ureterhaken verwendet: z.B. Wundhaken nach Cushing-Kocher (Aesc. Nr.: BT 190) bzw. Wundhaken nach Kocher (Aesc. Nr.: BT 457, 458)

Verlauf nachfolgender Graviditäten ungünstig auswirken kann. Entstehen bei der Myomenukleation größere Gewebsdefekte im Bereich der Zervix, so muß während einer nachfolgenden Entbindung mit schwer beherrschbaren Uterusrupturen gerechnet werden. Nach der Entfernung des intraligamentären Myoms werden nochmals Uteruswand, Beckengefäße und Ureter auf ihre Intaktheit überprüft. Das verbleibende, relativ große Wundbett wird am besten durch Anlegen einer Saugdrainage drainiert, um es schließlich durch adaptierende Nähte im Bereich des Lig. latum gegen die Bauchhöhle abzuschließen.

Die mit einer Frequenz von 0,5–2 % in der Gravidität vorkommenden Myome können zu erheblichen, den Verlauf der Gravidität indessen kaum beeinflussenden Myomschmerzen, relativ selten indessen zu myomabhängigen Wehen und damit zur Fehl- oder Frühgeburt führen. Dies bedeutet, daß die Indikation zur

Myomenukleation in der Gravidität

mit großer Zurückhaltung gestellt werden soll (STROBEL, DUBRAUSKY, BÖTTCHER u. BELLER, MESTWERDT). Myomnekrosen mit nachfolgender Kapselruptur und akutem Abdomen stellen eine ausgesprochene Seltenheit dar (LEDERMEYER, ETTERICH). Die *Schnittführung* zur Laparotomie wird vom Schwangerschaftsalter und von der Lokalisation des Myoms bestimmt. Zumeist wird ein unterschiedlich hoch angesetzter Pararektalschnitt zu bevorzugen sein (S. 127). Die Myomabtragung bzw. Enukleation folgt den gleichen operationstechnischen Prinzipien wie außerhalb der Gravidität. Selbstverständlich muß alles getan werden, damit eine Kavumeröffnung unterbleibt, und zwar auch unter Verzicht auf eine komplette Tumorentfernung! KÄSER u. Mitarb. haben allerdings darüber berichtet, daß auch eine Verletzung der Uterushöhle bei intakten Eihäuten (!) nach entsprechender Wundversorgung mit dem Erhalt der Gravidität einhergehen kann.

Ist es bei der Enukleation eines Myoms zu ausgedehnteren und unregelmäßigen Verletzungen der Uteruswand und/oder zu größeren Substanzverlusten im Bereich des Myometrium, evtl. mit breiter Kavumeröffnung, oder auch zu Verletzungen der Tuben in ihrem intramuralen Verlauf gekommen, so muß die

Entscheidung über die Uterusexstirpation

und zugleich über das dann angemessene operative Vorgehen getroffen werden. Beides wird vergleichbar mit der primären Indikationsstellung (S. 138) von vielfältigen Faktoren bestimmt: dem Wunsch der Patientin nach weiteren Graviditäten bzw. zumindest dem Erhalt der Menstruation, der mit etwa 10 % anzusetzenden Myom-Rezidivfrequenz und selbstverständlich dem Umfang und Inhalt des präoperativen Gespräches mit der Patientin (S. 8 ff.). *Operationstechnisch* kommt die Totalexstirpation des Uterus, die supravaginale, unterschiedlich hoch angesetzte Korpusamputation oder bei einem ausgeprägten Wunsch nach dem Erhalt der Menstruation auch die Defundatio uteri in Frage.

Submuköse Myome, die im Uteruskavum lokalisiert sind, sind schon wegen der für sie typischen, oftmals extremen und hormonal nicht beeinflußbaren Hypermenorrhöen fast ausnahmslos eine Indikation zur Uterusexstirpation. Tiefsitzende und zugleich gestielte intrakavitäre Myome können indessen in die Zervix oder sogar in die Scheide geboren und dann bei der gynäkologischen Palpation bzw. bei der Spekulumeinstellung in Form des „Myoma in statu nascendi" erkennbar werden. In diesen Fällen stellt sich die Frage nach der

vaginalen Exstirpation des Myoms.

Hierzu stehen drei operative Möglichkeiten zur Verfügung. Bei einem *dünn gestielten Myom* gelingt die Entfernung häufig allein dadurch, daß zunächst wie für die Abrasio die Portio nach der Spekulumeinstellung im Bereich der vorderen Muttermundslippe mit zwei Kugelzangen gefaßt und vorgezogen wird (Abb. 4, S. 21). Nun wird der untere, gut zugängliche Tumorpol mit einer zweizinkigen Hakenzange nach Museux (S. 443) oder einer Museux-Klemme gefaßt. Durch Vorziehen des Tumors lassen sich zunächst die Stielverhältnisse überprüfen. Dünn gestielte Myome werden allein durch Drehen des Instrumentes um die eigene Achse entfernt.

Bei diesem sog.

Abdrehen eines geborenen Myoms

ist eine gesonderte Blutstillung meist nicht erforderlich. Bei breiter gestielten Myomen kann der dargestellte Stiel evtl. vor dem Abdrehen zirkulär mit dem Skalpell inzidiert werden. Ist es wegen des Gewebereichtumes des Stieles geplant, die

instrumentelle Durchtrennung des Myomstieles

vorzunehmen, so erfolgt dies mit der Schere oder einem Skalpell. Wichtig ist es, daß dabei nicht zu stark an der am Myom angesetzten Faßzange gezogen wird, damit Inversionen der Uteruswand und damit Verletzungen von benachbarten Organen vermieden werden. Schließlich kann bei größeren, in die Zervix geborenen Myomen und einem dringenden Wunsch nach Erhalt des Uterus die

Myomektomie über die vaginale Hysterotomie

angestrebt werden. Entsprechend der auf S. 329 beschriebenen Technik wird nach vorderer Kolpotomie und Reposition der Blase durch Präparation im Bereich des Septum vesicovaginale die vordere Zervixwand mit einer geraden Schere bis in Höhe des Myomstieles, zumeist bis zum inneren Muttermund in der Mittellinie gespalten. Der damit geschaffene Zugang zum Cavum uteri erlaubt eine genaue Klärung der Stielverhältnisse und damit zumeist auch die instrumentelle Abtragung des Myoms. Zur Blutstillung ist die Koagulation der Abtragungsstelle ausreichend. Abschließend werden Zervixwand, Portiooberfläche und Kolpotomie schichtweise verschlossen (Abb. 1–6, S. 329 ff.).

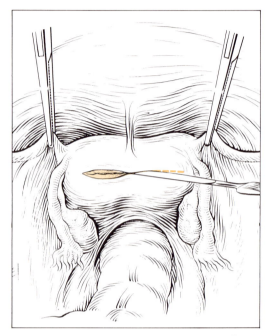

Abb. 6 Metroplastik nach Strassmann (I). Eröffnung des Fundus uteri durch Querschnitt. Der breite, gesattelte Fundus uteri und das atypische Lig. vesicouterinum sind zu erkennen. Der Fundus uteri wird mit dem Skalpell auf der Kuppe mit ausreichender Distanz zu den Tubenabgängen quer inzidiert

Operative Korrektur einer Uterusdoppelbildung (Metroplastik)

Angeborene uterine Doppelbildungen stellen eine Hemmungsmißbildung dar. Je stärker sie ausgebildet sind, um so eher können sie als Ursache einer Sterilität oder Infertilität in Anspruch genommen werden. *Voraussetzung für eine operative Korrektur* ist zum einen die sorgfältige Klärung von Art und Umfang der Fehlbildung mittels der Sonographie, der Hysterographie und evtl. der Hysteroskopie sowie evtl. auch mittels der Laparoskopie. Vor Eingriffen, die die Herstellung der Fortpflanzungsfähigkeit zum Ziel haben, müssen andere Sterilitäts- und Infertilitätsursachen unter Mitberücksichtigung des Ehemannes ausgeschlossen sein.

Die

Metroplastik

kommt bei Doppelbildungen im Bereich des Corpus uteri zur Anwendung. Der Sinn des Eingriffes ist es, durch Ausschneiden des trennenden Septum die Uterushöhlen zu vereinigen (PATT, SALA u. Mitarb., ATASSI). Das operative

Vorgehen hat sich im Laufe der Jahre wiederholt geändert: Während P. STRASSMANN anfangs den vaginalen Operationsweg gewählt hatte, wurde später das nachfolgend zunächst beschriebene abdominale Vorgehen von E. O. STRASSMANN empfohlen. Wichtig ist, daß der Operateur unabhängig von der Wahl der Operationsmethode in der Lage ist, das Vorgehen den individuellen Gegebenheiten anzupassen. Ein vordringliches Ziel muß es dabei sein, *so wenig wie möglich Myometrium zu entfernen* und die Naht der Uteruswand für eine eventuelle spätere Gravidität ausreichend widerstandsfähig zu gestalten (ROCK u. JONES). Bei der heute im allgemeinen als

Strassmann-Metroplastik

bezeichneten Korrektur einer uterinen Doppelfehlbildung beginnt der Eingriff nach der Eröffnung des Abdomen mit einer *sorgfältigen Inspektion des Genitale*. Typisch für eine geringgradige Uterusfehlbildung ist der breite und zumindest gesattelte Fundus uteri (Abb. 6). Die Adnexe werden zumeist unverändert vorgefunden. Auffallend ist eine in vielen Fällen vorhandene *atypische Ligamentbildung* zwischen Blasenscheitel und Uterusvorderwand, das Lig. vesicouterinum (Abb. 6), das bei ausgeprägten Doppelbildungen über den gesattelten Fundus uteri bis zum Rektum zieht. Zur *Elevation des inneren Genitale* werden beide Ligg. teretia (rotunda) uteri dicht an ihrem uterinen Ansatz mit mittellangen anatomischen Klemmen[6] gefaßt. Auf diese Weise kommt der Fundus uteri dem Operateur entgegen. Die *Inzision des Fundus uteri* erfolgt bei der Strassmann-Metroplastik quer (Abb. 6). Hierbei ist darauf zu achten, daß eine ausreichende Distanz zu den uterinen Tubenabgängen gehalten wird, und zwar so weit, daß diese auch bei der späteren Naht mit Sicherheit geschont werden können. Die Inzision wird so tief geführt, daß die Höhlen beider Uterushörner eröffnet werden. Nun gelingt die Darstellung des Septum mit Hilfe von Museux-Hakenzangen[7], die an den Wundrändern angesetzt werden (Abb. 7). Je nach Ausdehnung und Gewebereichtum wird das Septum dann mit einer geraden chirurgischen Schere[8] oder auch einem Skalpell im Niveau der vorderen und der hinteren Kavumwand abgetragen. Ein zusätzlicher Gewebsverlust im Bereich des Myometrium ist dabei unbedingt zu vermeiden. Stärkere Blutungen sind eher selten. Sie können durch quergestellt resorbierbare Nähte leicht gestillt werden. – Eine weitere wichtige Aufgabe bei der Metroplastik ist das

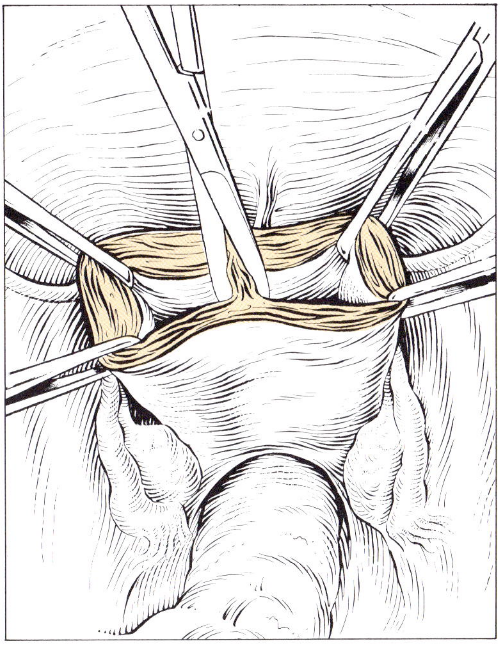

Offenhalten des Cavum uteri,

um intrauterine Adhäsionen im Sinne eines *Asherman-Syndroms* zu vermeiden (S. 30). Durch sie werden die Aussichten auf eine Gravidität verschlechtert. Zu diesem Zweck wird die Zervix vom Cavum uteri aus mit Hegar-Stiften

Abb. 7 Metroplastik nach Strassmann (II). Exzision des Septum. Die Wundränder des Myometrium sind mit Museux-Klemmen gefaßt, womit das Septum gut dargestellt ist. Es wird mit einer geraden Schere exzidiert

---

6 Zum Beispiel mittellange Arterienklemme nach Rochester-Péan: Aesc. Nr.: BH 444 (18,5 cm lang) bzw. BH 446 (20,0 cm lang).

7 Hakenzange nach Museux: Aesc. Nr.: EO 220–222 (gerade) bzw. EO 225–226 (gebogen).

8 Gerade chirurgische Schere: z. B. Aesc. Nr. BC 361–364, 11,5–14,5 cm lang.

bis zu einer Weite Nr. 6 dilatiert. Dies hat zugleich den Vorteil, daß eine isthmozervikale Verschlußinsuffizienz, die häufig mit einer uterinen Fehlbildung kombiniert vorkommt (PALMER), daran erkannt wird, daß die Zervixdilatation mit Hegar-Stiften bis zu einer Weite 8 fast ohne Widerstand erfolgen kann (S. 46). Zur **intrauterinen Adhäsionsprophylaxe** stehen dann die folgenden Möglichkeiten zur Verfügung:

- *Tamponade des Cavum uteri mit einem Gazestreifen:* Die Gaze wird mit einem hochdosierten Östrogenpräparat (z. B. 3 Ampullen Progynon B oleosum, 5 mg) getränkt und mit ihr die neu geschaffene Uterushöhle locker austamponiert. Zur späteren Entfernung der Gaze wird deren Ende durch den zuvor dilatierten Zervikalkanal in die Vagina geführt. Auf die so zu erreichende Verbesserung der Metroplastikergebnisse hat u. a. KAYSER hingewiesen.
- *Einlegen eines Intrauterinpessares:* Der Faden wird ebenfalls durch die Zervix in die Vagina geführt (KASKARELIS).
- *Einlegen eines zu einer Schlinge geformten Redon-Drains:* Das perforierte Ende wird mit einer Naht zu einer Schlinge formiert, die in ihrer Größe den Kavumverhältnissen angepaßt sein sollte. Das freie Ende wird zur Zervix hinausgeleitet. Evtl. kann die Schlinge mit ein oder zwei resorbierbaren Nähten innen am Fundus uteri fixiert werden.

Die

Naht der Uteruswand nach Metroplastik

(Abb. 8) erfolgt dreischichtig mit quergestellten resorbierbaren Kunststoffäden (z. B. Vicryl Nr. 1 = metr. 5). Die erste Nahtreihe faßt das Myometrium unter Schonung des Endometriums. Die zweite Nahtreihe dient der Polsterung und damit der Haltbarkeit der Uterusnarbe. Zum Verschluß der Serosa werden feine resorbierbare Fäden (z. B. Vicryl Nr. 2-0 = metr. 3,5) benutzt. Wie bei der Myomenukleation kann zur Deckung der Uteruswunde das mobilisierte Blasenperitoneum, evtl. auch eine freie Netztransplantation genutzt werden (S. 141). Mit Rücksicht auf spätere Konzeptionen

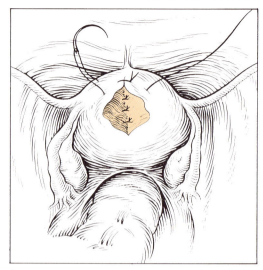

Abb. 8 Metroplastik nach Strassmann (III). Die Naht des Fundus uteri erfolgt nach intrauteriner Tamponade zwei- oder dreischichtig mit quergestellten Knopfnähten. Auch hierbei ist ausreichend Abstand zu den Tuben zu halten. Wenn möglich, wird die Wundfläche mit Peritoneum oder einer freien Netztransplantation gedeckt

sollte großzügig vom künstlichen Aszites Gebrauch gemacht werden (S. 256).

Von den meisten Operateuren wird heute zur Metroplastik die **Eröffnung des Uterus durch die fundale Längsinzision** bevorzugt (KÄSER u. Mitarb., BUTTRAM u. Mitarb., PATT, KASKARELIS). Dies gilt auch für die

Metroplastik nach Bret, Palmer und Tompkins

(Abb. 9). Auf diese Weise wird eine Spaltung des uterinen Septum in ganzer Länge leichter erreicht. Anschließend wird es nach beiden Seiten hin – evtl. über einer zuvor eingeführten Sonde oder einer gespreizten Schere – reseziert (Abb. 10). Das weitere operative Vorgehen in Form der Resektion des Septum, der intrauterinen Adhäsionsprophylaxe zum Offenhalten des neu geschaffenen Cavum uteri und des Verschlusses der Uteruswunde entspricht dem bei der Strassmann-Metroplastik Dargestellten. Der *Vorteil* dieser Art von Metroplastik ist in dem geringeren Gewebsverlust, den kleineren Wundflächen und einer größeren Distanz zu den uterinen Tubenabgängen zu sehen.

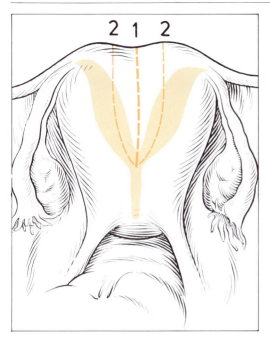
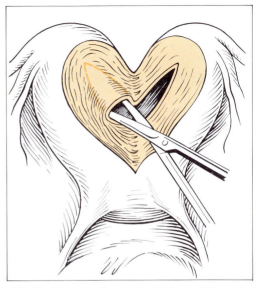

Abb. 9   Metroplastik nach Bret, Palmer und Tompkins bzw. nach Jones. Zur Eröffnung des Cavum uteri und der Resektion des Scheidenseptums empfehlen Bret u. Mitarb. einen fundalen Längsschnitt (1). Jones eröffnet und exzidiert gleichzeitig – allerdings unter einem stärkeren Verlust an Myometrium – über eine sagittale, elliptische Schnittführung (2).

Abb. 10   Metroplastik nach Bret, Palmer und Tompkins. Nach Darstellung des Septum wird dieses z. B. über einer gespreizten Schere reseziert oder auch nur gespalten. Die anschließende Rekonstruktion des Uterus sowie die Prophylaxe intrauteriner Adhäsionen entsprechen weitgehend dem Vorgehen bei der Strassmann-Metroplastik.

Bei der

Metroplastik nach Jones

(Abb. 9) erfolgt die Septumresektion durch eine sagittale elliptische Ausschneidung. Die Exzision wird nach und nach an der Vorder- und Hinterwand des Uterus bis zum unteren Pol des Septum vorgenommen. Ist das Septum vollständig entfernt, so wird die Hysterotomie wiederum nach den bei der Strassmann-Operation beschriebenen Prinzipien verschlossen. Der *Nachteil* der Jones-Metroplastik besteht ohne Zweifel in dem stärkeren Verlust an Myometrium (OBER, HELBING u. BERNDT)[9].

Die Frage, ob eine Metroplastik bei gleichzeitig **gedoppelter Zervix** die operative Zervixkorrektur mit einschließen soll, wird unterschiedlich beantwortet. Da ein Zervixseptum für habituelle Aborte und Frühgeburten kaum verantwortlich zu machen ist, erscheint es eher angezeigt, auf diese Zusatzoperation zu verzichten. Ist die

Korrektur eines Zervixseptum

angezeigt, so wird sie zumeist vor der Metroplastik von der Vagina aus vorgenommen. Nach der Spekulumeinstellung und dem instrumentellen Vorziehen der Cervices, z. B. mittels Kugelzangen, werden zunächst beide Halskanäle mit Hegar-Stiften bis zu einer Weite von etwa Nr. 8 dilatiert. Die Abtragung bzw. auch nur die Spaltung des Septum gelingt dann leicht. Blut-

---

[9] Über die *Ergebnisse der Metroplastik* mit unterschiedlicher Methodik berichten RASMUSSEN u. PETERSEN bei 20 Patientinnen mit symmetrischen uterinen Doppelbildungen. Die Rate von „Geburten am Termin" konnte durch die Operation von 6,5 auf 86,4 gesteigert werden. Dreimal kam es zur Spontangeburt, 16 der 17 Patientinnen, die postoperativ schwanger wurden, mußten abdominal entbunden werden, und zwar 13mal primär und 3mal bei sekundärer Indikationsstellung (s. auch: HELM u. SØRENSEN: Bericht über 16 Graviditäten nach 22 Metroplastiken).

stillende Maßnahmen sind selten erforderlich. Die erforderliche Tamponade zum Offenhalten des neu entstandenen Zervikalkanales wird gemeinsam mit der anschließend von abdominal ausgeführten Metroplastik, z.B. durch Herausleiten der uterinen Tamponade in die Scheide, vorgenommen. – Ein mit der uterinen Doppelbildung zugleich bestehendes **Scheidenseptum** sollte indessen immer mit der Metroplastik entfernt werden, und zwar durch die am besten nach dem abdominalen Eingriff vorgenommene

Resektion des Scheidenseptum

nach entsprechender Umlagerung der Patientin. Die Technik ist bei den operativen Eingriffen an der Vagina im einzelnen beschrieben (S. 50).

Es ist bekannt, daß uterine Doppelbildungen mit einem gehäuften Auftreten von **isthmozervikalen Insuffizienzen** und damit mit einer erhöhten Gefährdung eingetretener Graviditäten durch Spätaborte und Frühgeburten einhergehen. Bei einer entsprechenden anamnestischen Belastung bietet es sich deshalb an, eine indizierte Metroplastik mit der

abdominalen Zervixumschlingung nach Ardillo

(Abb. 11 und 12) zu verbinden. Die *Verifizierung der Zervixinsuffizienz* kann im Verlauf der Metroplastik bei offenem Uteruskavum dadurch erfolgen, daß ein von kranial eingeführter Hegar-Stift Nr. 8 ohne Widerstand den Zervikalkanal zu passieren vermag (s. Isthmorrhaphie nach Lash, S. 46). Die zusätzliche abdominale Zervixumschlingung stellt dabei keinen aufwendigen Eingriff dar: Nach dem Verschluß der Metroplastik wird die Blasenumschlagfalte angehoben und mit der Schere auf einer Strecke von 3–4 cm inzidiert (Abb. 11). Es folgt die Präparation im Bereich des Septum vesicocervicale, durch die die Blase so weit nach kaudal abpräpariert wird, bis die vordere Zervixwand dargestellt ist. Als Faden wird für die Umschlingung ein extrastarker, nicht resorbierbarer Polyamid-6-Faden (z.B. Suturamid bzw. Supramid Nr. 3 = metr. 6) benutzt. Er wird zunächst unter Verwendung einer scharfen Nadel in Höhe des inneren Muttermundes breitflächig quer durch die entblößte vordere Zervix-

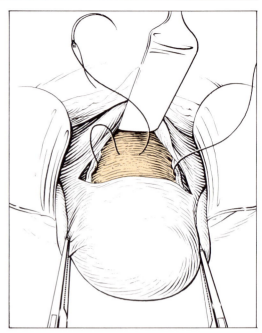

Abb. 11 Abdominale Zervixumschlingung nach Ardillo (I). Nach Darstellung der vorderen Zervixwand durch Abschieben der Blase wird ein nichtresorbierbarer, kräftiger Faden in Höhe des inneren Muttermundes unter den Uterinagefäßen hindurch um die Zervix geführt. Vorn wird das Myometrium mitgefaßt. Durch Knüpfen des Fadens entsteht eine hochsitzende, gut tragfähige Zervixumschlingung

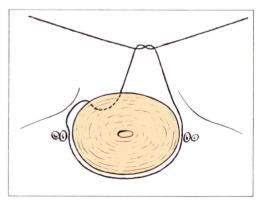

Abb. 12 Abdominale Zervixumschlingung nach Ardillo (II). Schematische Darstellung der Fadenführung. Der Faden wird beiderseits zwischen Zervixwand und Uterinagefäßbündel hindurch um die Rückseite der Zervix gelegt. Vorn faßt er paramedian die Zervixwand mit

wand geführt. Nun ist es ratsam, den Faden in eine stumpfe Nadel (S. 417) oder eine Deschamps-Nadel zu übernehmen und ihn damit unter (!) den dargestellten Uterinagefäßen hindurch nach dorsal zu führen. Das gleiche geschieht auf der Gegenseite, bis der Faden wieder an der Vorderseite der Zervix erscheint. Hier wird er in der Mittellinie fest geknotet. Beim Verschluß der Peritonealwunde im Bereich des Blasenscheitels kann das nach kranial hinaufgezogene Peritoneum zugleich zumindest teilweise zum Decken der Metroplastikwunde verwendet werden (S. 141). Eine eintretende Gravidität muß selbstverständlich durch die Schnittentbindung beendet werden, eine Indikation, die nach Metroplastik mit Rücksicht auf die Gefahr der Narbenruptur sowieso großzügig gestellt wird. Sind weitere Graviditäten geplant, so kann der Faden der Zervixumschlingung bei der Schnittentbindung belassen werden. Wir verwenden die abdominale Zervixumschlingung nach Ardillo *auch während der Gravidität* bei schweren, mit der vaginalen Zervixumschlingung nicht beherrschbaren Zervixinsuffizienzen, wie sie z.B. nach umfangreichen, mit großen Gewebsverlusten einhergegangenen Konisationen zu sehen sind (MARTIUS, G.: Geburtshilflich-perinatologische Operationen).

Operative Korrektur der Retroflexio uteri

Die **Stellung der Indikation** zur operativen Retroflexiokorrektur hat in Fortsetzung der Entwicklung seit den 30er Jahren auch in letzter Zeit eine weitere Einschränkung erfahren. Eingriffe unter dem alleinigen Aspekt der „Beseitigung einer Rückwärtsverlagerung" werden begrüßenswerterweise heute kaum noch ausgeführt. Die Zuordnung zahlreicher und sehr unterschiedlicher Beschwerden zur Retroflexio uteri hat in den allermeisten Fällen einer kritischen pathogenetischen Bewertung nicht standgehalten. Diese Erkenntnis vermag auch bis zu einem gewissen Grade die Fülle der empfohlenen operativen Techniken zu erklären, da der erwartete Therapieeffekt zumeist ausblieb (HOCHULI, MAHRAN, A. MAYER, MÜLLER u. DELLENBACH, REICHARDT u. Mitarb., RICHTER u.a.). Die heute zur Anwendung kommenden Retroflexiooperationen stellen fast ausnahmslos *ergänzende Eingriffe* dar, die z.B. im Anschluß an einen Adnexeingriff im Rahmen der Sterilitätsbehandlung oder nach der Exstirpation eines retrouterinen Tumors zur Prophylaxe von Adhäsionsbildungen ausgeführt werden. Es ist verständlich, daß die veränderte Indikationsstellung auch eine

Korrektur der operationstechnischen Empfehlungen

notwendig macht. Der nachfolgenden Darstellung der operativen Eingriffe zur Retroflexiokorrektur liegen zusammengefaßt die folgenden Überlegungen zugrunde:

– *Die Retroflexio uteri als alleinige Indikation zu einem operativen Eingriff* sollte heute in der operativen Gynäkologie, von wenigen Ausnahmen abgesehen, als nicht mehr akzeptabel gelten.

– *Die Retroflexiokorrektur ist so gut wie ausschließlich eine Zusatzoperation.* Aus diesem Grunde wird sie fast ausnahmslos im Rahmen einer anderweitig indizierten Laparotomie und damit so gut wie immer von einem suprasymphysären Querschnitt aus vorgenommen.

– *Die Retroflexiokorrektur soll in der Wiederherstellung normaler Suspensionsbedingungen bestehen.* Operative Eingriffe, die mit einer zu starken Veränderung der Topographie einhergehen, führen nicht selten zu postoperativen Beschwerden und evtl. auch zu Komplikationen bei nachfolgenden Graviditäten. Aus diesem Grunde müssen eine ganze Reihe älterer operativer Empfehlungen als obsolet angesehen werden. Zu ihnen gehört vor allem die Antefixation nach Doléris, aber auch die inguinale Antefixation nach Alexander-Adams.

Bei der

Antefixation nach Doléris

wurden anläßlich einer Laparotomie die beiden Ligg. teretia (rotunda) uteri in Form einer Schlinge etwa 3 cm lateral des medianen Rektusrandes von innen durch das parietale Peritoneum, die Fascia transversalis und die Rektusmuskulatur – z. B. unter Verwendung einer gebogenen Overholt-Geissendoerfer-Klemme[10] hindurchgeführt, angezogen und zwischen Vorderwand der Rektusmuskulatur und Rektusscheide in die Bauchdecken eingenäht. Die immer wieder zu beobachtenden, oft über Jahre bestehenden Schmerzen an der Suspensionsstelle sind auch heute noch Anlaß zur Relaparotomie mit Ablösung der Ligamente von den Bauchdecken (OBER u. MEINRENKEN, SCHMIDT-MATTHIESEN, DÖRING, KVIZ u. PILKA). Die Antefixation nach Doléris sollte nicht mehr angewandt werden!

Das Aufsuchen der Ligg. teretia (rotunda) uteri „extraperitoneal" von beiderseitigen inguinalen Schnitten aus, die

inguinale Antefixation nach Alexander-Adams,

läßt ausschließlich die Korrektur einer Retroflexio uteri mobilis zu, zu der im allgemeinen keine Indikation gegeben ist. Zudem ist bei ihr keine Möglichkeit gegeben, das innere Genitale zu inspizieren. Von den inguinalen Hautschnitten aus werden nacheinander die Ligamente im Leistenkanal aufgesucht. Nach Eröffnung des Leistenkanals wird das Lig. teres durch Präparation freigelegt und vorgezogen, um es dann wie bei der interfaszialen Bänderkürzung (S. 154) an der Rückseite der Externusaponeurose zu fixieren. Aus dem Gesagten ergibt sich, daß wir auch diese Methode der Antefixation als nicht mehr gerechtfertigt ansehen, wenn auch KACZMAREK u. Mitarb. sowie HOCHULI in den 70er Jahren eine gewisse „Ehrenrettung der Alexander-Adams-Operation" versucht haben.

Die vorstehende Darstellung vermag die heute gültige starke Einschränkung der Stellung der Indikation zur operativen Retroflexiokorrektur ausreichend zu begründen. Ist im Einzelfall dennoch der Verdacht auf einen kausalen Zusammenhang zwischen den von der Patientin geklagten Beschwerden und einer bei der gynäkologischen Untersuchung verifizierten Retroflexio uteri gegeben, so kann die

passagere Einlage eines Hodge-Pessars

eine zusätzliche Entscheidungshilfe bedeuten: Eine Besserung der Beschwerden durch die Pessareinlage und die durch sie erreichte Lagekorrektur könnten die Operationsindikation stützen. So ist es auch notwendig, im nachfolgenden die wichtigsten **Operationsmethoden** zu beschreiben. Es sind dies:
- Vesikoantefixation nach Halban,
- Antefixatio uteri nach Webster-Baldy-Franke,
- Modifikation nach McCall,
- Antefixation nach Schmidt-Matthiesen,
- interfasziale Bänderkürzung nach Werth,
- laparoskopische Ventrosuspension,
- Raffung der Ligg. sacrouterina (Plicae rectouterinae) (?).

Die einfachste operative Maßnahme zur Retroflexiokorrektur besteht in dem Verschluß der Excavatio vesicouterina in Form der

Vesikoantefixation nach Halban

(Abb. 13 und 14). Bei ihr wird das im Bereich des Blasenscheitels gut bewegliche Blasenperito-

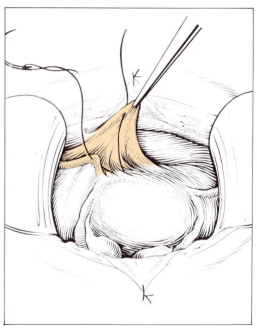

Abb. 13 Vesikoantefixation nach Halban (I) (Modifikation nach H. Martius). Das Blasenperitoneum wird paramedian zusammen mit dem Lig. teres uteri von einem Faden aufgenommen und auf der Uterusvorderwand fixiert.

---

10 Overholt-Geissendoerfer-Klemme: Aesc. Nr.: BJ 22, 21 cm lang.

Operative Korrektur der Retroflexio uteri 151

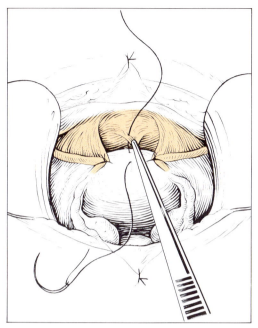

Abb. 14 Vesikoantefixation nach Halban (II) (Modifiziert nach H. Martius). Die beiden Ligg. teretia uteri sind mit den paramedianen Anteilen des Blasenperitoneum auf der Uterusvorderseite fixiert. Die verbliebene mediane Lücke wird mit Knopfnähten verschlossen

neum mit wenigen Knopfnähten auf die Uterusvorderwand oder sogar auf den Fundus uteri genäht. Es wird mit der chirurgischen Pinzette ein gut beweglicher Teil des Blasenperitoneum gesucht. Unter Verwendung einer Rundkörpernadel, die einen resorbierbaren Kunststoffaden führt (z. B. Vicryl Nr. 0 = metr. 4), wird der peritoneale Blasenscheitel etwa 2 cm paramedian gefaßt und durch erneutes Durchstechen der Uterusvorderwand in der Höhe, die zu einer ausreichenden Anteflexio-Anteversio uteri führt, mit einer Knopfnaht fixiert. Das gleiche geschieht ebenfalls paramedian auf der gegenüberliegenden Seite. Eine in der Mittellinie verbleibende Lücke wird mit einer zusätzlichen Knopfnaht verschlossen (Abb. 14). Wirkungsvoller ist die

zusätzliche Fixierung der Ligg. teretia (rotunda) uteri

nach H. Martius (Abb. 14). Bei ihr beginnt der Operateur wiederum paramedian am Blasenscheitel, um nun aber zunächst den Grund der Excavatio vesicouterina und dann das seitengleiche Lig. teres uteri etwa 3 cm seitlich von dessen uterinem Abgang zu fassen. Das auf der Nadel aufgesammelte Gewebe wird dann durch Durchstechen der Uterusvorderwand in der für die Korrektur richtigen Höhe fixiert. Der Vorgang wird auf der gegenüberliegenden Seite wiederholt. Auch hier muß eine in der Mittellinie verbleibende Lücke verschlossen werden (Abb. 14). *Nachteile* sind bei der Vesikoantefixation nach Halban zum einen in dem – allerdings seltenen – Auftreten von postoperativen Blasenbeschwerden, aber auch dadurch gegeben, daß bei einer später erforderlichen Schnittentbindung die Darstellung und Präparation des Blasenscheitels für die isthmische Hysterotomie Schwierigkeiten bereiten kann. VILLINGER hat über die Notwendigkeit einer transvesikalen Entwicklung des Kindes bei einer Schnittentbindung nach hoher Vesikofixation berichtet. – Die Fixation des Blasenperitoneum am Fundus uteri zur Retroflexiokorrektur wird in der Literatur auch unter der Bezeichnung

Operation nach Pestalozza

geführt.

Eine operative Retroflexiokorrektur mit unphysiologischer Plazierung der Ligg. teretia (rotunda) uteri stellt die

Antefixation nach Webster-Baldy-Franke

(Abb. 15) dar. Das *Prinzip* besteht darin, daß die Ligg. teretia uteri auf die Rückseite des Uterus genäht werden, wodurch dieser in die Anteversio-Anteflexio gezogen wird. Nach der Eröffnung der Bauchdecken und nach Abschluß anderer erforderlicher intraabdominaler Maßnahmen beginnt die Antefixation damit, daß zunächst das eine Lig. teres uteri etwa 3–4 cm von seinem uterinen Abgang entfernt mit je einer mittellangen Péan-Klemme[11] (oder einer ähnlichen Klemme) gefaßt wird. Das Band wird mittels der Klemme so weit angezogen, bis die notwendige Elevation des Uterus erreicht und

---

11 Anatomische Klemme nach Péan: Aesc. Nr.: BH 424, 14 cm lang. Mittelfeine anatomische Klemme nach Leriche: Aesc. Nr.: BH 160, 15 cm lang. Anatomische Klemme nach Heiss: Aesc. Nr.: BH 206, 20 cm lang.

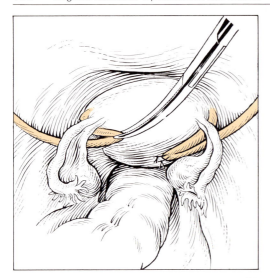 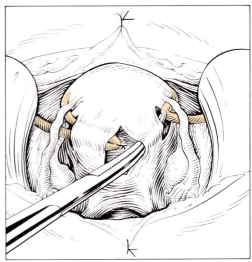

Abb. 15 Antefixation nach Webster-Baldy-Franke. Die beiden Ligg. teretia uteri sind von vorn unterhalb des Lig. ovarii proprium durch das Lig. latum hindurchgeführt. Die Ligamentschleifen werden auf der Uterusrückseite etwas oberhalb des inneren Muttermundes fixiert

Abb. 16 Antefixation des Uterus nach McCall. Nach der Hindurchführung der Ligg. teretia uteri durch das Lig. latum werden diese in einem Tunnel unterhalb der Serosa auf der Uterusrückwand fixiert. Abschließend muß die Peritonealwunde verschlossen werden

die entstandene Schlinge ausreichend lang ist, so daß sie später auf der Uterushinterfläche fixiert werden kann. Für die Elevation des Uterus benutzt OBER einen längs durch den Fundus uteri hindurchgestochenen Haltefaden. Der *zweite operative Schritt* besteht in dem Hindurchführen des gefaßten Lig. teres nach dorsal. Hierzu wird am besten eine gebogene anatomische Overholt-Geissendoerfer-Klemme[12] benutzt, die von hinten entweder durch die Mesosalpinx, also unter dem uterinen Tubengang hindurch, oder besser durch das Lig. latum unterhalb des Lig. ovarii proprium hindurchgestochen wird (FRANKE, WEBSTER u. BALDY). Das letztere, von WEBSTER u. BALDY empfohlene Vorgehen ist bei Frauen mit noch bestehendem Kinderwunsch zu bevorzugen, um mit größerer Sicherheit Verziehungen der Tube zu vermeiden. Die Perforationsstelle wird möglichst an einer gefäßlosen Stelle des Ligaments gewählt. Jetzt übergibt der 1. Assistent dem Operateur von ventral her das mit der Péan-Klemme gefaßte

Ligament in die Overholt-Klemme, die es in Form einer Schleife nach dorsal durchzieht. Es folgt die *Fixierung des Lig. teres auf der Uterusrückseite* (Abb. 15). Dies geschieht mit zwei oder drei nichtresorbierbaren Fäden (z.B. beschichteter Mersilenefaden Ethibond, Fa. Ethicon, Nr. 0 = metr. 3,5) nahe der Mittellinie, und zwar etwa in Höhe des inneren Muttermundes. Etwa vorhandene retrouterine Wundflächen, die z.B. von einer vorausgegangenen Adhäsionslösung stammen, können auf diese Weise zugleich gedeckt werden. Das gleiche Vorgehen wiederholt sich symmetrisch auf der anderen Seite. – Die

Modifikation der Webster-Baldy-Antefixation nach McCall

(Abb. 16) besteht darin, daß die Ligg. teretia (rotunda) uteri nach ihrem Durchführen durch das Lig. latum an der Hinterfläche des Uterus in einem Tunnel fixiert werden (MCCALL u. SCHUMANN). Der Operationsbeginn entspricht dem bei der Antefixation nach Webster-Baldy. Sind die Ligamente mit der Péan-Klemme so gefaßt, daß sie eine passende Schleife bilden, so wird der

---

[12] Gebogene Overholt-Geissendoerfer-Klemme: Aesc. Nr.: BJ 22, 21 cm lang.

Uterus eleviert, z. B. mittels eines Haltefadens (S. 152), und dann wird in der Mittellinie der Uterushinterfläche, etwa in der Höhe des Überganges vom mittleren zum unteren Teil des Corpus uteri, mit einem 1–2 cm langen Längsschnitt das Peritoneum eröffnet. Von hier aus erfolgt die *Tunnelbildung* mit einer langen, schlanken, gebogenen Präparierschere[13] nach beiden Seiten hin, und zwar bis zum hinteren Blatt des Lig. latum unterhalb des Abganges des Lig. ovarii proprium. Durch die Höhe der Tunnelbildung wird mit ausreichender Sicherheit eine Ureterverletzung vermieden. Dennoch sollte der Ureter vor Beginn der Tunnelbildung kontrolliert werden, was zumeist leicht durch das hintere Blatt des Lig. latum hindurch möglich ist. Ist der Tunnel unter dem dorsalen Perimetrium hindurch vollendet, so wird durch ihn von dorsal her eine gebogene Overholt-Klemme (s. o.) hindurchgeführt; sie durchsticht das Lig. latum ebenfalls von dorsal und übernimmt von ventral das mit der Péan-Klemme angereichte Lig. teres uteri. Auf dem Rückweg nimmt die Overholt-Klemme das Band durch den Tunnel hindurch mit, damit es nun innerhalb der dorsalen uterinen Wundfläche mit einem nichtresorbierbaren Faden am freiliegenden Myometrium fixiert werden kann (Abb. 15). Das gleiche geschieht auf der Gegenseite. Evtl. können mit der zweiten Fixationsnaht beide Ligamente zusätzlich miteinander vereinigt werden. Das Ende der Operation besteht in dem Verschluß der peritonealen Inzisionswunden mit feinen resorbierbaren Knopfnähten. Der *Vorteil* der McCall-Modifikation gegenüber der Webster-Baldy-Antefixation besteht darin, daß die nach dorsal hindurchgeführten Ligamente subperitoneal und damit mit größerer Sicherheit fixiert werden. Als *Nachteil* sind neben den resultierenden erheblichen topographischen Veränderungen die größeren retrouterinen Peritonealwundflächen zu nennen.

Zur Vermeidung einiger der im vorstehenden genannten Nachteile der Retroflexiokorrekturen hat SCHMIDT-MATTHIESEN die Versenkung einer zuvor aus den Ligg. teretia uteri gebildeten Schlinge zwischen die Blätter des Lig. latum angeregt. Dieses als

Antefixation nach Schmidt-Matthiesen

(Abb. 17–19) zu bezeichnende operative Vorgehen erfolgt wiederum von einem kleinen suprasymphysären Querschnitt aus. Es werden zunächst zur Elevation des Uterus die beiden Ligg. teretia uteri mit mittellangen anatomischen Klemmen dicht an ihrem uterinen Abgang gefaßt. Hierdurch wird zugleich erreicht, daß sich die Ligg. lata anspannen. Nun wird das ventrale Blatt des Lig. latum dicht am Uterus etwa 1 cm unterhalb des Lig. teres auf einer Länge von 2–3 cm inzidiert (Abb. 17). Durch das anschließende Spreizen der Peritonealwunde mit einer Präparierschere entsteht eine Tasche im Lig. latum. Die *Schleifenbildung am Lig. teres* erfolgt dadurch, daß das Band je nach dessen Länge einerseits wenige Zentimeter von seinem uterinen Ansatz, andererseits nahe des inneren Leistenrings mit einem nichtresorbierbaren Faden (z. B. Ethibond, Fa. Ethicon, Nr. 0 = metr. 3,5) mit einer Rundkörpernadel durch-

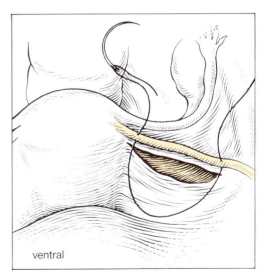

Abb. 17 Antefixation nach Schmidt-Matthiesen (I). Inzision des Lig. latum und Schleifenbildung. Das Lig. latum ist vor dem Lig. teres uteri inzidiert. Das Lig. teres uteri ist mit einem nichtresorbierbaren Faden dicht am uterinen Ansatz und nahe des inneren Leistenringes gefaßt. Durch Knüpfen des Fadens entsteht eine Schlinge im Bereich des Bandes

---

[13] Präparierschere: z. B. nach Wertheim: Aesc. Nr.: BC 703, 19,5 cm lang.

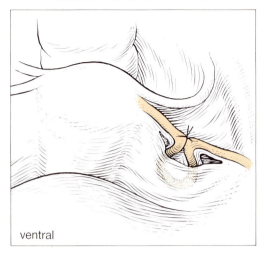

Abb. 18 Antefixation nach Schmidt-Matthiesen (II). Einstülpen der Ligamentschleife. Die aus dem Lig. teres uteri gebildete Schlinge wird in die Inzisionswunde im Lig. latum eingestülpt

stochen wird. Der Faden wird anschließend geknüpft (Abb. 17 und 18). Die entstandene Schleife läßt sich dann leicht in die Tasche des Lig. latum einstülpen. Sie wird mit einem resorbierbaren Faden (z. B. Vicryl Nr. 0 = metr. 4),

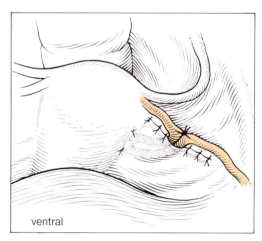

Abb. 19 Antefixation nach Schmidt-Matthiesen (III). Fixation der Ligamentschleife an der Uteruskante und Verschluß der Peritonealwunde. Die Kuppe der Ligamentschleife ist an der Uteruskante mit zwei Knopfnähten fixiert. Hierbei müssen Blutungen aus den Uterinagefäßen vermieden werden. Die Wunde im Bereich des Peritoneum des Lig. latum wird mit Knopfnähten verschlossen

der die Schleife im Bereich ihres Scheitels faßt, an der seitlichen Uteruskante fixiert. Hierbei ist die notwendige Schonung der Uterinagefäße zu beachten. Zum Verschluß der Peritonealtasche sind wenige resorbierbare Knopfnähte ausreichend (Abb. 19). Die Kürzung des Lig. teres uteri auf der gegenüberliegenden Seite wird mit der gleichen Technik symmetrisch angeschlossen. Nach Angaben des Autors ist die *Gefahr der Hämatombildung* innerhalb des Lig. latum durch die Fixierungsnähte an der Uteruskante gering. Dennoch sollte mit dem Auftreten nicht einfach zu versorgender Blutungen aus Ästen der Uterinagefäße gerechnet werden.

Die bisher beschriebenen Antefixationsmethoden führen zu einer z.T. erheblichen Veränderung der topographischen Verhältnisse mit der Gefahr postoperativer Beschwerden, aber auch von Komplikationen bei nachfolgenden Graviditäten. Ist der Operateur bestrebt, die normale Aufhängevorrichtung des inneren Genitale zu berücksichtigen, so darf neben der inguinalen Alexander-Adams-Operation (S. 150) allein die

interfasziale Bänderkürzung nach Werth

(Abb. 20–22) als „physiologische Antefixationsmethode" angesehen werden. Sie hält sich an die von der Natur gegebene Topographie und verändert diese durch den operativen Eingriff nicht. Um so mehr muß es verwundern, daß die Darstellung dieser Operationsmethode in den meisten gynäkologischen Operationslehren fehlt. Die zuerst von WERTH im Jahre 1909 beschriebene und später von REIFFERSCHEID wiederholt erwähnte Methode ist wohl vor allem durch MENGE an der Heidelberger Klinik ausgeführt und von dort durch EYMER nach München gebracht worden. Hier haben wir sie von RECH übernommen. Der *Unterschied* zu allen anderen Antefixationsmethoden besteht darin, daß intraabdominale Veränderungen am Suspensionsapparat vermieden werden und daß – im Gegensatz zur Alexander-Adams-Operation – zuvor eine Klärung und evtl. Korrektur pathologischer Befunde am inneren Genitale erfolgen können. Auch diese Operation wird zumeist im Rahmen einer anderweitig indizierten gynäkologischen Laparotomie und so von einem suprasymphysären Querschnitt aus vor-

Operative Korrektur der Retroflexio uteri 155

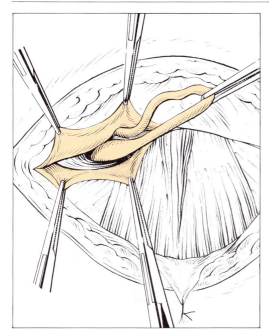

Abb. 20 Interfasziale Bänderkürzung nach Werth (I). Darstellung des Lig. teres uteri im Leistenkanal. Die beiden Aponeurosenblätter sind auseinandergedrängt und mit scharfen Klemmen gefaßt. Dicht am lateralen Schenkel der Obliquusaponeurose wird das Lig. teres als weißer Strang sichtbar. Es wird unter vorsichtiger Präparation so weit vorgezogen, bis der Peritonealkegel sichtbar wird

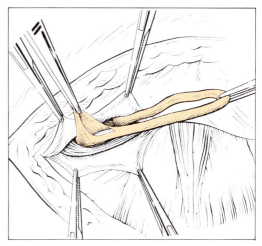

Abb. 21 Interfasziale Bänderkürzung nach Werth (II). Eröffnung des Peritonealkegels. Der Peritonealkegel wird mit einer chirurgischen Pinzette angehoben und eröffnet. Nach Abschieben des das Band begleitenden Peritonealkegels kann dieses so weit vorgezogen werden, bis der Uterus in ausreichender Anteflexio-Anteversio zu fühlen ist

genommen. Sind die intraabdominalen Maßnahmen abgeschlossen, so folgt nun die

Darstellung der Ligg. teretia uteri im Leistenkanal

(Abb. 20). Hierzu muß zunächst der Leistenkanal in Form der Entfaltung seines Daches eröffnet werden. Dies geschieht durch die Trennung der Aponeurose der Mm. obliqui externus und internus. Die Aponeurose des M. obliquus externus bildet mit zwei Schenkeln, dem Crus mediale und dem Crus laterale, den äußeren Leistenring. 3–4 cm lateral der Mittellinie sind die beiden Aponeurosenblätter dicht aufeinanderliegend leicht als gesonderte Anteile des Daches des Leistenkanales zu erkennen. Beide Blätter werden mit je zwei im Abstand von etwa 3 cm gesetzten Kocher-Klemmen gefaßt. Nun lassen sie sich mit dem Finger auseinanderdrängen (Abb. 20). Auf diese Weise läßt sich der Leistenkanal gleichsam in ganzer Länge aufklappen. Blutungen sind dabei nicht zu befürchten. Für das nun folgende *Aufsuchen des Lig. teres uteri* sind die folgenden Orientierungshilfen zu beachten: Den Ausgangspunkt stellt das Tuberculum pubicum dar: Es ist vom medianen Wundwinkel aus leicht als Erhebung des horizontalen Schambeinastes zu tasten. Kurz vor dem Erreichen dieses Ansatzpunkts ist das Ligament bereits in muskulär-fibröse Fasern aufgesplittert, so daß ein Sichtbarmachen oder sogar ein Fassen des Bandes hier mißlingen muß. 1–2 cm lateral liegt das Band indessen als weißer, gut formierter Strang dicht dem lateralen Schenkel der Obliquusaponeurose an. Hier kann es mit einer kurzen Péan-Klemme gefaßt und angespannt werden. Die notwendige *Isolierung des Lig. teres uteri* (Abb. 20) erfolgt schrittweise, indem die umgebenden Bindegewebsfasern nach lateral nach und nach mit einer feinen Präparierschere[14] abpräpariert werden. Durch Nachfassen mit weiteren Péan-Klemmen gelingt es, das Band so weit vorzuzie-

---

14 Präparierschere: z.B. nach Wertheim: Aesc. Nr.: BC 702, 14,4 cm lang.

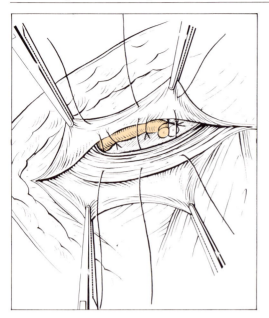

Abb. 22 Interfasziale Bänderkürzung nach Werth (III). Fixation des Bandes, Bassini-Nähte. Nach dem Verschluß des Peritonealkegels wird das Lig. teres uteri an der Rückseite der Externusaponeurose mit Einzelknopfnähten fixiert. In die symphysennahe Naht wird die überschüssige Schlinge hineingenommen, unterbunden und reseziert. Zur Sicherung des Leistenkanales ist es angezeigt, den Rand des M. obliquus internus bzw. transversus in Form einiger Bassini-Nähte am Leistenband zu fixieren

hen, bis der Peritonealkegel (Processus vaginalis peritonei, Diverticulum Nucki) erscheint. Es wird mit einer chirurgischen Pinzette angehoben, mit der Schere eröffnet und ebenfalls nach proximal abgeschoben (Abb. 21). Die durch das Vorziehen des Bandes erreichte Anteflexio-Anteversio uteri wird durch Palpation von der Peritonealwunde des Querschnittes aus kontrolliert. Ist sie ausreichend, so wird zunächst der Peritonealkegel mit einer feinen resorbierbaren Naht (z. B. Vicryl Nr. 0 = metr. 4) verschlossen. Die *Fixierung des Bandes* (Abb. 22) erfolgt an der Innenseite des kaudalen Teiles der Aponeurose des M. obliquus externus, und zwar mit nichtresorbierbaren Knopfnähten (z. B. Ethibond, Fa. Ethicon, Nr. 0 = metr. 3,5). In die letzte Knopfnaht wird die überschüssige Schlinge des Lig. teres hineingenommen und nach dem Knüpfen des Fadens reseziert. Zur *Sicherung des Leistenkanals* ist es angebracht, die Mm. obliqui internus und transversus in Form einer

Bassini-Naht

(Abb. 22) mit der Innenseite der Externusaponeurose durch Knopfnähte zu vereinigen. Die Naht beginnt am medianen Wundwinkel, wobei die erste Naht mit einer kräftigen scharfen Nadel (sog. Periostnadel) durch das Periost des Tuberculum pubicum gestochen wird. Bei den weiteren, nach lateral anschließenden Knopfnähten muß durch flaches Führen der Nadel eine Verletzung der darunterliegenden Gefäße vermieden werden; andererseits soll die Naht einen ausreichend breiten Streifen der Externusaponeurose fassen. Die auf dem M. obliquus internus verlaufenden Nn. iliohypogastricus und ilioinguinalis müssen dabei geschont werden, um spätere Neuralgien zu vermeiden. – Nach Beendigung der interfaszialen Bänderkürzung auf der gegenüberliegenden Seite wird die Laparotomiewunde in der beschriebenen Weise verschlossen.

Laparoskopische Ventrosuspension des Uterus

Die Fortschritte des laparoskopischen Operierens haben es mit sich gebracht, daß heute auch auf diesem operativen Wege Retroflexiokorrekturen vorgenommen werden können (FRANGENHEIM). Im Vergleich zur perkutanen inguinalen Antefixation nach Alexander-Adams hat das laparoskopische Vorgehen den Vorteil der möglichen Inspektion des inneren Genitale. Die Vermeidbarkeit der Laparotomie sollte indessen nicht dazu verführen, die Indikation zur Ventrofixation des Uterus wieder großzügiger zu stellen! – Die gleichen Bedenken, wie sie für die Doléris-Operation geäußert wurden, gelten für uns auch gegenüber der

laparoskopischen Fixation der Ligg. teretia uteri an der Bauchdeckenfaszie.

Die Inzision der Haut wird etwa 4 cm lateral der Mittellinie in Höhe eines suprasymphysären

Querschnittes in einer Länge von etwa 2 cm vorgenommen. Durch die korrespondierende Stelle der Gegenseite wird der Hilfstrokar eingeführt. Von ihm aus wird mit Hilfe einer Faßzange das Lig. teres uteri etwa in der Mitte seines Verlaufes gefaßt und so weit vorgezogen, bis es mit ein oder zwei Knopfnähten an der Rektusfaszie fixiert werden kann. Die Suspensionskorrektur auf der Gegenseite wird entsprechend vorgenommen. Die Versorgung der Hautwunde erfolgt mit ein oder zwei Klammern. – Für die

Raffung der Ligg. teretia uteri vor den Bauchdecken

wird von einer 1–2 cm langen medianen Unterbauchinzision aus zunächst das eine, dann das zweite Lig. teres unter laparoskopischer Sicht von dem typischen subumbilikalen Querschnitt aus einer Péan-Klemme angereicht. Diese zieht das Band vor die Bauchdecken, um es hier mit ein oder zwei nichtresorbierbaren Fäden (z. B. Ethibond Nr. 0 = metr. 3,5) in Form einer Schlinge zu raffen. Die auf diese Weise verkürzten Bänder werden ohne Fixierung wieder in die Peritonealhöhle versenkt. Der Eingriff wird mit dem Verschluß der Bauchdeckeninzisionen beendet. – Schließlich ist es möglich, eine

laparoskopische Kürzung der Ligg. teretia uteri mittels Tubenclips

zu erreichen. Hierbei werden die Ligg. teretia uteri entsprechend dem Vorgehen bei der Tubenkoagulation laparoskopisch aufgesucht, mit einer Faßzange eleviert und durch das Setzen von ein oder zwei Clips zu einer Schleife gerafft (S. 237).

Abdominale Enterozelenoperationen (Douglas-Ektomie, Raffung der Ligg. sacrouterina)

Die **Enterozele** in Form einer Erweiterung und eines Tiefertretens des Douglas-Peritoneum (Douglasozele) wird bevorzugt nach abdominalen oder vaginalen Hysterektomien beobachtet. Sie kann aber auch bei erhaltenem Uterus auftreten und ist dann häufig mit einer extremen Retroflexio-Retroversio uteri kombiniert. Führt sie zu „Deszensusbeschwerden", einem Zelenprolaps oder zu Kohabitationsstörungen, so bedarf sie der operativen Korrektur. Beim *abdominalen Vorgehen* (vgl. vaginale Enterozelenoperation, S. 343) beginnt die Operation nach der Eröffnung der Bauchdecken mit der

Resektion des Douglas-Peritoneum

(Abb. 23). Nach den Empfehlungen von Jamain u. Letessier wird mit der Peritonealresektion an der seitlichen Beckenwand begonnen. Hier wird das Peritoneum nach der optischen Kontrolle des Verlaufs des Ureters oberhalb von diesem

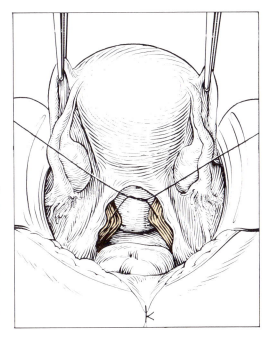

Abb. 23 Raffung der Ligg. sacrouterina und Douglas-Ektomie. Das Douglas-Peritoneum ist zirkulär umschnitten und reseziert. Die Ligg. sacrouterina werden mit 2–3 nichtresorbierbaren Fäden in der Mittellinie vereinigt. Die ventral liegende Naht faßt das Myometrium mit. Abschließend wird die Peritonealwunde verschlossen und damit der Douglas-Raum hoch obliteriert

mit der Schere inzidiert und dann mit der geschlossenen Schere unterfahren. Hierbei soll der Ureter durch Präparieren unmittelbar unterhalb des Peritoneum nicht aus seinem Bett gelöst werden. Die Peritonealinzision wird dann bis auf die Rückwand des Uterus etwas oberhalb des Ansatzes der Ligg. sacrouterina (Plicae rectouterinae) fortgesetzt. Die jetzt erforderliche Ablösung der Douglasozele von der Zervixrückwand ist bei dem hier fest haftenden Peritoneum mühsamer; sie führt nicht selten zu Blutungen, die durch Koagulation gestillt werden müssen. Nachdem auch an der gegenüberliegenden Beckenwand das Peritoneum abgelöst ist, geht die Deperitonealisierung auf die Rektumvorderwand über (Abb. 23). Da es zum Erreichen einer höheren Stabilität des Beckenbodens sinnvoll ist, den Douglas-Raum auch durch eine Muskelbrücke nach kaudal zu verschließen, wird die Douglasozele-Korrektur am besten mit der

Raffung der Ligg. sacrouterina

(Abb. 23) kombiniert. In dieser zweiten Phase der Operation werden die durch die Deperitonealisierung freiliegenden medianen Ränder der Ligg. sacrouterina mit zwei bis drei nichtresorbierbaren Knopfnähten in der Mittellinie vereinigt. Die erste Naht faßt ausreichend Gewebe des Bandes, geht bei vorhandenem Uterus auf die Hinterwand der Zervix über und wird durch den medianen Rand des gegenüberliegenden Lig. sacrouterinum ausgestochen. Ein bis zwei zusätzliche Nähte schließen sich nach dorsal an, bis die Ligg. sacrouterina die Lücke im muskulären Beckenboden ausreichend verschließen. Als Nahtmaterial ist z.B. Ethibond, Nr. 1 = metr. 4, geeignet. – Für die *abschließende Peritonealnaht* ist es ratsam, Einzelknopfnähte mit feinen resorbierbaren Fäden (z.B. Vicryl, Nr. 0 = metr. 4) zu verwenden, um Verziehungen des Ureters mit ausreichender Sicherheit zu vermeiden. Bei einem verbleibenden größeren subperitonealen Hohlraum ist es schließlich indiziert, diesen extraperitoneal mittels eines Redon-Drains mit Unterdruckflasche zu drainieren. Die Kombination von Douglas-Ektomie und Raffung der Ligg. sacrouterina hat bei erhaltenem Uterus zusätzlich den Effekt, daß die Zervix nach hinten oben eleviert und so eine Retroflexio uteri korrigiert wird.

Operative Versorgung von Peritonealrupturen

Seit der Beschreibung chronischer Schmerzzustände im kleinen Becken als Folge traumatischer Peritonealrupturen durch ALLEN u. MASTERS haben die operativen Eingriffe zu ihrer Korrektur an einzelnen Kliniken erheblich zugenommen, obwohl bis heute die **Stellung der Indikation** zur operativen Behandlung des Allen-Masters-Syndromes keineswegs unproblematisch ist (VETTER u. KÄSER, SOUTOUL u. Mitarb.). Dies gilt vor allem hinsichtlich der differentialdiagnostischen Abgrenzung von der Pelvic congestion (TAYLOR) und der Parametropathia spastica (H. MARTIUS). Ein zusätzlicher Hinweis auf die Schwierigkeiten bei der pathogenetischen Deutung chronischer Schmerzzustände (EICHER) sind die Vielfältigkeit der operativen Empfehlungen, aber auch die Tatsache, daß von einigen Autoren zur Kombination operativer Eingriffe mit einer Gestagen- oder auch Psychotherapie geraten wird. Meiner Meinung nach müssen allein diese Fakten Veranlassung sein, die Indikation zur operativen Behandlung chronischer Schmerzzustände im kleinen Becken zurückhaltend zu stellen. Es sollte vermieden werden, daß die operative Korrektur von Peritonealverletzungen zum Ersatz für die endlich zurückgegangenen Retroflexiooperationen wird. Nur unter diesen Bedingungen erscheint die günstige prognostische Bewertung dieser operativen Eingriffe, wie sie durch KÄSER u. Mitarb. erfolgt ist, akzeptabel.

Die **Verletzungen** sind im Bereich des inneren Genitale unterschiedlich lokalisiert: Sie finden sich am häufigsten am hinteren Blatt des Lig. latum ein- oder doppelseitig (Abb. 24), am Lig. sacrouterinum, aber auch in den seitlichen Parametrien. Diagnostisch wird als bedeutsam neben den chronischen Schmerzzuständen als charakteristisches Phänomen auf die *Wackel*

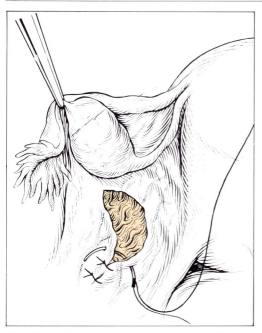

Abb. 24 Naht einer Peritonealwunde am hinteren Blatt des Lig. latum (Allen-Masters-Syndrom). Die oberflächliche Wunde am hinteren Blatt des linken Lig. latum wird mit Knopfnähten verschlossen. Zuvor ist es angezeigt, eine im Lig. latum bestehende Varikozele zu resezieren. Der Ureter muß zuvor dargestellt werden, damit er bei diesen Nähten nicht versehentlich mitgefaßt wird

portio hingewiesen: Die Prüfung erfolgt nach Spekulumeinstellung und Anlegen einer Kugelzange am besten an der hinteren Muttermundslippe, womit die vermehrte Beweglichkeit der Zervix, aber auch des Corpus uteri in sagittaler Richtung und auch bei axialer Drehung erkennbar wird. In anderen Fällen werden nicht Verletzungen, sondern Varikozelen zwischen den Blättern des Lig. latum für geklagte Beschwerden verantwortlich gemacht.

Für die

Naht der Peritonealrupturen beim Allen-Masters-Syndrom

(Abb. 24) ist die Laparotomie in Form eines kleinen, tiefen suprasymphysären Querschnittes erforderlich. Nach Eröffnung des Peritoneum werden die Ligg. teretia (rotunda) uteri mit mittellangen anatomischen Klemmen[15] gefaßt, um mit ihnen den Uterus nach unten und vorn zu ziehen. Nun werden die zumeist halbmondförmigen Verletzungen im Bereich des hinteren Blattes des Lig. latum sichtbar. Vor Beginn der Naht der Ruptur ist es notwendig, daß der Operateur den Verlauf des Ureters überprüft, damit dieser nicht mitgefaßt wird. Zur *Naht* werden feine resorbierbare Knopfnähte (z. B. Vicryl, Nr. 2-0 = metr. 3,5) verwendet, die das Peritoneum – wiederum zum Schutz darunterliegender Gefäße bzw. des Ureters – oberflächlich fassen und so die Wundränder vereinigen (KELLER u. Mitarb., SERREYN u. KERCHOVE, VETTER u. KÄSER).

Chronische Schmerzzustände im kleinen Becken werden aber auch pathogenetisch mit **Varikositäten,** insbesondere im Bereich des Lig. latum, in Verbindung gebracht. Sie werden isoliert, aber auch in Kombination mit einer Ruptur des hinteren Blattes des Lig. latum gefunden. Eine Indikation zur

Resektion einer Varikozele des Lig. latum

(Abb. 24) ergibt sich schon wegen der gegebenen diagnostischen Probleme am ehesten im Rahmen der Versorgung einer Peritonealruptur beim Allen-Masters-Syndrom; hierbei sollte dann aber auch umgekehrt eine bestehende Varikozele nicht übersehen werden. Die Darstellung hat wiederum den Ureterverlauf zu berücksichtigen. Ist der Ureter dargestellt und in ausreichendem Maße von der Varikozele distanziert, so wird diese mit einer stumpfen Nadel (S. 417) oder auch einer stumpfen Deschamps-Nadel[16] median und lateral unterfahren und mit einer resorbierbaren Knopfnaht (z. B. Vicryl, Nr. 2-0 = metr. 3,5) ligiert. Anschließend wird die Varikozele mit einer feinen Präparierschere zwischen den Nähten reseziert. Es folgt die Versorgung der Peritonealwunde am hinteren Blatt des Lig. latum. Die *Resektion einer isolierten Varikozele* im Lig. latum ohne Peritonealruptur geht am besten von einer Inzision des Lig. latum zwischen Lig. teres (rotundum) uteri und Tube aus. Die Spaltung des

---

15 Mittellange anatomische Klemme nach Heiss: Aesc. Nr.: BH 206, gerade.

16 Stumpfe Deschamps-Nadel: z. B. Aesc. Nr.: BM 806/807, 21 cm lang, für rechte bzw. linke Hand.

Peritoneum muß mit Rücksicht auf die spätere Naht mit ausreichendem Abstand von der Tube vorgenommen werden. Der Verschluß der Laparotomiewunde beendet den Eingriff.

Die Annahme eines pathogenetischen Zusammenhanges zwischen chronischen Unterleibsbeschwerden und „Abrissen des Lig. cardinale" ist im Einzelfall kaum zu verifizieren. Eingriffe zur Rekonstruktion des lateralen Parametrium sollten aber nicht nur aus diesem Grunde mit größter Zurückhaltung indiziert werden. Zugleich setzen sie genaue Kenntnisse der topographischen Anatomie der Beckengefäße einschließlich der Vasa uteri und des Ureterverlaufes voraus. OBER u. MEINRENKEN empfehlen daher diesen Eingriff nur für Operateure mit Erfahrungen in der Chirurgie des Zervixkarzinoms! Die

Naht des Lig. cardinale

hat einen ausreichenden Zugang zum seitlichen Beckenbindegewebe zur Voraussetzung. Ihn kann sich der Operateur nach der Eröffnung der Bauchdecken durch eine *Peritonealinzision* im Bereich des Lig. latum zwischen dem ventral liegenden Lig. teres uteri und der Tube schaffen. Evtl. ist es sinnvoll, diese Inzision nach lateral bis zu den an der Beckenwand verlaufenden großen Gefäßen im Sinne eines *Bumm-Hilfsschnittes* zu erweitern (S. 199). Das rupturierte parametrane Gewebe ist, sofern es sich als solches darstellt, schwer zu vereinen, zumal die Nähte in der Faserrichtung leicht ausreißen. Am ehesten führen U-Nähte unter Verwendung von resorbierbaren Kunststoffäden (z. B. Vicryl, Nr. 0 = metr. 4) zu einer ausreichenden Rekonstruktion. Es ist selbstverständlich, daß auch beim Legen der Nähte sorgfältig auf die Schonung der Gefäße und des Ureters geachtet werden muß.

Fehler und Gefahren

Bei der Darstellung der organerhaltenden Operationen am Uterus wurde wiederholt darauf verwiesen, daß sie einer besonders sorgfältigen Indikationsstellung bedürfen, wenn „unnötige und damit nicht zu rechtfertigende Eingriffe" aufgrund eines nicht gegebenen pathogenetischen Zusammenhanges zwischen den von der Patientin angegebenen Beschwerden und einem organischen Befund vermieden werden sollen. Hieraus ergibt sich wiederum die Notwendigkeit, bei Eingriffen, die nicht unmittelbar der Lebenserhaltung der Patientin dienen, mit besonderer Sorgfalt „negative Operationsfolgen" durch ein besonders sorgfältiges technisches Vorgehen weitgehend auszuschließen. Indikationsstellung und fakultative operative Gefährdungen der Patientin sind deshalb bei den organerhaltenden Operationen am Uterus mit besonderer Aufmerksamkeit gegeneinander abzuwägen. Dies bezieht sich zugleich auf Umfang und Inhalt des aufklärenden präoperativen Gespräches zwischen Operateur und Patientin (S. 8 ff.). Nicht zuletzt unter diesem Aspekt werden im folgenden die wichtigsten **Fehler** und **Gefahren** der vorstehend besprochenen operativen Eingriffe nochmals zusammengefaßt.

1. Bei der *Myomenukleation* führen Eingriffe mit erheblicher Organschädigung häufig nicht zu dem erwünschten Erfolg (Beschwerdefreiheit, Wiederherstellung der Fertilität). Da zugleich die Möglichkeiten der Organerhaltung präoperativ schwer zu beurteilen sind, muß sich der Operateur davor hüten, sich durch zu weitgehende Zusagen in Entscheidungsschwierigkeiten während der Operation zu bringen. Andererseits ist bekannt, daß auch eine größere Kavumeröffnung bei sorgfältiger Rekonstruktion nachfolgende Graviditäten nicht unmöglich macht.

2. *Zervikale und intraligamentäre Myome* sind wegen der erschwerten Elevationsmöglichkeit, aber auch wegen der veränderten Uretertopographie oftmals mit größeren operativen Schwierigkeiten verbunden. Ergibt sich bei der gynäkologischen Palpation aufgrund der tiefen, parazervikalen Lokalisation und der eingeschränkten Beweglichkeit des Tumors ein entsprechender Hinweis, so sollte die Operation einem in der Ureterchirurgie Versierten überlassen werden. Der Versuch der Organerhaltung kann schließlich zu erhebli

chen, schwer zu versorgenden Blutungen in der Tiefe des Myombettes führen.

3. Bei der *Metroplastik* besteht ein vermeidbarer Fehler in einer zu weitgehenden Resektion mit Gewebsverlusten, die die Rekonstruktion erschweren. Schon aus diesem Grunde sollte die Strassmann-Technik nicht mehr angewandt und durch das Vorgehen nach Bret, Palmer und Tompinks unter Verwendung des fundalen Längsschnittes ersetzt werden. Ein die späteren Konzeptionschancen beeinträchtigender Fehler besteht zusätzlich in der Einbeziehung der uterinen Tubenabgänge in die Resektion oder auch nur in die Hysterotomienähte.

4. Eine erhöhte *Uretergefährdung* ist bei allen organerhaltenden Operationen zu beachten, bei denen die Notwendigkeit der Präparation oder der Naht im Bereich des hinteren Blattes des Lig. latum gegeben ist. Dies gilt für die abdominale Douglasozelenkorrektur ebenso wie für die Naht einer Peritonealruptur beim Allen-Masters-Syndrom.

5. Heute sollte es als Fehler in der Indikationsstellung angesehen werden, wenn die *Korrektur einer Retroflexio uteri* nach der Doléris-Methode vorgenommen wird. Die postoperativ auftretenden Beschwerden zwingen immer wieder zu Nachoperationen! Die inguinale Alexander-Adams-Operation macht zumindest die Inspektion des inneren Genitale unmöglich und muß so aus diesem Grunde als alleiniger Eingriff als überholt angesehen werden. Vor einer unkritischen Stellung der Indikation zur Retroflexiokorrektur kann auch heute nicht genügend gewarnt werden!

Literatur

Allen, W.M., H. Masters: Traumatic laceration of uterine support. Amer. J. Obstet. Gynecol. 70 (1955) 500

Ardillo, L.: Il cerchiaggio trans-abdominale nella incontinenza isthmica. Minerva ginecol. 21 (1969) 688

Atassi, A.R.: Behandlungsergebnisse der Metroplastik nach Strassmann. Med. Welt 28 (1977) 293

Böttcher, H.-D., F.K. Beller: Uterus myomatosus und Schwangerschaft. Z. Geburtsh. Perinatol. 181 (1977) 241

Bret, A.J.: Avortement à répétition. Hystéroplastic sans résection musculaire dans la bifidité utérine. Bull. Féd. Soc. Gynécol. Obstét. franç. 1962, 112

Buttram jr., V.C., L. Zanottik A.A. Acosta, J.S. Vanderheyden, P.K. Besch, R.R. Franklin: Surgical correction of the septate uterus. Fertil. and Steril. 25 (1974) 373

Dadak, Ch., A. Feiks: Organerhaltende Chirurgie von Leiomyomen des Uterus. Zbl. Gynäkol. 110 (1988) 102

Döring, G.K.: Über zwei ungewöhnliche Beobachtungen nach Doléris'scher Operation. Zbl. Gynäkol. 88 (1966) 845

Eicher, W.: Chronische Unterleibsschmerzen. In Martius, G.: Differentialdiagnose in Geburtshilfe und Gynäkologie, Bd. II. Thieme, Stuttgart 1987 (S. 170)

Etterich, M.: Myom und Schwangerschaft. Gynaecologia 139 (1955) 303

Frangenheim, H.: Laparoskopie in der Gynäkologie. 5. Operativ Laparoskopie. Gynäkol. Prax. 2 (1978) 603

Helbing, W., L. Berndt: Zur Metroplastik nach Paul Strassmann. Zbl. Gynäkol. 96 (1974) 449

Helm, P., S.S. Sørensen: Pregnancy outcome after metroplasty in women with Müllerian anomalies. Acta obstet. gynecol. scand. 67 (1988) 215

Hochuli, E.: Lageveränderungen des weiblichen Genitale. Med. Klin. 67 (1972) 360

Jamain, B., A. Letessier: La douglasectomie en gynécologie. Étude de 265 cas en 12 ans. Rev. franc. Gynécol. 67 (1972) 483

Jones, H.W., G.E.S. Jones: Double uterus as an etiological factor in repeated abortion. Indications for surgical repair. Amer. J. Obstet. Gynecol. 65 (1953) 325

Kaczmarek, M., U. Retzke, H. Kyank: Eine gewisse Ehrenrettung der Operation nach Alexander-Adams. Zbl. Gynäkol. 95 (1973) 844

Käser, O., L. Vetter, H.A. Hirsch: Die traumatische Schädigung des uterinen Halteapparates (Allen-Masters-Syndrom). Geburtsh. u. Frauenheilk. 31 (1971) 113

Käser, O., M. Hohl: Verlauf und Leitung der Geburt. In Käser, O., V. Friedberg, K.G. Ober, K. Thomsen, J. Zander: Gynäkologie und Geburtshilfe. Bd. II/2, Thieme, Stuttgart 1981 (S. 12.1)

Käser, O., F.A. Iklé, H.A. Hirsch: Atlas der gynäkologischen Operationen, 4. Aufl. Thieme, Stuttgart 1983

Kaskarelis, D.B.: Restaurative Chirurgie bei angeborenen Mißbildungen des Uterus und bei Uterussynechien. Gynäkologe 13 (1980) 142

Kayser, W.: Ergebnisse der Strassmann'schen Operation. Zbl. Gynäkol. 93 (1971) 231

Keller, B., F. Wolff, P. Leissner, R. Szwarcberg, J. Foegle: La déchirure du feuillet postérieur du ligament large. Son diagnostic coelioscopique, ses méthodes thérapeutiques et leurs résultats. Rev. franc. Gynécol. 67 (1972) 315

Kviz, D., L. Pilka: Uterographischer Beitrag zur Frage der Bewertung der Ventrosuspension nach Doléris-Gilliam-Schauta. Zbl. Gynäkol. 95 (1973) 189

Louros, N.C.: Three Gynecologic Surgical Techniques. Radical Hysterectomy for Cancer of the Cervix, Myomectomy, Operation of Stress Incontinence. Thomas, Springfield/Ill. 1966

Mahran, M.: Effects of bilateral excision of the round ligaments on the position of the uterus after labor. Amer. J. Obstet. Gynecol. 105 (1969) 495

Martius, G.: Geburtshilflich-perinatologische Operationen. Thieme, Stuttgart 1986
Martius, G.: Lehrbuch der Geburtshilfe, 12. Aufl. Thieme, Stuttgart 1988
Martius, H.: Die Kreuzschmerzen der Frau, 4. Aufl. Thieme, Stuttgart 1953
Martius, H.: Die gynäkologischen Operationen, 8. Aufl. Thieme, Stuttgart 1960
McCall, M.L., E.A. Schumann: The subperitoneal Baldy-Webster uterine suspension. Amer. J. Obstet. Gynecol. 51 (1946) 125
Mestwerdt, W.: Erkrankungen des Uterus. In Schwalm, H., G. Döderlein, H.K. Wulf: Klinik der Frauenheilkunde und Geburtshilfe, Bd. VIII. Urban & Schwarzenberg, München 1980 (S. 163)
Müller, P., P. Dellenbach: Erkrankungen des Uterus. In Schwalm H., G. Döderlein: Klinik der Frauenheilkunde und Geburtshilfe. Urban & Schwarzenberg, München 1972
Ober, K.G., H. Meinrenken: Gynäkologische Operationen. In Zenker, R.: Allgemeine und spezielle chirurgische Operationslehre, 2. Aufl. Bd. IX. Springer, Berlin 1964
Ober, K.G.: Zur Behandlung der Mißbildungen des Genitaltraktes. In Käser, O., V. Friedberg, K.G. Ober, K. Thomsen, J. Zander: Gynäkologie und Geburtshilfe, Bd. III. Thieme, Stuttgart 1972
Palmer, R.: Le traitement chirurgical des avortements récidivants par bifidité utérine. Bull. Féd. Soc. Gynécol. Obstét. franç. 1962, 107
Patt, V.: Mißbildungen des Uterus als Ursache der Sterilität und Infertilität. Gynäkologe 3 (1971) 135
Rasmussen, P.E., O.D. Petersen: Metroplasty and fetal survival. Acta obstet. gynecol. scand. 66 (1987) 117
Reichardt, H.D., L. Köhler, S. Glück, M. Klemm: Zur Häufigkeit von Lageveränderungen des Uterus bei Chemiearbeiterinnen. Zbl. Gynäkol. 94 (1972) 1834

Richter, K.: Lageanomalien. In Käser, O., V. Friedberg, K.G. Ober, K. Thomsen, J. Zander: Gynäkologie und Geburtshilfe, Bd. III. Thieme, Stuttgart 1972
Rock, J.A., H.W. Jones: The clinical management of the double uterus. Fertil. and Steril. 28 (1977) 798
Rubin, J.C.: Uterine fibromyomas and sterility. In Brewer, Hodgkinson: Clinical Obstetrics and Gynecology. Harper & Row, New York 1958
Sala, F., G.M. Rendina, G. Martore: Considerazioni su 200 casi di metroplastica. Pat. clin. obstet. ginecol. 3 (1975) 219
Schmidt-Matthiesen, H.: Die Uterusantefixierung. Eine neue Technik. Geburtsh. u. Frauenheilk. 30 (1970) 522
Serreyn, R., D.V. Kerckhove: Lacerations of the broad ligament. A critical approach to the Allen-Masters syndrome. Europ. J. Obstet. Gynecol. 2 (1972) 133
Soutoul, J.-H., Ch. Berger, J. Bertrand: Syndrome de Masters et Allen avec désinsertion utérine. Bilan fonctionnel des lésions ligamentaires et indications opératoires. J. Obstét. Gynécol. 3 (1974) 13
Strassmann, E.O.: Fertility and unification of double uterus. Fertil. and Steril. 17 (1966) 165
Strassmann, P.: Die operative Vereinigung eines doppelten Uterus. Zbl. Gynäkol. 43 (1907) 1322
Taylor jr., H.C.: Die neurovegetativ bedingten Störungen im kleinen Becken der Frau. Arch. Gynäkol. 180 (1950) 181
Tompkins, P.: Comments on the bicornuate uterus and twinning. Surg. Clin. N. Amer. 42 (1962) 1049
Vetter, L., O. Käser: Schmerzen bei Endometriosis externa, Adenomyosis und traumatischer Insuffizienz des uterinen Halteapparates (Allen-Masters-Syndrom) Gynäkologe 6 (1973) 119
Villinger, C.: Transvesikale Sectio caesarea nach Antefixationsoperation. Zbl. Gynäkol. 95 (1973) 1081

Abdominale Hysterektomie

G. Martius

Als **Operationsmethoden** stehen dem Operateur für die partielle oder totale Entfernung des Uterus die folgenden Möglichkeiten zur Verfügung (Abb. 1–4):

– Defundatio uteri,
– supravaginale Uterusamputation,
– Totalexstirpation des Uterus,
– intrafasziale Hysterektomie nach Aldridge,
– erweiterte Totalexstirpation des Uterus,

Die genannten Operationen werden in Abhängigkeit vom Befund oder unter prophylaktischen Gesichtspunkten **in Kombination mit**

– ein- oder beiderseitiger Salpingektomie,
– ein- oder beiderseitiger Adnexexstirpation bzw. Ovarektomie

ausgeführt (Abb. 5–6).

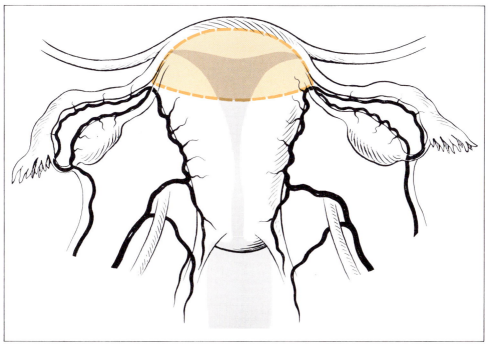

Abb. 1   Defundatio uteri. Absetzen des Fundus uteri möglichst unter Erhalt der Insertion der Ligg. teretia (rotunda) uteri

164 Abdominale Hysterektomie

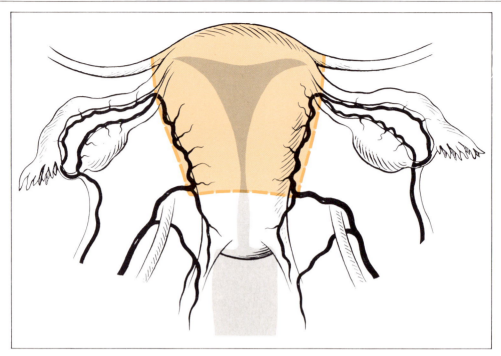

Abb. 2 Supravaginale (suprazervikale) Uterusamputation. Amputation des Corpus uteri im Bereich des inneren Muttermundes unter Erhaltung der Adnexe

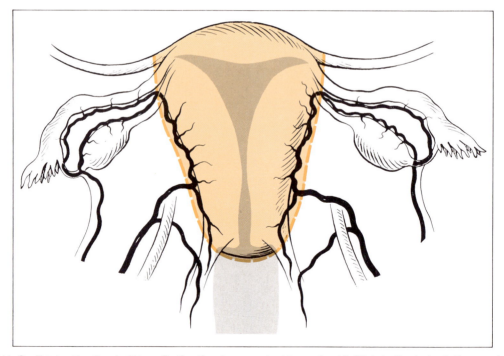

Abb. 3 Totalexstirpation des Uterus. Exstirpation des gesamten Uterus einschließlich der Zervix durch Absetzen im Bereich des Scheidengewölbes unter Erhaltung der Adnexe

Abdominale Hysterektomie 165

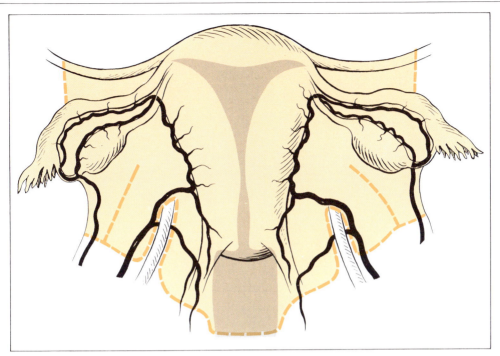

Abb. 4 Erweitere Totalexstirpation des Uterus (Wertheim-Operation). Exstirpation des Uterus einschließlich der Adnexe, des Lig. latum und der Parametrien sowie des kranialen Scheidendrittels

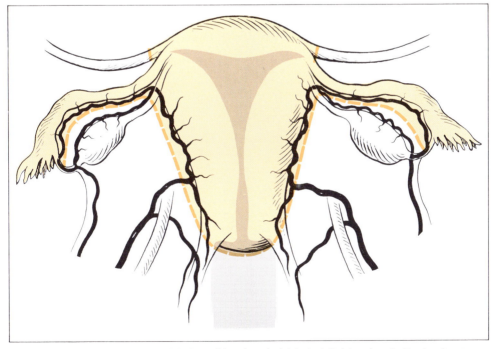

Abb. 5 Totalexstirpation des Uterus mit beiderseitiger (prophylaktischer) Salpingektomie. Exstirpation des Uterus unter Mitnahme der (hier unveränderten) Tuben unter Erhaltung der Ovarien

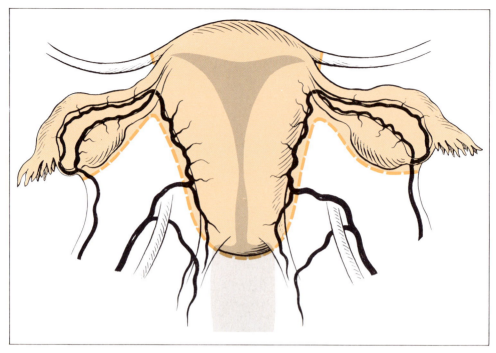

Abb. 6 Totalexstirpation des Uterus mit Exstirpation beider Adnexe. Exstirpation des Uterus mit gleichzeitiger Entfernung von Tuben und Ovarien (Adnexe) auf beiden Seiten

Prophylaktische Salpingektomie und Ovariektomie

Die **prophylaktische Salpingektomie** ist als Zusatzoperation ohne gesonderte Indikation in den 70er Jahren vor allem von der Wiener operativen Schule empfohlen worden (HUSSLEIN, KUBISTA u. KUPKA). Dieses Vorgehen hatte die Prophylaxe des mit einer Frequenz von 0,2–2,0 % zu erwartenden Tubenkarzinoms zum Ziel, eine Argumentation, der auch wir uns zunächst nicht verschließen konnten. Es ist indessen zu beachten, daß insbesondere bei der engen topographischen Nachbarschaft der Tube zum Ovar, insbesondere bei einer gewebearmen Mesosalpinx, die hier zur Salpingektomie erforderlichen Umstechungen nahe an den Ovarhilus herankommen und evtl. zu *Zirkulationsstörungen im Ovar* führen. Hiermit wird sehr wahrscheinlich das Auftreten der dem Kliniker seit langem bekannten

ovariellen Funktionsstörungen nach Hysterektomie

zusätzlich gefördert. KAISER u. Mitarb. konnten zeigen, daß die für die Perimenopause typischen psychovegetativen Symptome nach Hysterektomie doppelt so häufig (29 % der operierten Patientinnen) auftreten und daß insbesondere in der Altersgruppe der 44. bis 46jährigen als endokrines Korrelat ein FSH-Anstieg nachweisbar ist. Möglicherweise wird aber auch die Entstehung von

Ovarialzysten nach Hysterektomie,

auf das wiederum besonders die Wiener Schule aufmerksam gemacht hat, durch die prophylaktische Salpingektomie eher gefördert (GITSCH u. HOLZNER) (s.u.). Die *Entscheidung über die prophylaktische Salpingektomie* im Rahmen einer Hysterektomie sollte daher nicht zu großzügig gestellt und zumindest unter Berücksichtigung der topographischen Verhältnisse im Bereich des Mesosalpinx individualisiert werden.

Über die **prophylaktische Ovariektomie** wird bei der Hysterektomie die Entscheidung bis heute von den einzelnen Operateuren mit großer Variabilität getroffen. Dies ist bei der endokrinen Bedeutung der Ovarien von weit größerer Problematik als bei der Salpingektomie. Es sind hierbei die folgenden Fakten zu berücksichtigen:

– Die *Frequenz der Ovarialtumoren* ist nach Hysterektomie erhöht, und zwar auf etwa 2–2,5 %. Bei der überwiegenden Zahl der „Tumoren" handelt es sich um funktionelle Zysten, sog. Retentionszysten. Nach einseitiger Ovariektomie und Salpingektomie treten diese Ovarialzysten häufiger auf. Das

Syndrome de l'ovaire restant bzw. Residual ovary syndrome,

die Entwicklung diffuser Unterbauchschmerzen bei gleichzeitigem palpablem Adnextumor, ist bei etwa 1% aller hysterektomierten Patientinnen zu erwarten (GITSCH u. HOLZNER, WAGENBICHLER u. Mitarb., KOFLER, HAUSER, LEHMANN-WILLENBROCK u. RIEDEL, MARONI u. Mitarb., SCHWEPPE u. BELLER, HORVATH u. Mitarb., PHILIPP).

Das *Erkrankungsrisiko für ein Ovarialkarzinom* kann unter epidemiologischen Gesichtspunkten durch die prophylaktische Ovariektomie bei der Hysterektomie nicht wirksam beeinflußt werden. Das sog. kumulierte Risiko einer 40jährigen Patientin, an einem Ovarialkarzinom zu erkranken, beträgt bis zum 64. Lebensjahr 0,8%, bis zum 74. Lebensjahr 1,3%, nach einer Hysterektomie 0,3 bis 0,5% (KÜRZL u. Mitarb.). Nach PFLEIDERER lassen sich durch die prophylaktische Ovariektomie nur etwa 4% der Ovarialmalignome vermeiden. Die statistische Analyse von 1811 Hysterektomien der Universitätsfrauenklinik Tübingen führt HORVATH u. Mitarb. zu der Aussage, daß 1476mal die Adnexe hätten mitentfernt werden müssen, um in 22 Fällen eine Zweitoperation an den Adnexen und 2 Ovarialkarzinome zu vermeiden. *Die prophylaktische Ovariektomie unter dem Gesichtspunkt der Vermeidung von Ovarialtumoren und insbesondere von Ovarialkarzinomen ist damit bei Frauen vor der Menopause nicht vertretbar* (KÜRZL u. Mitarb., HORVATH u. Mitarb., SCHWEPPE u. BELLER, HAUSER u. a.).

– Den *endokrinen Folgeerscheinungen* des vollständigen Ovarverlustes kommt besondere Bedeutung zu. Sie dürfen auch am Ende des 5. Lebensjahrzehntes nicht unterschätzt werden, zumal die Ovarien auch nach der Menopause hormonell aktiv sind. Die vorzeitige operative Kastration führt oftmals zu erheblichen somatischen und psychischen Ausfallserscheinungen, zur hypohormonalen Kolpitis mit Kohabitationsbeschwerden, zu einem vorzeitigen und verstärkten Auftreten der Osteoporose, aber auch zur Vorverlegung gefäßsklerotischer Veränderungen (LAURITZEN, KYANK, AITKEN u. Mitarb., PAULUSSEN, KAISER u. Mitarb.). Nach der Framingham-Studie steigt die Frequenz koronarer Herzerkrankungen bei Frauen, bei denen die Menopause die Folge eines operativen Eingriffes war, um das 2,7fache (GORDON u. Mitarb.). Beeindruckend sind schließlich der signifikante Anstieg des Serumcholesterinspiegels (ROBINSON u. Mitarb.) bzw. die Veränderungen des Lipidstatus etwa $1/2$ Jahr nach der operativen Kastration (HEMPEL u. Mitarb.).

Die abzuleitenden **Empfehlungen** bestehen darin, daß eine *einseitige Ovariektomie* insbesondere bei jüngeren Frauen nicht ohne zwingenden Grund vorgenommen werden sollte. Bei einem Ovarialtumor, der anläßlich einer Hysterektomie gefunden wird, ist bei makroskopisch und evtl. auch intraoperativ zytologisch gesicherter Benignität der Enukleation unter Erhalt des Ovars der Vorzug zu geben. Die *prophylaktische beiderseitige Ovariektomie* anläßlich einer Hysterektomie darf nur mit strenger Indikationsstellung erfolgen. Vor dem 50. Lebensjahr ist sie bei makroskopisch unauffälligen Ovarien zu unterlassen. Evtl. kann die Entscheidung präoperativ bis zu einem gewissen Grade anhand des Proliferationszustandes des Vaginalabstriches individualisiert werden: Eine noch erkennbare hormonale Aktivität sollte eher Anlaß sein, auf die Ovariektomie zu verzichten (PELUSI u. Mitarb., KYANK).

Defundatio uteri

Die Abtragung des Fundus uteri stellt heute einen seltenen Eingriff dar. Eine *Indikation* kann gegeben sein bei breitflächig aufsitzenden bzw. multiplen Fundusmyomen und gleichzeitigem Wunsch der Patientin nach Erhalt der Menstruation (Abb. 1). Unter der Bezeichnung

Operation nach Beuttner

ist sie früher zur Sanierung des inneren Genitale bei doppelseitigen Pyosalpingitiden für Frauen bis zum 45. Lebensjahr empfohlen worden (Abb. 7 und 8). Die Operation beginnt bei entzündlichen Veränderungen der Adnexe mit deren Mobilisierung. Die Ovarien werden bei diesem Eingriff erhalten, da anderenfalls vor allem in Hinblick auf die erforderliche hormonale Substitution die Beuttner-Operation sinnlos wäre. Es wird deshalb nach entsprechender Darstellung die Fimbria ovarica umstochen und durchtrennt. Es folgt die schrittweise Umstechung und Durchtrennung der Mesosalpinx, und zwar wiederum in ausreichender Distanz von den Ovarien, um den Ovarhilus zu schonen und so die Durchblutung der Ovarien zu er-

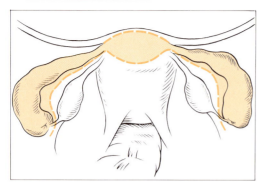

Abb. 7 Operation nach Beuttner (I). Vorgesehene Schnittführung. Die im Sinne einer Hydrosalpinx veränderten Tuben werden im Bereich der Mesosalpingen abgesetzt. Bei der Defundatio uteri wird der Fundus uteri keilförmig unter Erhaltung der ventral liegenden Ansatzpunkte der Lig. teretia uteri ausgeschnitten

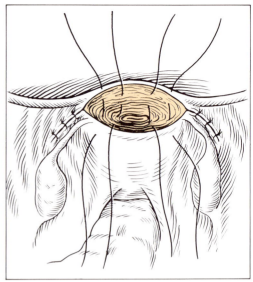

Abb. 8 Operation nach Beuttner (II). Verschluß der fundalen Uteruswunde. Die Defundatio gelang unter Erhaltung der Insertionen der Ligg. teretia uteri. In der Tiefe der Uteruswunde ist das eröffnete Cavum uteri mit dem Endometrium zu erkennen. Der Verschluß der Wunde erfolgt zweischichtig durch Adaptation des Myometrium und anschließende Serosanähte

halten (s. o.). Dieser Präparationsschritt kann durch die Elevation des Uterus mittels einer zweizinkigen Uterusfaßzange nach Museux[1] erheblich erleichtert werden.

Die eigentliche

Defundatio uteri

(Abb. 7) beginnt mit der elliptischen Umschneidung des Fundus uteri in der erforderlichen Höhe. Die Durchtrennung des Myometrium erfolgt keilförmig nach kaudal in Richtung auf das Cavum uteri, bis dieses eröffnet ist und bis die kranialen Anteile des Endometrium reseziert sind und damit der Fundus vollständig abgetragen ist. Sofern es die uterinen Veränderungen zulassen, wird die Umschneidung des Fundus uteri ventral etwas höher angesetzt, und zwar so hoch, daß die Ansatzpunkte der Ligg. teretia (rotunda) uteri geschont werden. Der

Verschluß der fundalen Uteruswunde

(Abb. 8) erfolgt zweischichtig. Zunächst wird die Myometriumwunde unter Schonung des Endometrium mit sagittal gestellten Knopfnähten mit resorbierbaren Kunststoffäden (z. B. Vicryl, Nr. 1 = metr. 5) adaptiert. Mußten die Ligg. teretia uteri bei der Defundatio durchtrennt werden, so werden deren uterine Enden in die Myometriumwunde eingenäht, damit eine ausreichende Fixierung des Uterus in Anteflexio erreicht wird. Die Wunde der Mesosalpinx und der Serosa im Bereich des Fundus werden mit gleichem Nahtmaterial in der Stärke 2-0–0 (metr. 3,5–4) ebenfalls mit Knopfnähten verschlossen. Eine fortlaufende Mesosalpinxnaht ist mit Rücksicht auf die Topographie des Ovars nicht anzuraten. Über die Möglichkeit der Extraperitonealisierung der uterinen Serosawunde mit Hilfe einer freien Netztransplantation wurde auf S. 142 berichtet.

---

[1] Zweizinkige Hakenzange nach Museux: Aesc. Nr.: OM 602, 19 cm lang.

Supravaginale (suprazervikale) Hysterektomie

Die auch heute noch fälschlicherweise als „supravaginale", richtig indessen als „suprazervikale" Hysterektomie oder auch Uterusamputation bezeichnete Operation, ist die älteste Form der abdominalen Uterusexstirpation (Abb. 2). Sie hat nach wie vor ihre Berechtigung, und zwar bei Patientinnen mit allgemein oder lokal eingeschränkter Operabilität. In diesen Fällen sollte sie auch ohne Bedenken angewandt werden! Anderenfalls wird zur Entfernung des Uterus die Totalexstirpation bevorzugt.

Der **Operationsbeginn** besteht nach der Eröffnung des Abdomen und der Inspektion bzw. Palpation des Genitale in der

Elevation des Uterus

(Abb. 9). Diese operative Aufgabe ergibt sich bei jeder Form der abdominalen Uterusexstirpation: Nur wenn der Uterus ausreichend fest gefaßt ist, kann insbesondere für die spätere Präparation im Bereich der Blase und des parametranen bzw. paravaginalen Gewebes die erforderliche gute Darstellung und Anspannung des Gewebes erreicht werden. Es stehen für die Elevation des Uterus im einzelnen die folgenden Möglichkeiten zur Verfügung:

- *Zweizinkige Organfaßzange nach Museux*[2] (Abb. 9): Bei normaler bzw. gering vermehrter Organgröße ist dieses Instrument ausreichend. Es wird mit ihr nach manueller Darstellung des Fundus dieser a.-p. gefaßt.
- *Vierzinkige Organfaßzange*[3]: Sie ist zur Elevation eines stärker vergrößerten Uterus zu bevorzugen, da ihre Angriffsfläche breiter ist.
- *Myombohrer nach Doyen*[4] (Abb. 47, S. 196): Er kann einzeln, aber auch in Verbindung mit den vorgenannten Organfaßzangen vor allem zur Darstellung großer Fundusmyome genutzt werden, da er einen festen Sitz am Tumor garantiert.
- *Fassen der Adnexabgänge mit Kocher-Klemmen* (Abb. 10): Mittellange bzw. lange chirurgische Klemmen fassen zu diesem Zweck die uterinen Adnexabgänge, und zwar sowohl die Tube als auch das Lig. teres (rotundum) uteri und das Lig. ovarii proprium. Vor dem Schließen der Klemme wird deren Spitze etwas nach median, d. h. zum Uterus hin, ausgerichtet. So wirken die Klemmen beim Absetzen der Adnexe vom Uterus bzw. bei der Durchtrennung des Lig. infundibulopelvicum (suspensorium ovarii) als Gegenklemmen und machen die Verwendung weiterer Instrumente überflüssig. *Beim Korpuskarzinom* muß sich der Operateur selbstverständlich auf diese Art der Elevation des Uterus beschränken, damit jede Traumatisierung des Corpus uteri vermieden wird!

Nach der Darstellung des inneren Genitale und der Elevation des Uterus wird die supravaginale

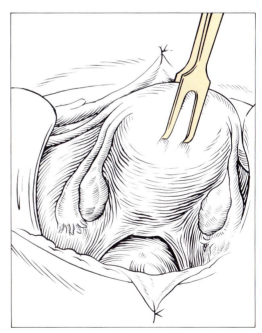

Abb. 9 Elevation des Uterus unter Verwendung einer zweizinkigen Organfaßzange nach Museux. Die Museux-Zange ist a.-p. am Fundus uteri angesetzt. Mit ihr gelingt es, bei nicht zu starken Organveränderungen den Uterus in ausreichendem Maße zu elevieren. Beim Korpuskarzinom verbietet sich indessen diese Art der Elevation!

---

[2] Organfaßzange nach Museux: Aesc. Nr.: OM 602.
[3] Vierzinkige Organfaßzange nach Aesculap-Pratt: Aesc. Nr.: EO 165.
[4] Myombohrer nach Doyen: Aesc. Nr.: EO 433.

Abdominale Hysterektomie

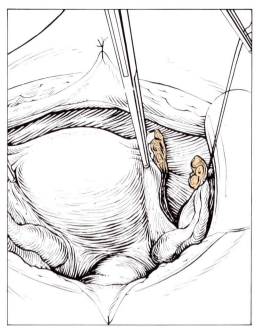

Abb. 10 Supravaginale Uterusamputation (I). Absetzen der Adnexe vom Uterus. Der linke Adnexabgang ist mit einer stumpfen Nadel unterhalb des Lig. ovarii proprium unterfahren. Durch Knüpfen des Fadens wird das gesamte Adnexbündel unterbunden. Auf der rechten Seite ist das Adnexbündel bereits durchtrennt und das Lig. latum bis etwa in Höhe der Uterinagefäße geschlitzt. Der Uterus ist hier lediglich mittels Gegenklemmen an den Adnexabgängen eleviert

Vor- und Nachteile sind im einzelnen im Vorwort diskutiert worden. Besondere Bedeutung erlangt die Entscheidung für die eine oder andere Methode bei der Präparation und Versorgung der Uterinagefäße! Eine ausführliche Darstellung beider Methoden erfolgt im Rahmen der abdominalen Totalexstirpation des Uterus (S. 177 ff.). Für die nachfolgende Beschreibung der supravaginalen Uterusamputation ist die „Methode der primären Umstechung" gewählt worden, und zwar unter dem klinischen Gesichtspunkt, daß diese Form der Uterusentfernung heute insbesondere bei Frauen mit eingeschränkter Operabilität zur Anwendung kommt, bei denen die mit der primären Umstechung zu erreichende Zeitersparnis eine zusätzliche Minderung der operativen Belastung darstellt (S. 3 und 178). Selbstverständlich können das Absetzen der Adnexe vom Uterus sowie die Ligatur der Uterinagefäße auch mittels der Klemmentechnik vorgenommen werden. Diese Technik ist im Detail bei der Totalexstirpation des Uterus auf S. 177 ff. beschrieben.

Die supravaginale Uterusamputation beginnt, sofern die Adnexe erhalten werden sollen, mit dem

Absetzen der Adnexe vom Uterus

(Abb. 10). Für die erforderliche Darstellung des Adnexabganges wird der Uterusfundus mit Hilfe der zur Elevation hier fixierten Organfaßzange vom 2. Assistenten zur gegenüberliegenden Seite geführt. Auf diese Weise werden an den Tubenecken kranial der uterine Tubenabgang, kaudal von ihm das Lig. ovarii proprium und nach ventral das Lig. teres (rotundum) uteri sichtbar. Alle drei Gebilde werden nun von kranial her mit der sog. *Gegenklemme* gefaßt, und zwar so tief unten, daß auch das Lig. ovarii proprium ausreichend von der Klemmenspitze mitgenommen wird. Zusätzlich soll, wie bereits gesagt, die Klemmenspitze vor dem Schließen etwas nach median gerichtet werden: Auf diese Weise lassen sich Blutungen aus dem aufsteigenden Ast der A. uterina bis zu deren Ligatur im Bereich des Parametrium vermeiden. Zur *Umstechung des Adnexabganges* wird ein resorbierbarer Kunststoffaden (z. B. Vicryl, Nr. 0 = metr. 4), am besten unter Verwendung einer „stumpfen Nadel" (S. 417), unterhalb des Lig. ovarii proprium, d. h. so durch das Lig. latum von ventral nach dorsal hindurchgestochen, daß das gesamte Adnexbündel damit unterfahren wird. Eine gesonderte Umstechung einzelner Adnexanteile, z. B. des Lig. teres uteri, ist u. a. erforderlich, wenn sie – wie z. B. bei einem

Uterusamputation in den folgenden **operativen Schritten** vorgenommen:

– Absetzen der Adnexe vom Uterus,
– Präparation der Blase,
– Darstellung und Ligatur der Uterinagefäße bis in die Höhe des inneren Muttermundes,
– Absetzen des Corpus uteri,
– Verschluß der Zervixwunde,
– Peritonealisierung des Wundgebietes mit Aufhängung des Zervixstumpfes an den Ligamenten.

Die grundsätzliche Frage, ob bei der Durchtrennung von Ligamenten bzw. gefäßführenden Gewebszügen die

primäre Umstechung oder die Klemmentechnik

angewandt werden soll, stellt sich selbstverständlich auch bei der supravaginalen Uterusamputation. Die

Supravaginale (suprazervikale) Hysterektomie

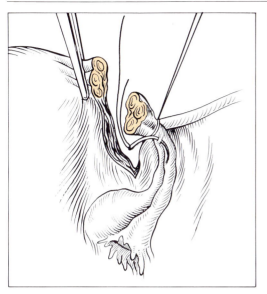

Abb. 11 Sicherung des abgesetzten Adnexstumpfes (I). Der elevierte Adnexstumpf wird unterhalb des Lig. ovarii proprium mit einer zweiten Naht durchstochen. Der Faden wird anschließend nach beiden Seiten hin geknüpft und dann abgeschnitten, damit nicht mehr an ihm gezogen werden kann

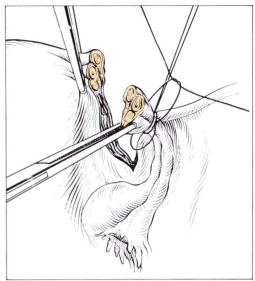

Abb. 12 Sicherung des abgesetzten Adnexstumpfes (II). Der abgesetzte und elevierte Adnexstumpf wird im Bereich des Lig. ovarii proprium nach dem Knüpfen der ersten Naht nochmals mit einer Kocher-Klemme gefaßt. Jetzt kann das Adnexbündel unter Verwendung der ersten Naht nochmals unterbunden werden.

Uterus myomatosus – deutlich voneinander distanziert sind (Abb. 47, S. 196) (s. u.). Der Faden wird nun so weit lateral der Gegenklemme geknüpft, daß nach der Durchtrennung des Adnexabganges ein etwa 2 cm langer Stumpf bleibt. Die *Durchtrennung des Adnexabganges* erfolgt mit dem Skalpell, wobei das Messer bogenförmig mit der Konkavität des Schnittes nach lateral geführt wird. Auf diese Weise endet der Schnitt in den kranialen gefäßlosen Anteilen des Lig. latum. Durch die Fortsetzung des Schnittes etwa 2 cm weit in das Lig. latum hinein wird zugleich eine ausreichende Mobilität des Adnexstumpfes erreicht. Zur *Sicherung des gefäßreichen Adnexstumpfes* ist es ratsam, diesen nach der Durchtrennung und Mobilisierung nochmals zu unterbinden. Dies kann auf zweierlei Weise geschehen: zum einen mit einer zweiten Naht, die nach dem Anheben des gelösten Adnexstumpfes unterhalb des Lig. teres und des Lig. ovarii proprium durchgestochen und dann zunächst innen und dann außen geknüpft wird (Abb. 11). Einfacher ist es, den kaudalen Anteil des Adnexstumpfes mit einer kleinen Kocher-Klemme zu fassen und anzuheben, um dann den Faden der ersten Umstechung nochmals nach median unterhalb der Klemme und abschließend nach lateral auf die Primärligatur zu knüpfen. Das heißt, daß der erste Faden zur nochmaligen sichernden Adnexligatur benutzt wird (Abb. 12). Auf diese Weise lassen sich Nachblutungen aus kleinen Ästen der A. ovarica in den unteren Teilen des Lig. ovarii proprium, aber auch infolge einer Lockerung der Primärligatur mit hoher Sicherheit vermeiden. Der Faden der Adnexligatur bleibt – mit einer Fadenklemme bewehrt – lang, da auf diese Weise die spätere Peritonealisierung erleichtert werden kann. – Die gegenüberliegenden Adnexe werden mit der gleichen Technik vom Uterus abgesetzt.

Die Notwendigkeit einer

getrennten Umstechung einzelner Teile des uterinen Adnexabganges

ergibt sich aus den folgenden Gründen:

– bei stärkerer Distanzierung der einzelnen Adnexanteile, z. B. beim Fundusmyom;

- bei intraligamentären Tumoren, wobei die getrennte Umstechung von Lig. teres einerseits und Tube und Lig. ovarii proprium andererseits auch deshalb indiziert ist, da zur Tumorexstirpation die Entfaltung der beiden Blätter des Lig. latum erforderlich ist (S. 196);
- für die Ureterdarstellung bzw. -präparation im Bereich des hinteren Blattes des Lig. latum (vgl. erweiterte abdominale Totalexstirpation des Uterus, S. 200).

Für die getrennte Versorgung der Adnexanteile wird zunächst das Lig. teres uteri gut 2 cm von seinem uterinen Ansatz entfernt mittels einer primären Umstechung ligiert und dann mit dem Skalpell durchtrennt. Eine Gegenklemme ist hier nicht erforderlich. Anschließend erfolgt die Umstechung von Tube und Lig. ovarii proprium. Ist die Gegenklemme am uterinen Adnexabgang gesetzt, so wird das Gewebsbündel wiederum mit dem Skalpell(!) unter Erhalt eines ausreichenden, d.h. etwa 2 cm langen Stumpfes durchtrennt und mit einer der auf S. 171 dargestellten Möglichkeiten nochmals gesichert. Die Ligaturfäden von Lig. teres uteri sowie von Tube und Lig. ovarii proprium bleiben lang und werden mit einer Fadenklemme bewehrt. So können sie später zur Darstellung tieferer Abschnitte des Operationsfeldes und für die Peritonealisierung angehoben werden.

Ist dieser Teil der Operation beendet, so wendet sich der Operateur nun der

Präparation der Blase

zu (Abb. 13). Sie hat das Ziel, die Harnblase im Bereich des Septum vesicouterinum vom unteren Uterinsegment bzw. der vorderen Zervixwand zu lösen, um auf diese Weise das untere Uterinsegment für die spätere Uterusamputation freizulegen. Die *Blasenumschlagfalte* des Peritoneum ist – vor allem beim Fehlen narbiger Veränderungen, etwa nach einer vorausgegangenen Schnittentbindung – leicht auffindbar: Das Peritoneum geht dicht oberhalb des Blasenscheitels von dem festhaftenden Anteil in Form des Perimetrium in den beweglichen Teil über, der die vordere Blasenwand überzieht. Wird der Uterus vom 2. Assistenten stark nach kranial eleviert, so läßt sich die Blasenumschlagfalte von Operateur und 1. Assistenten mit einer chirurgischen Pinzette anheben und so der *Ort*

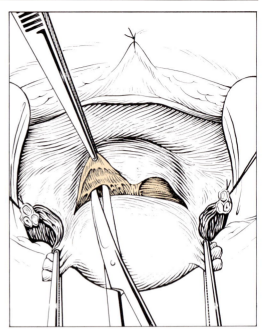

Abb. 13 Supravaginale Uterusamputation (II). Präparation der Blase. Bei guter Elevation des Uterus mit Hilfe der Adnexklemmen ist der bewegliche Anteil des Blasenperitoneum paramedian gut zu erkennen. Er wird mit einer chirurgischen Pinzette angehoben und mit der Schere oberhalb des Blasenscheitels inzidiert. Die paramediane Präparation in die Tiefe kann stumpf oder mit einer Präparierschere erfolgen. In der Mittellinie bleibt zunächst das Septum supravaginale kammartig erhalten

der Inzision erkennen (Abb. 13). Dieser wird paramedian gewählt, da hier die gute Beweglichkeit des Peritoneum das Auffinden der richtigen Schicht im vesikozervikalen Bindegewebslager wesentlich erleichtert. Die Präparation wird nach kaudal z.T. stumpf mit dem Finger, z.T. scharf mit einer gebogenen und an den Spitzen abgerundeten Schere[5] so weit fortgesetzt, wie dies unter guter Sicht und ohne Blutungsgefahr mühelos gelingt. Ist dies beiderseits geschehen, so stellt sich das Septum supravaginale in der Mittellinie in seinem auf der Zervix fest haftenden Teil kammartig dar. Hier kann es jetzt leichter, als wenn primär in der Mittellinie begonnen wurde, zumeist mit einem

---

[5] Zum Beispiel Cooper-Schere: Aesc. Nr.: BC 416, 16,5 cm lang

Scherenschlag, durchtrennt werden. GRABER u. Mitarb. empfehlen zur sicheren Vermeidung von Blasenhinterwandverletzungen sogar, nach der seitlichen Präparation das noch stehende Septum supravaginale zunächst mit dem Finger zu unterfahren, um erst dann die restliche Bauchfellrhaphe bzw. das Septum supravaginale zu durchtrennen. –Die

Blasenpräparation nach vorausgegangener Schnittentbindung

ist infolge der narbigen Veränderungen im Bereich des vesikozervikalen Bindegewebslagers erschwert. Die Narbenstränge müssen durch ständig neues Fassen und Anspannen des Blasenscheitels nach und nach dargestellt werden. Bei ihrer Durchtrennung hat sich der Operateur nahe an die vordere Zervixwand zu halten. Bei schlecht elevierbarem Uterus ist es besser, die Präparation zunächst auf die kranialen Anteile des Septum vesicouterinum zu beschränken, um erst später die Blasenpräparation zu vervollständigen. Nur so lassen sich mit ausreichender Sicherheit Blasenverletzungen vermeiden.

Der dritte Teil der supravaginalen Uterusamputation besteht in der

Darstellung und Ligatur der Uterinagefäße

(Abb. 14). Die notwendige Darstellung der Vasa uterina gelingt dadurch, daß der 2. Assistent den Uterus stark zur gegenüberliegenden Seite zieht und mit der anderen Hand den Faden am Adnexbündel anspannt. Nach einer vorausgegangenen ausreichenden Ablösung der Harnblase, insbesondere in den lateralen Anteilen, ist es jetzt nur noch erforderlich, das sich kammartig anspannende hintere Blatt des Lig. latum mit der halboffenen Schere von kranial nach kaudal abzuschieben (Abb. 14). Zu diesem Zweck wird es mit einer chirurgischen Pinzette gefaßt und nach lateral und kaudal straff gehalten. Durch die zusätzliche Durchtrennung dar-

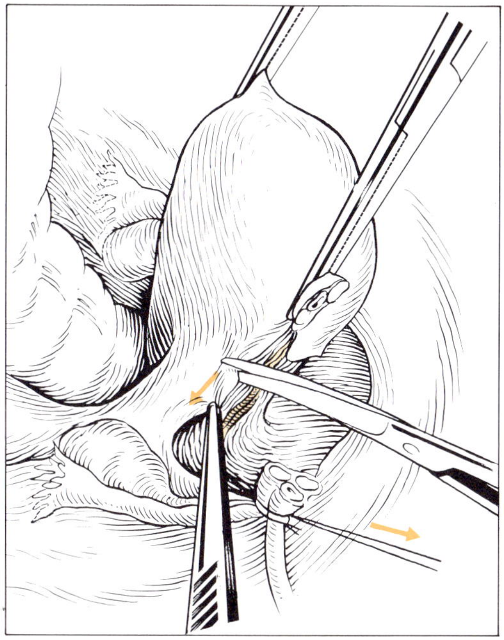

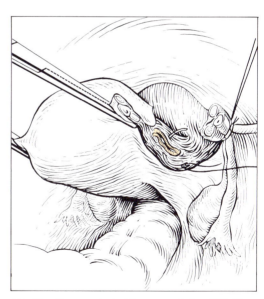

Abb. 14 Supravaginale Uterusamputation (III). Darstellung und Ligatur der Uterinagefäße. Der Uterus wird stark zur Gegenseite gezogen. Die Darstellung der Uterinagefäße gelingt nach ausreichender Blasenpräparation durch das Abschieben des hinteren Blattes des Lig. latum nach kaudal mit der halbgeöffneten Schere

Abb. 15 Supravaginale Uterusamputation (IV). Ligatur der Uterinagefäße. Die freigelegten Uterinagefäße werden mit einer stumpfen Nadel unterfahren und anschließend ligiert. Auch bei guter Beweglichkeit des Uterus darf die erste Naht nicht zu tief gelegt werden!

unterliegender lockerer Bindegewebszüge werden die Uterinagefäße, die der Uteruskante jetzt dicht und straff anliegen, als ein nach kranial ziehender Strang sichtbar (Abb. 15). Wird bei der Präparation insbesondere die dünnwandige V. uterina geschont, so bleiben in dieser Phase der Operation Blutungen aus, zumal das hintere Blatt des Lig. latum gefäßlos ist. Zugleich wird auf diese Weise erreicht, daß der an der Innenseite des hinteren Blattes des Lig. latum verlaufende *Ureter* in seinem proximalen Anteil, ohne sichtbar zu werden, ausreichend vom Operationsgebiet distanziert wird. Die *Uterinaligatur* (Abb. 15) beginnt bei der supravaginalen Uterusamputation etwas oberhalb des inneren Muttermundes, und zwar an einer Stelle, an der das Gefäßbündel gut sichtbar ist. Eine primär zu tief gesetzte Naht, zu der der Operateur bei guter Elevierbarkeit des Uterus evtl. verleitet wird, kann den Ureter gefährden, der anderenfalls jeweils mit der Durchtrennung des parametranen Gewebes nach kaudal ausweicht! Als *Nahtmaterial* ist je nach Stärke des Gefäßbündels ein resorbierbarer Kunststoffaden (z. B. Vicryl) in der Stärke 0 = metr. 4 bzw. 1 = metr. 5 zu empfehlen. Nach dem Knüpfen des Fadens wird dieser nach lateral angespannt, wodurch das Gefäßbündel zusätzlich von der Uteruskante distanziert wird, so daß deren Durchtrennung mit dem Skalpell etwa 1 cm oberhalb der Ligatur erleichtert wird. Die Lumina der Gefäße werden sichtbar (Abb. 16 und 17). Der Faden wird sofort mit dem Skalpell abgeschnitten, damit nicht mehr an ihm gezogen werden kann. Ein Fassen des uterinen Stumpfes der Uterinagefäße mit einer Gegenklemme ist in den allermeisten Fällen überflüssig. Damit hat das beschriebene Vorgehen nicht nur den Vorteil der Zeitersparnis, sondern auch den des Verzichtes auf überflüssige Instrumente: Das Operationsgebiet bleibt jederzeit optisch gut zugänglich! – Es ist sinnvoll, die

zweite Uterinanaht

gleichseitig sofort anzuschließen. Sie wird etwa 2 cm tiefer als die erste Ligatur gelegt und umsticht damit tiefere Anteile des Lig. cardinale. Beim Knüpfen faßt sie den bereits durchtrennten Uterinastumpf nochmals von außen und sichert so die erste Ligatur (Abb. 17). – Die Umstechung und Durchtrennung der *Uterina-*

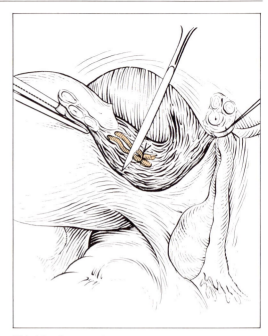

Abb. 16 Supravaginale Uterusamputation (V). Durchtrennung der Uterinagefäße. Mit einem Skalpell werden die ligierten Uterinagefäße unter Erhalt eines etwa 1 cm langen Stumpfes durchtrennt. Der Faden wird kurz abgeschnitten

gefäße der Gegenseite erfolgt in gleicher Weise, nachdem der Uterus vom 2. Assistenten zur entgegengesetzten Seite geführt wurde. Für die supravaginale (suprazervikale!) Uterusamputation sind zwei Uterinanähte auf jeder Seite zumeist ausreichend.

Im nun folgenden vierten Teil der supravaginalen Uterusamputation, der eigentlichen

Amputation des Corpus uteri

(Abb. 18), wird der Uterus mittels der Elevationsinstrumente nach kranial geführt, um die Blasenpräparation zu überprüfen und gegebenenfalls zu ergänzen. Anschließend wird die von der Harnblase nudierte Zervixvorderwand mit einer Kugelzange quer gefaßt, um die Zervix auf diese Weise zusätzlich anheben und fixieren zu können. Das *Ausschneiden des Corpus uteri* aus der Zervix erfolgt mit dem Skalpell, und zwar trichterförmig, da hierdurch die Versorgung des Zervixstumpfes erleichtert wird. Der tiefste Punkt des Trichters wird vom Zervikalkanal

Supravaginale (suprazervikale) Hysterektomie 175

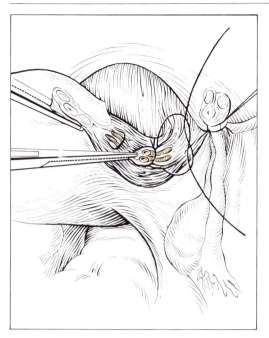

Abb. 17 Supravaginale Uterusamputation (VI). Umstechung des parazervikalen Gewebes und Sicherung der ersten Uterinaligatur. Unterhalb der ersten Uterinaligatur werden die tieferen Anteile des Lig. cardinale parazervikal mit einer stumpfen Nadel umstochen. Zur Sicherung der ersten Uterinanaht ist es sinnvoll, den Knoten der zweiten Naht nochmals über die erste Naht hinüberzuknüpfen

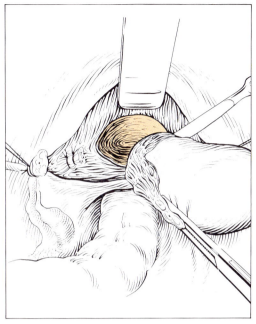

Abb. 18 Supravaginale Uterusamputation (VII). Amputation des Corpus uteri. Nach Überprüfung der Blasenpräparation wird die Harnblase mit einem Spatel zurückgehalten. Das Corpus uteri wird trichterförmig aus der Zervix ausgeschnitten. Durch das Fassen der Zervix unterhalb der Abtragungsstelle mit einer Kugelzange kann dieser Operationsschritt erleichtert werden

etwas unterhalb des inneren Muttermundes gebildet.

Der

Verschluß des Zervixstumpfes

(Abb. 19) erfolgt mit sagittal gestellten Knopfnähten mit schneidender (scharfer) Nadel in Abständen von etwa 2 cm unter Verwendung von resorbierbaren Kunststoffäden (z. B. Vicryl Nr. 1 = metr. 5). Diese Nähte sorgen zugleich für eine ausreichende Blutstillung. Die

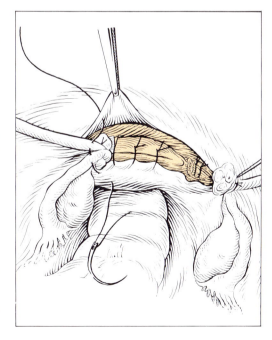

Abb. 19 Supravaginale Uterusamputation (VIII). Verschluß des Zervixstumpfes. Die trichterförmig ausgeschnittene Zervix wird mit a.-p. gestellten Knopfnähten verschlossen. Auf der linken Seite ist zur Peritonealisierung bereits mit der Ecknaht durch Fassen des Blasenperitoneum, des Adnexstumpfes und der Zervixrückwand begonnen worden

176 Abdominale Hysterektomie

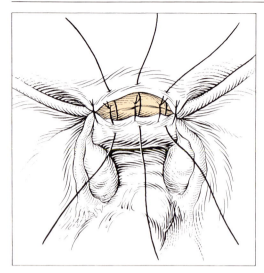

Abb. 20 Supravaginale Uterusamputation (IX). Peritonealisierung des Wundgebietes. Nachdem beide Ecknähte unter Mitfassen des Blasenperitoneum, des Lig. teres uteri und des Adnexstumpfes gelegt und geknüpft sind, wird die verbliebene peritoneale Wunde in der Mitte des Zervixstumpfes mit a.-p. gestellten Knopfnähten verschlossen

Peritonealisierung des Zervixstumpfes

(Abb. 19 und 20) und damit die Extraperitonealisierung des Wundgebietes werden mit der Suspension des Zervixstumpfes kombiniert. Die Naht mit einem resorbierbaren Kunststoffaden der Stärke 0 = metr. 4 beginnt als laterale Zirkulärnaht paramedian am Blasenperitoneum, durchsticht das Lig. teres (rotundum) uteri, unterfährt die Tube dicht an der Adnexligatur an einer gefäßlosen Stelle der Mesosalpinx und endet am retrozervikalen Peritoneum. Nach dem Knüpfen wird die zweite Zirkulärnaht entsprechend auf der gegenüberliegenden Seite gelegt. Die verbleibende Peritoneallücke in der Mittellinie wird mit Einzelknopfnähten verschlossen. Auf diese wird die Zervix an den Ligg. teretia uteri aufgehängt.

Der Begriff der

hohen suprazervikalen Uterusamputation

entspricht operationstechnisch weitgehend einer tief angesetzten Defundatio uteri (S. 167). Eine Notwendigkeit hat sich für uns vor allem bei jungen Frauen

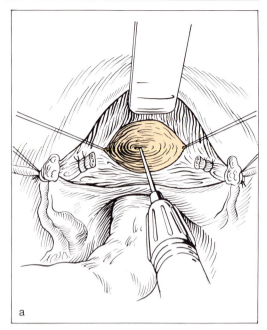

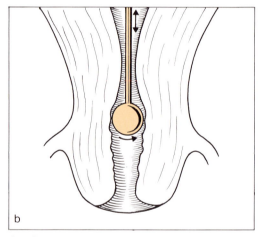

Abb. 21 Elektrokoagulation des Zervikalkanales nach supravaginaler Uterusamputation.
a) Das Corpus uteri ist abgesetzt, der Portiostumpf ist mit zwei seitlichen Haltefäden eleviert. Die Zervixmukosa wird durch Elektrokoagulation mit der Kugel verschorft.
b) Schematische Darstellung der endozervikalen Koagulation. Die Kugel wird nach kaudal bis zum äußeren Muttermund geführt und zugleich gedreht

bei einer erforderlichen Hysterektomie post partum bzw. im Anschluß an eine Schnittentbindung ergeben, wenn die zur Uterusexstirpation führende Korpusentfernung (Placenta increta, Uterusruptur) durch Lokalisierung im oberen Korpusbereich dieses Vorgehen zuließ. Der Vorteil ist die Erhaltung eines Restes des Endometrium und damit der Menstruation.

Zur **Vermeidung von Portiostumpfkarzinomen** nach supravaginaler Uterusamputation ist der Vorschlag von KILKKU u. Mitarb. beachtenswert, nach der Amputation des Corpus uteri und vor dem Verschluß der kranialen Zervixwunde die

Elektrokoagulation der Endozervix

(Abb. 21) vorzunehmen. Der Zervixstumpf wird zu diesem Zweck an den beiden Fäden der letzten Uterinaumstechung angehoben. Die Koagulationskugel wird von kranial in den Zervikalkanal eingeführt und unter gleichzeitigen Drehbewegungen bis zum äußeren Muttermund nach kaudal geführt.

Abdominale Totalexstirpation des Uterus unter Verwendung der Klemmentechnik

Die abdominale Totalexstirpation des Uterus (Abb. 3) gehört neben der vaginalen Hysterektomie zu den am häufigsten vorgenommenen Operationen zur Entfernung des Uterus. Sie ist damit zu einer *Standardoperation* des Gynäkologen geworden. Die Operationsetappen entsprechen in Art und Reihenfolge denen der supravaginalen Uterusamputation; lediglich das Ausmaß der Präparation ist unterschiedlich. Es werden die folgenden einzelnen **Operationsphasen** absolviert:
– Elevation des Uterus,
– Darstellung und Absetzen der Adnexe vom Uterus,
– Trennung der Blase von der vorderen Zervixwand,
– Darstellung und Ligatur der Uterinagefäße bis zum seitlichen Scheidengewölbe,
– Absetzen des Uterus aus dem Scheidengewölbe,
– Versorgung der Scheidenwunde, evtl. Wunddrainage,
– Peritonealisierung mit Aufhängung des Vaginalstumpfes,
– Laparotomieverschluß.

Nach der Laparotomie – heute fast ausschließlich durch den suprasymphysären Querschnitt – beginnt der Eingriff mit der

Inspektion und Palpation des Genitale und des Oberbauches.

Die *Palpation des Abdomens* vor dem Beginn des eigentlichen Eingriffes ist aus zweierlei Gründen sinnvoll: Zum einen werden bei ausschließlich gynäkologisch indizierten Eingriffen nach übereinstimmenden Angaben von KINDERMANN und MEISSNER in etwa 14% zusätzliche Organveränderungen gefunden, die evtl. den gynäkologischen Eingriff beeinflussen. Zudem ist es besser, die Palpation gerade bei der Hysterektomie vor der Entfernung des Uterus und damit vor der Eröffnung der Vagina vorzunehmen, um in den Peritonealraum gelangte Keime nicht unnötig nach kranial zu transportieren. Die Uterusexstirpation beginnt dann mit der

Elevation des Uterus,

und zwar unter Verwendung einer zwei- bzw. vierzinkigen Organfaßzange. Bei etwa normaler Organgröße ist es ausreichend, zu diesem Zweck die Adnexabgänge dicht am Uterus mit mittellangen Kocher-Klemmen (Abb. 10, S. 170) zu fassen. Diese wirken zugleich beim Absetzen der Adnexe vom Uterus als Gegenklemmen und machen so zusätzliche Instrumente überflüssig. Beim Korpuskarzinom ist die Verwendung von Adnexklemmen und der Verzicht auf traumatisierende Organfaßzangen eine Conditio sine qua non. Größere Myome können mittels eines Myombohrers vor die Bauchdecken gebracht werden.

Für das weitere Vorgehen stellt sich auch bei der Totalexstirpation des Uterus die Frage nach der Verwendung der

Klemmentechnik oder der primären Umstechung.

Eine ausführliche Darstellung der Vor- und Nachteile erfolgte bereits in der Einleitung zu diesem Buch. Es ist aber auch darauf zu verweisen, daß die einzelnen operativen Schulen bei dem gleichen Eingriff sich nicht ausschließlich der einen oder anderen Methode bedienen. So empfehlen KÄSER u. Mitarb. die primäre Umstechung für das Absetzen der Adnexe vom Uterus, die Klemmentechnik aber für die Uterinaversorgung, OBER u. MEINRENKEN sowie KYANK u. SCHWARZ, um hier nur einige zu nennen, die ausschließliche Versorgung gefäßtragender Gewebe mittels der Durchtrennung zwischen zwei Klemmen, um erst sekundär die Umstechung zu legen. *Die nachfolgende Darstellung der abdominalen Uterusexstirpation berücksichtigt zunächst die alleinige Klemmentechnik für alle operativen Phasen*, um erst sekundär die Möglichkeiten der primären Umstechung aufzuzeigen (S. 187). Der in der Facharztausbildung stehende Assistent wird sich die Methode der einzelnen Schule zu eigen machen müssen.

Für den zweiten operativen Schritt, das

Absetzen der Adnexe vom Uterus

(Abb. 22), wird der uterine Adnexabgang durch die Elevation des Uterus und das gleichzeitige Ziehen zur Gegenseite durch den 2. Assistenten dem Operateur sichtbar gemacht. Etwa 2 cm lateral der sog. Gegenklemme dicht am Uterus, die das Lig. teres (rotundum) uteri, die Tube und das Lig. ovarii proprium gemeinsam faßt und deshalb mit ihrer Spitze ausreichend tief gesetzt werden muß, wird eine zweite mittellange Kocher-Klemme[6], günstiger eine gebogene Klemme[7] mit der Konkavität zum Uterus hin wiederum über alle drei Adnexanteile gelegt. Die Durchtrennung der Adnexe erfolgt mit der Präparierschere, und zwar dicht an der uterusnahen Klemme, um einen ausreichend langen Stumpf zu erhalten und ein Abgleiten der Adnexligatur sicher zu vermeiden. Die sekundäre Umstechung wird mit einer runden Nadel unterhalb des Lig. teres und der Tube ange-

---

[6] Mittellange chirurgische Klemme nach Kocher-Ochsner (Aesc. Nr.: BH 642, 16 cm lang, bzw. BH 644, 18,5 cm lang) oder als gebogene Kocher-Ochsner-Klemme (Aesc. Nr.: BH 645, 18,5 cm lang).
[7] Gebogene Ligaturklemme nach Overholt-Geissendoerfer, Aesc. Nr.: BJ 20, 19 cm lang.

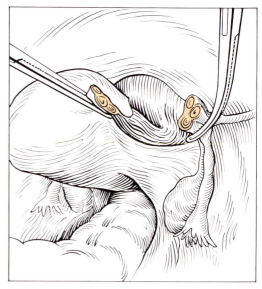

Abb. 22 Abdominale Totalexstirpation des Uterus (I). Absetzen der Adnexe vom Uterus über Klemmen. Der uterine Adnexabgang ist mit einer Gegenklemme auf jeder Seite gefaßt. Mit den Klemmen wird der Uterus zur Gegenseite gezogen. Das Adnexbündel ist bis über das Lig. ovarii proprium hinaus mit einer gebogenen Klemme gefaßt und zwischen beiden Klemmen durchtrennt. Die seitliche Adnexklemme wird anschließend sofort durch eine Umstechung ersetzt

bracht und zunächst nach unten, dann nach oben geknüpft. Der Faden bleibt lang und wird deshalb mit einer Fadenklemme bewehrt. Als Nahtmaterial ist ein resorbierbarer Kunststofffaden (z. B. Vicryl Nr. 0 = metr. 4, bei gewebereichen Adnexen Nr. 1 = metr. 5) zu empfehlen.

Es folgt nun die

Präparation der Blase

(Abb. 23) zur Ablösung derselben von der vorderen Uterus- bzw. Zervixwand. Der Beginn dieses operativen Schrittes ist auf S. 172 bei der supravaginalen Uterusamputation im Detail beschrieben. Es wird paramedian im beweglichen Teil der peritonealen Umschlagfalte begonnen, wobei eine (primär unnötige!) tiefe Ablösung der Blase im Bereich des Septum vesicouterinum zunächst vermieden werden sollte, da sie die Gefahr schwer stillbarer Blutungen in sich birgt. Es ist besser, die für die Totalexstirpation des Uterus erforderliche Separierung später zu ergänzen, wenn der Uterus

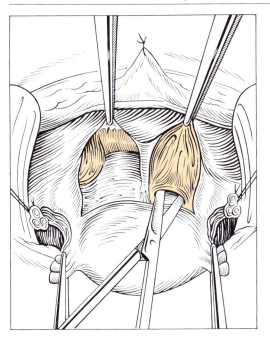

Abb. 23 Abdominale Totalexstirpation des Uterus (II). Blasenpräparation. Der Blasenscheitel ist am Peritonealrand beiderseits mit chirurgischen Pinzetten angehoben. Links ist die Blasenpräparation bereits so weit erfolgt, wie dies unter guter Sicht leicht möglich ist. Rechts wird die Harnblase durch Präparation im Bereich des Septum vesicocervicale mit der Schere abgelöst. In der Mittellinie ist das Septum supravaginale kammartig erhalten

nach der Durchtrennung der Uterinagefäße und der kranialen Anteile der Parametrien besser elevierbar geworden ist. Diese *schrittweise vorgenommene Blasenpräparation* führt aus den genannten Gründen damit auch eher zu einer Zeitersparnis als zu einem Zeitverlust. Ist das schmale, der Zervixwand fest anhaftende Septum supravaginale kammartig in der Mittellinie dargestellt, so kann es leicht mit der Präparierschere durchtrennt werden (vgl. hierzu Blasenpräparation bei der supravaginalen Uterusamputation, S. 172).

Unmittelbar im Anschluß an die Blasenpräparation folgt die

Darstellung der Uterinagefäße,

indem der Uterus vom 2. Assistenten zur gegenüberliegenden Seite gezogen wird und somit die Uteruskante sichtbar geworden ist (Abb. 14,

S. 173). Das sich damit kammartig anspannende hintere Blatt des Lig. latum wird mit einer chirurgischen Pinzette nach lateral angespannt und mit der halboffenen Schere abgeschoben. Die gleichzeitige Durchtrennung der zarten Bindegewebszüge über der Uteruskante läßt das uterine Gefäßbündel sichtbar werden. Durch den Zug am Uterus liegt es, steil nach oben ziehend, der Uteruskante straff an (Abb. 15, S. 173). Eine ausreichende Darstellung der Uterinagefäße erleichtert nicht nur das spätere Ansetzen der Parametriumklemmen; es sorgt zugleich für eine ausreichende Distanzierung des im hinteren Blatt des Lig. latum laufenden Ureters vom Operationsgebiet! Ist die Darstellung des Uterinagefäßbündels abgeschlossen, so kann jetzt die

Ligatur der Uterinagefäße

(Abb. 24 und 25) vorgenommen werden. Hierzu wird der Uterus wiederum stark zur Gegenseite

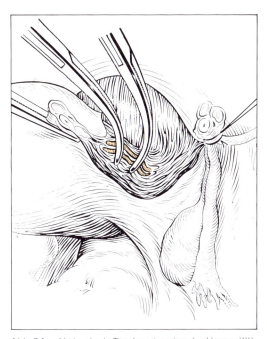

Abb. 24 Abdominale Totalexstirpation des Uterus (III). Ligatur der Uterinagefäße über Klemmen. Nach der Darstellung des seitlich an der Uteruskante nach kranial ziehenden Uterinagefäßbündels wird dieses zunächst etwa in Höhe des inneren Muttermundes mit zwei gebogenen Hysterektomieklemmen gefaßt und anschließend zwischen den Klemmen durchtrennt

180 Abdominale Hysterektomie

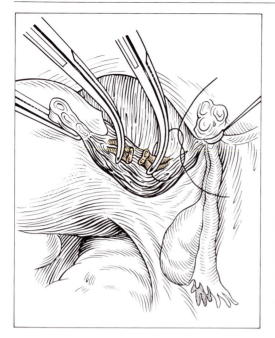

Abb. 25 Totalexstirpation des Uterus (IV). Ersatz der Parametrienklemme durch Umstechung. Das Uterinagefäßbündel ist mit dem Skalpell durchtrennt. Der laterale Gefäßstumpf ist unterhalb der Klemmenspitze mit einer Nadel unterfahren. Der Faden wird zunächst unterhalb der Klemmenspitze, dann lateral der Klemme geknüpft

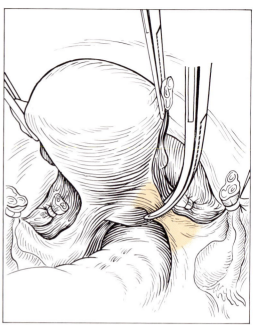

Abb. 26 Totalexstirpation des Uterus (V). Ligatur des Lig. sacrouterinum. Nach Beendigung der Ligatur der Uterinagefäße ist das rechte Lig. sacrouterinum mit einer gebogenen Parametriumklemme gefaßt. Es wird durchtrennt und die Klemme durch eine Umstechung ersetzt

gezogen, so daß die Uteruskante gut sichtbar wird. Die *erste Ligatur* soll etwa in Höhe des inneren Muttermundes gelegt werden. Insbesondere bei einem gut beweglichen Uterus ist die Gefahr gegeben, daß sich der Operateur dazu verleiten läßt, primär zu weit kaudal zu ligieren und damit den Ureter in Gefahr zu bringen. Als Parametrien- bzw. Hysterektomieklemme haben sich gebogene, nicht zu kräftige chirurgische Klemmen[8], aber auch die spezielle atraumatische Hysterektomieklemme[9] bewährt (WULFF, KRIEGLSTEINER u. Mitarb.). Die Klemme faßt

---

[8] Gebogene chirurgische Hysterektomieklemme nach Wertheim: Aesc. Nr.: BJ 507.
[9] Atraumatische Hysterektomieklemme: z.B. nach Wertheim (Aesc. Nr.: BJ 574, 25,5 cm lang), nach Heaney (Aesc. Nr.: BJ 522, 19,5 cm lang), anatomische Hysterektomieklemme Fa. Zeppelin-Medizintechnik, abgewinkelte und gebogene Parametriumklemme nach Wulff, Fa. H. Pfau-Wanfried.

die Uterinagefäße so, daß deren Konvexität nach unten seitlich, die Spitze zur Uteruskante gerichtet ist. Bei der Durchtrennung des Gefäßbündels ist darauf zu achten, daß die Spitze der Klemme frei wird, da hierdurch die spätere Ligatur erleichtert wird. Wir raten ferner dazu, jede Parametrienklemme nach der Durchtrennung des gefaßten Gewebes durch eine Umstechung zu ersetzen, um das Instrument wieder aus dem Operationsgebiet entfernen zu können: Zu diesem Zweck wird das Gewebsbündel im medianen Drittel, also nahe der Klemmenspitze, mit der Nadel unterfahren, um dann zunächst nach median und dann unter langsamem Öffnen der Klemme nach lateral den Faden (resorbierbarer Kunststoffaden Nr. 0 = metr. 4) zu knüpfen (Abb. 25). Zumeist sind in gleicher Weise nach kaudal weitere Umstechungen des Lig. cardinale notwendig, und zwar insbesondere bei Frauen, die geboren haben, da bei ihnen die Zervix deutlich länger als bei Nulliparae ist. Die

Ligatur der Ligg. sacrouterina (Plicae rectouterinae)

(Abb. 26) wird, wenn diese gewebereich sind und ihr uteriner Abgang von den kaudalen Anteilen der seitlichen Parametrien distanziert liegt (vgl. Abb. 38, S. 188), durch ein gesondertes Fassen mittels einer Parametriumklemme mit anschließender Durchtrennung und Umstechung vorgenommen. Anderenfalls können sie auf jeder Seite in die *unterste Parametriumklemme* mit hineingenommen werden: Diese *letzte Klemme* faßt, wiederum von der Seite kommend, den kaudalen Anteil des Parametrium bzw. die kranialen Anteile des Parakolpium, wobei die Klemmenspitze bis dicht an das seitliche Scheidengewölbe heranreichen muß, wenn paravaginal eine ausreichende Blutstillung sichergestellt werden soll. Die *letzte Umstechung*, die die paravaginale Klemme ersetzt, faßt am besten ebenfalls die seitliche Vaginalwand mit. So kann sie – lang gelassen und mit einer Fadenklemme bewehrt – als Haltefaden genutzt werden und die später notwendige Darstellung der Scheidenwunde erleichtern (s. u.) (Abb. 27). Die parametrane Präparation mit der Ligatur der Uterinagefäße kann sich insbesondere der Anfänger, aber auch der Erfahrene bei eingeschränkter Beweglichkeit des Uterus bzw. einer Elongatio colli durch einen

mehrfachen Seitenwechsel bei der Parametrienpräparation

erleichtern. Das heißt, daß nach dem Absetzen der ersten beiden Parametriumportionen zunächst die gegenseitigen Uterinagefäße ligiert werden. Die so zu erreichende Verminderung des parametranen Halteapparates läßt den Uterus zunehmend beweglich werden, so daß die zu präparierenden Parametriumanteile dem Operateur mehr und mehr entgegenkommen. Hiermit wird zugleich eine ausreichend sichere Distanz zu den Ureteren hergestellt. Es ist darauf zu achten, daß die letzte Ligatur den Ansatz des Lig. sacrouterinum, sofern dieses nicht gesondert durch Umstechungen versorgt wurde (s. o.), ausreichend, d. h. wirkungsvoll, faßt, da postoperative Nachblutungen aus den mitgeführten Rr. viscerales der A. iliaca interna, und zwar aus der A. uterina, der A. vesicalis und evtl. auch aus der A. rectalis inferior, eine der häufigsten postoperativen Komplikationen darstellen.

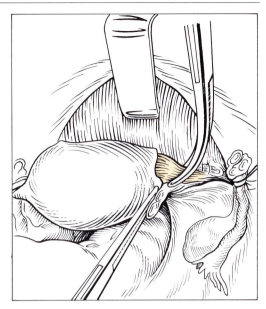

Abb. 27 Totalexstirpation des Uterus (VI). Versorgung der kranialen Anteile des Parakolpium. Die absteigende Versorgung der Parametrien einschließlich der Uterinagefäße ist beendet. Zur Versorgung der kranialen Anteile des Parakolpium wird eine gebogene Parametriumklemme von lateral bis zum seitlichen Scheidengewölbe gelegt. Der Uterus kann jetzt abgesetzt werden. Anschließend werden die seitlichen Klemmen durch Umstechungen ersetzt und die Nähte als Haltefäden lang gelassen

Für jeden gynäkologischen Eingriff, insbesondere aber für Operationen zur Entfernung des Uterus, sind exakte Kenntnisse der *topographischen Anatomie des Ureters* (Abb. 28) eine unabdingbare Voraussetzung. Nur so kann die notwendige

operative Schonung des Ureters

gewährleistet werden. Bei der Uterusexstirpation sind es vor allem zwei Maßnahmen, die der Operateur mit diesem Ziel zu beachten hat: die ausreichende präparatorische Trennung der Harnblase von der Zervix und den kranialen Anteilen der Vagina, insbesondere in den lateralen Anteilen des Septum vesicovaginale (Abb. 23, S. 179), und das Abschieben des hinteren Blattes des Lig. latum nach dorsal bei der Darstellung der Uterinagefäße (Abb. 14, S. 173). Schließlich ist aus Abb. 28 deutlich zu erkennen, daß der Beginn der Ligatur der Uterinagefäße in Höhe

182 Abdominale Hysterektomie

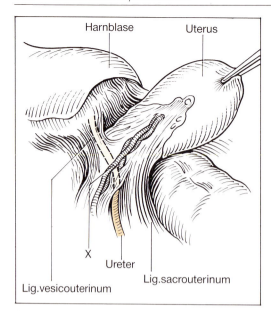

Abb. 28   Topographie des Ureters. Der Ureter läuft von kranial und dorsal nahe am Lig. sacrouterinum entlang nach kaudal und ventral unterhalb der Uterinagefäße in den sog. Uretertunnel des Lig. cardinale. Von hier aus erreicht er mit dem Lig. vesicouterinum die Harnblase. Die Kreuzungsstelle von Uterinagefäßen und Ureter ist zu erkennen (×)

des inneren Muttermundes sicherstellt, daß ein ausreichender Abstand zum Ureter gewahrt bleibt bzw. daß mit der Durchtrennung des Uterinabündels und der oberen Anteile des Parametrium der Ureter nach unten ausweicht. Für den weniger geübten Operateur bedeutet es zusätzlich eine Hilfe, wenn er sich vor der Ligatur der Uterinagefäße und vor allem des Lig. sacrouterinum jeweils *optisch oder auch palpatorisch vom Ureterverlauf überzeugt*. Dies gelingt leicht, wenn der kraniale Schnittrand des hinteren Blattes des Lig. latum mit einer mittellangen anatomischen Klemme nach ventral und lateral angespannt wird (Abb. 51, S. 200). Auf diese Weise kann der Ureter an der Innenseite des Lig. latum leicht in seinem Bindegewebslager ausgemacht und an seinen wurmförmigen Kontraktionen identifiziert werden. In anderen Fällen läßt er sich an dieser Stelle zumindest palpieren und so in seinem Verlauf nach vorn unten bis zur Uteruskante verfolgen. So sollte auch die von OBER empfohlene *didaktische Ureterpräparation* verstanden werden.

Ist mit der Ligatur der Uterinagefäße, der Parametrien und der Ligg. sacrouterina die Präparation in Richtung auf die Vagina vollendet, so wird vor dem Absetzen des Uterus nochmals eine

Kontrolle bzw. Ergänzung der Blasenpräparation

bis etwa 1 cm über das Scheidengewölbe hinaus vorgenommen. Als Zeichen der ausreichenden Distanzierung der Blase von der vorgesehenen Resektionsstelle gelten das Sichtbarwerden der glatten, grauweißen prävaginalen Faszie sowie die Tastbarkeit des Scheidenlumens unterhalb der Portio in einem blasenfreien Anteil der vorderen Vaginalwand. – Zusätzlich ist vor dem Absetzen des Uterus eine

Kontrolle des Douglas-Raumes und des Rektum

angezeigt. Bei normalen topographischen Verhältnissen erübrigt sich bei der Totalexstirpation des Uterus eine gesonderte *Rektumpräparation*. Lediglich bei retrouterinen bzw. retrozervikalen Adhäsionen, die die Rektumvorderwand an die Zervix bzw. die hintere Vaginalwand herangezogen haben, müssen diese dargestellt und durch Präparation mit der Schere gelöst werden. Damit ist der Uterus bis zu den Scheidengewölben hinunter ausreichend nudiert; er ist jetzt nur noch mit der Vagina verbunden. Der Operateur kann sich damit der endgültigen Entfernung des Organes durch

Absetzen des Uterus von der Vagina

(Abb. 29) zuwenden. Hierzu wird die vordere Vaginalwand durch Einsetzen eines Blasenhakens[10], mit der die abgelöste Harnblase nach kaudal gedrängt wird, dargestellt. Nach nochmaliger palpatorischer Kontrolle des seitlichen Scheidengewölbes kann nun die Vagina auf beiden Seiten mit dem Skalpell eröffnet werden. Das endgültige Absetzen erfolgt durch die Durchtrennung der vorderen und anschließend der hinteren Scheidenwand im Bereich des

---

[10] Wundhaken nach Mikulicz (Aesc. Nr.: BT 621) bzw. nach Kelly (Aesc. Nr.: BT 630) bzw. seitliches Spekulum nach Doyen (Aesc. Nr.: EL 860).

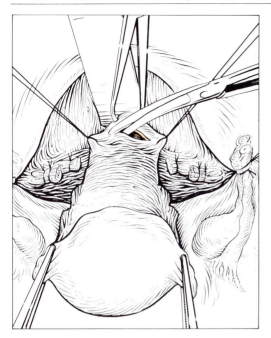 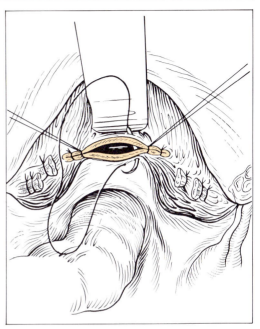

Abb. 29 Totalexstirpation des Uterus (VII). Absetzen des Uterus von der Vagina. Die am seitlichen Scheidengewölbe gelegten Scheidenecknähte werden zur Seite hin angespannt. Nun kann von der Seite her die Portio im Bereich der Scheidengewölbe umschnitten werden. Die vordere Vaginalwand ist zur Erleichterung der Präparation mit einer quer angesetzten Kugelzange angehoben

Abb. 30 Totalexstirpation des Uterus (VIII). Versorgung des Vaginalstumpfes. Bei „sauberer Hysterektomie" ist die Versorgung der Vaginalwunde in Form des primären Verschlusses mittels Z-Nähten einfach und ausreichend

Scheidengewölbes mit einer gebogenen kräftigen Schere[11] von den seitlichen Inzisionen aus. Die jeweils zur Darstellung kommenden Scheidenwundränder werden vorn und hinten mit ein oder zwei paramedian angesetzten chirurgischen Klemmen[12] gefaßt; hierdurch wird die Blutung aus den Scheidenwunden in Grenzen gehalten, zugleich aber auch deren Darstellung für die Versorgung mit Nähten erleichtert (s. u.). Manchmal ist es einfacher, die Eröffnung der Vagina von dorsal aus zu beginnen, da das hintere Scheidengewölbe höher hinaufreicht.

Unterschiedlich sind wiederum die Empfehlungen der einzelnen operativen Schulen für die

Versorgung des Vaginalstumpfes

(Abb. 30–32). Sie reichen von dem primären Verschluß durch Knopf- bzw. Z-Nähte über das Säumen der vorderen und hinteren Scheidenwundränder mit Offenlassen des Lumens bis zur supravaginalen Drainage. Es kann der *primäre Scheidenverschluß* mit Z-Nähten, die zugleich für eine ausreichende Blutstillung sorgen, unter Verwendung von resorbierbaren Kunststofffäden (z. B. Vicryl Nr. 0 = metr. 4) bei ausreichender Bluttrockenheit des Operationsgebietes und dem Fehlen lokaler Infektionen, d. h. bei der „sauberen Hysterektomie" (KOSOWSKI), empfohlen werden (Abb. 30). Die Nähte sollen die Schleimhaut der Vagina nicht mitfassen, also extramukös gelegt werden, da auf diese Weise eher Granulome am Scheidenabschluß vermieden werden. Bei großen subperitonealen Wundflächen – z. B. nach der Entfernung intra-

---

11 Kräftige gebogene Schere nach Sims: Aesc. Nr.: BC 743.
12 Lange chirurgische Klemme nach Kocher-Ochsner: Aesc. Nr.: BH 646, 20 cm lang.

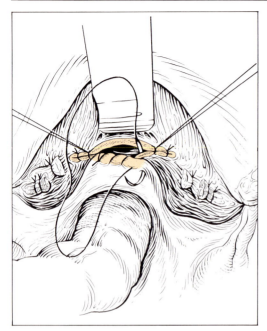 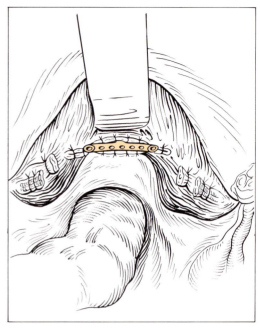

Abb. 31 Totalexstirpation des Uterus (IX). Versorgung der Vaginawunde durch Säumen der vorderen und der hinteren Scheidenwand. Die Ecknaht im Bereich des seitlichen Scheidengewölbes und des Parakolpium ist durch eine zweite seitliche Knopfnaht ergänzt worden. Nun wird zunächst die hintere, dann die vordere Vaginalwand quer verlaufend fortlaufend gesäumt. Auf diese Weise bleibt die Vagina auf eine Strecke von 2–3 cm offen

Abb. 32 Totalexstirpation des Uterus (X). Drainage des supravaginalen Raumes. Bei großen Wundflächen und infiziertem Genitale („unsaubere Hysterektomie") wird der supravaginale Raum mit einem perforierten T-Drain versorgt

ligamentärer Tumoren oder nach einer Wertheim-Operation – ist zur Vermeidung von Stumpfinfiltraten und damit von fieberhaften Wundinfektionen das *Offenhalten des Scheidenlumens* ratsam (REIFFENSTUHL) (Abb. 31). Zu diesem Zweck werden zunächst an den seitlichen Scheidenecken die Parametrienklemmen durch eine Ecknaht ersetzt und dann nach median anschließend die Vaginalwände durch eine zweite, von vorn nach hinten durchgestochene extramuköse Naht (s. o.), in etwa 1 cm Abstand von der Ecknaht adaptiert. Auf diese Weise werden mit ausreichender Sicherheit Blutungen aus den Scheidenecken bzw. dem paravaginalen Gewebe vermieden. Anschließend werden die vordere und die hintere Vaginalwand quer verlaufend gesäumt (Abb. 31). In jedem Fall bleiben die Nähte am Scheidenstumpf lang und werden nach Abschluß der Versorgung der Wundränder gemeinsam in eine

Klemme genommen. Hierdurch erleichtert sich der Operateur die jetzt nochmals erforderliche Kontrolle auf Bluttrockenheit und auch die spätere Peritonealisierung. Von der

Drainage des supravaginalen Wundgebietes

(Abb. 32) wird mit dem Ziel der Verringerung der postoperativen Morbidität (s. o.) im allgemeinen großzügig Gebrauch gemacht (SWARTZ u. TANAREE, KÄSER u. Mitarb., REIFFENSTUHL, GITSCH, SCHILLING u. SCHNECK, BROBERG u. a.). Wir verwenden sie bei blutreichen und vor allem bei infizierten Wundflächen. Die Drainage kann durch das *Einlegen eines Gazestreifens* erfolgen, dessen kraniales Ende etwa 2–3 cm lang im supravaginalen Wundraum verbleibt und dessen kaudales Ende ausreichend lang zunächst in die Vagina eingelegt und nach Abschluß der Operation aus der Vagina herausgeführt wird. Wirkungsvoller ist das *Einlegen eines T-Drains* (Abb. 32). Dies erfolgt nach der bereits beschriebenen Versorgung des Scheidenstumpfes mit

Offenhalten des mittleren Anteiles der Scheide unter Verwendung eines Kunststoffdrains, dessen horizontaler Ast in seiner Länge der Ausdehnung der Scheidenwunde angepaßt und perforiert wird; eine Einkerbung in der Mitte des horizontalen Astes erleichtert die Entfernung durch die Vagina. – Eine dritte Möglichkeit der Sekretableitung ist in Form der *extraperitonealen Redon-Drainage* gegeben, die seitlich durch die Bauchdecken hindurch herausgeleitet und an eine Saugdrainage angeschlossen wird.

Die Empfehlung von BERESFORD und PENALVER u. GIRTANNER sowie von WHEELES aus den USA, bei der Totalexstirpation des Uterus den

Vaginalverschluß mit dem Klammerapparat TA 55 vor dem Absetzen des Uterus[13]

vorzunehmen, ist bei uns von SEIBOLD u. KRONE, KUHN u. HIRSCH sowie von SIMMEN u. Mitarb. aufgegriffen worden. Die genannten *Vorteile* in Form der geringen Kontamination der Peritonealhöhle mit Vaginalkeimen sowie der Abkürzung der Operationsdauer sind zunächst einleuchtend. Eine ausreichend nach kaudal fortgesetzte Lösung der Blase von der vorderen Vaginalwand ist Voraussetzung für das Anlegen des Gerätes. Die synthetischen resorbierbaren Klammern verschließen in einer Doppelreihe die Vagina, so daß der Uterus dann entlang der Magazinkante mit dem Skalpell abgesetzt werden kann. Dies bedeutet, daß zugleich eine Blutstillung am Vaginalstumpf erreicht wird, die nur selten zusätzliche Nähte erforderlich macht. Bei der überwiegenden Zahl der Fälle waren die Klammern nach etwa 3 Wochen vollständig resorbiert; in Einzelfällen wurden sie erst nach 3–4 Monaten abgestoßen oder mußten mit einer Pinzette entfernt werden. Den genannten Vorteilen stehen als *Nachteile* der Methode die Notwendigkeit einer großflächigeren Blasenpräparation und vor allem die enormen Kosten, mit der die einzelne Operation belastet wird, gegenüber.

Die

Peritonealisierung des Wundgebietes

(Abb. 33) schließt zugleich die Suspension der Vagina zur Prophylaxe eines Prolapses der blind endigenden Scheide und evtl. auch eine Enterozelenprophylaxe ein. Als Nahtmaterial ist ein

---

[13] Chirurgisches Klammerinstrument TA 55, Fa. Auto Suture Deutschland, Tönisvorst.

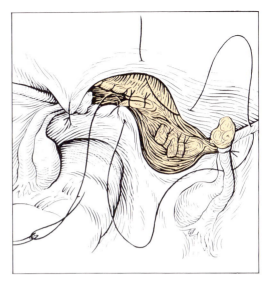

Abb. 33 Totalexstirpation des Uterus (XI). Peritonealisierung des Wundgebietes und Suspension der Vagina. Das Blasenperitoneum wird paramedian gefaßt. Anschließend nimmt die Nadel das Lig. teres uteri, das durchstochen wird, und die Tube, die unterfahren werden soll, auf, um an der Rückwand der Vaginalwand zu enden. Links ist der Faden geknüpft, rechts ist die Zirkulärnaht in entsprechender Weise gelegt

resorbierbarer Kunststoffaden (z.B. Vicryl Nr. 0 = metr. 4) geeignet. Der Faden faßt paramedian das Blasenperitoneum und säumt dieses nach lateral bis hin zum Lig. teres (rotundum) uteri, das durchstochen wird. Anschließend unterfährt er den Adnexabgang im Bereich des Mesosalpinx dicht unterhalb der Tube in einem gefäßlosen Abschnitt und durchsticht schließlich die Rückwand der Vagina paramedian. Beim Knüpfen des Fadens wird einerseits das Lig. teres uteri an den Vaginalstumpf herangezogen und dieser damit eleviert. Andererseits wird auf diese Weise das seitliche Wundgebiet extraperitonealisiert. Auf der Gegenseite wird in gleicher Weise eine Zirkulärnaht gelegt. Abschließend wird die in der Mitte verbliebene Peritonealwunde mit wenigen Knopfnähten verschlossen (Abb. 34). R. BÖRNER u. Mitarb. empfehlen, bei der Peritonealisierung auch die vordere Vaginalwand mitzufassen. Eine *stärkere Elevation der Vagina* – z. B. bei einem zugleich bestehenden Deszensus der Vagina ohne Inkontinenz – läßt sich dadurch erreichen, daß vor der Peritonealisierung die beiden Ligg. teretia uteri

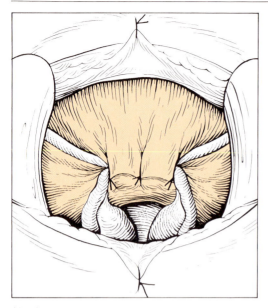

Abb. 34 Totalexstirpation des Uterus (XII). Endgültiger Verschluß der viszeralen Peritonealwunde. Zwischen den Ecknähten wird die verbliebene mediane peritoneale Restwunde durch a.-p. gelegte Knopfnähte verschlossen. Die Wundfläche im Bereich des supravaginalen Raumes ist jetzt extraperitonealisiert

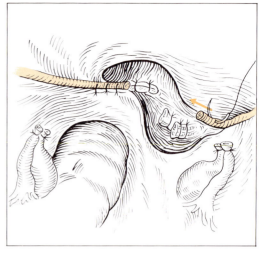

Abb. 35 Totalexstirpation des Uterus (XIII). Suspension des Vaginalstumpfes an den Ligg. teretia uteri. Das linke Lig. teres uteri ist quer verlaufend über die kraniale Vaginalwunde hinübergezogen und durch 3 Knopfnähte fixiert. Anschließend wird das rechte Lig. teres in gleicher Weise im Bereich des linken Anteiles der Vaginalwunde fixiert. Auf diese Weise kommt es zu einer Verkürzung und einem Überkreuzen der Bänder über der Vagina

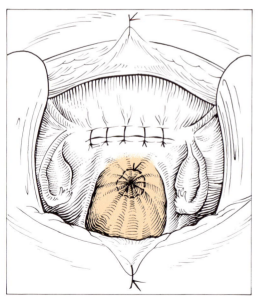

Abb. 36 Enterozelenprophylaxe. Obliteration des Douglas-Raumes nach Moscowicz. Findet sich bei bzw. nach einer abdominalen Hysterektomie ein weiter und tiefer Douglas-Raum, so ist es sinnvoll, diesen zur Enterozelenprophylaxe durch eine Zirkulärnaht mit nichtresorbierbarem Faden zu verschließen

von der Seite her über den Vaginalstumpf gezogen und darauf mit mehreren resorbierbaren Knopfnähten fixiert werden. Nach diesem

„Kreuzen der Ligg. teretia"

wird die verbleibende Peritonealwunde mit Einzelknopfnähten verschlossen (Abb. 35). Da durch den Fortfall der Zirkulärnähte bei der gesonderten Fixierung der Ligg. teretia am Vaginalstumpf die Ovarien nicht an den Scheidenstumpf herangezogen werden, sind postoperative Kohabitationsbeschwerden bei dieser Art der Peritonealisierung nicht zu erwarten! – Sinnvoll ist es, bei einem sehr weiten Douglas-Raum mit der Peritonealisierung eine

Enterozelenprophylaxe

zu verbinden (Abb. 36). Hierzu wird nach dem Vorschlag von Moscowicz unter Verwendung eines nichtresorbierbaren Kunststoffadens (z. B. beschichteter Mersilenefaden Ethibond, Fa. Ethicon, Nr. 0 bis 1 = metr. 3,5 bis 4) der Douglas-Raum durch eine Tabaksbeutelnaht obliteriert. Diese faßt vorn das Blasenperitoneum, seitlich das Lig. teres uteri, dorsal das

Peritoneum der Rektumvorderwand und kehrt auf dem gleichen Wege nach ventral zurück. Durch Knüpfen des Fadens wird der Douglas-Raum in Höhe des Vaginalstumpfes verschlossen.

Mit der Toilette der Bauchhöhle, dem Herunterholen des Netzes und dem schichtweisen Verschluß der Bauchdecken ist die abdominale Hysterektomie beendet.

Besonderheiten der abdominalen Hysterektomie unter Verwendung der primären Umstechung

Im vorstehenden wurde die abdominale Hysterektomie unter ausschließlicher Verwendung der Klemmentechnik dargestellt. Da das präparatorische Vorgehen bei der Anwendung der primären Umstechung keine Unterschiede aufweist und die einzelnen operativen Schritte sich entsprechen, sind nachfolgend im Vergleich zur Klemmentechnik lediglich zwei **Besonderheiten** zu beschreiben, und zwar:
– die primäre Umstechung des uterinen Adnexabganges,
– die primäre Umstechung der Uterinagefäße.

Ist das Abdomen durch Laparotomie eröffnet und der Uterus mit einer der auf S. 169 beschriebenen instrumentellen Möglichkeiten eleviert, so beginnt die

Umstechung des uterinen Adnexabganges

(Abb. 10, S. 170) mit dem Setzen der Gegenklemme dicht am Uterus. Es ist darauf zu achten, daß die Spitze der Klemme das Lig. ovarii proprium mitfaßt. Weitere Einzelheiten der Umstechung – evtl. unter Verwendung einer sog. stumpfen Nadel –, der Schnittführung bei der Durchtrennung des Adnexbündels und der Sicherung der Naht sind auf S. 170 ausführlich dargestellt.

Auch eine detaillierte Beschreibung der

primären Umstechung der Uterinagefäße

(Abb. 14–17, S. 173 ff.) in deren kranialen Anteilen ist bei der supravaginalen Uterusamputation auf S. 169 zu finden. Bei der Totalexstirpation des Uterus hat der Operateur vor Beginn der Uterinaligaturen darauf zu achten, daß die Blase ausreichend nach kaudal von der Zervixvorderwand abgelöst wird. Evtl. muß die Blasenpräparation im Verlauf der Operation mehrfach ergänzt werden (S. 178). Auch bei guter Beweglichkeit des Uterus wird zur sicheren Schonung des Ureters die *erste Uterinanaht* in Höhe des inneren Muttermundes und nicht tiefer gelegt. Die an der Spitze abgestumpfte Nadel findet wie die früher in der Chirurgie vielfach verwendete Deschamps-Nadel[14] den Gewebsspalt zwischen dem der Uteruskante straff anliegenden Gefäßbündel und dem seitlichen Myometrium leicht und ohne die Gefahr der Gefäßverletzung. Die Durchtrennung des ligierten Gefäßbündels erfolgt etwa 1 cm oberhalb der Naht, wobei der geknüpfte Faden stark zur Seite hin angespannt wird; hierdurch wird vermieden, daß er mit dem Skalpell durchschnitten wird. Anschließend wird der Faden sofort abgeschnitten, damit nicht mehr an ihm gezogen werden kann! Die *zweite Naht* faßt das Gefäßbündel etwa 2 cm unterhalb der ersten Ligatur und damit die tieferen Anteile des parametranen Lig. cardinale. Zur Sicherung der ersten Naht wird die zweite Naht nochmals über dem Stumpf der ersten Naht geknüpft und anschließend ebenfalls abgeschnitten (Abb. 17, S. 175). Für die Totalexstirpation des Uterus müssen im Gegensatz zur supravaginalen Uterusamputation die Umstechungen nun weiter nach kaudal fortgesetzt werden. Diesen Teil der Operation kann sich der Anfänger, bei mangelhafter Beweglichkeit des Uterus aber auch der Erfahrene durch einen

mehrfachen Seitenwechsel bei der Parametrienpräparation

---

14 Deschamps-Unterbindungsnadel: Aesc. Nr.: BM 745–749.

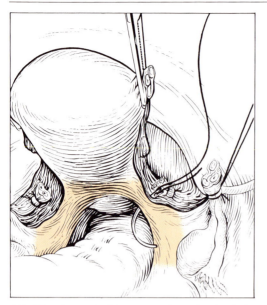

Abb. 37 Ligatur des Lig. sacrouterinum durch primäre Umstechung. Die durch die Elevation des Uterus nach kranial verlaufenden Ligg. sacrouterina werden mit einer stumpfen Nadel unterfahren und ligiert. Zuvor sollte der Ureterverlauf am hinteren Blatt des Lig. latum kontrolliert werden

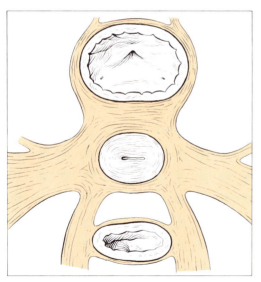

Abb. 38 Topographie des parametranen Gewebes. Für die Totalexstirpation des Uterus und damit für die Ligatur der kaudalen Anteile des Lig. cardinale und der Ligg. sacrouterina ist es wichtig zu wissen, daß sich beide Bänder kurz vor ihrem Ansatz an der Zervix vereinen. Bei normaler Topographie kann daher das Lig. sacrouterinum mit der untersten parametranen Naht mitgefaßt und ligiert werden

wesentlich erleichtern. Das heißt, daß nach den ersten zwei oder drei Uterinaligaturen zunächst die Uterinagefäße der Gegenseite umstochen und durchtrennt werden. Die so zu erreichende zunehmende Verminderung des parametranen Halteapparates erlaubt eine bessere Elevierbarkeit des Uterus, so daß dann auch auf der anderen Seite die zu präparienden Parametriumanteile dem Operateur mehr und mehr entgegenkommen. Hiermit wird zugleich eine ausreichend sichere Distanz zum Ureter hergestellt! Für die

primäre Ligatur der Ligg. sacrouterina

(Abb. 37) ist zu beachten, daß die uterusnahen Anteile der Ligamente an ihrem Ansatz an der Zervix zumeist mit den dorsalen Anteilen der Parametrien eine Einheit bilden (Abb. 38). Dies bedeutet, daß sich die Präparation mit der absteigenden Ligierung und Durchtrennung der seitlichen Parametrien mehr und mehr den von dorsal einfließenden Zügen des Lig. sacrouterinum (Plica rectouterina) nähert. Als Folge der Elevation des Uterus verlaufen die Ligg. sacrouterina schließlich fast senkrecht vom Kreuzbein nach kranial zur Zervix (Abb. 37). Hier kann das Lig. sacrouterinum jetzt in die letzte parametrane Umstechung mit hineingenommen, ligiert und durchtrennt werden. Es ist ratsam, für die Ligatur des Lig. sacrouterinum den Uterus stark symphysenwärts zu ziehen und zugleich den Douglas-Raum durch einen breiten und ausreichend langen Leberhaken[15] oder auch einen biegsamen Bauchspatel[16] sichtbar zu machen. Der Operateur lädt sich dann das angespannte Lig. sacrouterinum auf den Zeigefinger der linken Hand und unterfährt es mit der letzten parametranen Naht gemeinsam mit der stumpfen Nadel. Auf die Gefahr der insuffizienten Ligierung der Sakrouterinbänder in Form einer Nachblutung wurde auf S. 181 hingewiesen.

---

15 Wund- oder Leberhaken nach Mikulicz: Aesc. Nr.: BT 622 bzw. BT 623, gebogen, 120 × 50 mm bzw. 155 × 50 mm.
16 Bauch- oder Darmspatel, biegsam, nach Haberer: Aesc. Nr.: BT 758, 30 cm lang, mit einer Breite von 40–50 mm, konisch.

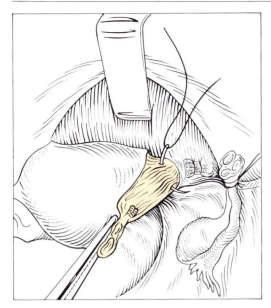

Abb. 39 Umstechung der seitlichen Scheidengewölbe. Bei der primären Umstechung wird nach Beendigung der Uterinaligaturen und der parametranen Präparation das seitliche Scheidengewölbe gemeinsam mit den kranialen Anteilen des paravaginalen Gewebes mit einer scharfen spitzen Nadel umstochen. Nach dem Knüpfen bleibt der Faden lang und wird mit einer Fadenklemme bewehrt.

Nach nochmaliger Kontrolle und – sofern notwendig – Ergänzung der Blasenpräparation und Inspektion des Douglas-Raumes bzw. des Rektum (S. 182) wird nun die

Scheideneckknaht

(Abb. 39) gelegt. Hierzu wird die Blase mittels eines Blasenhakens[17] nach kaudal gedrängt. So wird die vordere Vaginalwand ausreichend sichtbar. Nach nochmaliger palpatorischer Kontrolle der Scheidengewölbe wird mit einer spitzen und schneidenden Nadel das Scheidengewölbe von vorn nach hinten durchstochen. Als Nahtmaterial eignet sich ein resorbierbarer Kunststofffaden (z. B. Vicryl Nr. 0 = metr. 4). Mit dem Knüpfen werden die Scheidenecken und die kranialen Anteile des Parakolpium ligiert. Über der Naht wird die seitliche Scheidenwand mit dem Skalpell in horizontaler Richtung zur Mitte hin durchtrennt und damit das Scheidengewölbe eröffnet. Es ist ratsam, die sichtbar gewordenen Scheidenwände sofort mit einer zweiten entsprechenden Naht zu vereinen, die erste Scheideneckknaht abzuschneiden und den zweiten Faden, mit einer Klemme bewehrt, lang zu lassen. So kann an der ersten Naht nicht mehr gezogen werden; die Elevation mittels der zweiten Naht erleichtert später die endgültige Versorgung der Vaginalwunde. Ist die Umstechung des Parakolpium und der Scheidengewölbe auf der anderen Seite in gleicher Weise vorgenommen, so wird jetzt der Uterus im Bereich des Scheidengewölbes mit der Schere abgesetzt und die Scheidenwunde mit einer der auf S. 183 dargestellten Methoden versorgt.

Abdominale Totalexstirpation des Uterus mit Adnexexstirpation

Ergibt sich aufgrund des Befundes die Notwendigkeit, mit der Uterusexstirpation ein- oder beidseitig die Adnexe zu entfernen, so wird wie folgt vorgegangen: Die auch und gerade für die Darstellung der Adnexe wichtige

Elevation des Uterus

(Abb. 9 und 10, S. 169) erfolgt in Abhängigkeit von der Größe des Organes und der Indikation zur Uterusexstirpation mit einer Organfaßzange, chirurgischen Adnexklemmen oder auch einem Myombohrer. In jedem Fall ist es erforderlich, am uterinen Adnexabgang eine mittellange Kocher-Klemme als Gegenklemme zu setzen. Es folgt nun die

Darstellung und Ligatur des Lig. suspensorium ovarii (infundibulopelvicum)

(Abb. 40). Zu diesem Zweck werden die frei beweglichen bzw. zuvor aus vorhandenen Adhäsionen gelösten Adnexe mit einer anatomischen Pinzette angehoben. Nun kann die Tube

---

17 Zum Beispiel Wundhaken nach Mikulicz (Aesc. Nr.: BT 621) oder nach Kelly (Aesc. Nr.: BT 630), aber auch seitliches Spekulum nach Doyen (Aesc. Nr.: EL 860).

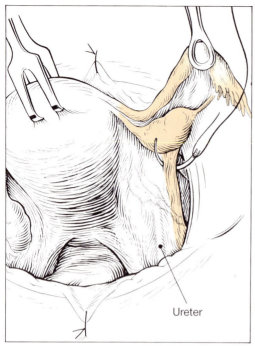 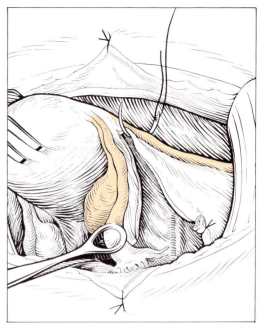

Abb. 40 Abdominale Totalexstirpation des Uterus mit Adnexen (I). Darstellung und Umstechung des Lig. suspensorium ovarii. Die rechten Adnexe sind mit einer Organfaßzange im Bereich des peripheren Tubenanteiles gefaßt und angehoben. Das Lig. suspensorium ovarii spannt sich an. Der Ureter ist unter dem hinteren Blatt des Lig. latum zu erkennen. Das Band wird in ausreichender Distanz zum Ureter mit einer stumpfen Nadel unterfahren und ligiert

Abb. 41 Abdominale Totalexstirpation des Uterus mit den Adnexen (II). Umstechung des Lig. teres uteri. Das rechte Lig. suspensorium ovarii ist umstochen und durchtrennt. Das Lig. latum ist bis zum Lig. teres hin inzidiert. Es wird jetzt das rechte Lig. teres uteri mit einer stumpfen Nadel unterfahren, umstochen und ohne Gegenklemme durchtrennt.

mit einer Klemme[18] oder auch einer Organfaßzange[19] peripher im Bereich der Ampulle gefaßt und angehoben werden. Auf diese Weise wird das Lig. latum entfaltet und das nach kraniolateral ziehende Lig. suspensorium ovarii sichtbar gemacht und angespannt (Abb. 40). Damit wird jetzt die zunächst erforderliche *Klärung der Uretertopographie* ermöglicht: Der Ureter kann unterhalb des Bandes, durch das hintere Blatt des Lig. latum hindurchschimmernd, erkannt

und an seinen wurmförmigen Kontraktionen identifiziert werden. Für den Operateur ist es wichtig, daß das gefäßlose Areal zwischen Lig. suspensorium ovarii und Ureter und damit die individuell unterschiedliche Distanz zwischen Ureter und Ovarialgefäßen ausgemacht wird. Eine **Gefährdung des Ureters** kann bei der Ligatur des Lig. suspensorium ovarii aus zweierlei Gründen eintreten:
– Der Ureter kann nahe am Band verlaufen bzw. durch Verwachsungen an dieses herangezogen sein, so daß er bei der Umstechung verletzt bzw. mitgefaßt wird.
– Eine aus übertriebener Furcht vor einer Ureterverletzung zu nahe am Gefäßbündel durchgestochene Naht führt zu einer Verletzung der V. ovarica mit Hämatombildung. Die erforderliche Blutstillung bringt den Operateur dann erst recht in bedenkliche Nähe zum Ureter.

---

18 Mittellange anatomische Klemme nach Heiss (Aesc. Nr.: BH 206) oder gerade bzw. gebogene Präparier- und Ligaturklemme nach Overholt-Geissendoerfer (Aesc. Nr.: BJ 20–26).
19 Ovarialzange nach Heywood-Smith (Aesc. Nr.: EO 310, 25 cm lang) oder gefensterte Dreieckslemme nach Duval-Collin (Aesc. Nr.: EA 41).

Ist die Topographie im Bereich des hinteren Blattes des Lig. latum geklärt, so werden das Lig. suspensorium ovarii und damit die Vasa ovarica mit einer stumpfen Nadel unterfahren und mit einem resorbierbaren Kunststoffaden (z. B. Vicryl Nr. 0 = metr. 4) ligiert. Das Ligament wird dann mit der Schere unter Belassung eines etwa 1 cm langen Stumpfes durchtrennt und der Faden sofort abgeschnitten. Eine zweite Naht uteruswärts erübrigt sich, wenn zuvor am uterinen Adnexabgang eine Gegenklemme gesetzt wurde. – Es folgen dann die

Umstechung und Durchtrennung des Lig. teres (rotundum) uteri

etwa 2 cm vom uterinen Ansatz entfernt. Die Nadel wird von ventral bis in die bereits vorhandene Wunde im Lig. latum hindurchgestochen, der Faden geknüpft und nach der Durchtrennung des Bandes in eine Fadenklemme genommen (Abb. 41). Jetzt können die beiden Blätter des Lig. latum leicht auseinandergedrängt und mit der halboffenen Schere von der seitlichen Uteruskante abgeschoben werden. Auf diese Weise werden die Uterinagefäße dargestellt (Abb. 14, S. 173).

Der **Fortgang der Operation** entspricht der Technik, wie sie auf S. 177 ff. für die abdominale Totalexstirpation des Uterus ohne Adnexexstirpation beschrieben wurde. Das heißt, es folgen:
– Blasenpräparation,
– Ligatur der Uterinagefäße mit Klemmentechnik oder primärer Umstechung,
– Absetzen des Uterus aus dem Scheidengewölbe,
– Versorgung der Scheidenwunde,
– Suspension des Vaginalstumpfes und Peritonealisierung.

Selbstverständlich kann die Adnexexstirpation auch mit der supravaginalen Uterusamputation kombiniert werden. – Bei der

Peritonealisierung

ist nach der Uterusexstirpation mit gleichzeitiger Adnexentfernung darauf zu achten, daß der Ureter nicht in seinem Verlauf verändert wird. Diese Gefahr besteht, wenn das hintere Blatt des Lig. latum in die Peritonealisierung einbezogen wird. Es ist ratsam, zunächst mit einer Zirkulärnaht das Blasenperitoneum paramedian und anschließend das Lig. teres zu fassen und die Naht an der Rückseite der Vaginalwand enden zu lassen. Anschließend werden die verbliebenen Peritoneallücken supravaginal sowie seitlich zwischen Lig. teres und Lig. suspensorium ovarii durch Knopf- bzw. Z-Nähte verschlossen.

Abdominale Totalexstirpation des Uterus mit Salpingektomie

Besteht die Absicht, mit dem Uterus einseitig oder beiderseits die Tube wegen operationsbedürftiger Organveränderungen oder auch unter prophylaktischen Gesichtspunkten, aber unter Erhalt der Ovarien zu entfernen (S. 166), so muß sich der Operateur wie bei der zusätzlichen Adnexexstirpation nach Elevation des Uterus zunächst die lateralen Adnexanteile darstellen. Zu diesem Zweck werden die Adnexe – evtl. nach stumpfer oder scharfer Adhäsiolyse – mit zwei Fingern aus dem Douglas-Raum angehoben und damit sichtbar gemacht. Das Fimbrienende wird nun mit einer anatomischen Klemme, besser noch mit einer gefensterten Organfaßzange (S. 190) gefaßt und nach lateral gezogen. Auf diese Weise wird die Mesosalpinx entfaltet (Abb. 42). Zur

Umstechung der Fimbria ovarica

(Abb. 42) wird diese – am einfachsten wieder mit einer stumpfen Nadel – mit einem resorbierbaren Kunststoffaden Nr. 0 = metr. 4 unterfahren. Nach dem Knüpfen wird die Fimbrie mit einer Präparierschere durchtrennt. Bei der jetzt notwendigen

Präparation des Mesosalpinx

(Abb. 43) ist unbedingt darauf zu achten, daß das Gefäßsystem im Bereich des Hilum ovarii geschont wird, damit Zirkulationsstörungen im Ovar vermieden werden (S. 167). Dies geschieht auf zweierlei Weise: Zum einen müssen die Umstechungen dicht am unteren Rand der Tube gelegt werden, so daß mit ihnen nicht die

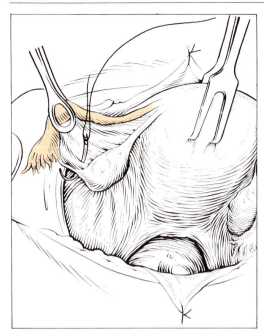

Abb. 42 Abdominale Totalexstirpation des Uterus mit beiderseitiger Salpingektomie (I). Elevation des Uterus und Umstechung der Fimbria ovarica links. Der Uterus ist mit einer zweizinkigen Uterusfaßzange nach Museux eleviert. Die linke Fimbria ovarica wird mit einer stumpfen Nadel umstochen

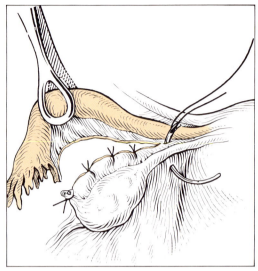

Abb. 43 Abdominale Totalexstirpation des Uterus mit beiderseitiger Salpingektomie (II). Elevation der Tube und Umstechung der Mesosalpinx. Die Tube ist mit einer Organfaßzange eleviert. Die Mesosalpinx ist unter Schonung des Ovarhilus in Einzelportionen umstochen und durchtrennt. Das Lig. ovarii proprium wird ebenfalls umstochen und durchtrennt

tubaren Äste der ovariellen Gefäße mitgefaßt werden. Zum zweiten soll die Mesosalpinx in kleinen Portionen umstochen und durchtrennt werden, da auch Massenligaturen die ovarielle Gefäßversorgung beeinträchtigen. Mit der letzten Naht wird zusätzlich das Lig. ovarii proprium umstochen. Die Ligatur bleibt lang und wird nach der Durchtrennung des Bandes mit einer Fadenklemme bewehrt und zur Seite gelegt. Das gleiche Vorgehen wiederholt sich auf der gegenüberliegenden Seite.

Der Fortgang der Operation entspricht der der supravaginalen oder totalen Uterusexstirpation (s. dort).

Intrafasziale Hysterektomie nach Aldridge

Eine operationstechnische Variante der geschilderten (extrafaszialen) abdominalen Uterusexstirpation stellt die von ALDRIDGE empfohlene intrafasziale Hysterektomie dar. Sie hat das *Ziel*, durch das Aushülsen der Zervix mit größerer Sicherheit Distanz von den umgebenden Hohlorganen zu halten, zugleich aber zur Prophylaxe des Zervixstumpfkarzinoms die Endozervix mit zu entfernen. Das Vorgehen entspricht allerdings nicht exakt einem „intrafaszialen" Operieren, da eine einer Faszie vergleichbare Schicht nur an der Zervixvorderwand zu finden ist, seitlich und dorsal indessen innerhalb der Zervixwand präpariert werden muß (OBER).

Die **Bedeutung** der intrafaszialen Hysterektomie wird unterschiedlich beurteilt. Während sie von einigen Operateuren zur routinemäßigen Anwendung empfohlen wird (KÄSER u. Mitarb., SPIER), stehen andere ihr eher kritisch gegenüber (OBER). In einigen Operationslehren fehlt die Aldridge-Technik ganz (GREENHILL, HUSSLEIN). Wir stellen die *Indikation* zur intrafaszialen Hysterektomie intra operationem, und zwar aus den folgenden Gründen:
– bei stärkeren retrovesikalen Varikositäten, die die Vermeidung einer tieferen retrovesikalen Präparation nahelegen;

- bei retrovesikalen bzw. retrozervikalen Narbenbefunden oder Endometriosen, die die Präparation erschweren;
- bei erschwerter Elevation des Uterus, z. B. infolge von parametranen oder sakrouterinen Narben.

Die **Operationsphasen** entsprechen bei der intrafaszialen Uterusexstirpation zunächst denen bei der extrafaszialen Hysterektomie:
- Elevation des Uterus,
- Absetzen der Adnexe vom Uterus, Salpingektomie bzw. Adnexexstirpation,
- Blasenpräparation.

Auch die

Darstellung und Ligatur der Uterinagefäße

beginnt wie beim extrafaszialen Vorgehen in Höhe des inneren Muttermundes. Diese wird jedoch bereits 1–2 cm oberhalb des Scheidengewölbes beendet. Dies bedeutet, daß hier wie bei der Trennung von Blase und Zervix das Ausmaß der Präparation eingeschränkt werden kann. Die Entstehung kleinerer Wundflächen muß als Vorteil der Operation anerkannt werden. Das

Aushülsen der Zervix

(Abb. 44) aus dem sog. Faszienmantel beginnt in Höhe der letzten Uterinaumstechung in einer Distanz von etwa 1 cm kranial der abgelösten Blase. Hierzu wird mit dem Skalpell die vordere Zervixwand etwa 2 mm tief quer inzidiert. Anschließend wird der Schnitt durch Spreizen mit der Schere nach kaudal intrafaszial erweitert (Abb. 45), wobei eine Kugelzange die Zervix straff nach kranial zieht. Es folgt in gleicher Höhe wie vorn die quere Spaltung des retrozervikalen Peritoneum und die quere Inzision der darunterliegenden Zervixmuskulatur. Blutungen im Bereich des Ansatzes der Ligg. sacrouterina (Plicae rectouterinae) bedürfen oftmals der Versorgung durch Umstechungen. Schließ-

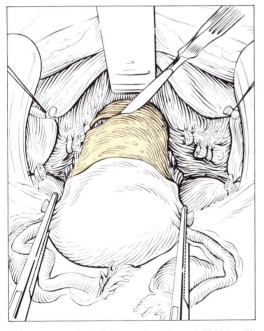

Abb. 44 Intrafasziale Hysterektomie nach Aldridge (I). Aushülsen der Zervix. Die Ligatur der Ovarialgefäße ist etwas unterhalb des inneren Muttermundes beendet worden. Die Ligg. suspensoria ovarii sind zur Mitentfernung der Adnexe umstochen und durchtrennt worden. Die Aushülsung der Zervix beginnt mit einer queren Inzision der Zervixvorderwand, etwa in Höhe des inneren Muttermundes

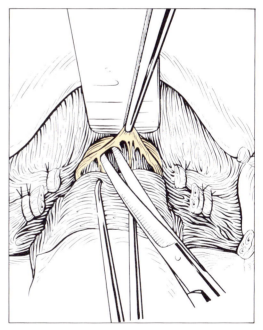

Abb. 45 Intrafasziale Hysterektomie nach Aldridge (II). Aushülsen des Zervixkernes. Nach querer Inzision der Zervixvorderwand wird die Zervix mittels einer Kugelzange stark nach oben und vorn eleviert. Mit der Präparierschere wird die Inzisionswunde intrafaszial nach kaudal erweitert

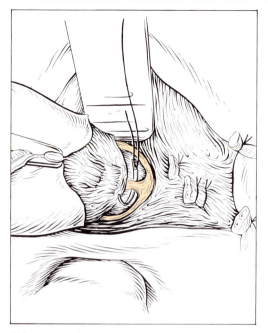

Abb. 46 Intrafasziale Hysterektomie nach Aldridge (III). Umstechung des Lig. cardinale. Nachdem die Zervix auch auf der Rückseite oberflächlich inzidiert wurde, werden die kranialen Anteile des Lig. cardinale parazervikal durch eine a.-p. Naht umstochen

lich werden auch die seitlichen Zervixwände mit dem Skalpell inzidiert. Dies führt dazu, daß die vordere und die hintere Zervixwunde miteinander verbunden werden. Es ist dabei ratsam, nach nur oberflächlicher Inzision an den Seiten zunächst die parazervikalen Reste des Lig. cardinale durch eine a.-p. gelegte Knopfnaht zu umstechen. Diese Naht sollte jedoch die Scheidengewölbe nicht mitfassen (CONTAMIN u. LEGER) (Abb. 46). Der Faden bleibt lang und wird mit einer Fadenklemme bewehrt. Er erleichtert dann später die Versorgung der Zervixwunde. Das *Absetzen des Uterus* kann dann ohne Blutung unter Zurücklassung der äußeren Zervixhülle erfolgen. Hierzu wird jetzt die Portio mit einer Kugelzange stark kranialwärts gezogen. Die Faszienmanschette wird zusätzlich mit einer chirurgischen Pinzette angehoben. Der Portiokern wird dicht am Rand der Vaginalwand umschnitten. Ist der Uterus entfernt, so ist bei der

Versorgung der Zervixfaszie

mit besonderer Sorgfalt für eine ausreichende Blutstillung zu sorgen. Am sichersten wird dies erreicht, wenn zweischichtig zunächst in der Tiefe die Wundränder dicht an der Vagina und dann unter Mitfassen des dorsalen Peritonealrandes die stehengebliebene Zervixhülle mit Knopfnähten verschlossen werden. Selbstverständlich ist es auch hier möglich, eine Abflußmöglichkeit für das Wundsekret aus dem supravaginalen Raum zu schaffen, indem das Zentrum der Wunde offengelassen wird und hier die Wundränder lediglich quer verlaufend gesäumt werden.

Ein der intrafaszialen Hysterektomie nach Aldridge vergleichbares Vorgehen besteht in der

abdominalen (kranialen) Konisation der Zervix,

wie es von STRUTYNSKI publiziert worden ist. Die *Indikationen* entsprechen weitgehend denen der supravaginalen Uterusamputation bzw. der intrafaszialen Hysterektomie. Nach dem Absetzen der Adnexe vom Uterus, einer auf wenige Zentimeter beschränkte Blasenpräparation und wenigen absteigenden Uterinanähten wird das Corpus uteri in Höhe des inneren Muttermundes, d.h. suprazervikal, abgesetzt (S. 174). Der Zervixstumpf wird dann mit einer an der vorderen Zervixwand quer fixierten Kugelzange angehoben. Nun wird der Zervikalkanal im Bereich der Zervixmuskulatur mit einem spitzen Skalpell ausgeschnitten. Die Versorgung des Wundgebietes entspricht der bei der intrafaszialen Hysterektomie nach Aldridge. Die supravaginale Uterusamputation mit Elektrokoagulation des Zervixkanales, die Korpusamputation mit Ausschneiden des Zervixkanales und die intrafasziale Hysterektomie unterscheiden sich damit nur graduell hinsichtlich der Zerstörung bzw. Entfernung der Endozervix bei gleichem Ziel in Form der Vermeidung eines Zervixstumpfkarzinoms.

Abdominale Hysterektomie bei Uterus myomatosus

Bei einem Uterus myomatosus sind die beiden folgenden Möglichkeiten der operativen Behandlung gegeben (S. 138):
- Myomenukleation,
- Uterusexstirpation.

Bei einer nur geringen Form- oder Größenveränderung des Uterus durch die Myombildung wird, sofern ein organerhaltendes Operieren nicht gewünscht wird, die Uterusexstirpation mit einer der im vorstehenden beschriebenen Methoden vorgenommen. **Operationstechnische Besonderheiten beim Uterus myomatosus** ergeben sich aus den folgenden Gründen:
- durch eine übermäßige Organvergrößerung,
- durch stärkere topographische Veränderungen,
- bei intraligamentären bzw. zervikalen Myomen.

Es ist verständlich, daß allgemeingültige operative Empfehlungen nicht gegeben werden können. Die Notwendigkeit der befundabhängigen Individualisierung und damit die einer sorgfältigen präoperativen Analyse der Topographie ergeben sich hieraus ohne weiteres, wenn insbesondere lebensbedrohliche Blutungen und Verletzungen von Nachbarorganen als häufigste Komplikationen vermieden werden sollen. Dennoch soll nachfolgend versucht werden, die wichtigsten **operationstechnischen Empfehlungen** für die Entfernung eines durch eine Myombildung stark veränderten Uterus darzustellen.

Bei der

Laparotomie

haben sich Art und Länge des Bauchschnittes nach dem Umfang der Organvergrößerung zu richten, damit nicht später unnötige präparatorische Schwierigkeiten in Kauf genommen werden müssen. Als *Regel* kann gelten, daß bis zur Nabeltransversale reichende Tumoren im allgemeinen von einem suprasymphysären, evtl. hoch angesetzten bzw. interiliakalen Querschnitt aus entfernt werden können. Bei deutlich stärkeren Organvergrößerungen ist primär der Längsschnitt zu bevorzugen. Sind palpatorisch oder evtl. sonographisch einzelne größere subseröse Myome als Ursache der Organvergrößerung zu erkennen, so kann bei einem Querschnitt ein Raumgewinn auch durch das der Hysterektomie vorausgeschickte Abtragen einzelner Knoten, ein „abdominales Morcellement", erreicht werden. Schwierige, insbesondere in der Tiefe des Abdomens vorgesehene Organzerstückelungen vor der Ligatur der Uterinagefäße müssen indessen unter allen Umständen unterlassen werden! – Die nach der Eröffnung der Bauchdecken erforderliche

topographische Orientierung

gelingt zumeist durch Beachtung der Bandverbindungen des Uterus: Tief ansetzende und zugleich meist aufgespaltene Adnexanteile weisen eher auf ein fundales Myom hin; hoch ansetzende, nicht voneinander distanzierte Insertionen von Tube und Lig. teres (rotundum) uteri lassen ein tiefsitzendes, evtl. intraligamentäres Myom annehmen. Auch die frühe

Luxation des Uterus vor die Bauchdecken

vermag die topographische Orientierung zu erleichtern. Dies gelingt allerdings oftmals erst nach der Ligatur und Durchtrennung der Adnexabgänge und der Ligg. teretia uteri, und zwar vor allem dann, wenn diese fundusnahe inserieren und dadurch ausgezogen und straff angespannt sind. Instrumentell ist zur Luxation großer Myome besonders die zwei- oder vierzinkige Organfaßzange[20] oder auch ein Myombohrer[21] geeignet (Abb. 47). Wie bereits gesagt, können evtl. einzelne nicht zu breit gestielte, subseröse Myome im Sinne eines Morcellements abgetragen werden, wenn hierdurch erkennbar Platz zu gewinnen ist. Die entstehende Wunde muß, da aus ihr vor der Ligatur der den Uterus versorgenden Gefäße erhebliche Blutverluste auftreten können, passager mit Klemmen versorgt werden. Ist der Uterus vor die Bauchdecken gebracht, so gelingt es jetzt zumeist, auch die tieferen Bandverbindungen zu identi-

---

[20] Organfaßzange nach Museux: Aesc. Nr.: OM 602, 19 cm lang; vierzinkige Organfaßzange nach Aesculap-Pratt: Aesc. Nr.: EO 165, 26 cm lang.
[21] Myombohrer nach Doyen: Aesc. Nr.: EO 433.

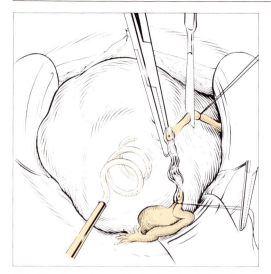

Abb. 47 Abdominale Hysterektomie beim Uterus myomatosus. Der stark vergrößerte Uterus myomatosus ist mit einem Myombohrer gefaßt und eleviert. Man erkennt die breit aufgespaltenen Adnexanteile. Die rechten Adnexe (Tube und Lig. ovarii proprium) sind umstochen und durchtrennt. Am Uterus ist eine Gegenklemme gesetzt. Das rechte Lig. teres uteri ist getrennt umstochen. Es wird mit dem Skalpell durchtrennt

fizieren. Auf der Rückseite des Uterus müssen nicht selten bestehende Adhäsionen mit dem Rektum bzw. Sigma dargestellt und präparatorisch beseitigt werden. Bei tiefsitzenden, zervikalen Myomen kann das Douglas-Peritoneum vom Tumor mit nach oben genommen worden sein. Schließlich weisen größere Myomknoten im Fundusbereich als Folge von Zirkulationsstörungen oftmals breitflächige Netz- und Dünndarmadhäsionen auf. Sie müssen ebenfalls rechtzeitig abpräpariert werden. Blutende abgelöste Netzzipfel werden unterbunden; Serosadefekte am Darm oder sogar perforierende Darmläsionen machen die sofortige Versorgung erforderlich (S. 1). – Das

Absetzen der Adnexabgänge bzw. der Ligg. teretia uteri

ist insbesondere bei Fundusmyomen, aber auch bei einer Torquierung des Uterus durch ein asymmetrisches Tumorwachstum erschwert. Sind die einzelnen Adnexanteile durch deren Verlaufskontrolle sicher erkannt worden, so werden sie zum Uterus hin durch das Setzen einer Gegenklemme, nach lateral durch eine Umstechung versorgt und durchtrennt. Dies wie das anschließende Abpräparieren der jetzt zu erkennenden Blätter des Lig. latum trägt oftmals wesentlich dazu bei, daß der Uterus beweglicher und damit besser luxierbar wird. – Voraussetzung für die

Blasenpräparation

ist die genaue Identifizierung des Blasenscheitels. Bei tiefsitzenden Myomen kann er stark nach kranial mitgenommen, bei großen Fundusmyomen unter diesen in der Tiefe schwer zugänglich sein. Ein balkonartig sich vorwölbendes Vorderwandmyom wird am besten gesondert mit einer Kugelzange gefaßt und eleviert, um so den vorderen Douglas-Raum inspizierbar

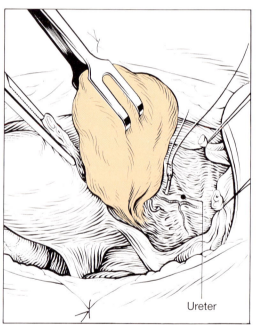

Abb. 48 Operation eines intraligamentären Myoms. Der Uterus ist stark nach links hinübergezogen. Das rechte Lig. teres uteri einerseits und die Tube und das Lig. ovarii proprium andererseits sind getrennt umstochen und durchtrennt. Zwischen den beiden Ligamentstümpfen ist das Peritoneum zur Seite hin im Sinne eines Bumm-Hilfsschnittes zusätzlich inzidiert. Nach Lösung des Myoms aus dem Tumorbett und Elevation desselben mit einer zweizinkigen Museux-Faßzange werden die Uterinagefäße sichtbar. Sie werden mit einer stumpfen Nadel umstochen. Der Ureter ist seitlich der Gefäßumstechung zu erkennen

zu machen. Ist der Blasenscheitel ausgemacht, so erfolgt die Inzision mit der Schere paramedian in dem beweglichen Teil, da von hier aus die Präparation im Septum vesicocervicale leicht gelingt (S. 172). – Das Uterinagefäßbündel weist beim großen Uterus myomatosus ebenfalls oftmals erhebliche Dislokationen auf. So kann es stark nach kranial ausgezogen und durch ein straffes Anliegen oder einen Verlauf in einer Rille zwischen Zervix und Myom schwer identifizierbar sein. Bei einem zervikalen Myom verläuft es evtl. bogenförmig nach lateral über das Myom. Wichtig ist, daß vor Beginn der Ligierung die genaue Darstellung der Gefäße und mit ihr die des Ureterverlaufes erfolgt. Dies gilt ganz besonders für die

Exstirpation intraligamentärer Myome

(Abb. 48). Bei dieser Lokalisation, zumeist seitlich des Uterus im Lig. latum, weist der Ureterverlauf eine große Variabilität auf. Die Exstirpation beginnt mit der getrennten Ligierung und Durchtrennung des Lig. teres uteri einerseits und der Tube und des Lig. ovarii proprium andererseits. Anschließend wird das den Tumor bedeckende Lig. latum zwischen Lig. teres und Tube etwa im Sinne eines Bumm-Hilfsschnittes zur Seite hin gespalten (Abb. 48). Der damit freigelegte obere Pol des intraligamentären Myoms wird je nach Größe mit einer Kugelzange oder einer zweizinkigen Organfaßzange gefaßt und eleviert. Dadurch spannen sich die Gewebsverbindungen zum Tumorbett an; sie können nach und nach durchtrennt werden. Der Operateur muß sich dabei *dicht am Tumor halten und darf nur sicher identifizierte Gewebszüge durchtrennen!* Letzteres gelingt am besten anhand der Verlaufskontrolle. Die größte Sicherheit gewinnt der Operateur, wenn er frühzeitig den Ureter an der Innenseite des hinteren Blattes des Lig. latum aufsucht und ihn im Tumorbett freilegt, bis die Kreuzung mit den Uterinagefäßen erreicht ist (Abb. 48). Die Gefahr einer Ureterverletzung ist aber auch dann gegeben, wenn bei mangelhafter Übersicht in der Tiefe des Tumorbettes präpariert wird und es dabei zu Blutungen kommt. Bei der notwendigen Blutstillung kann dann leicht der Ureter mitgefaßt werden!

Erweiterte abdominale Totalexstirpation des Uterus (Wertheim-Operation)

Das Erlernen der erweiterten abdominalen Totalexstirpation des Uterus zur Behandlung des Zervixkarzinoms gehört nicht zur Facharztausbildung. Die Unterweisung in dieser Operation wurde schon immer in den Ausbildungskliniken auf die wenigen Kollegen beschränkt, die *nach Beendigung der Facharztausbildung* z. B. zur Übernahme einer Oberarztfunktion an der Klinik verbleiben. Auf die sich seit einigen Jahren deutlicher abzeichnende Entwicklung, die Chirurgie des Zervixkarzinoms operativen Zentren zu überlassen, wurde in der Einleitung zu diesem Buch eingegangen (S. 1). Damit ist zugleich eine Begründung dafür gegeben, daß in dieser für die Facharztausbildung konzipierten Operationslehre lediglich die Prinzipien der Wertheim-Operation in Form einer **Skizzierung der einzelnen Operationsabschnitte** dargestellt werden. Das angestrebte Ziel ist es, den jungen Kollegen in den Stand zu setzen, den Ablauf der Operation zu verstehen und sich mit Hilfe dieses Buches auf die Aufgabe einer Operationsassistenz vorzubereiten.

Die **Geschichte** der operativen Therapie des Zervixkarzinoms (ARTNER, OBER, GITSCH u. PALMRICH) beginnt am 30. Jan. 1878, an dem Tag, an dem FREUND zum ersten Mal mit dieser Indikation eine einfache Hysterektomie ausführte. Die erste „erweiterte Hysterektomie" und damit die erste Ureterpräparation wurde am 8. Juni 1895 von RUMPF vorgenommen. Besondere Verdienste um die operative Behandlung des Zervixkarzinoms hat sich WERTHEIM erworben, der am 16. Nov. 1898 die bis heute an seinen Namen geknüpfte Operation vornahm. Seither haben eine Fülle operationstechnischer Empfehlungen die Technik stark variiert (NAVRATIL, ANTOINE, PALMRICH, MEIGS, BRUNSCHWIG, OKABAYASHI, OBER, GITSCH u.a.). Hieraus ergibt sich, daß abgesehen von der erforderlichen *Individualisierung des Eingriffes* aufgrund des Tastbefundes, des Ergebnisses der histologischen Diagnostik, der Lymphographie, der Computertomographie und der extragenitalen Besonderheiten der Operationsablauf in den einzelnen Kliniken schulmäßige Eigenheiten oder – wie OBER sagt – die Handschrift des jeweiligen Operateurs aufweist. Auf diese vielfältigen Besonderheiten kann hier nicht eingegangen werden. Beispielhaft sei hier lediglich die **Differenzierung des Radikalitätsgrades,** wie sie OBER u. MEINRENKEN vorgenommen haben, wiedergegeben.

Die Autoren unterscheiden:

- die ausgedehnte Operation mit vorangestellter Lymphonodektomie und dem Absetzen der Ligg. cardinalia an der Beckenwand (Mackenrodt-Latzko-Meigs);
- die Wertheim-Operation in der Modifikation nach Wagner mit fakultativer Lymphonodektomie, ausgedehnter Ureterpräparation und dem Absetzen der Ligg. cardinalia 1–2 cm von der Beckenwand entfernt;
- die begrenzte Operation in Anlehnung an Te Linde mit oberflächlicher Lymphonodektomie, eingeschränkter Ureterpräparation und dem Absetzen der Ligg. cardinalia 1–2 cm von der Zervix entfernt („modifizierte ursprüngliche Wertheim-Operation").

Die *unterschiedliche Radikalität* bezieht sich damit in erster Linie auf den Umfang der Resektion der lateralen (und dorsalen) Parametrien und die Lymphonodektomie, aber auch auf das Ausmaß der Kolpektomie und die Mitentfernung der Ovarien (KÄSER u. Mitarb., PIVER u. Mitarb., CASTAÑO-ALMENDRAL u. KÄSER).

Für die

Laparotomie

ist auch bei der erweiterten Hysterektomie zumeist ein etwas hoch angesetzter suprasymphysärer Querschnitt bzw. ein interiliakaler Querschnitt nach Mackenrodt und Mayland ausreichend. Letzterer bietet gerade bei adipösen Patientinnen und bei einem kurzen Abstand zwischen Symphyse und Nabel eher Vorteile gegenüber einem Unterbauchlängsschnitt.

Nach der Eröffnung des Abdomens erfolgt zunächst eine sorgfältige Palpation, die die Operabilität zu bestätigen hat. Zur *Elevation des Uterus* (Abb. 49) werden scharfe Klemmen[22] benutzt, die die Adnexabgänge dicht am Uterus bis über das Lig. ovarii proprium nach kaudal hinausgehend fassen. Wird der Uterus mit den Adnexklemmen stark nach kranial gezogen, so stellt sich der vordere Douglas-Raum dar. Jetzt kann zur

Präparation der paravesikalen Gruben (Latzko-Gruben)

(Abb. 49) das Peritoneum im Bereich der Blasenumschlagfalte paramedian mit der Präpa-

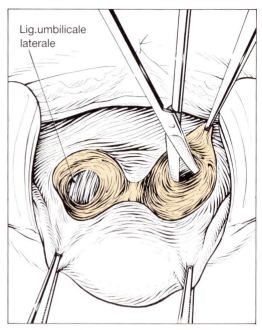

Abb. 49 Erweiterte abdominale Totalexstirpation (Wertheim-Operation) (I). Präparation der paravesikalen Gruben (Latzko). Nach paramedianer Inzision des Blasenperitoneum wird median des Lig. umbilicale laterale stumpf bis zum Beckenboden auf beiden Seiten eine tiefe Grube präpariert. Der Uterus wird dazu mit Kocher-Klemmen an den Adnexabgängen gefaßt und kräftig eleviert

rierschere gespalten werden. Die Plica vesicouterina in der Mittellinie bleibt zunächst erhalten. Von den Inzisionsstellen aus wird stumpf nach kaudal vorpräpariert, bis der Beckenboden erreicht ist. Hier wird das Lig. umbilicale laterale am seitlichen Rand der Grube sichtbar. Durch diesen Operationsschritt wird die spätere Ureterpräparation wesentlich erleichtert. – Es folgt nun das

Absetzen der Ligg. teretia uteri und der Adnexe

(Abb. 40 und 41). Hierzu werden beide Ligg. teretia etwa 3 cm von ihrem uterinen Abgang entfernt umstochen und durchtrennt. Eine am Fimbrienende angesetzte Organfaßzange stellt dann die Adnexe dar, so daß nun je nachdem, ob diese partiell oder vollständig erhalten bzw. entfernt werden sollen, der uterine Adnexabgang, die Fimbria ovarica oder auch das Lig.

---

[22] Scharfe Klemmen: Aesc. Nr.: BH 612, 13 cm lang.

suspensorium ovarii (infundibulopelvicum) unter Sicht umstochen werden kann. Die peripheren Fäden bleiben lang und werden mit einer Fadenklemme versorgt, da auf diese Weise die Lymphonodektomie und die Peritonealisierung erleichtert werden können.

Die

Lymphonodektomie

(Abb. 50) beginnt mit dem **Bumm-Hilfsschnitt.** Er wird mit der Präparierschere von median nach lateral zwischen Lig. teres uteri und Lig. suspensorium ovarii bis über die Kuppe der lateralen Beckengefäße geführt. Er spaltet die beiden Blätter des Lig. latum nach kraniolateral bis über die Teilungsstelle der A. iliaca communis hinaus. Von diesem Schnitt aus kann das Lig. latum breit entfaltet werden, so daß lateral die großen Beckengefäße, an der Innenseite des hinteren Blattes des Lig. latum der Ureter sichtbar werden (Abb. 50). Ist dann auch die die Beckengefäße überziehende Gefäßscheide von kranial her bis zur Rosenmüller-Grube mit der Präparierschere gespalten, so kann mit der **Exstirpation der Lymphknoten** an der seitlichen Beckenwand begonnen werden. Dies geschieht unter Verwendung einer dreieckigen Organfaßzange nach Collin[23] und einer feinen Präparierschere, und zwar in der folgenden Reihenfolge:

– *Lymphonodi iliaci externi:* Ihre Entfernung geht von der Gabelung der A. iliaca communis aus. Das zu entfernende Gewebe wird absteigend durch Präparation beiderseits der Gefäße mehr und mehr gestielt und am Beginn des Femoraliskanales über einer Unterbindung abgesetzt.

– *Lymphonodi iliaci interni:* Diese Lymphknoten finden sich entlang der Vasa iliaca interna. Mit ihrer Präparation wird bereits ein Teil der Fossa pararectalis freigelegt. Zugleich wird auf diese Weise der Abgang der Vasa uterina von den Vasa iliaca interna sichtbar gemacht. Das uterine Gefäßbündel trennt jetzt mit dem darunterliegenden Lig. cardinale wie eine Gewebsbrücke die Fossa pararectalis von der ventral liegenden Fossa paravesicalis (Abb. 51).

---

23 Dreieckige Organfaßzange nach Collin: Aesc. Nr.: EA 20.

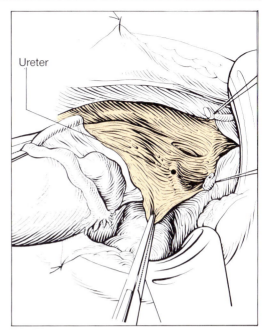

Abb. 50 Erweiterte abdominale Totalexstirpation (Wertheim-Operation) (II). Absetzen der rechtsseitigen Ligamente, Bumm-Hilfsschnitt. Das Lig. teres uteri und das Lig. suspensorium ovarii sind auf der rechten Seite umstochen und durchtrennt. Die lang gelassenen Fäden werden in eine Fadenklemme genommen. Zwischen den Ligamentstümpfen ist das Peritoneum im Sinne eines Bumm-Hilfsschnittes zusätzlich zur Seite hin gespalten. Durch Anheben des hinteren Blattes des Lig. latum wird an dessen Innenseite der Ureter sichtbar

– *Lymphonodi der Fossa obturatoria:* Nach stumpfer Ablösung der A. und der V. iliaca externa von der Beckenwand (M. psoas) ist es möglich, die in Fettgewebe eingebetteten Lymphknoten der Fossa obturatoria von der seitlichen Beckenwand stumpf abzulösen. Sie werden anschließend von median her unterhalb der großen Gefäße mit der Collin-Dreiecksklemme gefaßt und von hier aus exstirpiert. Der als weißer Strang durch die Fossa obturatoria ziehende N. obturatorius ist zu schonen.

Die

Radioisotopen-Radikaloperation

des Zervixkarzinoms der 1. Universitätsfrauenklinik Wien (GITSCH u. Mitarb.) versucht, durch Isotopendarstellung des Lymphgewebes mittels kolloidalem

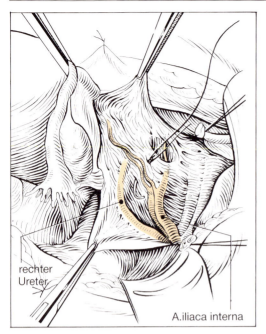

Abb. 51 Erweiterte abdominale Totalexstirpation (Wertheim-Operation) (III). Ligatur der Uterinagefäße. Die Lymphonodi iliaci externi und interni sind entfernt. Der rechte Ureter ist auf dem hinteren Blatt des Lig. latum liegend dargestellt. Die Uterinagefäße laufen in den kranialen Anteilen des Lig. cardinale, das wie eine Brücke die paravesikale von der pararektalen Grube trennt. Das Gefäßbündel wird mit einer stumpfen Nadel unterfahren

[198]Au eine radikalere, d. h. vollständigere Entfernung der Lymphknoten zu erreichen (TULZER u. KUPKA). Die Prüfung der Gammastrahlung mittels eines nach dem Geiger-Prinzip arbeitenden Detektors zeigt das Vorhandensein von weiterem Drüsengewebe an.

Nach Abschluß der Lymphonodektomie bereitet die

Ligatur der Uterinagefäße

(Abb. 51) zumeist keine Schwierigkeiten mehr, da ihr Abgang an den internen Iliakalgefäßen deutlich sichtbar geworden ist. Das gleichzeitige Einführen von zwei Fingern in die Fossa paravesicalis und in die Fossa pararectalis mit zugleich zur Seite gerichteten massierenden Bewegungen führt zu einer zusätzlichen „Verschmälerung des Bandes" (KÄSER), womit dieses noch besser herausgearbeitet wird. Wir unterfahren die Gefäße mit einer stumpfen Nadel mit einem resorbierbaren Kunststoffaden

und unterbinden sie unmittelbar an ihrem Abgang von der A. und der V. iliaca interna. Der mediane Faden bleibt als Zügel für das Ureterdach lang (s. u.). Durch weitere, beckenbodenwärts absteigende Umstechungen des Lig. cardinale kommt es schließlich im Bereich der Fossa obturatoria zur Vereinigung der Fossa paravesicalis mit der Fossa pararectalis. Die *Resektion der Parametrien* muß dicht an der Beckenwand erfolgen, damit auch die zwischen Zervix und Beckenwand unregelmäßig verteilt liegenden Lymphknoten mitentfernt werden (LICHTENEGGER u. Mitarb.). Um dies zu erreichen, ist die primäre Umstechung bzw. die Versorgung der Gefäße mit Haemoclips dem Absetzen über Klemmen vorzuziehen.

Die erfolgreiche und schonende

Ureterpräparation

(Abb. 52 und 53) ist an zwei *Voraussetzungen* gebunden:

– Zum ersten sollte der Ureterpräparation die

Durchtrennung der Ligg. sacrouterina

vorausgeschickt werden, da der Uterus danach lediglich noch an der Scheide bzw. den Resten des Parakolpium hängt und so erheblich besser elevierbar wird. Die Ureterpräparation kann dann fast im Niveau der Laparotomiewunde erfolgen. Zu diesem Zweck muß zunächst der Ureter von der Innenseite des hinteren Blattes des Lig. latum auf einer Strecke von 2–3 cm mobilisiert werden. Danach kann das hintere Blatt ohne Uretergefährdung bis zum Lig. sacrouterinum (Plica rectouterina) hinunter mit der Schere durchtrennt werden. Jetzt ist die *Präparation des Rektum* erforderlich, das von der Zervix- und Scheidenhinterwand abgelöst werden muß. Liegen die Ligg. sacrouterina frei, so können sie in mehreren Portionen in Richtung auf das Kreuzbein umstochen und durchtrennt werden (Abb. 52).

– Zum zweiten muß vor der Ureterpräparation die

Blasenpräparation

bis unterhalb der Stelle, an der die Scheide abgesetzt werden soll, nachgeholt werden (S. 198). Lateral wird dabei das Parakolpium sichtbar,

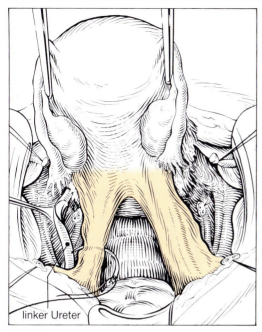
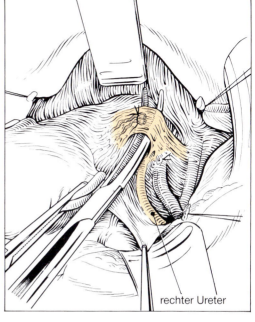

Abb. 52 Erweiterte abdominale Totalexstirpation (Wertheim-Operation) (IV). Umstechung der Ligg. sacrouterina. Die Stümpfe der durchtrennten Uterinagefäße sind beiderseits dicht an den Vasa iliaca interna zu erkennen. Das Douglas-Peritoneum ist inzidiert und das Rektum von der Zervix- und Scheidenrückwand abpräpariert. Auf der linken Seite ist der Ureter vom hinteren Blatt des Lig. latum abgelöst. Das linke Lig. sacrouterinum kann jetzt ohne Gefährdung des Ureters umstochen werden

Abb. 53 Erweiterte abdominale Totalexstirpation (Wertheim-Operation) (V). Ureterpräparation. Nach der beiderseitigen Durchtrennung der Ligg. sacrouterina ist der Uterus gut elevierbar geworden. Die Ureterpräparation kann somit fast in Höhe der Bauchdecken erfolgen. Eine Overholt-Klemme ist von dorsal in den Ureterkanal eingeführt. Durch Spreizen des Instrumentes wird der Kanal erweitert

Die *eigentliche Präparation des Ureters* (Abb. 53) beginnt mit der Mobilisierung desselben unter Erhalt des Mesureters (GITSCH u. PALMRICH) bis zu seinem Eintritt in den Ureterkanal. Ist der Haltefaden an den Vasa uterina angehoben, so kann eine geschlossene, gebogene Klemme[24] mit der Konkavität nach median von dorsal in den *Ureterkanal* eingeführt werden. Durch Spreizen des Instrumentes wird der Kanal erweitert. Auf dem Rückweg nimmt er von ventral einen resorbierbaren Kunststoffaden (z.B. Vicryl Nr. 0 = metr. 4) mit, mit dem das Ureterdach (kraniale Anteile des Lig. cardinale) zur Seite hin in ausreichendem Abstand vom Ureter unterbunden wird. In gleicher Weise wird der ventral sich anschließende Teil des Parametrium, das Lig. vesicouterinum, unterfahren, unterbunden und durchtrennt. Der Ureter läßt sich dann mühelos mit wenigen Scherenschlägen von der Unterlage lösen und zur Seite hin abschieben, so daß er bis zu seinem Eintritt in die Blase freiliegt.

Es ist ratsam, nun noch einmal zu kontrollieren, ob die Mobilisierung und damit die Distanzierung von Rektum, Ureter und Blase vom oberen Scheidendrittel ausreichend ist. Danach kann mit dem

Absetzen des Uterus

---

[24] Zum Beispiel Präparier- oder Ligaturklemme nach Overholt-Geissendoerfer (auch oft nur als „Overholt-Klemme" bezeichnet), die sich in der Chirurgie zur sog. „**Overholt-Präparation**" bei der Darstellung und Identifizierung von Gewebssträngen zunehmender Beliebtheit erfreut (Aesc. Nr.: BJ 22 bzw. 23, 21 bzw. 22,5 cm lang).

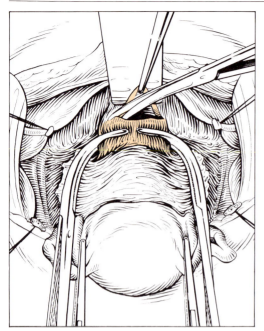

Abb. 54 Erweiterte abdominale Totalexstirpation (Wertheim-Operation) (VI). Absetzen des Präparates. Nach der Umstechung des Parakolpium und ausreichender Präparation der Blase werden oberhalb der Abtragungsstelle zwei Wertheim-Klemmen gesetzt, die die mitzuentfernende Scheidenmanschette nach unten verschließen. Die vordere Scheidenwand wird unterhalb der Wertheim-Klemmen mit der Schere inzidiert und dann umschnitten

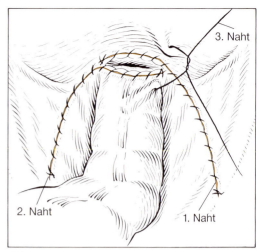

Abb. 55 Erweiterte abdominale Totalexstirpation (Wertheim-Operation) (VII). Peritonealisierung nach Symmonds und Pratt. Die erste fortlaufende Naht beginnt am rechten Lig. suspensorium ovarii, verschließt die seitliche Peritonealwunde, faßt das Lig. teres uteri und fixiert schließlich das Blasenperitoneum an der vorderen Scheidenwand. Sie wird mit dem linken Haltefaden der Vagina verknüpft. Die zweite fortlaufende Naht verläuft entsprechend vom linken Lig. suspensorium ovarii aus und fixiert die Rektumvorderwand an der hinteren Vaginalwand. Die dritte Nahtreihe verschließt die in der Mitte verbliebene Lücke über dem Scheidenstumpf

(Abb. 54) begonnen werden. Hierzu werden die jetzt gut sichtbaren kranialen Anteile des Parakolpium mit 1–2 Umstechungen ligiert, und zwar so weit nach kaudal, wie die Amputation der Vagina im Bereich ihres oberen Drittels vorgesehen ist. Die letzte Naht faßt die seitliche Vaginalwand mit und dient als Haltefaden. Das Ausmaß der Scheidenresektion richtet sich nach der präoperativ vorgenommenen Schiller-Jodprobe. Oberhalb der geplanten Resektionsstelle wird von beiden Seiten je eine Wertheim-Hysterektomieklemme[25] gesetzt, die den zu resezierenden kranialen Vaginalteil verschließen. Unterhalb dieser Klemmen wird dann das Präparat mit einer kräftigen Präparierschere[26] abgesetzt. – Für die Deckung des ausgedehnten Wundgebietes hat sich die

Peritonealisierung nach Symmonds und Pratt

(Abb. 55) bewährt. Hierzu werden drei Nahtreihen benötigt. Die *erste fortlaufende Naht* beginnt rechts seitlich im Bereich des Lig. suspensorium ovarii. Nach der Adaptation der lateralen Wundanteile werden das Lig. teres (rotundum) uteri und anschließend das Blasenperitoneum gefaßt. Beide werden an der Scheidenvorderwand fixiert. Der Faden dieser Naht

---

[25] Hysterektomie- bzw. Vaginalklemme nach Wertheim mit unterschiedlich starker Krümmung: Aesc. Nr.: BJ 576, 577 oder 580.

[26] Gebogene stumpfe Schere nach Sims: Aesc. Nr.: BC 743, 23 cm lang.

wird an der gegenüberliegenden Seite mit dem Haltefaden der Vagina verknüpft. Die *zweite fortlaufende Naht* verläuft korrespondierend vom linken Lig. suspensorium ovarii zum linken Lig. teres und heftet das Rektumperitoneum an die Scheidenhinterwand. Die *dritte Nahtreihe* hat nun nur noch durch die Vereinigung des Blasen- und Rektumperitoneum die verbliebene Lücke über dem Scheidenlumen zu verschließen.

Es ist eine

Drainage

der großen Wundhöhle erforderlich. Zu diesem Zweck werden an ihrem tiefsten Punkt ein oder zwei Redon-Drains eingelegt und seitlich zur Bauchwand herausgeleitet (S. 184). Sie werden für einige Tage, und zwar bis zum Nachlassen der Wundsekretion, an Vakuumflaschen angeschlossen.

Literatur

Aitken, J.M., D.M. Hart, J.B. Anderson, R. Lindsay, D.A. Smith, C.F. Speirs: Osteoporosis after oophorectomy for non-malignant disease in premenopausal women. Brit. med. J. 1973/II, 325

Artner, J., A. Schaller: Die Wertheim'sche Radikaloperation. Anfänge, Fortschritte, Ergebnisse 1898–1968. Maudrich, Wien 1968

Artner, J., H. Holzner: Selektive oder obligatorische Lymphonodektomie bei der Wertheim'schen Radikaloperation? Arch. Gynäkol. 209 (1971) 452

Artner, J., J.H. Holzner, A. Schaller: Die Wertheim'sche Radikaloperation. Maudrich, Wien 1972

Artner, J.: Zur operativen Behandlung des Zervixkarzinoms. Wien. klin. Wschr. 85 (1973) 300

Beresford, J.M.: Automatic stapling techniques in abdominal hysterectomy. Surg. Clin. N. Amer. 64 (1984) 609

Börner, R., P. Börner, G. Börner: Vereinfachte und verbesserte Peritonealisierung des Operationsgebietes nach abdominaler Totalexstirpation des Uterus. Geburtsh. u. Frauenheilk. 30 (1970) 1097

Broberg, Ch.: Catheter drainage after gynecologic surgery; a comparison of methods. Amer. J. Obstet. Gynecol. 149 (1984) 18

Castaño-Almendral, A., O. Käser: Probleme der Behandlung des Collumkarzinoms. Gynäkologe 1 (1969) 187

Contamin, R., P. Leger: Anatomic principles of major gynecologic surgery. Abdominal hysterectomy. Int. J. Gynaecol. Obstet. 8 (1970) 522

Gitsch, E., H. Holzner: Der Einfluß des Uterus auf die Entwicklung experimenteller Ovarialtumoren. Arch. Gynäkol. 207 (1969) 36

Gitsch, E.: Die Radioisotopenoperation in der Gynäkologie. Wien. klin. Wschr. 82 (1970) 727

Gitsch, E., A.H. Palmrich: Gynäkologisch-operative Anatomie. Einfache und erweiterte Hysterektomie. De Gruyter, Berlin 1972

Gitsch, E., H. Janisch, H. Tulzer: Die Isotopen-Radikaloperation des Kollumkarzinoms vom Typ II. Schweiz. Z. Gynäkol. Geburtsh. 3 (1972) 121

Gitsch, E.: Wann ist die Drainage von Wundbett oder Bauchhöhle indiziert? Gynäkol. Prax. 2 (1978) 205

Gordon, T., W.B. Kannel, M.C. Hortland, P.M. McNamara: Menopause and risk of cardiovascular disease. The Framingham study. Ann. intern. Med. 85 (1976) 447

Graber, E.A., H.R.K. Barber, J.J. O'Rourke: Bladder mobilization in hysterectomy. Obstet. and Gynecol. 30 (1967) 591

Greenhill, J.P.: Operative Gynäkologie. Schattauer, Stuttgart 1975

Hauser, G.A.: Bedeutung der medikamentösen Therapie des „syndrome de l'ovaire restant". Geburtsh. u. Frauenheilk. 40 (1980) 17

Hempel, E., G. Illessy, K.-H. Schubert: Zum Verhalten des Lipidspektrums nach kompletter Ovarektomie und nachfolgender Substitution mit Estradiolvalerat oder Norethisteronazetat. Zbl. Gynäkol. 109 (1987) 1285

Horvath, T.J., H. Biedermann, A.E. Schindler: Ovarialtumor nach Hysterektomie. Geburtsh. u. Frauenheilk. 40 (1980) 1087

Husslein, H.: Die gynäkologischen Operationen und ihre topographisch-anatomischen Grundlagen, 9. Aufl. Thieme, Stuttgart 1971

Kaiser, R., W. Geiger, H.-J. Künzig: Ovarialfunktion und vegetative Symptomatik nach Hysterektomie in der Geschlechtsreife. Geburtsh. u. Frauenheilk. 39 (1979) 282

Käser, O., F.A. Iklé, H.A. Hirsch: Atlas der gynäkologischen Operationen, 4. Aufl. Thieme, Stuttgart 1983

Kilkku, P., M. Grönroos, L. Rauramo: Supravaginal uterine amputation with preoperative electrocoagulation of endocervical mucosa. Acta obstet. gynecol. scand. 64 (1985) 175

Kofler, E.: Über die Häufigkeit vorheriger Hysterektomien und/oder unilateraler Ovarektomien bei Frauen mit malignen Ovarialtumoren. Geburtsh. u. Frauenheilk. 32 (1972) 873

Kosowski, I.: Zur Frage der Drainage bei der gynäkologischen Laparotomie. Zbl. Gynäkol. 96 (1974) 1140

Krieglsteiner, H.P., W. Erhardt, I. Wriedt-Lübbe, G. Blümel: Vergleichende Untersuchungen von Hysterektomieklemmen. Geburtsh. u. Frauenheilk. 41 (1981) 580

Kubista, E., S. Kupka: Klinische Problematik, Therapie und Prophylaxe des primären Tubenkarzinoms. Geburtsh. u. Frauenheilk. 37 (1977) 1044

Kuhn, K., H.A. Hirsch: Einsatz eines Klammerapparates zum Vaginalverschluß bei abdominaler Hysterektomie. Ber. Gynäkol. Geburtsh. 122 (1986) 854

Kürzl, R., D. Messerer, P. Messerer: Überlegungen zur sog. prophylaktischen Ovarektomie. Geburtsh. u. Frauenheilk. 45 (1985) 115

Kyank, H.: Prophylaktische Gesichtspunkte bei der Indikationsstellung gynäkologischer Operationen. Zbl. Gynäkol. 95 (1973) 833

Lauritzen, Ch.: Das Klimakterium der Frau. Med. Klin. 66 (1971) 1255

Lauritzen, Ch.: Grundlegende Daten über das Klimakterium und seine Beschwerden. Therapiewoche 24 (1974) 45

Lehmann-Willenbrock, E., M.-H. Riedel: Klinische und endokrinologische Untersuchungen zur Therapie ovarieller Ausfallserscheinungen nach Hysterektomie unter Belassung der Adnexe. Zbl. Gynäkol. 110 (1988) 611

Lichtenegger, W., E. Burghardt, F. Anderhuber: Die Technik der Parametriumresektion im Rahmen der abdominalen Radikaloperation des Zervixkarzinoms. Arch. Gynecol. 242 (1987) 430

Maroni, E., B. Keller-Flückinger, W. E. Schreiner: Untersuchungen über die Häufigkeit laparotomiebedürftiger Erkrankungen der zurückbelassenen Adnexe nach Hysterektomie („residual ovary syndrome"). Geburtsh. u. Frauenheilk. 40 (1980) 25

Moscowicz, A. V.: The pathogenesis, anatomy and cure of prolapse of the rectum. Surg. Gynecol. Obstet. 15 (1912) 7

Ober, K. G., H. Meinrenken: Gynäkologische Operationen. In Guleke, N., R. Zenker: Allgemeine und spezielle chirurgische Operationslehre, 2. Aufl. Bd. IX. Springer, Berlin 1964

Ober, K. G.: Die abgestufte Therapie des Zervixkarzinoms. Geburtsh. u. Frauenheilk. 38 (1978) 671

Paulussen, F.: Ovarialfunktion und Coronarsklerose. Gynäkologe 2 (1970) 128

Pelusi, G., D. Gentile, A. Stanca: Aspetti morfologici e functionali delle ovarie residue nelle isterectomie vaginali. Riv. ital. Ginecol. 52 (1968) 684

Penalver, M. A., R. E. Girtanner: Benefits of stapling in abdominal hysterectomy. Surgical techniques and opinions 1985, S. 189

Philipp, K.: Ergebnisse der routinemäßigen Entfernung der Ovarien und/oder Tuben im Rahmen der vaginalen Hysterektomie. Geburtsh. u. Frauenheilk. 40 (1980) 159

Piver, M. S., F. Rutledge, J. P. Smith: Five classes of extended hysterectomy for women with cervical cancer. Obstet. and Gynecol. 44 (1974) 265

Randall, C. L., F. P. Paloucek: The frequency of oophorectomy at the time of hysterectomy. Amer. J. Obstet. Gynecol. 100 (1968) 716

Reiffenstuhl, G.: Die Versorgung des Scheidenstumpfes bei der Uterusexstirpation. Geburtsh. u. Frauenheilk. 32 (1972) 1022

Reiffenstuhl, G.: Zur erweiterten Indikation bei der vaginalen Uterusexstirpation. Wien. med. Wschr. 127 (1977) 541

Robinson, R. W., N. Higano: Increased incidence of coronary heart disease in women castrated prior menopause. Arch. intern. Med. 104 (1959) 908

Schilling, H., P. Schneck: Anwendung der Vakuumsaugdrainage nach Redon in der Gynäkologie. Zbl. Gynäkol. 93 (1971) 298

Schweppe, K. W., F. K. Beller: Zur Frage der prophylaktischen Ovarektomie. Geburtsh. u. Frauenheilk. 39 (1979) 1024

Seibold, H., H. A. Krone: Anwendung des Klammerapparates TA 55 bei der abdominalen Hysterektomie. Geburtsh. u. Frauenheilk. 47 (1987) 210

Simmen, U. J., E. Dreher, E. Kubista, H. Bruck: Vaginalverschluß mit resorbierbaren Klammern bei der abdominalen totalen Hysterektomie. Geburtsh. u. Frauenheilk. 48 (1988) 175

Spier, R.: Zur intraisthmischen Uterusexstirpation. Münch. med. Wschr. 113 (1971) 1628

Strutyński, A.: A new method of total abdominal hysterectomy by means of a cylindrical knife. Ginekol. pol. 39 (1968) 327

Swartz, W. H., P. Tanaree: Suction drainage as an alternative to prophylactic antibiotics for hysterectomy. Obstet. and Gynecol. 45 (1975) 305

Swartz, W. H., P. Tanaree: T-tube suction drainage and/or prophylactic antibiotics. A randomised study of 451 hysterectomies. Obstet. and Gynecol. 47 (1976) 665

Symmonds, R. E., J. H. Pratt: Prevention of fistulas and lymphocysts in radical hysterectomy. Obstet. and Gynecol. 17 (1961) 57

Tulzer, H., S. Kupka: Über den Wert der obligatorischen Lymphonodektomie bei der Wertheimschen Radikaloperation. Geburtsh. u. Frauenheilk. 36 (1976) 493

Tulzer, H., S. Kupka: Das Ausmaß des Karzinombefalles der regionalen Lymphknoten beim Zervixkarzinom und sein Einfluß auf die Heilungsrate (ein Bericht über 103 geheilte Fälle). Onkologie 1 (1978) 89

Wagenbichler, P., H. Frauendorfer, L. Havelec: Der Einfluß der Hysterektomie und der einseitigen Ovarektomie auf das Auftreten von Ovarialtumoren. Geburtsh. u. Frauenheilk. 32 (1972) 882

Wheeles, C. R.: Stapling techniques in operations for malignant disease in the female genital tract. Surg. Clin. N. Amer. 64 (1984) 591

Wulff, W.: Mitteilung über eine neue, modifizierte Parametriumklemme. Geburtsh. u. Frauenheilk. 38 (1978) 651

Operationen an Ovar und Tube

E. Kastendieck und G. Martius

Grundsätzliche Probleme

Die Erkrankungen der Adnexe des Uterus, die einer operativen Korrektur bedürfen, sind vielfältig und stellen den Operateur vor sehr unterschiedliche Aufgaben. Hierbei sind vor allem zwei **Probleme** zu bewältigen:

– Die *Beherrschung der Technik*, die – wie etwa bei einer frei beweglichen und nicht zu großen Zyste – sehr einfach sein kann, die dem Operateur aber auch z. B. bei einem intraligamentär entwickelten Tumor oder bei einem fortgeschrittenen Ovarialkarzinom erhebliche Schwierigkeiten bereiten kann.

– Die *Indikationsstellung* mit der Entscheidung insbesondere über die Ausdehnung des Eingriffes. Sie wird keineswegs allein vom Befund bestimmt, sondern hat auch endokrine Gesichtspunkte zu berücksichtigen (S. 166). Bei Frauen im geschlechtsreifen Alter und in der prämenopausalen Lebensphase ist bei gutartigen Veränderungen Wert darauf zu legen, ausreichend Ovarialgewebe zu erhalten, was häufiger möglich ist, als dies vielfach geschieht. Bei einseitiger Ovariektomie ist an die erhöhte Gefahr kontralateraler Zystenbildungen zu denken (WAGENBICHLER u. Mitarb., KOFLER), bei Operationen in der Nähe des Ovarhilus die Möglichkeit postoperativer Durchblutungsstörungen des Ovars zu berücksichtigen (KAISER u. Mitarb.). Im ganzen verlangen die Vielfältigkeit der Befunde und die sich daraus ergebenden operativen Entscheidungen mit den sich aus ihnen ergebenden Konsequenzen ein hohes Maß an Erfahrung und Verantwortung (KYANK).

Operationen am Ovar

Operation von Ovarialzysten

Kleine Ovarialtumoren, polyzystische Veränderungen, aber auch die erforderliche Kontrolle des gegenseitigen Ovars bei der operativen Entfernung einer Dermoidzyste machen eine

Keilexzision des Ovars

(Abb. 1) notwendig (STEIN u. LEVENTHAL). Sie beginnt mit der *Darstellung des Ovars*. Hierzu ist es zumeist ausreichend, das an der Rückseite des Lig. latum liegende Ovar mit zwei in den Douglas-Raum eingeführten Fingern anzuheben, um es dann mit einer mittellangen anatomischen Klemme[1], besser noch mit einer gebogenen Präparierklemme[2] im Bereich des lateralen Ovarpoles bzw. der Fimbria ovarica zu fassen und so zu fixieren. Die *Exzision* wird mit dem Skalpell vorgenommen. Mit ihm wird je nach dem Ausmaß der Veränderungen ein in der Größe unterschiedliches elliptisches Gewebsstück ausgeschnitten. Die Spitze des Keiles ist dabei dem Ovarhilus zugewandt. Der Keil sollte weit genug in die Tiefe reichen, damit das bei

---

1 Zum Beispiel mittellange anatomische gerade Klemme nach Heiss: Aesc. Nr.: BH 206.
2 Zum Beispiel gebogene Präparierklemme nach Overholt-Geissendoerfer: Aesc. Nr.: BJ 20–26.

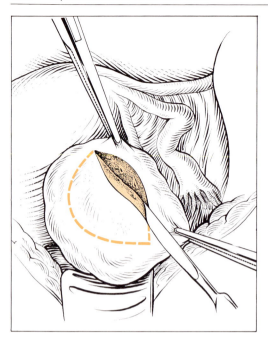 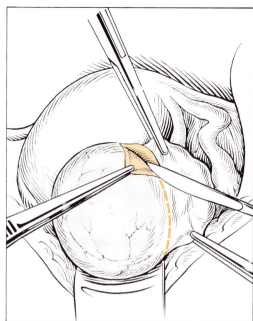

Abb. 1 Keilexzision am Ovar (I). Darstellung des Ovars und Keilexzision. Das Ovar ist an seinen Polen mit Klemmen dargestellt. Mit dem Skalpell wird ein elliptisches, apfelsinenscheibenartiges Stück ausgeschnitten

Abb. 2 Ausschälen eines Ovarialtumors. Umschneidung der Tumorbasis. Die Ausschälung beginnt mit einer oberflächlichen Durchtrennung der Tumorkapsel mit dem Skalpell an der Grenze zum normalen Ovarialgewebe. Anschließend wird der Tumor in richtiger Schicht dicht an der Tumorkapsel entlang ausgeschnitten

polyzystischen Veränderungen zumeist hyperplastische Mark mitentfernt wird, aber auch damit kleinere, im Zentrum des Ovars liegende Tumoren wie z. B. kleine Dermoide sicher erreicht werden. Evtl. ist ergänzend eine Markenukleation mit einer gebogenen Präparierschere erforderlich.

Bei mit Sicherheit gutartigen Ovarialtumoren (s. unten Punktionsbehandlung) von Frauen bis etwa zum 50. Lebensjahr wird zur *operativen Behandlung* großzügig von dem

Ausschälen des Ovarialtumors

(Abb. 2) Gebrauch gemacht. Die Darstellung des erkrankten Ovars erfolgt – wie bereits beschrieben – durch Fassen der Fimbria ovarica mittels einer geraden oder gebogenen Präparierklemme oder auch mit zwei an den Polen des Ovars fixierten anatomischen Klemmen. Nun wird das Ovarialgewebe dicht an der Grenze zur Zyste mit einem Skalpell oberflächlich inzidiert. Hierbei sollte eine Eröffnung des Tumors möglichst vermieden werden. Es folgt das Auslösen des Tumors aus dem Ovarialgewebe. Der Tumor wird am besten mit einem aufgeschlagenen Tupfer gefaßt und gegen das Restovar angespannt. Die Durchtrennung der den Tumor und das Ovar verbindenden Gewebsfasern kann je nach den Schichtverhältnissen mit dem Skalpell, einer feinen Präparierschere, evtl. auch z. T. stumpf mit einem feinen Stieltupfer vorgenommen werden. Ist es trotz aller Vorsicht zur Eröffnung der Zyste gekommen, so wird deren Inhalt abgesaugt. Die Präparation zur Entfernung der Zystenwand kann sich der Operateur jetzt dadurch erheblich erleichtern, daß er sie über einem in das Zysteninnere eingeführten Finger vornimmt. Die entfernte Zyste wird aufgeschnitten, um das Innere zu inspizieren. Bei erkennbaren papillären Strukturen ist ein *Schnellschnitt* angezeigt. – Eine größere Schonung des Ovars ist insbesondere bei jüngeren Frauen durch ein

elektromikrochirurgisches Ausschälen des Ovarialtumors

zu erreichen (FRANTZEN u. SCHLÖSSER). Die Benutzung einer Lupenbrille ist dabei empfehlenswert, jedoch nicht unbedingt erforderlich. Nach entsprechender Darstellung der Ovaroberfläche wird mit einer Nadelelektrode über dem Tumor eine *elliptische Ausschneidung der Wand* vorgenommen. Hierbei sollte darauf geachtet werden, daß die Inzision nicht zu dicht an die Fimbria ovarica herangeführt wird, damit bei der späteren Rekonstruktion Verziehungen des Fimbrientrichters vermieden werden. Die weitere Präparation in die Tiefe erfolgt dicht an der Tumorwand entlang, wobei es vorteilhaft sein kann, freiwerdende Wundränder des Ovars mit Moskitoklemmen[3] zu fassen und zur Seite hin anzuspannen. Kommt es zur Eröffnung der zu exstirpierenden Zyste, so wird der Inhalt wiederum abgesaugt, um dann die sorgfältige Abtragung der Zystenwand mit Hilfe einer feinen Präparier- oder sogar Mikroschere zu vollenden. Auftretende Blutungen werden während der Präparation sofort koaguliert. Dünn ausgezogene Partien der Ovarkapsel müssen reseziert werden.

Auch die nach einer Keilresektion wie nach einer Tumorausschälung erforderliche

Ovarialnaht zur Formierung des Restovars

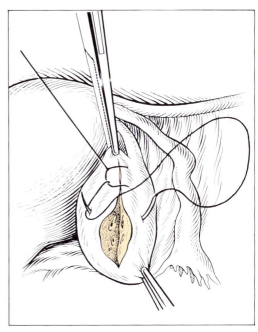

Abb. 3 Keilexzision am Ovar (II). Naht der Ovarialwunde. Die Wunde wird mit einer tief durchgreifenden, durchschlungenen fortlaufenden Ovarialnaht verschlossen

(Abb. 3 und 4) macht sich heute in zunehmendem Maße die Erfahrungen der Mikrochirurgie zunutze. Selbstverständlich hat sich das Vorgehen nach der Größe und Tiefe der ovariellen Wunde und der Menge des verbliebenen Ovarialgewebes zu richten. Bis vor kurzem wurde zur Rekonstruktion des Ovars von den meisten Operateuren die *durchschlungene fortlaufende Ovarialnaht* (Abb. 3) verwendet. Hierbei wird der Faden in Form eines resorbierbaren Kunststoffadens (z. B. Vicryl, Fa. Ethicon, Nr. 2-0 = metr. 3,5) tief durchgreifend gelegt, um auch am Wundgrund die Blutstillung sicherzustellen. Auch darf der Faden nach der Durchschlingung nicht zu fest angezogen werden, wenn ein Durchschneiden aus dem markigen Gewebe vermieden werden soll. – Eine bessere atraumatische Wiederherstellung des Ovars ist mit einer *zweischichtigen mikrochirurgischen Naht* zu erreichen (Abb. 4). Bei ihr wird zunächst der Wundgrund mit wenigen versenkten Einzelknopfnähten (z. B. unter Verwendung resorbierbarer Kunststoffäden Nr. 4-0 bis 6-0 = metr. 2 bis 1) verschlossen. Ist hiermit zugleich eine ausreichende Blutstillung erreicht, so erfolgt nach Begradigung ausgefranster Kapselanteile mit der Präparierschere der Kapselverschluß spannungsfrei durch subkapsulär ein- und ausgestochene Einzelnähte bei gleicher oder sogar noch geringerer Fadenstärke. Die Knoten liegen nach dem Verschluß der Ovarialwunde dann unterhalb der Kapseloberfläche. Dieses Vorgehen verhindert in Verbindung mit der *Adhäsionsprophylaxe* (S. 256) mit größerer Wahrscheinlichkeit postoperative Verklebungen des Ovars mit der Umgebung und damit Bewegungseinschränkungen, die den Eiabnahmemechanismus beeinträchtigen können.

---

[3] Chirurgische Halsted-Moskitoklemme: Aesc. Nr.: BH 120 und 121.

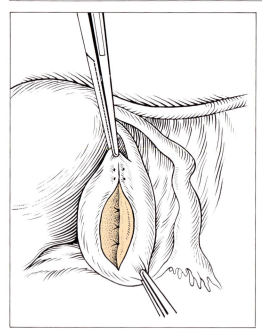

Abb. 4   Keilexzision am Ovar (III). Mikrochirurgische zweischichtige Naht der Ovarwunde. Der Wundgrund ist mit feinen Nähten adaptiert. Bei ausreichender Bluttrockenheit wird die Ovarkapsel mit zarten Knopfnähten subkapsulär verschlossen

Eine zunehmende Bedeutung hat in der Behandlung kleinerer Ovarialzysten insbesondere bei jungen Frauen die

Punktionsbehandlung

erlangt. Dies gilt für Retentionszysten wie die Follikel- oder Corpus-luteum-Zyste, aber auch für einkammerige Kystome (s.u.). Die Punktionsbehandlung mit dem Ziel, der Patientin die Laparotomie zu ersparen, ist an unbedingt zu beachtende *Voraussetzungen* gebunden:
– Die Größe der Zyste sollte einen Durchmesser von 10 cm nicht wesentlich übersteigen.
– Gemäß sonographischem Befund sollte die Zyste scharf begrenzt, ohne membranöse Innenstrukturen und ohne solide Anteile sowie einkammerig sein.
– Beim Fehlen stärkerer, insbesondere akuter Schmerzen sollte eine Östrogen-Gestagen-Therapie, evtl. im Sinne einer hormonellen Amenorrhö, über 6–8 Wochen vorausgeschickt werden, was häufig zu einer spontanen Rückbildung von Retentionszysten führt.

Als **Punktionswege** stehen zur Verfügung:
– transabdominale, ultraschallkontrollierte Punktion,
– abdominale transvesikale Punktion (entsprechend der Eizellgewinnung bei der In-vitro-Fertilisation),
– transvaginale Punktion bei tief im Douglas-Raum liegenden Zysten (Abb. 41, S. 52),
– laparoskopische Punktion mit der Möglichkeit der zytologischen Untersuchung des Douglas-Sekretes und des Zysteninhaltes sowie der Gewebeentnahme bzw. der laparoskopischen Abtragung.

Von den genannten Punktionsverfahren ist unter den genannten Voraussetzungen die

laparoskopische Therapie von Ovarialzysten

zu bevorzugen. Die *Laparoskopie* erfolgt mit üblicher Technik (S. 71) von einer subumbilikalen Inzision der Bauchdecken aus. Sie wird nun zunächst zur Inspektion des Genitale, insbesondere des Ovarialtumors, genutzt, um endgültig über die Möglichkeit der laparoskopischen Therapie entscheiden zu können. Mehrkammerige Zysten, aber auch Ovarialtumoren mit breitflächigen Adhäsionen mit der Umgebung und zumeist auch größere Endometriosezysten machen die sofort angeschlossene Entfernung von einer Laparotomie aus notwendig. Dies gilt ebenso bei dem Verdacht auf einen malignen Tumor; evtl. kann die Entscheidung über das weitere Vorgehen anhand einer Probeexzision mit intraoperativem Schnellschnitt getroffen werden. Ein weiterer Vorteil der Laparoskopie ist in der Möglichkeit der *Punktion unter Sicht* gegeben. Der Eingriff beginnt mit einer

Douglas-Lavage.

Ist im Douglas-Raum nicht ausreichend Flüssigkeit für die zytologische Untersuchung vorhanden, so werden über einen atraumatischen Saugtaster[4] etwa 10 ml physiologische Kochsalzlösung injiziert und mit einer Vakuumspritze wieder abgesaugt. Es folgt über den median oder auch paramedian suprapubisch (bei leerer Blase!) eingeführten zweiten oder auch Hilfstrokar die

---
4 Atraumatischer Saugtaster mit Vakuumspritze nach Semm: Fa. Storz, Nr. 26175 UT.

laparoskopische Punktion der Ovarialzyste

unter Verwendung eines Bipolarkoagulationssaugrohres[5]. Dieses wird an einer gut zugänglichen Stelle der Zyste aufgesetzt, und zwar auch um Blutungen zu vermeiden. Nach der Entfernung des Koagulators wird die Hülse in die Zyste vorgeschoben und der Zysteninhalt abgesaugt. Auch er wird zur zytologischen Untersuchung gegeben. Ist die Zyste entleert, so wird die Koagulationsstelle erweitert, um die Innenwand der Zyste zu inspizieren. Erkennbare proliferative Veränderungen im Sinne eines *Cystoma serosum papillare* müssen auch jetzt noch Veranlassung zur sekundären Laparotomie mit vollständiger Tumorentfernung sein, da bei ihnen eine relativ hohe Gefahr der sekundären Malignisierung gegeben ist. Auch bei *Dermoidzysten* ist der Versuch der laparoskopischen Entfernung aufzugeben. Glattwandige Kystome oder auch Retentionszysten werden indessen nach der Entleerung entweder durch

Abtragung mit der Laparoskopieschere[6]

entfernt, wonach das gewonnene Gewebe zur histologischen Untersuchung gegeben wird, oder aber durch

Verklebung mittels eines Fibrinklebers[7]

verschlossen (SCHRÖDER). Hierbei ist es ratsam, zunächst die Wundränder bipolar zu koagulieren[8]. Anschließend werden die Wundränder mit einer stumpfen Faßzange[9] angehoben, um einen Sprühkatheter in das Zysteninnere einführen zu können. Je nach Größe der Zyste werden dann 0,5–2,0 ml des Fibrinklebers injiziert, wobei gleichzeitig die Zystenwände von außen aufeinandergedrückt werden sollen. Abschließend ist es ratsam, die Wundränder unter Verwendung von anatomischen Klemmen gegeneinanderzudrücken, um auch hier ein Verkleben zu erreichen.

Es ist zu erkennen, daß die operative Behandlung der Ovarialzysten heute weit differenzierter erfolgt als noch vor wenigen Jahren. Dies betrifft sowohl die Indikationsstellung als auch die Auswahl der operativen Methoden. Bei ausreichenden Erfahrungen mit dem laparoskopischen Operieren und der Beachtung der Vorbedingungen gelingt es auf diese Weise vielfach, insbesondere jungen Frauen die Laparotomie zu ersparen, ohne das Risiko in Kauf zu nehmen, ein Ovarialkarzinom zu übersehen (KOLMORGEN u. Mitarb., WAGNER, BURMUCIC u. Mitarb.).

Voraussetzungen für die Operation großer Ovarialtumoren

Bei der operativen Entfernung größerer Ovarialtumoren, aber auch von Ovarialzysten, die sonographisch eine Mehrkammerigkeit bzw. Innenstrukturen erkennen lassen, stellt sich zunächst die Frage nach der

Wahl der Laparotomie.

Es ist wünschenswert, daß der Tumor *uneröffnet* vor die Bauchdecken gebracht wird, und zwar insbesondere dann, wenn über dessen Benignität vor oder während der Operation nicht mit Sicherheit entschieden werden kann, aber auch bei sekundären Ovarialkarzinomen und Pseudomuzinkystomen, bei denen das Intaktbleiben der Tumorkapsel die Prognose evtl. entscheidend mitbestimmt. Es kann nach den folgenden *Regeln* entschieden werden:
– Bei Tumoren bis etwa Kokosnußgröße ist der suprasymphysäre Querschnitt ausreichend.
– Bei größeren Tumoren wird das Ergebnis der Ultraschalluntersuchung herangezogen: Bei einkammerigen Zysten und fehlenden Innenstrukturen sowie dem Fehlen sonstiger Kriterien eines Karzinoms (Aszites, Resistenzen im Douglas-Raum) ist die Entfernung über einen suprasymphysären Querschnitt nach Entleerung durch Punktion am offenen Abdomen möglich und zulässig.
– Bei über die Nabeltransversale reichenden Tumoren und dem Verdacht auf Malignität ist dem Längsschnitt mit der Möglichkeit der

---
5 Bipolar-Koagulations-Saugrohr mit Hahn: Fa. Storz, Nr. 26176 UB.
6 Hakenschere: Fa. Storz, Nr. 26173 EH, oder Peritonealschere, Fa. Storz, Nr. 26173 PS.
7 Fibrinkleber Tissucol Duo S: Fa. Immuno, Heidelberg.
8 Bipolar-Faßzange: Fa. Storz, Nr. 26176 FB.
9 Atraumatische Faßzange: Fa. Storz, Nr. 26175 FD.

Verlängerung nach kranial um den Nabel herum der Vorzug zu geben.

Nach der Eröffnung der Bauchdecken ist die

Inspektion und Palpation des Tumors

die erste Aufgabe des Operateurs, damit er sich ein Bild von der zu bewältigenden Situation macht. Hierbei sind die Oberflächenbeschaffenheit des Tumors, die Stielverhältnisse und die topographischen Beziehungen zu den Nachbarorganen zu beachten. Es kommen die folgenden **Lokalisationsformen des Ovarialtumors** vor:

- *Intraperitonealer Tumor:* Der Tumor hat sich, von der freien Oberfläche des Ovars ausgehend, in die Peritonealhöhle entwickelt.
- *Intraligamentärer Tumor:* Der Tumor liegt zwischen den beiden Blättern des Lig. latum und damit extraperitoneal.
- *Parovarialtumor:* Der Tumor geht vom Epoophoron aus. Die Ovarien sind unverändert zu erkennen. Der Tumor ist immer intraligamentär entwickelt.
- *Pseudointraligamentärer Tumor:* Bei einer intraperitonealen Tumorentwicklung täuschen breitflächige Verwachsungen mit dem Lig. latum, der Beckenwand und evtl. dem Sigma eine intraligamentäre Lage vor.
- *Stieldrehung:* Durch Torquierung des „Tumorstieles", zumeist der Adnexe, seltener des Lig. ovarii proprium allein, ist es zur Tumornekrose gekommen. Der Tumor ist infarziert und deshalb blauschwarz verfärbt.
- *Fortgeschrittenes Ovarialkarzinom:* Das kleine Becken ist durch knotige Tumormassen mehr oder weniger ausgefüllt. Netz und viszerales Peritoneum weisen im Mittel- und Oberbauch knotige Veränderungen auf.

Adnexexstirpation zur Tumorentfernung

Bei der operativen Behandlung eines Ovarialtumors von einer Laparotomie aus erfolgt die

Tumorentfernung durch Adnexexstirpation

(Abb. 5–7). Der **intraperitoneal entwickelte Ovarialtumor** liegt dem hinteren Blatt des Lig. latum

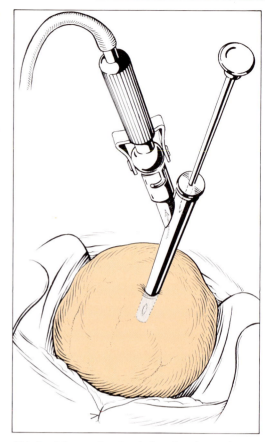

Abb. 5 Adnexexstirpation bei großem intraperitonealem Tumor (I). Punktion der Zyste. Nach Einstellung des Tumors in der Laparotomiewunde wird dieser mit einem Trokar punktiert und so weit entleert, bis er vor die Bauchdecken gebracht werden kann

zumeist frei beweglich an oder ist mit diesem und dem Douglas-Peritoneum durch zarte, schleierartige Verwachsungen verbunden. Die Tumorverbindungen bestehen nach ventral über das Hilum ovarii zum Lig. latum, nach median durch das Lig. ovarii proprium zum Uterus und nach lateral über das Lig. suspensorium ovarii (infundibulopelvicum) zur Beckenwand. Bei größeren Tumoren ist das Ovarialgewebe in die Tumorkapsel einbezogen und damit aufgebraucht, so daß zur Entfernung des Tumors die Entfernung des Ovars mit der Tube, also der Adnexe, erforderlich wird. Die Operation beginnt mit der

manuellen Lösung und Elevation des Tumors

Adnexexstirpation zur Tumorentfernung

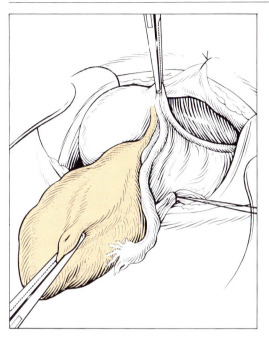

Abb. 6 Adnexexstirpation bei großem intraperitonealem Tumor (II). Klärung der Stielverhältnisse, Umstechung des Lig. suspensorium ovarii. Der verkleinerte Ovarialtumor ist vor die Bauchdecken gebracht, so daß die Stielverhältnisse erkannt werden können. Eine anatomische Klemme eleviert den Uterus am Lig. teres uteri. Die Tube zieht über den Tumor. Das rechte Lig. suspensorium ovarii ist umstochen

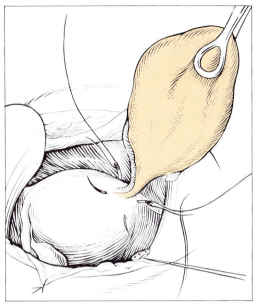

Abb. 7 Adnexexstirpation bei großem intraperitonealen Tumor (III). Absetzen der uterinen Bandverbindungen. Die Tube wird in ihrem intramuralen (interstitiellen) Teil, der R. ascendens der A. uterina unterhalb des Abganges des Lig. ovarii proprium umstochen. Tube und Lig. ovarii proprium können jetzt keilförmig aus der Uteruswand ausgeschnitten werden. Die Tumorexstirpation ist abgeschlossen

aus dem Douglas-Raum. Die von KAYSER empfohlene Entwicklung von Ovarialzysten unter Verwendung der Saugglocke hat sich uns im Gegensatz zur intraoperativen Myomelevation nicht bewährt, da es auch bei geringen Unterdrücken zur Kapselruptur und damit zum Abgleiten der Glocke und einem unkontrollierten Austritt des Zysteninhaltes kommt. Oftmals können die Stielverhältnisse erst erkannt werden, wenn der Tumor vor die Bauchdecken gebracht ist. Kann der Tumor wegen seiner Größe nicht durch die Laparotomiewunde hindurch entwickelt werden, so ist zunächst die Tumorverkleinerung durch die

intraoperative Punktion der Zyste

(Abb. 5) erforderlich. Hierzu wird die freie Bauchhöhle mit feuchten Bauchtüchern rund um den Tumor abgestopft. Der so dargestellte ventrale Zystenpol wird nun mit einer langen Nadel, besser noch mit einem Trokar[10] durchstoßen. Mit bereitgehaltenen Ovarialfaßzangen[11] wird beim Schlaffwerden der Zyste deren Wand beiderseits der Punktionsstelle gefaßt, um ein Zurücksinken des Tumors zu verhindern bzw. diesen, sobald es die Raumverhältnisse zulassen, durch Zug an den Ovarialzangen vor die Bauchdecken zu bringen. Durch Druck in die Flanken oder auf den Oberbauch kann die Passage der Laparotomiewunde evtl. unterstützt werden. Bei mehrkammerigen Zysten muß der Trokar zurückgezogen und in anderer Richtung wieder vorgeschoben werden. Im Moment der Trokarentfernung wird die Punktions-

---

10 Ovariotomietrokar nach Billroth: Aesc. Nr.: EJ 214, 215.
11 Tupfer- oder Ovarialzange nach Heywood-Smith: Aesc. Nr.: EO 310.

stelle mit einer gebogenen Klemme[12] oder auch nur durch ein Versetzen der Ovarialzange verschlossen, um den Austritt von Zysteninhalt zu verhindern (Abb. 6). Bei jeglichem *Verdacht auf Malignität* sollte sich der Operateur bemühen, den Tumor unverletzt vor die Bauchdecken zu entwickeln. An die Stelle der Tumorpunktion tritt dann die Erweiterung der Laparotomiewunde – beim Querschnitt durch Inzision der Mm. recti (S. 123), beim Längsschnitt durch Verlängerung der Laparotomiewunde um den Nabel herum nach kranial (S. 125). Es folgt nun die nochmalige

Überprüfung der Stielverhältnisse

(Abb. 6). Uterusnahe sind von ventral nach dorsal das Lig. teres uteri, die Tube und das Lig. ovarii proprium zu erkennen. Die Tube ist häufig lang über dem Tumor ausgezogen. Nach lateral ist der Tumor über das Lig. suspensorium ovarii mit der seitlichen Beckenwand verbunden. Bei größeren Tumoren bildet dieses die obere Kante der breit ausgezogenen Bauchfellfalte aus dem lateralen Teil des Lig. latum. Schließlich ist darauf zu achten, daß auch der *Verlauf des Ureters* durch die Tumorentwicklung erheblich verändert sein kann, wenn er z. B. mit dem hinteren Blatt des Lig. latum nach oben vorn mitgenommen wurde. Die Identifizierung des Ureters ist daher vor Beginn des Absetzens des Tumors unbedingt erforderlich. Am besten gelingt dies wie bei der Hysterektomie (S. 181) an der Rückseite des Lig. latum: Ist er hier an den wurmförmigen Kontraktionen erkannt, so kann er zumeist leicht vom Ureterursprung über den dorsolateralen Teil der Linea terminalis nach vorn unten verfolgt werden. – Das

Absetzen des Tumors

(Abb. 6 und 7) beginnt an der am besten zugänglichen Stelle der Bandverbindungen, zumeist im Bereich des Lig. suspensorium ovarii. Bei diesem Operationsschritt zeigt sich wieder einmal mehr der Vorteil der *primären Umstechung des Bandes* gegenüber dessen primärer Versorgung mittels der Klemmentechnik: Die benutzte, an

---

12 Zum Beispiel gebogene chirurgische Klemme nach Kocher-Ochsner: Aesc. Nr.; BH 647, 20 cm lang.

der Spitze abgestumpfte Nadel kann dicht unterhalb der Vasa ovarica bei zugleich ausreichender Distanz zum Ureter hindurchgestochen werden, so daß die Gefahr der Hämatombildung kaum gegeben ist. Bei der Durchtrennung des ligierten Bandes wird ein gut 1 cm langer Stumpf belassen, um ein Abgleiten der Ligatur zu vermeiden. Aus dem gleichen Grunde wird auch der Faden sofort nach dem Knüpfen abgeschnitten, damit nicht mehr an ihm gezogen werden kann.

Ist es bei der Umstechung des Lig. suspensorium ovarii zu einer Verletzung der dünnwandigen V. ovarica gekommen, so entwickelt sich zumeist ein schnell wachsendes Hämatom. Bei der erforderlichen zweiten, höher zu legenden Umstechung des Bandes ist besonders sorgfältig auf eine ausreichende *Distanz zum Ureter* zu achten. Zur Darstellung des Bandes wird dieses mit einer langen geraden anatomischen Klemme unterhalb der bereits gelegten Ligatur gefaßt und angespannt. Es ist indessen ein Fehler, an der 1. Ligatur zu ziehen! Ist der Verlauf des Ureters wegen der Hämatombildung nicht sicher auszumachen, so muß er dargestellt werden. Dies gelingt von einer Inzision des Peritoneum über dem Band nach kranial. Durch stumpfe Präparation gelangt man dann an den Ureterursprung im Bereich der knöchernen Linea terminalis. Von hier aus kann der Ureter nach unten verfolgt und so dessen ausreichende Distanzierung vom Gefäßbündel für die zweite Umstechung erreicht werden.

Für das nun folgende

Absetzen des uterinen Adnexabganges

(Abb. 7) wird zunächst unter Verwendung einer schneidenden Nadel ein resorbierbarer Kunststoffaden (z. Vicryl) in der Stärke 0 = metr. 4 oberhalb und median des Ansatzes der Tube am Beginn ihres intramuralen Verlaufes und unterhalb des Lig. ovarii proprium von vorn nach hinten durch das Myometrium geführt. Der Einstich der ersten Naht liegt dabei zwischen Lig. teres uteri und Tubenabgang. Die zweite Naht faßt den R. ascendens der A. uterina. Tube und Lig. ovarii proprium werden dann bei noch ungeknüpftem Faden mit einem spitzen Skalpell aus der Uteruswand ausgeschnitten und anschließend beide Fäden geknüpft. Oftmals ist ergänzend eine dritte Knopfnaht zwischen beiden Umstechungen zum endgültigen Verschluß der Uteruswunde und für eine ausreichende Blutstillung erforderlich.

Sind Tube und Lig. ovarii proprium durchtrennt, so verbleibt für die endgültige Entfernung der Adnexe nur noch das

Absetzen der Adnexe vom Lig. latum.

Das gelingt mit der Präparierschere, die sich dicht an der Unterseite der Tube hält. Auftretende Blutungen werden koaguliert oder mit feinen atraumatischen, resorbierbaren Nähten umstochen. – Die

Peritonealisierung der uterinen Adnexwunde

(Abb. 8) erfolgt unter Verwendung des Lig. teres uteri. Dieses wird einige Zentimeter vom uterinen Ansatz mit einer chirurgischen Pinzette gefaßt und über den Adnexabgang hinübergezogen. Nun kann die entstandene Schlinge mit wenigen atraumatischen Nähten (z.B. Vicryl Nr. 2-0 = metr. 3,5) so auf dem Fundus uteri bzw. dessen Rückseite fixiert werden, daß die gesamte uterine Wundfläche gedeckt wird. Ein verbleibender Serosadefekt nach lateral kann mit wenigen Knopfnähten verschlossen werden. Das in einigen Operationslehren empfohlene Verknüpfen der Ligatur des Lig. suspensorium ovarii mit den Nähten am uterinen Adnexabgang zur Verkleinerung des Serosadefektes birgt die Gefahr des Abgleitens der Umstechung der Ovarialgefäße in sich und führt zudem zu einer Verziehung des Uterus nach dorsolateral.

Exstirpation eines intraligamentären Ovarialtumors

Der intraligamentär entwickelte Ovarialtumor liegt mit geringer Beweglichkeit zwischen den beiden Blättern des Lig. latum. Diese sind breit aufgespalten. Charakteristischerweise und im Gegensatz zum intraperitoneal entwickelten Ovarialtumor sind Tube und Lig. teres uteri weit auseinandergedrängt, so daß sie V-förmig den oberen Tumorpol überziehen. Zugleich ist das sog. *Kreuzungsphänomen* typisch: Die Gefäße des Lig. latum und der darunterliegenden Tumorkapsel überkreuzen sich (Abb. 9). Die Entwicklung des Tumors ist nach dorsal in den retroperitonealen Raum sowie nach kaudal er-

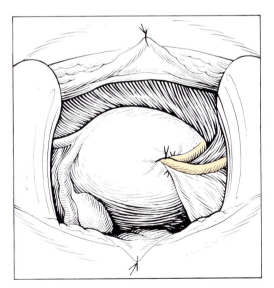

Abb. 8   Adnexexstirpation bei großem intraperitonealem Tumor (IV). Peritonealisierung des Wundgebietes. Ist die uterine Wunde bluttrocken, so wird sie mit einer Schleife des Lig. teres uteri gedeckt

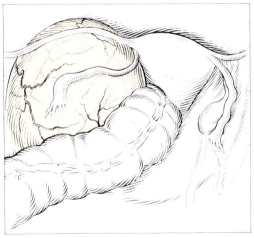

Abb. 9   Exstirpation eines intraligamentären Ovarialtumors (I). Lokalisation eines linksseitigen intraligamentären Ovarialtumors unter dem Sigma. Der intraligamentäre Tumor hat sich bevorzugt nach dorsal entwickelt. Dadurch ist das Sigma angehoben. Der Uterus ist nach vorn und rechts verdrängt. Das sog. Kreuzungsphänomen der Gefäße ist erkennbar

folgt; der untere Tumorpol erreicht oftmals den Beckenboden, so daß er evtl. tiefer steht als die Portio vaginalis. Für die spätere Präparation ist besonders darauf zu achten, daß die *Harnblase* vom Tumor mit nach vorn oben genommen worden sein und den Tumor sogar überziehen kann. Der *Ureter* kann dadurch erheblich disloziert sein! Ist der Tumor mehr nach hinten oben gewachsen, so kann das *Sigma* angehoben und vor den Tumor gelangt sein (Abb. 9). Der *Uterus* ist nach vorn und zur Gegenseite hin verdrängt und oft auch um seine Längsachse gedreht. Die Vielfalt der möglichen topographischen Veränderungen im kleinen Becken macht es beim intraligamentären Ovarialtumor erforderlich, vor Beginn der

präparatorischen Tumordarstellung

vor allem die den Tumor überziehenden Ligamente zu identifizieren (Abb. 10). Ist das Lig. teres uteri ausgemacht, so wird es mit einer mittellangen anatomischen Klemme[13] gefaßt und angehoben. Hierdurch spannt sich der dünne Peritonealüberzug des Lig. latum an, so daß er mit der Präparierschere oder einem Skalpell in Richtung auf den uterinen Adnexabgang gespalten werden kann. Die nun notwendige

präparatorische Lösung des Tumors aus dem Tumorbett

(Abb. 11) sollte sich der Operateur dadurch erleichtern, daß er sich die jeweils mobilisierten Ränder des Lig. latum durch den 1. Assistenten mit chirurgischen Pinzetten oder mit kurzen Péan-Klemmen[14] anspannen läßt, um so die zur Tumorkapsel ziehenden Gewebsbrücken besser erkennen zu können. Deren Durchtrennung erfolgt je nach der Art der Zwischenschicht stumpf oder mit spreizenden Bewegungen einer feinen Präparierschere. Festere Gewebsbrücken müssen vor der Fortsetzung der Präparation unbedingt identifiziert werden. Gelingt dies z. B. in der Tiefe nicht ohne weiteres, so wird die

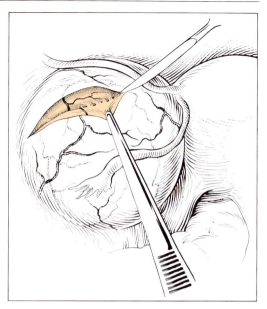

Abb. 10 Exstirpation eines intraligamentären Ovarialtumors (II). Spaltung des Lig. latum und Ausschälen des Tumors. Für die intraligamentäre Lokalisation des Tumors ist typisch, daß die Adnexe (Lig. teres uteri und Tube) V-förmig aufgespalten sind und daß sich die Gefäße des Lig. latum und der darunterliegenden Tumorkapsel überkreuzen. Das Lig. latum wird über dem Tumor inzidiert bzw. elliptisch ausgeschnitten. Das Ausschälen des Tumors kann beginnen

Präparation zunächst an anderer, oberflächlicher Stelle fortgesetzt, bis eine bessere Übersicht gewährleistet ist. Wichtig ist in allen Höhen der Präparation die

sichere Schonung des Ureters

(Abb. 12). Sein Verlauf ist bei der intraligamentären Entwicklung des Tumors sehr variabel und damit nicht voraussehbar! Meist findet er sich median des unteren Tumorpoles am hinteren Blatt des Lig. latum, so daß er bei der Präparation erst spät sichtbar wird. Er kann aber auch nach lateral verdrängt oder mit dem Tumor nach kranial oder ventral mitgenommen sein und dann sogar über die Kuppe des Tumors laufen. Die

Umstechung der Bandverbindungen des Tumors

(Abb. 12) beginnt am besten am Lig. suspensorium ovarii, sobald dieses zu Gesicht kommt.

---

13 Mittellange anatomische gerade Klemme nach Heiss: Aesc. Nr.: BH 206.
14 Kurze anatomische Standardklemme nach Péan: Aesc. Nr.: BH 122, 13 cm lang.

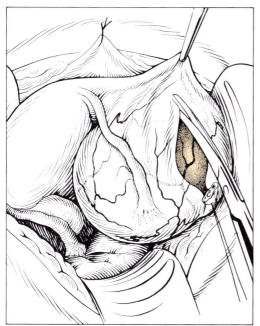 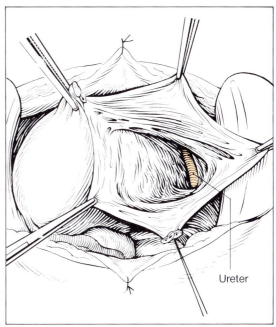

Abb. 11 Exstirpation eines intraligamentären Ovarialtumors (III). Ausschälen des Tumors. Das Lig. suspensorium ovarii ist umstochen und durchtrennt. Der Tumor wird durch Spaltung des Lig. latum mit der Präparierschere zwischen Lig. teres uteri und Tube mehr und mehr aus dem ihn überziehenden Lig. latum ausgeschält

Abb. 12 Exstirpation eines intraligamentären Ovarialtumors (IV). Revision des Tumorbettes. Der intraligamentär entwickelte Ovarialtumor ist entfernt. Das Tumorbett zwischen den beiden Blättern des Lig. latum wird kontrolliert. Insbesondere ist auf eine ausreichende Blutstillung und die Intaktheit des in der Tiefe des Tumorbettes zu erkennenden Ureters zu achten

Jetzt kann der Peritonealüberzug an der Hinterwand des Tumors nach Unterminierung mit der geschlossenen Schere bogenförmig bis dicht an den uterinen Adnexabgang Schritt für Schritt und unter ständiger Kontrolle des Ureters durchtrennt werden. Die Umstechung der Tube und des Lig. ovarii proprium erfolgt durch Unterfahren des letzteren – evtl. unter Verwendung einer stumpfen Nadel – mit einem resorbierbaren Kunststoffaden (z. B. Vicryl Nr. 0 = metr. 4) sowie mit zwei Nähten mit schneidender Nadel, die vor und hinter den Ligamenten das Myometrium durchstechen (Abb. 7, S. 211). Die *endgültige Aushülsung des Tumors aus dem Tumorbett* kann dann oft stumpf vorgenommen werden. Nach der Tumorentfernung ist dann die

Revision des Tumorbettes

eine wichtige Aufgabe des Operateurs. Hierbei wird vor allem der Ureter auf seine Intaktheit überprüft. Blutende Gefäße dürfen nicht ohne eine erneute Identifizierung des Ureters ligiert oder koaguliert werden. Flächenhafte Blutungen lassen sich häufig durch eine vorübergehende Kompression mit einer feuchten Longuette stillen. In Einzelfällen kann es bei sonst nicht zu beherrschenden Blutungen notwendig werden, sich zur *Hysterektomie* zu entschließen, durch die die Wundverhältnisse und damit die Topographie von Ureter und großen Gefäßen übersichtlicher werden. Bei der zumeist verbleibenden großen Wundfläche im Bereich des Tumorbettes ist es zudem angezeigt, großzügig von einer extraperitoneal gelegten und zur seitlichen Bauchwand herausgeführten Redon-Saugdrainage Gebrauch zu machen. – Der

Verschluß der viszeralen Peritonealwunde

ist bei dem „Überschuß an Peritoneum" zumeist leicht möglich, und zwar mit adaptierenden Knopf- und Z-Nähten mit atraumatischen resorbierbaren Fäden der Stärke 2-0 = metr. 3,5. Die Ligamentstümpfe werden mit diesen Nähten extraperitoneal versenkt.

Exstirpation einer Parovarialzyste

Die immer intraligamentär entwickelte Parovarialzyste – vom Epoophoron, den Resten des kranialen Urnierenganges ausgehend – ist zumeist leicht daran zu erkennen, daß sie sich besonders unter dem vorderen Blatt des Lig. latum darstellt, so daß sie das Lig. teres uteri anhebt, während die Tube die Hinterwand der Zyste überzieht. Zudem ist neben der Zyste ein unverändertes Ovar zu finden (Abb. 13). Die

Präparation der Parovarialzyste

entspricht weitgehend der bei der intraligamentären Ovarialzyste (s. o.). Bei der Ligierung der Gefäße ist darauf zu achten, daß die Versorgung des Ovars, und zwar sowohl im Bereich des Hilum ovarii als auch über das Lig. ovarii proprium und die Fimbria ovarica, geschont wird. Dies gilt auch für Nähte, die die Peritonealwunde verschließen.

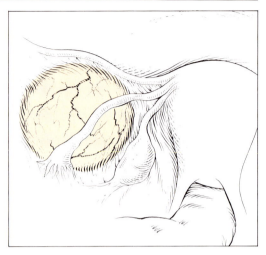

Abb. 13 Exstirpation einer Parovarialzyste. Topographische Anatomie. Die Parovarialzyste liegt (immer!) intraligamentär. Sie wird vom hinteren Blatt des Lig. latum und der Tube überzogen. Das unveränderte Ovar ist distanziert von der Zyste zu erkennen

Exstirpation eines pseudointraligamentären Tumors der Adnexe

Von einem pseudointraligamentären Adnextumor sprechen wir, wenn Nachbarorgane wie das vordere Blatt des Lig. latum, das Blasenperitoneum, das Sigma und evtl. auch das Rektum durch flächige Adhäsionen an den Tumor herangezogen sind oder diesen sogar überdecken, so daß eine intraligamentäre Lage vorgetäuscht wird. Da es sich so gut wie immer um alte entzündliche Adnextumoren mit peritonealen Pseudozysten, ovariellen Retentionszysten und einer Hydro- oder Pyosalpinx handelt, seltener um einen echten Ovarialtumor mit peritumorösen Adhäsionen, entspricht das operative Vorgehen weitgehend dem eines chronisch-entzündlichen Adnextumors (S. 219). Die präparatorischen Schwierigkeiten können erheblich sein. Die vor allem gegebene Gefahr von Verletzungen der Nachbarorgane überwindet der Operateur am ehesten dadurch, daß er sich streng an das Prinzip hält, Gewebsdurchtrennungen oder Ligaturen nur dort vorzunehmen, wo die Schichtverhältnisse sicher erkannt sind. Hierbei kommt dem 1. Assistenten, der das zu präparierende Gewebe jeweils mit der Pinzette anzuspannen hat, eine besonders wichtige Aufgabe zu. Der Operateur darf sich nicht scheuen, den Ort der Präparation mehrfach zu wechseln. Eine zusätzliche Erleichterung bringt die *Elevation des Tumors*, die unter Verwendung z. B. einer Organfaßzange deshalb so früh wie möglich erfolgen sollte, und zwar dann, wenn eine ausreichende Fläche im Bereich des vorderen Tumorpoles freigelegt wurde, so daß das Anlegen des Instrumentes gelingt. Mit dem Lösen der Verwachsungen läßt sich der Tumor dann mehr und mehr mobilisieren und anheben, so daß die Stielverhältnisse erkennbar werden. Das *Absetzen der Adnexe vom Uterus* und die zumeist notwendige *Ligatur des Lig. suspensorium ovarii* machen schließlich die Tumorentfernung möglich. Den Abschluß der Operation bildet die sorgfältige Kontrolle der Nachbarorgane, insbesondere des Uterus, auf Verletzungen. Entstandene viszerale Serosaverletzungen werden mit feinen resorbierbaren Kunststoffäden versorgt. Eine Extraperitonealisierung des Wundgebietes sollte unter allen Umständen angestrebt werden. Vor dem Verschluß der Bauchdecken ist eine Adhäsionsprophylaxe indiziert (S. 256)

Exstirpation eines stielgedrehten Ovarialtumors

Die Indikation zur Laparotomie ergibt sich beim stielgedrehten Ovarialtumor zumeist aufgrund des *„akuten Abdomens"*. Nur selten, aber immer wieder einmal finden wir eine Stieldrehung, die symptomlos verlaufen ist, als Zufallsbefund bei der Operation eines Unterbauchtumors. Sonographisch können irreguläre Innenechos ein diagnostischer Hinweis sein. Nach der Eröffnung des Abdomens muß zunächst die

Klärung der Stielverhältnisse

(Abb. 14) erfolgen. Zumeist gelingt dies erst, wenn der Tumor vor die Bauchdecken gebracht und die Stieldrehung rückgängig gemacht ist, so daß der Operateur hierin seine erste Aufgabe sehen muß. Zumeist sind in den Stiel das Lig. teres uteri, die Tube, das Lig. ovarii proprium und die kranialen Anteile des Lig. latum einbezogen. Nur selten ist das Lig. ovarii proprium allein torquiert. Nach der Rückdrehung muß zunächst insbesondere bei jungen Frauen darüber entschieden werden, ob ein Ovarialrest erhalten werden kann. Hierzu ist es entsprechend dem Vorschlag von OBER u. MEINRENKEN sinnvoll, für einige Minuten ein Tuch mit warmer Kochsalzlösung auf den Tumor zu legen, um zu sehen, welche Gewebeanteile ihre normale Durchblutung wiedergewinnen. Evtl. kann auf diese Weise die Erhaltung eines Ovarialrestes ermöglicht werden. Zumeist wird es allerdings notwendig sein, wie beim intraperitonealen Tumor die

Exstirpation der Adnexe mit dem stielgedrehten Tumor

vorzunehmen. Die Technik ist auf S. 210 sowie mit den Abb. 6–8 beschrieben worden. Die frischen, schleierartigen Adhäsionen des Tumors mit der Umgebung lassen sich vorher leicht stumpf lösen.

Operative Behandlung des Ovarialkarzinoms

Die operative Behandlung des Ovarialkarzinoms gehört ebensowenig wie etwa die erweiterte Totalexstirpation des Uterus beim Zervixkarzinom (S. 197) zum Inhalt der Facharztausbildung. Sie wird sogar in der Zukunft Kliniken überlassen bleiben müssen, die über die Möglichkeiten und ausreichende Erfahrungen in der großen Abdominalchirurgie einschließlich der Darmchirurgie verfügen, denen zugleich ein zuverlässiges histologisches und zytologisches Laboratorium zur Verfügung steht und in denen weiterhin das therapeutische Vorgehen unter individualisierter Anwendung der Chemotherapie und der Strahlenbehandlung am Ort indiziert werden kann. Diese Forderung hat schon deshalb Gültigkeit, da die Auswahl der Behandlungsmethoden bei der einzelnen Patientin neben der Tumorausbreitung vielfältige, die Prognose beeinflussende Kriterien wie die Tumordifferenzierung, die anzunehmende maligne Potenz und damit die Tumorvirulenz, aber auch das Alter und die lokale und allgemeine Operabilität zu berücksichtigen hat. Eine gynäkologische Operationslehre, die in erster Linie die Facharztausbildung zum Ziel hat, kann sich daher nur mit den *operativen Grundprinzipien* auseinandersetzen, die dem jungen Assistenten

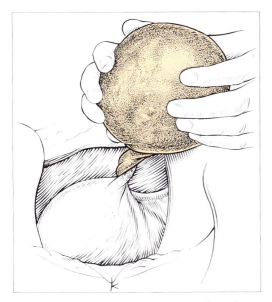

Abb. 14 Exstirpation einer stielgedrehten Ovarialzyste. Darstellung des torquierten Tumorstieles. Nach Elevation des Tumors, der durch die Unterbrechung der Blutzufuhr hämorrhagisch infarziert ist, ist der torquierte Tumorstiel mit den in ihm enthaltenen Bandverbindungen zu erkennen. Eine endgültige Identifizierung der an der Stieldrehung beteiligten Bänder ist erst nach Rückdrehung des Tumors möglich

das Verständnis für die Problematik vermitteln und ihm die auf ihn z. B. als Stationsarzt und als Assistenz bei entsprechenden operativen Eingriffen zukommenden Aufgaben in der Bewältigung erleichtern.

In der **Entscheidung über das operative Vorgehen** steht nach wie vor die Tumorausbreitung ganz im Vordergrund. Zusätzlich wird hierzu das Ergebnis der histologischen Untersuchung mit der aus ihr abzuleitenden „malignen Potenz" herangezogen. Das **Ziel der Operation** sollte wie stets in der Karzinomchirurgie die vollständige Entfernung des Tumors mit ausreichender Distanz zum gesunden Gewebe bei gleichzeitiger differenzierter Entscheidung über die Lymphonodektomie sein. In Anlehnung an PFLEIDERER können die heute gültigen therapeutischen Regeln wie folgt zusammengefaßt werden:

1. Karzinom auf ein Ovar begrenzt (FIGO-Stadium Ia): Die Beschränkung auf die

Totalexstirpation des Uterus mit beiden Adnexen

wird als ausreichend angesehen. Bei hohem Differenzierungsgrad, muzinösen, hellzelligen und endometrioiden Karzinomen scheint die Strahlen- und Chemotherapie die Ergebnisse nicht zu verbessern, während sie bei Tumoren mit hoher maligner Potenz (entdifferenzierte und seröse Karzinome) empfohlen wird. Bei *jungen Frauen* mit dringendem Kinderwunsch kann nach entsprechender Aufklärung in diesem Stadium die

einseitige Adnexexstirpation

erwogen werden.

2. Karzinom auf das kleine Becken beschränkt (FIGO-Stadium Ib, IIa): Die operative Therapie hat die vollständige Tumorentfernung durch die

Radikaloperation

anzustreben, und zwar die Entfernung des gesamten inneren Genitale mit Resektion des Peritoneum und des Sigma bei Tumorbefall sowie die pelvine und paraaortale Lymphonodektomie und die vollständige Netzresektion. Zusätzliche Probeentnahmen aus dem Peritoneum an verschiedenen Stellen einschließlich der Zwerchfellkuppe ermöglichen die Entscheidung über die vollständige Tumorentfernung und damit auch über das erforderliche weitere Vorgehen.

3. Karzinom über das kleine Becken intraabdominal fortgeschritten (FIGO-Stadium III): Wurde die intraabdominale Tumorausbreitung durch die Biopsien vom Peritoneum erkannt, so folgt eine intensive adjuvante Strahlen- und Chemotherapie. Bei größeren Resttumoren (>2 cm Durchmesser) kann eine Verbesserung der ansonsten ungünstigen Prognose evtl. nach intensiver Chemotherapie im Stadium der Remission durch die

Tumorexstirpation anläßlich einer Intervalloperation

erreicht werden. In jedem Fall muß es das Ziel sein, bei der Primäroperation so viel wie möglich von dem genitalen Tumor und den intraabdominalen metastatischen Tumoren zu entfernen bzw. diese in der Größe zu reduzieren. Nach Abschluß der Chemotherapie und bei klinischer Tumorfreiheit ist die

Second-look-Operation

angezeigt. Das Ziel ist es, nachzuweisen, daß kein Tumorgewebe mehr vorhanden ist. Zu diesem Zweck werden an multiplen Stellen des viszeralen und parietalen Peritoneum Biopsien entnommen, vor allem aber an den Stellen, an denen bei der Primäroperation Tumorgewebe zurückgelassen werden mußte. Ist Tumorgewebe nachweisbar, so wird dieses soweit wie möglich abgetragen und evtl. jetzt, d. h. sekundär, das innere Genitale (Uterus und Adnexe) entfernt. Evtl. kann jetzt auch die Lymphonodektomie nachgeholt werden. Nicht entschieden ist bis heute darüber, ob eine Second-look-Operation bei „ruhendem Tumor", dem Fehlen tastbarer Veränderungen und bei Wohlbefinden der Patientin nicht zur Aktivierung des Tumors, evtl. mit foudroyantem Verlauf der Erkrankung, beitragen kann und deshalb in diesen Fällen kontraindiziert sein sollte.

4. Karzinom außerhalb des Abdomens (FIGO-Stadium IV): Trotz der sehr schlechten Prognose darf die Patientin nicht aufgegeben werden. Das operative Vorgehen entspricht dem beim intraabdominal fortgeschrittenen Tumor mit dem Ziel der Tumorreduktion. Es folgt die Chemotherapie.

Es bedarf keiner Erklärung, daß es sich bei diesen „operativen Regeln" nur um Empfehlungen handelt, die jeweils unter individuellen Aspekten evtl. erheblich variiert werden müssen.

Operatives Vorgehen bei der akuten und chronischen Adnexentzündung

Allgemeines

Auf kaum einem anderen Teilgebiet der Gynäkologie haben sich in den letzten Jahren Indikationsstellung und operativ-technisches Vorgehen so sehr geändert wie in der Behandlung der akuten und chronischen Adnexentzündung. Indikationsstellung und operative Technik können mehr den individuellen Bedürfnissen angepaßt werden und so vor allem auch mehr Rücksicht auf die Erhaltung der Fertilität nehmen. Dies hat schon deshalb erhebliche Bedeutung, da es sich häufig um jüngere Patientinnen handelt. Zudem sind die sich dem Operateur bietenden Befunde außerordentlich variabel: Sie reichen von geringen Adhäsionen bei sonst normalem Genitale bis zu großen, unverschieblichen entzündlichen Adnextumoren mit erheblicher Destruktion der einzelnen Adnexanteile (STÖGER). Dabei ist zudem daran zu denken, daß ein Konglomerattumor auch ein Ovarial- oder Tubenkarzinom enthalten kann (KUBISTA u. KUPKA). Dies alles bedeutet, daß exakte technische Empfehlungen für das operative Vorgehen ebensowenig gegeben werden können wie bei einem fortgeschrittenen Ovarialkarzinom. Die wichtigsten **operativen Probleme,** mit denen sich der Operateur konfrontiert sieht, können in den folgenden Punkten zusammengefaßt werden:

– *Erschwerte Präparation:* Dem mit der Präparation zu erreichenden Ziel, der Mobilisierung der einzelnen Adnexanteile, sind besonders bei alten schwieligen Konglomerattumoren, aber auch durch die entzündliche Hyperämie technische Grenzen gesetzt.
– *Gefahr der Verletzung von Nachbarorganen:* Besondere Aufmerksamkeit hat der Operateur den oftmals durch narbige Veränderungen stark dislozierten Harnorganen wie Blase und Ureter zu schenken.

– *Erhaltung der Fertilität:* Bei jugendlichen Patientinnen muß es das Ziel sein, wenn irgend möglich die Fortpflanzungsfähigkeit, und zwar auch unter dem Aspekt der In-vitro-Fertilisation, zumindest aber die hormonelle Funktion der Ovarien zu erhalten.
– *Gefahr der Infektausbreitung:* Sie ist besonders bei der Eröffnung von Abszeßhöhlen gegeben, darf aber auch nicht überbewertet werden: Zumeist ist der Abszeßinhalt bereits keimfrei; zudem hat sich die Patientin immunologisch mit den vorhandenen Keimen auseinandergesetzt. Dennoch sollte vom Absaugen von Abszeßhöhlen bzw. ausgetretenem Eiter, vom Abimpfen der Keime zur Identifizierung und Resistenzbestimmung und von abschließenden Spülungen des Abdomens großzügig Gebrauch gemacht werden (HIRSCH, KOLMORGEN u. Mitarb., MENDLING u. KRASEMANN).

Laparoskopische Diagnostik und Therapie der Adnexentzündung

Die wesentliche Änderung in der Behandlung der entzündlichen Adnexerkrankungen besteht in der heute vorgenommenen

frühzeitigen chirurgischen Intervention.

Von ihr wird in Form der Laparoskopie, aber auch der Laparotomie Gebrauch gemacht. Die

Laparoskopie

wird dabei unter diagnostischen und therapeutischen Gesichtspunkten – von einigen Kliniken innerhalb der ersten 24–48 Stunden nach der stationären Aufnahme – empfohlen (DECKER u. Mitarb.), wenn auch Indikationsstellung und Zeitpunkt bis heute Gegenstand wissenschaftlicher Diskussionen sind (LANDERS U. SWEET,

HENRY-SUCHET u. Mitarb. HAGER, HIRSCH, KASTENDIECK). Übereinstimmung besteht darin, daß die Indikation großzügig gestellt werden soll, und zwar bei
- unsicherer Diagnose,
- unzureichendem konservativem Behandlungsergebnis, insbesondere wenn unter einer intensiven Antibiotikatherapie nicht innerhalb von 3 Tagen ein Therapieerfolg erkennbar ist,
- klinischem, sonographischem oder computertomographischem Verdacht auf eine Abszeßbildung,
- vorgesehener Laparotomie zur exakteren Indikationsstellung, u. a. auch hinsichtlich eines erforderlichen ablativen Vorgehens.

Die

endoskopisch-operative Therapie

hat das Ziel, insbesondere bei frischen entzündlichen Veränderungen organerhaltend zu sanieren durch ein vorsichtiges Lösen der peritubaren und periovariellen Adhäsionen, aber auch durch das Absaugen eitriger Exsudate und das Spülen des kleinen Beckens in Form der

pelvinen bzw. tubaren Lavage

mit physiologischer Kochsalzlösung mit Antibiotikazusatz (MONIT). Evtl. ist hierzu ein zweiter oder dritter laparoskopischer Einstich erforderlich. Zur Lösung fibrinöser Verklebungen ist der Taststab[15], ggf. in Verbindung mit der atraumatischen Tubenfaßzange[16], zum Spülen und Absaugen der Aquapurator nach Semm[17] geeignet. Die *Sekretentnahme* zur bakteriologischen Untersuchung muß der Lavage vorausgegangen sein. Auch Pyosalpingitiden werden durch Punktion entleert und entsprechend gespült. Die Entfernung von purulenter Flüssigkeit entspricht dabei chirurgischen Therapieprinzipien: Die Adnexanteile verbleiben nicht länger im Kontakt mit dem Eiter, wodurch die Gefahr schwartiger peritubarer und periovarieller Adhäsionen vermindert wird (HENRY-SUCHET u. Mitarb.). Zur Verbesserung der Fertilitäts-

---

15 Taststab: Fa. Storz, Nr. 26178 T.
16 Faßzange nach Semm: Fa. Storz, Nr. 26178 FB.
17 Aqua-Purator nach Semm: Fa. Storz, Nr. 26173 VB.

aussichten ist es weiterhin sinnvoll, Adhäsionen im Bereich des Fimbrienendes zu lösen. Bei geöffnetem ampullären Tubenende kann dann das eitrige Exsudat über eine Punktionskanüle herausgespült und aus dem Douglas-Raum abgesaugt werden. Das beschriebene

laparoskopische Operieren entzündlicher Adnexveränderungen

erfordert ein sehr vorsichtiges Manipulieren, um die Genitalorgane soweit wie irgend möglich zu schonen, aber auch um Nachbarorgane, insbesondere den Darm, vor Verletzungen zu bewahren. Sind Darmanteile in einem Konglomerattumor enthalten, so sollte auf eine Adhäsiolyse besser verzichtet werden. Bei ausgeprägter Pelveoperitonitis ist abschließend eine Drainage des Douglas-Raumes zu erwägen. Perioperativ ist eine hochdosierte, kombinierte und systemisch angewandte Antibiotikatherapie erforderlich, mit der auch eine bakterielle Mischflora mit Anaerobiern, Gonokokken und Chlamydien erfaßt wird. – Der *Vorteil der frühen endoskopischen Therapie* besteht in der schnelleren Sanierung vereiterter pelviner Entzündungsherde, der Abkürzung des Krankheitsverlaufes, der Verminderung der Rezidivgefahr und – insbesondere bei einseitigen Tuboovarialabszessen – in der Verbesserung der Fertilitätsprognose (FRANGENHEIM, HAGER), und zwar bei jüngeren Frauen. Bei älteren Patientinnen mit großen und seit längerer Zeit bestehenden Tuboovarialabszessen ist indessen die

Exstirpation des Tuboovarialabszesses durch Laparotomie

vorzuziehen. Dies gilt selbstverständlich auch für *rupturierte Abszesse mit Peritonitis*, bei denen unabhängig vom Lebensalter die sofortige Laparotomie angezeigt ist. Sie muß mit einer Exploration des gesamten Abdomens zur Erkennung primärer oder gleichzeitiger extragenitaler Veränderungen (z. B. Organperforationen, Eiteransammlungen zwischen den Dünndarmschlingen in Form von Schlingenabszessen oder auch unter dem Zwerchfell in Form subphrenischer Abszesse) einhergehen.

Operative Therapie der Adnexentzündung durch Laparotomie

Zur Laparotomie ist, abgesehen von besonderen Situationen (z. B. alter Längsschnitt, Notwendigkeit der Oberbauchrevision) der suprasymphysäre Querschnitt ausreichend. Bei der Peritonealinzision ist wegen des gehäuften Vorkommens von Darmadhäsionen besondere Vorsicht geboten. Darmadhäsionen werden unter größtmöglicher Schonung des viszeralen Peritoneum gelöst, Netzadhäsionen evtl. umstochen und durchtrennt.

Da unter den heute gegebenen Möglichkeiten einer wirksamen Antibiotikatherapie auch im akuten Stadium bei Fieber und Leukozytose operiert werden kann, kommt bei der **Indikationsstellung** der Tatsache Bedeutung zu, daß frische fibrinöse Verwachsungen leichter zu lösen sind als alte schwartige Adhäsionen, wie sie nach wochenlanger medikamentös-konservativer Therapie bestehen.

Die Operation beginnt mit der

Mobilisierung des Tumors.

Die hierbei zu erwartenden *präparatorischen Schwierigkeiten* werden wie bei einem pseudointraligamentären Tumor (S. 216) dadurch überwunden, daß jeweils nur so weit in die Tiefe vorgegangen wird, wie dies die Sichtverhältnisse sicher zulassen (S. 214). Dies bedeutet zugleich, daß der Ort der Präparation wiederholt gewechselt werden muß. Der 1. Assistent hat dabei die wichtige Aufgabe, durch Anspannen der Nachbarorgane die Darstellung der richtigen Schicht zu unterstützen. Eine große Erleichterung bedeutet weiterhin die frühzeitige und intensive *Elevation des Uterus*, da auch hierdurch die Beziehungen zu den Nachbarorganen deutlicher werden. Es wird zu diesem Zweck so früh als möglich der Fundus uteri freigelegt und mit einer ein-, besser zweizinkigen Uterusfaßzange[18], evtl. aber auch mit ein oder zwei sagittal durchgestochenen kräftigen Haltefäden (z. B. mit Leinenzwirn Nr. 1 = metr. 4) angehoben. Manchmal bedeutet bereits das Fassen und Anheben der Ligg. teretia uteri mit langen anatomischen Klemmen eine präparatorische Hilfe. Ist eine eindeutige Schicht zwischen dem entzündlichen Tumor und den Nachbarorganen erreicht, so kann die Gefahr der Verletzung von Nachbarorganen häufig durch ein zumindest passageres *digitales Ausschälen des Tumors* verringert und eine schnellere Separierung des Tumors erreicht werden. Der Operateur geht bei einem entzündlichen Adnextumor am besten retrouterin mit zwei Fingern in den Douglas-Raum ein und löst die mit dem hinteren Blatt des Lig. latum verbackenen Adnexe. Ist dies ausreichend geschehen, so lassen sie sich hervorholen und mit einer stumpfen Klemme fassen. Jetzt ist es zumeist nicht schwer, die Stielverhältnisse und auch den Schweregrad der Organveränderungen zu klären, um über das weitere operative Vorgehen entscheiden zu können. Hierfür ist – wie bereits gesagt – nicht zuletzt das *Lebensalter* der Patientin von Bedeutung:

– Bei *jungen Frauen* sollte, wenn irgend möglich, die Fertilität, zumindest aber die Menstruation erhalten werden.

– Im *Prä- und Postmenopausealter* ist es zumeist sinnvoll, den Uterus und die Adnexe zu exstirpieren, um Entzündungsrezidive, aber auch die Bildung von Zysten bzw. Neoplasien mit hoher Sicherheit auszuschließen (FRANGENHEIM, HIRSCH). Nach Hysterektomie und bilateraler Salpingoophorektomie sind Komplikationen, die einen erneuten operativen Eingriff notwendig machen, extrem selten (GINSBURG u. Mitarb.).

Ist es möglich, sich auf die

Exstirpation einer Tube

(Abb. 15) zu beschränken, so muß diese zunächst ausreichend von dem benachbarten Ovar gelöst werden, mit dem sie meist durch breitflächige Adhäsionen verbunden ist. Anschließend wird die Fimbria ovarica umstochen und durchtrennt (Abb. 16). Das anschließend notwendige Absetzen der Tube von der Mesosalpinx kann über einer gebogenen Overholt-Klemme[19], aber auch durch primäre Umstechung erfolgen. Bei letzteren ist darauf zu

---

18 Zum Beispiel Organfaßzange nach Museux: Aesc. Nr.: OM 602.

19 Präparier- oder Ligaturklemme nach Overholt-Geissendoerfer: Aesc. Nr.: BJ 22, 23, 21,0–22,5 cm lang.

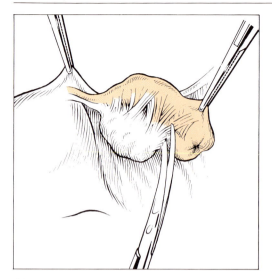

Abb. 15   Exstirpation einer entzündlich veränderten Tube. Durchtrennung der Adhäsionen mit dem Ovar. Der entzündliche Konglomerattumor im Bereich der rechten Adnexe ist dargestellt. Um das Ovar erhalten zu können, werden zunächst die breitflächigen Adhäsionen mit dem Ovar mit der Schere durchtrennt

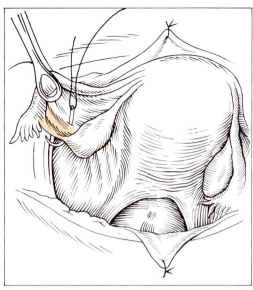

Abb. 16   Exstirpation der Tube. Die linke Fimbria ovarica wird durch eine primäre Umstechung mit stumpfer Nadel ligiert.

achten, daß diese nahe dem Tubenrand gelegt werden, damit die ovarielle Gefäßversorgung nicht beeinträchtigt wird. Nun wird je eine Naht mit schneidender Nadel oberhalb und unterhalb des uterinen Tubenabganges durch das Myometrium gelegt und die Tube keilförmig aus der Uteruswand exzidiert (Abb. 7, S. 211).

Ist z. B. bei einem Tuboovarialabszeß die

ein- oder beiderseitige Adnexexstirpation

nicht zu umgehen, so hat das auf S. 210 beschriebene Vorgehen Gültigkeit. An die Möglichkeit eines atypischen Ureterverlaufes ist bei bzw. nach entzündlichen Veränderungen im Bereich des Lig. latum zu denken, und zwar vor allem bei der Versorgung des Lig. suspensorium ovarii.

Die Indikation zur

Hysterektomie

sollte bei der Sanierung entzündlicher Prozesse im kleinen Becken auch bei älteren Frauen nicht leichtfertig gestellt werden. Vor allem dann ist mit präparatorischen Schwierigkeiten zu rechnen, wenn die entzündlichen Veränderungen nicht auf die Adnexe beschränkt sind, sondern auch das parametrane Gewebe, die Blasenumschlagfalte und den Douglas-Raum erfaßt haben. Als Folge der Hyperämie und der Gewebsinduration können vor allem die Ablösung der Blase, die Darstellung der Uterinagefäße und die Präparation der Ligg. sacrouterina (Plicae rectouterinae) erheblich erschwert sein. Andererseits sollte bei *jungen Frauen*, bei denen die Entfernung beider Ovarien nicht zu umgehen ist, die Hysterektomie oder zumindest die tiefe supravaginale Uterusamputation angestrebt werden, um die notwendige Hormonsubstitution zu erleichtern. Bei unübersichtlichem Situs kann es operationstechnisch vorteilhaft sein, vor der Mobilisierung der stark fixierten Adnextumoren zunächst den Uterus zu exstirpieren. Nach der Spaltung des Peritoneum vom Stumpf des Lig. teres uteri bis zum Lig. suspensorium ovarii gelingt es dann zumeist leichter, die laterale Abszeßmembran von der seitlichen Beckenwand abzulösen (FRIEDBERG u. SCHMITT).

Über die

Operation nach Beuttner,

die früher häufiger zur operativen Sanierung bei beiderseitigen starken Veränderungen der Tuben für junge Frauen empfohlen wurde und die in der Defundatio uteri mit beiderseitiger Tubenexstirpation besteht, wurde auf S. 167 berichtet. Sie ist mit dieser Indikationsstellung weitgehend durch die einfache einseitige oder beiderseitige Tubektomie bzw. die Hysterektomie mit partieller oder totaler Adnexexstirpation ersetzt worden.

Peritonealisierung, Lavage und Drainage

Insbesondere nach operativen Eingriffen zur Sanierung entzündlicher Adnexerkrankungen, aber auch nach allen anderen größeren Eingriffen am inneren Genitale ist, vor allem zur Vermeidung von Darmadhäsionen, eine sorgfältige

Peritonealisierung

anzustreben. Die Rekonstruktion des Peritoneum zur vollständigen Deckung des Wundgebietes kann allerdings dann Schwierigkeiten bereiten, wenn es zu größeren Peritonealverlusten gekommen ist oder das Peritoneum durch vorausgegangene entzündliche Veränderungen starr und unverschieblich geworden ist. Eine möglichst vollständige Rekonstruktion der Kontinuität des Peritoneum und damit eine weitgehend lückenlose Extraperitonealisierung ist eine wesentliche Voraussetzung für den Erhalt bzw. die Wiederherstellung seiner immunologischen Abwehrfunktionen im Rahmen der postoperativen Wundheilung! Das *Blasenperitoneum* erlangt die für die Deckung des Wundgebietes im supravaginalen Raum erforderliche Beweglichkeit evtl. nur nach vorheriger Mobilisierung (S. 141). Reicht dies nicht aus, so kann die ventrale Seite des *Sigma* mit zur Deckung herangezogen werden, indem die Appendices epiploicae mit den ventral zur Verfügung stehenden Peritonealrändern vereinigt werden. Hierbei müssen indessen stärkere Gewebsspannungen vermieden werden. Oftmals ist es auch ausreichend, das Wundgebiet ohne Naht mit dem Sigma abzudecken, wobei es schnell zu einer Verklebung der Wundflächen kommt.

Die klinische Effektivität lokaler oder systemischer Antibiotikagaben perioperativ unter therapeutischen oder prophylaktischen Aspekten ist in der jüngsten Vergangenheit wiederholt untersucht worden. Es besteht kein Zweifel daran, daß bei der operativen Therapie entzündlicher Genitalerkrankungen eine

perioperative Antibiotikatherapie

indiziert ist, und zwar in Form einer lokalen und systemischen Anwendung. Das gewählte Wirkungsspektrum muß anaerobe Keime mit einschließen. Die lokale Antibiotikatherapie wird in Verbindung mit einer Spülung des kleinen Beckens oder auch des gesamten Peritonealraumes in Form der

pelvinen bzw. peritonealen Lavage

zur Entfernung von infiziertem Sekret und Blut mit 500–1000 ml physiologischer Kochsalzlösung mit Antibiotikazusatz vorgenommen. Diese Maßnahme ist indessen nur bei intraperitoneal operativ angegangenen entzündlichen, insbesondere abszedierenden Prozessen indiziert. Die Spülung und abschließende Exploration des Abdomens sollte der Operateur zusätzlich zur Diagnose einer septischen Thrombophlebitis, und zwar ganz besonders einer

septischen Ovarialvenenthrombose

nutzen. Sie ist als Ursache septischer Puerperalerkrankungen bekannt (BROWN u. MUNSICK, RATH u. Mitarb., HUBER, STÖMMER u. HOFMANN-PREISS), ist aber auch pathogenetisch für postoperative septische Zustände von Bedeutung. Therapeutisch ist eine Thrombektomie mit Ligatur der ovariellen Gefäße, sicherer aber die Exstirpation der seitengleichen Adnexe erforderlich und wirksam.

Die

systemische perioperative Antibiotikaprophylaxe

hat sich, wie umfangreiche klinische Studien inzwischen gezeigt haben, zur Vermeidung postoperativer infektiöser Komplikationen bewährt. Als Bewertungskriterien hinsichtlich der Effektivität werden die zu erreichende Verminderung der Wund- und Harnwegsinfektionen auf ein Drittel bis ein Fünftel, die Verkürzung des stationären Aufenthaltes und damit auch

eine Kostensenkung genannt (DASCHNER u. Mitarb., GERSTNER, GÖBEL u. Mitarb., HÄGELE u. BERG, HIRSCH, HIRSCH u. NEESER, KUNZ u. LÜTHY, PETERSEN u. Mitarb., POPKIN u. Mitarb., SIEKMAN u. Mitarb., VINCELETTE u. Mitarb. u. a.). Ein besonders deutlicher prophylaktischer Effekt zeigte sich für die Antibiotikagabe bei vaginalen Hysterektomien (RECHLIN u. Mitarb., KUNZ u. LÜTHY, GERSTNER). *Nebenwirkungen* wie Diarrhöen, pseudomembranöse Kolitiden und Koagulopathien sind selten und lassen sich weitgehend durch die Beschränkung der Antibiotikagaben auf 1–3 Tage vermeiden (HIRSCH). Die Wahl des Antibiotikums ist für die Effektivität der Prophylaxe nicht unbedingt entscheidend. Eine Beobachtung, die HIRSCH mit der Verminderung der durch das Antibiotikum erreichbaren Erreger erklärt, die den Synergismus mit anderen pathogenen Keimen einschränkt. Hinsichtlich der *Dosis* und *Antibiotikawahl* können folgende Empfehlungen gegeben werden:
- *Cefalotin:* 1–3mal 1 g i.v. bzw. i.m. in Abständen von 6 Stunden.
- *Cefoxitin:* 1–2mal 2 g i.v. oder i.m. im Abstand von 6 Stunden.
- *Mezlocillin und Oxacillin:* Kurzinfusion i.v. mit 4 g Mezlocillin und 2 g Oxacillin innerhalb von 5 Min. Wiederholung der Dosis nach 6–8 Stunden.
- *Metronidazol, Ornidazol, Tinidazol:* 2mal 500 mg i.v. im Abstand von 8–12 Stunden bzw. 1 g während der Operation und 0,5 g nach 6–12 Stunden in Kombination mit einem Cephalosporin.

Von den angegebenen Schemata sind selbstverständlich vielfache Abweichungen möglich (HEILMANN u. TAUBER, ENGEL u. Mitarb., WARNECKE u. Mitarb., HIRSCH). Bei Operationen an einem bereits infizierten inneren Genitale ist die intraoperative

Entnahme eines bakteriologischen Abstriches

indiziert. Die auf diese Weise erreichte Keimidentifizierung einschließlich der Resistenzbestimmung ermöglicht postoperativ evtl. eine Korrektur der Antibiotikatherapie.

Über die

Drainage

des Operationsgebietes wurde bereits bei der abdominalen Hysterektomie berichtet (S. 184). Bei Operationen entzündlicher Prozesse am inneren Genitale, insbesondere infizierter Adnextumoren, aber auch bei operativ entstandenen großflächigen Wunden wie auch einer Wertheim-Radikaloperation und bei einer mangelhaften Bluttrockenheit des Wundgebietes ist von ihr großzügig Gebrauch zu machen (STÖGER). Der Drain wird möglichst extraperitoneal gelegt und auch extraperitoneal zur seitlichen Bauchwand herausgeleitet. Das Anschließen einer Vakuumflasche fördert den Sekretabfluß. Der Drain wird nach dem Stagnieren des Sekretflusses, spätestens aber nach 3–4 Tagen gezogen. Bei intraperitonealer Lage sollte auf einen Sog verzichtet werden. Weiterhin empfiehlt es sich in Hinblick auf das gehäufte Auftreten von Infektionen im Bereich der Bauchdecken nach Operationen entzündlicher Affektionen, aber auch bei adipösen Patientinnen und einer unzureichenden Bluttrockenheit im Bereich der Laparotomiewunde, eine

subfasziale bzw. subkutane Drainage

mit Vakuumflasche zu legen.

Operationen bei der Extrauteringravidität

Allgemeines und methodische Indikationsstellung

Die operative Therapie der Extrauteringravidität besteht in der Exstirpation des ektopisch implantierten Schwangerschaftsprodukts, der Entfernung des intra- und peritubaren Hämatoms und gegebenenfalls des intraabdominalen Blutes. Am weitaus häufigsten, und zwar in 98 bis 99 %, ist die Extrauteringravidität in Form der *Tubargravidität* in der Tube lokalisiert. *Abdominalgraviditäten* (1–2 %), *Ovarialgraviditäten* und die primäre Zervixgravidität (0,5 %) sind sehr selten (BREEN).

Von den Verfahren der

operativen Therapie

ist die Salpingektomie auch heute der am häufigsten vorgenommene Eingriff. Die *Frühdiagnose* in Form der Sonographie und insbesondere der Vaginalsonographie, der Verwendung sensitiver β-HCG-Teste und der Laparoskopie sowie die *Einführung der mikrochirurgischen und endoskopischen operativen Möglichkeiten* haben in den letzten Jahren dazu geführt, daß heute eine Vielzahl operativer Maßnahmen zur Verfügung stehen. Dabei ist es zunehmend das Ziel, bei Frauen mit fortbestehendem Kinderwunsch die Tube zu erhalten und der Patientin die Laparotomie zu ersparen.

Die

medikamentöse Therapie

der frühen Extrauteringravidität durch die systemische bzw. lokale Injektion von Prostaglandinen bzw. von Methotrexat in den Trophoblasten ist z.Z. noch als experimentelle Therapie zu werten (TANAKA u. Mitarb., ORY u. Mitarb., EGARTER u. HUSSLEIN, FEICHTINGER u. KEMETER). Zum jetzigen Zeitpunkt kann diese Behandlungsmöglichkeit noch nicht allgemein empfohlen werden, wenn auch insbesondere die lokale Prostaglandininjektion bereits an vielen Kliniken mit Erfolg angewandt wird.

Als **Operationsverfahren** stehen für die Therapie der Tubargravidität heute die in Tab. 1 erwähnten Möglichkeiten zur Verfügung.

Bei der **Auswahl des Operationsverfahrens** ist die Individualisierung eine wesentliche Aufgabe des Operateurs. Als *Entscheidungskriterien* sind zu berücksichtigen:

1. Fortbestand eines Kinderwunsches,
2. Allgemeinzustand der Patientin,
3. intraoperativer Befund:
   a) Zustand der kontralateralen Adnexe,
   b) Lokalisation der Tubargravidität,
   c) Schweregrad des Tubenschadens,
   d) Erfahrungen und operative Möglichkeiten des Operateurs,
   e) Einstellung der Patientin zur erhöhten Rezidivgefahr bei organ- bzw. funktionserhaltendem Vorgehen.

Die Vielzahl der die Entscheidung über das operative Vorgehen beeinflussenden Faktoren zeigt, daß allgemeingültige Empfehlungen nicht formuliert werden können. Wichtig ist, daß die möglichen operativen Verfahren präoperativ – sofern es der Allgemeinzustand der Patientin zuläßt – mit ihr erörtert werden. Hierbei ist nicht nur an die Zustimmung zur Entfernung eines Organes zu denken, sondern auch an das Einverständnis zum konservativen Operieren vor dem Hintergrund der deutlich erhöhten Rezidivgefahr (BURGER).

Operation der Extrauteringravidität durch Laparotomie

Bei den Operationen per laparotomiam erfolgt die

Laparotomie

durch einen kleinen suprasymphysären Querschnitt, der z.B. bei aufwendigen tubenrekonstruierenden Eingriffen nach Bedarf erweitert werden kann. Bei länger zurückliegendem Krankheitsbeginn ist bei der Eröffnung der Bauchdecken mit Netz- und Darmadhäsionen zu rechnen, die infolge der protrahiert verlaufenden intraabdominalen Blutungen entstanden sind. Um nach der Laparotomie ohne

---

Tabelle 1 Operationsverfahren für die Tubargravidität

1. Laparotomie
  a) Ablative Operationen
    – Salpingektomie
    – Salpingo-Oophorektomie (Adnexexstirpation)
  b) Tubenerhaltende Operationen
    α) Nicht funktionserhaltende Operationen (partielle Salpingektomie, Tubensegmentresektion)
    β) Funktionserhaltende Operationen
      – Tubensegmentresektion mit Anastomose
      – Salpingotomie
      – Expression

2. Laparoskopie
  a) Ablative Operationen
    – Salpingektomie
  b) Tubenerhaltende Operationen
    – nicht funktionserhaltende Operationen (partielle Salpingektomie, Segmentresektion)
    – funktionserhaltende Operationen (Salpingotomie, Versorgung eines Tubarabortes)

226 Operationen an Ovar und Tube

Zeitverlust zu einer Klärung des Befundes zu kommen, wird zunächst das intraperitoneale Blut abgesaugt bzw. ausgetupft, bis der Fundus uteri sichtbar wird. Die

Darstellung der Extrauteringravidität

gelingt dann am besten manuell. Zu diesem Zweck geht der Operateur mit der flachen Hand hinter dem Uterus in den Douglas-Raum ein und sucht die erkrankten Adnexe auf. Die häufig bestehenden schleierartigen Verwachsungen lassen sich dabei leicht stumpf lösen. Jetzt kann die Tube eleviert und sichtbar gemacht werden. Bei *stärkerer Blutung* wie etwa bei einer Tubarruptur (Tubarusur) wird dann am besten die Tube sofort an ihrem uterinen Abgang sowie lateral im Bereich der Fimbria ovarica mit einer mittellangen anatomischen Klemme[20] gefaßt, womit die Blutzufuhr aus der A. ovarica und dem R. tubarius der A. uterina unterbrochen wird (Abb. 17). Es ist oftmals überraschend, wie schnell sich ein posthämorrhagischer Schock nach dieser Maßnahme bessert. Zudem gewinnt der Operateur Zeit, den Zustand des seitengleichen Ovars und der kontralateralen Adnexe zu kontrollieren.

Von den **ablativen Operationen** ist die Exstirpation der erkrankten Tube in Form der

Salpingektomie

(Abb. 18) unter Erhaltung des gleichseitigen Ovars auch heute die häufigste Behandlungsmethode. Für sie ergibt sich eine *Indikation*, wenn ein weiterer Kinderwunsch nicht besteht, die Tube irreversibel geschädigt ist oder die Rekonstruktion wegen präexistenter Tubenveränderungen nicht vertretbar ist, und zwar u. a. wegen der hohen Rezidivgefahr bei gleichzeitig ungünstiger Fertilitätsprognose. Die Entscheidung zur Salpingektomie wird erleichtert, wenn die Adnexe der anderen Seite unauffällig sind. – *Technisch* wird so vorgegangen, daß die erkrankte Tube zunächst eleviert und hierdurch die Mesosalpinx angespannt wird. Sie wird dann über mehreren zarten gebogenen Klemmen[21]

---
20 Zum Beispiel mittelfeine anatomische Klemme nach Leriche: Aesc. Nr.: BH 160.
21 Gebogene Ligaturklemme nach Overholt-Geissendoerfer: Aesc. Nr.: BJ 20–26.

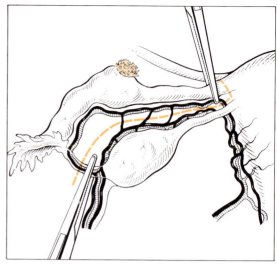

Abb. 17 Salpingektomie bei Tubargravidität (I). Darstellung der Tubargravidität mit primärer Blutstillung. Zur Darstellung der Tubargravidität wie zur primären Blutstillung ist das uterine Tubenende einschließlich des R. ascendens der A. uterina mit einer anatomischen Klemme gefaßt. Auf die gleiche Weise ist die Fimbria ovarica gefaßt und damit die Blutzufuhr aus der A. ovarica unterbrochen. Die gestrichelte Linie kennzeichnet die Stelle, an der die Tube von der Mesosalpinx abgesetzt wird

unmittelbar am kaudalen Tubenrand schrittweise durchtrennt. Die Durchblutung des Ovars darf nicht beeinträchtigt werden! Der uterine Tubenabschnitt wird nach dem Legen von ein oder zwei Nähten durch das Myometrium exzidiert. Dies dient der Blutstillung und zugleich der Vermeidung eines intramuralen Rezidivs. Nach der Keilexzision des uterinen Tubenabganges werden die uterinen Umstechungsfäden geknotet. Die lang gelassenen Fäden werden mit einer Fadenklemme bewehrt und als Haltefäden genutzt. Jetzt werden die Klemmen im Bereich der Mesosalpinx durch Umstechungen ersetzt (z. B. resorbierbare Fäden in Form von Vicryl Nr. 3-0 = metr. 3). Das uterine Wundgebiet und die Mesosalpinxstümpfe können mit einer Schlinge des Lig. teres uteri bzw. mit dem mobilisierten Peritoneum der Blase bzw. des Lig. latum durch eine fortlaufende Naht (z. B. Vicryl Nr. 4-0 = metr. 2) gedeckt werden. Dringend erforderlich ist dies jedoch nicht.

Vor dem Verschluß der Bauchdecken ist zur Vermeidung von Verwachsungen die weitgehen-

Operation der Extrauteringravidität durch Laparotomie

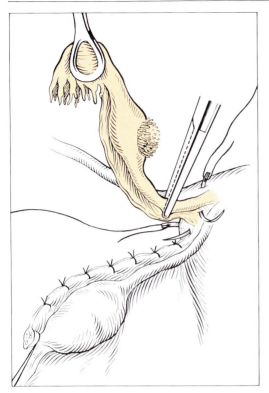

Abb. 18 Salpingektomie bei Tubargravidität (II). Absetzen der Tube von der Mesosalpinx. Die Fimbria ovarica ist umstochen und durchtrennt, die Mesosalpinx ist dicht an der Tube abgesetzt und mit Knopfnähten versorgt. Die Tube wird nach dem Legen entsprechender Umstechungen aus dem Uterus exzidiert

de *Entfernung der intraperitonealen Blutansammlungen* und eine *Spülung der Bauchhöhle* mit warmer physiologischer Kochsalzlösung erforderlich. Daß in jedem Fall auch die Adnexe der anderen Seite der Revision bedürfen, wurde bereits erwähnt. Bei fortbestehendem Kinderwunsch werden konzeptionsbehindernde Veränderungen am Ovar und an der Tube der Gegenseite operativ korrigiert, sofern es der Zustand der Patientin zuläßt.

Die Notwendigkeit einer

Adnexexstirpation

in Form der gleichzeitigen Entfernung von Tube und Ovar ergibt sich bei der Extrauteringravidität selten. Die *Indikation* sollte bei den zumeist jungen Frauen auch mit großer Zurückhaltung gestellt werden, und zwar schon in Hinblick auf eine evtl. später vorzunehmende In-vitro-Fertilisation. Sie ist vor allem bei älteren entzündlichen Konglomerattumoren mit erschwerter präparatorischer Trennung von Ovar und Tube oder bei einer gleichzeitigen Erkrankung des Ovars, z.B. in Form einer ausgeprägten Ovarendometriose, notwendig. Das technische Vorgehen wurde auf S. 210 detailliert dargestellt.

Tubenerhaltende Operationen

Die tubenerhaltende Chirurgie der Extrauteringravidität ist bereits Ende des vorigen Jahrhunderts diskutiert worden (MURET, BURGER). Ihr stehen verschiedene operative Verfahren zur Verfügung, wobei unterschieden werden muß zwischen
- organ-, aber nicht funktionserhaltenden Eingriffen (z.B. Tubensegmentresektion),
- organ- und funktionserhaltenden Eingriffen (Salpingotomie, Resektion mit Anastomose, Expression).

Die *Wahl des Operationsverfahrens* richtet sich im wesentlichen nach der Lokalisation der Gravidität, dem Ausmaß des Tubenschadens und dem Befund der kontralateralen Adnexe.

Operationsziel der

Tubensegmentresektion

(Abb. 19) ist es, den Trophoblast und mit ihm das intratubare Hämatom und den irreversibel geschädigten Tubenanteil zu entfernen. Hierbei soll möglichst viel funktionstüchtiges Tubengewebe erhalten bleiben. Evtl. kann, sofern die Rekonstruktion nicht sofort möglich ist, dann zu einem späteren, günstigeren Zeitpunkt, d.h. vor allem unter besseren Operationsbedingungen, mikrochirurgisch durch Anastomisierung die Tubenfunktion wiederhergestellt werden.

Die Segmentresektion stellt das einfachste und hinsichtlich der Trophoblastenentfernung das sicherste konservative Operationsverfahren dar. Sie entspricht weitgehend der Tubensterilisation durch Resektion eines Tubenabschnittes (S. 238). Sie ist ohne mikrochirurgische Operationserfahrung leicht durchführbar. Als typische *Indikation* gilt die Lokalisation der Extrauteringravidität im uterusnahen (isthmischen) Abschnitt der Tube bei unauffälligen kontralateralen Adnexen. Ferner ist sie bei isthmoam-

Operationen an Ovar und Tube

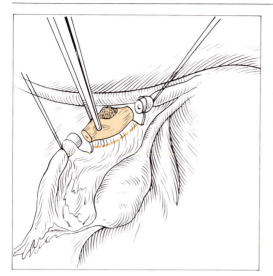

Abb. 19 Tubensegmentresektion zur Behandlung der Extrauteringravidität. Bei isthmoampullärer Lokalisation wird die Tube beiderseits der Implantationsstelle umstochen und durchtrennt. Der befallene Tubenanteil wird von der Mesosalpinx abgesetzt (gestrichelte Linie = Resektionsstelle) und entfernt. Sofern nicht unmittelbar eine Anastomose angeschlossen werden soll, wird die Resektionsstelle im Bereich des uterusnahen Tubenanteiles wie bei der Irving-Sterilisierung zwischen den Blättern des Lig. latum versenkt (Abb. 30, S. 240)

pullärer Lokalisation anzuraten, wenn der Befund für ein einseitiges funktionserhaltendes Vorgehen ungünstig erscheint, wie z. B. bei einer Tubenwandschädigung durch ein Ödem, ein Hämatom oder eine Ruptur sowie bei insuffizienter Hämostase und lokalen entzündlichen Begleiterscheinungen. Zu berücksichtigen sind schließlich ein schlechter Allgemeinzustand der Patientin sowie ungenügende Erfahrungen des Operateurs in der mikrochirurgischen Korrektur! In diesen Fällen ist dann eine sekundäre mikrochirurgische Rekonstruktion im Sinne einer Sterilitätsoperation nach einigen Monaten erforderlich.

Die **Technik der Tubenresektion** (Abb. 19) besteht darin, daß die Tube aus dem Douglas-Raum hervorluxiert und auf einer feuchten Tamponade gelagert wird. Nun wird sie über der Kuppe der Vorwölbung zumeist auf der antimesosalpingealen Seite 1–2 cm weit in Längsrichtung inzidiert (Abb. 239). Der hervorquellende Trophoblast und das Hämatom können nun z. B. mittels einer Pinzette bei gleichzeitiger digitaler Expression entfernt werden. Der durch die Trophoblastinvasion geschädigte Tubenabschnitt ist immer deutlich kleiner, als zunächst makroskopisch aufgrund des Hämatoms und der Ödembildung angenommen wird! Die Implantationsstelle des Schwangerschaftsprodukts wird sorgfältig gespült, um dann das Ausmaß des zu resezierenden Tubensegmentes bestimmen zu können. Der Eileiter wird beiderseits lateral vom geschädigten Tubenabschnitt durch die Mesosalpinx hindurch mit einem nichtresorbierbaren Faden (z. B. Ethilon, Fa. Ethicon: Nr. 3-0 bis 4-0 = metr. 2 bis 1,5) umstochen, ligiert und durchtrennt. Der zu entfernende Tubenanteil kann dann über primären Umstechungen oder über zarten Klemmen von der Mesosalpinx abgesetzt werden. Der *uterusnahe Tubenstumpf* wird mittels einer Knopfnaht in die Mesosalpinx versenkt und damit extraperitonealisiert, um eine tuboperitoneale Fistel mit der Möglichkeit der Spermatozoenaszension zu vermeiden. Eine Peritonealisierung der *ampullären Resektionsstelle* ist nicht unbedingt erforderlich (Abb. 19). Beobachtungen späterer Tubargraviditäten im ampullären Tubenabschnitt müssen durch eine Spermienmigration über die kontralaterale Tube erklärt werden (Cartwright u. Entman, Metz u. Mastroianni). Diese Gefahr scheint besonders groß zu sein, wenn die Ampulle sehr mobil ist und deshalb in die Douglas-Flüssigkeit eintauchen kann. Aus diesem Grunde empfiehlt sich eine zusätzliche Lateralisation der Ampulle an der seitlichen Beckenwand.

Bei den **organ- und funktionserhaltenden Operationen** sind die Voraussetzungen besonders sorgfältig zu beachten (s. o.). Als besonders günstig ist es anzusehen, wenn die Extrauteringravidität frühzeitig, d. h. bei noch nicht eingetretener stärkerer Tubenschädigung, diagnostiziert wird (Eddy u. Mitarb.). Das operative Vorgehen erfolgt dann nach *mikrochirurgischen Grundsätzen*: Optische Vergrößerungshilfen wie eine Lupenbrille bzw. ein Operationsmikroskop müssen ebenso zur Verfügung stehen wie die kontinuierliche Spülvorrichtung und bipolare Koagulationspinzetten. Die Verwendung eines mikrochirurgischen Instrumentariums[22] und von

---

[22] Mikroinstrumentensätze: Aesc. Nr.: FD 450ff. (S. 448).

atraumatischem, wenig reaktiven Nahtmaterial in den Stärken 6-0 (metr. 1) bis 8-0 (metr. 0,5) verringert das Operationstrauma. Die Nähte werden extramukös gelegt und die Fadenenden nach der Verknotung so kurz wie möglich abgeschnitten (J. MARTIUS u. Mitarb.). Blutkoagel lassen sich gewebeschonender durch Spülung oder mit einer Pinzette als mittels Tupfer entfernen. Die *Nachteile* des mikrochirurgischen Vorgehens wie die verlängerte Operationszeit und die erhöhte Rezidivgefahr müssen jeweils gegenüber der möglichen Steigerung der intrauterinen Schwangerschaftsrate abgewogen werden. Es ist zu bedenken, daß eine signifikante Zunahme von intrauterinen Graviditäten durch tubenerhaltendes Operieren bei unauffälligen kontralateralen Adnexen bisher nicht anhand größerer Kollektive belegt werden konnte. Die Indikation zum tubenerhaltenden mikrochirurgischen Operieren wird in der Zukunft auch von den Ergebnissen der extrakorporalen Befruchtung bestimmt werden. Bei möglicherweise zunehmender Fertilitätsrate wird die In-vitro-Fertilisation insbesondere bei prognostisch ungünstigen Befunden in die Überlegungen hinsichtlich der Therapieplanung einbezogen werden müssen.

Die häufigste funktionserhaltende Operationsmethode bei der Tubargravidität ist die

Salpingotomie

(Abb. 20) (BROSENS u. Mitarb., SCHEIDEL u. HEPP). Sie ist besonders zur Entfernung einer am isthmoampullären Übergang lokalisierten Extrauteringravidität geeignet. Die Ausräumung des Schwangerschaftsproduktes mit dem Hämatom erfolgt wie bei der Tubensegmentresektion durch longitudinale Inzision der sich vorwölbenden Tubenwand und vorsichtige Expression in Richtung auf die Inzisionswunde. Kommt es nach der Entfernung der Gravidität zu einer Blutung aus der Implantationsstelle, so kann die Hämostase mittels bipolarer Mikrokoagulation, gegebenenfalls durch die Infiltration des Gewebes mit dem vasokonstriktorischen Ornipressinpräparat (Por 8 Sandoz, 2,5 IE in 20 ml physiologische Kochsalzlösung), erreicht werden. Nach Spülung der Tube wird das Tubenlumen nochmals sorgfältig inspiziert, um verbliebene Trophoblast- und Koagelreste gezielt mit der Pinzette zu entfernen. Die *Salpin-*

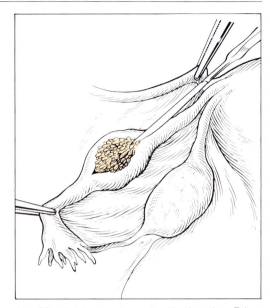

Abb. 20 Salpingotomie zur Enukleation einer Tubargravidität. Die Tube wird nach ihrer Darstellung über der im isthmischen Teil lokalisierten Gravidität in der Längsrichtung gespalten. Der Trophoblast quillt durch die Inzisionswunde heraus und kann entfernt werden

gotomiewunde wird einschichtig durch Knopfnähte, evtl. auch fortlaufend, unter Verwendung eines resorbierbaren Fadens (z. B. Vicryl Nr. 6-0 bis 8-0 = metr. 1 bis 0,5) verschlossen.

Zur

Segmentresektion mit Anastomose bei fimbriennaher ampullärer Lokalisation der Extrauteringravidität

wird unter Schonung der Fimbrien eine keilförmige Exzision der Implantationsstelle vorgenommen, an die sich die ampulloampulläre Anastomose unmittelbar anschließt (FRANTZEN u. Mitarb., SCHEIDEL u. HEPP). Nach subtiler Blutstillung unter mikrochirurgischen Bedingungen (s.o.) werden die Resektionsstellen durch eine einschichtige Naht mit resorbierbaren Kunststoffäden (z. B. Vicryl Nr. 7-0 bis 8-0 = metr. 0,7 bis 0,5) adaptiert.

Problematischer ist die

Segmentresektion mit Anastomose bei isthmischer Tubargravidität,

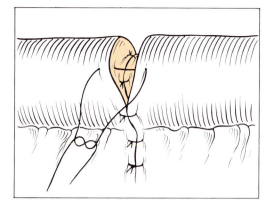

Abb. 21 End-zu-End-Anastomose nach Resektion einer isthmischen Tubargravidität. Der Mesosalpinxdefekt ist durch Knopfnähte verschlossen, wodurch eine Annäherung der tubaren Resektionsstellen erreicht wurde. So kann die Anastomose spannungsfrei zweischichtig vorgenommen werden (mikrochirurgische Anastomosenbildung)

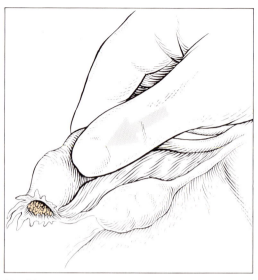

Abb. 22 Expression einer ampullären Tubargravidität. Nach der Darstellung der erkrankten Tube wird die im ampullären Tubenanteil lokalisierte Extrauteringravidität mit den Fingern in Richtung auf das Fimbrienende exprimiert

da Ödem, Hyperämie und Lumendifferenz die primäre Rekonstruktion erschweren. Bei ungünstigen Operationsbedingungen ist dann eher ein zweizeitiges Vorgehen mit einer Distanz von mehreren Monaten zu befürworten (BROSENS u. Mitarb., FRANTZEN u. Mitarb., SCHEIDEL u. HEPP) (s. auch Sterilitätsoperationen, S. 252). Wird in Ausnahmefällen ein einzeitiges Vorgehen angestrebt, so sollten die Resektion und die End-zu-End-Anastomose nur mit mikrochirurgischen Methoden durchgeführt werden (Abb. 21): Nach Exzision des geschädigten Tubenabschnittes und exakter Blutstillung werden durch eine Mesosalpinxnaht (resorbierbarer Faden Nr. 6-0 = metr. 1) die tubaren Resektionsenden spannungsfrei adaptiert. Die Anastomose erfolgt dann durch eine zweischichtige Naht (S. 251).

Die

Expression des Schwangerschaftsproduktes

(Abb. 22) mit den umgebenden Blutkoageln bietet sich an, wenn die Implantation fimbriennahe in der Ampulle erfolgt ist (SHERMAN u. Mitarb.). Es besteht dann wie beim spontanen Tubarabort nur das Problem der *vollständigen* Trophoblastenentfernung und der Blutstillung. Die Technik ist einfach: Unter Fixierung des uterusnahen Tubenanteiles wird die Ampulle in Richtung auf das Fimbrienende mit zwei Fingern ausgestrichen. Die Blutstillung kann durch die Injektion einer vasokonstriktorisch wirksamen Substanz (S. 229) und/oder durch Mikrokoagulation erreicht werden. Gelegentlich kann es aus Gründen der besseren Übersicht notwendig sein, die Ampulle ähnlich wie bei der Salpingotomie longitudinal vom Fimbrientrichter aus zu inzidieren (STANGEL u. REYNIAK). Um Adhäsionen im Bereich des Fimbrientrichters zu vermeiden, ist es dann sinnvoll, die gefährdeten Mukosaanteile des Fimbrientrichters durch evertierende Nähte auf der Tubenserosa zu fixieren.

Operative Eingriffe bei der Extrauteringravidität per laparoscopiam

Auf laparoskopisch-chirurgischem Wege ist die Behandlung einer Tubargravidität sowohl ablativ als auch tuben- und funktionserhaltend möglich (MECKE u. SEMM, REICH u. Mitarb., POULY u. Mitarb., BRUHAT u. Mitarb.). Das Vorgehen sollte dem in der operativen Laparoskopie erfahrenen Operateur vorbehalten bleiben. Die bisherigen Ergebnisse lassen es angezeigt erscheinen, bei *funktionserhaltenden* Operationen die **Indikation** zum endoskopisch-operativen Vorgehen zurückhaltend zu stellen. Die intrauterine Schwangerschaftsrate beträgt bei vorhandener kontralateraler Tube 50–60 % (MECKE u. SEMM, POULY u. Mitarb., REICH u. Mitarb.). Sie ist somit nicht wesentlich höher als nach der Salpingektomie mit 50 % (KITCHIN u. Mitarb.), bei der zugleich das Risiko einer erneuten Tubargravidität entfällt. Bei dem Vorhandensein von nur einer Tube wurden 45 % der operierten Frauen intrauterin gravide; bei 30 % trat eine erneute Tubargravidität auf der operierten Seite auf (POULY u. Mitarb.). Bei mikrochirurgischem Vorgehen per laparotomiam betrug die intrauterine Schwangerschaftsrate 60 % bei einer gleichzeitigen Extrauterinrezidivhäufigkeit von 15 % (KASTENDIECK). Bei Frauen mit bestehendem Kinderwunsch und intakter kontralateraler Tube ist deshalb nur bei sehr früh diagnostizierter Tubargravidität ein funktionserhaltendes laparoskopisches Vorgehen gerechtfertigt (SIEGLER u. Mitarb.). Ist nur ein Eileiter vorhanden, so ist die mikrochirurgische Operation über eine Laparotomie vorzuziehen. Besteht hingegen kein Kinderwunsch mehr, so ist bei ausreichenden endoskopisch-operativen Erfahrungen das laparoskopische Vorgehen das Geeignete, um der Patientin die Laparotomie zu ersparen.

Bei der **Laparoskopie** wird zunächst nach dem Ausschluß einer intrauterinen Gravidität eine Intrauterinsonde zur Elevation des Uterus gelegt. Nach der Herstellung des Pneumoperitoneum (S. 71) sind außer dem Nadeleinstich zwei weitere Einstiche (darunter mit einem 11-mm-Arbeitstrokar) erforderlich, die aus kosmetischen Gründen im Schamhaarbereich placiert werden. Nun wird mit dem Aqua-Purator[23] das kleine Becken mit physiologischer Kochsalzlösung gespült und auf diese Weise Blut und Blutkoagel entfernt. Die *Stellung der Indikation* zu den verschiedenen, auf laparoskopischem Wege möglichen Operationen entspricht der Therapieplanung für das operative Vorgehen per laparotomiam (S. 224 ff.).

Für die

Salpingektomie per laparoscopiam

empfiehlt SEMM die sog. 3-Schlingen-Technik. Dabei wird die Tube nach ihrer Unterbindung mit drei Endoschlingen mit der Hakenschere[24] abgesetzt (MECKE u. SEMM). Die Entfernung der Tube erfolgt mit der großen Löffelzange[25] durch den 11-mm-Arbeitstrokar. Anschließend wird der Tubenstumpf koaguliert. Der befallene Eileiter kann aber auch ohne vorherige Unterbindung exstirpiert werden, wenn zuvor schrittweise die Tubenanteile und die Mesosalpinx koaguliert und durchtrennt wurden. Schließlich können Koagulation und Unterbindung miteinander kombiniert werden (REICH u. Mitarb.).

Ist ein primär funktionserhaltendes Operieren nicht indiziert, so kann die operative Behandlung auch durch die

Segmentresektion per laparoscopiam

erfolgen. Es wird durch eine Salpingotomie die Tube eröffnet, um zunächst den Trophoblasten und das intratubare Hämatom abzusaugen. Nun wird der geschädigte Tubenabschnitt koaguliert und mit der großen Löffelzange abgetragen. Es resultiert ein Defekt ähnlich wie bei der laparoskopischen Tubensterilisation. Ein anderes Vorgehen besteht in der Unterbindung der entsprechenden Tubenanteile mit anschließender Abtragung des befallenen Tubenabschnittes mit der Schere. In allen Fällen ist es wichtig, daß bei noch bestehendem Kinderwunsch möglichst viel Tubengewebe, und zwar insbesondere im Bereich des fimbriennahen Anteiles der Tube, erhalten wird, um sich die Möglichkeit einer späteren Rekonstruktion der Tube zu erhalten.

Besteht eine intakte Tubargravidität im isthmoampullären oder ampullären Tubensegment, so ist operationstechnisch die

Salpingotomie per laparoscopiam

---

23 Aqua-Purator nach Semm: Fa. Storz, Nr. 26173 VB.
24 Hakenschere nach Semm: Fa. Storz, Nr. 26173 EH.
25 Löffelzange nach Semm: Fa. Storz, Nr. 26173 GS.

ein prognostisch günstiges Verfahren (MECKE u. SEMM, REICH u. Mitarb.). Zur Verminderung der Blutung ist die primäre Injektion eines vasokonstriktorisch wirksamen Medikamentes (S. 229) in die Mesosalpinxanteile nahe der Implantationsstelle angezeigt (MECKE u. SEMM, REICH u. Mitarb.). Anschließend wird die sich vorwölbende und oftmals dünn ausgezogene Tubenwand auf der antimesosalpingealen Seite mit dem Punktkoagulator koaguliert und dann mit der Mikroschere[26] in der Längsrichtung inzidiert. Der hervorquellende Fruchtsack wird mit der Löffelzange vorsichtig aus dem Implantationsbett extrahiert. Reste des Trophoblasten und des Hämatoms werden mit der Probeexzisionszange entfernt. Nach ausreichender Spülung muß beurteilt werden, ob der Eingriff primär rekonstruktiv und damit funktionserhaltend fortgeführt werden kann. Voraussetzung hierfür ist, daß der Trophoblast vollständig entfernt werden konnte, die Blutung weitgehend sistiert und die Endosalpinx nicht zu sehr geschädigt erscheint. Die *Wundränder* der Salpingotomie legen sich oftmals ohne Naht ausreichend aneinander, so daß auf eine Naht verzichtet werden kann (BRUHAT u. Mitarb.). Andere Operateure adaptieren die Wundränder mit feinen resorbierbaren Nähten (z. B. Vicryl Nr. 4-0 = metr. 2) bei intrakorporaler Verknotung, wobei nur die Tubenserosa und die äußere Muskularisschicht gefaßt werden (MECKE u. SEMM).

Hat die Implantation des Schwangerschaftsproduktes im Bereich des Fimbrientrichters stattgefunden, so kann die

Versorgung des Tubarabortes

dadurch erfolgen, daß das Trophoblastgewebe und die Blutkoagel mit der Zange entfernt werden. Anschließend wird der Fimbrientrichter gespült und sorgfältig inspiziert. Bestehen Zweifel an der vollständigen Entfernung des Trophoblasten oder finden sich Läsionen im Bereich des Fimbrientrichters, so ist eine mikrochirurgische Revision zu empfehlen, sofern die Funktion der Tube mit ausreichender Sicherheit zu erhalten ist. Evtl. ist dazu eine Laparotomie erforderlich.

Nach tubenerhaltenden Operationen sind postoperativ

Kontrollen der vollständigen Trophoblastenentfernung

erforderlich. Hierzu stehen wiederholte β-HCG-Bestimmungen, sonographische Untersuchungen und klinische Kontrollen zur Verfügung. Der β-HCG-Test ist zumeist nach 10 Tagen negativ. Die Patientin ist vor der Entlassung über die Gefahr und die Symptome einer Nachblutung aufzuklären.

Operative Therapie seltener Lokalisationen der Extrauteringravidität

Nur bei etwa 1% erfolgt die extrauterine Implantation des Schwangerschaftsproduktes außerhalb der Tube (BREEN).

Bei der

operativen Therapie der Ovarialgravidität

ist es zumeist möglich, organerhaltend zu operieren. Das Schwangerschaftsprodukt wird durch die *partielle Resektion des Ovars* entfernt und das Restovar rekonstruiert. Bei fortbestehendem Kinderwunsch ist zusätzlich auf die regelrechten topographischen Beziehungen des Ovars zur Tube zu achten. Adhäsionsprophylaktische Maßnahmen wie eine exakte Blutstillung, eine subtile Nahttechnik mit fortlaufender Naht der Ovaroberfläche mit einem resorbierbaren Faden (z. B. Vicryl Nr. 6-0 = metr. 1) sowie eine medikamentöse Adhäsionsprophylaxe, z. B. durch einen Dextranaszites und intraperitoneale Kortisongaben, sind zu empfehlen. Nur bei weitgehend zerstörtem Ovarialgewebe oder einer nicht zu erreichenden ausreichenden Blutstillung ist die

Ovariektomie

nicht zu umgehen. Bei fortbestehendem Kinderwunsch sollte versucht werden, die gleichseitige Tube zu erhalten, sofern sie intakt erscheint, und zwar in Hinblick auf einen evtl. vorzunehmenden Gameten- bzw. Embryotransfer.

---

26 Mikro-Präparierschere nach Semm: Fa. Storz, Nr. 26169 S.

Bei der **fortgeschrittenen Abdominalgravidität** handelt es sich meist um eine sekundäre tuboabdominale Implantation mit Übergreifen des Trophoblasten aus dem Fimbrienende auf dessen Umgebung. In zunehmendem Maße wird das Peritoneum des hinteren Blattes des Lig. latum, des Douglas-Raumes und des Rektum bzw. des Sigma oder auch des Mesenterium in Anspruch genommen. Das Omentum majus kann in den „Fruchtsack" mit einbezogen sein. Die Variabilität des Nidationsortes bzw. der für die Nidation in Anspruch genommenen Nachbarorgane und die sich daraus ergebenden sehr unterschiedlichen Veränderungen der topographischen Anatomie machen es unmöglich, ein typisches Operationsverfahren anzugeben. Hinzu kommt, daß der einzelne Operateur wegen der Seltenheit der fortgeschrittenen Abdominalgravidität kaum Gelegenheit hat, größere Erfahrungen zu sammeln, um weitgehend allgemeingültige Empfehlungen geben zu können. Eine Beurteilung der Effektivität operativer Eingriffe ist aus dem gleichen Grunde nur mit Hilfe von Sammelstatistiken möglich (HEINRICHS, HRESCHCHYSHYN u. Mitarb., HOHLBEIN u. SCHULZ).

In der Regel wird bei der fortgeschrittenen Abdominalgravidität nach der Sicherung der Diagnose sofort laparotomiert, und zwar schon, um die Gefahren durch lebensbedrohliche intraabdominale Blutungen aus arrodierten Gefäßen und Darmperforationen möglichst zu mindern (RAHMAN u. Mitarb., STRAFFORD u. RAGEN, DELKE u. Mitarb., GOLZ u. Mitarb., HRESCHCHYSHYN u. Mitarb.). Allein bei einem Schwangerschaftsalter unmittelbar vor dem Erreichen der Lebensfähigkeit des Kindes (etwa 26.–30. Woche) erscheint es gerechtfertigt, die Laparotomie im Interesse des Kindes kurzfristig hinauszuschieben. Bei einer *abgestorbenen Abdominalfrucht* kann es sogar indiziert sein, unter sonographischen und HCG-Kontrollen 1–2 Wochen abzuwarten, bis die inzwischen erfolgende Demarkierung der Plazenta günstigere Operationsbedingungen entstehen läßt.

Prinzipiell stehen für das operative Vorgehen die beiden folgenden **technischen Möglichkeiten** zu Verfügung:

– *Primäre Entfernung von Kind und Plazenta:* Dies gelingt vor allem bei einer Implantation, die sich vorwiegend auf den Douglas-Raum bzw. die Rückseite des Lig. latum beschränkt und das viszerale Darmperitoneum bzw. das Mesenterium weitgehend frei gelassen hat (SEIFERT, HOHLWEG-MAJERT). Eine weitere Voraussetzung ist der schon längere Zeit zurückliegende Fruchttod mit bereits erfolgter Demarkierung der Plazenta gegenüber der Umgebung.

Die *Präparation* darf nur mit größter Sorgfalt und unter Sicht vorgenommen werden, wenn Verletzungen der Nachbarorgane vermieden werden sollen. Man muß sich bemühen, das Präparat mehr und mehr in Richtung auf das Genitale, von dem aus in den meisten Fällen die Hauptblutzufuhr erfolgt, zu stielen. Die Adnexe, die schließlich als Ausgangspunkt der Abdominalgravidität erkannt werden, müssen immer exstirpiert werden, evtl. aber auch der Uterus (LAURILA u. NIEMINEN). Nach abschließender Überprüfung des Ureterverlaufes ist meist wegen der großen Wundflächen mit selten voll ausreichender Blutstillung die Drainage der Wundhöhle erforderlich.

– *Zurücklassen der Plazenta:* Nach der Eröffnung des Abdomens zeigt sich nicht selten, daß die totale Entfernung des Schwangerschaftsproduktes ohne die Gefahr schwerer Nebenverletzungen und lebensbedrohlicher Blutungen – nicht zuletzt infolge der fehlenden Kontraktionsfähigkeit der Implantationsstelle – nicht möglich ist. In diesen Fällen ist es sicherer, sich auf die Entfernung des Kindes zu beschränken und die Secundinae zurückzulassen. Das früher empfohlene Einnähen der Fruchthöhle in die Laparotomiewunde, die sog. **Marsupialisation,** hat sich wegen der Infektionsgefährdung der Patientin nicht bewährt (KÄSER u. Mitarb.). Vielmehr wird zur Primärversorgung die Fruchthöhle nach Drainierung mit einem dicken Schlauch primär verschlossen, was bei der Dicke der Wandungen im allgemeinen nicht schwierig ist (HENDERSON u. WILSON). Die Patientin bedarf unter einer hochdosierten Antibiotikatherapie der sorgfältigen Überwachung hinsichtlich des Auftretens von

Blutungen, später aber auch hinsichtlich der Entwicklung eines Ileus als Folge der Schrumpfungsvorgänge im Bereich der Plazentainsertion.

Unter biochemischer und sonographischer Überwachung wird dann die spontane Regression des Trophoblastgewebes abgewartet (STRAFFORD u. RAGEN). In den meisten Fällen wird die Plazenta vollständig resorbiert. β-HCG bleibt im allgemeinen bis etwa 6 Wochen nach der Operation nachweisbar. Kommt es postoperativ zu Beschwerden bzw. abdominalen Komplikationen, so muß die Plazenta zu einem späteren Zeitpunkt nach Demarkierung als „Tumor" durch einen Zweiteingriff entfernt werden.

Bei der seltenen

intramuralen Gravidität,

d.h. der Implantation der Frucht in der Pars uterina tubae (Pars interstitialis), ist die Patientin dann erheblich gefährdet, wenn es zur Ruptur und damit zu einer akut lebensbedrohlichen Blutung, u.a. aus dem R. ascendens der A. uterina, kommt. Diese Tatsache kann die schnell zu treffende Entscheidung über das operative Vorgehen nicht unbeeinflußt lassen. Es sind die folgenden *operativen Möglichkeiten* gegeben:

– *Kornuale Uterusresektion:* Es wird nach Elevation des Uterus durch Fassen der Ligg. teretia uteri mit anatomischen Klemmen der befallene interstitielle Tubenabschnitt dargestellt. Er wird dann außerhalb der Rupturstelle mit dem Skalpell umschnitten. Auf diese Weise wird zugleich der uterine Tubenanteil exzidiert. Zur Blutstillung ist es wichtig, daß schon frühzeitig, evtl. vor der Exzision, unterhalb des Tubenabganges durchgreifende Nähte an der Uteruskante gelegt werden, die den R. ascendens der A. uterina unterbinden. Die Uteruswunde wird zweischichtig versorgt, und zwar die Muskelschicht mit resorbierbaren Knopfnähten (z.B. Vicryl Nr. 2-0 = metr. 3,5), die Serosa fortlaufend bei einer Fadenstärke von 4-0 = metr. 2. Bei ungünstigen Wundverhältnissen kann eine Peritonealisierung unter Verwendung des Lig. teres uteri und des – evtl. mobilisierten – Blasenperitoneum erfolgen.

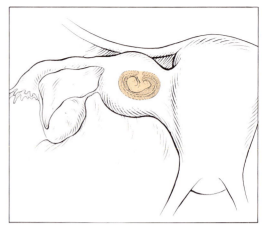

Abb. 23 Gravidität in einem uterinen Nebenhorn. Die Gravidität hat sich in einem uterinen Nebenhorn ohne Kommunikation zum eigentlichen Cavum uteri implantiert. Die operative Behandlung besteht in der Abtragung des Nebenhornes einschließlich der dazugehörigen Tube

– *Kornuale Resektion mit Neuimplantation der Tube:* Bei dringendem Kinderwunsch und fehlenden bzw. stark veränderten kontralateralen Adnexen kann der Versuch gemacht werden, die Tube nach der kornualen Resektion des Uterus erneut zu implantieren. Voraussetzung hierfür ist, daß die Resektion der Tube nicht zu ausgiebig erfolgen mußte. Die Implantation kann unter diesen Bedingungen evtl. auch als Zweiteingriff unter mikrochirurgischen Bedingungen vorgenommen werden.

– *Uterusexstirpation:* Bei schwerwiegenden Gewebsveränderungen im Bereich der rupturierten uterinen Tubenecke bleibt zur Überwindung der lebensbedrohlichen Situation der Patientin evtl. nur die Hysterektomie, bei schlechter Operabilität evtl. in Form der supravaginalen Uterusamputation, als Ausweg.

Die seltene **Gravidität in einem uterinen Nebenhorn** (Abb. 23) demonstriert sich klinisch mit der gleichen Symptomatik wie eine Extrauteringravidität, und zwar nach Eintritt der Ruptur in der für die intramurale Implantation typischen Dramatik. Die erforderliche

Exstirpation des graviden uterinen Nebenhornes

wird im technischen Vorgehen vor allem von den Stielverhältnissen, d. h. von der Verbindung des Nebenhornes mit der voll ausgebildeten Uterushälfte, bestimmt (HARTMANN u. KITZ). Je tiefer diese liegt, um so größer ist die Gefahr einer Verletzung der Vasa uterina bei der Ruptur, bei der Operation aber auch des Ureters. Evtl. muß der Abtragung des Nebenhornes, sofern nicht die Uterusexstirpation die bedrohliche Situation schneller zu überwinden vermag, die Ureterpräparation vorausgeschickt werden.

Operationstechnische Schwierigkeiten sind auch bei einer

intraligamentären Hämatozele

zu erwarten. Das extraperitoneale Hämatom ist die Folge einer basalen Tubarruptur mit Blutung zwischen die beiden Blätter des Lig. latum. Die Ausräumung der Hämatozele und die erforderliche Blutstillung haben wie bei der Operation eines intraligamentären Ovarialtumors (S. 215) insbesondere die Nähe des Ureters und der großen Gefäße im Bereich der Beckenwand zu berücksichtigen. Die *Inzision des Peritonealüberzuges* wird am besten zwischen Lig. teres uteri und Tube vorgenommen. Ist es nicht spontan zur Blutstillung gekommen, so werden der uterine Tubenanteil und das Fimbrienende mit anatomischen Klemmen gefaßt. Jetzt steht ausreichend Zeit zur Entfernung der Blutkoagel und zur Darstellung der Gefäße und des Ureters am Wundgrund zur Verfügung. Nach der Exstirpation der Tube wird die Peritonealwunde – evtl. nach extraperitoneal herausgeleiteter Drainage – mit einer fortlaufenden resorbierbaren Naht (z. B. Vicryl Nr. 3-0 = metr. 2,5) verschlossen.

Die

Operation einer infizierten Extrauteringravidität

hat die Grundsätze des operativen Vorgehens bei entzündlichen Adnextumoren zu berücksichtigen (S. 221). Die Sekretentnahme zur Identifizierung der Keime und zur Resistenzbestimmung sollte nicht vergessen werden. Ein großzügiger Gebrauch einer Drainage wie auch eine hochdosierte Antibiotikatherapie sind notwendig.

Operationen zur Unterbrechung der Tubenpassage (Sterilisierung)

Allgemeines

Das **Ziel** fast aller Eingriffe, die zur „Sterilisierung" vorgenommen werden, ist die Aufhebung der Tubenpassage. Hierfür wurden in früheren Jahren im wesentlichen chirurgische Resektionsmethoden in Anspruch genommen. Unter dem Einfluß der endoskopischen Verfahren ist es indessen zu erheblichen methodischen Veränderungen gekommen mit dem vordergründigen Ziel der geringeren operativen Belastung der Patientin und der Abkürzung des erforderlichen Klinikaufenthaltes. Dennoch kann auch eine gynäkologische Operationslehre derzeit nicht auf die Darstellung der anläßlich einer Laparotomie ausgeführten Resektionsmethoden verzichten, und zwar schon deshalb, da ein Teil der Operationen als Zweiteingriff bei einer aus anderen Gründen indizierten Laparotomie vorgenommen wird und ein endoskopisches Instrumentarium nicht überall und zu jeder Zeit dem Operateur zur Verfügung steht. Die Entwicklung der letzten Jahre ist schließlich durch die Bemühungen gekennzeichnet, das methodische Vorgehen hinsichtlich der Sicherheit der Schwangerschaftsverhütung zu verbessern.

Es stehen die folgenden **Operationswege** für die Aufhebung der Tubenpassage zur Verfügung:
– Laparoskopie,
– Laparotomie,
– Hysteroskopie,
– Kolpozöliotomie.

Der gewählte Operationsweg ist indessen für die Art der Unterbrechung der Tubendurchgängigkeit nicht charakteristisch! Es können vielmehr sowohl die Resektion als auch die Koagulation der Tuben über verschiedene operative Zugänge vorgenommen werden.

Laparoskopische Sterilisierung

Wird der operative Eingriff allein mit dem Ziel der Sterilisierung vorgesehen, so stellt heute die

laparoskopische Tubenkoagulation

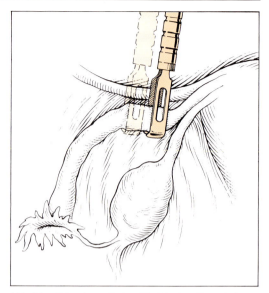

Abb. 24 Tubenkoagulation. Die bipolare Koagulationszange hat die Tube gefaßt. Die umschriebene Temperatureinwirkung führt zur Eiweißkoagulation mit nachfolgender Vernarbung der Tubenwand. Eine größere Sicherheit wird durch eine zweite, benachbart gesetzte Koagulation erreicht

(Abb. 24) für die Patientin das schonendste Verfahren dar. Die Tubenkoagulation wurde bereits 1934 durch WERNER zur Unterbrechung der Tubenpassage vorgeschlagen. Sie hat sich ihre klinische Position erst unter dem Einfluß der inzwischen entwickelten und methodisch verbesserten Laparoskopie geschaffen. Die Elektrokoagulation der Tube ist indessen nicht an diesen oftmals als spezifisch angesehenen Zugangsweg gebunden; sie kann vielmehr auch im Verlauf einer aus anderer Indikation vorgenommenen Laparotomie, aber auch von einer posterioren Kolpozöliotomie aus vorgenommen werden. Die *Vorteile* der Elektrokoagulation der Tuben bestehen insbesondere, wenn sie laparoskopisch erfolgt, in der geringen operativen Belastung, der niedrigen Komplikationsrate, der weitgehenden Vermeidung postoperativer intraabdominaler Adhäsionen und der mit einer Schwangerschaftsrate von $0-4^0/_{00}$ großen Sicherheit (FRANGENHEIM, HIRSCH, KASTENDIECK u. MESTWERDT, KOLMORGEN u. Mitarb., LÜSCHER u. Mitarb., MUTH, SEMM, SEMM u. DITTMAR, ZIELSKE u. a.). Die mitgeteilten Erfahrungen dürfen indessen nicht zu einer Verharmlosung des Eingriffes führen (BLACK). Vor allem müssen die Vorbedingungen für die Laparoskopie Beachtung finden!

Ist nach dem Anlegen des Pneumoperitoneum das Laparoskop eingeführt und mit ihm die Darstellbarkeit der Tuben überprüft, so wird die Koagulationszange über einen Hilfstrokar bis zur Tube vorgeschoben und diese etwa an der Grenze zwischen medianem und mittlerem Drittel breitflächig bis an die Mesosalpinx heran gefaßt. Als *Koagulationszangen* (Abb. 24) sollten nur Instrumente Verwendung finden, die eine bipolare Koagulation zulassen. Dies ist z. B. bei der Doppelzange nach Hirsch mit zwei voneinander isolierten Branchenpaaren oder bei der Bipolar-Faßzange nach Semm[27], auch als „Krokodilklemme" bekannt, gewährleistet. Der Strom fließt dabei ausschließlich zwischen den beiden Polen der Faßzange. Ein unkontrollierter Stromfluß, wie er früher bei der Verwendung einer aktiven Elektrode am Operationstisch und einer inaktiven (neutralen) Elektrode an der Haut zu Verbrennungen, z. B. am Darm, und damit evtl. zu tödlich verlaufenden Komplikationen geführt hat, wird vermieden. Als *Stromquelle* dienen z. B. der Endokoagulator nach Semm oder entsprechende Geräte mit einem Anschluß für die Bikoagulation (Hirsch)[28]. Mit ihnen werden im Gegensatz zu Geräten mit Hochfrequenzstrom, die unkontrollierbar Temperaturen zwischen 50 und 500 °C entstehen lassen, in den Branchen der Koagulationszange Temperaturen zwischen 60 und 180 °C erzeugt, die für die Koagulation von Eiweiß ausreichen. Es wird mit einer niedrigen Temperatur begonnen, um eine zu schnelle Verschorfung der Oberfläche bei unzureichender Tiefenwirkung zu vermeiden. Um eine höhe-

---

[27] Bipolar-Faßzange: Fa. Storz, Nr. 26176 FB

[28] Koagulator: Fa. Storz, Nr. 26021 B und C.

re Sicherheit hinsichtlich der Zerstörung des Tubenlumens zu erreichen, ist es ratsam, benachbart zur ersten Koagulationsstelle eine zweite zu setzen. Über die Notwendigkeit, die Koagulationsstelle mit einer hakenförmigen Schere[29] oder – zur Herstellung einer größeren Distanz – mit der Probeexzisionszange nach Frangenheim[30] zu durchtrennen, gehen die Meinungen auseinander. Sicherlich kann dies die Sicherheit der Sterilisation erhöhen. Die erforderliche *Abkühlung der Koagulationsstellen* wird bei offenem Abdomen durch Betupfen mit kalter physiologischer Kochsalzlösung, bei der laparoskopischen Koagulation durch Aufsprühen der Lösung durch das Laparoskop erreicht. Das gleiche technische Vorgehen kommt bei der

Tubenkoagulation bei der Laparotomie

zur Anwendung, wenn also eine Sterilisation anläßlich einer aus anderem Grunde indizierten Laparotomie – z. B. bei einer Schnittentbindung – vorgesehen ist (s. u.).

Clip-Sterilisation

Die Unterbrechung der Tubenpassage durch die Clip-Sterilisation hat bisher nicht die erhoffte Verbreitung gefunden. Als *Vorteile* werden der mögliche Verzicht auf die Elektrokoagulation und die Reversibilität genannt (Frangenheim, Lieberman u. Anderson, Haskins, Hulka u. Mitarb., Koschnick). Die *Applikation* erfolgt wiederum anläßlich einer Laparotomie, per laparoscopiam oder über eine hintere Kolpozöliotomie mit einer Spezialzange[31]. Nachfolgende Hysterosalpingographien ließen deutlich den Kontrastmittelabbruch an der Clip-Stelle erkennen. Der Nachweis unveränderter Tubenlumina nach der Entfernung der Clips im Tierversuch läßt auch für den Menschen die Reversibilität erwarten. Der heute zumeist bevorzugte *Springclip* nach Hulka muß richtig, d. h. vollständig über die Tube placiert werden, da anderenfalls

die Versagerquote – heute mit etwa 5:1000 angegeben – größer wird.

Hysteroskopische Sterilisierung

Den Versuch, den intramuralen Teil der Tube vom Cavum uteri aus durch Elektro- oder Kryokoagulation zu verschließen, stellt die hysteroskopische Sterilisierung dar (Lindemann u. Gallinat, Droegemueller u. Mitarb.). Die Technik ist auf S. 76 beschrieben. Die mittels der Hysterosalpingographie nachgewiesene Verschlußrate von nur 50–60% zeigt die bisher unzureichende Sicherheit der Methode. Sie kann deshalb auch bis heute nicht zur routinemäßigen Anwendung empfohlen werden (Neubüser u. Mitarb., Cibils, Muth, Darabi u. Richart).

Sterilisierung per laparotomiam

Wie bereits eingangs gesagt wurde, stehen aus instrumentellen oder auch aus technischen Gründen nicht jedem Operateur die laparoskopischen Sterilisierungsverfahren zur Verfügung. Aus diesem Grunde müssen auch in einer Operationslehre des Jahres 1989 chirurgische *Ligatur-* bzw. *Resektionsverfahren* Berücksichtigung finden, bei denen der *Zugang zu den Tuben* von einem kleinen suprasymphysären Querschnitt, von einer Colpocoeliotomia posterior, seltener, und zwar z. B. anläßlich einer Sterilisation im Wochenbett, von einem subumbilikalen Bogenschnitt aus erfolgt. Bei einer erforderlichen Herniotomie kann die Tube schließlich über den Inguinalkanal aufgesucht werden. Dies bedeutet, *daß wie bei der Elektrokoagulation auch bei den Ligatur- bzw. Resektionsverfahren der Zugangsweg kein Spezifikum der Methode darstellt.*

Bei der Unterbrechung der Tubenpassage durch die

Tubenquetschung nach Madlener

(Abb. 25 und 26) wird nach der Darstellung der Tube diese mittels einer Pinzette in ihrem mittleren Drittel so angehoben, daß eine Schlaufe entsteht. Diese wird zusammen mit dem dazugehörigen Anteil der Mesosalpinx quer mit einer

---

[29] Hakenförmige Laparoskopieschere: Fa. Storz, Nr. 26173 EH.
[30] Probeexzisionszange nach Frangenheim: Fa. Storz, Nr. 26175 DS.
[31] Spezialzange für die Clip-Sterilisierung: Fa. Hug, Umkirch.

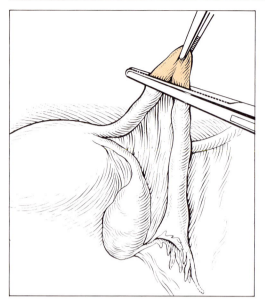

Abb. 25 Tubenquetschung nach Madlener (I). Elevation der Tube und Quetschung. Durch Elevation der Tube ist im mittleren Drittel eine Schlaufe entstanden. Diese wird zur Quetschung des Gewebes mit einer stumpfen Klemme gefaßt

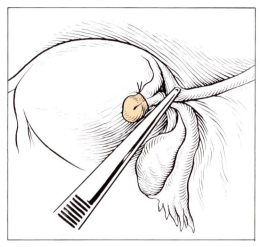

Abb. 26 Tubenquetschung nach Madlener (II). Decken der Ligaturstelle. Die in der Quetschfurche unterbundene Tube wird mit einer herübergezogenen Schleife des Lig. teres uteri zur Vermeidung von Adhäsionsbildungen gedeckt

Péan-Klemme[32] oder einer gebogenen Ligaturklemme[33] gefaßt und gequetscht. Anschließend erfolgt im Bereich der entstandenen Furche die *Unterbindung* mit einem nichtresorbierbaren Faden (z.B. Ethibond, Fa. Ethicon, Nr. 2-0 bzw. 0 = metr. 3 bzw. 3,5) (Abb. 26). Zur Adhäsionsprophylaxe ist es ratsam, die Ligaturstelle mit einer herübergezogenen Schleife des Lig. teres uteri zu decken. Die mit einer Versagerquote von etwa 1 % unzureichende Sicherheit der Madlener-Methode war Veranlassung, die Tubenschlaufe zu resezieren und die freien Tubenenden getrennt zu unterbinden. Diese

partielle Tubenresektion nach Pomeroy

(Abb. 27) beginnt wiederum mit der Elevation einer Tubenschlaufe im mittleren Drittel mit einer Pinzette oder Péan-Klemme. Anstelle der

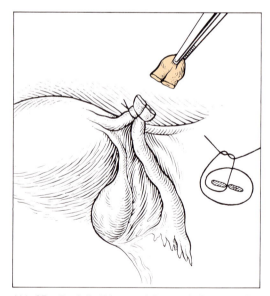

Abb. 27 Partielle Tubenresektion nach Pomeroy. Zusätzlich zu der Quetschung und Unterbindung der Tube wird die überstehende Tubenschlaufe reseziert. Die Wundfläche muß mit dem Lig. teres uteri gedeckt werden. Aus der Skizze ist zu erkennen, daß der Faden zur Unterbindung der Tube zwischen den beiden Tubenanteilen hindurchgestochen und dann um beide Tubenanteile herumgelegt wird

---

32 Anatomische Standardklemme nach Péan: Aesc. Nr.: BH 422.
33 Gebogene Präparier- und Ligaturklemme nach Overholt-Geissendoerfer; Aesc. Nr.: BJ 20–26.

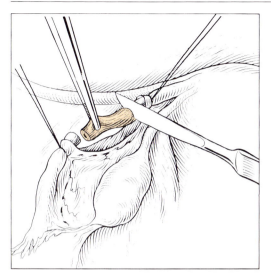

Abb. 28 Subseröse Tubenresektion nach Labhardt (I). Das Tubenrohr ist aus der Serosa ausgeschält. Nach der Umstechung der beiderseitigen Tubenenden wird die Tube auf einer Strecke von 1–2 cm reseziert

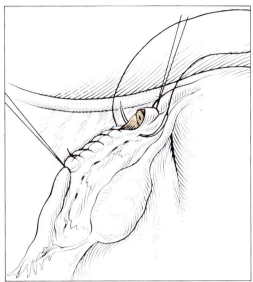

Abb. 29 Subseröse Tubenresektion nach Labhardt (II). Versenken der Stümpfe. Die Tubenstümpfe werden in die Tasche der Mesosalpinx distanziert versenkt. Die Mesosalpinxwunde wird fortlaufend verschlossen

Quetschung wird jedoch nun die Mesosalpinx zwischen den beiden Schenkeln der Tubenschlaufe mit einem resorbierbaren Kunststofffaden mit eingeschmolzener Nadel (z. B. Vicryl Nr. 0 = metr. 4) unterfahren und der Faden nach beiden Seiten geknüpft, so daß beide Tubenschenkel ligiert werden (vgl. Zusatzskizze in Abb. 27). Die *Resektion* der überstehenden Schlaufe erfolgt wiederum gut 1 cm oberhalb der Ligatur, um ein Herausgleiten eines Tubenschenkels, aber auch eines Gefäßes der Mesosalpinx mit Sicherheit zu vermeiden. Zur Deckung der Resektionsstelle wird wie bei der Madlener-Methode das Lig. teres uteri benutzt (Abb. 26). Über gute Erfahrungen mit der Pomeroy-, aber auch der Labhardt-Methode (s. u.) bei der postpartualen Sterilisation von einem kleinen sub- bzw. intraumbilikalen Laparotomieschnitt aus haben Rozier und auch Muth berichtet.

Eine weitere Erhöhung der Sicherheit wird für die Sterilisation mit der

subserösen Tubenteilresektion nach Labhardt

(Abb. 28 und 29) erreicht. Bei ihr muß die Tube zunächst in ihrem mittleren Drittel auf einer Strecke von 3–4 cm dargestellt werden. Käser u. Mitarb. empfehlen hierzu das Anlegen von zwei Babcock-Klemmen[34] außerhalb der vorgesehenen Resektionsstelle. Ebenso gut gelingt dies mittels einer Umstechung der Tube rechts und links, wiederum außerhalb der Resektionsstelle (Abb. 28). Zwischen diesen Ligaturen wird die Tubenserosa längs gespalten und von hier aus das Tubenrohr mit einer feinen Präparierschere stumpf durch spreizende Bewegungen ausgeschält. Die *Resektion* soll ein etwa 2 cm langes Tubenstück umfassen. Evtl. sind im Bereich der Mesosalpinx Blutstillungen durch quergestellte Nähte mit feinen resorbierbaren Kunststoffäden (z. B. Vicryl Nr. 2-0 = metr. 3,5 bzw. 3-0 = metr. 3) erforderlich. Der *Verschluß der Mesosalpinx* erfolgt fortlaufend mit gleichem Nahtmaterial unter Versenken der Stümpfe in ausreichender Distanz (Abb. 29).

Eine weitere einfache und sichere Sterilisierungsmethode besteht in der

Tubendurchtrennung und Extraperitonealisierung nach Irving

---

34 Babcock-Klemme: Darmfaßzange: Aesc. Nr.: EA 30 (Abb. 443).

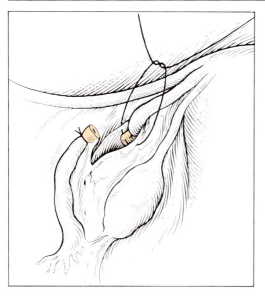 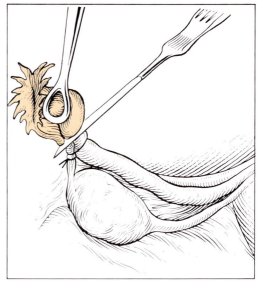

Abb. 30 Sterilisierung nach Irving. Die Tube wird doppelt ligiert und durchtrennt. Nach Mobilisierung der Stümpfe werden diese getrennt in die Mesosalpinx versenkt. Die Mesosalpinx wird mit Einzelnähten verschlossen

Abb. 31 Sterilisierung durch Fimbriektomie. Das Fimbrienende ist mit einer Organfaßzange eleviert. Das Fimbrienende der Tube ist einschließlich der Fimbria ovarica umstochen und wird abgesetzt

(Abb. 30). Es werden zunächst die Tuben im mittleren Drittel in einem Abstand von etwa 2 cm mit einem nichtresorbierbaren Faden (z. B. Ethibond, Fa. Ethicon, Nr. 2-0 = metr. 3) im Bereich der Mesosalpinx unterfahren und damit ligiert. Nach der Durchtrennung der Tube zwischen den Ligaturen erfolgt die Mobilisierung der Stümpfe von der Mesosalpinx durch Spaltung derselben unterhalb der Stümpfe. Anschließend werden die Stümpfe zwischen die Blätter der Mesosalpinx versenkt, und die Mesosalpinx wird darüber mit Knopfnähten verschlossen. Einzelnähte verhindern dabei die Annäherung der Tubenstümpfe.

Es sind eine Reihe von **Modifikationen der Irving-Technik** angegeben worden. So kann zusätzlich das uterusnahe mediane Tubenende in eine Serosatasche auf der Rückseite des Uterus versenkt werden (GELPKE, OBER u. MEINRENKEN). Andere Operateure empfehlen, ausschließlich die Tube zu durchtrennen, lediglich den lateralen Tubenstumpf zu versenken und den uterusnahen Tubenanteil einschließlich der Pars uterina zu resezieren (KÄSER u. Mitarb.). Wichtig ist, daß um so häufiger Blutungen auftreten, je intensiver die Mobilisierung und Resektion der Tube erfolgt. Zur Blutstillung sind dann Umstechungen im Bereich der Mesosalpinx und evtl. des R. ascendens der A. uterina an der Uteruskante erforderlich. Es bleibt auch die Frage offen, ob es sinnvoll ist, den lateralen Tubenanteil zu erhalten, wenn man sich zu einer weitgehenden Resektion des uterusnahen Tubenabschnittes entschließt (SCHRANK).

Eine weitere, operationstechnisch einfache Sterilisierungsmethode stellt die

Fimbriektomie

(Abb. 31) dar. Nach der Darstellung der Tube wird das Fimbrienende mit einer mittellangen anatomischen Klemme, einer nicht zu großen Organfaßzange[35] oder auch einer gebogenen Ligaturklemme gefaßt und angehoben. Ein nichtresorbierbarer Faden mit eingeschmolzener Nadel (z. B. Ethibond, Fa. Ethicon, Nr. 2-0 = metr. 3) durchsticht den gefäßlosen Anteil der Mesosalpinx nahe dem Fimbrienende. Der Faden wird einmal über der Fimbria ovarica, ein zweites Mal über der Tube geknüpft. Jetzt kann das Fimbrienende mit einem Skalpell reseziert werden. Eine Deckung des Wundgebietes erüb-

---

35 Tupfer- oder Ovarialfaßzange nach Heywood-Smith: Aesc. Nr.; EO 310.

rigt sich. Über gute Erfahrungen mit der Fimbriektomie bei 1000 Fällen hat KROENER berichtet. – Die Technik der

Salpingektomie

ist bei der operativen Behandlung der Extrauteringravidität dargestellt (S. 226). Im Einzelfall muß entschieden werden, ob sie nicht aufwendigen Resektionsmethoden wie etwa der Irving-Technik oder der Fimbriektomie vorzuziehen ist. LITSCHGI u. Mitarb. empfehlen die Salpingektomie zur Sterilisierung bei Frauen mit vorausgegangenen vergeblichen anderen Sterilisierungsoperationen. Es sei zum Abschluß nochmals betont, daß die *laparoskopische Tubenkoagulation* heute als eine der sichersten und zugleich die Patientin am wenigsten belastende Methode zur Sterilisierung anzusehen ist. Die chirurgischen Resektions- oder Durchtrennungsmethoden sollten deshalb nur noch herangezogen werden, wenn aus irgendeinem Grunde die Möglichkeit zur Elektrokoagulation nicht gegeben ist. Die Salpingektomie ist bei krankhaft veränderten Tuben die Methode der Wahl.

Die

Hysterektomie

– ausschließlich, d. h. ohne zusätzliche Indikation mit dem Ziel der Sterilisierung ausgeführt – hat in den letzten Jahren einige Befürworter gefunden (ATKINSON u. CHAPPEL, HIBBARD, VAN NEGELL u. RODDICK, REIFENSTUHL, SIEVERS, STAEMMLER und QUAEITZSCH). Hierbei wird auf die „niedrige" Mortalität dieser Operation mit einer inzwischen zu erreichenden Frequenz von 0,5% und zugleich auf das etwa gleich große Erwartungsrisiko für ein Uteruskarzinom hingewiesen. Oftmals bleiben indessen statistisch die hohe Heilungsaussicht der Uterustumoren wie auch die nicht zu vernachlässigende Operationsmorbidität unberücksichtigt (HOCHULI u. GROB). So kann diese „Aufrechnung" nicht ohne Widerspruch hingenommen werden, und zwar schon deshalb, da von einem Teil der Befürworter der Hysterektomie statistische, am Kollektiv erarbeitete Prognosen zur *individuellen Indikationsstellung* herangezogen werden. Wir dürfen aber auch nicht die Gefahr der Induktion einer das Individuum belastenden Operationseuphorie bei den Ärzten außer acht lassen. Nach SEMM kann die Hysterektomie schon deshalb nicht als sterilisierende Maßnahme Anerkennung finden, da sie die an diese Eingriffe zu stellenden Vorbedingungen – u. a. die der Gefahrlosigkeit und die des Erhaltens der körperlichen Integrität – nicht erfüllt. In ausgewählten Fällen empfehlen WEBB u. GIBBS die

Hysterektomie bei wiederholter Sectio.

Die nach Schnittentbindungen gehäuft auftretenden Menometrorrhagien und Dysmenorrhöen in Form der „Metropathie nach Schnittentbindung" könnten als Indikation herangezogen werden. Die u. U. auftretenden operationstechnischen Schwierigkeiten machen es indessen notwendig, auch hier vor einer gefahrvollen Großzügigkeit zu warnen. Wir erkennen wie u. a. LAROS u. WORK die *Hysterektomie als Sterilisierungsmethode nur bei klarer, anderweitiger Indikation zur Uterusentfernung* an, womit die resultierende Kinderlosigkeit nur einen – allerdings erwünschten – Nebeneffekt darstellen kann.

Die extraperitoneale Verlagerung der Ovarien in Form der

Transpositio ovarii extraperitonealis

als Weg zur *reversiblen Sterilisierung* hat LINDEMANN vorgeschlagen. Hierbei wird unterhalb des Ovars im hinteren Blatt des Lig. latum eine Tasche gebildet, in die das Ovar versenkt wird. Zur Vermeidung von Hämatombildungen ist darauf zu achten, daß die insbesondere bei Multiparae anzutreffenden Varikositäten in diesem Bereich ebenso geschont werden wie die Gefäße des Ovarhilus, damit auch postoperativ die Durchblutung der Ovarien sichergestellt bleibt. Schließlich ist die frühzeitige Identifizierung des Ureterverlaufes im hinteren Blatt des Lig. latum eine Conditio sine qua non. Der Verschluß der Peritonealtasche erfolgt mit einer fortlaufenden Naht, evtl. in zwei Etagen. Die bei einer Extraperitonealisierung der Ovarien zu befürchtende Zystenbildung sah der Verf. in klinisch unbedeutendem Ausmaß. Der Beweis für die Reversibilität der Unfruchtbarmachung steht noch aus.

Operative Behandlung der Sterilität

Allgemeine operative Vorbemerkungen

Zu den **Sterilitätsoperationen** im weitesten Sinne sind alle Eingriffe zu rechnen, die der Beseitigung anatomischer Veränderungen dienen, die ein Hindernis bei der Entstehung einer Gravidität darstellen. Es sind dies:

- vaginale Kohabitationshindernisse (z. B. Hymenal- oder Vaginalstenose),
- zervikale Veränderungen (z. B. Emmet-Risse),
- uterine Erkrankungen (Doppelbildungen, Myome, Synechien),
- Erkrankungen der Tuben (Verschluß, eingeschränkte Peristaltik bzw. Beweglichkeit, Behinderungen der Eiabnahme),
- ovarielle Veränderungen (Adhäsionsbildungen, anatomische Störungen der Ovulation, Behinderungen der Eiabnahme).

Von den vorstehenden Eingriffen werden in diesem Kapitel diejenigen besprochen, die die

Beseitigung anatomischer Veränderungen der Adnexe

zum Ziel haben. Im wesentlichen handelt es sich dabei um tubare Veränderungen. Die Unterschiedlichkeit der „tubaren Sterilität" macht es allerdings erforderlich, das operative Vorgehen stark zu individualisieren. Seitendifferente Befunde sind dabei nicht ungewöhnlich. Sie sind es auch, die die

Klassifikation der Sterilitätsoperationen

erschweren. Auf dem X. Weltkongreß für Infertilität und Sterilität im Jahr 1980 wurden die zur Verfügung stehenden Eingriffe in internationaler Übereinkunft zufriedenstellend klassifiziert. Dies gilt schon deshalb, da auf diese Weise eher eine Vergleichbarkeit der Ergebnisse ermöglicht wird (GOMEL) (Tab. 2).

Unklar und unterschiedlich definiert wird bis heute die *Fimbrioplastik*. Besonders im deutschsprachigen Raum wird darunter die operative Erweiterung eines verengten Fimbrientrichters verstanden, der bei der Hydropertubation durchgängig ist (SCHLÖSSER u. Mitarb., FRANTZEN u. SCHLÖSSER, HEPP).

Tabelle 2 Klassifikation der Sterilitätsoperationen

1. **Adhäsiolyse im Bereich der Adnexe**
   - Salpingolyse
   - Ovariolyse
2. **Adhäsiolyse mit Verwachsungen, die nicht die Adnexe betreffen**
3. **Tubouterine Implantation**
   - isthmische Implantation
   - ampulläre Implantation
   - Kombination: verschiedene Arten von Implantationen rechts und links
4. **Tubotubare Anastomose**
   - interstitiell (intramural) – isthmisch
   - interstitiell (intramural) – ampullär
   - isthmisch-isthmisch
   - isthmisch-ampullär
   - ampulloampullär
   - infundibuloampullär
   - Kombination: verschiedene Arten von Anastomosen rechts und links
5. **Salpingostomie (Salpingoneostomie)**
   - terminal
   - ampullär
   - isthmisch
   - Kombination: verschiedene Arten von Salpingostomie rechts und links
6. **Fimbrioplastik** (Rekonstruktion des Fimbrientrichters bei vorhandenen Fimbrien)
   - Lösung von Verklebungen und Dilatation
   - Fimbrioplastik mit Inzision der Serosa (bei völlig verschlossener Tube)
   - Kombination: verschiedene Arten von Fimbrioplastik rechts und links
7. **Andere rekonstruktive Operationen an der Tube**
8. **Kombinationen von verschiedenen Operationen**
   - bipolar: bei Verschluß des proximalen und terminalen Tubenendes (kombinierter Eingriff)
   - bilateral: verschiedene Operationen rechts und links

Die chirurgische Rekonstruktionstherapie an den Tuben muß sich auf die Beseitigung von Tubenverschlüssen und von peritubaren bzw. periovariellen Adhäsionen zur Verbesserung der Tubenmotilität und des Eiauffangmechanismus beschränken. Schwere morphologische Tubenveränderungen wie Defektheilungen der Endosalpinx und auch Tubenwandfibrosen sind operativ nicht reversibel und deshalb auf diesem Wege nicht zu beeinflussen.

Voraussetzung für jede Sterilitätsoperation ist eine sorgfältige Diagnostik unter Einschluß der Ovarialfunktion, der Vita sexualis und der Zeugungsfähigkeit des Ehemannes. Zudem muß sich der Operateur präoperativ um eine sorgfältige Festlegung der Art und der Lokalisation der Adnexveränderungen bemühen (KAISER u. LEIDENBERGER, HEPP).

Als **Kontraindikationen** gegen eine operative Sterilitätstherapie müssen Anerkennung finden (SCHLÖSSER u. Mitarb.):

- zusätzliche, nicht therapierbare Fertilitätsstörungen,
- Genitaltuberkulose,
- nicht mehr sinnvoll rekonstruierbare Tuben und Ovarien (z. B. Tuben mit diffuser Wandfibrose und weitgehendem Mukosaverlust, multiple Tubenverschlüsse, vorausgegangene wiederholte Tubenrekonstruktionen),
- einseitig intakte Adnexe.

Makrochirurgische im Vergleich mit mikrochirurgischer Operationstechnik

Die Einführung mikrochirurgischer Operationsverfahren hat die operative Behandlung der tubaren Sterilität, und zwar auch das makrochirurgische Vorgehen(!), stark beeinflußt. **Ziel der gynäkologischen Mikrochirurgie** ist es, das Operationstrauma zu minimieren und dadurch funktionsbeeinträchtigende postoperative Adhäsionen und größere Gewebsdefekte zu vermeiden, die schichtengerechte Gewebsadaption zu verbessern und operativ bedingte Narbenbildungen zu reduzieren. Gründsätzlich sind die einzelnen Operationsschritte bei der konventionellen Tubenchirurgie und der Mikrochirurgie identisch (WEITZEL). Ein eindeutiger Unterschied besteht lediglich im operativen Vorgehen beim intramuralen Tubenverschluß. Hier sollte die mikrochirurgisch zumeist durchführbare tubokornuale Anastomose der tubouterinen Implantation vorgezogen werden (FRANTZEN u. SCHLÖSSER, SCHLÖSSER u. Mitarb., HEPP). Ansonsten sind Adhäsiolyse, Fimbrioplastik, Salpingostomie und Anastomose sowohl makrowie auch mikrochirurgisch möglich und weitgehend im Prinzip gleich. Der entscheidende Unterschied besteht in der technischen Durchführung. Das mikrochirurgische Vorgehen zeichnet sich durch ein deutlich subtileres Operieren aus, erfordert andererseits personell und apparativ besondere Voraussetzungen. In optimaler Form sind sie nur in mikrochirurgischen Zentren gewährleistet. Dennoch wird auch der nicht speziell mikrochirurgisch ausgebildete Operateur nach wie vor mit tubaren Sterilitäten konfrontiert. In diesen Fällen gilt es, sofern eine Überweisung in eine entsprechende Klinik ausscheidet, so viel wie möglich von den mikrochirurgischen Operationsprinzipien zu übernehmen!

Prinzipien des mikrochirurgischen Operierens

Bei der mikrochirurgischen Rekonstruktionschirurgie hat der Operateur einige typische operationstechnische Besonderheiten zu beachten (SWOLLIN, HEPP u. SCHEIDEL, FRANTZEN u. SCHLÖSSER, SCHLÖSSER u. Mitarb., INTHRAPHUVASAK, GOMEL, WINSTON): Für die Effektivität des mikrochirurgischen Vorgehens kommt der

atraumatischen Präparation

wesentliche Bedeutung zu. Eine wichtige Voraussetzung ist dafür die Verwendung *mikrochirurgischer Operationsinstrumente* (s. Kap. Instrumentenkunde, S. 449). Für die Durchtrennung von Adhäsionen und Geweben werden feine unipolare Nadelelektroden, Mikroscheren oder ein Mikro-CO_2-Laser benutzt. Die Lasertechnik, die bisher nur in wenigen Zentren etabliert ist, ermöglicht mit einem feinfokussierten Laserstrahl (Durchmesser: 0,1–0,7 mm) eine präzise Schnittführung bei gleichzeitiger guter Blutstillung (INTHRAPHUVASAK). Dabei kann die Tiefenwirkung durch eine stufenlose Regulierung der Laserleistung zwischen 0,05 und 25 Watt und durch die Dauer der Applikation variiert werden. Hiermit ist zugleich die notwendige, da wichtige

subtile Hämostase

angesprochen, für die die bipolare Mikroagulationspinzette[36] oder eine Mikrokoagula-

---

36 Zum Beispiel bipolare abgewinkelte Koagulationspinzette: Aesc. Nr.: GK 614 und 615, 16 bzw. 18,5 cm lang.

tionsnadel zur Verfügung steht (SWOLLIN). Besonders bewährt hat sich die

bipolare Mikrokoagulation.

Auf diese Weise lassen sich bei kontinuierlicher Spülung selbst kleinste Blutungsquellen darstellen und punktförmig koagulieren, wobei die Branchen der Mikropinzette in leicht geöffnetem Zustand um die Blutungsquelle gelegt werden, ohne daß sie das blutende Gefäß direkt fassen. Der Strom fließt über die mit Spülflüssigkeit befeuchteten Wundflächen zwischen den Polen der Pinzette. Auf diese Weise wird vermieden, daß der das Gefäß verschließende Koagulationspfropf beim Entfernen der Pinzette abgerissen wird. Das notwendige Entfernen von Blut und das Spülen des blutenden Wundgebietes kann mit dem kombinierten Saug- und Spülgerät[37] geschehen, und zwar nach dem Anschließen des Gerätes an eine Infusionsflasche, evtl. mit Heparinzusatz (1 IE/ml), oder etwas umständlicher manuell unter Verwendung einer Injektionsspritze.

Einzelne Operationsschritte können zufriedenstellend nur bei

Verwendung von Vergrößerungshilfen[38]

vorgenommen werden. Zumeist ist eine 3- bis 15fache Vergrößerung ausreichend (FLOERSHEIM). Allerdings steht der Beweis, daß mit einem höheren Auflösungsvermögen bessere Operationsergebnisse zu erzielen sind, noch aus! Besondere Vorteile gewährleisten die Lupenbrille und das Operationsmikroskop bei der Blutstillung, bei der Erkennung und Resektion geschädigter Tubenanteile, bei der Differenzierung von Gewebsschichten – z.B. bei schwartenartigen tuboovariellen Adhäsionen – und bei der exakten Gewebsadaptation mit feinem Nahtmaterial, aber auch bei der Präparation im Bereich des Fimbrientrichters und bei uterusnahen Anastomosen.

Eine weitere, prognostisch bedeutsame Voraussetzung für ein erfolgreiches mikrochirurgisches Operieren ist die

Verwendung von feinem atraumatischen Nahtmaterial.

Geeignet sind resorbierbare Polyglactin-910-Fäden (z.B. Vicryl, Fa. Ethicon) in den Stärken 6-0 bis 8-0 = metr. 1 bis 0,5 und nichtresorbierbare monophile Polyamidfäden (z.B. Ethilon, Fa. Ethicon). Dies führt nur zu minimalen entzündlichen Gewebsreaktionen und vermindert so die Gefahr von Narben- bzw. Adhäsionsbildungen. Die Fadenenden der Knoten werden, da deren Länge ebenfalls die Adhäsionsbildung erheblich beeinflußt, möglichst kurz abgeschnitten (J. MARTIUS u. Mitarb.). – Schließlich spielt bei der mikrochirurgischen Rekonstruktionschirurgie die

sorgfältige Peritonealisierung

zur Versorgung von Peritonealdefekten über die Vermeidung postoperativer Adhäsionen eine große Rolle. Dem gleichen Ziel dient das

Feuchthalten des Operationsgebietes,

da das Austrocknen von Peritonealflächen bei den oft relativ langen Operationszeiten die Gefahr der Adhäsionsbildung wiederum erhöht. Auch hierzu wird das bereits erwähnte Saug- und Spülgerät unter Verwendung von physiologischer Kochsalz- oder Ringer-Laktat-Lösung, evtl. mit Heparinzusatz (1 IE/ml), erleichternd herangezogen. Eine operationstechnische Erleichterung bedeutet schließlich auch die

Lagerung der mobilisierten Adnexe

auf einer feuchten Tamponade bzw. auf einer Silasticplatte.

Notwendige Vorbereitungen bei Sterilitätsoperationen

Bei Sterilitätsoperationen kommt der guten Sichtbarmachung des inneren Genitale besondere Bedeutung zu. Aus diesem Grunde erfolgt die

Lagerung der Patienten mit Lordose

unter gleichzeitiger Absenkung der Beine in den Hüftgelenken. Das

---

37 Saug- und Spülgerät: z.B. Aqua-Purator nach Semm: Fa. Storz, Nr. 26173 VB.
38 Lupenbrille und Operationsmikroskop: Fa. Zeiss

Anlegen eines Portioadaptors

vor Operationsbeginn ist erforderlich, wenn während des Eingriffes die Tubendurchgängigkeit geprüft werden soll. Geeignet ist z.B. der Einmaladaptor nach Fikentscher und Semm (Fa. Wisap, München). Eine geringere Infektionsgefährdung bedeutet die Durchgängigkeitsprüfung durch Injektion von Methylenblau intra operationem in das Cavum uteri (Abb. 32). Wegen der oft langen Operationsdauer ist das *Legen eines Dauerkatheters* ratsam. Einige Operateure elevieren das innere Genitale zusätzlich durch eine *Scheidentamponade* (SCHLÖSSER u. Mitarb.).

Zur

Laparotomie

ist so gut wie immer der suprasymphysäre Querschnitt ausreichend. Vor dem Einsetzen des Bauchdeckenrahmens empfiehlt sich das Einlegen einer Plastikringfolie unterhalb des Peritonealrandes, um Blutungen aus den Schnitträndern der Bauchdecken in das Abdomen zu verhindern (SCHLÖSSER u. Mitarb., INTHRAPHUVASAK, FRANTZEN u. SCHLÖSSER).

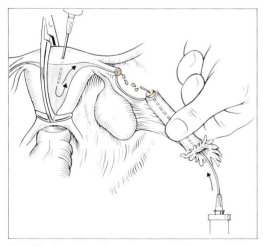

Abb. 32 Transfundale und retrograde Chromopertubation. Für die transfundale Chromopertubation ist das Cavum uteri mit einer atraumatischen Uterusklemme im Bereich des inneren Muttermundes verschlossen. Die Injektion von Methylenblau erfolgt transfundal in das Cavum uteri. Für die retrograde Blauprobe wird eine in das Fimbrienende eingeführte Knopfkanüle benutzt

Makrochirurgische Operationsphase

Das operative Vorgehen wird bei den Sterilitätsoperationen sinnvollerweise in eine makrochirurgische und eine mikrochirurgische Phase unterteilt. Nach der Eröffnung der Bauchdecken sind häufig zunächst Verwachsungen im Bereich des großen Netzes, des Darmes, des Peritoneum und des inneren Genitale zu lösen. Bei ausgeprägten Netzadhäsionen ist eine *subtotale Netzresektion* oder auch eine *Duplikatur des Omentum majus* empfehlenswert. Dann werden vorhandene Adhäsionen zwischen Darm, Netz, Appendices epiplicae, Uterus und Adnexorganen gelöst, bis letztere ausreichend beweglich und so darstellbar werden. Hierfür ist die

Elevation des Uterus

wichtig, die entweder mit einer Uterusfundusnaht (Vicryl Nr. 2-0 = metr. 3,5) im Bereich der Vorderwand, mit einem atraumatischen Uteruselevator[39] (Abb. 32) oder mit Hilfe mittellanger anatomischer Klemmen[40], die im Bereich der Ligg. teretia uteri uterusnah fixiert werden, erfolgen kann.

Einen oftmals schwierigen und zeitaufwendigen nächsten Schritt stellt die

Mobilisierung der Adnexe

durch Lösung von der Hinterseite des Lig. latum und der seitlichen Beckenwand dar. Auch dieser Teil der Adhäsiolyse sollte scharf mit der Schere oder einer unipolaren Nadelelektrode unter Sicht erfolgen. Nur bei einer breitflächigen Adhäsion des Ovars an der Hinterwand des Lig. latum und eingeschränkten Sichtverhältnissen ist die stumpfe Ablösung mit den in den Douglas-Raum eingeführten Fingern nicht zu umgehen.

Nach der Mobilisierung der Adnexe ist jetzt die

Prüfung der Tubendurchgängigkeit

durch Chromopertubation indiziert (Abb. 32). Dies kann, wie bereits gesagt, durch die Injek-

---

[39] Atraumatische Uterusfaßzange nach Collin: Aesc. Nr.: EO 420.
[40] Mittellange anatomische Klemme nach Heiss: Aesc. Nr.: BH 206.

tion von Methylenblau in das Cavum uteri, und zwar entweder transfundal oder auch transzervikal über einen Foley-Katheter oder den Portioadaptor, geschehen (S. 245). Bei der Kavumpunktion kann die intrakavitäre Lage der Nadel anhand der möglichen widerstandslosen Injektion von physiologischer Kochsalzlösung oder Luft (charakteristisches Geräusch!) vor der Farbstoffinjektion überprüft werden. Nun wird die Zervix mit Hilfe atraumatischer Uterusklemmen[41] komprimiert, wobei die Harnblase sicher geschont werden muß! Der makroskopische Teil der Operation wird mit der

stabilen Elevation von Uterus und Adnexen

beendet. Hierzu wird der Douglas-Raum fest austamponiert. Zugleich werden die aus dem kleinen Becken herausgehobenen Adnexe auf einer flexiblen Silasticfolie gelagert. Für die weiteren Operationsschritte unter Verwendung der Lupenvergrößerung bzw. des Operationsmikroskopes nehmen Operateur und Assistent jetzt am besten eine sitzende Position ein.

Mikrochirurgische Operationsphase

Sie beginnt mit der

tuboovariellen Adhäsiolyse.

Unter diskontinuierlicher Spülung werden die Adhäsionen zwischen Ovar und Tube nach und nach dargestellt und wie beschrieben durchtrennt (S. 245). Fibrinöses Gewebe muß reseziert werden. Bei endständigen Tubenverschlüssen ist es ratsam, so früh wie möglich das Fimbrienende zu eröffnen, um das Ausmaß der Schädigung der Tubenmukosa beurteilen zu können. Bei infausten Fällen ist es dann sinnvoll, durch den Entschluß zur Tubektomie überflüssige, die Operationsdauer unnötig verlängernde Rekonstruktionsmaßnahmen zu umgehen. Die

Auswahl des rekonstruktiven Operationsverfahrens

wird aufgrund der Art und des Umfanges des erkannten Tubenschadens getroffen.

---

41 Atraumatische Uterusfaßzange (Collin-Klemme):

Adhäsiolyse (Salpingolyse, Ovariolyse)

Als

Salpingolyse

(Abb. 33) wird die Durchtrennung und Resektion von peritubaren Adhäsionen verstanden. Sie hat den Sinn, die Tube komprimierende oder abknickende Adhäsionsstränge zu beseitigen und den Fimbrientrichter für den Eiauffangmechanismus zu mobilisieren. Die Lyse sollte dabei bis zur Eintrittsstelle des Lig. suspensorium ovarii fortgeführt werden. Die strang- und segelförmigen Verwachsungen werden mit gebogenen Plastikstäben unterfahren, angespannt und am tubaren Ansatz mit der Mikroelektrode bzw. einer Mikroschere durchtrennt, wobei Verletzungen der Tubenserosa vermieden werden sollen. Für die elektrochirurgische Durchtrennung von Adhäsionen mit der Mikronadel kann ein zweiter Plastikstab als Unterlage dienen. Die freien Verwachsungsenden werden mit der Pinzette gefaßt und an den gegenüberliegenden Insertionsstellen – zumeist im Bereich der Ovaroberfläche – reseziert.

Gelegentlich bestehen zwischen der Tubenampulle und der Ovaroberfläche dickwandige Adhäsionen, die die Differenzierung der Organgrenzen erschweren. Ovarielle Zystenbildungen und verstärkte Blutungen behindern zusätzlich

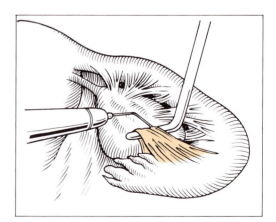

Abb. 33 Mikrochirurgische tuboovarielle Adhäsiolyse. Die Adhäsionsstränge zwischen Tube und Ovar sind mit einem gebogenen Plastikstab unterfahren und auf diese Weise angespannt. Sie werden dann mit der Mikroelektrode durchtrennt.

die Präparation. Hier kann es hilfreich sein, das zu präparierende Gewebe zunächst mit physiologischer Kochsalzlösung, evtl. unter Zusatz von Ornipressin (2,5 IE/20 ml), zu unterspritzen, um die Organgrenzen zu distanzieren und eine blutsparende Trennung der schwartigen Verwachsungen zu ermöglichen. Periovarielle Adhäsionen, die bereits mechanisch die Ovulation und die Oozytenaufnahme behindern können, sind gleichfalls sorgfältig zu entfernen, und zwar durch die die Salpingolyse oftmals notwendigerweise ergänzende

Ovariolyse

(Abb. 34). Für zarte periovarielle Verwachsungen gilt das gleiche wie für die Salpingolyse. Sie werden mit einem Plastikstab oder einer atraumatischen Pinzette angehoben und mit der unipolaren Mikrokoagulationsnadel reseziert. Größere Schwierigkeiten entstehen bei schwartigen fibrinösen Auflagerungen auf dem Ovar, die gelegentlich mit subkapsulären Ovarialzysten verwachsen sind. Bei der Resektion entstehende Läsionen des Ovars werden mit feinen adaptierenden Nähten (Nr. 6-0 bis 8-0 = metr. 1,0 bis 0,5) versorgt. Um dies spannungsfrei zu ermöglichen, kann es notwendig werden, die Ovarläsion keilförmig zu exzidieren, um erst dann die Ovarialwunde – bei großer Gewebsspannung oder verstärkter Blutung zweischichtig – zu verschließen.

Fimbrioplastik

Die Fimbrioplastik (Abb. 35) wurde 1980 nach der internationalen Klassifikation als Rekonstruktion des Fimbrientrichters bei vorhandenen Fimbrien definiert. In den letzten Jahren wurde versucht, die Bezeichnung des Eingriffes zu präzisieren. Heute verstehen wir darunter die *Erweiterung und Wiederherstellung eines nur verengten, nicht verschlossenen, d.h. farbstoffdurchgängigen Tubentrichters* (FRANTZEN u. SCHLÖSSER, HEPP. u. SCHEIDEL, INTHRAPHUVASAK). Entscheidend ist somit der Befund bei der Chromopertubation zur Beantwortung der Frage, ob es sich bei der Rekonstruktion des Fimbrientrichters um eine Fimbrioplastik oder um eine Salpingostomie (Rekonstruktion eines verschlossenen, d.h. farbstoffundurchgängigen Tubenendes) handelt. Die

Erweiterung eines phimotischen Fimbrientrichters

erfolgt durch mehrere radiäre Inzisionen entlang der Narbenstränge (Abb. 35). Die gefäß- und schleimhautfreien Areale zwischen den Fimbrien lassen sich nach Einführen eines Pla-

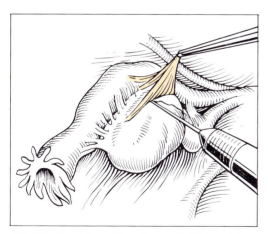

Abb. 34 Ovariolyse. Die dünnen Adhäsionsstränge werden dicht an der Ovaroberfläche nach ihrem Anspannen mit einer Pinzette mit der Mikroelektrode abgetragen. Die Ovaroberfläche sollte geschont werden

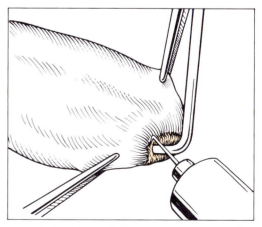

Abb. 35 Fimbrioplastik. Der phimotisch verengte Fimbrientrichter ist dargestellt und durch einen eingeführten abgewinkelten Plastikstab markiert. Im Bereich gefäß- und mukosafreier Areale wird das Gewebe zwischen den Fimbrien mit der unipolaren Elektrode längs inzidiert

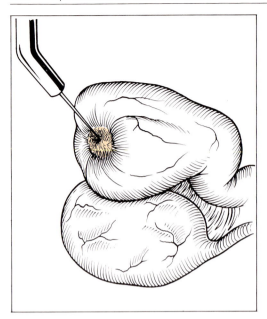 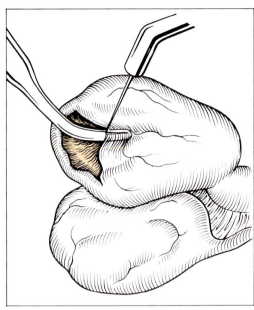

Abb. 36 Salpingostomie (I). Der narbig, nabelartig eingezogene, verschlossene Fimbrientrichter ist dargestellt. Er wird zunächst mit der unipolaren Elektrode punktförmig inzidiert, bis ein Plastikstab eingeführt werden kann (vgl. Abb. 37)

Abb. 37 Salpingostomie (II). In das eröffnete Fimbrienende ist ein gebogener Plastikstab eingeführt. Jetzt kann der Fimbrientrichter durch radiäre Inzisionen erweitert werden

stikstabes vom verengten Ostium aus gut darstellen. Sie werden mit der unipolaren Mikroelektrode durchtrennt. Die sich nach außen umstülpende Tubenmukosa wird durch mukoseröse evertierende Nähte (z. B. Vicryl Nr. 7-0 bis 8-0 = metr. 0,7 bis 0,5) auf der Tubenserosa fixiert, wodurch der erweiterte Fimbrientrichter stabilisiert wird.

Salpingostomie

Unter einer

Salpingostomie

(Abb. 36–38) wird die *Eröffnung und Rekonstruktion des vollkommen verschlossenen Fimbrientrichters* verstanden. Er ist nicht farbstoffdurchgängig! Makroskopisch imponiert eine ampullär verschlossene Tube als Hydro- oder Saktosalpinx. Die Eröffnung des endständig verschlossenen Eileiters erfolgt am besten im Bereich der punktförmig-narbigen Einziehung, in der die Fimbrien miteinander verwachsen sind. Diese nabelartige Stelle wird mit der unipolaren Mikrokoagulationsnadel perforiert (Abb. 36). In das eröffnete Tubenlumen wird ein Plastikstab eingeführt und so die Tubenwand angespannt. Nun kann wie bei der Fimbrioplastik das Lumen des Fimbrientrichters durch mehrere radiäre Inzisionen möglichst im Bereich gefäß- und schleimhautfreier Narbenzüge erweitert werden (Abb. 37). Das rekonstruierte Ostium wird durch mukoseröse Eversionsnähte (Vicryl Nr. 7-0 bis 8-0 = metr. 0,7 bis 0,5) gesichert. In der Regel sind 2–5 Nähte ausreichend (Abb. 38). Bei ausgeprägten postsalpingitischen Veränderungen ist häufig die *Fimbria ovarica* irreversibel geschädigt, so daß nach der Fimbriolyse ein freier Rand der Mesosalpinxduplikatur zwischen rekonstruiertem Fimbrientrichter und Ovar bestehenbleibt. Er wird fortlaufend oder durch Einzelknopfnähte versorgt, mit denen die Motilität des Fimbrientrichters aber nicht eingeschränkt werden darf (Abb. 38).

Gelegentlich findet sich nach der Entfaltung der verwachsenen Fimbrien ampullenwärts ein weiterer Tubenverschluß durch intraluminale Verwachsungen mit Unterkammerung in mehrere

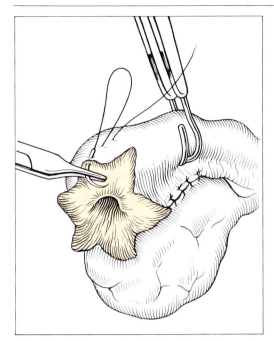

Abb. 38 Salpingostomie (III). Nach der Eröffnung des Fimbrienendes sind die Fimbrien sichtbar geworden. Sie werden zur Stabilisierung des Trichters mit einigen mukoserösen Knopfnähten an der Tubenserosa fixiert. Die durch die Adhäsiolyse entstandenen Wunden im Bereich des Ovars und der Mesosalpinx werden mit adaptierenden Knopfnähten verschlossen

blind endigende Rezessus. In anderen Fällen besteht ein nahezu vollständiger Verlust der faltenreichen Tubenschleimhaut mit ausgeprägten narbigen Veränderungen und Tubenwandfibrose. Bei diesen prognostisch ungünstigen Veränderungen ist eine

Resektion des irreversibel geschädigten Tubenabschnittes

erforderlich, bis die Durchgängigkeit der Tube erreicht ist und ausreichend Mukosastrukturen erkennbar sind. Tubenresektion bedeutet aber Verkürzung der Tube und eine Verkleinerung des neu zu schaffenden Tubenostium mit erhöhter Okklusionsgefahr und Erschwerung des Eiabnahmemechanismus. Diese fertilitätsmindernden Auswirkungen sind im Einzelfall gegenüber der günstigeren Prognose bei funktionstüchtiger Mukosa abzuwägen. Die notwendige

Salpingoneostomie

erfolgt nach Resektion der Tube durch radiäre Inzisionen der Tubenwand. Nach ausreichender Blutstillung wird die Tubenmukosa, wie in Abb. 38 dargestellt, durch evertierende Nähte auf der Tubenserosa fixiert. – Die Wiedereröffnung einer erneut endständig verschlossenen Tube nach vorausgegangener Salpingostomie wird als

Resalpingostomie bzw. Resalpingoneostomie

bezeichnet. Technisch entspricht sie dem für die Salpingostomie bzw. Salpingoneostomie beschriebenen Vorgehen.

Anastomose

Bei der Tubenanastomose wird nach der Resektion des obliterierten Tubensegmentes die Tubenkontinuität und -durchgängigkeit wiederhergestellt. Je nach der Lokalisation des Verschlusses und dem Ausmaß der erforderlichen Resektion werden die unterschiedlichen Tubenabschnitte aneinandergefügt werden. Man unterscheidet danach:

– kornual-isthmische Anastomose,
– kornual-ampulläre Anastomose,
– isthmoisthmische Anastomose,
– isthmoampulläre Anastomose,
– ampulloampulläre Anastomose.

Am häufigsten werden im Rahmen von Sterilitätsoperationen die uterusnahen Anastomosen erforderlich.

Lokalisation und **Ausmaß des Tubenverschlusses** sowie die **Möglichkeit mehrerer Tubenverschlüsse** können weder röntgenologisch noch hysteroskopisch oder laparoskopisch präoperativ exakt erkannt werden. Auch bei der intraoperativen Durchgängigkeitsprüfung transfundal oder retrograd vom Fimbrientrichter aus läßt sich der Verschluß oftmals nur annähernd sicher lokalisieren. Erst nach der

Durchtrennung der Tube im Bereich des vermuteten Verschlusses

(Abb. 39) kann durch Sondierung mit einem feinen flexiblen Polyäthylensplint mit einem Durchmesser von 0,45 mm (Fa. Martin) und durch transfundale bzw. retrograde Blauinjek-

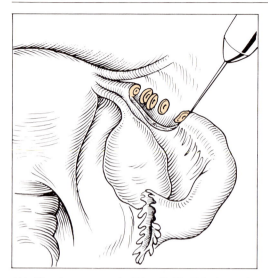 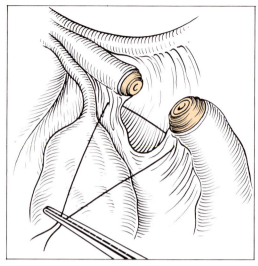

Abb. 39 Anastomose der Tube (I). Die Tube ist an der Stelle des erkannten bzw. vermuteten Verschlusses durchtrennt. Sie wird nun nach beiden Seiten mit der unipolaren Mikroelektrode scheibchenförmig abgetragen, bis unauffällige Lumina mit gesunder Schleimhaut zu erkennen sind

Abb. 40 Anastomose der Tube (II). Im Bereich der Mesosalpinx wird eine Naht gelegt, die zunächst ungeknüpft bleibt. Sie hat die Aufgabe, die beiden Tubenanteile einander zu nähern, so daß die Anastomose spannungsfrei gelingt

tion der Ort des Verschlusses präzise bestimmt werden.

Die

Inzision der Tubenwand

erfolgt, wie gesagt, in dem Teil der Tubenwand, in dem aufgrund des makroskopischen, palpatorischen oder chromographisch erhobenen Befundes der Verschluß vermutet wird. Sind bei einem angenommenen uterusnahen Verschluß keine pathologischen Tubenveränderungen zu erkennen, so ist es ratsam, zunächst eine partielle Tubendurchtrennung 1–2 cm von der Tubeneinmündung entfernt mit Eröffnung des Tubenlumens vorzunehmen (FRANTZEN u. SCHLÖSSER). Durch Splintsondierung und Pertubation kann dann der Verschluß lokalisiert werden. Ein uterusnaher Verschluß kann allerdings durch technische Fehler bei der transfundalen Chromopertubation, durch Spasmen(?), durch intramurale Polypen, durch einen intraluminalen Detritus und durch einen Ventilmechanismus bei hyperplastischem Endometrium vorgetäuscht werden. Bei einwandfreier Durchgängigkeit wird die teilweise durchtrennte Tube wieder verschlossen. Ist der Tubenverschluß

nachgewiesen, so hat der Operateur zu bedenken, daß die Tubenwandschädigungen meist über das verschlossene Tubenareal hinausgehen. Aus diesem Grunde müssen die geschädigten Tubenanteile sowohl uterus- als auch ampullenwärts scheibchenförmig reseziert werden, bis gesundes Gewebe bzw. unauffällige Lumina erreicht sind und eine ungehinderte Durchgängigkeit des Farbstoffes („im Strahl"!) nachzuweisen ist (SCHLÖSSER u. Mitarb.) (Abb. 39). Die vollständige Entfernung des geschädigten Tubenanteiles ist notwendig, um einem erneuten Verschluß, aber auch dem Auftreten einer Tubargravidität vorzubeugen. Größere Blutungsquellen werden bei der Resektion bipolar koaguliert. Eine Koagulation der Endosalpinx muß dabei unter allen Umständen vermieden werden. Bei stärkeren flächenhaften Blutungen ist eine Infiltration des Wundgebietes mit vasokonstriktorischen Substanzen von Vorteil.

Nach der Blutstillung wird mit der eigentlichen

Anastomose der Schnittflächen

(Abb. 40–42) begonnen. Hierzu werden die beiden Tubenanteile durch zunächst unverknüpfte Haltefäden im Mesosalpinxbereich einander ge-

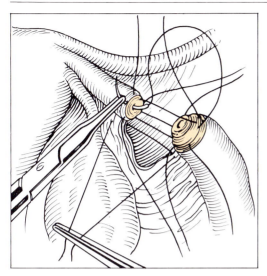
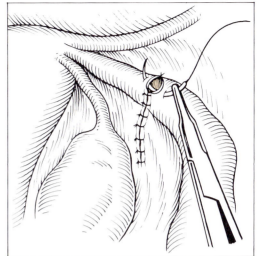

Abb. 41 Anastomose der Tube (III). Zweischichtige Naht zur Anastomosierung der beiden Tubenanteile durch vier muskulomuskuläre Knopfnähte. Vor dem Knoten der Fäden wird zur Spannungsminderung der Haltefaden im Bereich der Mesosalpinx verknotet (vgl. Abb. 40)

Abb. 42 Anastomose der Tube (IV). Verschluß der Serosa über der Tubenanastomose durch Knopfnähte oder auch im Bereich der Mesosalpinx fortlaufend

nähert (Nahtmaterial: z. B. Vicryl Nr. 6-0 = metr. 1). Auf diese Weise wird eine spannungsfreie Anastomose garantiert (Abb. 40). Die *Einlage eines Tubensplints* zur Stabilisierung der Tubenenden hat sich als nicht vorteilhaft erwiesen. Die

End-zu-End-Anastomose

erfolgt mit Ausnahme der ampulloampullären Anastomose immer zweischichtig (Abb. 41). Sie beginnt mit der Adaptation der Mukosa mit 4 Nähten bei 3, 6, 9 und 12 Uhr. Es ist bei der Nadelführung darauf zu achten, daß die Tubenschleimhaut nicht mitgefaßt wird. Es folgt dann an der der Mesosalpinx angrenzenden Seite bei 6 Uhr eine muskulomuskuläre Einzelknopfnaht (z. B. Vicryl Nr. 8-0 = metr. 0.5). Der Knoten soll dabei außen liegen. Vor dem Knüpfen des Fadens empfiehlt es sich, die Haltefäden im Bereich der Mesosalpinx zu knoten, um eine spannungsfreie Adaptation zu erreichen (Abb. 41). Nun werden die 3 restlichen Muskularisnähte bei 3, 9 und 12 Uhr gelegt und erst dann nacheinander geknotet. Das sofortige Knoten des einzelnen Fadens verbietet sich insbesondere bei uterusnahen Anastomosen, da infolge der engen Lumenverhältnisse anderenfalls eine exakte, schichtgerechte Nahtlegung erschwert ist. Bei *ampulloampullären Anastomosen* mit den bei ihnen bis zu 10 erforderlichen Einzelnähten ist es indessen günstig, die gelegten Fäden sofort zu knüpfen (FRANTZEN u. SCHLÖSSER). Der

Verschluß der Serosa

(Abb. 42) kann im Mesosalpinx- wie im Tubenbereich sowohl mit Einzelnähten als auch mit U-Nähten oder auch fortlaufend unter Verwendung resorbierbarer Fäden (z. B. Vicryl Nr. 7-0 bis 8-0 = metr. 0,7 bis 0,5) erfolgen (Abb. 42). Die

kornuale (intramurale) Anastomose

ist die technisch schwierigste Operation zur Wiederherstellung der Tubenkontinuität. Die Schwierigkeiten bestehen in dem engen Lumen der Tube in diesem Bereich (Durchmesser: < 1 mm) (KASTENDIECK), in den durch die Resektion entstehenden Lumendifferenzen und in der eingeschränkten Zugänglichkeit der Pars uterina tubae. Das Freipräparieren des intramuralen Tubensegmentes erfolgt durch Resektion des die Tubeneinmündung umgebenden Peri- bzw. Myometrium. Eine oberflächliche Infiltration mit vasokonstriktorischen Substan-

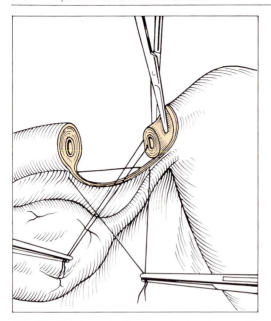 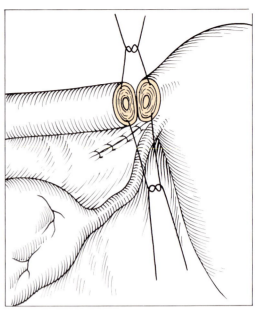

Abb. 43 Tubokornuale (intramurale) Anastomose (I). Nach distal ist die Resektion der veränderten Tube bis zum Sichtbarwerden eines normalen Tubenlumens abgeschlossen. Uterusnahe ist der intramurale Tubenanteil mit einem Faden angeschlungen. Hierdurch wird die Resektion bis zum Erreichen normaler Tubenverhältnisse erleichtert

Abb. 44 Tubokornuale Anastomose (II). Zweischichtige Naht zur Anastomosierung des peripheren Tubenanteiles mit dem intramuralen Teil. Nach der muskulomuskulären Naht wird die Serosa im Bereich der Anastomose und der Mesosalpinx verschlossen

zen verringert die Blutung. Nach der peritubaren Umschneidung kann man den intramuralen Tubenstumpf mit einer Naht anschlingen, um sich auf diese Weise die Resektion des pathologisch veränderten Gewebes zu erleichtern (Abb. 43). Gelegentlich ist es schwierig, das Ausmaß der notwendigen Resektion zu bestimmen, da die funktionsbeeinträchtigenden Veränderungen nicht immer einfach zu beurteilen sind. Es ist zu fordern, daß nach der Resektion die transfundal injizierte Farbstofflösung ungehindert im Strahl austritt und daß die Tubenschleimhaut unter mikroskopischer Betrachtung intakt erscheint. Die Anastomosierung erfolgt auch im kornualen Bereich zweischichtig. Nach 4 muskulomuskulären Nähten mit resorbierbaren Fäden (z.B. Vicryl Nr. 8-0 = metr. 0,5) (Abb. 44) wird die Serosa durch Einzelknopfnähte adaptiert.

Zur **Überwindung von Lumendifferenzen** (Abb. 45), deren Notwendigkeit sich bei der Anastomosierung verschiedener Tubenanteile ergibt, sind unterschiedliche operationstechnische Möglichkeiten angegeben (Übersicht bei FRANTZEN u. SCHLÖSSER). Die technisch einfachste und prognostisch günstigste Technik besteht in der punktförmigen Eröffnung des uterusfernen verschlossenen Tubensegments (BOECKX u. Mitarb., FRANTZEN u. SCHLÖSSER). Dabei wird zur besseren Darstellung des Tubenverschlusses vom Fimbrientrichter aus eine Knopfkanüle eingeführt oder die Tube durch retrograde Injektion von physiologischer Kochsalzlösung aufgefüllt. Mit der Mikroschere wird nun die sich keilförmig vorwölbende Tubenstenose reseziert, bis die Tubenlumina annähernd übereinstimmen (Abb. 45). Eine weitere Möglichkeit besteht darin, durch raffende U-Nähte im Bereich der Tunica muscularis des uterusfernen Tubensegmentes das weite Lumen zu verengen (WINSTON u. MARGARA). Hierbei wird das Legen der Nähte oftmals durch ein Prolabieren der faltenreichen Mukosa gestört.

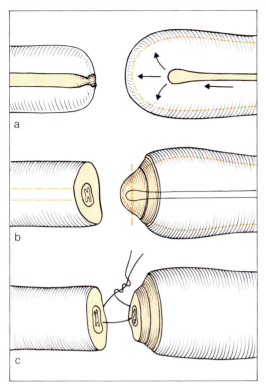

Abb. 45 Ampulloisthmische Anastomose bei Lumendifferenzen (nach Boeckx). In den rechten, fibriennahen Anteil der Tube ist eine Knopfkanüle eingeführt und dieser Tubenanteil durch Injektion von Kochsalzlösung aufgefüllt (a). Nun kann die keilförmig sich vorwölbende Tubenstenose eröffnet und reseziert werden (b), bis etwa gleich große Tubenlumina vereinigt werden können (c)

Ist das Tubenlumen an verschiedenen Stellen obliteriert, so daß

mehrere Anastomosen

erforderlich werden, so ist der Erfolg der Rekonstruktion sehr fragwürdig. Dieses Vorgehen ist daher nur in Einzelfällen gerechtfertigt.

Tubouterine Implantation

Die Indikation zur tubouterinen Implantation ergibt sich bei einem intramuralen Tubenverschluß, der eine mikrochirurgische tubokornuale Anastomose nicht möglich macht. Die Implantation wird zumeist im kornualen Fundusbereich durchgeführt (FRANTZEN u. SCHLÖSSER, GOMEL, INTHRAPHUVASAK). Für sehr kurze Tuben wird die

retrofundale Implantation

empfohlen, bei der das Cavum uteri in der Fundushinterwand durch einen 4 cm langen Schnitt eröffnet wird (PETERSON u. Mitarb.). Für die

kornuale Implantation

empfiehlt sich das folgende Vorgehen (KÄSER u. Mitarb., INTHRAPHUVASAK, FRANTZEN u. Mitarb.) (Abb. 46): Nach zirkulärer Umspritzung des intramuralen Tubenabschnittes mit vasokonstriktorischen Substanzen wird die Pars uterina mit dem umgebenden Myometrium keil- oder kreisförmig exzidiert. Dies kann mit einem schmalen Skalpell, einer Mikrokoagulationsnadel, dem CO_2-Laser-Skalpell oder mit einer Uterusstanze[42] erfolgen. Zur Anspannung des zu exstirpierenden Segmentes ist ein durch den Tubenstumpf gelegter Haltefaden hilfreich. Nach der Eröffnung des Cavum uteri mit Durchtrennung des Myometrium erfolgt nun zunächst die sorgfältige *Blutstillung!* Ist das Lumen des zu implantierenden Tubenanteiles eng, so wird es fischmaulartig inzidiert. Die Schnittführung hat zu beachten, daß sich die Tubenlappen ohne Torquierung der Tube in Richtung zur vorderen und unteren Uterusfunduswand, den späteren Fixierungspunkten, spreizen lassen. Die durch die fischmaulartige Inzision entstandenen vorderen und hinteren Tubenflaps werden jeweils durch eine die Tunica muscularis und die Tunica mucosa fassende, also durchgreifende Naht mit resorbierbarem feinen Nahtmaterial (z. B. Vicryl Nr. 6-0 = metr. 1) fixiert. Mit einer ausreichend großen Nadel werden dann die Fadenenden durch den Implantationskanal geführt und etwa 2 cm von dessen Rand durch die Uterusvorderwand, das andere Fadenpaar entsprechend durch die Uterushinterwand gestochen. Die Ein- und Ausstichstellen sollen etwa 2 cm voneinander entfernt liegen (KÄSER u. Mitarb.) (Abb. 46). Ist dies mit allen vier Fäden geschehen, so werden die korrespondierenden Fadenenden vorsichtig angespannt und so das Tubenende in den Implantationstunnel hineingezogen. Unter leich-

---

[42] Silcock pinch, Rohrstanze nach Käser: Fa. Ulrich, Ulm.

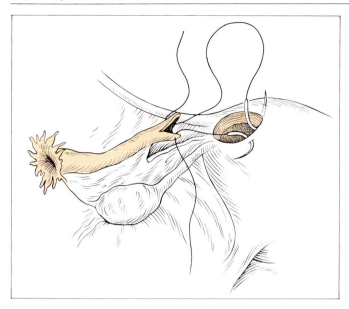

Abb. 46 Tubouterine Implantation. Die Pars uterina der Tube ist ausgeschnitten, so daß ein Tunnel zum Cavum uteri geschaffen wurde. Das verbliebene uterine Tubenende ist fischmaulartig gespalten. Die beiden Tubenlappen (Tubenflaps) werden mit je einem durchgreifenden Faden gefaßt. Die Fadenenden werden nacheinander mit einer scharfen Nadel aufgenommen und von innen nach außen durch die Uteruswand hindurchgestochen, und zwar für den einen Tubenlappen im Bereich der Vorderwand, für den anderen im Bereich der Hinterwand

tem Zug werden die Fadenenden auf der Uteruserosa verknüpft.

Abschließend wird die kornuale Inzisionswunde durch Einzelknopfnähte, die das Perimetrium und die Tubenserosa fassen, adaptiert. Auf das Einlegen eines Tubenkatheters kann zumeist verzichtet werden (KÄSER u. Mitarb.). Eine vorsichtige retrograde Pertubation erscheint abschließend sinnvoll, um Blutkoagel und Fibrinniederschläge im Bereich des neugebildeten uterinen Tubenostium zu entfernen.

Laparoskopische Sterilitätsoperationen

Unter günstigen Bedingungen kann ein tubarer Sterilitätsfaktor auch endoskopisch-chirurgisch per laparoscopiam korrigiert werden (METTLER u. Mitarb., GOMEL, SEMM). In Betracht kommen vor allem

Salpingolyse, Fimbriolyse und Ovariolyse.

Ein dritter Einstich ist für das endoskopische Operieren erforderlich. Die Adhäsionen werden nach Anspannen der Organe mit der atraumatischen Faßzange oder einem Greifer koaguliert und anschließend mit der Haken- oder Mikroschere durchtrennt. Ausgedehnte strangförmige oder flächenhafte Adhäsionen sollten vollständig exzidiert werden, indem sie zunächst am distalen Ansatz, dann am proximalen Insertionsrand durchtrennt und anschließend in toto extrahiert werden. Bei stark vaskularisierten Adhäsionen werden die Gefäße vor ihrer Durchtrennung koaguliert. Blut bzw. Koagel lassen sich leicht mit dem Saug- und Spülrohr (S. 244) entfernen. Beim endoskopischen Operieren ist ein assistierender Arzt notwendig, der über eine Gliederoptik („Spion") oder eine Videoanlage das Operationsgeschehen verfolgen und entsprechend assistieren kann.

Bei der

endoskopischen Fimbrioplastik

(SEMM, GOMEL) wird unter lupenoptischer Vergrößerung mit Hilfe von atraumatischen Faß- und Greifinstrumenten das partiell verschlossene Tubenende aufgesucht und für die Sondierung in eine achsengerechte Position gebracht. Die sichtbar gemachte punktförmige Tubenöffnung wird mit der konischen Tubensonde dilatiert, bis die atraumatische Faßzange in geschlossenem Zustand 2–3 cm weit in die Tube eingeführt werden kann. Durch Spreizen der Faßzange wird der phimotisch verengte Fimbrientrichter stumpf dilatiert, bis eine einwandfreie Durchgängigkeit gewährleistet ist.

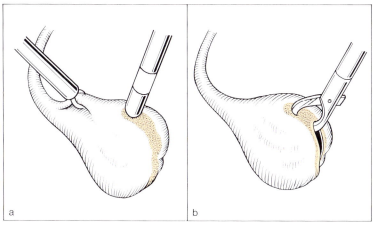

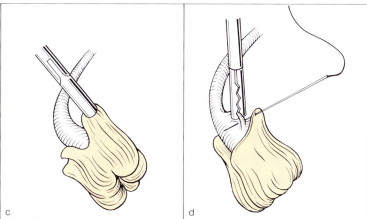

Abb. 47 Laparoskopische Salpingostomie (nach Semm).
a) Koagulation der für die Inzision vorgesehenen Inzisionsstelle.
b) Eröffnung des verschlossenen Fimbrienendes mit der Hakenschere.
c) Fassen der Ampullenränder (Fibrien) mit dem Greifer.
d) Fixierung der Fimbrien auf der Tubenserosa durch mukoseröse Nähte

Bei der

laparoskopischen Salpingostomie

(Abb. 47) (METTLER u. Mitarb., SEMM) werden der narbig eingezogene Ampullennabel und die von dort aus geplanten radiären Inzisionen mit dem Punktkoagulator koaguliert. Anschließend folgt die Inzision mit der Mikro- oder Hakenschere im Bereich der koagulierten Zonen. Trotzdem auftretende Blutungen werden mit der Koagulationszange gestillt. Mit dem Greifer werden die Ampullenränder gefaßt, evertiert und durch mukoseröse Endonähte fixiert (PDS Nr. 4-0 = metr. 2 mit intrakorporaler Knotung). Obwohl mit etwa 30 % relativ hohe Schwangerschaftsraten angegeben werden (METTLER u. Mitarb.), müssen sowohl die laparoskopische Salpingostomie als auch die laparoskopische Fimbrioplastik kritisch beurteilt werden. Ohne Zweifel gelingt insbesondere bei schwerwiegenderen Veränderungen die Rekonstruktion per laparotomiam subtiler. Die *Vorteile des endoskopischen Vorgehens* bestehen in der geringeren Belastung der Patientin, der verminderten Infektgefährdung und als Folge der kleineren peritonealen Wundflächen in der Verminderung postoperativer Adhäsionsbildungen.

Adjuvante intra- und postoperative Maßnahmen bei Sterilitätsoperationen

Der Nutzen der postoperativen Hydropertubation, der Second-look-Laparoskopie, aber auch des Legens eines Tubensplints ist umstritten. Die meisten Operateure verzichten deshalb heute auf diese zusätzlichen therapeutischen Maßnahmen (SCHLÖSSER u. Mitarb., FRANTZEN u. SCHLÖSSER, HEPP). Von den Zusatzmaßnahmen hat sich vielmehr die

Adhäsionsprophylaxe

als prophylaktisch am bedeutsamsten erwiesen. Intra- und postoperativ angewandt, ist ihr Ziel die Verhütung funktionsbeeinträchtigender Verwachsungen.

Bei der Adhäsionsprophylaxe sind operative und medikamentöse Behandlungsmethoden zu unterscheiden:

Operative Maßnahmen zur Adhäsionsprophylaxe:
– Beachtung mikrochirurgischer Prinzipien des gewebeschonenden Operierens;
– sorgfältige Versorgung von Serosadefekten, insbesondere im Bereich des viszeralen Peritoneum; Adaptation der Serosawundränder spannungsfrei mit feinsten Nähten; Peritonealisierung auch von deepithelisierten Arealen der Darmserosa, z.B. durch Aufnaht von Appendices epiploicae; Deckung größerer Peritonealdefekte durch freie Transplantation von viszeralem oder parietalem Peritoneum (HEPP u. SCHEIDEL, FRANTZEN u. SCHLÖSSER, FRANTZEN u. MESROGLI, WINSTON); sorgfältige Entfernung des retroperitonealen Fetts vor der Fixierung mit resorbierbaren Nähten der Stärke 8-0 (= metr. 0,5) oder einem Fibrinkleber;
– Verwendung von feinstem, nicht gewebsreaktiven *Nahtmaterial* (S. 244); kurze Fadenenden nach dem Knoten, soweit es die Knotensicherheit erlaubt; fortlaufende Nähte wegen wahrscheinlich geringerer Tendenz zu nachfolgender Adhäsionsbildung;
– wiederholtes *Spülen des Operationsgebietes* zur Vermeidung des Austrocknens des Gewebes sowie zur Entfernung von Blut, Koageln und Fibrinniederschlägen;
– partielle *Omentektomie* bei ausgedehnten Netzverwachsungen;

– *Antefixation des Uterus*, insbesondere nach Lösung breitflächiger retrouteriner Verwachsungen, durch Raffung der Ligg. teretia bzw. durch interfasziale Bänderkürzung (S. 154).

Medikamentöse Adhäsionsprophylaxe:
Die Wirksamkeit wird kontrovers beuteilt, zumal sie durch klinische Studien nur unsicher belegt werden konnte (FRANTZEN u. MESROGLI). Am weitesten verbreitet sind:

– *Intraperitoneale bzw. intravenöse Kortisongaben:* Über eine Verminderung der initialen Entzündungsreaktionen, eine Herabsetzung der Gefäßpermeabilität und eine Verringerung der Fibrinexsudation ist die Kortisonwirksamkeit erklärbar, zumal Fibrinniederschläge die Matrix jeder Adhäsionsbildung darstellen. Zudem wirkt Kortison einer überschießenden Fibroblastenproliferation entgegen.

Intraperitoneale Applikation: einmalige Gabe von 1500 mg Hydrocortison (SWOLLIN, FRANTZEN u. SCHLÖSSER, FRANTZEN u. MESROGLI) oder von 250 mg Solu-Decortin (KASTENDIECK) vor Verschluß der Bauchdecken.

Intravenöse Gabe: 3 Tage 100 mg Solu-Decortin, dann in abfallender Dosierung bis zum 7. bis 10. postoperativen Tag. Wirksamkeit durch klinische Studien nicht belegt!

– *Dextranaszites:* Der Wirkungsmechanismus besteht in der mechanischen „Trennung" von Wundflächen bis zum Abschluß der Epithelialisierung. Die Effektivität wird wahrscheinlich durch Nachinjektionen von Dextran (100–300 ml Rheomacrodex 10%) über einen intraoperativ gelegten Katheter über 7–10 Tage erhöht (KASTENDIECK, LEHMANN u. KASTENDIECK), da die Mesothelialisierung von Serosawundflächen mehrere Tage benötigt (RAFTERY) und die Verweildauer einer einmaligen intraoperativen Dextrangabe (500 ml Rheomacrodex 10%) nur 2–3 Tage beträgt. Die intraoperative Gabe eines *hochmolekularen Dextrans* (Dextran 70, 32%ig = Hyskon, 200 ml) verbleibt wegen der geringeren Resorptionsgeschwindigkeit mindestens 5 Tage intraperitoneal (CLEARY u. Mitarb.).

Die **Effektivität des künstlichen Aszites** ist durch kontrollierte klinische Studien belegt (Adhesion Study Group, ROSENBERG u. BOARD). Allergische Schockreaktionen in Form von Pleuraergüssen, Aszites und Übertritt des Aszites in das Wundgebiet ähnlich dem Meigs-Syndrom sind beschrieben und als mögliche Komplikationen und Nachteile zu bedenken. Zur Prophylaxe wird die Verwendung von Promit (Dextran-Molekulargewicht = 1000) mit Bindung evtl. vorhandener dextranreaktiver Antikörper als monovalentes Hapten vorgeschlagen.

Fehler und Gefahren

Die vielfältigen Verbesserungen in der Diagnostik der Adnexerkrankungen wie auch die nicht zuletzt daraus resultierenden Veränderungen in der Indikationsstellung und in der operativen Technik lassen erkennen, daß eine wesentliche Voraussetzung für die Vermeidung von Fehlern, aber auch von Unterlassungen ausreichende Kenntnisse des derzeitig möglichen diagnostischen und therapeutischen Vorgehens sind. Dies läßt auch die nachfolgende Übersicht über die wichtigsten operativen Fehler erkennen.

1. Operationen am Ovar: Die bereits bei der Beschreibung der Hysterektomie deutlich gemachten Gefahren einer operationstechnisch induzierten vorzeitigen Ovarialinsuffizienz bzw. operativen Kastration haben auch für die Eingriffe am Ovar volle Gültigkeit. Die *unnötige Entfernung auch nur von einem Ovar* resultiert evtl. aus einer nicht gegebenen Möglichkeit eines Schnellschnittes. Die im Vergleich zur zweischichtigen adaptierenden Versorgung einer Ovarwunde nach Enukleation eines Tumors deutlich stärker traumatisierende „durchschlungene fortlaufende Ovarialnaht" ist heute kaum noch akzeptabel. – Die *Punktionsbehandlung von Ovarialzysten,* insbesondere auf laparoskopischem Wege, vermag viele Patientinnen vor eingreifenderen Operationen und wiederum vor einem unnötigen Organverlust zu bewahren. Als *Fehler* muß es indessen angesehen werden, wenn für die Punktionstherapie nicht die erforderlichen Voraussetzungen beachtet werden. Die Punktion potentiell maligner Tumoren muß unbedingt vermieden werden!

2. Entfernung größerer Ovarialtumoren mit Tumoreröffnung: Bei großen, bis über die Nabeltransversale hinaufreichenden Tumoren ist eine umfassende präoperative Diagnostik ebenso von Bedeutung wie bei potentieller Malignität die möglichst intakte Elevation vor die Bauchdecken. Kosmetische Überlegungen müssen hinter dem Bestreben, einen ausreichenden Zugang durch die Bauchdecken zu schaffen, zurücktreten.

3. Gefährdung von Nachbarorganen bei stark veränderter Topographie: Dies gilt insbesondere für intraligamentär entwickelte Tumoren, Laparotomien bei Stieldrehung des Tumors, aber auch bei adhäsionsbedingter pseudointraligamentärer Lokalisation. Einen vermeidbaren Fehler stellt die Ligierung oder Durchtrennung von ligamentähnlichen Gewebszügen dar ohne vorherige sichere Identifizierung. Die Vermeidung gelingt bei *Beachtung von zwei operationstechnischen Regeln* mit hoher Sicherheit:

– die Verfolgung des primär nicht identifizierbaren Gewebsstranges, vor allem nach kranial in Richtung auf die Linea terminalis bzw. die Iliakalgefäße;
– die Unterbrechung der Präparation an topographisch unsicheren Stellen mit Fortsetzung der Tumorausschälung in anderer, übersichtlicherer Tumorumgebung. Durch die auf diese Weise zu erreichende bessere Elevationsmöglichkeit am Tumor werden dann die primär gegebenen Schwierigkeiten häufig leicht überwunden!

4. Hämatombildung und Uretergefährdung bei der Umstechung des Lig. suspensorium ovarii: Die Vermeidung dieser Komplikationen gelingt am sichersten durch die sorgfältige Klärung des Verlaufes der V. ovarica im dorsalen Anteil des Ligamentes, aber auch der Distanz der Gefäße zum Ureter, die insbesondere bei adhäsiven und narbigen Veränderungen vermindert sein kann. Zwei Fehler können die genannten Komplikationen provozieren: die Verletzung der V. ovarica mit der das Ligament unterfahrenden Nadel und das Mitfassen des Ureters.

5. *Unzureichende Tumorreduktion beim Ovarialkarzinom:* Das heute in zunehmendem Maße angestrebte Entfernen des Tumors im gesunden Gewebe bzw. die weitgehende Tumorreduktion wird oftmals durch die der einzelnen Klinik zur Verfügung stehenden operativen Möglichkeiten beeinträchtigt.

6. *Unnötiger Verzicht auf die Organerhaltung bei der Operation der Tubargravidität:* Die Beachtung der Symptomatik der jungen Tubargravidität und die Nutzung der mikrochirurgischen Methoden ermöglicht insbesondere bei jungen Frauen häufiger als bisher die Erhaltung der Tube und auch die Rekonstruktion der Tubenpassage. Die typischen Fehler bei der erhaltenden operativen Versorgung der Extrauteringravidität entsprechen dem fehlerhaften mikrochirurgischen Vorgehen (Frantzen u. Schlösser):

– unnötige präparatorische Schaffung von Wundflächen,
– unzureichende Adaptation der Gewebsschichten,
– Einbringen von unnötigem und unnötig starkem Nahtmaterial mit zu dicken Knoten und zu langen Fadenenden an den Knoten.

7. *Gefahren und Fehler der Sterilisierung:* Sie können heute in zwei Punkten zusammengefaßt werden:

– der fehlerhaften Wahl des Operationsverfahrens,
– der Nichtbeachtung der Vorsichtsmaßnahmen zur Verminderung der Rekanalisation und damit der Versagerquote.

Bei der laparoskopischen Elektrokoagulation der Tube gehören hierzu die primäre Anwendung zu hoher Koagulationstemperaturen mit unzureichender Tiefenwirkung, insbesondere bei der postpartualen Tubenkoagulation, der Verzicht auf benachbarte Doppelkoagulationen und bei den Durchtrennungs- und Resektionsmethoden eine ungenügende Distanzierung der Tubenstümpfe.

8. *Fehler und Gefahren der Sterilitätsoperationen:* Sie sind bereits in den „Prinzipien des mikrochirurgischen Operierens" (S. 243) wie auch bei der „Adhäsionsprophylaxe" (S. 256) dargestellt. Die wesentlichen *Fehler* werden nachfolgend nochmals zusammengefaßt:

– Ungenügende Beachtung der „mikrochirurgischen Operationsprinzipien" auch beim makrochirurgischen Vorgehen (die Erkenntnisse des mikrochirurgischen Operierens haben in den letzten Jahren die makrochirurgischen Rekonstruktionsmethoden erheblich beeinflußt)!
– Da der möglichst reaktionslosen Wundheilung und in enger Verbindung damit der Adhäsionsprophylaxe für das rekonstruktive Ergebnis große Bedeutung zukommen, müssen gerade bei den Sterilitätsoperationen eine unnötig traumatisierende Präparation, die ungenügende Reperitonealisierung von Wundflächen, die ungenügende Blutstillung und die Verwendung von gewebsreaktivem, zu groben Nahtmaterial mit ungenügender Resektion der Fadenenden über den Knoten heute als prognostisch schwerwiegende Fehler angesehen werden. Einzelheiten der zu beachtenden prophylaktischen Möglichkeiten sind, wie gesagt, bereits vorstehend genannt und begründet worden.

Literatur

Adhesion Study Group: Reduction of operative pelvic adhaesions with intraperitoneal 32% dextran 70: a prospective randomized clinical study. Fertil. and Steril. 40 (1983) 612

Atkinson, S.M., S.M. Chappel: Vaginal hysterectomy for sterilization. Obstet. and Gynecol. 39 (1972) 759

Bickenbach, W., G.K. Döring: Die Sterilität der Frau, 4. Aufl. Thieme, Stuttgart 1969

Black, W.P.: Sterilization by laparoscopic tubal electrocoagulation: an assessment. Amer. J. Obstet. Gynecol. 111 (1971) 979

Boeckx, W., S. Gordts, G. Vasquez, I. Brosens: Microsurgery in gynecology. Int. Surg. 66 (1981) 47

Bothmann, G., H. Rummel, U. Halter: Klinik der entzündlichen Adnextumoren. Med. Welt 24 (1973) 1798

Bötschi, Ch.: Die vaginale Tubenligatur als Alternative zur laparoskopischen Tubensterilisation. Fortschr. Med. 92 (1974) 1028

Breen, J.L.: A 21 year survey of 654 ectopic pregnancies. Amer. J. Obstet. Gynecol. 106 (1970) 1004

Brosens, I., W. Boeck, S. Gordts, C. Vasquez: Funktionserhaltende Operationen bei Ovarialendometriose. Tubenschwangerschaft und Tubenokklusion. Gynäkologe 13 (1980) 153

Bruhat, M.A., H. Manhes, G. Mage, J.L. Pouly: Treatment of ectopic pregnancy by means of laparoscopy. Fertil. and Steril. 33 (1980) 411

Burger, K.: Über konservierende Operationen der Extrauteringravidität. Geburtsh. u. Frauenheilk. 21 (1961) 633

Burmucic, R., R. Kömetter: Die Laparoskopie bei der adipösen Frau. Geburtsh. u. Frauenheilk. 40 (1980) 1006

Burmucic, R., R. Kömetter, P. Schrödl, E. Zeichen: Die laparoskopische Zystenpunktion als Therapieversuch. Geburtsh. u. Frauenheilk. 43 (1983) 100

Cartwright, P.S., S.S. Entman: Repeat ipsilateral tubal pregnancy following partial salpingectomy: a case report. Fertil. and Steril. 42 (1984) 647

Cheng, M.C., K.S. Khew, Ch. Chen, S.S. Ratnam, K.M. Seng, K.W. Tan: Culdoscopic ligation as an outpatient procedure. Amer. J. Obstet. Gynecol. 122 (1975) 109

Cibils, L.A.: Permanent sterilization by hysteroscope cauterization. Amer. J. Obstet. Gynecol. 121 (1975) 513

Cleary, R.E., Th. Howard, G.S. di Zerega: Plasma dextran levels after abdominal instillation of 32% dextran 70: evidence for prolonged intraperitoneal retention. Amer. J. Obstet. Gynecol. 152 (1985) 78

Cohen, M.R., W.P. Dmowski: Modern hysteroscopy: diagnostic and therapeutic potential. Fertil. and Steril. 24 (1973) 905

Cowan, B.D., R.P. McGehee, G.W. Bates: Treatment of persistent ectopic pregnancy with methotrexate and leukovorum: a case report. N.C. med. J. 44 (1983) 3

Csaba, I., G. Keller, P. Nagy, I. Szabó: Chirurgische Behandlung der weiblichen Sterilität – Tubenimplantation. Zbl. Gynäkol. 96 (1974) 490

Darabi, K.F., R.M. Richart: Collaborative study on hysteroscopic sterilization procedures. Obstet. and Gynecol. 49 (1977) 48

Daschner, F., H.M. Just, J. Brändle, V. Zahn: Antibiotikaprophylaxe in der Gynäkologie. Geburtsh. u. Frauenheilk. 43 (1983) 683

Decker, K., R. Fleiner, H.A. Hirsch: Laparoskopische Befunde bei Verdacht auf Adnexitis. Geburtsh. u. Frauenheilk. 48 (1988) 800

Delke, I., N.P. Veridiano, M.L. Tancer: Abdominal pregnancy: review of current management and addition of 10 cases. Obstet. and Gynecol. 60 (1982) 200

Droegemueller, W., B.E. Greer, J.R. Davis, E.L. Makowski, M. Chvapil, A. Pollard: Cryocoagulation of the endometrium at the uterine cornua. Amer. J. Obstet. Gynecol. 131 (1978) 1

Eddy, C.A., M.D. Walters, C.J. Panerstein: Ectopic pregnancy. A clinicopathologic study. Eicosanoids and fatty Acids 5 (1988) 9

Egarter, Ch., P. Husslein: Prostaglandins in the treatment of tubal pregnancy. Eicosanoids and fatty Acids 5 (1988) 44

Ehrler, P.: Die intramurale Tubenanastomose. Zbl. Gynäkol. 85 (1963) 393

Ehrler, P.: Anastomose intramurale de 19 trompes. Un procédé nouveau de plastic tubaire pour supprimer les implantations. Bull. Féd. Soc. Gynécol. Obstét. franç. 17 (1965) 866

Feichtinger, W., P. Kemeter: Nonsurgical approach to unruptured ectopic pregnancy by injection under transvaginal sonography control. Eicosanoids and fatty Acids 5 (1988) 27

Fikentscher, R., K. Semm: Ein Portio-Adapter für Persufflation und Hysterosalpingographie. Geburtsh. u. Frauenheilk. 19 (1959) 867

Fikentscher, R.: Die kinderlose Ehe. Münch. med. Wschr. 112 (1970) 1671

Floersheim, Y.: Mikrochirurgische Behandlung der weiblichen Sterilität. Schweiz. Rundsch. Med. Prax. 69 (1980) 1780

Frangenheim, H.: Die Tubensterilisierung unter Sicht mit dem Laparoskop. Neue Technik und Erfahrungsbericht. Geburtsh. u. Frauenheilk. 31 (1971) 622

Frangenheim, H.: Tubensterilisation unter Sicht mit dem Laparoskop. Neue Techniken und Instrumente zur Tubenligatur und zum Tubenverschluß mittels Tantalum-Clips. Geburtsh. u. Frauenheilk. 33 (1973) 967

Frangenheim, H.: Die Laparoskopie in der Gynäkologie, Chirurgie und Pädiatrie, 3. Aufl. Thieme, Stuttgart 1977

Frangenheim, H.: Die Differentialdiagnose akuter Unterbaucherkrankungen. Gynäkologe 11 (1978) 189

Frangenheim, H.: Umfrage: Risiken der gynäkologischen Laparoskopie. Gynäkol. Prax. 9 (1985) 511

Frantzen, Ch., H.W. Schlößer, L. Beck: Über die Anwendung mikrochirurgischer Techniken bei rekonstruktiven Operationen an der Tube. Geburtsh. u. Frauenheilk. 37 (1977) 681

Frantzen, Ch., H.W. Schlößer: Microsurgery and post-infectious tubal infertility. Fertil. and Steril. 38 (1982) 397

Frantzen, Ch., H.W. Schlößer, P. Folst: Über eileitererhaltende Operationsmethoden bei Tubargravidität. In: Schneider, H.P., K.-W. Schweppe: Rekonstruktive Chirurgie des inneren Genitale der Frau. Elser, Mühlacker 1983 (S. 30)

Frantzen, Ch., H.W. Schlößer: Mikrochirurgie in der Gynäkologie. Bücherei des Frauenarztes, Bd. XV Enke, Stuttgart 1984

Frantzen, Ch., M. Mesrogli: Prophylaxe pelviner Adhäsionen nach gynäkologischen Operationen. Gynäkol. Prax. 12 (1988) 213

Friedberg, V., W. Schmitt: Der Tuboovarialabszeß. Gynäkologe 17 (1984) 143

Gelpke, W.: Die Sterilisation nach Irving. Geburtsh. u. Frauenheilk. 28 (1968) 796

Gerstner, G.J.: Antibiotikaprophylaxe bei gynäkologischen Operationen. Spekulum 4 (1986) 21

Gerstner, G.J.: Antibiotikaprophylaxe bei geburtshilflich-gynäkologischen Operationen. Zbl. Gynäkol. 110 (1988) 1218

Ginsburg, D.S., J.L. Stern, K.A. Hamod, R. Genadry, M.R. Spence: Tubo-ovarian abscess: a retrospective review. Amer. J. Obstet. Gynecol. 138 (1980) 1055

Göbel, G., M. Link, E. Hillmann: Präoperative Infektionsprophylaxe mit Metronidazol. Zbl. Gynäkol. 105 (1983) 720

Golz, N., D. Kramer, D. Robrecht, H. Mast: Die abdominale Gravidität. Fallbericht und Literaturübersicht. Geburtsh. u. Frauenheilk. 44 (1984) 816

Gomel, V.: Tubal reanastomosis by microsurgery. Fertil. and Steril. 28 (1977) 56

Gomel, V.: Reconstructive surgery of the oviduct. J. reprod. Med. 18 (1977) 181

Gomel, V.: Classification of operations for tubal and peritoneal factors causing infertility. Clin. Obstet. Gynecol. 23 (1980) 1259

Gomel, V.: Salpingo-ovariolysis by laparoscopy in infertility. Fertil. and Steril. 40 (1983) 607

Grant, A.: The effect of ectopic pregnancy and fertility. Report of a study of 353 cases. Clin. Obstet. Gynec. 5 (1962) 861

Groot-Wassink, K.: Abdominale Prüfung der Tubendurchgängigkeit intra operationem. Zbl. Gynäkol. 94 (1972) 1559

Gumbrecht, C., R.J. Beißwenger: Die Uterusexstirpation bei Interruptio mit definitiver Sterilisation. Geburtsh. u. Frauenheilk. 32 (1972) 205

Hägele, D., D. Berg: Perioperative Infektionsprophylaxe mit Cefotaxim. Geburtsh. u. Frauenheilk. 45 (1985) 40

Hager, W.D.: Follow-up of patients with tubo-ovarian abscess(es) in association with salpingitis. Obstet. and Gynecol. 61 (1983) 680

Hartmann, G., E. Kitz: Spontanruptur des graviden rudimentären Hornes eines Uterus bicornis unicollis ohne Verbindung mit dem Zervikalkanal. Geburtsh. u. Frauenheilk. 37 (1977) 338

Haskins, A.L.: Oviductal sterilization with tantalum clips. Amer. J. Obstet. Gynecol. 114 (1972) 370

Heilmann, L., P.F. Tauber: Kurzzeitprophylaxe mit Cefoxitin bei Kaiserschnitt. Geburtsh. u. Frauenheilk. 44 (1984) 792

Heinrichs, H.D.: Die ektopische Gravidität. In Käser, O., V. Friedberg, K.G. Ober, K. Thomsen, J. Zander: Gynäkologie und Geburtshilfe, Bd. I. Thieme, Stuttgart 1969

Henderson, D.N., R. Wilson: Abdominal pregnancy. Amer. J. Obstet. Gynecol. 88 (1964) 356

Henry-Suchet, J., A. Soler, V. Loffredo: Laparoscopic treatment of tuboovarian abscesses. J. reprod. Med. 29 (1984) 579

Hepp, H., H. Roll: Die Hysteroskopie. Gynäkologe 7 (1974) 166

Hepp, H.: Gynäkologische Mikrochirurgie. Arch. Gynäkol. 235 (1983) 125

Hepp, H., P. Scheidel: Rekonstruktive Techniken bei tubarer Sterilität. In Schneider, H.P.G., K.-W. Schweppe: Rekonstruktive Chirurgie des Inneren Genitale der Frau. Elser, Mühlacker 1983

Hepp, H., P. Scheidel: Nahtmaterialien und Nahttechniken bei abdominalen Eingriffen in der Gynäkologie einschließlich der Mikrochirurgie. In Hepp, H., P. Scheidel: Nahtmaterialien und Nahttechniken in der operativen Gynäkologie. Urban & Schwarzenberg, München 1985

Heuer, J.: Klinischer Erfolgsbericht über die Behandlung akut-entzündlicher Adnexerkrankungen mit einer Breitband-Antibiotika-Prednisolon-Kombination unter besonderer Berücksichtigung der Spätergebnisse. Geburtsh. u. Frauenheilk. 25 (1965) 1144

Hibbard, L.T.: Sexual sterilization by elective hysterectomy. Amer. J. Obstet. Gynecol. 112 (1972) 1076

Hirsch, H.A.: Laparoskopie und Sterilisation. Gynäkologe 7 (1974) 157

Hirsch, H.A.: Verbrennungen bei der laparoskopischen Tubensterilisation und Möglichkeiten ihrer Vermeidung. Geburtsh. u. Frauenheilk. 34 (1974) 345

Hirsch, H.A.: Derzeitiger Stand der Tubensterilisation. Geburtsh. u. Frauenheilk. 37 (1977) 461

Hirsch, H.A., S. Herbst, K. Decker: Tubensterilisation durch Hochfrequenz-Elektrokoagulation. Geburtsh. u. Frauenheilk. 37 (1977) 869

Hirsch, H.A.: Die Behandlung akuter pelviner Infektionen. Gynäkologe 11 (1978) 221

Hirsch, H.A.: Antibiotikaprophylaxe in der Gynäkologie und Geburtshilfe. Gynäkol. Prax. 8 (1984) 293

Hirsch, H.A., E. Neeser: Zur Wirksamkeit der perioperativen Antibiotikaprophylaxe bei Hysterektomien und abdominalen Schnittentbindungen. Geburtsh. u. Frauenheilk. 44 (1984) 8

Hirsch, H.A.: Antibiotikaprophylaxe bei gynäkologischen Operationen. Gynäkologe 21 (1988) 39

Hochuli, E., F. Grob: Das Morbiditätsrisiko bei vaginalen und abdominalen Hysterektomien. Dtsch. med. Wschr. 99 (1974) 1854

Hochuli, E., H. Gehring: Tubare Sterilität und operative Behandlung. Geburtsh. u. Frauenheilk. 38 (1978) 921

Höfer, U., C. Bötschi: Die vaginale Tubenligatur als Alternative zur laparoskopischen Tubensterilisation. Dtsch. Ärztebl. 73 (1976) 1149

Hohlbein, R., M. Schulz: Sekundäre Abdominalgravidität mit ausgetragenem lebenden Kind. Zbl. Gynäkol. 96 (1974) 1331

Hohlweg-Majert, P.: Abdominalgravidität. Geburtsh. u. Frauenheilk. 34 (1974) 202

Holtz, G.: Human chorionic gonadotropin regression following conservative surgical management of tubal pregnancy. Amer. J. Obstet. Gynecol. 147 (1983) 347

Hreschchyshyn, M.M., B. Bogen, C.H. Loughran: What ist the actual present-day management of the placenta in late abdominal pregnancy? Amer. J. Obstet. Gynecol. 81 (1961) 302

Huber, D.J.: Die puerperale Thrombophlebitis der Ovarialvenen – Diagnose mittels CT. Amer. J. Obstet. Gynecol. 149 (1984) 492

Hulka, J.F., J.I. Fishburne, J.P. Mercer, K.F. Omran: Laparoscopic sterilization with a spring clip: a report of the first five cases. Amer. J. Obstet. Gynecol. 116 (1973) 751

Hulka, J.F., J.P. Mercer, J.I. Fishburne, T. Kumarasamy, K.F. Omran, J.M. Philipps, H.T. Lefler: Spring clip sterilization: one year follow-up of 1079 cases. Amer. J. Obstet. Gynecol. 125 (1976) 1039

Inthraphuvasak, J.: Typische mikrochirurgische Eingriffe an den Adnexen. In Knapstein, P.G., V. Friedberg: Plastische Chirurgie in der Gynäkologie. Thieme, Stuttgart 1987 (S. 167)

Jakobovits, A.: Die Chirurgie des Eierstockes. Zbl. Gynäkol. 105 (1983) 156

Järvinen, P.A.: Later fertility after conservative operation for tubal pregnancy. Ann. Chir. Gynaec. Fenn. 43 (1954) 185

Jeffcoate, T.N.A.: Salpingectomy or salpingo-oophorectomy? J. Obstet. Gynaecol. Brit. Emp. 52 (1955) 214

Kaerke, M.: Laparoscopic sterilization with the Falope-ring technique in the puerperium. Acta obstet. gynecol. scand. 65 (1986) 101

Kaiser, R., F. Leidenberger: Diagnostik und Therapie der funktionellen weiblichen Sterilität. Dtsch. Ärztebl. 71 (1974) 3609

Kaiser, R., W. Geiger, H.-J. Künzig: Ovarialfunktion und vegetative Symptomatik nach Hysterektomie in der Geschlechtsreife. Geburtsh. u. Frauenheilk. 39 (1979) 282

Kaiser, R., A. Pfleiderer: Lehrbuch der Gynäkologie, 16. Aufl. Thieme, Stuttgart 1989

Käser, O., F.A. Iklé, H.A. Hirsch: Atlas der gynäkologischen Operationen, 4. Aufl. Thieme, Stuttgart 1983

Kastendieck, E., W. Mestwerdt: Tierexperimentelle und klinische Aspekte zur Technik der laparoskopischen Tubensterilisation. Geburtsh. u. Frauenheilk. 33 (1973) 971

Kastendieck, E.: Adhäsionsprophylaxe in der gynäkologischen Mikrochirurgie mit Dextran-Aszites, Cortison und Trasylol intraperitoneal. Vortrag auf dem 5. Symposion der Deutsch-französischen Gesellschaft für Gynäkologie und Geburtshilfe, Kiel 1986

Kastendieck, E.: Gutartige Erkrankungen der Tube. In Wulf, K.-H., H. Schmidt-Matthiesen: Klinik der Frauenheilkunde und Geburtshilfe, Bd. VIII, 2. Aufl. Urban & Schwarzenberg, München 1988

Kastendieck, E.: Operative Behandlung der Extrauteringravidität. In Zander, J., H. Graeff: Operationslehre. Springer, Berlin (im Druck)

Kayser, A.: Verwendung der Saugglocke in der operativen Gynäkologie. Gynäkol. Prax. 6 (1982) 215

Kern, E.: Entstehung, Klinik, Therapie und Prophylaxe der peritonealen Adhäsionen. Ergebn. Chir. Orthop. 46 (1964) 48

Kern, E., C. Kuhbier: Entstehung, Klinik, Therapie und Prophylaxe der peritonealen Adhäsionen. Ergebn. Chir. Orthop. 46 (1964) 48

Kitchin, J.D., R.M. Wein, W.C. Nunley, W.N. Thiagarajah, W.N. Thornton: Ectopic pregnancy: current clinical trends. Amer. J. Obstet. Gynecol. 134 (1979) 870

Kofler, E.: Über die Häufigkeit vorheriger Hysterektomien und/oder unilateraler Ovarektomien bei Frauen mit malignen Ovarialtumoren. Geburtsh. u. Frauenheilk. 32 (1972) 873

Kolmorgen, K., G. Seidenschnur, G. Wergien: Diagnostik und Therapie des akuten Adnexprozesses beim Einsatz der Laparoskopie. Zbl. Gynäkol. 100 (1978) 1103

Kolmorgen, K., H.R. Haußwald, O. Havemann, G. Wergien: Ergebnisse nach Ovarialzystenpunktion unter laparoskopischer Sicht. Zbl. Gynäkol. 100 (1978) 289

Kolmorgen, K., E. Straube, G. Seidenschnur, G. Naumann: Die Bedeutung der laparoskopischen Untersuchung bei akuter Adnexentzündung für die bakteriologische Diagnose. Zbl. Gynäkol. 105 (1983) 212

Kolmorgen, K., G. Seidenschnur, W. Panzer: Analyse von 35013 gynäkologischen Laparoskopien (DDR-Umfrage). Zbl. Gynäkol. 108 (1986) 365

Kolmorgen, K., G. Seidenschnur, W. Panzer: Analyse von 35013 gynäkologischen Laparoskopien (DDR-Umfrage). 2. Mitteilung. Zbl. Gynäkol. 108 (1986) 371

Kolmorgen, K., G. Seidenschnur, U. Dobreff: Zur Diagnostik und operativen Therapie abszedierender Adnexentzündungen. Zbl. Gynäkol. 110 (1988) 423

König, U.D.: Die offene Pelviskopie. Ein Beitrag zur Erhöhung der Sicherheit bei der Pelviskopie. Gynäkologe 15 (1982) 30

Korte, W., R. Hennig: Operative Therapie der Tubensterilität. Gynäkologe 3 (1971) 126

Koschnick, K.-F.: Vaginale Tubensterilisation mit dem Kunststoff-Clup, klinische Erfahrungen. Med. Welt 28 (1977) 286

Kroener jr., W.F.: Surgical sterilization by fimbriectomy. Amer. J. Obstet. Gynecol. 104 (1969) 247

Kubista, E., S. Kupka: Klinische Problematik, Therapie und Prophylaxe des primären Tubenkarzinoms. Geburtsh. u. Frauenheilk. 37 (1977) 1044

Kunz, J., R. Lüthy: Empfehlungen zur systemischen perioperativen Infektprophylaxe in der Gynäkologie und Geburtshilfe. Schweiz. med. Wschr. 114 (1984) 956

Kyank, H.: Prophylaktische Gesichtspunkte bei der Indikationsstellung gynäkologischer Operationen. Zbl. Gynäkol. 95 (1973) 833

Landers, D.Y., R.L. Sweet: Current trends in the diagnosis and treatment of tuboovarian abscess. Amer. J. Obstet. Gynecol. 151 (1985) 1098

Laros, R.K., B.A. Work jr.: Female sterilization. Vaginal hysterectomy. Amer. J. Obstet. Gynecol. 122 (1975) 693

Laufe, L.E., A.K. Kreutzner: Vaginal hysterectomy: a modality for the therapeutic abortion and sterilisation. Amer. J. Obstet. Gynecol. 110 (1971) 1096

Laurila, S., U. Nieminen: A case of full-term ectopic pregnancy with living child. Ann. Chir. Gynaecol. Fenn. 57 (1968) 623

Lehmann, V., E. Kastendieck: Erfolgskontrolle nach Zusatzbehandlung bei Salpingostomien. Geburtsh. u. Frauenheilk. 34 (1974) 825

Leidenberger, F.: Sterilität der Frau. Dtsch. Ärztebl. 73 (1976) 2635

Lewis, B.V.: A method of tubal splinting. Proc. roy. Soc. Med. 63 (1970) 1047

Lindemann, H.-J.: Transpositio ovarii extraperitonealis. Geburtsh. u. Frauenheilk. 30 (1970) 845

Lindemann, H.-J.: Eine neue Untersuchungsmethode für die Hysteroskopie. Endoscopy 3 (1971) 194

Lindemann, H.-J.: Historical aspects of hysteroscopy. Fertil. and Steril. 24 (1973) 230

Lindemann, H.-J.: Transuterine Tubensterilisation per Hysteroskop. Geburtsh. u. Frauenheilk. 33 (1973) 709

Lindemann, H.-J., J. Mohr: Ergebnisse von 274 transuterinen Tubensterilisationen per Hysteroskop. Geburtsh. u. Frauenheilk. 34 (1974) 775

Lindemann, H.-J.: Die Sterilisationsmethoden bei der Frau. Möglichkeiten der hysteroskopischen Sterilisation. Münch. med. Wschr. 118 (1976) 903

Lindemann, H.-J., A. Gallinat: Physikalische und physiologische Grundlagen der CO_2-Hysteroskopie. Geburtsh. u. Frauenheilk. 36 (1976) 729

Lindemann, H.-J., J. Mohr: CO_2-hysteroscopy: diagnosis and treatment. Amer. J. Obstet. Gynecol. 134 (1976) 129

Litschgi, M., J.J. Benz, E. Glatthaar: Sterilisationsversager. Ther. Umsch. 33 (1976) 284

Lübke, F.: Über den diagnostischen Wert der Hyteroskopie. Arch. Gynäkol. 219 (1975) 255

Lüscher, K.P., J. Schneitter, J. Benz, E. Hochuli, M. Litschgi, W.K. Marti: Die Laparoskopie in Gynäkologie und Geburtshilfe. Geburtsh. u. Frauenheilk. 47 (1987) 293

Martius, H.: Die Behandlung der Kinderlosigkeit. Neue Z. ärztl. Fortbild. 49 (1950) 421

Martius, H.: Operationstechnische Ratschläge bei der Sterilitätsbehandlung der Frau. Proceedings of the 2nd World Congress on Fertility and Sterility, Napoli 1956 (p. 120)

Martius, J., E. Kastendieck, D. Kranzfelder: Intraperitoneale Adhäsionsbildung und Gewebsreaktion bei mikrochirurgischem Nahtmaterial. Geburtsh. u. Frauenheilk. 44 (1984) 468

Matuchansky, Ch., R. Palmer: Résultats éloignés des operations itératives pour stérilité tubaire. Gynécol. prat. 24 (1973) 565

Mecke, H., K. Semm: Ergebnisse der pelviskopischen Behandlung von 155 Tubargraviditäten. Gynäkol. Prax. 12 (1988) 469

Melchert, F., R. Günther: Akute Blutungen im kleinen Becken. Gynäkologe 17 (1984) 131

Mendling, W., C. Krasemann: Bakteriologische Befunde und therapeutische Konsequenzen bei Adnexitis. Geburtsh. u. Frauenheilk. 46 (1986) 462

Mettler, L., H. Giesel, K. Semm: Treatment of female infertility due to tubal obstruction by operative laparoscopy. Fertil. and Steril. 32 (1979) 384

Metz, K.G.P., L. Mastroianni: Tubal pregnancy subsequent to transperitoneal migration of spermatozoa. Obstet. gynecol. Surv. 34 (1979) 554

Monit, G.R.G.: The staging of acute salpingitis and its therapeutic ramifications. J. reprod. Med. 28 (1983) 712

Muret, M.: Beitrag zur Lehre der Tubenschwangerschaft. Z. Geburtsh. Gynäkol. 26 (1893) 22

Muth, H.: Zur operativen Technik der Sterilisierung. Zbl. Gynäkol. 94 (1972) 1811

van Negell jr., J.R., J.W. Roddick jr.: Vaginal hysterectomy as a sterilization procedure. Amer. J. Obstet. Gynecol. 111 (1971) 703

Neubüser, D., P. Bailer, K. Bosselmann: Erfahrungen über die hysteroskopische Tubensterilisation mit der Hochfrequenz- und Thermosonde. Geburtsh. u. Frauenheilk. 37 (1977) 809

Neuwirth, R.S., H.K. Amin: Excision of submucous fibroids with hysteroscopic control. Amer. J. Obstet. Gynecol. 126 (1976) 95

Novak, F.: Gynäkologische Operationstechnik. Springer, Berlin 1978

Ober, K.G., H. Meinrenken: Gynäkologische Operationen. In Guleke, N., R. Zenker: Allgemeine und spezielle chirurgische Operationslehre. Springer, Berlin 1964

O'Brien, J.R., G.H. Arronet, S.Y. Eduljee: Operative treatment of Fallopian tube pathology in human fertility. Amer. J. Obstet. Gynecol. 103 (1969) 520

Ory, S.J., A.L. Villanueva, P.K. Sand, R.K. Tamura: Conservative treatment of ectopic pregnancy with methotrexate. Amer. J. Obstet. Gynecol. 154 (1986) 1299

Palmer, R.: Restorative surgery of the tubes. In Bürkle de la Camp, H.F. Linder, M. Tredo: American College of Surgeons, Joint Meeting, Munich 1968. Amer. Coll. Surg., Springer, Berlin 1969

Petersen, E.E., F.D. Daschner, K. Pelz, G. Birmelin, H.-G. Hillemanns: Antibiotikaprophylaxe bei Hysterektomie. Geburtsh. u. Frauenheilk. 43 (1983) 492

Peterson, E.P., J.R. Musich, S.J. Behrman: Uterotubal implantation and obstetric outcome after previous sterilization. Amer. J. Obstet. Gynecol. 128, 1977

Pfleiderer, A.: Maligne Tumoren der Ovarien. Enke, Stuttgart 1986

Pfleiderer, A.: Gutartige und bösartige Erkrankungen des Ovars und der Tube. In Martius, G.: Therapie in Geburtshilfe und Gynäkologie, Bd. II. Thieme, Stuttgart 1988 (S. 187)

Piskazeck, K., W. Decho, K.-E. Ruckhäberle: Ein elektromechanischer Uterusbohrer für Sterilitätsoperationen. Zbl. Gynäkol. 94 (1972) 995

Ploman, L., F. Wicksell: Fertility after conservative surgery in tubal pregnancy. Acta. obstet. gynecol. scand. 39 (1960) 143

Popkin, D.R., L.A. Martinez, G.A. Carswell: Metronidazole in the prophylaxis of anaerobic infections in gynecologic surgery. Surgery 93 (1983) 180

Pouly, J., H. Mahnes, G. Mage, M. Canis, M.A. Bruhat: Conservative laparoscopic treatment of 321 ectopic pregnancies. Fertil. and Steril. 46 (1986) 1093

Raatz, D.: Die präoperative Laparoskopie – Sicherung des vaginalen Operationsweges. Vortrag vor der Gesellschaft für Geburtshilfe und Gynäkologie, Berlin 26.9.1984

Raftery, A.T.: Regeneration of parietal and visceral peritoneum: an electron microscopical study. J. Anat. 115 (1973) 375

Rahman, M.S., S.A. Al-Suleiman, J. Rahman, M.H. Al-Sibai: Advanced abdominal pregnancy – observations in 10 cases. Obstet. and Gynecol. 59 (1982) 366

Rath, W., H. Hölzl, W. Kuhn: Thromboembolische Erkrankungen in Schwangerschaft, Wochenbett und nach Kaiserschnitt. Prophylaxe und Therapie. Gynäkol. Prax. 6 (1982) 241

Rath, W., H. Köstering, W. Kuhn: Die akute Becken- und Oberschenkelvenenthrombose in der Schwangerschaft und im Wochenbett. Gynäkol. Prax. 7 (1983) 505

Rechlin, D., M. Wolf, W. Koeniger: Zur Zweckmäßigkeit einer Antibiotikaprophylaxe nach vaginalen geburtshilflichen Operationen. Zbl. Gynäkol. 110 (1988) 570

Reich, H., D. Johns, C. Nezhat: Laparoscopic treatment of 105 consecutive tubal pregnancies. Eicosanoids and fatty Acids 5 (1988) 21

Reiffenstuhl, G.: Zur erweiterten Indikation bei der vaginalen Uterusexstirpation. Wien. med. Wschr. 127 (1977) 541

Robinson, R.W., N. Higano, W.D. Cohen: Increased incidence of coronary heart disease in women castrated prior to menopause. Arch. intern. Med. 104 (1959) 908

Rosenberg, S.M., J.A. Board: High-molecular weight dextran in human infertility surgery. Amer. J. Obstet. Gynecol. 148 (1984) 380

Rozier, J.R.: Immediate postpartum tubal ligation. An intraumbilical approach. Amer. J. Obstet. Gynecol. 117 (1973) 226

Scheidel, P., H. Hepp: Organerhaltende Chirurgie der Tubargravidität. Geburtsh. u. Frauenheilk. 45 (1985) 691

Schlößer, H.W., C. Frantzen, L. Beck: Mikrochirurgie bei Tubensterilität. Gynäkol. Prax. 6 (1982) 61

Schrank, P.: Zur Vermeidung von Sterilisationsversagern. Geburtsh. u. Frauenheilk. 28 (1968) 348

Schröder, F.-A.: Ovarialzystenverklebung per laparoscopiam. Ein Erfahrungsbericht. Extracta gynaecol. 12 (1988) 23

Schütz, M., D. Altmann: Ergebnisse nach Sterilitätsoperationen an den Tuben. Geburtsh. u. Frauenheilk. 33 (1973) 979

Seifert, H.H.: Ausgetragene Extrauteringravidität mit lebendem Kind. Zbl. Gynäkol. 91 (1969) 224

Semm, K.: Methoden der Sterilisierung der Frau. Therapiewoche 26 (1976) 3931

Semm, K., F. Dittmar: Pelviskopische Sterilisation. Dtsch. Ärztebl. 73 (1976) 1673

Semm, K.: Die Mikrochirurgie in der Gynäkologie. Geburtsh. u. Frauenheilk. 37 (1977) 93

Semm, K.: Pelviskopische Chirurgie in der Gynäkologie. Geburtsh. u. Frauenheilk. 37 (1977) 909

Semm, K.: Therapie der tubaren Sterilität. Gynäkol. Prax. 1 (1977) 437, 635; 2 (1978) 27

Semm, K.: Statistischer Überblick über die Bauchspiegelung in der Frauenheilkunde bis 1977 in der Bundesrepublik Deutschland. Geburtsh. u. Frauenheilk. 39 (1979) 537

Semm, K., E. Philipp: Eileiterregeneration post sterilisationem. Geburtsh. u. Frauenheilk. 39 (1979) 14

Semm, K.: Operationslehre für endoskopische Abdominal-Chirurgie. Operative Pelviskopie – operative Laparoskopie. Schattauer, Stuttgart 1984

Semm, K.: Pelvi-Trainer, ein Übungsgerät für die operative Pelviskopie zum Erlernen endoskopischer Ligaturen und Nahttechniken. Geburtsh. u. Frauenheilk. 46 (1986) 60

Sherman, D., R. Langer, A. Herman, I. Bukovsky, A. Caspi: Reproductive outcome after fimbrial evacuation of tubal pregnancy. Fertil. and Steril. 47 (1987) 420

Shirodkar, V.N.: New procedures for tubal anastomosis and salpingostomy and the operative management of prolapse in the young. In: Exhibition, 5th World Congress on Gynaecology and Obstetrics. Sydney, Sandoz, Nürnberg 1967

Siegler, A.M.: Mikrochirurgie bei der Tubenrekonstruktion. Extracta gynaecol. 1 (1977) 239

Siegler, A.M., C.F. Wang, C. Westhoff: Management of unruptured tubal pregnancy. Obstet. gynecol. Surv. 36 (1981) 599

Siekmann, U., L. Heilmann, F. Daschner, H. Bornemann: 1-Dosis-Mezlozillin-Prophylaxe und postoperative Morbidität nach vaginaler Hysterektomie: pharmakologische und klinische Ergebnisse. Geburtsh. u. Frauenheilk. 43 (1983) 20

Sievers, S.: Vaginale Hysterektomie. Dtsch. Ärztebl. 74 (1977) 2689

Staemmler, H.-J., U. Quaeitzsch: Über die Problematik der präventiven Hysterektomie. Geburtsh. u. Frauenheilk. 32 (1972) 89

Stangel, J.J., J.V. Reyniak: Conservative techniques for the management of tubal pregnancies. Geburtsh. u. Frauenheilk. 43 (1983) 207

Stein, I.F., M.L. Leventhal: Amenorrhoe associated with bilateral polycystic ovaries. Amer. J. Obstet. Gynecol. 29 (1935) 181

Stöger, H.: Die operative Behandlung entzündlicher Adnextumoren. Therapiewoche 25 (1975) 961

Stoll, P.: Die kinderlose Ehe. Fortschr. Med. 91 (1973) 1045, 1063, 1069

Stömmer, P., H. Hofmann-Preiß: Postpartale bilaterale Ovarialvenenthrombose und ihre Komplikationen. Z. Geburtsh. Perinatol. 189 (1985) 84

Strafford, J.C., W.D. Ragen: Abdominal pregnancy. Review of current management. Obstet and Gynecol. 50 (1977) 548

Swollin, K.: Die Einwirkung von großen intraperitonealen Dosen Glukokortikoid auf die Bildung von postoperativen Adhäsionen. Acta obstet. gynecol. scand. 46 (1967) 204

Swollin, K.: Electromicrosurgery and salpingostomy. Long term results. Fertil. and Steril. 121 (1975) 418

Tanaka, T., H. Hayashi, T. Kutsuzawa, S. Fujimoto, K. Ichinoe: Treatment of interstitial ectopic pregnancy with methotrexate: report of a successful case. Fertil. and Steril. 37 (1982) 851

Vincelette, J., F. Finkelstein, F.Y. Acki: Double-blind trial of perioperative intravenous metronidazole prophylaxis for abdominal and vaginal hysterectomy. Surgery 93 (1983) 185

Vorster, C.: Zur Prophylaxe peritonealer Adhäsionen. Fortschr. Med. 85 (1967) 211

Wagenbichler, P., H. Frauendorfer, L. Havelec: Der Einfluß der Hysterektomie und der einseitigen Ovarektomie auf das Auftreten von Ovarialtumoren. Geburtsh. u. Frauenheilk. 32 (1972) 882

Wagner, H.: Diagnostik und Therapie der Ovarialzysten. Gyne 4 (1986) 17

Warnecke, H.H., H. Graeff, H.K. Selbmann, V. Preac-Mursic, D. Adam, K.P. Gloning, F. Jänicke, J. Zander: Perioperative Antibiotika-Kurzzeitprophylaxe bei Kaiserschnitt. Geburtsh. u. Frauenheilk. 42 (1982) 654

Webb, C.F., J.V. Gibbs: Preplanned total cesarean hysterectomies. Amer. J. Obstet. Gynecol. 101 (1968) 23

Weitzel, H.: Konventionelle chirurgische Therapie der tubar bedingten Sterilität. Fortschr. Med. 95 (1977) 2367

Winston, R.M.L.: Microsurgical tubocornual anastomosis for reversal of sterilization. Lancet 1977/I, 284

Winston, R.M.L.: Microsurgery of the fallopian tube: from fantasy to reality. Fertil. and Steril. 34 (1980) 521

Winston, R.M.L., R.A. Margara: Techniques used for anastomosis. In Crosignani, P.G., B.L. Rubin: Microsurgery in Female Infertility. Academic Press, New York 1980

Winston, R.M.L.: Progress in tubal surgery. Clin. Obstet. Gynecol. 8 (1981) 653

Young, P.E., J.E. Egan, J.J. Barlow, W.J. Mulligan: Reconstructive surgery for infertility at the Boston Hospital for Women. Amer. J. Obstet. Gynecol. 108 (1970) 1092

Zielske, F.: Sterilisation der Frau durch laparoskopische Elektrocoagulation der Tuben. Gynäkologe 5 (1972) 175

Eingriffe am Darm

R. Häring

Zusammenarbeit zwischen Gynäkologen und Chirurgen

Operationen am Darm gehören prinzipiell in die Hand des Abdominalchirurgen und nicht in die des Gynäkologen. Dies ist auch aus forensischen Gründen wichtig. Dem gynäkologischen Operateur ist deshalb zu raten, in sein Fachgebiet überschreitenden Situationen den Chirurgen hinzuzuziehen, was in den meisten Krankenhäusern und Kliniken sicherlich kein Problem bereiten dürfte. Daß vom inneren Genitale ausgehende entzündliche oder tumoröse Krankheitsprozesse die benachbarte Appendix, Dünndarmschlingen (besonders nach vorausgegangenen Laparotomien) oder Sigma und Rektum miteinbeziehen, ist nicht selten der Fall. Auch können gynäkologische Krankheitsbilder fehlgedeutet werden, wenn z. B. statt der vermuteten Adnexitis eine Appendizitis oder eine Sigmadivertikulitis vorliegt oder dem vom Gynäkologen getasteten „Adnextumor" in Wirklichkeit ein Rektosigmoidkarzinom zugrunde liegt. Eine von Jaluvka durchgeführte Umfrage an den Berliner Frauenkliniken ergab, daß zwischen 1970 und 1979 70 über 60jährige Frauen mit einer Sigmadivertikulitis primär von Gynäkologen laparotomiert worden waren. Er folgert daraus, daß bei der präoperativen Diagnostik eine bessere Zusammenarbeit zwischen Gynäkologen und Chirurgen vonnöten sei. Je gründlicher die präoperative Diagnostik erfolgt und je differenzierter die differentialdiagnostischen Überlegungen sind, desto leichter vermeidet man derartige Fehldiagnosen. Der Gynäkologe sollte sich nicht scheuen, den **chirurgischen Konsiliarius** *rechtzeitig*, d.h. schon vor der Operation und *nicht erst* bei geöffnetem Abdomen, hinzuzuziehen. Der Verdacht auf einen entzündlichen oder tumorösen Prozeß am Sigma und Rektum erfordert neben der *rektalen Untersuchung* immer die *Rektosigmoideoskopie* und/oder einen *Röntgenkontrasteinlauf*. Nur dann ist man vor unliebsamen Überraschungen geschützt. Das Risiko einer Dickdarmresektion bei unvorbereitetem „nicht sauberem Darm" ist unvertretbar höher als nach gründlicher Vorbereitung durch die heute übliche orthograde Darmspülung.

Der **Gynäkologe** sollte jedoch in der Lage sein, eine Appendektomie und eine Adhäsiolyse durchzuführen und eine Darmverletzung zu versorgen. Er sollte auch Grundkenntnisse darüber besitzen, wie eine Darmresektion und -anastomose durchzuführen oder ein Anus praeternaturalis anzulegen ist. Dies gilt aber nur für die Notsituation, wenn kein Chirurg zur Verfügung steht. Deshalb werden folgende **Eingriffe** beschrieben:

– Appendektomie,
– Adhäsiolyse,
– Versorgung von Darmverletzungen,
– Prinzipien der Dünn- und Dickdarmresektion mit Anastomosierungstechnik,
– Anlage eines Kunstafters.

Appendektomie

Folgende **Indikationen** zur Appendektomie ergeben sich im Rahmen eines gynäkologischen Eingriffes:

- akute Appendizitis als Nebenbefund,
- Einbeziehung der Appendix bei einem entzündlichen oder tumorösen Adnexprozeß (Salpingitis, Ovarialkarzinom usw.),
- simultane oder prophylaktische Appendektomie.

Die

prophylaktische simultane Appendektomie

ist umstritten. Wir verstehen hierunter „die Erweiterung des Eingriffes über die Primäroperation hinaus, ohne daß dieser von der Indikation oder Operationstaktik her etwas mit dem Haupteingriff zu tun hat" (REIFFERSCHEID). Die Indikation zur prophylaktischen Operation orientiert sich an Notwendigkeiten und Zweckmäßigkeiten, aber auch am Risiko für den Patienten. Eine prophylaktische Appendektomie wird deshalb nur unter Vorbehalt empfohlen. Esser u. Wirtz sowie Schmolke u. Ulmer tendieren zur Zurückhaltung – dies ist auch meine Meinung – im Gegensatz zu manchen Gynäkologen (KOLMORGEN u. MARKWARDT, KRONE u. BERGAUER, KYANK, LEDERMAIER u. SHAMINYEH, SCHMITT). Den Chirurgen bremst neben der unmittelbaren Steigerung des Risikos für den Patienten die Gefährdung durch Spätkomplikationen, z.B. den postoperativen Ileus (KÄUFER u. Mitarb.). Manche Patienten erinnern sich später nicht, daß bei einer gynäkologischen Operation gleichzeitig der Wurmfortsatz entfernt wurde. Dies kann bei Schmerzen im Unterbauch zu differentialdiagnostischen Fehleinschätzungen führen, evtl. zur Laparotomie mit dem Ziel „Appendektomie". Das Argument vieler Gynäkologen, daß sich an der simultan entfernten Appendix in einem hohen Prozentsatz pathologische histologische Veränderungen finden, ist leicht zu entkräften, da es nach dem 15. Lebensjahr einen normalen Wurmfortsatz praktisch nicht mehr gibt (KÄUFER u. Mitarb.). Der so häufig gebrauchte Begriff „*chronische Appendizitis*" ist aus pathologisch-anatomischer Sicht abzulehnen. Es handelt sich hierbei nicht um eine chronische Krankheit, sondern um ein Residuum nach spontan abgeheilter Entzündung. Nicht zu vernachlässigen sind auch die *juristischen Aspekte des Simultaneingriffs* (WEISSAUER). Die Einwilligung der Patientin ist unbedingt präoperativ einzuholen.

Als **Zugangsweg** für eine

geplante Appendektomie

dient ein Pararektalschnitt oder Wechselschnitt (ACKEREN u. REHNER, HÄRING). Die Beschreibung dieser Schnittführungen erübrigt sich hier, da der Gynäkologe nicht die primäre Appendektomie ausführt, sondern den für den gynäkologischen Eingriff benötigten Zugang benutzt, d.h. einen Pfannenstiel-Schnitt oder die mediane Unterbauchlaparotomie, evtl. auch den vaginalen Zugang oder auch die Laparoskopie in Form der „pelviskopischen Appendektomie" (SEMM).

Darstellung und Skelettierung der Appendix bieten beim „*gynäkologischen Zugang*" kaum Probleme, wenn nicht ausgedehnte Verwachsungen vorliegen. Jedoch sind die möglichen Lagevarianten der Appendix zu bedenken: subhepatisch, lateral des Zökalpols, retrozökal, mesozökal, im kleinen Becken (Abb. 1). In schwierigen Situationen orientiert man sich am besten am Zökum und stellt zunächst den Zökalpol dar. Folgt man der freien Tänie, so findet man die Basis des Wurmfortsatzes leicht und kann sich von hier aus weiter orientieren.

Bei frei beweglicher Appendix wird das *Mesenteriolum* nahe der Spitze mit einer Klemme gefaßt und angespannt. Über einer Kocher-Rinne bzw. Overholt-Klemme wird nun das Mesenteriolum schrittweise skelettiert (Nahtmaterial: Dexon/Vicryl/Seide Nr. 4-0 = metr. 2 bzw. 1,5) und durchtrennt. Besonders sorgfältig sind die Gefäße an der Basis zu versorgen, da sie am häufigsten Quelle für Nachblutungen sind.

Abtragen der Appendix und Stumpfversorgung sind einfach, wenn man den Wurmfortsatz anspannt und um die Basis in ca. 5 mm Abstand eine *Tabaksbeutelnaht* (Dexon/Vicryl/Seide Nr. 3-0 = metr. 3 bzw. 2) legt, die die Seromuskularis breit faßt. Dabei ist auf genügenden Abstand zur Ileozökalklappe zu achten, um ihre Ein-

266 Eingriffe am Darm

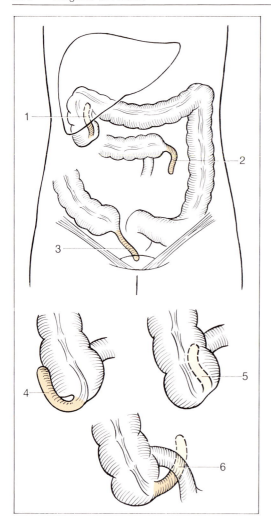

Abb. 1   Lagevarianten der Appendix.
1 = subhepatisch
2 = in der gesamten Bauchhöhle bei Caecum mobile
3 = Lage im kleinen Becken zwischen Rektum und Blase bzw. Uterus und Blase
4 = lateral des Zäkalpols
5 = retrozäkal
6 = mesozäkal

furche mit nichtresorbierbarem Nahtmaterial (Seide Nr. 3-0 = metr. 2) ligiert. Distal dieser Naht wird die Appendix abgeklemmt und dann mit dem Skalpell abgetragen. Der Appendixstumpf wird mit Polyvidon-Jod-Lösung desinfiziert und unter gleichzeitigem Anziehen der Tabaksbeutelnaht versenkt. Die erste Tabaksbeutelnaht wird durch eine zweite oder auch durch eine Z-Naht nochmals übernäht (Abb. 2).

Schwieriger kann die

Appendektomie bei retrozäkaler Appendix

sein. Es empfiehlt sich in dieser Situation, das äußere Blatt der lateralen parietalen Umschlagsfalte 1 cm vom Zökum entfernt zu inzidieren. Durch stumpfe Präparation des lockeren retroperitonealen Fettgewebes läßt sich dann die Appendix freilegen (Abb. 3). Sie kann in ganzer Länge durch Verwachsungen fixiert sein und läßt sich dann nicht ohne weiteres luxieren. Dabei geht man am besten *retrograd* vor: Mobilisation der Appendix an der Basis und Durchtrennung zwischen doppelter Ligatur. Der periphere Ligaturfaden wird als »Zügel« lang belassen. Zunächst Versenkung des Appendixstumpfes, wie beschrieben, dann schrittweise retrograde Mobilisierung, Skelettierung und Exstirpation des Wurmfortsatzes (Abb. 4).

engung zu vermeiden. Ehe man die Naht knüpft, wird der Wurmfortsatz abgetragen. Dazu wird die Appendix direkt oberhalb der Basis mit einer Péan-Klemme gequetscht und in der Quetsch-

---

Abb. 2   Technik der Appendektomie.
a) Die Appendix ist mit der Péan-Klemme gefaßt und das Mesenteriolum angespannt, die A. appendicularis doppelt ligiert und durchtrennt.
b) Zusätzliche Gefäße, die zur Appendix ziehen, werden mit der Kocher-Rinne unterfahren, ligiert und durchtrennt.
c) Nach Quetschung der Appendix an der Basis mit einer Péan-Klemme wird die Appendix in der Quetschfurche ligiert.
d) Tabaksbeutelnaht um die Appendixbasis, dann Abtragen der Appendix mit dem Skalpell, nachdem zuvor das Lumen mit einer zusätzlichen Klemme verschlossen ist. Desinfektion des Appendixstumpfes.
e) Der Appendixstumpf und das Zäkum werden mit einer Pinzette vom Assistenten gefaßt, und der Stumpf wird unter gleichzeitigem Anziehen der Tabaksbeutelnaht in die Tiefe versenkt.
f) Die erste Tabaksbeutelnaht kann zusätzlich durch eine zweite Tabaksbeutelnaht oder eine Z-Naht gedeckt werden

Appendektomie 267

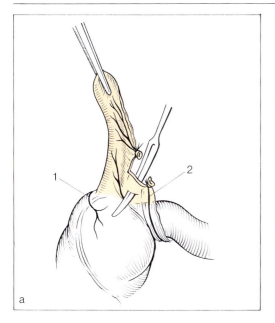
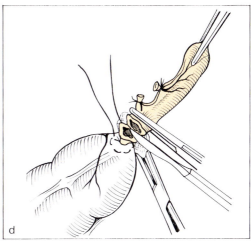
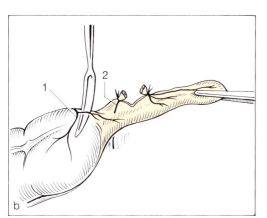
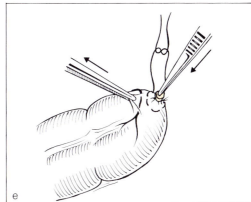
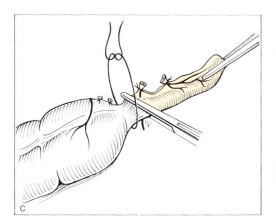
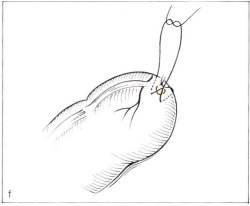

Abb. 2 a–f

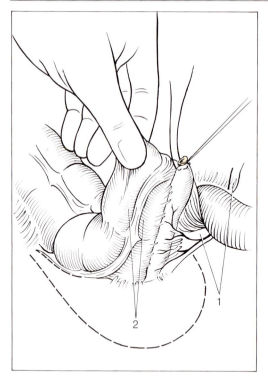 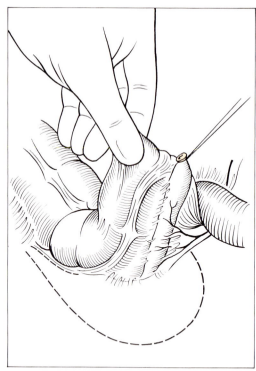

Abb. 3 Appendektomie bei retrozäkaler Lage des Wurmfortsatzes. Das parietale Peritoneum ist im Abstand von etwa 1 cm von der Zäkalwand längs inzidiert und der Darm stumpf aus dem retroperitonealen Gewebe mobilisiert (Vorgehen nach Payr). Die Appendix ist in ihrem gesamten Verlauf mit dem Dickdarm verwachsen. Die Appendix ist an der Basis doppelt ligiert.
1 = Mesenteriolum
2 = Hinterwand des Zäkums mit Taenia dorsolateralis

Abb. 4 Durchtrennung der Appendix zwischen den Ligaturen und Einstülpen des Appendixstumpfes wie Abb. 2. Der periphere Ligaturfaden wird als Zügel lang belassen und die Appendix retrograd schrittweise skelettiert und exstirpiert

Eine **Drainage des Appendixbettes** ist nur bei perityphlitischem Abszeß oder Peritonitis bzw. bei schwierigem Stumpfverschluß, wenn die Entzündung auf den Zökalpol übergegriffen hat, notwendig. In dieser Situation sollte der Chirurg hinzugezogen werden.

Adhäsiolyse

Nach vorausgegangenen Laparotomien oder Entzündungsprozessen im Abdomen kann es zu mehr oder weniger ausgedehnten Adhäsionen zwischen Dünn- und Dickdarmschlingen und auch dem inneren Genitale kommen. Eingriffe im Unterbauch (Appendektomie, gynäkologische Operationen) prädisponieren zu Adhäsionen, die nicht selten später zum mechanischen Ileus führen (SCHREIBER).

Bei der geplanten gynäkologischen Operation müssen – um Übersicht zu gewinnen – derartige Adhäsionen gelöst werden. Beim

Lösen adhäsiver Darmschlingen

orientiert man sich an der Serosa. Man geht behutsam und mit Geduld vor. Falsche Hast führt zu Verletzungen wie Serosaeinrissen, Darmeröffnung und Blutungen. Schon das Zerren an einer möglicherweise brüchigen Darmschlinge kann zum Einriß und zur Perforation und auch zu Gefäßverletzungen am Mesenterium führen. Verwachsungen sind nur so weit zu lösen, als sie den Zugang zum eigentlichen Operationsziel behindern, die Übersicht erschweren oder durch ihre Anordnung evtl. zum Ileus prädisponieren. Dies gilt vor allem bei Abknickungen des Darmes im Sinne sog. „Doppelflintenbildungen". Nach der Adhäsiolyse lassen sich spätere Verwachsungen zwar nicht vermeiden, durch subtile Operationstechnik jedoch in Grenzen halten.

Zur
Adhäsionsprophylaxe

sind folgende *operationstechnische Regeln* zu beachten:
- Gewebeschonung durch subtile Präparation,
- Vermeiden von Wanddefekten,
- sorgfältige Blutstillung,
- Vermeiden einer Austrocknung der Darmoberfläche durch Auflegen feucht-warmer Bauchtücher.

Versorgung von Darmverletzungen

Beim Mobilisieren adhärenter Darmschlingen können Dünn- und Dickdarm verletzt werden. Ihre sofortige Versorgung ist unerläßlich. *Art und Ausmaß der Verletzung* bestimmen die operative Taktik und Technik. Wir unterscheiden:
- nicht perforierende Wanddefekte,
- perforierende Verletzungen,
- Verletzungen von Darmgefäßen.

Darmwanddefekte

Am häufigsten sind *reine Defekte der Tunica serosa* ohne Verletzung der Tunica muscularis. Kleinere Einrisse der Serosa am Dünndarm bedürfen keiner Versorgung. Anders ist dies jedoch am Dickdarm. Hier kann das Klaffen der Serosa zum Zerreißen der Schleimhaut führen, da die Muskelschicht – von der Taenia coli abgesehen – meist sehr dünn ist. Betrifft die Wandverletzung am Dünndarm aber Serosa und Muskularis, so daß die Schleimhaut prolabiert, sollte man den Defekt immer versorgen, ebenso auch größere reine Serosadefekte. Der

Verschluß von Serosadefekten

erfolgt mit Einzelknopfnähten aus resorbierbarem Nahtmaterial (Dexon/Vicryl Nr. 4-0 = metr. 2, atraumatische Nadel) zweischichtig (Seromuskularis) nach Lembert oder als U-Naht nach Halsted (Abb. 5) (SCHREIBER). Bei kleineren Defekten kann man längs oder quer zur Darmachse nähen, da das Darmlumen hierdurch nicht eingeengt wird. Bei größeren Defekten wird man wohl immer die Quernaht wählen, ebenso wenn Serosa und Muscularis propria verletzt sind. Serosaverletzungen am Dickdarm werden stets parallel zum Verlauf der Tänien, also längs, genäht (Abb. 6). Bei einzelnen größeren Defekten der Darmwand hat sich die Deckung mit einer benachbarten Dünndarmschlinge nach Wichmann bewährt (Abb. 7).

Perforierende Verletzungen

Bei Verletzungen der Darmwand mit Eröffnung des Lumens droht die Infektion durch Austritt von Darminhalt. Deshalb sind diese Verletzungen stets sofort zu versorgen. Zunächst wird das Operationsgebiet mit feuchten Bauchtüchern abgedeckt, um eine Verschmutzung zu vermeiden. Bei größeren Verletzungen und stark gefülltem Darm empfiehlt es sich, proximal und distal der Perforationsstelle weiche Darmklemmen anzulegen, um das Austreten von Darminhalt zu vermeiden. Der

Verschluß der perforierenden Darmwunde

erfolgt stets in Querrichtung durch eine ein- oder zweireihige Naht mit resorbierbarem Nahtmaterial. Zunächst legt man an den Wundwinkeln einen Haltefaden (Abb. 8) und spannt mit diesem die Wunde in querer Richtung aus. Auf diese Weise läßt sich die Verletzung übersichtlich versorgen. Zerfranste und geschädigte Randanteile werden reseziert und dann die Naht ausgeführt. Wir bevorzugen die *einreihige allschichtige Einzelknopfnaht* nach Albert oder die „*Achternaht*" nach Albert-Czerny (Abb. 5).

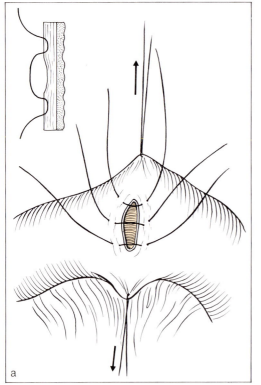
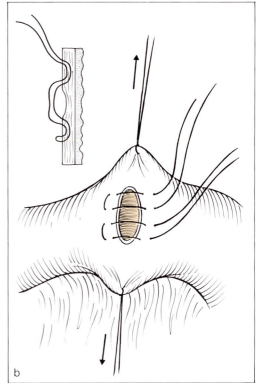
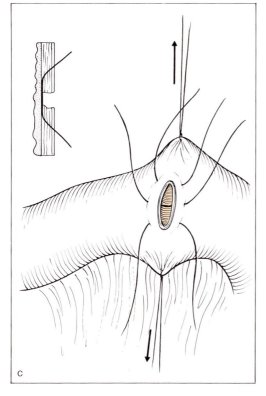
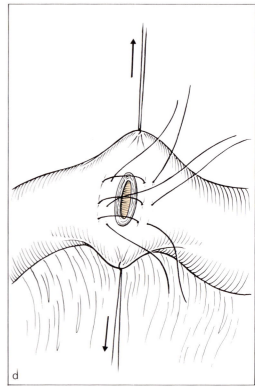

◁ Abb. 5 Verletzungen der Darmwand (Serosadefekte), durch zweischichtige (Seromuskularis) einreihige Einzelnähte mit resorbierbarem Nahtmaterial (Dexon/Vicryl Nr. 3-0 = metr. 3 oder 4-0 = metr. 2) versorgt
a) Naht nach Lembert.
b) Naht nach Halsted.
c) Naht nach Albert.
d) Naht nach Albert-Czerny

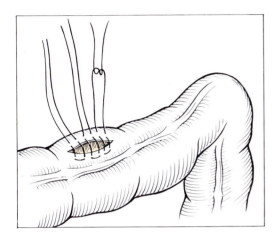

Abb. 6 Serosadefekt am Kolon. Zweischichtige einreihige Längsnaht nach Halsted

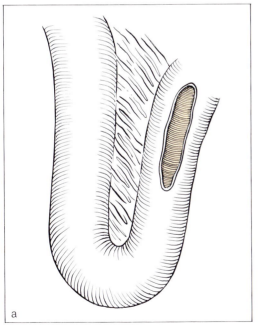
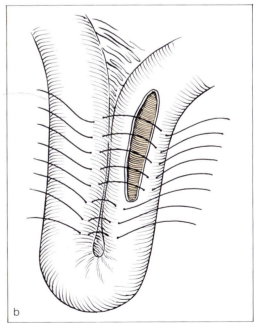

Abb. 7 Deckung eines größeren Serosadefektes durch Fixation einer benachbarten Darmschlinge nach Wichmann.
a) Großer Serosadefekt an einer Dünndarmschlinge.
b) Die seromuskulären Adaptationsnähte sind gelegt und können verknüpft werden. Der Defekt wird jetzt mit gesunder Darmwand völlig abgedeckt

Eingriffe am Darm

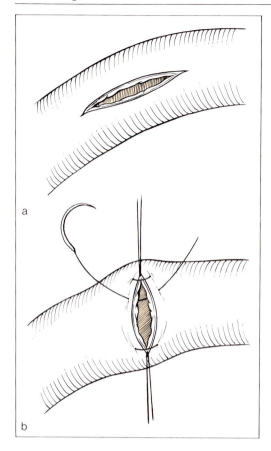

Abb. 8 Versorgung einer perforierenden Verletzung mit Eröffnung des Dünndarmlumens. Verschluß des Defektes durch quere Naht. Die Darmschlinge wird proximal und distal der Perforationsöffnung abgeklemmt, um einen Austritt von Darminhalt möglichst zu vermeiden. An den Wundwinkeln wird je ein Haltefaden gelegt und der Defekt mit einreihiger Allschichten-X-Naht nach Albert-Czerny verschlossen (Dexon/Vicryl Nr. 4-0 = metr. 2 oder 3-0 = metr. 3)

Liegt eine **ausgedehnte Darmzerreißung** vor und erscheint die Durchblutung gefährdet, ist es besser, das entsprechende Darmsegment zu resezieren und die Kontinuität durch End-zu-End-Anastomose wiederherzustellen (s. dort).

Verletzungen von Darmgefäßen

Verletzungen von Darmgefäßen sind um so folgenschwerer, je weiter sie vom Darm bzw. von den Arkaden entfernt sind. Bei **Einrissen zentraler Gefäße** und einem ausgedehnten Hämatom in der Gekrösewurzel sollte man immer den Chirurgen hinzuziehen. Unter Umständen sind gefäßrekonstruktive Maßnahmen erforderlich.

Periphere Gefäßverletzungen, die bei der Präparation entstehen, kann man meist durch Umstechung versorgen, ohne Gefahr einer Darmnekrose. Die Durchblutung des Darmes ist jedoch peinlichst zu beachten (Pulsation der kleinen Arterien, livide Verfärbung) und bei zweifelhafter Durchblutung besser eine Darmresektion durchzuführen.

Selten ist eine zweireihige Nahttechnik erforderlich (Schleimhautnaht, fortlaufend oder als Einzelnaht mit Catgut Nr. 4-0 = metr. 2, seromuskuläre Naht, wie oben beschrieben).

Darmresektionen

Indikationen: Im Rahmen gynäkologischer Eingriffe können Resektionen von Dünn- oder Dickdarmabschnitten aus folgenden Gründen notwendig sein:

- zusätzlicher Tumorbefall des Darmes,
- Fehldiagnose, z.B. Vorliegen einer Sigmadivertikulitits oder eines Rektosigmoidkarzinoms statt eines Adnexprozesses,
- Endometrioseherde im Darm mit Stenosebildung,
- ausgedehnte intraoperative Darmverletzungen.

In solchen Situationen sollte der gynäkologische Operateur – insbesondere der noch wenig erfahrene – stets den Chirurgen rufen, allein schon wegen möglicher juristischer Konsequenzen. Deshalb sei hier die Technik der Dünn- und Dickdarmresektion nicht im Detail, sondern nur im Prinzip dargestellt, da sie in die Hand des Chirurgen gehört. Die

Prinzipien der Darmresektion

sind (HÄRING, SCHREIBER):

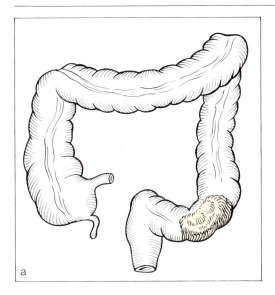

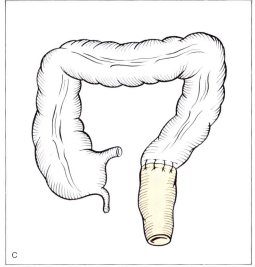

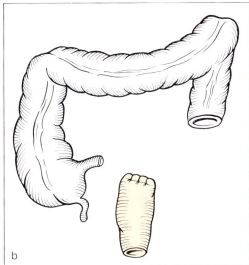

Abb. 9 Diskontinuitätsresektion nach Hartmann. Der krankhafte Prozeß am Rektosigmoid (Tumor oder Divertikulitis) wird reseziert, der Rektumstumpf blind verschlossen, das orale Sigmaende als endständiger Anus praeter naturalis in die Bauchdecken eingenäht. Später, im zweiten Operationsakt, Wiederherstellung der Darmkontinuität durch End-zu-End-Anastomose

- Das *Resektionsausmaß* richtet sich nach dem Grundleiden (Tumor, Entzündung, Endometriose), den lokalen Veränderungen und dem Lymphabstromgebiet (bei malignem Tumor). Sicherheitsgrenzen sind zu beachten!
- *Darmgefäße* müssen bis unmittelbar an die Resektionsränder zur Aufrechterhaltung der Durchblutung erhalten bleiben.
- Prinzipiell (von Ausnahmen abgesehen) *Wiederherstellung der Darmkontinuität durch End-zu-End-Anastomose* und nicht durch End-zu-Seit- bzw. Seit-zu-Seit-Anastomose. Blindsackbildung ist zu vermeiden.
- *Nahttechnik:* allschichtige ein- oder zweireihige Einzelknopfnaht mit resorbierbarem dünnen Nahtmaterial (Dexon/Vicryl Nr. 3-0 = metr. 3 oder 4-0 = metr. 2).
- *Verschluß des Mesenterialschlitzes!*
- Bei Dickdarmanastomosen weiche *Sicherheitsdrainage* (Easy-flow-Drain für 5–7 Tage, Antibiotikaprophylaxe).
- Bei stuhlgefülltem, nicht vorbereitetem Darm evtl. *vorgeschalteter doppelläufiger Querkolonafter*, der nach 6–8 Wochen zurückverlegt werden kann.
- Ist bei einer notwendigen Rektosigmoidresektion die primäre Anastomose kontraindiziert (Peritonitis, Ileus), so empfiehlt sich die

„Diskontinuitätsresektion"

nach Hartmann: Resektion des Darmsegments, Blindverschluß des aboralen Rektums (Nahtapparat), Anus praeternaturalis sigmoideus (Abb. 9). Eine spätere Wiederherstellung der Darmkontinuität ist möglich.

Umgehungsanastomosen

Umgehungsanastomosen sind angezeigt als *Palliativmaßnahme bei inoperablem Tumor*, der, vom Genitale ausgehend, Dünndarmschlingen oder das Zäkum mit einbezogen hat, wodurch die Gefahr eines Darmverschlusses droht.

Der betroffene Darmabschnitt wird durch eine *Seit-zu-Seit oder End-zu-Seit-Anastomose* (zweireihig, zweischichtig: Schleimhaut fortlaufend, Catgut Nr. 4-0 = metr. 2, Seromuskularis-Einzelknopfnaht, Dexon/Vicryl Nr. 3-0 = metr. 3 bzw. 4-0 = metr. 2) ausgeschaltet (Abb. 10) (SCHREIBER).

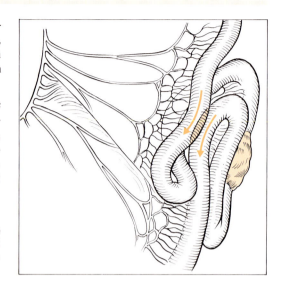

Abb. 10 Palliative Wiederherstellung der Darmpassage durch Ausschaltung der stenosierten Darmschlinge bei inoperablem Tumor durch isoperistaltische Seit-zu-Seit-Umgehungsanastomose

Doppelläufiger Sigma- oder Querkolonafter

Indikationen: Ein Anus praeternaturalis kann im Rahmen gynäkologischer Operationen aus folgenden *Gründen* notwendig werden (SCHREIBER):

- bei inoperablen Tumoren, die auf das Rektosigmoid übergegriffen haben und eine Stenose verursachen (permanent als Palliation);
- bei rektovaginalen Fisteln durch Tumoreinbruch oder als Bestrahlungsfolge (temporär oder permanent);
- als Sicherheitsmaßnahme bei intraoperativer Verletzung des Rektosigmoids und möglicherweise unsicherem Nahtverschluß (temporär).

Für den

doppelläufigen Sigmaafter

bevorzugen wir einen linksseitigen Transrektalschnitt, etwa an der Grenze vom mittleren zum lateralen Drittel einer gedachten Linie zwischen Nabel und Spina iliaca, für den

Transversalafter

jedoch einen rechtsseitigen queren Transreaktalschnitt. Der vorgesehene Darmabschnitt muß gut mobilisiert werden, um ihn spannungsfrei vor die Bauchdecken bringen zu können. Nachdem der Darm mit einem Gummizügel angeschlungen ist, bildet man eine 5–8 cm lange sog. »Doppelflinte«, d.h., zu- und abführender Darmschenkel werden durch 6–8 seromuskuläre Nähte (Dexon/Vicryl Nr. 3-0 = metr. 3) zusammengeheftet (Abb. 11). Dann zieht man den so gebildeten doppelläufigen Darmschenkel vor die Bauchdecken, möglichst ohne ihn zu torquieren, und fixiert ihn zirkulär mit 8–10 Nähten (Dexon/Vicryl Nr. 3-0 = metr. 3) am Peritoneum und an der Faszie. Wird der Darm *primär eröffnet*, so folgt eine zweite zirkuläre Einzelknopfnahtreihe mit dem Schnittrand des Darmes (Allschichtennaht) und der Haut, bei *sekundärer Eröffnung* nur mit der Seromuskularis. Der Gummizügel wird durch einen entsprechenden Kunststoffstab ersetzt, der den vorgelagerten Darm bis zu seiner Einheilung für 8 Tage zusätzlich abstützt (Abb. 12). Die *Versorgung des Anus praeternaturalis* ist heute mit Hilfe der vielseitigen Kolostomiebeutelsysteme meist einfach.

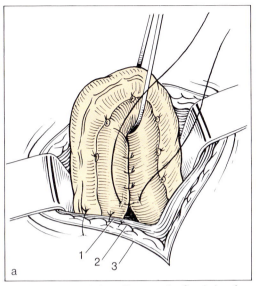
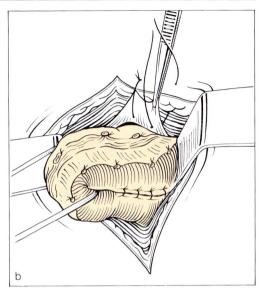

Abb. 11 Doppelläufiger Sigma- oder Querkolonafter.
a) Die entsprechende Darmschlinge ist mit einem Gummizügel armiert und vor die Bauchdecken gezogen. Bildung einer „Doppelflinte" durch 6–8 seromuskuläre Nähte, die die beiden Darmschenkel adaptieren. 1 = Peritoneum, 2 = Faszie, 3 = Haut.
b) Der vorgezogene Darm wird mit Einzelknopfnähten an Peritoneum, Faszie und Haut fixiert (Dexon/Vicryl Nr. 3-0 = metr. 3 oder 4-0 = metr. 2).

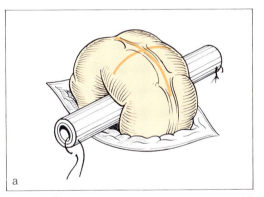
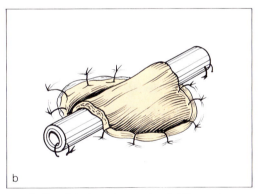

Abb. 12 Über einen Kunststoffreiter ist die Darmschlinge vor die Bauchdecke gelagert; sie wird längs oder quer inzidiert und die Darmwand mit Einzelknopfnähten an der Haut zirkulär fixiert (Dexon/Vicryl Nr. 3-0 = metr. 3 oder 4-0 = metr. 2)

Literatur

van Ackeren, H., M. Rehner: Chirurgie der Appendix – Appendizitis. In Baumgartl, F., K. Kremer, H.W. Schreiber: Spezielle Chirurgie für die Praxis, Bd. II/2. Thieme, Stuttgart 1972 (S. 307)

Esser, G., G. Wirtz: Indikation und Prognose prophylaktischer und simultaner Operationen in der Bauchhöhle. Zbl. Chir. 112 (1987) 1099

Häring, R.: Dringliche Bauchchirurgie. Thieme, Stuttgart 1982

Hartmann, H.: Chirurgie du rectum. Masson, Paris 1931

Jaluvka, V.: Sigmadivertikulose im geriatrisch-gynäkologischen Operationsgut der Berliner Frauenkliniken! In Häring, R.: Divertikel des Dünn- und Dickdarms. Ueberreuter, Wien 1989 (S. 268)

Käufer, C., I. Franz, H.J. Löblich: Akute Appendizitis. Langenbecks Arch. Chir., Suppl. 2 (1988) 63

Kolmorgen, K., M. Markwardt: Die Simultanappendektomie bei gynäkologischen Operationen, klinische

und pathomorphologische Gesichtspunkte. Dtsch. Gesundh.-Wes. 27 (1972) 1161
Krone, H.A., O. Bergauer: Histologische Befunde bei prophylaktisch entfernten Appendices. Geburtsh. u. Frauenheilk. 30 (1970) 738
Kyank, H.: Prophylaktische Gesichtspunkte bei der Indikationsstellung gynäkologischer Operationen. Zbl. Gynäkol. 95 (1973) 833
Ledermaier, O., F. Shaminyeh: Chirurgische Zusatzeingriffe bei gynäkologischen Operationen. Wien. med. Wschr. 120 (1970) 545
Reifferscheid, M.: Der Simultaneingriff in der Bauchhöhle – chirurgische Aspekte. Zbl. Chir. 96 (1971) 1210
Schmitt, G.: Die Appendektomie als Zusatzoperation bei gynäkologischen Laparotomien. Zbl. Gynäkol. 96 (1974) 1274
Schmolke, M., I. Ulmer: Die prophylaktische und simultane Appendektomie. Langenbecks Arch. Chir. 369 (1986) 183
Schreiber, H.W.: Darmnaht. In Baumgartl, F., K. Kremer, H.W. Schreiber: Spezielle Chirurgie für die Praxis, Bd. II/2. Thieme, Stuttgart 1972 (S. 102)
Schreiber, H.W.: Spezielle Chirurgie des Dünn- und Dickdarms. In Baumgartl, F., K. Kremer, H.W. Schreiber: Spezielle Chirurgie für die Praxis, Bd. II/2. Thieme, Stuttgart 1972 (S. 147)
Schreiber, H.W., M. Rehner, H. Merguet: Anus praeternaturalis. In Baumgartl, F., K. Kremer, H.W. Schreiber: Spezielle Chirurgie für die Praxis, Bd. II/2. Thieme, Stuttgart 1972 (S. 435)
Semm, K.: Die pelviskopische Appendektomie. Dtsch. med. Wschr. 113 (1988) 3
Weißauer, W.: Die juristischen Aspekte des Simultaneingriffes. Zbl. Chir. 96 (1971) 1211
Wichmann, S.E.: Über die Peritonisierung von Wundflächen am Dünndarm (Peritonisatio intestini tenius). Langenbecks Arch. klin. Chir. 179 (1934) 589

Urologische Operationen bei gynäkologischen Erkrankungen

E. Schmiedt und P. G. Fabricius

Angesichts der engen anatomischen Lagebeziehungen zwischen dem weiblichen Genitale und den Harnwegen wird der Gynäkologe wie auch der Urologe immer wieder mit Krankheiten konfrontiert, deren erfolgreiche Behandlung Kenntnisse und Erfahrungen aus dem jeweils anderen Fachgebiet voraussetzen. Deshalb seien im folgenden einige der wichtigsten und häufigsten operativ zu behandelnden Erkrankungen der Harnwege erörtert, die zusammen mit gynäkologischen Leiden vorkommen. Die nachfolgenden therapeutischen Empfehlungen beruhen vor allem auf eigenen Erfahrungen.

Operationen an der Harnröhre

Kongenitale oder durch Geburtstraumen sowie iatrogene Maßnahmen verursachte distale und proximale **Harnröhrenstenosen** erfordern dann, wenn sie eine erhebliche Dysurie mit unterbrochenem und/oder tropfenweisem Harnabgang sowie rezidivierende Harnwegsinfekte mit und ohne Restharnbildung zur Folge haben, die operative Beseitigung.

Zur **Diagnosestellung** sollten das Harnröhrenlumen mit Bougies à boule kalibriert, ein Miktionszystourethrogramm und eine sonographische Restharnbestimmung vorgenommen werden (Abb. 1). Das Miktionszystourethrogramm (MCU) läßt im Falle einer Harnröhrenstriktur vielfach eine prästenotische zwiebelförmige Auftreibung der Harnröhre bzw. bei distaler Stenose und Meatusenge eine V-förmige Erweiterung erkennen. Das normale Harnröhrenlumen bei Frauen beträgt 36–40 Charr. Schon eine Harnröhrenweite von nur 28–30 Charr

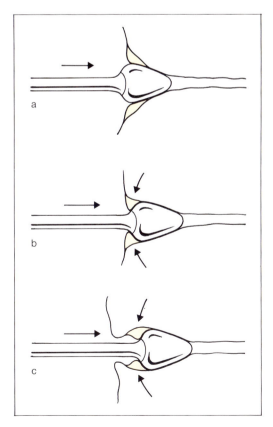

Abb. 1 Diagnose einer Harnröhrenstriktur.
a) Bougie in den Meatus eingeführt
b) Die Rückseite des Bougies hängt an der Meatusenge.
c) Die Rückseite des Bougies hängt an der distalen Harnröhrenstenose (Lyons-Ring)

278 Urologische Operationen bei gynäkologischen Erkrankungen

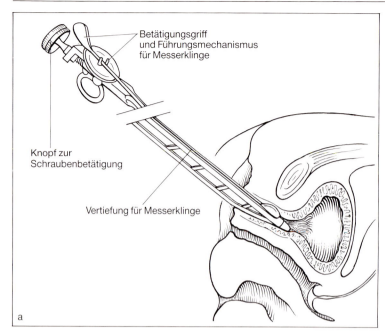

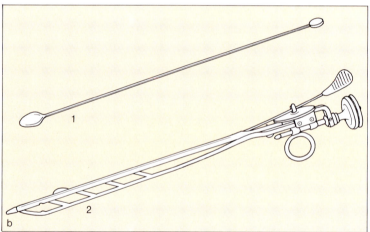

Abb. 2 Instrumente zur Diagnose und Therapie hochgradiger Harnröhrenstrikturen.
a) Otis-Urethrotom in die Harnröhre eingeführt und gespreizt.
b) Bougie zur Diagnostik von Harnröhrenstrikturen (1) und Otis-Urethrotom (2)

kann im Falle von entsprechenden Beschwerden eine Indikation zur Behandlung der Harnröhrenenge sein.

Zur **Therapie** hochgradiger Harnröhrenstrikturen kann zunächst eine Erweiterung der Harnröhrenenge mit Heywalt-May-Bougies, die über einen Ureterkatheter eingeführt werden, notwendig sein, um ein Otis-Urethrotom in der Urethra plazieren zu können. Wir nehmen die

**innere Harnröhrenschlitzung
(Otis-Urethrotomie)**

mit dem auf 40 Charr gespreizten Otis-Urethrotom bei 11 und 1 Uhr vor, um auf alle Fälle eine iatrogene Harnröhren-Scheiden-Fistel zu vermeiden (Abb. 2). Hiernach wird für 24 Stunden ein 22- oder 24-Charr-Katheter in die Blase eingelegt.

Wichtig ist die *Nachbehandlung* über 6 Wochen, wobei einmal wöchentlich die geschlitzte Harnröhre mit einem 36- bis 40-Charr-Bougie oder einem entsprechend großen Hegar-Stift kalibriert wird. Strikturrezidive sind hierdurch wesentlich seltener geworden.

Operationen an der Harnröhre

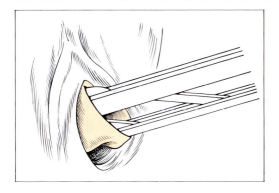

Abb. 3 Behebung einer Meatusstenose durch Otis-Urethrotomie. Gespreiztes Otis-Urethrotom bei Durchtrennung der Meatusstenose bei 11 Uhr

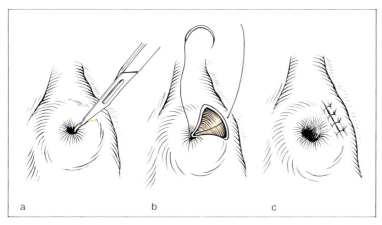

Abb. 4 Modifizierte Meatuserweiterung nach Richardson.
a) Querinzision der Meatusstenose bei 2 Uhr bis zur Harnröhrenmukosa.
b) und c) Quervernähung der Inzisionsstelle

Die **alleinige Meatusenge** kann ebenfalls mittels Otis-Urethrotomie behoben werden (Abb. 3). Sicherer und rezidivärmer ist jedoch die

modifizierte Meatuserweiterung nach Richardson

(Abb. 4). Hierzu wird über einen eingeführten Bougie à boule adäquater Größe bei 2 Uhr eine Längsinzision der Harnröhrenschleimhaut im Meatusbereich vorgenommen und die Inzisionsstelle mit einigen Knopfnähten quer vernäht. Auch hiernach sollen noch 2–3 Wochen lang Kalibrierungen der Harnröhre erfolgen.

Ein **partieller Vorfall der Harnröhrenschleimhaut (Harnröhrenkarunkel)** im Meatusbereich bereitet öfters erhebliche Beschwerden.

Die **Diagnose** ist meist allein durch die Inspektion der Vulva – ggf. auch durch eine zusätzliche Urethroskopie – leicht zu stellen. Probeexzisionen aus der vorgefallenen Schleimhaut sind meist überflüssig.

Die **Therapie** besteht darin, daß über einem in die Blase eingelegten 22-Charr-Ballonkatheter eine

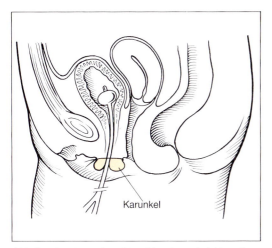

Abb. 5 Cerclage einer Harnröhrenkarunkel über einen Blasenkatheter

Ligatur der Harnröhrenkarunkel

gelegt und festgeknotet wird (Abb. 5). Dies führt zur Nekrose der Karunkel, die nach wenigen Tagen abfällt. Durch die während der Abstoßung der Karunkel bestehende Begleitentzündung und Vernarbung wird das periurethrale Gewebe fixiert und damit ein neuerlicher Harnröhrenprolaps verhindert. Nach Abstoßung der Karunkel läßt sich der transurethrale Katheter mühelos entfernen.

Die Harnröhrenkarunkel kann aber auch zirkulär exzidiert und die Urethraschleimhaut mit der Vulvamukosa mit einigen Nähten adaptiert werden (S. 65).

Harnröhrendivertikel können völlig symptomlos sein. Kommt es jedoch zu deren Infektion, so leiden diese Kranken unter rezidivierenden Harnwegsinfekten mit Ausfluß aus der Urethra und entsprechenden Beschwerden im Bereich von Blase, Harnröhre und Vagina. Anfänglich wird meist medikamentös mit Chemotherapeutika und Antibiotika behandelt, was zunächst auch vielfach zur Besserung der Beschwerden, nach Absetzen der Medikation jedoch rasch zu Rezidiven führt.

Bei der *vaginalen Untersuchung* ist häufig eine manchmal druckschmerzhafte Vorwölbung zu tasten. Nach der Palpation entleert sich eitriges Sekret aus der Harnröhre. Gegebenenfalls läßt sich die Divertikelöffnung mittels Urethroskopie bei gleichzeitiger vaginaler Palpation an einer Sekretentleerung aus der Divertikelöffnung erkennen. Die **Diagnose** läßt sich am besten mit Hilfe eines Miktionszystourethrogramms oder einer Urethrographie unter Benutzung eines Doppelballonkatheters verifizieren.

Die **Therapie** besteht in der

vaginalen Exstirpation des Divertikels

(Abb. 6). Hierzu wird über dem Divertikelsack die Vaginalwand nach Einlegen eines transurethralen Katheters in die Blase längs inzidiert und

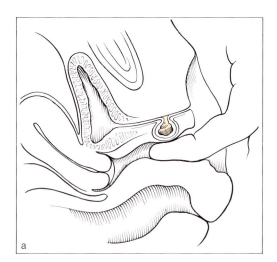

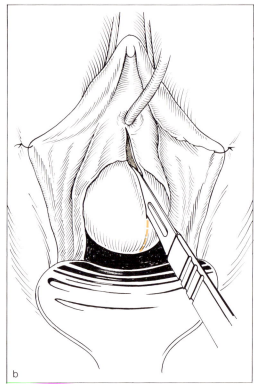

Abb. 6 Vaginale Exstirpation eines Harnröhrendivertikels.
a) Zustand vor Operation.
b) Freipräparation: Längsinzision der vorderen Vaginalwand.
c) Abpräparation der Vaginalwand vom Divertikel.
d) Darstellung der Divertikelbasis an der Harnröhrenwand.
e) Verschluß der Harnröhre nach Divertikelabtragung.
f) Zweite Nahtreihe beim Harnröhrenverschluß.
g) Verschluß der Vaginalwand

Operationen an der Harnröhre

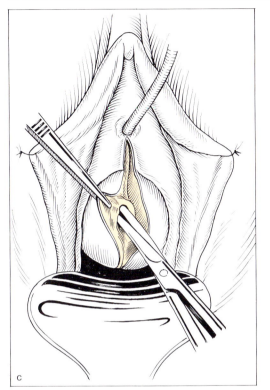

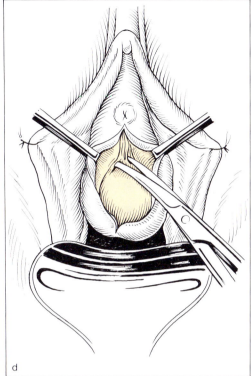

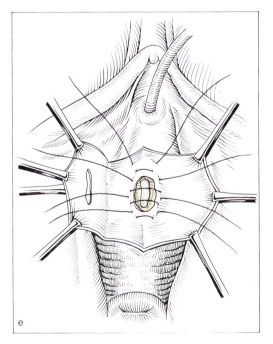

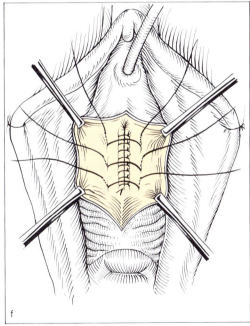

Abb. 6 c–f

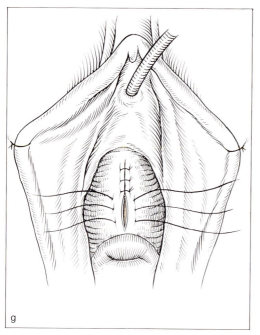

Abb. 6g

der Divertikelsack teils scharf, teils stumpf mobilisiert und, falls möglich, der Divertikelhals dargestellt. Das Divertikel wird an seiner Einmündung in die Harnröhre abgetragen und die entstandene Öffnung in der Harnröhre mit einigen Knopfnähten (Vicryl oder Dexon Nr. 3-0 = metr. 2,5) verschlossen. Gelingt dies nicht, so ist das im allgemeinen kein großer Nachteil. Vielmehr wird das paraurethrale Gewebe beiderseits der Harnröhre gefaßt und über der Harnröhrenöffnung mit Knopfnähten vereinigt. Nun erfolgt – gewissermaßen als dritte Verschlußschicht – die Naht der vorderen Vaginalwand. Während der Operation wird der Wundbereich immer wieder mit einer desinfizierenden Lösung besprüht (z. B. Nebacetin-Lösung oder Chloramin). Auf eine lokale Drainage wird verzichtet. Die Vagina wird nach Entfernung des transurethralen Katheters mit einer mit Östrogensalbe[1] beschickten Gaze austamponiert.

Entscheidend für den Heilerfolg ist, daß zugleich für 12–14 Tage eine *suprapubische Harnableitung* mittels Punktionsfistelkatheters (s. u.) angelegt wird (z. B. Braun Melsungen, Fresenius). Eine Urininfiltration des Operationsbereiches und die durch einen transurethralen Katheter hervorgerufene Fremdkörperurethritis würden den Operationserfolg zunichte machen.

Bevor die Kranke wieder durch die Harnröhre urinieren darf, sollte die Dichtigkeit des Operationsbereiches mittels Urethrogramm kontrolliert werden. Erst hiernach wird die suprapubische Punktionsfistel entfernt und die Spontanmiktion freigegeben. Geschlechtsverkehr früher als 8–12 Wochen nach Abschluß der Wundheilung gefährdet das Operationsergebnis.

Operationen an der Harnblase

Suprapubische Punktionsfistel

Die suprapubische Punktionsfistel der Harnblase ist durch die Verwendung von Einmalpunktionssets[2] eine echte Alternative zum transurethralen Dauerkatheter geworden. Bezogen auf das Infektionsrisiko, ist sie dem herkömmlichen Blasenkatheter überlegen (MARX u. SCHMIEDT). Weitere Vorteile sind: Kontrolle der Spontanentleerung durch Restharnmessung beim Blasentraining, fehlende Irritation der Harnröhre und einfache Pflege.

Bei Beachtung der wenigen **Kontraindikationen** wie Schrumpfblase, Blasenkarzinom, Blutungsneigung, Gravidität, leere Blase oder Unterbauchtumoren sowie bei richtiger Punktionstechnik ist die Anlage einer suprapubischen Harnableitung ohne Gefährdung der Patientin jederzeit durchführbar. Dies ist auch der Grund dafür, daß sie heute nach vaginalen Operationen, aber auch nach abdominalen gynäkologischen Eingriffen, die erfahrungsgemäß mit postoperativen Miktionsstörungen einhergehen, großzügig angewandt wird (ANDERSEN u. Mitarb., HARMS u. Mitarb. SCHUBRING u. WERNER u. a.). Es muß besonders betont werden, daß der suprapubischen Punktionsfistel für die Prophy-

---

[1] Zum Beispiel Ovestin-Creme.
[2] Zum Beispiel Cystofix; Fa. Braun, Melsungen.

laxe bzw. Verminderung nosokomialer Harnwegsinfektionen eine entscheidende Bedeutung zukommt. So ist diese Form der Harnableitung immer dann zu wählen, wenn eine Urinderivation der Blase länger als 3 Tage notwendig wird.

Die Blasenpunktion zur

suprapubischen Harnableitung

führen wir in Lokalanästhesie mit einer 8 oder 12 cm (Adipositas!) langen Trokarkanüle durch, für Katheter von 10 oder 12 Charr (Katheterspitze flexibel eingerollt mit innenliegenden Augen). Voraussetzung für die Punktion ist eine ausreichende Blasenfüllung (>200 ml), die palpatorisch oder durch Perkussion, gegebenenfalls auch sonographisch gesichert sein muß. Die Patientin liegt flach mit ausgestreckten Beinen, eventuell leicht kopftief. Nach positiver *Probepunktion* zwei Querfinger oberhalb der Symphyse mit nach kranial offenem Winkel (10–20° Abweichung von der Senkrechten) und Stichinzision der Haut erfolgt die Anlage der Fistel durch *Einstich der Trokarkanüle* in die Blase (Abb. 7). Der Katheter muß so vorgeschoben werden, daß seine Spitze nach dem Einrollen (Memory-Effekt) intravesikal zum Kopf der Patientin zeigt. Die Punktionskanüle ist durchgehend längs gespalten und läßt sich daher leicht entfernen. Jetzt erfolgt eine Annaht und ein Verband. Manche Systeme sehen auch die Verwendung von 12- bis 15-Charr-Ballonkathetern aus Silikon mit Pigtail zur Langzeitanwendung vor.

Während man das Kathetern bei Bedarf an eine erfahrene Pflegekraft delegieren kann, ist die Punktion der Harnblase stets von einem Arzt auszuführen.

Die häufigste **Komplikation** der suprapubischen Punktionsfistel ist die Makrohämaturie. Deshalb kommt der Kontrolle der Gerinnungsparameter vor Anlage einer Blasenpunktionsfistel große Bedeutung zu. Eine Makrohämaturie erfordert die ständige Kontrolle der Patientin

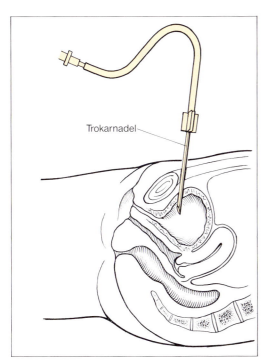

Abb. 7a

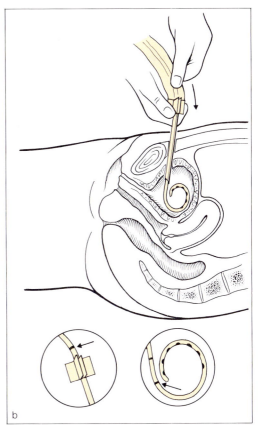

Abb. 7b

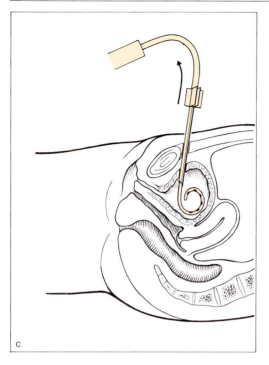

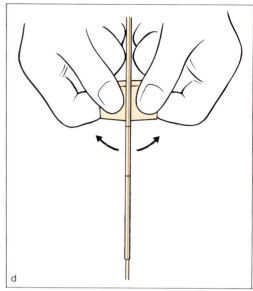

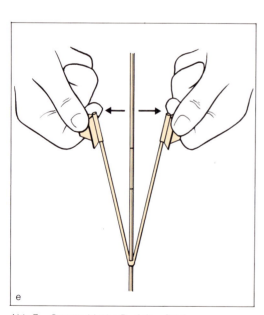

Abb. 7 Suprapubische Punktionsfistel.
a) Einführen des Trokars.
b) Vorschieben des Punktionsfistelkatheters in die Blase.
c) Entfernen des Trokars.
d) und e) Entfernen des Trokars vom Punktionsfistelkatheter

dahin gehend, ob das alleinige Spülen der Blase (vermehrte Diurese, Spülung bzw. Einlage eines Spülkatheters) ausreicht oder ob invasive Maßnahmen (transurethrale Koagulation) nötig werden.

Transurethrale Eingriffe

Die Urethrozystoskopie ist eine urologische Standarduntersuchung, die nur mit entsprechendem Instrumentarium unter sterilen Bedingungen durchgeführt werden sollte.

Indikationen zur Urethrozystoskopie:
- jede Mikro- oder Makrohämaturie,
- Blasentumorverdacht,
- rezidivierende Harnwegsinfekte (Zystitis, Urethritis),
- Verdacht auf Fistelbildung,
- Verdacht auf Tumorinfiltration von Nachbarorganen,
- vesikoureteraler Reflux zur Beurteilung der Ostien,
- Verdacht auf Fehlbildungen, Divertikelbildung (Blase, Harnröhre), Blasenstein, Corpus alienum.

Zur Endoskopie der Harnblase benötigt man Hautdesinfektionsmittel, Gleitmittel, ein Lokalanästhetikum, sterile Abdeckung, ein Urethrozystoskop und Spülflüssigkeit.

Ein **Urethrozystoskop** besteht aus einem Metallschaft (15,5–23,5 Charr) mit Mandrin und den dazugehörigen Optiken (0° bzw. 180°, 30°, 70° und 120°) sowie Arbeitseinsätzen mit integriertem Albarran-Lenkhebel und Arbeitskanülen (für Sonden, Probeexzisionszangen o. ä.). Während der Untersuchung ist ein ständiger Zulauf oder Ablauf der Spüllösung (Kochsalzlösung oder steriles, pyrogenfreies Wasser) über seitlich angesetzte Hähne möglich. Die Spülwasseraufhängung erfolgt in der Regel 80 cm über Symphysenhöhe. Bei der in Steinschnittlage auf dem Untersuchungstisch liegenden Patientin wird zunächst mittels Einmalkatheter nach Desinfektion der äußeren Labien und des Meatus externus urethrae ein Lokalanästhetikum in die Blase instilliert (2%ige Xylocainlösung) und ein xylocaingetränkter Tupfer zwischen die Labien in Höhe der Harnröhrenmündung plaziert.

Es gibt Untersucher, die vor allem bei älteren Patientinnen ganz auf eine Anästhesie verzichten. Soll die Zystoskopie mit einer Gewebsentnahme verbunden werden, so ist primär eine Allgemeinanästhesie notwendig. Nur selten ist es gerechtfertigt, sich mit lokalen Maßnahmen zu behelfen. Die Beine der Patientin werden mit sterilen Beinschützern und der Unterbauch bzw. Dammbereich mit einem sterilen Schlitztuch abgedeckt.

Besteht der Verdacht einer Harnröhrenstriktur (es empfiehlt sich eine vorherige Röntgenuntersuchung in Form eines Miktionszystourethrogramms), wird für die

Endoskopie von Blase und Harnröhre

die Harnröhre mit Bougies à boule zunächst vorsichtig kalibriert oder mit Hegar-Stiften bougiert. Die Passage der Harnröhre darf nie erzwungen werden! Die normale Urethra der erwachsenen Frau ist für 20–30 Charr leicht durchgängig. Engere Lumina müssen nicht, können jedoch Krankheitswert haben. Wegen der Scharfkantigkeit des Instrumentes wird der Zystoskopschaft nur mit Mandrin und gut mit Gleitmittel versehen eingeführt. Die Fensterung der Zystoskopmündung erlaubt keine

Urethroskopie

der kurzen weiblichen Harnröhre, so daß hierfür ein Urethroskop (mit kleinem Fenster) notwendig ist. Die

Inspektion der Blase

sollte nach einem festen Schema erfolgen, um wirklich alle Regionen zu erfassen. Die Blase muß dazu genügend entfaltet sein (ca. 200 bis 250 ml angewärmte Spüllösung). Bei Trübungen (Blut, infizierter Urin) kann mehrmaliges Spülen eine ausreichende Sicht ermöglichen. Man beginnt mit der *Betrachtung des Trigonums* (30°-Optik) und der *Ostien* (Lage, Anzahl, Form [klaffend?], Motilität). Bei der gesunden Blase ist das Aufsuchen der Ureterenwülste unproblematisch. Bei Entzündungen oder tumorösen Veränderungen lassen sich, falls erforderlich, die Harnleitermündungen durch eine intravenöse Indigokarmingabe erkennbar machen, sofern eine ausreichende Nierenfunktion vorhanden ist. – Es folgt die *Beurteilung der Blasenseitenwände, der Hinterwand und des Blasendaches* (70°-Optik), wobei eine suprasymphysäre Impression mit der freien Hand die Untersuchung erleichtern kann. Um auch die Blasenvorderwand sicher beurteilen zu können (Blasentumorsuche!), wird abschließend mit einer 120°-Optik untersucht. Wird die Endoskopie sorgfältig durchgeführt, können Tumore, Steine, Fremdkörper oder Divertikel nicht übersehen werden. Veränderungen der Blasenwand (Trabekulierung, Rötungen, vermehrte Gefäßzeichnung, Leukoplakie), Divertikel- oder Fistelbildungen müssen genau dokumentiert und zur Anschauung in einem Blasenschema skizziert werden.

Bei größeren Blasenfisteln ist das Auffüllen der Blase nicht möglich. In solchen Fällen hat sich die sogenannte

Kondomzystoskopie

bewährt. Ein transparentes steriles Kondom wird über den Metallschaft des Zystoskops gebunden, dann dieses in die Blase eingeführt und mit Spülflüssigkeit gefüllt.

Kann die Patientin nicht optimal für die Zystoskopie gelagert werden (Koxarthrose) oder muß die Untersuchung im Bett stattfinden (Intensivstation), ist die Verwendung eines flexiblen Zystoskops indiziert. Vor Beendigung der Untersuchung sollte die Blasenkapazität bestimmt werden. Sie liegt bei der Frau um 500 ml. Die Beurteilung der Urethra (Urethroskop mit 0°-Optik verwenden) kann beim Entfernen des Endoskops vorgenommen werden, indem unter laufendem Spülstrom zunächst der Blasenauslaß, dann das Schleimhautprofil der Harnröhre betrachtet wird. Divertikel, Fisteln oder infizierte Glandulae urethrales (Skene-Drüsen) werden oft nur dann entdeckt, wenn man die Harnröhre während der endoskopischen Inspektion von vaginal her ausstreicht bzw. zusätzliche Röntgenaufnahmen anfertigt. Kondylome und Tumoren müssen von den fingerförmigen polypösen Schleimhautwucherungen nach chronischen Entzündungen abgegrenzt werden.

Die Urethroskopie ist aber auch trocken ohne Spülung der Harnröhre durchführbar, indem während der Untersuchung CO_2 insuffliert wird. Diese

Gasurethroskopie

bringt gegenüber der konventionellen Methodik keine Vorteile. Auch die einfache trockene Harnröhrenendoskopie ist mit speziellem Instrumentarium möglich.

Entscheidend für eine schmerzlose Urethrozystoskopie ist die Vermeidung jeder Kraftanwendung bei der Einführung des Instrumentes. Verletzungen können durch unsachgemäße Anwendung des Albarran-Lenkhebels entstehen.

Die Patientin sollte nach einer Endoskopie der Blase für reichliche Flüssigkeitszufuhr sorgen. Eventuell empfiehlt sich ein warmes Sitzbad. Nur bei nachgewiesenem Harnwegsinfekt ist ein Antibiotikum zu verordnen.

Probeexzision aus der Blase

Die Gewebsentnahme aus der Harnblase soll eine histologische Diagnose über die Dignität einer Schleimhautveränderung oder eines Tumors ermöglichen. Darüber hinaus erwarten wir vom Pathologen eine Aussage über die Eindringtiefe entzündlicher oder tumoröser Prozesse in die Blasenwandschichten. Die Probeexzision (PE) muß deshalb groß genug sein und wenigstens bis in die Muskularis reichen. Quetschungen oder Kauterisation können das Gewebe so verändern, daß die histologische Beurteilung erschwert wird. Die alleinige Laserbestrahlung eines Tumors behindert im Gegensatz dazu die histologische Diagnostik nicht.

Aus diesen Gründen ist die transurethrale Biopsie aus der Harnblase oder Urethra nur in Allgemein- oder Spinalanästhesie effektiv möglich.

Für eine Probentnahme von Gewebe besteht in folgenden Fällen eine **Indikation**: Tumorverdacht (auch bei unverdächtiger Blasenschleimhaut als sog. Mapping), Tumorinfiltration von extravesikal, Tumorsicherung, Verdacht einer interstitiellen Zystitis, histologische Klärung von Schleimhautveränderungen anderer Genese (Tuberkulose, Endometriose, Bilharziose u.a.).

Für die

transurethrale Probeexzision

wird die Patientin, wie auf S. 285 beschrieben, zystoskopiert. Auf strenge Asepsis ist zu achten. Eine Rasur der Schambehaarung ist fakultativ.

Während eine einfache Übersichtszystoskopie mit einem 15,5-Charr-Schaft möglich ist, sollte zur Entnahme einer Probeexzision mindestens ein 21,5- oder 23,5-Charr-Schaft verwendet werden. Zu Beginn der Untersuchung wird eine

„Spülzytologie"

entnommen, indem die Blase zweimal mit 100 ml Kochsalzlösung kräftig ausgespült und die zentrifugierte Spüllösung zytologisch untersucht wird.

Die Entnahme einer sogenannten „*kalten Probeexzision*" erfolgt mit der Probeexzisionszange, wobei mit flexiblen Instrumenten nur kleine Gewebsstückchen gewonnen werden können, weshalb sich starre Instrumente hierzu besser eignen. Im Anschluß an die Biopsie geschieht die *Blutstillung* mit einer Koagulationssonde. Zur Elektrokoagulation muß die Spüllösung elektrolytfrei sein, d.h. meist zuckerhaltig, z.B. Purisole). Weiterhin ist die Probentnahme von Gewebe mit einer *Resektionsschlinge* möglich, jedoch nur bei deutlich erkennbarem Tumor geeignet (elektrische Schädigung des Gewebes). Im Anschluß an eine Blasenbiopsie wird für 24 Stunden ein Katheter eingelegt, um die Blasenwand ruhigzustellen. Selten wird ein Spülkatheter notwendig sein.

Versorgung von iatrogenen Blasenverletzungen

Ätiologie: Die enge anatomische Lagebeziehung der Harnblase zu Uterus und Vagina kann bei verschiedenen gynäkologischen Eingriffen, wenn auch erstaunlich selten zu Verletzungen der Blase führen. Vor allem bei Rezidiveingriffen, im Rahmen der Tumorchirurgie oder bei geburtshilflichen Operationen können Lageveränderungen der Blase Ursache für iatrogene Läsionen sein. Wenn solche Verletzungen nicht sofort bemerkt werden, können sich gefährliche Komplikationen entwickeln (Urinphlegmone). Die

Naht der verletzten Blasenwand

erfolgt zweischichtig, d.h. in zwei Reihen. Die erste Naht erfolgt fortlaufend mit Vicryl Nr. 0 (= metr. 4) allschichtig. Danach wird durch Einzelknopfnaht der Blasenverschluß gesichert. Der Eingriff wird mit einer paravesikalen Drainage beendet. Postoperativ sollte eine *Dauerharnableitung* für wenigstens 7 Tage erfolgen. Vor der Katheterentfernung muß mittels eines Zystogrammes (mit Ablaufaufnahme) eine Nahtinsuffizienz ausgeschlossen werden.

Wird während des operativen Eingriffes die Durchblutung der Blasenwand beeinträchtigt, so kann es zu einer sekundären Blasenwandfistel kommen (S. 296).

Blasenteilwandresektion

Die **Indikation** zu einer Blasenteilresektion ist nur selten gegeben, und zwar z. B. wenn ein Konglomerattumor im Zuge der operativen Versorgung einer Endometriose entfernt werden muß. Aber auch bei einer palliativen Tumoroperation kann gelegentlich eine Blasenwandresektion sinnvoll sein.

Die Operation beginnt von einem Unterbauchmedianschnitt aus mit der Freilegung der Blase. Die Eröffnung der Harnblase wird zwischen Haltefäden vorgenommen. Ist die

Resektion der Blasenwand

im *Blasendachbereich* oder an der *Vorderwand* geplant, so wird der krankhafte Bezirk 2 cm im gesunden Gewebe umschnitten (mit dem elektrischen Messer) und die Blasenwand wieder, wie auf S. 287 beschrieben, verschlossen.

Meist ist jedoch die *Blasenhinterwand* infolge von Erkrankungen der Adnexe betroffen. Dann muß vor der Resektion die Blase extraperitonealisiert werden. Dies gelingt, indem die Blasenpfeiler rechts und links dargestellt werden, wobei darauf zu achten ist, daß der Ureter nicht verletzt wird, zumal er durch entzündliche Veränderungen, Vernarbungen usw. eine anatomisch anomale Lage haben kann (präoperative Urographie bzw. evtl. Ureterschienung). Die Pars affixa des Peritoneums läßt sich meist nicht von der Blase abtrennen. Die Harnblase wird zwischen zwei Haltefäden eröffnet und der erkrankte Bereich der Hinterwand reseziert. Es folgt der Blasenverschluß.

Grundsätzlich können zwei Drittel der Blase reseziert werden. Im Extremfall genügt sogar die Erhaltung des Trigonum, um eine Regeneration der Blasenwand für normale Kapazität (> 150 ml), u.U. mit zusätzlicher operativer Augmentation, zu erreichen. Dennoch soll nur so radikal wie nötig und so sparsam wie möglich vorgegangen werden. Postoperativ muß die Blase mindestens für eine Woche gut drainiert sein. Die paravesikale Drainage wird erst dann entfernt, wenn die Blasennaht dicht ist (Dokumentation mittels Zystogramm).

Zystektomie

Indikation: Der Gynäkologe wird vor allem im Rahmen der Tumorchirurgie mit dem Problem der Blasenentfernung konfrontiert (erweiterte oder radikale Zystektomie im Gegensatz zur einfachen Zystektomie). So ist bei einer sog. *vorderen Exenteration* aus Gründen der Radikalität eine Zystektomie erforderlich (Abb. 8). Bei einer *Eviszeration des Beckens* (totale Exenteration) werden alle Organe des kleinen Beckens entfernt, während bei einer partiellen vorderen oder hinteren Exenteration das Rektum bzw. die Blase belassen wird. Die Durchführung solcher Eingriffe erfordert nicht nur eine sorgfältige Auswahl der Patienten, sondern auch eine optimale postoperative Betreuung.

Die Zystektomie hat jedoch, solange das Problem der Harnableitung nicht zufriedenstellend gelöst ist, für die Patientin als Konsequenz eine

288 Urologische Operationen bei gynäkologischen Erkrankungen

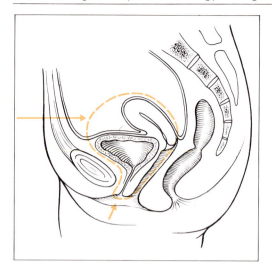

Abb. 8 Zystektomie bei einer vorderen Exenteration

Verstümmelung zur Folge. Die Möglichkeiten der supravesikalen Urinderivation werden auf S. 308 und S. 311 erörtert.

Eine weitere Indikation zur Blasenentfernung ist die therapieresistente Blutung bei der Strahlenzystitis mit oft lebensbedrohlichen Blasentamponaden.

Die **Lagerung** der Patientin erfolgt in horizontaler Lithotomieposition. Der beste Zugangsweg ist der Unterbauchmedianschnitt mit Linksumschneidung des Nabels. Zunächst wird extraperitoneal vorgegangen, wenn nicht bereits im Rahmen einer Exenteration die pelvine Lymphadenektomie sowie die Entfernung von Uterus und Adnexen vorausgegangen sind.

Die

Zystektomie

kann absteigend von kranial her oder retrograd vom Blasenhals aus durchgeführt werden. Für uns hat sich die erstgenannte Methode bewährt. Man kann sich in der ersten Operationsphase die Präparation der Blase durch ihre Füllung mit etwa 200 ml Flüssigkeit erleichtern. Nach Durchtrennung der Fascia transversalis wird stumpf das prä- und paravesikale Fettgewebe retrosymphysär und von der Beckenseitenwand im Bereich der Iliakagefäße blasenwärts gelöst.

Bei einer

radikalen Zystektomie

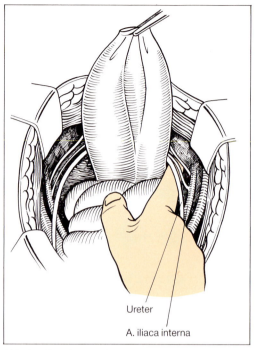

Abb. 9 Zystektomie: Mobilisation der Harnblase

folgt nun die pelvine Lymphonodektomie im Bereich der Aa. iliacae externae, communes, internae und der Fossa obturatoria (Nn. obturatorii) beiderseits. Danach wird die Harnblase weiter mobilisiert, indem das Peritoneum nach lateral und kranial im Bereich der Umschlagsfalte abgeschoben wird. Für den weiteren Fortgang der Operation sollte die Blase vollständig entleert sein. Mit einer Faßzange wird das Organ vorgezogen und das Peritoneum bis auf die Pars affixa vollständig abpräpariert. Von lateral her erfolgt die Darstellung der Blasenpfeiler mit den Ligg. teretia uteri, den Blasengefäßen und den Uretern (Abb. 9). Es empfiehlt sich die Ligatur der Aa. iliacae internae rechts und links. Jetzt erst wird das Peritoneum eröffnet, womit eine völlige Extraperitonealisierung des Blasenpaketes gelingt.

Ein entscheidender Schritt ist die Inzision der seitlichen Beckenfaszie. Die einschneidenden Gefäße des Beckenvenenplexus müssen sorgfältig ligiert werden, um so den Blutverlust gering zu halten. Bei einer Tumoroperation werden sowohl die vordere Scheidenwand als auch die Harnröhre mitentfernt. Nach Inzision und Umschneidung der Vaginalwand wird von vorn die Urethra exzidiert. Danach kann das Blasenpräparat mit der Harnröhre in toto entnommen werden.

Das Blasenfach muß gut drainiert werden, wozu wir zwei *Robinson-Drainagen* benutzen. Es soll ein Verschluß des Peritoneum angestrebt werden, so daß die transvaginale und die inguinalen Drainagen beiderseits extraperitoneal zu liegen kommen. Bei Eviszerationen ist jedoch eine Reperitonealisierung der großen Wundhöhle kaum möglich.

Operationen am distalen Harnleiter

Vorausgegangene Eingriffe oder aber Tumoren im kleinen Becken können bei der Notwendigkeit neuerlicher Interventionen die **intraoperative Identifizierung der distalen Ureteren** mehr oder weniger schwierig gestalten, weshalb es oftmals geboten ist, das Auffinden der Harnleiter durch das Einführen eines Ureterkatheters in Form der

präoperativen Schienung des/der Harnleiter

zu erleichtern und damit Harnleiterverletzungen zu vermeiden. Im allgemeinen bereitet das Hochschieben von Ureterkathetern und Ureterschienen aus Plastikmaterial (PVC, Polyurethan usw.) keine Schwierigkeiten (Abb. 10).

Haben allerdings ein vesikaler oder paravesikaler Tumor bzw. Strahlenfolgen oder Narbenbildungen den prävesikalen Harnleiter hochgradig eingeengt oder aber sogar total verschlossen, so bleibt vielfach nur die perkutane Fistelung der Niere übrig (S. 308), wenn die Nierenfunktion erhalten bleiben soll. In derartigen Situationen sollte geprüft werden, ob die Erhaltung der betreffenden Niere noch sinnvoll ist. Eine nuklearmedizinische Nierenfunktionsprüfung (seitengetrennte Jod-Hippuran-Clearance, MAG-3-Clearance) wird hierüber rasch Auskunft geben.

Wird ein Harnleiter mit Hilfe eines Ureterkatheters geschient, so sollte dieser, um sein Herausgleiten zu verhindern, an einem transurethralen Blasenkatheter befestigt werden. Diese Ureterkatheterbefestigung erübrigt sich, wenn man die in letzter Zeit eingeführten

Double-J- bzw. Mono-J-Katheter

benützt. Ist ersterer mit einem Faden armiert, der aus der Urethra heraushängt, kann er jederzeit mit dessen Hilfe entfernt werden.

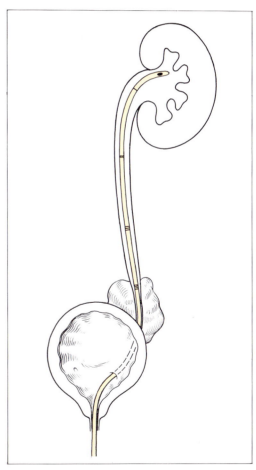

Abb. 10   Schienung des linken Ureters bei prävesikaler Obstruktion durch einen Tumor

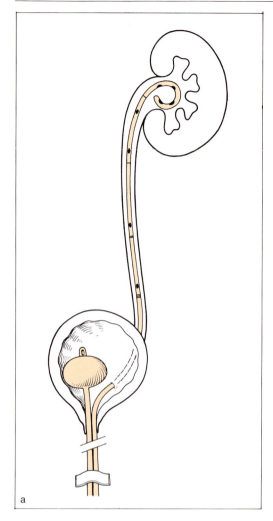
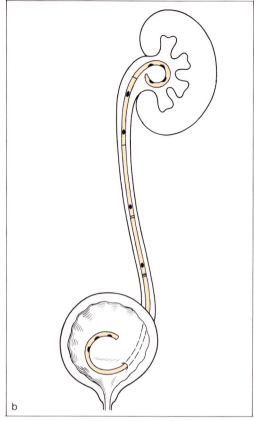

Abb. 11 Anwendung von Mono-J- und Double-J-Ureterkathetern.
a) Transurethrale Schienung der linken Niere mittels Mono-J-Katheter. Fixation des Mono-J-Katheters an einem transurethralen Ballonkatheter.
b) Drainage der linken Niere mittels Double-J-Katheter

Der Double-J-Ureterkatheter kann über Tage, ja sogar Wochen in Nierenbecken, Ureter und Blase belassen werden. Allerdings läßt er sich, sofern er nicht mit einem Faden armiert ist, im Gegensatz zum Mono-J-Katheter nur mit einer transurethral eingeführten Zange endoskopisch entfernen. Eine Anästhesie hierzu ist im allgemeinen nicht erforderlich (Abb. 11).

Das Einführen des Mono- oder Double-Katheters geschieht mit Hilfe eines Urethrozystoskops, durch welches das mit einem Mandrin gestreckte, sonst bogenförmig aufgerollte Ende des Katheters in das Ostium und den Ureter ein- und in das Nierenbecken unter Röntgenkontrolle hochgeführt wird. Nach Entfernung des Mandrins bzw. Führungsdrahtes rollt sich das proximale Ende des Katheters wieder ein und hält damit diesen im Nierenbecken fest. Das distale Katheterende rollt sich beim Double-J-Katheter ebenfalls ein und verhindert damit eine mögliche Verlagerung des Katheterendes in den Harnleiter nach kranial.

Die wichtigsten **Indikationen für eine Ureterschienung** sind:
– die (bereits erwähnte) präoperative Ureterschienung zur Erleichterung der Identifizierung im Zuge operativer Eingriffe im kleinen Becken;
– die „Trockenlegung" kleiner Ureter-Scheiden-Fisteln und anderer Lecks im gesamten

Ureterverlauf, im letztgenannten Fall meist in Kombination mit einer perkutanen Nierenfistel zur Harnableitung. Nach 12–16 Tagen haben sich kleinere Ureterwanddefekte (einschließlich derjenigen bei Ureter-Scheiden-Fisteln) meist geschlossen, was jedoch stets radiologisch kontrolliert werden muß.

Operative Behandlung größerer Harnleiterdefekte im mittleren und proximalen Ureterdrittel

Handelt es sich um einen größeren Ureterwanddefekt in den beiden oberen Harnleiterdritteln, so ist hier die

Resektion der Ureterläsion mit End-zu-End-Schräganastomose

die Methode der Wahl. Die Nahtstelle sollte für ca. 10–12 Tage mit einem Mono- oder besser Double-J-Katheter trockengelegt und der Harn vom Nierenbecken zur Blase über den Katheter abgeleitet werden. Nur in seltenen Fällen ist zur Harnableitung zusätzlich eine perkutane Nierenfistel erforderlich.

Die Ureterstümpfe werden mittels Knopfnähten (Vicryl oder Dexon Nr. 3-0 = metr. 3,5 oder 4-0 = metr. 2 bzw. Catgut Nr. 4-0 = metr. 2) spannungslos vereinigt. Die Ureternahtstelle wird lokal für einige Tage drainiert (Abb. 12).

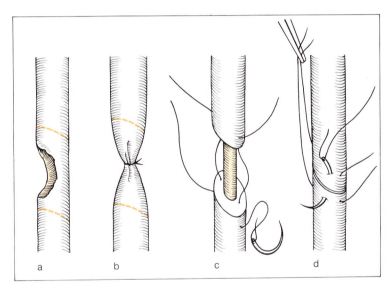

Abb. 12 Wiederherstellung der Harnleiterkontinuität mittels Schräganastomose

Operative Behandlung größerer prävesikaler Ureterläsionen

Bei größeren Ureterwanddefekten oder wenn eine Mono- oder Double-J-Katheterschienung nicht zur Heilung geführt hat, ist insbesondere bei Ureter-Scheiden-Fisteln die

Ureteroneozystostomie

erforderlich. Zur Ureterreimplantation haben sich uns von den zahlreichen Harnleiterreimplantationsmethoden vor allem die Verfahren mit submuköser Einzugstechnik des Ureterstumpfes zur Verhinderung eines vesikoureteralen bzw. vesikorenalen Refluxes bewährt. Es sind dies:

- die Methode nach Leadbetter-Politano,
- die Psoas-Bladder-Hitch-Methode (Blasenzipfel-Plastik),
- die Boari-Plastik (sog. Blasenlappentechnik).

Die genannten drei Methoden sind operationstechnisch einfach und relativ rasch durchführbar. Vor allem aber sind die hiermit erzielten Operationsergebnisse ausgezeichnet.

Bei der

Leadbetter-Politano-Methode

erfolgt der Zugang zum Operationsgebiet meist durch einen Pararektalschnitt. Zur Beseitigung prävesikaler Harnleiterläsionen wird der Ureter im Gegensatz zur Antirefluxoperation proximal der Ureterstenose des Tumorbereichs oder Verletzungsstelle (meist iatrogener Genese) durchtrennt und unter Schonung der gefäßführenden Adventitia so weit mobilisiert, daß die Neueinpflanzung des Ureterstumpfes spannungslos möglich ist. Nach Fassen des Ureterstumpfes mit einer Naht wird die Blase eröffnet und in ihrem Innern die Stelle markiert, an der der Ureterstumpf etwa zwei Querfinger oberhalb des „alten" Ostiums von außen in das Blasenlumen wieder eingeführt werden soll. Unter Umständen muß hierzu die Blase etwas mobilisiert und das die Blasenhinterwand bedeckende Bauchfell abpräpariert werden. Mit einer Overholt-Klemme wird die Blasenwand von innen nach außen stumpf durchbohrt und die entstandene Blasenwandlücke durch Spreizen der Klemme erweitert. Hieran schließt sich die Tunnelung der Blasenschleimhaut auf eine Länge von ca. 3–4 cm an, was mit Hilfe einer plastischen Schere meist gelingt. Der Ureterstumpf wird nun von außen in die Blase und in den Schleimhauttunnel hineingezogen und aus der distalen „Tunnelöffnung", d. h. im neuen Ostium, herausgeleitet. Im Bereich dieses „neuen" Ostiums wird der leicht angeschrägte Harnleiterstumpf mit 4–6 Vicryl- oder Dexonnähten Nr. 4-0 = metr. 2 fixiert, wobei die Muskularis mitgefaßt wird. Danach wird ein Mono- oder Double-J-Katheter eingeführt und die Mukosa im Bereich der Blasenwandlücke wieder verschlossen. Die Harnableitung aus der Blase erfolgt mittels eines 22- bis 24-Charr-Ballonkatheters. Hiernach wird die Blasenwand durch eine fortlaufende Naht (Vicryl Nr. 0 = metr. 4), die durch Einzelknopfnähte verstärkt wird, wieder verschlossen (Abb. 13). Durch den submukösen Einzug des Ureterstumpfes ist ein vesikoureteraler bzw. renaler Reflux weitgehend ausgeschlossen.

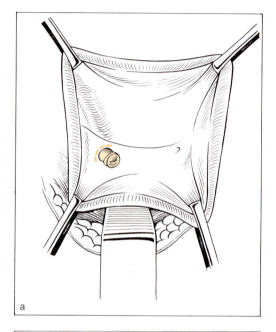

a

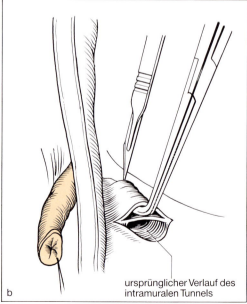

b ursprünglicher Verlauf des intramuralen Tunnels

Abb. 13 a, b

Operative Behandlung größerer prävesikaler Ureterläsionen 293

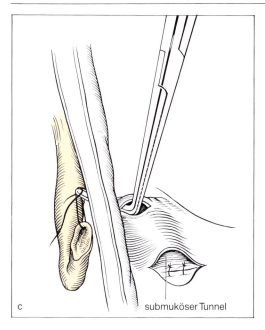

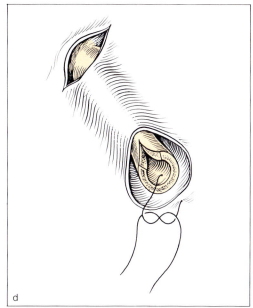

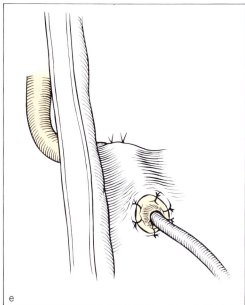

Abb. 13 Harnleiterreimplantation nach Leadbetter-Politano.
a) Umschneidung des Ostiums.
b) und c) Reimplantation des Harnleiterstumpfes unter Benutzung eines neugebildeten submukösen Tunnels.
d) und e) Fixation des Ureterstumpfes an der Blasenschleimhaut

Ist eine spannungslose Reimplantation des Ureterstumpfes in die Blase nicht möglich, so sollte die sog.

Blasenzipfelplastik (psoas bladder hitch procedure)

angewandt werden. Von einem Pararektalschnitt aus wird hierzu die Blase an der Vorderwand sowie an der gleichen wie auch kontralateralen Seite stumpf mobilisiert und, soweit erforderlich, das Peritoneum von der Blasenhinterwand abgelöst. Mit zwei Allis-Klemmen wird die Stelle der Blasenwand von außen gefaßt, die sich am weitesten nach kranial ziehen läßt, so daß ein „Blasenzipfel" entsteht. Dieser „Zipfel" wird quer inzidiert und damit eine zusätzliche Verlängerung desselben erreicht. Am kranialen Punkt wird mit einer Klemme vom Blaseninnern her die Blasenwand durchstoßen und von dort aus ein ca. 3 cm langer Mukosatunnel in der oben beschriebenen Weise angelegt. Anschließend wird der Ureterstumpf durch die Blasenwand und den Mukosatunnel in die Blase eingezogen. Der mit einem Mono-J-Katheter armierte Ureterstumpf wird mit 4 bis 6 Vicryl- und Dexonnähten Nr. 4-0 = metr. 2 an der Blasenschleimhaut unter Mitfassen der Muskularis befestigt. Beiderseits der Eintritts-

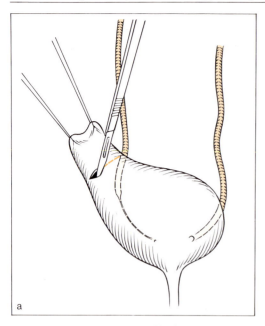
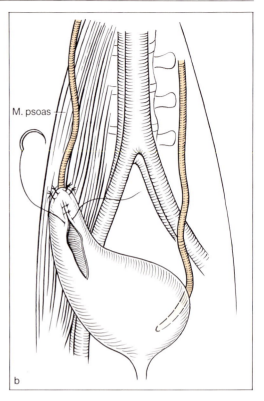

Abb. 14 Psoas-bladder-hitch-Plastik.
a) Bildung eines Blasenzipfels, der quer inzidiert wird.
b) Submuköse Reimplantation des Harnleiterstumpfes rechts und Längsverschluß der Läsion in der Blasenwand

stelle des Ureterstumpfes in die Blasenwand wird die Blasenmuskulatur mit 2 Nähten gefaßt und an der Psoasfaszie und/oder am Peritoneum angeheftet. Damit ist der spannungsfreie Uretereinzug in die Blase gewährleistet. Zudem kann von außen an der Eintrittsstelle des Ureters in die Blasenwand der Ureter mit zwei Nähten gesichert werden, wobei nur die Adventitia und die äußere Muskelschicht des Ureters gefaßt und mit der Blasenmuskulatur vereinigt werden sollten (Abb. 14).

In den wenigen Fällen, in denen eine spannungslose Ureterstumpfreimplantation in die Blase mit Hilfe der Psoas-bladder-hitch-Technik nicht möglich ist, wird die

Blasenlappenplastik (Boari-Plastik)

benutzt, um längere Harnleiterstrecken zu überbrücken. Als Zugang eignet sich ebenfalls der Pararektalschnitt oder auch der Pfannenstielschnitt. Die Blase wird in der bei der Blasenzipfelplastik beschriebenen Weise mobilisiert.

Im Bereich des Blasendaches und der Blasenvorderwand werden bei gefüllter Blase vier Orientierungsnähte gesetzt, die einen ca. 8 bis 10 cm langen, an der Basis 4–5 cm und am proximalen Lappenende ca. 3 cm breiten Blasenwandlappen markieren. Durch Inzision der Blasenwand wird in typischer Weise der rechteckige Blasenschleimhaut-Muskelwand-Lappen gebildet, dessen Basis sich am Blasendach befindet. Nach Fixierung der Blasenhinterwand mit zwei Nähten an der Psoasfaszie wird ein 3 cm langer Schleimhauttunnel im Bereich des Lappenendes gebildet, in diesen der Ureterstumpf eingezogen und in der bereits beschriebenen Weise in der Blase fixiert. Nach Einlegen eines Mono-J-Katheters oder eines Ureterkatheters, der aus der Harnröhre herausgeleitet und am transurethralen Dauerkatheter befestigt wird, um ein Herausgleiten zu verhindern, erfolgt der Verschluß der Blase in der Weise, daß aus dem zuvor gebildeten Blasenlappen ein Rohr geformt wird. Es empfiehlt sich, den Ureter an seiner Eintrittsstelle in den Blasenlappen außen mit zwei Situationsnähten zusätzlich zu sichern. 10–12 Tage später können die Schiene wie auch der Dauerkatheter nach röntgenologischer Dichtigkeitskontrolle entfernt werden (Abb. 15).

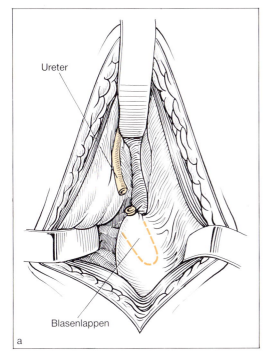

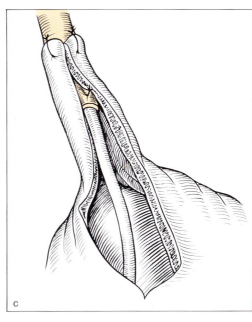

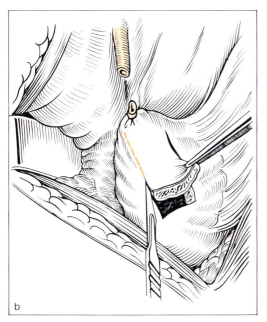

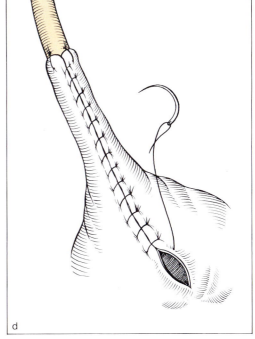

Abb. 15   Blasenlappenplastik (Boari).
a) und b) Bildung eines Blasenlappens aus der Blasenwand.
c) und d) Submuköse Reimplantation des Ureterstumpfes in den Blasenlappen und Verschluß der Blasenwand

Harnblasen- und Harnröhren-Scheiden-Fisteloperationen

Nach gynäkologischen Eingriffen oder durch Geburtstraumen können Blasen-Scheiden-Fisteln bzw. Harnröhren-Scheiden-Fisteln entstehen, deren Beseitigung operative Maßnahmen erfordert. Nachdem die Therapie der Ureter-Scheiden-Fistel schon zuvor besprochen wurde, sollen hier nur die wichtigsten von uns benutzten Methoden der Blasen-Scheiden-Fistel- und Harnröhren-Scheiden-Fisteloperationen Erwähnung finden.

Blasen-Scheiden-Fisteloperationen

Voraussetzungen für einen erfolgreichen Eingriff zur Beseitigung von Blasen-Scheiden-Fisteln sind eine genaue Diagnostik der Lokalisation der Fistel wie auch eine entsprechende Vorbehandlung mit Antibiotika, da der infizierte Harn den Operationserfolg in Frage stellt. Bekanntlich sind zahlreiche Methoden eines vaginalen Verschlusses von Blasen-Scheiden-Fisteln mitgeteilt worden, die alle anzuführen den Rahmen dieser Darstellung sprengen würde. So sollen lediglich die von uns benutzten Verfahren in ihren Prinzipien dargestellt werden, zumal es sich um Eingriffe handelt, die dem Spezialisten vorbehalten bleiben müssen. Die Indikation zum Fistelverschluß bedarf keiner besonderen Erläuterung. Die Patientinnen sind ständig naß und berichten je nach Größe und Position der Fistelöffnung neben dem unfreiwilligen Harnabgang über keine oder nur seltene Spontanmiktionen.

Für den

vaginalen Fistelverschluß

sind als **Voruntersuchungen** neben einem Ausscheidungsurogramm und der obligatorischen Urinuntersuchung die Urethrozystoskopie sowie meist auch ein Miktionszystourethrogramm bzw. eine Kolpographie erforderlich. Darüber hinaus sollte stets eine vaginale Inspektion bei zuvor mit verdünnter Indigokarminlösung gefüllter Blase vorgenommen werden, um die Öffnung des Fistelkanals in die Scheide zu identifizieren. Umgekehrt kann auch die Vagina mit Indigokarmin gefüllt und endoskopisch die Position der Fistelöffnung am Austritt der blauen Flüssigkeit erkannt werden. Meist ist jedoch das letztgenannte Verfahren nicht erforderlich.

Der *operative Eingriff* selbst geschieht in Steinschnittlage. Es wird ein 22-Charr-Ballonkatheter in die Blase eingeführt und die Fistelöffnung vaginal eingestellt. Falls erforderlich, wird der Introitus vaginae durch die Anlage einer Schuchardt-Inzision erweitert. Die Fistelöffnung wird nun umschnitten und die umgebende Vaginalwand abpräpariert und soweit wie nötig mobilisiert. Der Fistelgang wird exstirpiert und hiernach die Blasenwand zweischichtig mit Vicryl- oder Dexonknopfnähten Nr. 2-0 = metr. 3,5 verschlossen. Danach folgt der ein- oder zweischichtige Verschluß der Vaginalwand. Während des Eingriffs wird der Wundbereich ständig mit Nebacetin-Lösung besprüht (Abb. 16) Der

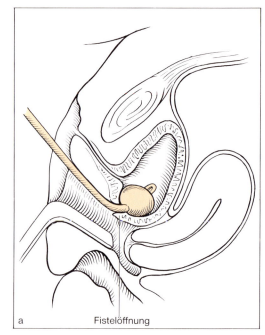

Abb. 16 Transvaginaler Verschluß einer Blasen-Scheiden-Fistel.
a) Der Ballonkatheter ist durch die Fistelöffnung in die Blase eingeführt.
b) Umschneidung der Fistelöffnung bei liegendem Katheter.
c) Präparation des Blasenbodens.
d) Darstellung und Abtragung des Fistelgangs.
e) und f) Mehrschichtiger Verschluß der Fistelöffnung

Blasen-Scheiden-Fisteloperationen

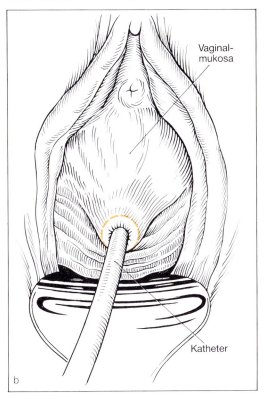

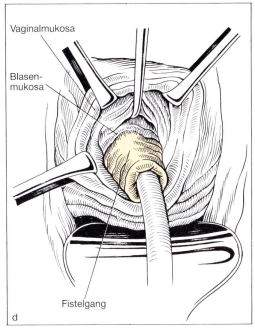

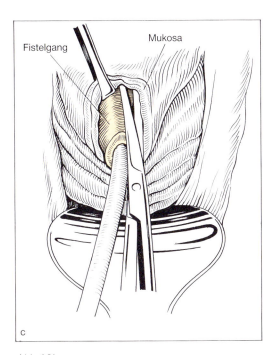

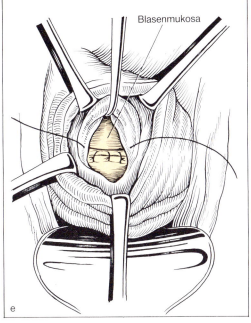

Abb. 16 b–e

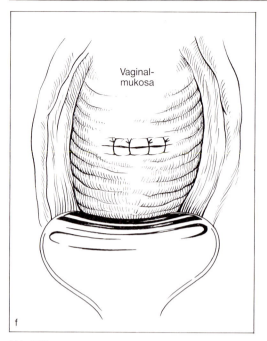

Abb. 16f

Politano. Ist eine primäre Reimplantation nicht erforderlich, so werden beide Harnleiter zur besseren Orientierung mit einem 5-Charr-Katheter versehen. Nun wird die Fistelöffnung umschnitten und die angrenzende Mukosa 5 bis 10 mm mobilisiert. Der Größe der Fistelöffnung entsprechend wird nun ein zum Blasendach hin gestielter, gut beweglicher Blasenschleimhaut-Muskelwand-Lappen gebildet. Mit Vicryl- oder Dexonknopfnähten Nr. 2-0 = metr. 3,5 wird dann die Fistelöffnung verschlossen, darüber eine zweite Nahtreihe gelegt, die die angrenzende Muskelwand faßt, und schließlich – gewissermaßen als dritte Schicht – der neugebildete Schleimhaut-Muskelwand-Lappen im Sinne eines Verschiebelappens auf den Schleimhautdefekt „aufgedeckelt" und mit Einzelnähten an der umgebenden Mukosa fixiert. Die Ureterkatheter werden entfernt und die Blase verschlossen. Der transurethrale Blasenkatheter wird für 10–12 Tage belassen (Abb. 17). Die mit dieser Methode erzielten Heilungsergebnisse sind ausgezeichnet. Fistelrezidive sind äußerst selten.

transurethrale Katheter wird 12–14 Tage belassen und erst entfernt, wenn die röntgenologische Kontrolle zeigt, daß die Fistel geheilt ist. In schwierigen, meist mehrfach voroperierten Fällen hat sich uns auch die

partielle Kolpokleisis nach Latzko

bewährt, auf die im einzelnen einzugehen hier zu weit führen würde. Besteht aufgrund der Lokalisation der Fistel die Gefahr, daß ein transurethraler Katheter die Wundheilung stört, so empfiehlt sich auch hier, die Harnableitung über einen suprapubischen Punktionsfistelkatheter vorzunehmen. Vor allem bei hochgelegenen und bei strahlenbedingten Fisteln sowie bei großen Fistelöffnungen geben wir dem

transvesikalen Fistelverschluß

den Vorzug. Hierzu wird die Blase mittels Pfannenstielschnitt oder mediane Unterbauchinzision freigelegt und eröffnet. Münden einer oder beide Ureter zu nah am Fistelrand in die Blase, so erfolgt zunächst die Reimplantation eines oder beider Ureter, am besten nach der oben beschriebenen Methode von Leadbetter-

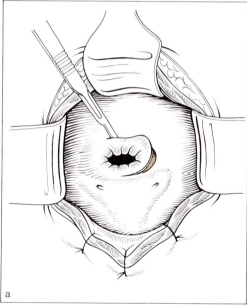

Abb. 17 Transvesikaler Blasen-Scheiden-Fistel-Verschluß.
a) Umschneidung der Fistelöffnung.
b) und c) Zweischichtiger Fistelverschluß mit Einzelknopfnähten (Vicryl oder Dexon Nr. 2-0 = metr. 3,5).
d) und e) Deckelung der versenkten Nahtreihe mittels Verschiebelappen aus der Blasenwand

Blasen-Scheiden-Fisteloperationen

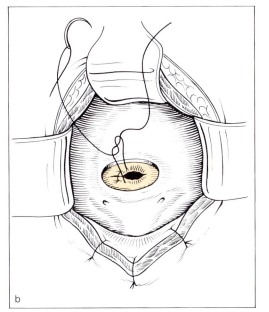
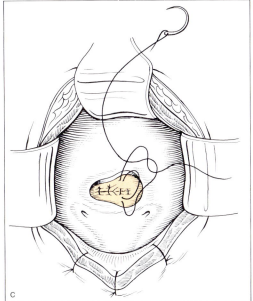
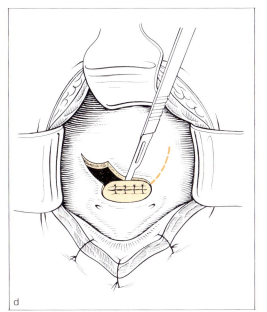
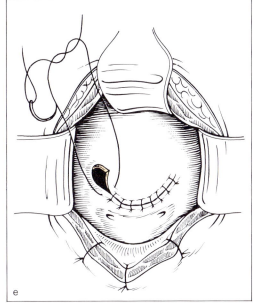

Abb. 17 b–e

Nach **Strahlenbehandlung entstandene Blasen-Scheiden-Fisteln** müssen ebenfalls transvesikal angegangen werden. Die Blase wird eröffnet und die Blasenhinterwand bis zur Fistelöffnung, die möglichst weit vom Fistelrand entfernt umschnitten wird, durchtrennt. Hierbei müssen unter Umständen einer oder beide Harnleiter reimplantiert werden (Abb. 18).

Der

Verschluß der Fistelöffnung und der Blasenhinterwand

erfolgt mit Einzelknopfnähten Nr. 0 = metr. 4, wobei die gesamte Blasenwand gefaßt wird. Zur Sicherung der Naht wird entweder ein Peri-

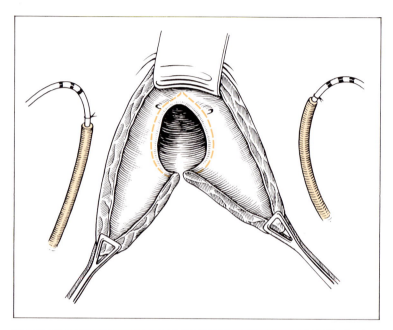

Abb. 18a

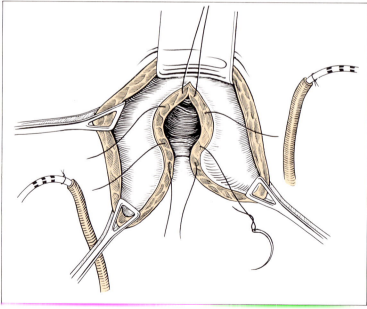

Abb. 18b

toncallappen nach HOHENFELLNER u. Mitarb. (Abb. 19) oder das gestielte Omentum majus zwischen Blasenwand und Vagina interponiert (Abb. 20). Auf diese Weise gelingt es in den meisten Fällen, auch schlecht heilende, strahlenbedingte Blasen-Scheiden-Fisteln bleibend zu verschließen. Vor all diesen Eingriffen sowie während des operativen Fistelverschlusses, aber auch in der Nachbehandlungsphase muß der Urin durch Antibiotikagaben steril gehalten werden. Während des Eingriffes ist der Operationsbereich mit Nebacetin-Lösung zu besprühen. Der Geschlechtsverkehr sollte frühestens 12 Wochen nach dem Eingriff wiederaufgenommen werden, was für alle transvesikalen und vaginalen Eingriffe gilt.

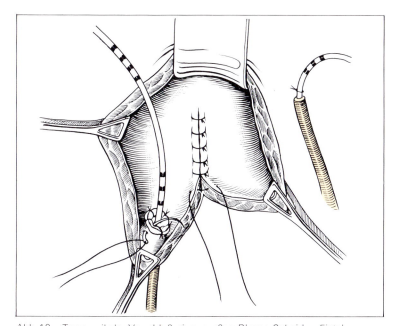

Abb. 18c

Abb. 18 Transvesikaler Verschluß einer großen Blasen-Scheiden-Fistel.
a) Breite Eröffnung der Blase unter Umschneidung der Fistelöffnung
b) Mehrschichtiger Verschluß des Blasenbodens nach Exzision der Fistelränder
c) Reimplantation beider Harnleiter, anschließend Blasennaht

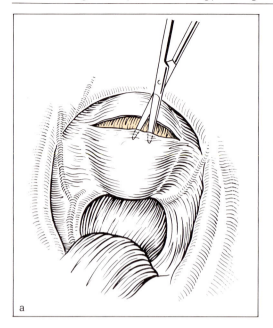 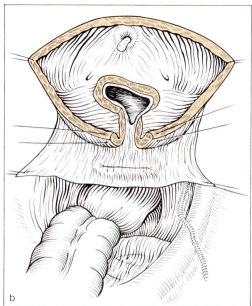
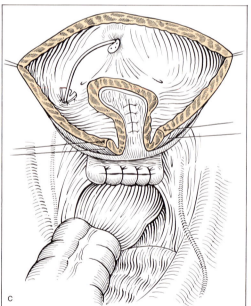 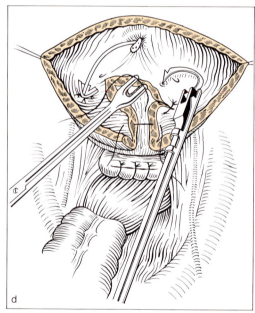

Abb. 19 Verschluß einer großen Blasen-Scheiden-Fistel mittels Peritoneallappeninterposition.
a) Darstellung des Peritoneallappens durch Abpräparation des Peritoneums von der Blasenhinterwand.
b) Exzision der Blasen-Scheiden-Fistel-Öffnung.
c) Interposition des Peritoneallappens.
d) Verschluß der Blasen-Scheiden-Fistel-Öffnung

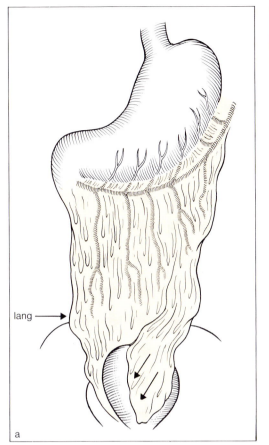 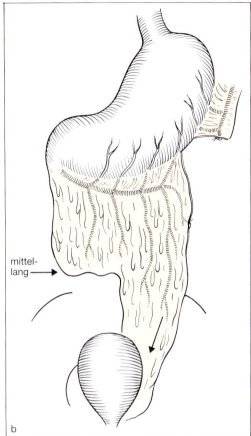

Abb. 20 Verschluß einer großen Blasen-Scheiden-Fistel mittels Interposition von Omentum majus.
a) Verlagerung des Omentum majus bei langem und großem Netz.
b) Verlagerung bei mittellangem Netz mittels partieller Mobilisation.
c) Verlagerung des Omentum majus bei kurzem Netz mit ausgiebiger Mobilisation.
d) Exzessive Mobilisierung des Omentum majus.
e) und f) Fixation des partiellen retroperitoneal verlagerten Omentum majus nach Durchsetzung in die Vagina am Damm

304 Urologische Operationen bei gynäkologischen Erkrankungen

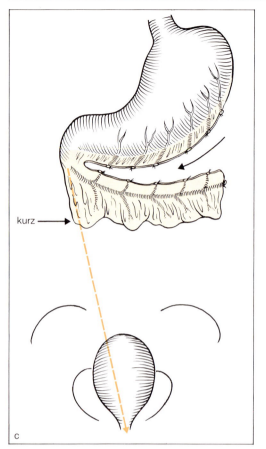

kurz

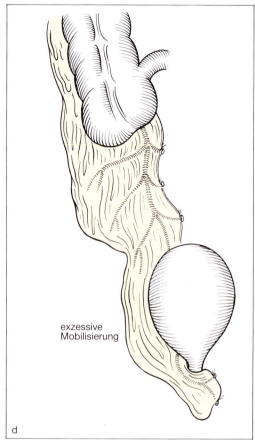

exzessive Mobilisierung

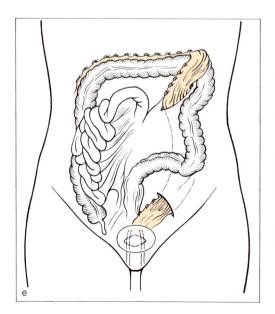

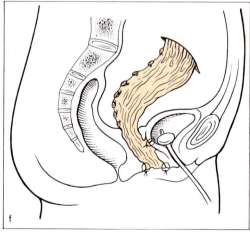

Abb. 20 c–f

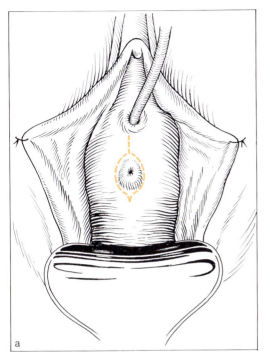
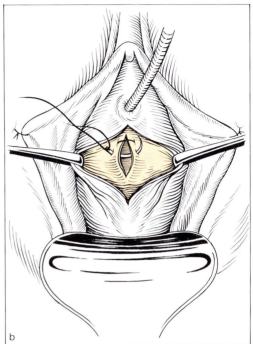
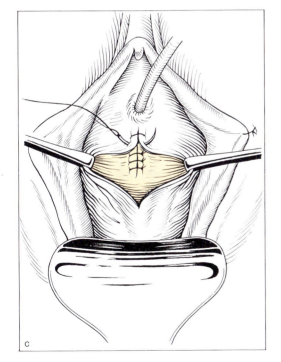

Abb. 21 Operative Behandlung einer Harnröhren-Scheiden-Fistel.
a) Umschneidung der Fistelöffnung.
b) und c) Mehrschichtiger Verschluß der Fistelöffnung

Harnröhren-Scheiden-Fisteloperationen

Ätiologie und Klinik: Bei Geburten, aber auch bei vaginalen operativen Eingriffen kann es zu Verletzungen der Harnröhre kommen, die – glücklicherweise selten – eine Harnröhren-Scheiden-Fistel zur Folge haben können. Die Patientinnen kommen entweder wegen eines unfreiwilligen Harnabgangs oder aber wegen einer weitgehend therapieresistenten Kolpitis zur Untersuchung. *Proximal gelegene Harnröhren-Scheiden-Fisteln* verursachen meist eine Harninkontinenz, während die *distal* gelegenen eher – infolge der Miktion in die Scheide – eine Kolpitis mit entsprechenden Beschwerden herbeiführen. Für eine ungestörte Heilung ist es auch hier wichtig, daß der Harn vor, während und nach der operativen Intervention durch Antibiotikagabe steril gehalten wird. Die **Diagnostik** kann – besonders bei kleinen Fisteln – schwierig sein. Mittels Miktionszystourethrogramm, Urethrographie mit Doppelballonkatheter und Urethroskopie sowie Indigokarminblau-Instillation in die Urethra unter vaginaler Inspektion läßt sich die Fistelöffnung jedoch meist erkennen. Die

Fisteloperation

erfolgt in Steinschnittlage. Ein 22-Charr-Ballonkatheter wird transurethral in die Blase eingelegt. In den Fistelkanal wird von vaginal her ein 5-Charr-Ureterkatheter in Harnröhre und Blase eingeführt. Die Fistelöffnung wird umschnitten und die umgebende Vaginalwand ausgiebig von der Urethra bis zum Blasenhals hin abpräpariert. Mit einigen Nähten wird die Fistelöffnung verschlossen und darüber eine zweite Nahtreihe gelegt, wobei das paraurethrale Gewebe beiderseits der Harnröhre gefaßt und mit einigen Nähten über der verschlossenen Fistelöffnung vereinigt wird. Danach erfolgt die Naht der Vaginalwand (Abb. 21, 22). Nach Entfernen des transurethralen Blasenkatheters wird die Scheide mit mit Östrogensalben (z. B. Ovestin-Creme) getränkter Gaze austamponiert. Die Harnableitung erfolgt über eine suprapubische Punktionsfistel. Handelt es sich um eine *sehr große Fistelöffnung* oder wurde bereits zuvor erfolglos eine operative Beseitigung der Harnröhren-Scheiden-Fistel versucht, so benutzen wir die

Bulbokavernosus-Fettlappenplastik nach H. Martius

(Abb. 16, S. 406). Hierzu wird im Bereich einer oder besser beider großen Labien ein kranial gestielter Bulbokavernosus-Fettlappen gebildet, der nach ein- oder zweischichtigem Verschluß der Fistelöffnung oder gekreuzt auf den Nahtbereich appliziert und mit einigen Situationsnähten am paravaginalen bzw. paraurethralen Gewebe fixiert wird. Hiernach erfolgt der Verschluß der Vaginalwand und der Längsinzision im Bereich beider Labien. Auch hier wird intraoperativ der Wundbereich mit Nebacetin-Lösung besprüht. Die Scheide wird mit Östrogensalben beschickter Gaze austamponiert und der Harn mittels suprapubischer Punktionsfistel für 14–16 Tage abgeleitet. Die Scheidentampo-

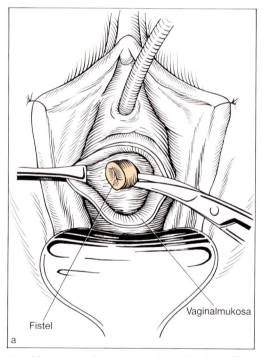

Abb. 22 Verschluß einer Harnröhren-Scheiden-Fistel mittels Vaginalwandschwenklappen.
a) Exzision des Fistelkanals.
b) Verschluß der Harnröhre.
c) und d) Bildung eines Schwenklappens aus der Vaginalwand.
e) Aufsteppen des Schwenklappens auf die verschlossene Fistelöffnung

Harnröhren-Scheiden-Fisteloperationen 307

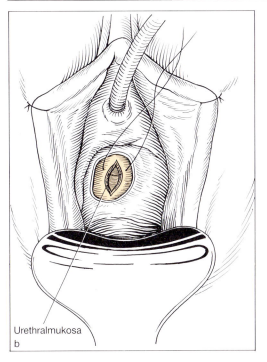

Urethralmukosa
b

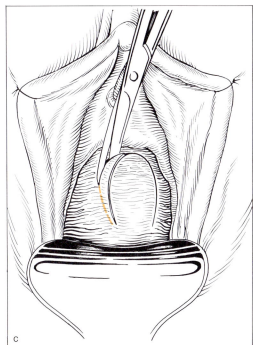

c

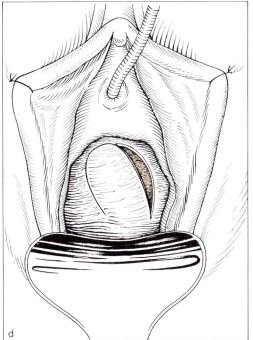

d

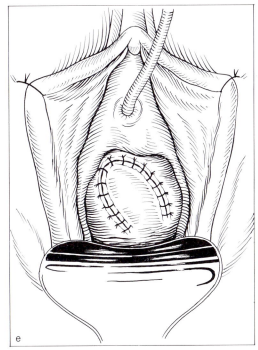

e

Abb. 22 b–e

nade wird jeden 2. Tag gewechselt. Mit dieser Methode ist es uns bisher gelungen, auch „hartnäckige" und mehrfach voroperierte Harnröhren-Scheiden-Fisteln bleibend zu beseitigen.

Blasen-Zervix-Fisteln

Blasen-Zervix-Fisteln werden vor allem nach Schnittentbindungen beobachtet. Die **Diagnosestellung** ist durch röntgenologische Darstellung des Fistelkanals oder aber durch Instillation von Indigokarminlösung in die Harnblase möglich, wobei vaginal der Austritt von blaugefärbter Flüssigkeit aus dem Zervikalkanal beobachtet werden kann. Die **Therapie** besteht entweder in einem transvesikalen Fistelverschluß durch die oben beschriebene Verschiebelappenplastik oder durch Hysterektomie mit Übernähung der Fistelöffnung von außen oder auch vom Blaseninnern. Für 10–12 Tage ist die transurethrale Harnableitung erforderlich.

Supravesikale Harnableitungen

Der Frauenarzt kann aus ganz unterschiedlichen Gründen mit dem Problem der temporären oder definitiven supravesikalen Harnableitung konfrontiert werden. Wenn auch die technische Durchführung meist in Kooperation mit einem Urologen erfolgen wird, so sollten dem Gynäkologen doch die Indikationsstellung und die Methodik geläufig sein.

Indikationen

Eine **akute Harnabflußstörung** im kleinen Becken, z.B. nach operativen Eingriffen, erfordert oft eine sofortige Entlastung durch perkutane Nephrostomie. Eine chronische Obstruktion mit Oligoanurie im Rahmen eines Tumorleidens stellt den behandelnden Arzt dagegen vor die Frage, ob eine lebensverlängernde Entlastung gerechtfertigt ist oder nicht. Der Allgemeinzustand und die Prognose der Patientin sowie der therapeutische Spielraum des Grundleidens (Protektion der Nierenfunktion vor Chemotherapie, Möglichkeiten einer intensiven Schmerzbehandlung), aber auch Gespräche mit der Kranken und deren Angehörigen müssen zur Entscheidungsfindung herangezogen werden. Die **Notwendigkeit zur Harnableitung** ergibt sich unabhängig von dieser wichtigen Problematik bei allen Formen der Harnstauung, um eine irreversible Nierenfunktionsstörung zu verhindern. Das ist besonders dann wichtig, wenn zusätzlich eine Harnwegsinfektion (Gefahr der Urosepsis!) vorliegt. Aber auch eine Ureterläsion (postoperative Ureter-Scheiden-Fistel z.B.) kann eine Nephrostomieindikation darstellen. Bei **radikalen Operationen (Exenteration) oder inkurablen Blasenfunktionsstörungen** (Strahlenschäden, Blasen-Scheiden-Rektum-Fisteln bei ausgedehntem Tumorbefall z.B.) sind definitive Formen der supravesikalen Harnableitung notwendig. Der operative Aufwand der Harnableitung muß dem Grundleiden und dem Zustand der Patientin angemessen sein. Auch eine perkutane Nephrostomie kann als Dauerlösung die Urindrainage gewährleisten.

Perkutane Nierenfistelung

Die perkutane Nephrostomie wird ultraschallgesteuert angelegt (SCHÜLLER u. HOFSTETTER). Absolute *Kontraindikation* ist eine Blutgerinnungsstörung. Die für eine offene Operation geforderten Mindestwerte des Gerinnungsstatus gelten auch für diesen Eingriff.

Wir legen die überwiegende Mehrzahl aller Nierenpunktionsfisteln in **Lokalanästhesie** an. Nur bei Kindern oder geplanter endoskopischer Operation, die über die Anlage einer einfachen Fistel hinausgeht, werden die Patienten narkotisiert (Intratrachealnarkose). Aber auch bei technisch schwieriger Nierenpunktion (keine Harnstauung, Nierenanomalien z.B.) oder ängstlicher Patientin kann eine primäre Allgemeinanästhesie empfehlenswert sein.

Lagerung: Die Patientin wird auf einem Röntgentisch (zur Bildwandlerkontrolle in der zweiten Punktionsphase) in Bauchlage gebracht. Es ist aber auch die Verwendung eines C-Bogens möglich. Die physiologische Lendenlordose kann durch Unterpolsterung der zu punktierenden Seite ausgeglichen werden, und eine leichte

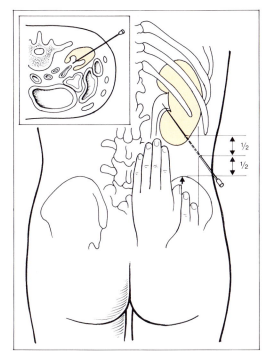

Abb. 23   Schema zur Anlage einer perkutanen Nierenfistel

Lateralflexion erhöht die Distanz zwischen Rippenbogen und Darmbeinkamm.
Die

sonographiegesteuerte Punktion

erfolgt im Bereich der hinteren Axillarlinie, etwa $1^{1}/_{2}$ Handbreit paravertebral. Verwendet wird ein Nephrostomie-Set (Abb. 23). Zunächst erfolgt die Initialpunktion des Nierenkelches (möglichst immer die untere Kelchgruppe wählen), die Aspiration von Urin (Bakteriologie) und die Kontrastdarstellung der Niere. Jetzt wird der Zugang durch einen Führungsdraht gesichert und der Nephrostomiekatheter über die liegende Punktionsnadel in das Nierenbecken vorgeschoben. Nach Entfernen von Führungsdraht und Punktionsnadel erfolgt die Annaht der Nephrostomie (Abb. 24).

Offene operative Nierenfistelung

Die Indikation zu einer offenen operativen Nephrostomie ist nur noch sehr selten gegeben, da die perkutane Technik ausgefeilt und sicher geworden ist.

Nierenlagerung der Patientin und Lumbotomie. Nach dem Aufsuchen des Harnleiters erfolgt dessen Anschlingen und die Darstellung des Nierenbeckens sowie die Freilegung des unteren Nierenpols und der Nierenrückseite. Es schließen sich die Pyelotomie zwischen zwei Haltefäden und die vorsichtige Nephrotomie mittels einer Elsäßer-Faßzange vom Nierenbecken aus über den unteren Kelch an. Während das Parenchym stumpf durchbohrt werden kann, muß die Capsula fibrosa inzidiert werden. Jetzt wird ein Nephrostomiekatheter (18 Charr) transparenchymatös ins Nierenbecken hineingezogen. Annaht des Katheters im Nierenparenchym mit Plain-Catgut und Verschluß des Nierenbeckens mittels fortlaufender Naht (Vicryl Nr. 3-0 = metr. 2,5). Es empfiehlt sich, den Nephrostomiekatheter direkt durch die Wunde herauszuleiten. Den Abschluß der Operation bilden die Wundbettdrainage im Bereich des Nierenbeckens und der schichtweise Wundverschluß. Der transrenale Nierenfistelkatheter kann, wenn es sich um eine *Dauerlösung* handelt, durch einen selbsthaltenden Ballonkatheter ersetzt werden. Die Anlage einer offenen Nephrostomie in Form einer Durchzugsfistel ist möglich, wenn man einen perforierten Schlauch durch die obere Kelchgruppe ins Nierenbecken und von dort durch die untere Kelchgruppe transparenchymatös herausleitet (Abb. 25). Da aber nach einiger Zeit das Parenchym durch den Dauerzug des Katheterschlauches durchgeschnitten werden kann, empfiehlt es sich, das untere Ende nicht durch den Kelch, sondern über den durchtrennten Ureter nach außen zu führen.

Ureterotransversopyelostomie

Die Ureterotransversopyelostomie mit unilateraler Nephrostomie stellt vor allem bei Patienten mit maligner Grundkrankheit und unsicherer oder schlechter Prognose eine technisch relativ einfache, die Patientin wenig belastende Möglichkeit zur supravesikalen Harnableitung aus beiden Nieren dar. Es sind die folgenden operativen Schnitte erforderlich: Laparotomie über einen Oberbauchquerschnitt und latero-

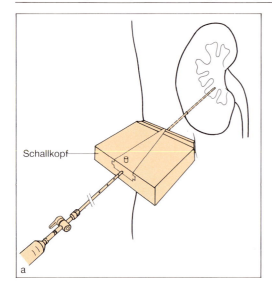
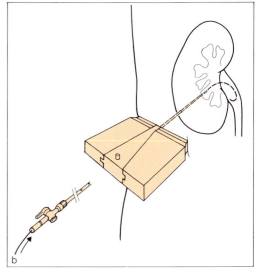
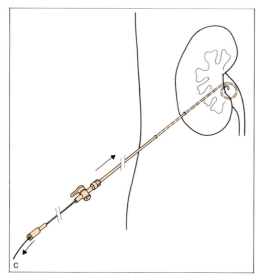
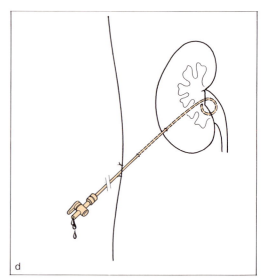

Abb. 24 Ultraschallgesteuerte Anlage einer perkutanen Nierenfistel.
a) Punktion der unteren Kelchgruppe.
b) Über den liegenden Führungsdraht wird der Nierenfistelkatheter im Nierenbecken plaziert.
c) Entfernung der Punktionskanüle.
d) Annaht des Nierenfistelkatheters

kolische Inzision des Retroperitoneum links. Aufsuchen des Harnleiters, der unterhalb der Gefäßkreuzung abgesetzt und nach rechts verlagert wird. Der Durchzug erfolgt nach Ablösung des Treitz-Bandes vor der Aorta und der V. cava, so daß der Ureter jetzt intraperitoneal zu liegen kommt (Vermeidung von Kompressionen). Nach seinem Durchtritt zwischen Duodenum und V. cava in den rechten Retroperitonealraum, der wiederum parakolisch eröffnet wird, erfolgt die Schräganastomose des linken Harnleiters mit dem rechten Nierenbecken oder dem Ureterstumpf, wobei der rechte Ureter, soweit er überflüssig ist, entfernt wird. Die Ureterotransversopyelostomie erfolgt mittels Schräganastomose und fortlaufender Naht (Vi-

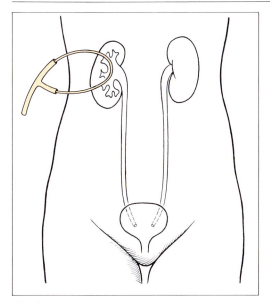

Abb. 25 Nierenfistel: sogenannte Durchzugsfistel

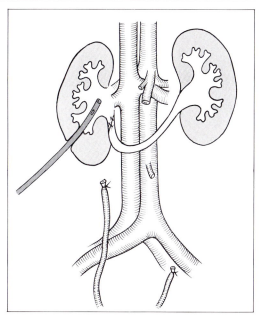

Abb. 26 Ureterotransversopyelostomie mit unilateraler Nephrostomie

cryl Nr. 3-0 = metr. 3) oder Einzelknopfnähten (Abb. 26). Simultan mit der vor der Fertigstellung der Anastomose durch die rechte untere Kelchgruppe (18 Charr) eingezogenen Nierenfistel wird eine Ureterschiene in Form eines Mono-J-Katheters (8 Charr) eingebracht, in das kontralaterale Nierenbecken vorgeschoben und zusammen mit dem Nierenfistelkatheter nach außen geleitet. Das gleiche Vorgehen ist natürlich auch zur Anlage einer Nephrostomie links möglich. Bei Rechtshändern empfiehlt sich dies jedoch nicht. Sollte links eine massive Stauung vorliegen, so wäre bei fehlender Stauung rechts eine Nierenfistel links gerechtfertigt. Für die Anlage eines *Nephrostomas auf der rechten Seite* spricht bei einer Blasen-Scheiden-Rektum-Fistel auch, daß eventuell die Notwendigkeit für die Anlage eines Anus praeternaturalis im linken Unterbauch besteht.

Die Ureterotransversopyelostomie hat die Anlage von *beidseitigen Nierenfisteln* fast unnötig gemacht und kann deshalb die Lebensqualität der sonst bedauernswerten Patientinnen wesentlich verbessern.

Harnableitung über ein ausgeschaltetes Darmsegment

Nachdem COFFEY 1910 die antirefluxive Ureter-Darm-Anastomose zur Harnableitung eingeführt hatte, zeigten sich bald die Probleme der aszendierenden Pyelonephritis und der Rückresorption von Elektrolyten und harnpflichtigen Substanzen aus dem Darm. Die Erkenntnis, daß gute Ergebnisse einer dauerhaften Harnableitung nur erzielt werden können, wenn Stuhl und Urin voneinander getrennt werden, veranlaßte vor allem BRICKER, ein ausgeschaltetes Dünndarmsegment für die Urinderivation zu benutzen. Seine Operationsmethode erhielt den irreführenden Namen

„Bricker-Blase",

obwohl weder ein Reservoir noch ein kontinentes Harnableitungssystem geschaffen wurde. Dennoch ist der *Ileal conduit* zu einer urologischen Standardoperation zum Zwecke der Harnableitung unter kurativer Zielsetzung geworden. Später hat man genau so erfolgreich *Kolonsegmente* zur supravesikalen Urinderivation genutzt. Das Problem der Harnableitung nach Blasenentfernung schien um den Preis des nassen Urostomas gelöst. KOCK beschrieb den nach ihm benannten

Darmpouch

zur kontinenten Reservoirbildung nach Proktokolektomie. Es ist vor allem das Verdienst von SKINNER, diese Pouchtechnik zur Urinableitung mit einem kontinenten Urostoma eingeführt zu haben. In den letzten Jahren ist die stomafreie Harnableitung in das Zentrum des Interesses gerückt. Der Darmpouch (ein Niederdruckreservoir) wird mit dem belassenen Harnblasensphinktermechanismus kombiniert. Diese Technik ist bisher bei der Frau nicht anwendbar.

Im folgenden sollen die *wichtigsten Verfahren der Harnableitung über ein ausgeschaltetes Darmsegment* skizziert werden.

Für den

Ileal conduit

muß präoperativ mit der Patientin die Lage des Urostomas genau besprochen und deren Position angezeichnet werden (an der liegenden und sitzenden Patientin bestimmen). Im allgemeinen wird es im rechten Unterbauch auf einer Linie zwischen Nabel und Spina iliaca anterior superior angelegt (auf Hautfalten, Lage der Gürtellinie usw. achten). Die **Darmvorbereitung** (orale Spülung am Tag vor der Operation mit 8–10 l Koloskopielösung, enthält vorwiegend Polyäthylenglykol und verschiedene Natriumsalze) und die antibiotische Abdeckung (Metronidazol und Cephalosporin) sind sehr wichtig. Mediane Unterbauchlaparotomie und Aufsuchen des terminalen Ileums. 10 cm proximal der Bauhin-Klappe wird ein 10–15 cm langes Ileumsegment ausgeschaltet. Die Gefäßversorgung muß genau beachtet werden, wobei vor allem die Gefäßarkade aus der A. ileocolica geschont werden muß. Die Ureter-Darm-Anastomose kann ein- oder zweischichtig in End-zu-Seit- und End-zu-End-Technik vorgenommen werden (Abb. 27). Wir bevorzugen für den linken Harnleiter eine End-zu-End-Technik, wobei durch Anschrägen des Ureters der Kalibersprung zwischen Dünndarm und Harnleiter beseitigt wird. Der rechte Harnleiter wird in End-zu-Seit-Technik anastomosiert. Für die Ureter-Darm-Naht verwenden wir Vicryl Nr. 3-0 = metr. 3 und nähen fortlaufend einschichtig. Die Ureter werden beide mit

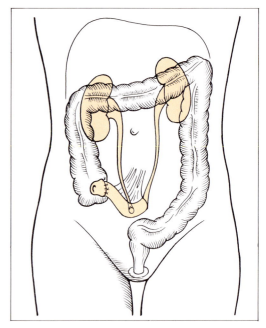

Abb. 27 Ileal conduit zur Harnableitung

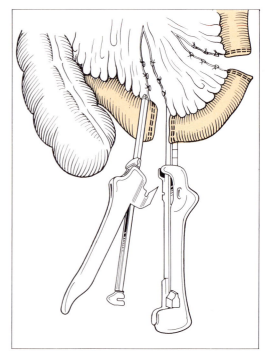

Abb. 28 Ausschaltung einer Dünndarmschlinge mit Staplertechnik

Harnableitung über ein ausgeschaltetes Darmsegment

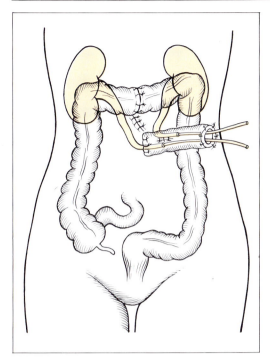

Abb. 29 Sogenannter Transversum conduit

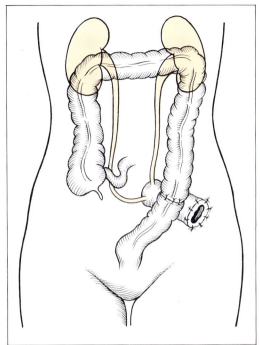

Abb. 30 Colon conduit

Mono-J-Katheter für 12 Tage geschient. Das orale Ileumsegmentende mit den Harnleiteranastomosen wird retroperitonealisiert. Die Darmausschaltung und -reanastomose (Seit-zu-Seit-Technik) kann sehr zeitsparend mittels Stapler erfolgen (Abb. 28). Besondere Sorgfalt erfordert das **Anlegen des Ileostomas.** Es kann leicht über dem Hautniveau liegen (Naht von Haut, Darmschleimhaut, Serosa) und pilzartig umgestülpt sein. Nach unseren Erfahrungen verhindert das direkte Einnähen ins Hautniveau eher eine Stenosierung des Stomas. Das operative Prinzip des

Colon conduit

entspricht demjenigen des Ileal conduit. Der technische Aufwand ist bei der Verwendung des Colon transversum (Indikation nur bei Vorschädigung des Dünndarms und des Sigmas durch Bestrahlung) am größten (Abb. 29). Eine Divertikulitis muß bei Verwendung des Sigmas (Abb. 30) präoperativ ausgeschlossen sein. Ein *Vorteil* des Colon conduit ist, daß eine antirefluxive Ureter-Darm-Anastomose (submuköse Verlagerung des Harnleiters) möglich ist. Wegen der guten Gefäßversorgung sind ischämische Schädigungen bei der Ausschaltung von Dickdarmsegmenten selten.

Das Prinzip der

Darm-Pouch-Operation

besteht darin, daß es möglich ist, den für die Urinreservoirbildung ausgeschalteten Dünndarm durch antimesenteriale Schlitzung zu detubularisieren und dadurch die Kontraktilität der Darmmuskulatur weitgehend auszuschalten (Abb. 31). Nach Vernähung der aufgeschnittenen Darmanteile entsteht ein Niederdruckreservoir, in dem eine Darmperistaltik (Ursache von Druckspitzen) nicht mehr möglich ist. Die Ableitung dieses Pouches erfolgt über ein Stoma, dessen Kontinenz durch einen Invaginationsnippel erreicht wird. Eine Entleerung des Harnreservoirs ist nur mittels intermittierender Katheterung möglich. Bei Suffizienz des Nippels entfällt, zumindest tagsüber, das Tragen eines Stomabeutels. Um das Katheterm möglichst einfach zu gestalten, wird in den letzten Jahren das trockene Urostoma bevorzugt im Nabel angelegt (HOHENFELLNER u. Mitarb.). Viele **Mo-**

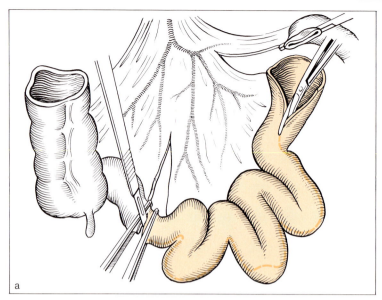

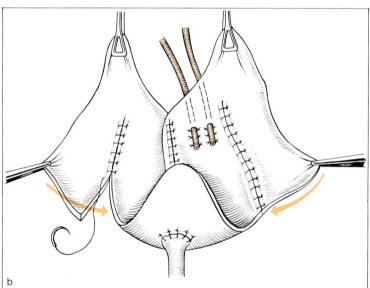

Abb. 31 Ileumneoblase nach Hautmann u. Mitarb.
a) Ausschaltung einer 70 cm langen Dünndarmschlinge und Detubularisierung.
b) Bildung einer Neoblase aus detubularisierten Dünndarmschlingen nach Implantation beider Harnleiter

difikationen des Kock-Pouches sind in den letzten Jahren für die urologische Anwendung entwickelt worden.

Prognose: Eine ausreichende Kapazität wird dann erreicht, wenn man das Verhältnis von Radius und Höhe der ausgeschalteten Darmsegmente geschickt wählt. Eine optimale antirefluxive Ureterimplantation ist vor allem dann garantiert, wenn Kolonabschnitte in den Pouch einbezogen werden (Bildung eines Ileozäkalpouches oder eines Zäkoileoreservoirs) (Abb. 32).

Obwohl das kontinente Urostoma mit Niederdruckreservoirbildung ein attraktives Konzept für die definitive supravesikale Harnableitung ist, darf nicht übersehen werden, daß diese Operationsmethode ein sehr zeitaufwendiges Verfahren darstellt, das mit einer großen Quote an postoperativen Komplikationen belastet ist,

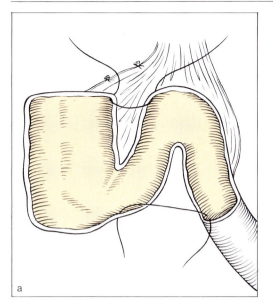
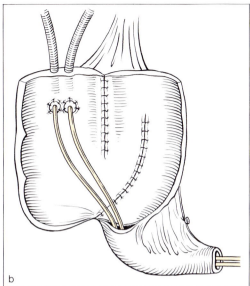
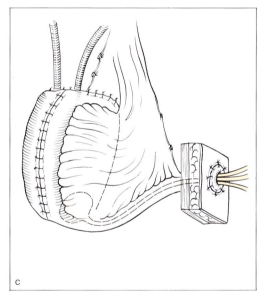

Abb. 32 Dickdarm-Dünndarm-Pouch (sogenannter Mainz-Pouch).
a) Eröffnetes Zäkum und terminales Ileum.
b) Zustand nach Harnleiterimplantation in den teilweise geschlossenen Pouch.
c) Zustand nach Pouchbildung und Einnähen des Invaginationsnippels in die Bauchwand

und zwar vor allem durch das sog. Nippelgleiten. Obwohl bisher nur vereinzelt über *Stoffwechselstörungen* (Gallensäurestoffwechsel, Vitamin-B_2-Mangel u.a.) nach Pouch-Operationen berichtet wurde (70–90 cm terminales Ileum sind notwendig), ist dieses Problem in seiner ganzen Tragweite heute noch nicht überschaubar. Der vergleichsweise einfache Ileal conduit hat sich seit mehr als 38 Jahren bewährt. Man sollte deshalb die psychischen und physischen Belastungen durch ein nasses Stoma nicht überbewerten, zumal von der Industrie sehr anwenderfreundliche Stomasets zur Verfügung stehen.

Literatur

Andersen, J.T., L. Heisterberg, S. Hebjorn, K. Petersen, S. Stampe Sorensen, W. Fischer-Rasmussen, W. Molstedt Pedersen: Suprapubic versus transurethral bladder drainage after colposuspension/vaginal repair. Acta. obstet. gynecol. scand. (64 (1985) 139

Burch, J.C.: Urethrovaginal fixation to Cooper's ligament for correcting of stress incontinence, cystocele and prolapse. Amer. J. Obstet. Gynecol. 81 (1961) 281–290

Culp, D.A., B. Fallon, A. Loening: Surgical Urology. Year Book Medical Publishers, Chicago 1985

Fallon, B.: Female urethra. In Culp, D.A., B. Fallon, A. Loening: Surgical Urology. Year Book Medical Publishers, Chicago 1985 (p. 410–443)

Glenn, I.R.: Urologic Surgery. Lippincott, Philadelphia 1983 (Ch. 66, 67, 69)

Grüneberger, A.D.: Entwicklung eines magnetischen Urethralverschlusses und erste klinische Erfahrungen. Urologe A 26 (1987) 106–111

Harms, E., U. Christmann, F.-K. Klöck: Die suprapubische Harnableitung nach gynäkologischen Operationen. Geburtsh. u. Frauenheilk. 45 (198/) 254

Hartung, R.: Endoskopische Diagnostik. In Hohenfellner, R., E. Zingg: Urologie in Klinik und Praxis, Bd. I. Thieme, Stuttgart 1982 (S. 234–249)

Hautmann, R.E., G. Egghart, D. Frohneberg, K. Miller: The ileal neobladder. J. Urol. (Baltimore) 139 (1988) 39–42

Hohenfellner, R., P. Alken, G.H. Jacobi, H. Riedmiller, J.W. Thüroff: Mainz-Pouch mit ileozökaler Intussuszeption und umbilikalem Stoma. Akt. Urol. 18 (1987) 1–4

Ingelmann-Sundberg, A.: Urinary incontinence in women, excluding fistulas. Acta obstet. gynecol. scand. 31 (1952) 266

Janisch, H., A.H. Palmrich, M. Pecherstorfer: Ausgewählte gynäko-urologische Operationen. Atlas, De Gruyter, Berlin 1979

Marshall, V.F., A.A. Marchetti, K.E. Krantz: The correction of stress urinary incontinence by simple vesico-urethral suspension. Surg. Gynecol. Obstet. 88 (1949) 590

Marx, F.J., E. Schmiedt: Suprapubische Blasendrainage. Münch. med. Wschr. 121 (1979) 1649–1653

Narik, G., A.H. Palmrich: Inguinovaginale Schlingenoperation zur Behandlung hochgradiger Harninkontinenz. Urologe A 4 (1965) 205–207

Raz, S.: Female Urology. Saunders, Philadelphia 1983

Schubring, Ch., E. Werner: Harnableitung nach vaginalen gynäkologischen Operationen. Geburtsh. u. Frauenheilk. 46 (1986) 459

Schüller, J., T.M.L. Boemers, A. Böhle: Perkutane Nephrostomie. In Schüller, J., A.G. Hofstetter: Endourologie. Thieme, Stuttgart 1988 (S. 60–91)

Stamey, T.A.: Die endoskopische Suspension des Blasenhalses als Methode der operativ behandelbaren Harninkontinenz der Frau. Extra. urol. 5 (1982) 271–298

Stanton, S.L., E.A. Tanagho: Surgery of Female Incontinence. Springer, Berlin 1986

Große operative Eingriffe an Vulva und Vagina

G. Martius

Vulvektomie

Mit dem Begriff der **„Vulvektomie"** werden hinsichtlich der Radikalität und damit der operativen Technik sehr unterschiedliche Eingriffe belegt. Es gehören hierzu:

– Skinektomie der Vulva,
– superfizielle Vulvektomie,
– einfache Vulvektomie,
– radikale Vulvektomie.

Superfizielle Vulvektomie, Skinektomie

Ist es das Ziel der Operation, ausgedehnte, aber mit Sicherheit gutartige Veränderungen der Vulva zu entfernen, so ist die oberflächliche Abtragung der Haut ausreichend. Der Eingriff beginnt mit der für diesen Eingriff wie für die einfache Vulvektomie typischen

äußeren und inneren Umschneidung der Vulva

(Abb. 1). Sie wird mit dem Skalpell oder auch einem elektrischen Messer vorgenommen; Unterschiede in der Wundheilung, wie diese von anderen angegeben werden, haben wir dabei nicht gesehen. Die *äußere Umschneidung* beginnt ventral dicht oberhalb des Klitorisansatzes. Von hier aus wird sie bogenförmig nach dorsal geführt, und zwar – selbstverständlich in Abhängigkeit von der Ausdehnung der den Eingriff indizierenden Veränderungen – zumeist auf der Kuppe der großen Labien. Dorsal vereinigen sich die beiden Hautschnitte im Bereich der Dammhaut bzw. der hinteren Kommissur. Die *innere Umschneidung* geht ventral in der Mittellinie in ausreichender Distanz von der Urethramündung aus, um dann nach lateral die Schleimhaut des Introitus (Ostium) vaginae etwa entlang dem Hymenalsaum, also an der Grenze von Introitus und Vagina, zu durchtrennen. Die Inzisionswunden vereinen sich dorsal an der Grenze zur Vaginalschleimhaut. Die nun erforderliche

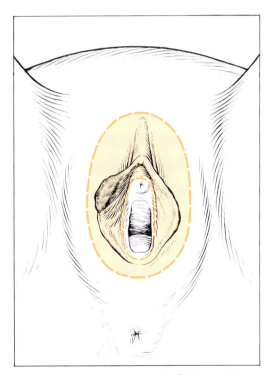

Abb. 1   Einfache Vulvektomie (I). Äußere und innere Umschneidung der Vulva. Die äußere Umschneidung wird, von ventral oberhalb der Klitoris ausgehend, außerhalb der großen Labien bis nach dorsal zum Damm geführt. Die innere Umschneidung verläuft von kranial der Urethramündung nach lateral an der Grenze zwischen Vagina und Introitus entlang bis zur hinteren Kommissur

Exzision der Haut

bereitet dann keinerlei Schwierigkeiten mehr. Sie erfolgt – am besten wiederum unter Verwendung des elektrischen Messers – dicht unterhalb der Haut bzw. Schleimhaut im Bereich der oberflächlichen Schicht des subkutanen Fettgewebes. Blutende Gefäße können dabei sofort mit der Pinzette gefaßt und koaguliert werden. Im Bereich der stark vaskularisierten Klitoris sind zur Blutstillung Umstechungen erforderlich. Das gleiche gilt für den M. bulbospongiosus. Vor dem

Wundverschluß

(Abb. 2) muß sich der Operateur – am einfachsten mit zwei chirurgischen Pinzetten – davon überzeugen, ob dieser spannungsfrei möglich ist. Evtl. müssen die Wundränder zuvor nach lateral mit dem Skalpell unterminiert werden. Dorsal und lateral werden die äußeren und inneren Wundränder mit Knopfnähten unter Verwendung von nichtresorbierbaren Kunststoffäden (z. B. Ethibond, Fa. Ethicon, Nr. 1 = metr. 0,4) vereinigt, ebenso die verbleibende längs verlaufende Wunde der äußeren Umschneidung im Bereich des Mons pubis. Ist beim Wundverschluß die *Gefahr der Stenose* am Introitus vaginae mit nachfolgenden Kohabitationsstörungen gegeben, so kann für den Wundverschluß zusätzlich Gewebe durch eine Z-Plastik (S. 49) gewonnen werden. Größere Wundflächen machen die Verwendung von Spalthautlappen vom Unterbauch, Oberschenkel oder Gesäß oder auch von Meshgraft-Lappen erforderlich. Das Einlegen eines Dauerkatheters und ein Kompressionsverband beschließen den Eingriff.

Einfache Vulvektomie

Die einfache Vulvektomie unterscheidet sich von der oberflächlichen Abtragung der Haut nur graduell, d. h. durch eine radikalere Entfernung des subkutanen Fettgewebes und evtl. auch durch eine Ausweitung der Abtragungsfläche über eine stärkere Verlegung der äußeren Umschneidung nach lateral. Das Indikationsgebiet der einfachen Vulvektomie sind die Präkanzerosen der Vulva bzw. die durch Mehrfachbiopsien gesicherten intraepithelialen Malignome (Carcinoma in situ, Morbus Paget, Morbus Bowen). Die Ausdehnung der **Umschneidungsfigur** richtet sich nach dem Umfang der Veränderungen, wobei die Möglichkeit der Multizentrizität Beachtung zu finden hat. Das nachfolgende *operative Vorgehen* besteht in der weitgehenden Mitentfernung des subkutanen Fettgewebes. Das Auffinden der richtigen Schicht für die Präparation kann sich der Operateur durch die Unterminierung des abzutragenden Gewebes mit einer Schere erleichtern. Die Koagulation kleinerer Gefäße sowie Umstechungen im Bereich der Abtragungsstelle der Klitoris und der seitlich im hinteren Wunddrittel verlaufenden A. und V. pudenda sorgen für eine ausreichende Blutstillung. Der *Wundverschluß* erfolgt über je einem in den lateralen Wundbereich eingelegten und nach dorsal herausgeführten Redon-Drain.

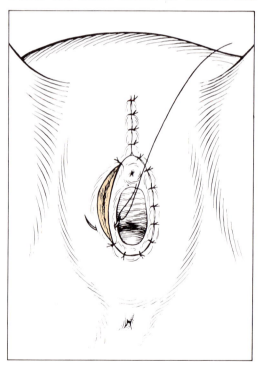

Abb. 2 Einfache Vulvektomie (II). Wundverschluß. Nach Unterminierung der äußeren Wundränder werden die inneren und äußeren Wundränder im Bereich des Introitus mit Knopfnähten adaptiert. Im Bereich des Mons pubis verschließt eine längs verlaufende Naht die Restwunde der äußeren Umschneidung

Radikale Vulvektomie mit Lymphonodektomie

Zur Behandlung des manifesten Vulvakarzinoms – der wichtigsten Indikation zur Vulvektomie – stehen die folgenden *Operationsmethoden* zur Verfügung:

- partielle Vulvektomie,
- Hemivulvektomie,
- einfache Vulvektomie,
- Elektrokoagulation nach Berven,
- Kryochirurgie,
- radikale Vulvektomie mit (unterschiedlich umfangreicher) Lymphonodektomie

(CHARLES, FIGGE u. GAUDENZ, FRISCHKORN, HARTMANN, GRIMMER, HIRSCH, KELLY, RUMMEL, DEVALERA, WALLACH, WEGHAUPT u.a.). Die Entscheidung über das operative Vorgehen hat unter Berücksichtigung vieler und sehr unterschiedlicher wie z.B. onkologischer, klinischer, aber auch persönlichkeitsbezogener und damit individueller Aspekte zu erfolgen. Bereits dies läßt erkennen, *daß die operative Therapie des Vulvakarzinoms nicht als Aufgabe eines jeden operativ tätigen Gynäkologen angesehen werden kann* und daß sie – wie die erweiterte Totalexstirpation des Uterus beim Zervixkarzinom – nicht Gegenstand der Facharztausbildung ist. Die der Wertheim-Operation vorausgeschickten Bemerkungen haben damit auch hier ihre Gültigkeit (S. 197). Eine zusätzliche Begründung für die Zusammenfassung von Patientinnen mit einem Vulvakarzinom in einzelnen therapeutischen Zentren ergibt sich aus der Seltenheit dieses Tumors mit einem Anteil von nur 5% an den Genitalkarzinomen der Frau, aus der zumeist eingeschränkten Operabilität der Patientinnen mit einem Durchschnittsalter von ca. 65 Jahren und schließlich aus dem auch heute noch relativ oft bei der Klinikaufnahme fortgeschrittenen Tumorstadium. Nur eine weitgehende *Zentralisierung der Therapie* vermag diesen Problemen so weit, wie dies heute möglich ist, gerecht zu werden und zugleich ausreichende therapeutische, insbesondere aber operative Erfahrungen einzelner sicherzustellen (BACHMANN, FIGGE u. GAUDENZ, FRISCHBIER, KÄSER u. Mitarb., MÖBIUS, OBER u. MEINRENKEN, PARKER u. Mitarb., DEVALERA, WEGHAUPT u.a.). Unter Berücksichtigung dieser besonderen (operativen!) Situation sowie der Aufgaben-

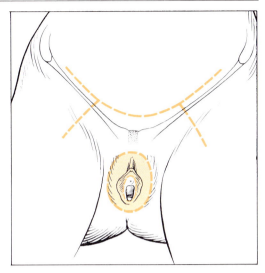

Abb. 3 Radikale Vulvektomie (I). Hautschnitt für die oberflächliche Lymphonodektomie nach Wagner. Die innere und äußere Umschneidung der Vulva wird durch einen interspinalen Querschnitt ergänzt, auf den entlang der Femoralisgefäße senkrechte Zusatzschnitte aufgesetzt werden

stellung dieser Operationslehre wird deshalb die „radikale Vulvektomie", wie dies ebenfalls bereits bei der operativen Therapie des Zervixkarzinoms geschehen ist, hier nur in Form einer *Skizzierung der einzelnen Operationsabschnitte* dargestellt. Ausführlichere Beschreibungen finden sich in den zitierten Publikationen.

Die radikale Vulvektomie beginnt mit dem

Hautschnitt bzw. der Umschneidung der Resektionsfläche

(Abb. 3 und 4). Das Vorgehen wird von der geplanten Radikalität der Lymphonodektomie vordergründig bestimmt. Zur Entfernung der inguinalen und oberflächlichen femoralen Lymphknoten oberhalb des Septum femorale (Fascia cribrosa) ist der zwischen den Spinae iliacae anteriores superiores entlang des Leistenbandes bogenförmig ausgeführte Querschnitt nach Wagner ausreichend. Auf ihn werden beiderseits in Längsrichtung der Oberschenkel dem Verlauf der Vasa femorales entsprechend senkrechte Zusatzschnitte aufgesetzt (Abb. 3). Eine größere Radikalität der Lympho-

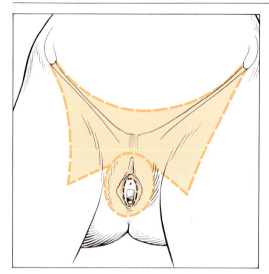

Abb. 4 Radikale Vulvektomie (II). Hautschnitt für die tiefe Lymphonodektomie nach Way. Umschneidung eines schürzenförmigen Hautlappens

nodektomie mit Entfernung der tiefen femoralen Lympknoten und evtl. auch der schon von STOECKEL ausgeführten pelvinen Lymphknotenausräumung hat die schürzenförmige Umschneidung eines Hautlappens, z. B. durch die

suprasymphysäre und vulväre Umschneidungsfigur nach Way

zur Voraussetzung (Abb. 4). Bei *kleinen Tumoren* (Durchmesser bis maximal 2 cm, Invasionstiefe bis 0,5 cm) und dem dringenden Wunsch der Patientin nach Erhalt der Kohabitationsfähigkeit kann die Operation in Form der

partiellen Vulvektomie

zur Resektion des Tumors mit zulässiger Distanz zur Invasionsgrenze unter Erhalt der Klitoris, evtl. aber auch in Form der

Hemivulvektomie

vorgenommen werden. Evtl. kann dieser Eingriff wie bei der brusterhaltenden Chirurgie des Mammakarzinoms mit der femoralen Lymphonodektomie kombiniert werden oder aber – nach dem Vorschlag von DISSAIA u. Mitarb. – diese an den Anfang des Eingriffes gestellt werden, um anschließend aufgrund des histologischen Befundes sekundär über das Ausmaß der Vulvektomie entscheiden zu können.

Die **Lymphonodektomie** wird in den einzelnen operativen Schulen in Abhängigkeit von verschiedenen Kriterien wie Lokalisation und Größe des Tumors, aber auch Operabilität der Patientin, evtl. aber auch „prinzipiell" mit unterschiedlicher Radikalität vorgenommen. Bei der Umschneidung der Vulva mittels der Resektionsfigur nach Way wird für die

inguinofemorale Lymphonodektomie

die „Schürze" von kranial und seitlich bis über das Lig. inguinale nach unten abgelöst. Nach der Spaltung der Faszie über den Inguinalgefäßen kann dann das inguinale und oberflächliche femorale Fettgewebe mit den in ihm liegenden Lymphonoduli in einem entfernt werden. – Wird auch – z. B. aufgrund der Tumorgröße oder des Schnellschnittergebnisses zur Kontrolle des Tumorbefalles der inguinalen bzw. femoralen Lymphknoten – die Exstirpation der externen iliakalen und evtl. auch der obturatorischen Lymphknoten als notwendig erachtet, so erfolgt die dazu notwendige

extraperitoneale pelvine Lymphonodektomie

nach der Inzision der Aponeurosen der seitlichen Bauchmuskeln (M. obliquus externus und internus) durch Ablösung des Peritoneum von der seitlichen Beckenwand.

Nach der sog. suprapubischen Phase der Operation und der Lymphonodektomie folgt bei der radikalen Vulvektomie nun die sog.

vulväre Phase der Vulvektomie.

Hierzu wird der abgelöste suprapubische Hautlappen stark nach dorsal gezogen, um die erforderliche Lösung von der Symphyse und den Rr. superiores des Os pubis vornehmen zu können. Es kann nun die bereits bei der einfachen Vulvektomie dargestellte äußere und innere Umschneidung der Vulva erfolgen und der suprapubische Hautlappen mit dem Gewebe der Vulva entfernt werden. – Der

Verschluß der suprapubischen und Vulvektomiewunde

gelingt in Einzelfällen nach ausreichender Mobilisierung der seitlichen Wundränder problemlos, bereitet aber in anderen Fällen erhebliche

Schwierigkeiten, die eine Verschiebeplastik, aber auch Transpositionen von Hautmuskellappen erforderlich werden lassen. Prophylaktische Maßnahmen zur Vermeidung von Hernien bzw. eines Genitalprolapses oder auch einer Harninkontinenz müssen beim Wundverschluß Beachtung finden. Hierzu sind Kenntnisse der plastischen Chirurgie eine wichtige Hilfe!

Die früher bei Patientinnen mit eingeschränkter Operabilität bevorzugte angewandte

Elektrokoagulation der Vulva nach Berven

hat ihren Platz zwischen der radikalen Vulvektomie und der alleinigen Strahlentherapie. Die Belastung der Patientin sollte allerdings nicht unterschätzt werden (RIES u. BREITNER, WEGHAUPT). Die *Resektion* beschränkt sich auf exophytisch gewachsene Tumoren, die lediglich eingeebnet werden. Die übrige Vulva wird zwischen plattenförmigen Elektroden nach und nach verkocht. Hierzu beginnt man einige Zentimeter oberhalb der Klitoris (cave: Symphysenschäden!) und endet am unteren Rand der großen Labien, wobei jeweils einzelne Portionen der Vulva zwischen die Elektroden genommen und bis zur weißlichen Denaturierung verkocht werden. Seitlich wird der Eingriff bis an den lateralen Rand der großen Labien ausgedehnt, um die Lymphabflußbahnen ausreichend mitzuerfassen. Die Abstoßung des koagulierten Gewebes nimmt etwa 5–6 Wochen in Anspruch. In dieser Zeit kann mit der Bestrahlung der regionalen Lymphknoten begonnen werden. Der *Vorteil* der Methode besteht in dem fehlenden Blutverlust, den im Vergleich zur radikalen Vulvektomie wesentlich geringeren postoperativen Schmerzen und dem durch die Koagulation erreichbaren Verschluß der Lymphabflußbahnen (KEPP u. Mitarb.).

Die **Kryotherapie** gutartiger und bösartiger Gewebsveränderungen hat seit der ersten Publikation von COOPER (1963) Eingang in viele medizinische Disziplinen gefunden (HIRSCH). Das Verfahren beruht darauf, daß Kälte mit apparativ erreichbaren Celsius-Graden bis -170 zur extra- und intrazellulären Eisbildung und damit zur Dehydrierung und Denaturierung der Zelle führt. Zugleich werden im Vereisungsgebiet die Blutgefäße zerstört, so daß nichtblutende Nekrosen resultieren, die zumeist ohne Narbenbildung abheilen. Die

Kryotherapie des Vulvakarzinoms

hat sich zunächst auf inkurable, inoperable oder auch rezidivierende Prozesse beschänkt. Hierbei war es das vordergründige Ziel, zu einer ausreichenden Schmerz- und Blutstillung, aber auch zu einer Verminderung der Sekretion des Tumorgebietes zu kommen, also einen palliativen Effekt zu erreichen (RENZIEHAUSEN, WALLACH). Inwieweit die Kryotherapie auch im kurativen Sinne zu den bisherigen Behandlungsmethoden in Konkurrenz zu treten vermag bzw. welches Indikationsgebiet ihr zufallen wird, kann bis heute nicht mit ausreichender Sicherheit entschieden werden. Die *Kälteapplikation* in Allgemeinanästhesie wird in ihrer Dauer von der erwünschten Tiefenwirkung bestimmt. Der Operateur kann sich dabei an die Regel halten, daß die *Tiefenwirkung* in etwa der Breite des gefrorenen Hofes neben dem Applikator entspricht (HIRSCH). Zur Seite hin soll das gesunde Gewebe in einer Breite von etwa 2 cm in die Kryotherapie einbezogen werden. Die Abstoßung des denaturierten Gewebes nimmt etwa 3–4 Wochen in Anspruch, der vollständige Wundverschluß etwa 3–4 Monate.

Operative Behandlung des Vaginalkarzinoms

Bei einem Anteil der Vaginalkarzinome von nur 2% an den Genitalkarzinomen der Frau steht der gynäkologische Operateur nur selten vor der Entscheidung, ob ein entsprechender Tumor der operativen Therapie zugänglich ist und wie er diese technisch vorzunehmen hat. Ein wichtiges Entscheidungskriterium stellt dabei neben dem bei allen bösartigen (invasiven) Tumoren zu beachtenden Tumorstadium die *Lokalisationsform* dar, zumal sie im Zusammenhang mit der

Embryogenese der Vagina steht. Die oberen beiden Drittel der Vagina entstehen aus den kaudalen Anteilen der Müller-Gänge. Diese Tatsache wie auch operationstechnische Gesichtspunkte machen es notwendig, das **„hohe Vaginalkarzinom"** im Stadium I nach den Prinzipien der

erweiterten Uterusexstirpation nach Wertheim-Meigs mit Lymphonodektomie

zu behandeln. Selbstverständlich muß der Eingriff durch tiefe Präparation im Bereich des Parakolpium ausreichend nach kaudal fortgeführt werden, wenn der Tumor im gesunden Gewebe entfernt werden soll; er führt damit zur kranialen Kolpektomie. – Das **„tiefe Vaginalkarzinom"** des unteren Drittels der Scheide ist demgegenüber embryogenetisch den äußeren Genitalkarzinomen zuzuordnen, da dieser Teil der Vagina durch Einstülpung von kaudal her im Rahmen der Kloakenbildung entsteht. Sofern ein hier lokalisiertes Karzinom der operativen Therapie zugänglich ist, bietet sich dabei die

Vulvektomie mit partieller Kolpektomie und Lymphonodektomie

an. Hinsichtlich der Operationstechnik sei auf die entsprechenden Kapitel dieses Buches verwiesen.

Operative Behandlung der Vaginalagenesie

Das angeborene Fehlen der Vagina ist die Folge einer teilweise oder ganz ausgebliebenen Öffnung der kaudalen Anteile der Müller-Gänge, vor allem beim Rokitansky-Küster-Syndrom und bei der testikulären Feminisierung, tritt aber auch in Form einer isolierten Fehlbildung auf. Als **Indikation** zur operativen Therapie gelten unter bestimmten, hier nicht zu diskutierenden Voraussetzungen vor allem die Herstellung der Kohabitationsfähigkeit, seltener die Herstellung einer Kommunikation zu einem laparoskopisch nachgewiesenen funktionstüchtigen Uterus. Die präoperative laparoskopische Kontrolle darf ebensowenig unterlassen werden wie eine dem Eingriff vorangestellte sorgfältige urologische Diagnostik: In etwa 20 % der Fälle von Vaginalagenesie finden sich zugleich Fehlbildungen der Harnorgane!

Die **Vielfalt der therapeutischen Vorschläge** zur Behandlung der Vaginalagenesie läßt die folgende Übersicht erkennen (RICHTER, OBER, KÄSER u. Mitarb., BOQUOI, LANG, KIRCHHOFF, KINDERMANN, BÜRGER u. Mitarb., RATNAM u. RAUFF, NOWAK u. a.):

A. *Unblutige Methode:* Dilatation bzw. Bougierung des Sinus urogenitalis
B. *Operative Methoden:*
  1. Bildung einer Vagina aus den Labia majora
  2. Bildung eines Tunnels im Septum urethrovesicorectale mit

  a) Prothesenbehandlung bis zur Spontanepithelisation
  b) Transplantation von Epidermislappen
  c) Transplantation von Dermislappen
  d) Auskleidung des Tunnels mit Eihäuten
  e) Auskleidung mit Douglas-Peritoneum
  f) Auskleidung mit einer Sigmaschlinge
  g) Auskleidung mit einem Ileozäkalsegment

Jeder der genannten Eingriffe hat ausreichende operationstechnische Erfahrungen zur Voraussetzung. Entsprechende, von OBER formulierte Forderungen lassen deutlich erkennen, daß die *Entscheidung über das operative Vorgehen* nicht, zumindest aber nicht vordergründig von den technischen Fähigkeiten und Möglichkeiten des Operateurs abhängig sein kann. Es ist vielmehr dringend geboten, Patientin mit einer Vaginalagenesie zur operativen Korrektur Operateuren bzw. Kliniken mit Spezialkenntnissen zuzuweisen. Damit wird auch deutlich, daß die nachfolgend skizzierten Eingriffe nicht Gegenstand der Facharztausbildung sein können.

Findet sich am Damm im Bereich des erwarteten Introitus (Ostium) vaginae eine Mulde, so kann es gelingen, eine funktionstüchtige Vagina mit Hilfe des

unblutigen Dilatationsverfahrens nach Frank

herzustellen. Bei ihm wird die Patientin angehalten, täglich zwei- bis dreimal mit einem

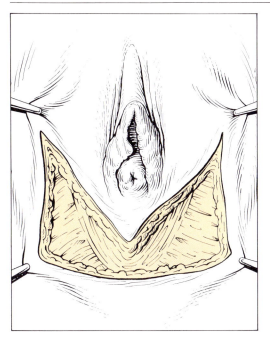 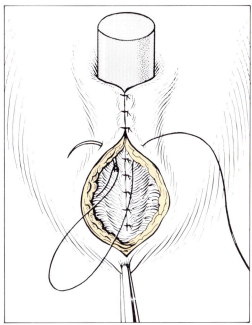

Abb. 5 Bildung einer künstlichen Vagina nach Williams (I). Anfrischungsfigur. Der Introitus ist U-förmig von der Höhe der Klitoris auf der Kuppe der großen Labien bis zur hinteren Kommissur umschnitten. Die lateralen Wundränder sind durch Präparation bis auf den Beckenboden hinunter mobilisiert

Abb. 6 Bildung einer künstlichen Vagina nach Williams (II). Dreischichtige Naht der neuen Vaginalwand. Nach Mobilisierung der Wundränder wird über einer Prothese zunächst die innere Vaginalwunde verschlossen. Eine Polsterung erfolgt durch die zuvor freipräparierte Dammuskulatur. In der dritten Schicht wird der Damm mit Knopfnähten versorgt

Dilatator[1] von 0,7 cm Durchmesser von dem Grübchen aus nach dorsokranial zu bougieren. Ist eine Grube von etwa 2,5 cm Tiefe erreicht, was etwa nach 3–4 Monaten der Fall ist, so wird die Dilatation mit stärkeren Dilatatoren und einer mehr nach kranial gerichteten Bougierrichtung fortgesetzt. Die Tatsache, daß nach etwa 1–2 Jahren Kohabitationen möglich sind, zeigt, daß das Verfahren von der Patientin viel Geduld verlangt.

Eine weitgehend im Introitusbereich, also oberflächlich erfolgende Operation stellt die

Bildung einer Vagina aus den Labia majora nach Williams

dar (Abb. 5 und 6). Sie beginnt mit einer U-förmigen Umschneidung des Introitus vaginae auf der Kuppe der großen Labien dicht innerhalb der Schamhaargrenze bis etwa auf Klitorishöhe (Abb. 5). Nun ist es notwendig, die Wundränder durch Vertiefung der Inzision besonders in ihren lateralen Anteilen bis auf die Beckenbodenmuskulatur hinunter ausreichend zu mobilisieren. Nach sorgfältiger Blutstillung erfolgt dann der *Aufbau eines Vaginalrohres über einer Prothese:* Hierzu wird zunächst die Wunde an der Innenseite der großen Labien von innen nach außen mit lumenwärts geknüpften resorbierbaren Kunststoffäden (z. B. Vicryl, Fa. Ethibon, Nr. 0 = metr. 4) – entsprechend dem Scheidenwundverschluß bei der Episiotomie – adaptiert. Die Polsterung erfolgt mit dem freigelegten Septum rectovaginale bzw. der Dammmuskulatur; sie wird zu diesem Zweck in zweiter Schicht in der Mittellinie vereinigt. Abschließend wird die äußere Wunde mit resorbierbaren Knopfnähten verschlossen, wodurch ein Damm entsteht (Abb. 6). Sobald es die Wundheilung

---

[1] Zum Beispiel Scheidenphantome der Fa. Krauth, Hamburg 70, Wandsbecker Königsstraße 27.

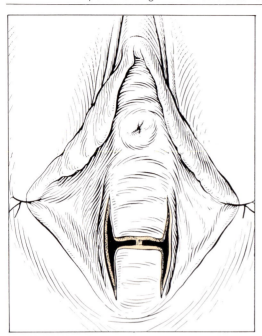

Abb. 7 Bildung einer künstlichen Vagina im Bereich des Septum urethrovesicorectale (I). H-förmige Inzision im Bereich des Introitus zwischen Urethramündung und hinterer Kommissur

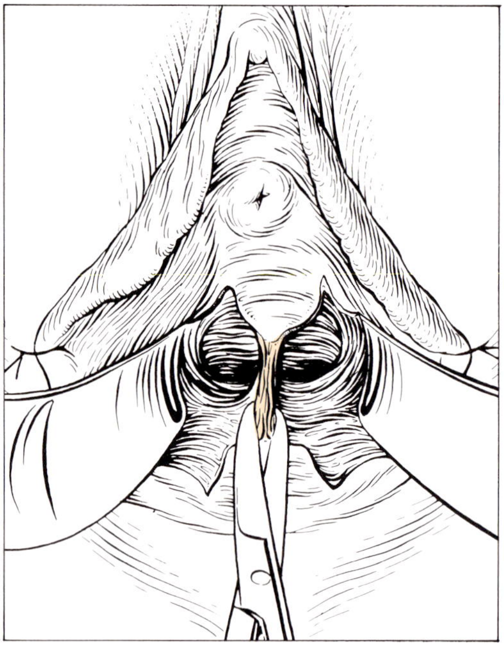

Abb. 8 Bildung einer künstlichen Vagina im Bereich des Septum urethrovesicorectale (II). Nach der Tunnelung im Bereich des Septum urethrovesicorectale bis hinauf zum Douglas-Raum muß das mediane Septum aus straffem Bindegewebe mit der Schere durchtrennt werden

zuläßt, muß mit täglichem Bougieren mittels einer Prothese[2] begonnen werden, damit die neu geschaffene Vagina bis zur Aufnahme der Kohabitationen vor der Schrumpfung bewahrt wird.

Die meisten blutigen Verfahren zur Bildung einer Neovagina gehen von einer

Tunnelung im Bereich des Septum urethrovesicorectale

aus (Abb. 7 und 8). Zu diesem Zweck wird zwischen Urethramündung und Anus im Bereich des häufig hier zu erkennenden Grübchens die Haut in Form eines „H-Schnittes", d. h. quer mit zwei seitlich aufgesetzten Längsschnitten, inzidiert (Abb. 7). Von hier aus kann dann rechts und links der Mittellinie stumpf ein Tunnel bis zum Douglas-Peritoneum präpariert werden (Abb. 8). Das in der Mitte verbleibende, aus straffem Bindegewebe bestehende Septum wird mit der Schere scharf durchtrennt. Verletzungen der Urethra lassen sich mit ausreichender Sicherheit dadurch vermeiden, daß während der Präparation deren Verlauf mit einem Metallkatheter markiert wird. Dorsal ist es ratsam, die Präparation in die Tiefe über einem ins Rektum eingeführten Finger vorzunehmen. Eine ausreichende Blutstillung ist notwendig.

Für die **Auskleidung des Tunnels** im Bereich des Septum urethrovesicorectale kann auf verschiedene Operationsvorschläge zurückgegriffen werden. Das einfachste Vorgehen stellt die Beschränkung auf eine

Prothesennachbehandlung mit spontaner Epithelialisierung

dar. Das Einlegen einer gewebefreundlichen glatten Kunststoffprothese hält den Tunnel offen, bis etwa nach einem halben Jahr die Spontanepithelialisierung abgeschlossen ist (KIRCHHOFF, OBER, STABLER, WHARTON, ZANDER u. BOTHMANN, DAME u. Mitarb.). Ein Erfolg ist

---

2 Siehe Fußnote S. 323.

nur bei ausreichend langer Prothesenbehandlung zu erwarten. – Für die

Tunnelauskleidung mit Epidermislappen nach Kirschner und Wagner

werden Epidermislappen mit einem Dermatom vom Oberschenkel bzw. Oberarm entnommen und ebenfalls mittels einer Vaginalprothese plaziert. Auch hier ist zur Vermeidung von Schrumpfungen eine ausreichend lange Prothesenbehandlung erforderlich. – Für die

Tunnelauskleidung mit umgekehrten Dermislappen nach Bruck

werden Hautlappen an der Innenseite der Oberschenkel entnommen. Von ihnen wird die Epidermis mit einem Skalpell, das subkutane Fettgewebe mit der Präparierschere abgetragen. Der verbleibende, aus dem Stratum reticulare des Korium bestehende Lappen wird mit der Epidermisseite nach außen auf eine Prothese aufgezogen und diese für etwa 2 Wochen in den Vaginaltunnel eingelegt (BRUCK u. Mitarb., RICHTER). Danach muß die Prothesenbehandlung bis zum Abschluß der Epithelialisierung nach 4–6 Wochen fortgesetzt werden. – Die

Tunnelauskleidung mit Eihäuten

als Schrittmacher für die Epithelialisierung haben u.a. BURGER, RUNGE, VON MIKULICZ-RADECKI und H. MARTIUS empfohlen. Die während einer gleichzeitigen Schnittentbindung gewonnenen Eihäute werden entsprechend der Dermisplastik in den Vaginaltunnel eingebracht. Eine Prothesennachbehandlung ist wie bei anderen Operationen erforderlich. – Die von DAVIDOV empfohlene und von FRIEDBERG wieder aufgegriffene

Auskleidung des Tunnels mit Douglas-Peritoneum

benutzt das Peritoneum des kleinen Beckens im Bereich des Douglas-Raumes (FRIEDMANN, KURBANOWA, DARYDOR). FRIEDBERG empfiehlt, zunächst den Tunnel zu präparieren (S. 324), um ihn dann auszutamponieren oder mit einer Glasprothese kranialwärts zu drängen. So ist die richtige Stelle für die Inzision von der Laparotomie aus leichter auszumachen. Ist das Peritoneum nach allen Seiten hin ausreichend mobilisiert, so werden dessen Wundränder mit langen Fäden versehen, um es mit ihnen durch den Tunnel bis zum Introitus (Ostium) vaginae herunterziehen zu können. Nach dem Verschluß der Peritonealwunde von der Laparotomie aus durch Vereinigung von Blasenhinterwand, Rektumvorderwand und seitlichem Beckenperitoneum mittels Knopfnähten zur Schaffung eines Vaginaldaches wird die Laparotomiewunde versorgt. Jetzt wird das nach kaudal herausgeleitete Peritoneum mit der Schleimhaut des Introitus vereinigt. Mit Kohabitationen soll 3–4 Wochen nach der Operation begonnen werden. – Von allen Eingriffen zur Schaffung einer Neovagina ist die

Sigmascheide nach Schubert

die aufwendigste; zugleich belastet und gefährdet sie die Patientin am stärksten. Die *Vorteile* sind indessen nicht zu übersehen (KINDERMANN): Sie bestehen in dem guten anatomischen Resultat und der fehlenden Schrumpfungsneigung, so daß die langwierige Prothesennachbehandlung entfällt. Die Operation beginnt wiederum mit der Tunnelung im Bereich des Septum urethrovesicorectale. Anschließend wird laparotomiert und von hier aus ein etwa 12 cm langes Sigmastück unter sorgfältiger Schonung der Gefäßversorgung ausgeschaltet. Nach Inzision des Douglas-Peritoneum wird das distale Sigmaende mit Fäden bewehrt in den Tunnel gezogen und mit der Haut des Introitus vaginae vereinigt. Die Kontinuität des Sigma wird durch eine End-zu-End-Anastomose hergestellt.

Über Erfahrungen mit der von MARKLAND u. HASTINGS 1974 beschriebenen

Ileozäkalscheide

haben kürzlich BÜRGER u. Mitarb. berichtet. Die Lagerung der Patientin erfolgt auf dem Rücken mit verstellbaren Beinhaltern; so kann die Operation abdominal und vaginal synchron vorgenommen werden. Der Zugang zum Abdomen erfolgt durch einen medianen Unterbauchlängsschnitt etwa 3 cm über den Nabel hinaus. Nach gefäßschonender Mobilisierung wird das Zäkum mit einem Teil des Colon ascendens mit einer Gesamtlänge von 12–15 cm abgetrennt. Die Wiederherstellung der Darmkontinuität erfolgt durch die Ileoaszendostomie. Die kraniale

Aszendenswunde wird verschlossen, um nun das mobilisierte Darmstück durch den inzwischen im Bereich des Septum urethrovesicorectale geschaffenen Vaginaltunnel hindurchzuleiten. Nach Eröffnung des kaudalen Zäkumpoles wird spannungsfrei die erforderliche Anastomose im Vulvabereich hergestellt. Die *Vorteile* dieser Art von Neovagina entsprechen weitgehend denen der Schubert-Sigmascheide, liegen nach BÜRGER u. Mitarb. zusätzlich aber in der besseren Gefäßversorgung der Ileozäkalgegend und der schnell abnehmenden Schleimsekretion aus dem verwendeten Darmstück.

Literatur

Abitol, M.M.: Carcinoma of the vulva: improvements in the surgical approach. Amer. J. Obstet. Gynecol. 117 (1973) 483

Bachmann, F.F.: Zur Therapie des Vulvakarzinoms. Zbl. Gynäkol 94 (1972) 1150

Boquoi, E.: Zur Genese, Klinik und operativen Behandlung der kongenitalen Scheidenaplasie. Z. Geburtsh. Gynäkol. 165 (1966) 165

Bruck, H.: Erfahrungen mit der Dermatoscheidenplastik. Wien. klin. Wschr. 82 (1970) 562

Bruck, H., E. Gitsch, H. Husslein: Scheidenplastik bei Aplasia vaginae mittels umgekehrter Dermislappen. Geburtsh. u. Frauenheilk. 31 (1971) 409

Burger, K.: Eine neue Methode zur vaginalen Behandlung des hartnäckigen Pruritus vulvae. Geburtsh. u. Frauenheilk. 14 (1954) 31

Bürger, R.A., H. Riedmiller, V. Friedberg, R. Hohenfellner: Die Ileozökalscheide. Geburtsh. u. Frauenheilk. 47 (1987) 644

Charles, A.H.: Carcinoma of the vulva. Brit. med. J. 1972/I, 397

Dame, W.R., K.H. Austermann, H. Wagner, F.K. Beller: Ein neuer funktionsgerechter Langzeitobturator nach operativer Korrektur der Vaginalaplasie. Geburtsh. u. Frauenheilk. 39 (1979) 404

Darydor, S.N.: 12 Jahre Erfahrungen mit der Kolpoesis unter Verwendung von Peritoneum. Gynäkologe 13 (1980) 120

De Valera, E.: Técnica de la vulvectomia radical. Acta ginecol. 20 (1969) 450

DiSaia, Ph.J., W.T. Creasman, W.M. Rich: An alternate approach to early cancer of the vulva. Amer. J. Obstet. Gynecol. 133 (1979) 825

Figge, D.C., R. Gaudenz: Invasive carcinoma of the vulva. Amer. J. Obstet. Gynecol. 119 (1974) 382

Friedberg, V.: Die Bildung einer künstlichen Vagina mittels Peritoneum. Geburtsh. u. Frauenheilk. 34 (1974) 719

Frischbier, H.H.: Behandlungsergebnisse bei der ausschließlichen Bestrahlung des Vulvakarzinoms mit energiereichen Elektronen. Geburtsh. u. Frauenheilk. 30 (1970) 165

Frischkorn, R.: Die Behandlung des Vulvacarcinoms. Arch. Gynäkol. 207 (1969) 282

Grimmer, H.: Gut- und bösartige Erkrankungen der Vulva. Grosse, Berlin 1974

Kaiser, R., A. Pfleiderer: Lehrbuch der Gynäkologie, 16. Aufl., Thieme, Stuttgart 1989

Käser, O., F.A. Iklé, H.A. Hirsch: Atlas der gynäkologischen Operationen, 4. Aufl. Thieme, Stuttgart 1983

Kelly, J.: Malignant disease of the vulva. J. Obstet. Gynaecol. Brit. Cwlth 79 (1972) 265

Kepp, R., H.-J. Staemmler: Lehrbuch der Gynäkologie, 14. Aufl. Thieme, Stuttgart 1982

Kindermann, G.: Die Sigmascheide: Erfahrungen in der Behandlung bei angeborenem Fehlen oder späterem Verlust der Vagina. Geburtsh. u. Frauenheilk. 47 (1987) 650

Kirchhoff, H.: Vaginal-Aplasie. Fortschr. Med. 92 (1974) 495

Kurbanowa, A.G.: Kolpoese aus dem Beckenperitoneum. Zbl. Gynäkol 102 (1980) 404

Lang, N.: Die operative Therapie der Fehlbildungen des äußeren Genitale und der Vagina zur Herstellung eines weiblichen Genitales. Gynäkologe 9 (1976) 76

Lang, N.: Operationen zur Wiederherstellung der Funktion bei angeborenem Verschluß oder Stenose der Vagina. Gynäkologe 13 (1980) 123

Martius, G.: Geburtshilfliche Operationen, 12. Aufl. Thieme, Stuttgart 1978

Martius, G.: Geburtshilflich-perinatologische Operationen. Thieme, Stuttgart 1986

Martius, H.: Die gynäkologischen Operationen, 8. Aufl. Thieme, Stuttgart 1960

von Massenbach, W., K. Müller: Die Behandlung des Pruritus vulvae et ani mit Alkoholinjektionen. Dtsch. med. Wschr. 80 (1955) 16

Möbius, W.: Klinik des Vulvakarzinoms. Zbl. Gynäkol. 93 (1971) 401

Musset, R.: Traitement chirurgical de cloisons transversales du vagin d'origine congénitale par la plastie en Z. Gynécol. et Obstét. 55 (1956) 382

Nowak, F.: Die Verwendung von Kolon bei der chirurgischen Behandlung der Vaginalgenesie. Gynäkologe 13 (1980) 122

Ober, K.G., H. Meinrenken: Gynäkologische Operationen. In Guleke, N., R. Zenker: Allgemeine und spezielle chirurgische Operationslehre, 2. Aufl., Bd. IX. Springer, Berlin 1964

Ober, K.G.: Zur Behandlung der Mißbildungen des Genitaltraktes. In Käser, O., V. Friedberg, K.G. Ober, K. Thomsen, J. Zander: Gynäkologie und Geburtshilfe, Bd. III. Thieme, Stuttgart 1972

Parker, R.T., I. Duncan, J. Rampone, W. Creasman: Operative management of early invasive epidermoid carcinoma of the vulva. Amer. J. Obstet. Gynecol. 123 (1975) 349

Ratnam, S.S., M. Rauff: Funktionserhaltende Operationen bei Vaginalatresie. Gynäkologe 13 (1980) 116

Renziehausen, K.: Zur Kryotherapie des Vulvakarzinoms. Zbl. Gynäkol. 96 (1974) 1121

Renziehausen, K.: Die Kryotherapie spitzer Kondylome und anderer gutartiger Neubildungen an der Vulva. Zbl. Gynäkol. 96 (1974) 1135

Richter, K.: Erkrankungen der Vagina. In Schwalm, H., G. Döderlein: Klinik der Frauenheilkunde und Geburtshilfe. Urban & Schwarzenberg, München 1969

Richter, K.: Plastische Operationen in der Gynäkologie. Med. Klin. 73 (1978) 735

Ries, J., J. Breitner: Strahlenbehandlung in der Gynäkologie. Urban & Schwarzenberg, München 1959

Rummel, W.: Das Vulvakarzinom, Diagnostik und Therapie. Med. Klin. 70 (1975) 174

Schubert, G.: Die künstliche Scheidenbildung aus dem Mastdarm nach Schubert. Enke, Stuttgart 1936

Scott, J.W.: Vulvectomy, introital stenosis and Z-plastic. Amer. J. Obstet. Gynecol. 85 (1963) 132

Stabler, F.: Vaginal agenesis: operative technique and shape of the mould. J. Obstet. Gynaecol. Brit. Cwlth 73 (1966) 463

Vecchietti, G.: Die Neovagina beim Rokitansky-Küster-Hauser-Syndrom. Gynäkologe 13 (1980) 112

Wallach, R.C.: Cryosurgery of advanced vulvar carcinoma. Obstet and Gynecol. 47 (1976) 454

Weghaupt, K.: Therapie des Vulvacarcinoms und ihre Resultate. Arch. Gynäkol. 216 (1974) 151

Wharton, L.R.: A simple method of constructing a vagina. Ann. Surg. 107 (1938) 842

Woodruff, J.D., B. Thompson: Local alcohol injection in the treatment of vulvar pruritus. Obstet and Gynecol. 40 (1972) 18

Zander, J., G. Bothmann: Eine verbesserte Prothese zur Nachbehandlung künstlicher Scheiden. Geburtsh. u. Frauenheilk. 30 (1970) 100

Vaginale Hysterotomie und vaginale Hysterektomie

G. Martius

Vaginales Operieren

Das vaginale Operieren ist weit mehr als die gynäkologische Abdominalchirurgie eine für unser Fach spezifische Tätigkeit. Dies gilt für die vaginale Uterusexstirpation wie für die Deszensus- und Inkontinenzoperationen. Im Rahmen der Facharztausbildung ist deshalb die

Didaktik des vaginalen Operierens

für die Klinikleiter und Chefärzte eine besondere, ernstzunehmende Verpflichtung den jungen Kollegen gegenüber (HALTER, REIFENSTUHL). Für die Patientinnen bedeutet dies zugleich, daß die *Wahl des Operationsweges*, z. B. für die Entfernung des Uterus, heute nicht mehr durch die Art der operativen Ausbildung des Operateurs beeinflußt werden sollte! Für die operationstechnische Unterweisung des Assistenten ist dabei in noch stärkerem Maße als beim abdominalen Operieren eine *sorgfältige Schulung in der normalen topographischen Anatomie und deren Veränderungen* Voraussetzung. Die letzteren ergeben sich zum einen mehr oder weniger spezifisch durch die zur Operation führende genitale Erkrankung. Unabhängig davon kommt es aber bereits durch die für die Operation notwendige kaudale Dislokation des Uterus und von dessen Nachbarorganen durch Zug an der Portio zu beachtenswerten Änderungen der Topographie (Abb. 2, S. 3). Erfahrungsgemäß bereiten diese topographischen Veränderungen dem Anfänger beim vaginalen Operieren größere Schwierigkeiten, als dies beim abdominalen Operieren der Fall ist. Ein weiteres Problem ergibt sich zunächst aus der erschwerten Zugänglichkeit des inneren Genitale von der Vagina aus. Ein wesentlicher Teil der Unterweisung des Assistenten beim vaginalen Operieren hat deshalb in der *sorgfältigen Darstellung des Operationsgebietes* zu bestehen. Hierbei müssen als Voraussetzung für eine schichtgerechte und damit ungefährliche Präparation Gewebsspannungen hergestellt werden, die erst den richtigen operativen Weg erkennen lassen. So wird zugleich vermieden, daß eine Präparation in schwer zugänglichen Tiefen des Operationsfeldes erfolgt, was die Gefahr von Nebenverletzungen erhöht; hier auftretende Blutungen stellen den Operateur evtl. vor schwer lösbare Probleme. Ein Weg, mit dem sich der Operateur vor entsprechenden Situationen bewahren kann, besteht darin, daß er während der Präparation jeweils korrespondierende Gewebsanteile darstellt und versorgt. Ein solches *„seitensymmetrisches Vorgehen"* garantiert am besten eine fehlerfreie Beurteilung der Topographie. Schließlich muß die Tatsache, daß es beim vaginalen Operieren häufiger als beim abdominalen Vorgehen zu einer *Unterschätzung des Blutverlustes* kommt, dazu führen, daß in allen Operationsphasen auf ein blutsparendes Präparieren bzw. auf eine sorgfältige Blutstillung besonders geachtet wird (HOCHULI, KÄSER u. Mitarb., PRATT).

Aus dem Gesagten ergibt sich, daß das vaginale Operieren eine strenge, ja pedantische Schulung des Assistenten zur Voraussetzung hat. Die in der Literatur genannten niedrigen Morbiditäts- und Letalitätsziffern dürfen weder zu einer gefahrvollen Großzügigkeit in der Indikationsstellung noch zu einer Vernachlässigung der technischen Regeln Veranlassung geben. Andererseits bedeutet die Vermeidung einer Laparotomie unter den genannten Bedingungen für die Patientin eine Verminderung der operativen

Belastung und der postoperativen Beschwerden mit zusätzlicher Verkürzung der stationären Behandlungsbedürftigkeit, für ältere Frauen evtl. die einzige Möglichkeit, trotz eingeschränkter Operabilität die Indikation zum operativen Eingriff zu realisieren.

Hysterotomia vaginalis anterior

Die vaginale Hysterotomie dient der Eröffnung des Cavum uteri über den vaginalen Zugang. Die Operation wird heute – z. B. zur Exstirpation eines gestielten submukösen Myoms oder zur Entleerung des Uterus bei einem Spätabort – nur noch selten angewandt, stellt indessen einen typischen und technisch nicht schwierigen Eingriff dar (HINZ, G. MARTIUS). Er beginnt mit der

vorderen Kolpotomie

(Abb. 1). Zu diesem Zweck wird die Portio mit Spekula eingestellt und mit zwei paramedian angesetzten Kugelzangen[1] oder Museux-Klemmen[2] angehakt und vorgezogen. Zusätzlich ist es sinnvoll, beiderseits seitlich das Operationsfeld mit je einem abgewinkelten Scheidenspekulum nach Doyen[3] darzustellen. Nun wird die vordere Vaginalwand mittels eines bogenförmigen, nach kranial konkaven Querschnittes inzidiert. Der tiefste Punkt des Querschnittes liegt etwa 0,5 cm oberhalb des festen Ansatzpunktes des Zervixepithels bzw. dicht unterhalb des unteren Blasenpoles. Nach der Inzision und dem Anheben des kranialen Wundrandes kommen das sich in der Mittellinie längs kammartig anspannende Septum supravaginale und seitlich die lockeren Fasern des Septum vesicovaginale zur Darstellung. Die nachfolgende

Blasenpräparation

(Abb. 2) beginnt wie bei der Blasenpräparation bei der abdominalen Hysterektomie mit der Durchtrennung der seitlichen Züge des Septum vesicovaginale mit einer Präparierschere, und zwar so weit, bis sich in der Medianlinie das Septum supravaginale kammartig anspannt. Jetzt kann dieses mit einem Scherenschlag ebenfalls durchtrennt und die Lösung der Blase von der vorderen Zervixwand durch Fortsetzung der Präparation im Bereich des vesikovaginalen Bindegewebslagers bis über den inneren Muttermund hinaus komplettiert werden (Abb. 3). Die Blasenpräparation hat zur Voraussetzung, daß der kraniale Wundrand der Kolpotomie mit einer oder sogar zwei chirurgischen Pinzetten gefaßt und straff nach kranial gezogen wird. Ist die Blase ausreichend von der vorderen Zervixwand gelöst, so kann sie mit einem Scheidenspekulum nach Doyen zurückgedrängt werden

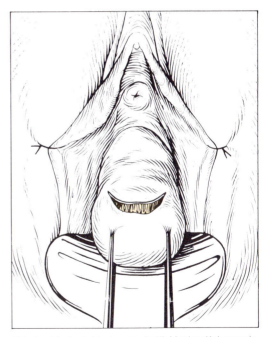

Abb. 1 Vaginale Hysterotomie (I). Vordere Kolpotomie. Nach dem Vorziehen der Portio mit Hilfe von zwei Kugelzangen wird die vordere Scheidenwand dicht oberhalb des festen Ansatzes des Zervixepithels bogenförmig inzidiert. Darunter kommt das Septum vesicovaginale zur Darstellung

---

[1] Einzinkige Kugelzange nach Schröder: Aesc. Nr.: EO 110, 25 cm lang.
[2] Hakenzange nach Museux: Aesc. Nr.: EO 221, 24 cm lang.
[3] Scheidenspekulum nach Doyen: Aesc. Nr.: EL 860, 25 cm lang.

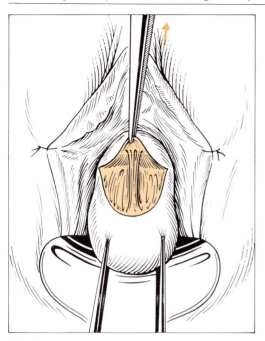
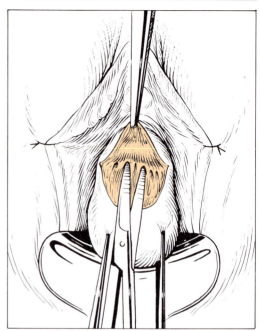

Abb. 2 Vaginale Hysterotomie (II). Darstellung des Septum supravaginale und des vesicovaginalen Bindegewebslagers (Septum vesicovaginale). Der kraniale Wundrand der Kolpotomie wird mit einer chirurgischen Pinzette angehoben. In der Mitte spannt sich kammartig das längs verlaufende Septum supravaginale an. Seitlich sind die lockeren, ebenfalls längs verlaufenden Fasern des Septum vesicovaginale erkennbar

Abb. 3 Vaginale Hysterotomie (III). Blasenpräparation. Nach der Durchtrennung des Septum supravaginale wird das Septum vesicocervicale durch Elevation des kranialen Wundrandes angespannt und mit der Schere nach kranial mehr und mehr abpräpariert. Auf diese Weise weicht die Blase bis über den inneren Muttermund nach oben zurück

(Abb. 4). Kommt während der Präparation der Plica vesicouterina peritonei, die vordere peritoneale Umschlagfalte im Bereich des vorderen Douglas-Raumes, zu Gesicht, so wird sie entweder uneröffnet nach kranial abgeschoben oder aber – vor allem, wenn sie sehr tief steht – zunächst eröffnet. In jedem Fall ist eine ausreichende Blasenpräparation nach kranial die Voraussetzung für die nachfolgende Eröffnung des Uterus durch die

Hysterotomia anterior

(Abb. 4). Ist die vordere Zervixwand gut dargestellt, so wird sie mit einer kräftigen geraden Schere[4] in der Medianlinie gespalten, und zwar nach und nach bis über den inneren Muttermund hinaus. Der Operateur kann sich dies dadurch erleichtern, daß er die seitlichen Wundränder der bereits durchtrennten Zervix aufsteigend mit Kugelzangen oder Museux-Klemmen faßt und sich auf diese Weise die oberen Zervixanteile entgegenzieht (Abb. 5). Die Blase wird, wie gesagt, dabei durch das vorn eingesetzte Doyen-Spekulum geschützt. – Ist der intrauterine Eingriff (s. o.) beendet, so folgt die

Naht von Hysterotomie und Kolpotomie

(Abb. 5 und 6). Der Verschluß der Zervixwunde beginnt am oder dicht oberhalb des oberen Wundwinkels, der zu diesem Zweck gut dargestellt werden muß, was wiederum am besten mit seitlich an den Wundrändern hoch angesetzten Kugelzangen oder Museux-Hakenzangen gelingt. Nur dann ist eine ausreichend sichere Blutstillung gewährleistet. Von hier aus werden

---

[4] Hysterotomieschere: Aesc. Nr.: BC 361, 363, 364 (11,5, 13,0, 14,5 cm lang).

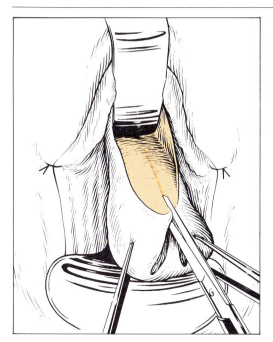

Abb. 4 Vaginale Hysterotomie (IV). Hysterotomia anterior. Die Blase wird unter Verwendung eines Spekulums nach Doyen weit nach kranial zurückgedrängt. Mit einer geraden Schere wird die vordere Zervixwand in der Medianlinie bis kurz über den inneren Muttermund hinaus gespalten

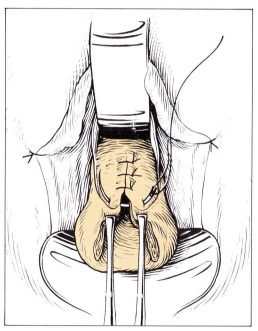

Abb. 5 Vaginale Hysterotomie (V). Verschluß der Hysterotomie. Die Hysterotomie wird nach Darstellung des oberen Wundwinkels (!) absteigend mit Knopfnähten verschlossen. Diese dürfen die Schleimhaut der Zervix nicht mitfassen

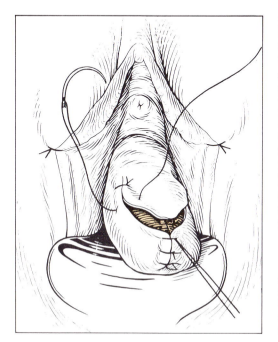

absteigend in Abständen von etwa 1 cm weitere Knopfnähte aus resorbierbaren Kunststoffäden (z. B. Vicryl, Fa. Ethicon, Nr. 0 bis 1 = metr. 4 bis 5 je nach Gewebereichtum der Zervix) submukös (!) gelegt. Die letzte Naht faßt die Schleimhaut der Portiooberfläche mit (Abb. 6). Dieser Faden wird lang gelassen und mit einer Fadenklemme bewehrt. Auf diese Weise lassen sich die Wundränder der Vaginalschleimhaut für den Verschluß der Kolpotomie anspannen. Dieser wiederum wird absteigend mit Einzelknopfnähten mit z. B. Vicrylfäden, Nr. 0 = metr. 4, vorgenommen. Zumeist sind zusätzlich ein oder zwei Knopfnähte an der Portiooberfläche unterhalb des Haltefadens erforderlich

Abb. 6 Vaginale Hysterotomie (VI). Verschluß der Kolpotomie. Die letzten Nähte der Hysterotomie fassen die Schleimhaut der Portiooberfläche mit und verschließen diese bis zum äußeren Muttermund. Anschließend wird die Kolpotomie mit Knopfnähten versorgt

(Abb. 6). Das Einlegen eines feinen Gazestreifens in den Zervikalkanal bis kurz über den inneren Muttermund hinaus beendet den Eingriff; auf diese Weise lassen sich ebenso wie mit einer über etwa 10 Tage durchgeführten oralen Östrioltherapie (z. B. Ovestin 1 mg, 2–3 Tabletten/Tag) intrazervikale Synechien vermeiden.

Hysterectomia vaginalis

Die Exstirpation des Uterus auf vaginalem Wege kann einmal als operativer Eingriff für sich allein ausgeführt werden, wird aber auch im Rahmen anderer gynäkologischer Operationen vorgenommen. Dies zeigt die folgende **methodische Übersicht:**
– einfache vaginale Hysterektomie,
– vaginale Hysterektomie mit Adnexexstirpation,
– vaginale Radikaloperation nach Schauta,
– vaginale Hysterektomie im Rahmen einer Deszensus- oder Inkontinenzoperation.

Weiterhin wird in diesem Kapitel die vaginale Exstirpation des Kollumstumpfes nach vorausgegangener suprazervikaler Uterusamputation besprochen.

Einfache vaginale Hysterektomie

Ist eine Indikation zur Uterusexstirpation gegeben, so ist zunächst über die **Wahl des Operationsweges** zu entscheiden, d. h. darüber, ob die vaginale Hysterektomie möglich ist. Hierbei sind einmal die prinzipiellen Vor- und Nachteile beider Operationsverfahren zu berücksichtigen. Die *Vorteile* der vaginalen Hysterektomie bestehen in der geringeren operativen Belastung der Patientin mit geringeren postoperativen Schmerzen, in der verminderten Irritation des Peritoneum, die sich auf die tiefen Anteile des visceralen Peritoneum des kleinen Beckens beschränkt, und – daraus resultierend – in der vereinfachten Frühmobilisierung der Patientin und der weniger ausgeprägten Darmatonie. Hiermit ist die im Vergleich zur abdominalen Hysterektomie niedrigere postoperative Morbidität und Letalität ohne weiteres erklärt (HOCHULI u. GROB, BURMUCIC, WEIDENBACH u. a.).

Von den **lokalen Operationsbedingungen** bestimmen in erster Linie die Größe des Uterus, dessen Beweglichkeit und die Weite des Zuganges zum Operationsgebiet die technische Indikationsstellung. Evtl. erlaubt erst die unmittelbar vor Operationsbeginn ausgeführte *Untersuchung in Narkose* mit Zug an der Portio mittels hier angelegter Kugelzangen eine endgültige Entscheidung. Dies muß bei der präoperativen Aufklärung der Patientin Berücksichtigung finden. Bei Organvergrößerungen über Faustgröße hinaus bzw. einem sonographisch gemessenen Tumordurchmesser von über 10 cm ist der abdominale Weg zu bevorzugen, sofern man sich nicht zum Morcellement entschließen will und kann (S. 347). Bei *vorausgegangenen gynäkologischen Operationen* sollte der Operationsbericht des ersten Eingriffes zur Entscheidung herangezogen werden. Primär ist ein früherer abdominaler Eingriff nicht als Kontraindikation gegen das vaginale Operieren zu werten (BURMUCIC, CARPENTER u. SILVA, HINZ u. LEMKE). Andererseits ist es ein Fehler, bei ungünstigen lokalen Operationsbedingungen den vaginalen Weg erzwingen zu wollen. In diesen Fällen ist die Komplikationsrate im Vergleich zu einer technisch einfachen abdominalen Hysterektomie höher (TULZER, PLOCK u. RUWISCH).

Auf die Problematik der *„präventiven Hysterektomie"* wurde auf S. 241 ausführlich eingegangen. Die dort dargelegte Auffassung hat in gleicher Weise für die abdominale wie für die vaginale Uterusexstirpation Gültigkeit (SIEVERS, STAEMMLER u. QUAEITZSCH, NAGELL u. RODDICK, BELLER u. WAGNER, WALZ u. Mitarb.).

Die einfache vaginale Hysterektomie besteht aus den folgenden einzelnen **Operationsphasen:**
– vordere Kolpotomie,
– Eröffnung des Spatium vesicocervicale und Blasenpräparation,
– Umschneidung der Portio,
– hintere Kolpotomie mit Rektumpräparation,
– Absetzen der Parametrien vom Uterus,
– Eröffnung der Plicae peritonei,
– Stürzen des Uterus,

Einfache vaginale Hysterektomie

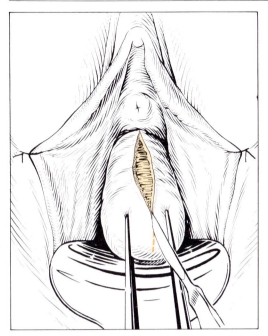

Abb. 7 Vaginale Hysterektomie (I). Längsgerichtete vordere Kolpotomie. Die vordere Scheidenwand wird zwischen Urethramündung und Portio längs gespalten. Darunter wird das Septum vesicovaginale sichtbar

– Absetzen der Adnexe vom Uterus,
– Versorgung der Peritoneal- und Scheidenwunden.

Zur

Darstellung des Operationsgebietes

werden die kleinen Labien ausreichend weit seitlich, etwa im Bereich des Sulcus genitofemoralis, mit Knopfnähten fixiert (Abb. 7). Als hinteres Spekulum hat sich das Operationsspekulum nach Scherback[5] bewährt, das, mit einem Gewicht versehen, den Damm nach dorsal zieht. Es ist darauf zu achten, daß das Spekulumblatt nur so tief in das hintere Scheidengewölbe reichen darf, daß das Vorziehen des Uterus nicht behindert wird. Mit einem schmalen vorderen Spekulum[6] läßt sich dann die Portio vaginalis einstellen und paramedian mit zwei Kugelzangen[7] fassen (Abb. 7).

Der präparatorische Teil der Operation beginnt mit der

vorderen Kolpotomie.

Sie kann als bogenförmiger Querschnitt dicht unterhalb des kaudalen Blasenpoles (Abb. 1, S. 329) oder auch als Längsschnitt zwischen Urethramündung und Portio vorgenommen werden (Abb. 7). Die *Längsinzision der vorderen Vaginalwand* hat im Vergleich zur queren Kolpotomie die Vorteile, daß mehr Raum geschaffen wird, so daß sich das Problem des Auffindens der „Harnblasenfurche" gar nicht stellt (OBER) und daß nach der Entfernung des Uterus die Harnblase mit wenigen Diaphragmanähten unterpolstert und so reponiert werden kann. Es ist unserer Meinung nach kein Grund vorhanden, die Schnittrichtung der vorderen Kolpotomie für die vaginale Hysterektomie und die Deszensusoperation unterschiedlich zu wählen!

Die **quere Kolpotomie** (Abb. 1, S. 329) ist bei fehlendem Deszensus und fehlenden Inkontinenzbeschwerden für die einfache vaginale Hysterektomie ausreichend. Bei ihr wird für die jetzt erforderliche

Blasenpräparation

(Abb. 2 und 3, S. 330) der obere Schnittrand der Kolpotomie von Operateur und 1. Assistenten straff mit einer chirurgischen Pinzette angehoben. Hierdurch spannt sich in der Medianlinie das straffe Septum supravaginale, seitlich davon die feineren Bindegewebszüge des Septum vesicocervicale an. Es sind in Analogie zur Blasenpräparation bei der abdominalen Uterusexstirpation (S. 178) zunächst die paramedianen lockeren Fasern des Septum vesicocervicale mit der Präparierschere zu durchtrennen, bis sich das straffe Septum supracervicale kammartig darstellt; es kann dann leicht mit der gebogenen Präparierschere durchtrennt und die Blase reponiert werden (Abb. 3 und 8). Die seitlich bogen-

---

[5] Operationsspekulum nach Scherback: Aesc. Nr.: EL 740 C.
[6] Scheidenspekulum nach Kristeller: Aesc. Nr.: EL 450–453.

[7] Kugel- oder Hakenzange nach Schröder: Aesc. Nr.: EO 110.

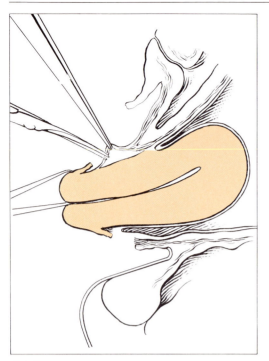

Abb. 8 Vaginale Hysterektomie (II). Eröffnung des Spatium vesicocervicale (schematische Darstellung im Sagittalschnitt). Das Septum supravaginale ist mit einer Pinzette angehoben. Es wird dicht oberhalb des Ansatzes an der Zervix mit der Schere durchtrennt. Auf diese Weise kommt es zur Eröffnung des Spatium vesicocervicale

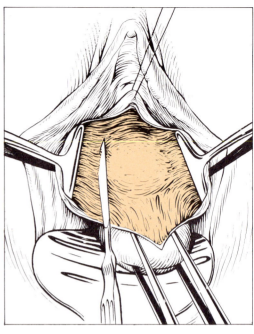

Abb. 9 Vaginale Hysterektomie (III). Blasenpräparation von einer längsgerichteten vorderen Kolpotomie aus. Die Scheidenwände sind durch Präparation im Bereich des Septum vesicovaginale von der vorderen Harnblasenwand getrennt. Die Wundränder sind mit T-Klemmen gefaßt, mit denen sie zur Seite gezogen werden können. Die Blase ist unter dem Septum vesicovaginale in der Mitte als Vorwölbung erkennbar

förmig nach kranial ziehenden Blasenpfeiler werden zur Vermeidung von Blutungen in dieser Operationsphase geschont. Die Präparation im Bereich des Septum vesicocervicale und damit die Blasenreposition werden primär nur so weit nach kranial fortgesetzt, wie dies leicht möglich ist, d.h. wie das Septum versicocervicale gut darstellbar ist. Es ist bei einem Hochstand des Uterus besser, die Präparation zunächst abzubrechen, um sie später nach der Durchtrennung der Parametrien und der Ligg. sacrouterina (Plicae rectouterinae) zu ergänzen; anderenfalls ist die Gefahr der Entstehung schwer zugänglicher Blutungen, aber auch von Harnblasenverletzungen gegeben. Das *Ziel der Blasenpräparation* ist die Separierung von Harnblase und Zervixvorderwand bis in Höhe der vorderen peritonealen Umschlagfalte (sog. vorderer Douglas-Raum) (s.u.).

Bei der **längsgerichteten vorderen Kolpotomie** wird vor der Trennung von Harnblase und Zervixvorderwand die Präparation der vorderen Vaginalwand zur Seite hin vorangestellt (Abb. 9). Entsprechend dem Vorgehen bei der Deszensusoperation straffen Operateur und 1. Assistent mit chirurgischen Pinzetten den seitlichen Vaginalwundrand an. Zugleich wird die im Wundgrund sichtbare Blasenvorderwand im Bereich des sie überziehenden Septum vesicocervicale vom 1. Assistenten mit einer zweiten chirurgischen Pinzette zur Gegenseite gezogen. Auf diese Weise spannen sich die Bindegewebsfasern unterhalb der Vaginalwand an und können in richtiger Schicht leicht durchtrennt werden, so daß die Vaginalwand auf einer Strecke von etwa 1–2 cm zur Seite hin von der Blasenvorderwand abgelöst wird. Die weitere Präparation wird erleichtert, wenn der abgelöste Scheidenwundrand zunächst auf der einen,

Einfache vaginale Hysterektomie 335

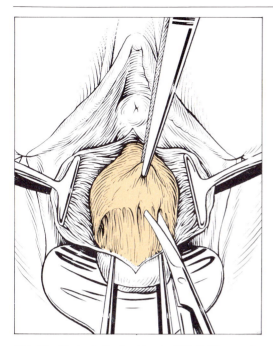 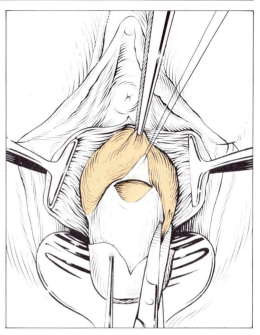

Abb. 10 Vaginale Hysterektomie (IV). Eröffnung des Spatium vesicocervicale und Blasenpräparation. Das Septum supravaginale ist dicht oberhalb seines Ansatzes an der Zervix mit der Schere durchtrennt. Durch Elevation der Blase wird das vesikozervikale Bindegewebe angespannt und entlang der vorderen Zervixwand durchtrennt. Auf diese Weise wird die Blase nach kranial abpräpariert

Abb. 11 Vaginale Hysterektomie (V). Präparation der Blasenpfeiler. Eröffnung der Plica vesicouterina peritonei (vorderer Douglas-Raum). Auf der linken Seite wird der Blasenpfeiler mit der Schere durchtrennt und so die Blasenpräparation beendet. Ist auch der linke Blasenpfeiler abpräpariert, so kommt die Umschlagfalte des Peritoneum zu Gesicht. Sie wird mit einer Pinzette angehoben und mit der Schere eröffnet. Das vordere Blatt ist mit einem Markierungsfaden versehen

dann auf der anderen Seite breitflächig mit T-Klemmen[8] gefaßt und straff zur Seite gezogen wird (Abb. 9). Ist die vordere Harnblasenwand mit dem sie bedeckenden Bindegewebslager des Septum vesicocervicale bzw. vesicovaginale ausreichend dargestellt, so kann nun die *Trennung von Blase* und vorderer Zervixwand mit der Präparierschere in gleicher Weise vorgenommen werden, wie dies bei der queren Kolpotomie beschrieben wurde (S. 333) (Abb. 10).

Die nächste Aufgabe des Operateurs besteht in der

Durchtrennung der Ligg. vesicouterina

(Abb. 11). Diese sog. Blasenpfeiler stellen sich gut dar, wenn die Portio mittels der Kugelzangen straff nach unten gezogen und die Blase mit einer chirurgischen Pinzette nach kranial angehoben bzw. mit einem vorderen Spekulum[9] zurückgedrängt wird. Die seitlich sich anspannenden Bindegewebszüge stellen die Ligg. vesicouterina dar (Abb. 11). Sie können jetzt mit der halb geöffneten Schere nach kranial von der Uteruskante abgeschoben werden. Hierbei kommt es oft zu einer Blutung aus Ästen der in dem Ligament verlaufenden A. vesicalis inferior, die durch Koagulation, Unterbindung oder mittels einer feinen Umstechung gestillt werden muß. Die Präparation der Blasenpfeiler ist

---

[8] T-Klemme nach Collin: Aesc. Nr.: B-17792.

[9] Zum Beispiel mit dem abgewinkelten Scheidenspekulum nach Doyen: Aesc. Nr.: EL 860, 25 cm lang.

deshalb von Bedeutung, da durch sie sichergestellt wird, daß der Ureter vor Beginn der parametranen Umstechungen ausreichend weit nach kranial zurückweicht.

Wird nach Beendigung der Blasenpräparation und der Durchtrennung der Ligg. vesicouterina die vordere peritoneale Umschlagfalte sichtbar, so kann bereits in diesem Operationsabschnitt die

Eröffnung der Plica vesicouterina peritonei

erfolgen (Abb. 11). Sie wird dann mit einer chirurgischen Pinzette angehoben, mit der Schere inzidiert und dann mit der Schere oder auch stumpf mit zwei eingeführten Fingern zur Seite hin erweitert. Es ist für die spätere Versorgung der Peritonealwunde ratsam, den kranialen peritonealen Wundrand mit einem Faden zu markieren und diesen mit einer Klemme zu bewehren. Es ist indessen falsch, mit dem Aufsuchen der Plica vesicouterina peritonei in dieser Operationsphase unnötig Zeit zu verschwenden! Dieser Rat gilt insbesondere deshalb, da die Peritonealumschlagfalte des vorderen Douglas-Raumes später, und zwar nach der Umstechung und Durchtrennung des unteren Anteiles des seitlichen Peritoneum, ohne präparatorische Schwierigkeiten wie von allein sichtbar wird (S. 341).

Die ausreichende Mobilisierung der Blase und die damit erreichte ausreichende Distanzierung von Blase und Ureter von der Zervix gehören zu den wichtigsten Aufgaben des Operateurs bei der vaginalen Hysterektomie. Auf diese Weise lassen sich Verletzungen dieser Organe mit ausreichender Sicherheit vermeiden.

Es folgt nun die

zirkuläre Umschneidung der Portio

(Abb. 12). Zu diesem Zweck werden die Kugelzangen an der Portio, die zunächst nur an der vorderen Muttermundslippe angelegt waren, so umgesetzt, daß sie die Portio von vorn nach hinten ganz fassen (Abb. 12). So kann die Portio steil nach ventral gezogen und ihre dorsale Fläche dargestellt werden. Die Umschneidung geht links vom unteren Wundwinkel der längsgerichteten Kolpotomie oder von den seitlichen

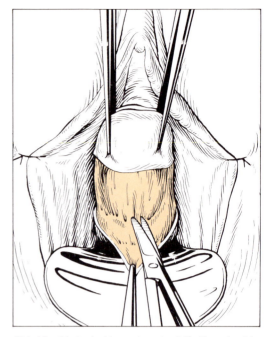

Abb. 12 Vaginale Hysterektomie (VI). Umschneiden der Portio, Rektumpräparation. Die Portio ist umschnitten. Nach Elevation der Portio mittels Kugelzangen an der hinteren Muttermundslippe wird das Septum rectovaginale angespannt und dicht entlang der Zervix abpräpariert

Wundwinkeln der queren Kolpotomie aus und wird dicht oberhalb des festhaftenden Portioepithels mit dem Skalpell nach dorsal um die Portio herumgeführt. Der hintere Wundrand wird auf einer Strecke von etwa 2 cm von der Unterlage abpräpariert und damit mobilisiert. Auf diese Weise erleichtert man sich die später notwendige Darstellung der parametranen Züge. Nun gelingt auch die

Rektumpräparation mit der Eröffnung der Excavatio rectouterina

(Abb. 12 und 13) leicht. Hierzu wird die Portio wiederum mittels der Kugelzangen stark nach ventral eleviert. Wird zugleich das hintere Spekulum vom 2. Assistenten nach dorsal gezogen, so spannen sich die sagittal verlaufenden Bindegewebszüge des *Septum rectovaginale* an. Werden sie zusätzlich mit einer chirurgischen Pinzette nach dorsal angespannt, so können sie dicht entlang der hinteren Zervixwand mit der

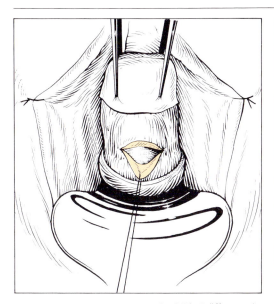

Abb. 13 Vaginale Hysterektomie (VII). Eröffnung der Plica rectouterina peritonei. Nachdem das Rektum ausreichend von der hinteren Zervixwand abpräpariert worden ist, wird die Plica rectouterina peritonei (hinterer Douglas-Raum) sichtbar. Sie wird mit der Schere eröffnet und mit einem Faden markiert. Die Ligg. sacrouterina sind seitlich an der Zervix entlanglaufend zu erkennen

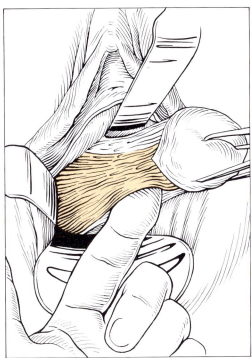

Abb. 14 Vaginale Hysterektomie (VIII). Darstellung des rechten Parametrium. Die Blase ist mit einem Doyen-Spekulum nach vorn, das Rektum durch Zug am Scherback-Spekulum nach hinten vom Uterus distanziert. Die Vaginalwand ist mit einem seitlich eingesetzten Spekulum nach lateral gedrängt. Das nach kaudal ziehende Parametrium liegt durch den Zug an der Portio der Zervixwand straff an. Das Spatium zwischen Parametrium und Zervixwand kann der Operateur mit dem Zeigefinger tasten und von hier aus das Parametrium für dessen Ligatur etwas anheben

Präparierschere durchtrennt werden, wodurch eine ausreichende Distanzierung des Rektum von der hinteren Zervixwand erreicht wird. Damit wird zugleich – der hinteren Zervixwand dicht anliegend – die peritoneale Umschlagfalte des Douglas-Raumes sichtbar. Sie wird mit einer chirurgischen Pinzette angehoben, mit der Schere inzidiert, und wie bei der Eröffnung des vorderen Douglas-Raumes werden dessen peritoneale Wundränder mit einem Faden markiert (Abb. 13). Als Zeichen der Douglas-Eröffnung entleert sich nach der Inzision des Peritoneum klare peritoneale Flüssigkeit. Die für die präparatorische Darstellung und Eröffnung der vorderen peritonealen Umschlagfalte ausgesprochene Warnung, sich mit dem Aufsuchen des Peritoneum nicht zu lange aufzuhalten, gilt auch für die Douglas-Eröffnung: Bei einer hochstehenden oder narbig veränderten Excavatio rectouterina ergibt sich die Notwendigkeit, in der Tiefe zu präparieren, womit das Auffinden der richtigen Schicht zunehmend schwieriger wird. In diesen Fällen ist es besser, auch die Eröffnung des dorsalen Peritoneum zu verschieben, bis die kaudalen Anteile des Parametrium durchtrennt sind und der Uterus tiefer heruntergezogen werden kann.

Für das

Absetzen der Parametrien vom Uterus

(Abb. 14–19) nimmt der Operateur zu deren Darstellung die folgenden *Hilfen* in Anspruch: Blase und Rektum werden vom 2. Assistenten mit einem Doyen-Spekulum vorn und durch Zug am hinteren Scherback-Spekulum hinten ausreichend von der Zervix distanziert. Der 1. Assistent zieht die Portio mittels der Kugel-

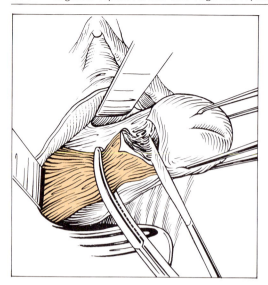

Abb. 15 Vaginale Hysterektomie (IX). Absetzen der rechten Parametrien mittels Klemmentechnik. Das rechte Parametrium ist von dorsal her mit einer gebogenen Parametrienklemme gefaßt. Unter Belassung eines ausreichend langen Stumpfes wird das Parametrium unterhalb der Klemme mit einem Skalpell durchtrennt und im Bereich des Spatium zur Uteruskante hin bis in Höhe der Klemme von dieser abgelöst

zangen stark zur entgegengesetzten Seite. Zudem drängt er mit einem seitlich eingesetzten Spekulum die seitliche Scheidenwand nach lateral. Die straff an der Uteruskante herunterziehenden und dieser dicht anliegenden parametranen Gewebszüge werden gut sichtbar. Das schmale Spatium zwischen Parametrium und seitlicher Zervixwand kann der Operator besonders von dorsal her gut tasten (Abb. 14). So ist die richtige Schicht für das Setzen der Parametrienklemmen bzw. für die primäre Umstechung der Parametrien auszumachen. Damit ist zugleich gesagt, daß für die Versorgung der Parametrien wie bei der abdominalen Uterusexstirpation auch hier die *Klemmentechnik und die Technik der primären Umstechung* zur Verfügung stehen (S. 170). Ob dabei das gesamte Gewebsbündel des Parametrium einschließlich des Lig. sacrouterinum in einem gefaßt wird, die bekanntermaßen am uterinen Ansatz eine anatomische Einheit bilden (Abb. 38, S. 188), oder ob die genannten Gewebsanteile getrennt gefaßt und versorgt werden müssen, ist von dem Gewebereichtum und einer evtl. vorhandenen Distanzierung abhängig. Das Vorgehen bei der Versorgung der Parametrien muß deshalb individualisiert werden. Bei der

Parametrienversorgung mittels Klemmentechnik

(Abb. 14 und 15) lädt sich der Operateur von dorsal her das angespannte Lig. sacrouterinum mit den kaudalen Anteilen des seitlichen Parametrium auf den Zeigefinger der linken Hand. Die *Parametriumklemme*[10] folgt – mit der Konkavität portiowärts, also nach kaudal gerichtet – diesem Weg des Zeigefingers, und zwar mit der inneren Branche des geöffneten Instrumentes. Nach dem Schließen der Klemme wird das gefaßte Gewebsbündel mit der Schere oder einem Skalpell durchtrennt. Anschließend wird die Klemme durch eine Umstechung mit einem resorbierbaren Kunststoffaden (z. B. Vicryl, Stärke je nach Gewebereichtum 0 bzw 1 = metr. 4 bzw. 5) ersetzt. Zu diesem Zweck erfolgt die *Umstechung* durch eine Nadelführung oberhalb der Klemme von lateral nach median, um den Faden dann nach beiden Seiten hin zu knüpfen, mit größerer Sicherheit durch eine doppelte Umstechung des abgetrennten Gewebsbündels (Abb. 16). Auf diese Weise wird ein Abgleiten der Umstechung während des Lösens der Klemme eher vermieden. Der geknüpfte Faden bleibt lang und wird mit einer Klemme bewehrt, um das Parametrium beim Verschluß der Vaginalwunde herunterziehen und an ihm die Vagina aufhängen zu können (S. 343). Es folgt nun die Ligierung des Parametrium oberhalb des ersten Knotens, also die *zweite Parametriumligatur*, für die die Klemme eine höher liegende Portion des Parametrium faßt. Nach der Durchtrennung wird die Klemme mit gleicher Technik durch eine Umstechung ersetzt. Zumeist werden bereits jetzt die median an der Uteruskante verlaufenden und in diese eindringenden Uterinagefäße tastbar oder sichtbar (Abb. 24, S. 179). Zu ihrer isolierten Versorgung wird auch hier eine Klemme unter den Gefäßen hindurchgeführt. Das Gefäßbündel wird durchtrennt und die Klemme wiederum durch eine Umstechung ersetzt. Der Faden sollte abgeschnitten werden,

---

10 Zum Beispiel Hysterektomieklemme nach Wertheim: Aesc. Nr.: BJ 505–506, 22,5 cm lang.

Einfache vaginale Hysterektomie

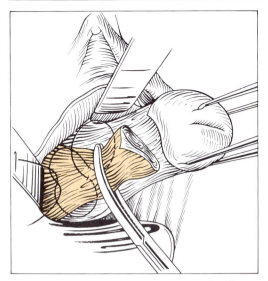

Abb. 16 Vaginale Hysterektomie (X). Fadenführung zur Umstechung des Parametriumstumpfes. Der Faden wird von außen dicht oberhalb der Klemme durch den parametranen Gewebsstumpf hindurchgestochen, oberhalb der Klemmenspitze herumgeführt und neuerlich von außen nach innen zur Umstechung des unteren Stumpfanteiles durchgeführt. Die Fadenenden werden dicht oberhalb der Klemme außen geknotet. Während des Festziehens des Knotens wird die Klemme langsam geöffnet und entfernt

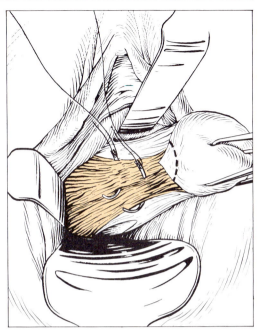

Abb. 17 Vaginale Hysterektomie (XI). Umstechung der Parametrien. Die Portio ist zur kontralateralen Seite hin gezogen. Die erste Umstechung faßt mit einer stumpfen Nadel die dorsalen Anteile des Parametrium einschließlich der Ligg. sacrouterina. Die zweite Umstechung wird etwas höher gelegt und umfährt die ventralen Anteile des Parametrium. - - - - = Abtragungslinie für die Parametrien im Bereich des Portioepithels

damit auch nicht versehentlich an ihm gezogen werden kann. Die aufsteigende Versorgung der Parametrien wird so lange fortgesetzt, bis auch deren kraniale Anteile durchtrennt sind. Dies ist wichtig, da hierdurch das spätere Stürzen des Corpus uteri wesentlich erleichtert wird (S. 341). Dies bedeutet aber auch, daß die Umstechung des Parametrium individualisiert werden muß, und zwar in Abhängigkeit von dessen Länge und Gewebereichtum. Weiterhin wurde bereits auf S. 328 darauf hingewiesen, daß es *nicht ratsam ist, die Ligatur der Parametrien primär einseitig zu vollenden*. Es ist vielmehr einfacher und auch sicherer, sich nach der zweiten Ligatur auf der einen Seite zunächst den kontralateralen Parametrien zuzuwenden, d.h. die Seite zu wechseln. Dies vereinfacht auch die isolierte Darstellung der Uterinagefäße! Schließlich sei hier nochmals daran erinnert, daß sich der Operateur im Verlauf der Parametriumumstechung mit dem Aufsuchen und der Eröffnung der peritonealen Umschlagfalte vorn und hinten Zeit lassen kann und soll: Mit zunehmender Umstechung und Durchtrennung der Parametrien und insbesondere der Ligg. sacrouterina tritt der Uterus mehr und mehr tiefer, so daß die Excavationes vesicouterina und rectouterina peritonei wie von selbst zur Darstellung kommen.

Auch für die vaginale Uterusexstirpation glauben wir sagen zu können, daß die *primäre Umstechung der Ligg. sacrouterina und der Parametrien im Vergleich zur Klemmentechnik* vermehrt gewebeschonend und auch zeitsparend ist. Es kommen wiederum an der Spitze abgestumpfte Nadeln zu Anwendung, die leicht den Weg durch den Spalt zwischen Parametrien und seitlicher Zervix- bzw. Uteruskante finden, ohne daß es zu ungewollten Verletzungen der Uterinagefäße kommt. Bei der

primären Umstechung der Parametrien

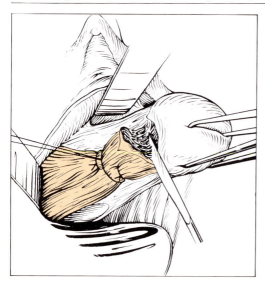

Abb. 18 Vaginale Hysterektomie (XII). Durchtrennung des Parametrium nach der ersten Umstechung, zweite Parametriumligatur. Nach der ersten Parametriumumstechung wird das umstochene Gewebsbündel unter Erhaltung eines ausreichenden Stumpfes und evtl. eines kleinen Anteiles des Portioepithels mit dem Skalpell bis in Höhe des ersten Knotens durchtrennt. Die zweite Parametriumligatur hat die ventralen Anteile des Parametrium gefaßt und ist geknotet

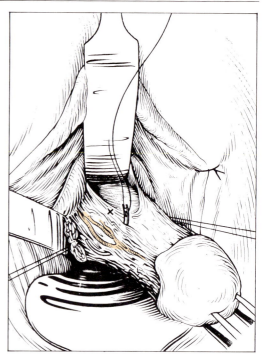

Abb. 19 Vaginale Hysterektomie (XIII). Darstellung der Uterinagefäße und isolierte Umstechung. Die Uterinagefäße sind dargestellt. Sie werden mit einer stumpfen Nadel unterfahren und isoliert umstochen und durchtrennt. Der Faden wird nach dem Knüpfen sofort abgeschnitten. × = angespannte Ränder der eröffneten Plica vesicouterina. Sie bedürfen vor dem Stürzen des Uterus der Durchtrennung

(Abb. 16 und 17) sind die folgenden Regeln zu beachten:

- *Darstellung der Parametrien* (Abb. 14): Wie bei der Klemmentechnik werden Blase und Rektum instrumentell nach kranial bzw. dorsal vom Operationsgebiet distanziert, die Portio vom 2. Assistenten kräftig nach kaudal und zur kontralateralen Seite hin gezogen.
- *Erste Umstechung* (Abb. 19): Die stumpfe Nadel wird, von ventral kommend, im mittleren Anteil des parametranen Gewebsbündels eingestochen und nach dorsal durch den Spalt zwischen Parametrium bzw. Lig. sacrouterinum dem tastenden Zeigefinger entgegen entlang der Zervixwand ausgestochen. Die erste Naht faßt damit das Lig. sacrouterinum und die dorsalen Parametriumanteile.
- *Durchtrennung des umstochenen Parametriumanteiles* (Abb. 15 und 18): Sie erfolgt mit dem Skalpell, und zwar unter Belassung eines etwa 1,5 cm langen Gewebsstumpfes, damit die Ligatur nicht abgleitet. Evtl. kann ein Stück Portioschleimhaut am Stumpf als Arretierung belassen werden (Abb. 17).
- *Zweite Parametriumumstechung und isolierte Versorgung der Uterinagefäße* (Abb. 18 und 19): Die zweite Parametriumumstechung faßt die ventralen Anteile der Parametrien proximal der ersten Naht. Zur Sicherung der ersten Ligatur ist es gut, den zweiten Faden nochmals über dem Stumpf der ersten Naht zu knoten, um die erste Umstechung zu sichern. Bei gewebearmen Parametrien und guter Zugänglichkeit – z. B. beim Prolaps einer älteren Patientin – kann das Parametrium evtl. in toto gefaßt und ligiert werden. Es sollte aber auch dann zur Sicherung eine zweite Naht darübergelegt werden! Eine wichtige Vorsichtsmaßnahme besteht darin, daß auch bei gut darstellbaren Parametrien die erste Naht

nicht zu hoch gelegt wird. Auf diese Weise bleibt sie sicher unterhalb der Uterinagefäße, die möglichst isoliert dargestellt und umstochen werden sollten (Abb. 19). Außerdem wird auf diese Weise mit größerer Sicherheit eine Verletzung oder gar Umstechung des mit deszendierten Ureters vermieden!

– *Parametriumligatur bei schlecht beweglichem Uterus:* Der Operateur erleichtert sich bei dieser Situation die aufsteigende Versorgung der Parametrien, indem er für die Ligaturen mehrfach die Seiten wechselt. Auf diese Weise wird zugleich ein *„symmetrisches Operieren"* erreicht, mit dem schwierige Präparationen, schwer zu versorgende Blutungen und wiederum Ureterverletzungen eher zu vermeiden sind.

– *Letzte Parametriumumstechung:* Die Parametrienumstechungen müssen hoch genug bis zu den kranialen Anteilen des Lig. cardinale hinaufgeführt werden, um den Drehpunkt für das Stürzen des Uterus möglichst klein zu gestalten (s. u.).

– *Eröffnung der Plicae vesicouterina und rectouterina* (Abb. 11 und 13): Die Eröffnung des peritonealen vorderen und hinteren Douglas-Raumes erfolgt wiederum am einfachsten im Verlauf der aufsteigenden Versorgung der Parametrien (S. 336). Wird eine der Plicae sichtbar, so wird sie mit einer chirurgischen Pinzette angehoben und mit einer Präparierschere inzidiert und durch Spreizen der Schere erweitert.

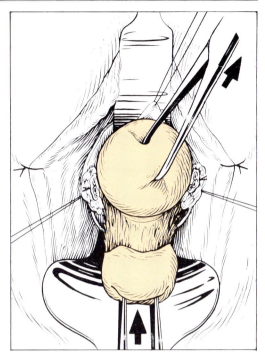

Abb. 20   Vaginale Hysterektomie (XIV). Stürzen des Uterus. Die Vorderwand des Corpus uteri ist in der eröffneten Plica vesicouterina peritonei eingestellt und mit einer Kugelzange gefaßt. Das Corpus uteri wird nun durch die Peritonealinzision hindurchgezogen, bis der Fundus uteri sichtbar geworden ist. Dabei muß die Portio in Pfeilrichtung zurückgedrängt werden

Auf die Notwendigkeit, bei Schwierigkeiten im Auffinden der Plica vesicouterina peritonei das operative Vorgehen zu modifizieren, haben vor allem OBER sowie HINZ u. LEMKE hingewiesen. Es kann dabei eine Hilfe sein, zunächst die zumeist leichter erreichbare Plica rectouterina, also die hintere Umschlagfalte, zu eröffnen, um von hier aus mit dem Zeigefinger am Uterus entlang nach ventral zu tasten. So kann die vordere Umschlagfalte zumeist leicht erreicht und von innen dem Auge entgegengedrängt werden.

Für das jetzt erforderliche

Stürzen des Uterus

(Abb. 20), d. h. für die Entwicklung des Corpus uteri durch die vordere, evtl. aber auch durch die hintere Peritonealwunde, müssen die folgenden **Vorbedingungen** erfüllt sein:

– Beide peritoneale Umschlagfalten, d.h. der vordere und der hintere Douglas-Raum, müssen eröffnet sein.
– Die Peritonealwunden müssen insbesondere nach beiden Seiten hin ausreichend erweitert worden sein. Hierzu ist es ratsam, nochmals die seitlichen Peritonealränder darzustellen und sie mit der halb geöffneten Schere bis in Höhe des Lig. teres (rotundum) uteri zurückzuschieben (Abb. 19).
– Die Umstechung der Parametrien muß beiderseits ausreichend nach kranial erfolgt sein (s. o.).

Sind diese Vorbedingungen erfüllt, so hängt der Uterus lediglich noch an den Adnexen, und zwar am Lig. teres uteri, am Lig. ovarii proprium und an der Tube (Abb. 21). Es wird eine

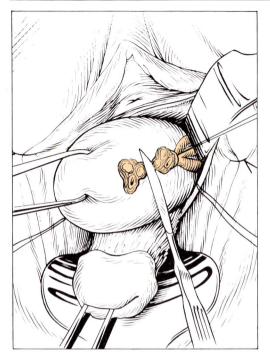

Abb. 21 Vaginale Hysterektomie (XV). Absetzen der Adnexe. Das Corpus uteri ist durch die vordere Peritonealinzision vorgewälzt. Der linke Adnexabgang ist sichtbar. Er wird umstochen und mit dem Skalpell vom Uterus abgetrennt

der Kugelzangen von der Portio abgenommen. Mit der verbliebenen Kugelzange wird die Portio nach dorsal und kranial in die Tiefe gedrängt. Durch Einsetzen von nicht zu schmalen Spekula[11] in die vordere Peritonealwunde gelingt es dann, die Vorderwand des Uterus sichtbar zu machen und durch die Peritonealwunde hindurch mit der freigewordenen Kugelzange zu fassen (Abb. 20). Das Corpus uteri kann dann nach und nach herabgezogen und vor die Vulva gebracht werden. Evtl. ist es notwendig, den sich darstellenden Fundus uteri mit einer weiteren Kugelzange zu fassen, um ihn in die Peritonealwunde hineinzuleiten. Für den Fall des **Mißlingens des Stürzens des Uterus** können die folgenden operativen Empfehlungen eine Hilfe sein:

– Es werden rechts und links weitere Umstechungen höher liegender Anteile der Parametrien gelegt, um den Drehpunkt für den Uterus weiter zu verkleinern.
– Es werden nochmals die seitlichen peritonealen Wundränder inzidiert. Dadurch wird die Peritonealwunde zusätzlich erweitert.
– Es wird versucht, das Corpus uteri mit der gleichen Technik durch die hintere Peritonealwunde (Plica rectouterina) zu entwickeln (FILEP).
– Es wird ein sich straff anspannendes Lig. teres uteri mittels Spekula eingestellt und bereits in dieser Operationsphase umstochen und durchtrennt.
– Evtl. müssen kurze straffe Adnexe oder einzelne Adnexanteile, die das Stürzen des Corpus uteri erschweren, vorher vom Uterus abgesetzt werden. Zu diesem Zweck werden sie mit schmalen Spekula[12] eingestellt und über gebogenen Klemmen[13] abgesetzt. Dieses Vorgehen wie die nachfolgend notwendigen Umstechungen zum Ersatz der gelegten Klemme ist operationstechnisch nicht immer einfach, da es sich in der Tiefe abspielt. Einer guten Assistenz kommt hier besondere Bedeutung zu!

Nach dem Stürzen des Uterus überzeugt sich der Operateur durch Zug an der am Corpus uteri angesetzten Kugelzange nach rechts und links, welcher Adnexabgang besser zugänglich ist. Dann kann er mit dem

Absetzen der Adnexe vom Uterus

(Abb. 21) beginnen. Hierzu wird der Uterusfundus mit der Kugelzange stark zur entgegengesetzten Seite und nach kaudal gezogen sowie seitlich ein Spekulum[14] eingesetzt. Dadurch werden von vorn nach hinten das Lig. ovarii proprium, die Tube und das Lig. teres uteri sichtbar (Abb. 21). Für die **Ligatur** sind zwei Möglichkeiten gegeben:

---

11 Scheidenhalter nach Doyen: Aesc. Nr.: EL 860.

12 Scheidenhalter nach Simon (Aesc. Nr.: EL 872, 22 mm breit) oder auch abgewinkeltes Scheidenspekulum nach Breisky (Aesc. Nr.: EL 693, 20 mm breit).

13 Gebogene Präparier- und Ligaturklemme nach Overholt-Geissendoerfer (Aesc. Nr.: BJ 20–26) oder gebogene Hysterektomieklemme nach Wertheim (Aesc. Nr.: BJ 505–506, 22,5 cm lang).

14 Zum Beispiel abgewinkeltes Scheidenspekulum nach Doyen: Aesc. Nr.: EL 860, 25 cm lang.

- Die drei Anteile des Adnexbündels können gemeinsam mit einer gebogenen Klemme[15] gefaßt und anschließend durchtrennt werden, um die Klemme dann sofort durch eine Umstechung zu ersetzen (s.u.).
- Die Adnexe werden primär durch Unterfahren des Lig. teres mit einer Nadel von dorsal her umstochen, unterbunden und uteruswärts durchtrennt.

Als Nahtmaterial sind resorbierbare Kunststoffäden (z.B. Vicryl Nr.1 = metr. 5) geeignet. Eine *Sicherung der Adnexumstechung* sollte nicht unterlassen werden. Hierzu kann einmal die Nadel nach dem Unterfahren des Adnexbündels nochmals aufgenommen und hinter dem Lig. ovarii proprium um das gesamte Bündel herumgeführt werden, um den Faden erst dann zu knüpfen. Eine zweite Sicherungsmöglichkeit besteht darin, daß nach dem Knüpfen des Fadens und der Abtrennung der Adnexe vom Uterus der Adnextumpf nochmals mit einer Klemme gefaßt und vorgezogen wird. Es wird dann eine zweite Ligatur oberhalb der ersten Naht durch die Mitte des Adnexbündels hindurchgestochen und nach beiden Seiten hin geknüpft. Der Faden wird lang gelassen und mit einer Fadenklemme versehen. Eine Gegenklemme am uterinen Adnexabgang ist so gut wie nie erforderlich. Die Ligatur und die Durchtrennung der kontralateralen Adnexe geschieht in entsprechender Weise. Mit der Durchtrennung dieser letzten Bandverbindungen kann der Uterus entfernt werden. Den Abschluß dieser Operationsphase bildet die *Inspektion der Adnexe*, insbesondere der Ovarien, durch Einstellung mittels Spekula und gleichzeitiges vorsichtiges Anspannen der jeweiligen Ligatur.

Die nächste operative Aufgabe besteht in dem

Verschluß der Peritonealwunde

(Abb. 22). Der Operateur kann sie sich vereinfachen, wenn er jeweils nach der Eröffnung der peritonealen Umschlagfalte (S. 336) den ventralen und dorsalen Peritonealwundrand mit einem Faden markiert hat: Die Fäden werden jetzt mit der Adnex- und Parametrienligatur

---

15 Zum Beispiel gebogene Präparier- und Ligaturklemme nach Overholt-Geissendoerfer: Aesc. Nr.: BJ 20–26.

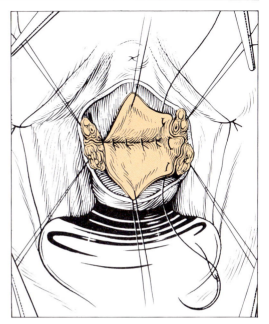

Abb. 22 Vaginale Hysterektomie (XVI). Verschluß der Peritonealwunde. Auf der rechten Seite ist die Ecknaht bereits gelegt und geknüpft. Links faßt die Nadel nacheinander das vordere Peritonealblatt, das Lig. teres uteri, den parametranen Stumpf und das hintere Peritonealblatt. Die in der Mitte verbleibende Peritoneallücke ist durch hohe Peritonealisierung verschlossen

angespannt. So wird das glatte Peritoneum zirkulär oberhalb der Scheidenwunde sichtbar. Der Verschluß erfolgt mit zwei lateralen Semizirkulärnähten und durch dazwischen gelegte Knopfnähte. Die *Semizirkulärnähte* beginnen jeweils paramedian. Sie werden hier von vorn nach hinten durch das vordere Peritonealblatt hindurchgestochen, fassen seitlich das Lig. teres uteri und dann – oberflächlich! – die Innenseite der Parametrienstümpfe, um schließlich das hintere Blatt wiederum paramedian von vorn nach hinten zu durchstechen. Durch das Knüpfen des Fadens werden die Gewebsstümpfe extraperitoneal verlagert. Sind beide lateralen Semizirkulärnähte gelegt, so wird der verbliebene mediane Teil der Peritonealwunde durch wenige Knopf- oder Z-Nähte verschlossen. – Es ist wichtig, daß der Operateur vor dem Verschluß der Peritonealwunde den dorsalen Douglas-Raum mit Hilfe des

Ward-Handgriffes

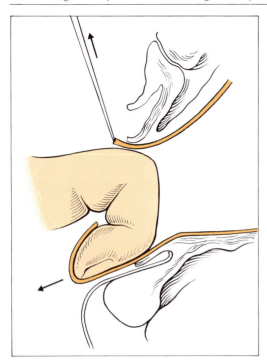

Abb. 23 Ward-Handgriff zur Erkennung einer Douglasozele. Der Zeigefinger der rechten Hand ist hakenförmig in die Peritonealwunde eingeführt. Durch Zug nach unten können die Weite und der Tiefstand des Douglas-Peritoneum geprüft werden. Bei erkennbarer Douglaso- oder Enterozelenbildung ist eine hohe Peritonealisierung nach Moscowicz indiziert

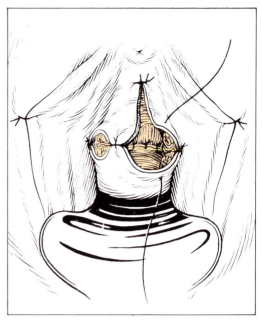

Abb. 24 Vaginale Hysterektomie (XVII). Verschluß der Scheidenwunde. Die Scheidenwunde wird rechts und links durch je eine Ecknaht umstochen. In die zweite Naht wird der Parametriumstumpf zur Fixation des Scheidenendes hineingenommen. Der supravaginale Raum bleibt median offen. Abschließend wird die vordere Kolpotomie mit Knopfnähten verschlossen

(Abb. 23) austastet, um eine bruchartige Ausweitung des Douglas-Peritoneum nach kaudal in Form einer *Entero- bzw. Douglasozele* nicht zu übersehen und zugleich korrigieren zu können (RICHTER). Der Ward-Handgriff besteht darin, daß der Zeigefinger hakenförmig in die Peritonealwunde eingeführt wird, um mit ihm das Douglas-Peritoneum nach kaudal zu drängen. So können Weite und Vorwölbung des Douglas-Raumes geprüft werden. Zeigt sich eine bruchsackartige kaudale Vorwölbung, so ist im Sinne einer *Enterozelenprophylaxe bzw. -korrektur* mit dem Verschluß der Peritonealwunde die

hohe Peritonealisierung des Douglas-Raumes nach Moscowicz

vorzunehmen. Die Obliteration der Douglasozele erfolgt mit hoch gelegten Knopfnähten oder einer Tabaksbeutelnaht, die seitlich die Ligamentstümpfe mit fassen, und zwar mit nichtresorbierbarem Nahtmaterial (z. B. Ethibond, Fa. Ethicon) (LITSCHGI u. KÄSER). Das zumeist gleichzeitig vorhandene weite hintere Scheidengewölbe wird zusätzlich V-förmig ausgeschnitten. Die darunterliegenden Ligg. sacrouterina (Plicae retrouterinae) werden isoliert oder auch mit den Knopfnähten, die die Exzisionswunde im hinteren Scheidengewölbe verschließen, vereinigt (RICHTER). Die genannten Maßnahmen haben den Zweck, im Rahmen einer Hysterektomie oder aber auch einer Deszensusoperation (S. 371) eine zusätzliche Stabilisierung der dorsalen Anteile des Beckenbodens zu erreichen.

Der die vaginale Hysterektomie beendende

Verschluß der Vaginalwunde

(Abb. 24) beginnt mit je einer seitlichen Naht, die die Wundwinkel der Scheide rechts und links außerhalb der parametranen Stümpfe fassen.

Sie dienen im wesentlichen der Blutstillung. Die *zweite Naht* faßt paramedian die vordere Vaginalwand und seitlich den Parametriumstumpf an seiner Innenseite; sie wird durch die hintere Scheidenwand paramedian ausgestochen. Auf diese Weise wird das obere Scheidenende am Parametrium aufgehängt. Als Nahtmaterial ist ein resorbierbarer Kunststoffaden (z.B. Vicryl Nr. 0 = metr. 4) geeignet. Sind beide seitlichen Zirkulärnähte gelegt, so wird die verbliebene Vaginalwunde mit Knopfnähten verschlossen. Um den supravaginalen Raum zur *Vermeidung von Sekretstauungen* offenzulassen, kann auch auf den vollständigen Verschluß der Vaginalwunde verzichtet werden; es werden dann lediglich zur Blutstillung die vorderen und hinteren Vaginalwundränder quer verlaufend gesäumt. Mit dem gleichen Ziel, aber auch zur Granulationsanregung im supravaginalen Raum, die wiederum einer besseren Fixierung des Vaginalstumpfes dient, ist es empfehlenswert, abschließend eine

vaginale und supravaginale Tamponade

zu legen. Hierzu werden etwa 5 cm eines Gazestreifens durch die offengelassene Vaginalwunde mit einer anatomischen Pinzette in den supravaginalen Raum geschoben. Die Tamponade wird in Höhe des Introitus (Ostium) vaginae mit einem Faden markiert. Anschließend wird die Vagina austamponiert. Mit diesem Vorgehen wird es möglich, die Scheidentamponade nach 24 Stunden bis zur Markierung gesondert zu ziehen und am Faden abzuschneiden. Die supravaginale Tamponade bleibt indessen für 2–3 Tage liegen. Dies erübrigt auch weitgehend das Einlegen eines *T-Drains* in den supravaginalen Raum (SWARTZ u. TANAREE, RÖSEL u. Mitarb.), das nicht nur die Zahl der Stumpfinfiltrate, sondern auch die der urologischen Komplikationen vermindert.

Vaginale Hysterektomie mit Adnexexstirpation

Die Mitnahme der Adnexe bei der vaginalen Hysterektomie kann bei einem weiten Zugang und guter Beweglichkeit der Adnexe technisch einfach sein. Vielfach stellt sie den Operateur jedoch vor erhebliche Probleme, und zwar insbesondere bei der Darstellung und Ligatur des Lig. suspensorium ovarii (infundibulopelvicum). Die **Indikation zur Adnexexstirpation** sollte daher streng gestellt werden (RAUTER u. Mitarb., KÄSER u. Mitarb., HOHLWEG-MAJERT u. Mitarb.). Anderenfalls kann eine angestrebte Prophylaxe von Tuben- und Ovarialkarzinomen mit postoperativen Nachblutungen erkauft werden! Eine Notwendigkeit der Mitnahme der Adnexe ergibt sich vor allem beim Endometriumkarzinom und bei einer zufällig während der Operation entdeckten Adnexerkrankung.

Es sind die beiden folgenden **operationstechnischen Möglichkeiten** gegeben:

Die vaginale Hysterektomie wird zunächst wie beschrieben vorgenommen, und zwar bis zur Darstellung des Adnexabganges (Abb. 21). Nun erfolgt aber nicht die primäre Ligatur der Adnexe. Das Adnexbündel wird vielmehr mit einer gebogenen, nicht zu feinen chirurgischen Klemme[16] gefaßt und diese auch nach dem Absetzen des Uterus belassen. Ist der Uterus entfernt, so werden die Adnexe mit Hilfe der noch liegenden Klemmen angespannt. Jetzt können sie nacheinander mit langen, schmalen Spekula[17] eingestellt und dann mit einer Organfaßzange[18], z.B. im Bereich des Fimbrienendes gefaßt und vorgezogen werden. Das so sichtbar werdende Lig. suspensorium ovarii wird umstochen und durchtrennt. Die *zweite Möglichkeit* besteht nach der Empfehlung von OBER darin, daß zunächst nur ein Adnexabgang mit einer gebogenen Klemme gefaßt und durchtrennt wird. Jetzt wird der gestürzte Uterus mit den an der Portio befestigten Kugelzangen mit der Rückwand nach vorn gedreht. Durch gleichzeitiges Ziehen am Uterus werden die noch nicht abgetrennten Adnexe gut zugänglich. Das Lig. suspensorium ovarii wird umstochen und durchtrennt. Der Uterus wird mit diesen Adnexen entfernt. Die verbliebenen Adnexe werden dann mit einer Organfaßzange vorgezogen und entsprechend der oben beschriebenen Methode sekundär exstirpiert. In jedem Fall ist für eine sorgfältige Versorgung des Lig. suspensorium ovarii mit Belassung eines ausreichend langen

---

16 Gebogene Hysterektomieklemme nach Wertheim (Aesc. Nr.: BJ 505–507) oder auch Peritonealklemme nach Mikulicz (Aesc. Nr.: BJ 308, 309).
17 Zum Beispiel Scheidenspekulum nach Simon: Aesc. Nr.: EL 872.
18 Organfaßzange nach Heywood-Smith: Aesc. Nr.: FO 310, 25 cm lang.

Ligaturstumpfes Sorge zu tragen, um schwer zu versorgende Nachblutungen zu vermeiden.

Vaginale Hysterektomie mit Morcellement

Ein Morcellement, die Zerstückelung des Uterus, wird primär oder auch im Verlauf der Operation sekundär in Erwägung gezogen werden, wenn es die Organvergrößerung nicht zuläßt, den Uterus durch den geschaffenen Zugang zu entwickeln. Dies gilt damit im Prinzip sowohl für die abdominale als auch für die vaginale Hysterektomie (S. 195). Die **Stellung der Indikation** zum Morcellement erfolgt an den einzelnen Kliniken unterschiedlich: Während sie z. B. die Wiener Schule eher großzügig anwendet, neigen andere Operateure dazu, voraussehbare Schwierigkeiten durch ein primär abdominales Vorgehen zu überwinden. Eine übermäßige Zurückhaltung in der Indikationsstellung ist indessen nicht gerechtfertigt, da es sich beim Morcellement im Verlauf einer vaginalen Uterusexstirpation um einen typischen und bei ausreichender Berücksichtigung der veränderten Topographie sowie einiger Vorsichtsmaßnahmen zur Vermeidung von Nebenverletzungen um einen technisch nicht sehr schwierigen Eingriff handelt (GITSCH u. PALMRICH, OBER, DRAČA u. MILJKOVIĆ).

Methodisch sind für das Morcellement drei Möglichkeiten gegeben, über deren Anwendung zumeist erst im Verlauf der Operation entschieden werden kann:

- Zerstückelung des in der Peritonealwunde eingestellten Corpus uteri,
- Zerstückelung des Uterus nach Spaltung der vorderen und evtl. auch der hinteren Zervixwand,
- Hemisectio uteri.

Die Notwendigkeit, sich jeweils an die topographischen Bedingungen anzupassen, macht eine Individualisierung des Vorgehens notwendig. Oftmals führen Kombinationen der Methoden am sichersten zum Erfolg.

Der **Operationsbeginn** entspricht dem der einfachen vaginalen Hysterektomie einschließlich der ausreichend nach kranial vorgenommenen Parametrienligaturen und der Eröffnung der

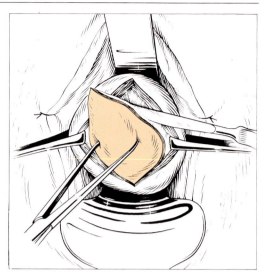

Abb. 25 Morcellement. Das stark vergrößerte Corpus uteri ist in der vorderen Peritonealinzision eingestellt und mit Museux-Hakenklemmen gefaßt. Mit dem Skalpell werden zur Verkleinerung des Corpus uteri Myomteile in Form von Apfelsinenscheiben herausgeschnitten, bis der Uterus die Peritonealinzision zu passieren vermag

vorderen und der hinteren peritonealen Umschlagfalte; die peritonealen Wunden müssen ausreichend weit zur Seite hin erweitert werden, damit sie kein zusätzliches Hindernis darstellen (Abb. 19, S. 340). Dies gilt auch deshalb, da die Notwendigkeit der Zerstückelung des Uterus oftmals erst jetzt bei dem Versuch des Stürzens des Uterus erkannt werden kann.

Die **Voraussetzungen,** die für das Morcellement erfüllt bzw. geschaffen werden müssen, können in den folgenden Punkten zusammengefaßt werden:

- ausreichend hoch hinauf geführte Ligatur der Parametrien, um den Drehpunkt für die Einstellung des Corpus uteri in der Peritonealwunde möglichst klein zu gestalten (S. 341);
- Isolierung und Ligatur der Uterinagefäße im Rahmen der Parametriumpräparation vor Beginn der Zerstückelung, um diese weniger blutreich gestalten zu können – eine Vorbedingung, die evtl. nicht in der Frühphase des Morcellements realisierbar ist; sie sollte aber dann so früh, wie dies möglich ist, nachgeholt werden;

– Eröffnung und ausreichende Erweiterung der Plica vesicouterina und der Plica rectouterina peritonei.

Das

Morcellement des Corpus uteri

(Abb. 25) ist die am häufigsten angewandte Form der Zerstückelung. Sie kommt zur Anwendung, wenn die Vorderwand bzw. der Fundus des Uterus in der eröffneten vorderen peritonealen Umschlagfalte eingestellt werden kann bzw. an der Hinterwand lokalisierte Myome in der hinteren Peritonealwunde darstellbar sind. Ist dies geschehen, so wird im Zentrum der eingestellten Uteruswand eine zweizinkige Museux-Klemme[19] oder auch nur eine Kugelzange[20] angesetzt, mit der der Uterus in der Wunde fixiert wird. Die eigentliche Zerstückelung kann nun mit einem Skalpell oder auch mit dem Myommesser nach Ségond[21] vorgenommen werden, und zwar so, daß nach und nach Teile in Form von Apfelsinenscheiben aus dem Myom bzw. dem Myometrium ausgeschnitten werden. Die Wundränder werden während des Morcellements mit lateral angesetzten zweizinkigen Museux-Klemmen gefaßt und während des Morcellements angespannt (Abb. 25). Dies wird so lange fortgesetzt, bis das Corpus uteri ausreichend verkleinert ist und mit den Museux-Klemmen durch die Peritonealwunde hindurchgeleitet werden kann. Es ist während der Zerstückelung des Corpus uteri wichtig, daß mit den Museux-Klemmen die uterinen Wundränder immer wieder neu gefaßt werden, da auf diese Weise das Ausschälen weiterer Myomanteile wesentlich erleichtert wird. Zugleich muß ständig darauf geachtet werden, daß während der Zerstückelung Blase und Rektum durch ein evtl. wechselndes Einsetzen entsprechender Spekula vom Operationsgebiet ausreichend distanziert werden. So lassen sich Verletzungen von Nachbarorganen mit ausreichender Sicherheit vermeiden.

Technisch einfacher ist evtl. das operative Vorgehen zur Zerkleinerung des Uterus in Form des

Morcellements nach Längsspaltung der Zervix.

Es entspricht in der Anfangsphase zunächst weitgehend dem der Hysterotomia vaginalis (Abb. 1–4, S. 329ff.). Wichtig ist auch hier, daß die Blase bis über den inneren Muttermund hinaus nach kranial abpräpariert wurde, daß die Uterinagefäße – wenn irgend möglich – bereits ligiert und daß die peritonealen Umschlagfalten breit eröffnet wurden. Dann wird die Portio mit zwei paramedian angesetzten Kugelzangen gefaßt und kräftig nach unten gezogen. Jetzt kann die vordere Zervixwand bei zurückgehaltener Blase mit einer geraden, an beiden Branchen abgerundeten Schere[22], so weit es geht, zumindest aber bis über den inneren Muttermund hinaus, in der Mittellinie gespalten werden (Abb. 4, S. 331). Sind die Nachbarorgane zusätzlich durch das Einsetzen seitlicher Spekula[23] zurückgehalten, so werden, an den seitlichen Schnitträndern der Zervixwunde aufsteigend, nach und nach zweizinkige Museux-Klemmen befestigt, mit denen der 2. Assistent den Uterus mit kräftigem Zug dem Operateur entgegenhält. Auf diese Weise wird das Corpus uteri in der vorderen, evtl. auch in der hinteren Peritonealwunde sichtbar. Die *Verkleinerung des Uterus* wird nun, wie oben bereits beschrieben, sukzessive mit dem Myommesser nach Ségond durch Ausschneiden apfelsinenscheibenartiger Myometriumteile vorgenommen. Erscheint das Myom mehr nach dorsal entwickelt, so wird die *Zervixlängsspaltung im Bereich der Hinterwand* vorgenommen, um das Myom in der hinteren Peritonealwunde einzustellen. In diesen Fällen ist es ratsam, den Darm dadurch vor Verletzungen zu schützen, daß er zuvor mit einer Longuette nach kranial abgestopft wird.

Die

Hemisectio uteri

geht als Morcellementmethode davon aus, daß sich der in zwei Hälften geteilte Uterus leichter

---

19 Hakenzange nach Museux: Aesc. Nr.: EO 218, 220–222, zweizinkig, gerade.
20 Hakenzange nach Schröder (sog. Kugelzange) (Aesc. Nr.: EO 110, 25 cm lang) bzw. zweizinkige Hakenzange nach Schröder (Aesc. Nr.: EO 150).
21 Myommesser nach Ségond: Aesc. Nr.: BA 636.

22 Zum Beispiel gerade chirurgische Schere: Aesc. Nr.: BC 314 (14,5 cm lang) oder BC 363 (13 cm lang).
23 Seitliche Spekula: S. 342.

gewinnen läßt, wenn die beiden Hälften nacheinander durch die Peritonealwunde entwickelt werden. Voraussetzung ist, daß sich die vordere Uteruswand bis zum Fundus hinauf spalten läßt. Die hintere Uteruswand wird dann – wiederum nach dem Einlegen einer Longuette – ebenfalls längs gespalten. Es kann nun die eine Hälfte des Uterus in die Bauchhöhle zurückgeschoben werden. Die andere Hälfte wird mit Kugelzangen gefaßt und so weit vorgezogen, bis der korrespondierende Adnexabgang sichtbar wird und nach Umstechung oder über Klemmen abgesetzt werden kann. Anschließend gelingt es leicht, die zweite Uterushälfte mit der gleichen Methodik zu entfernen. Evtl. muß die Hemisectio uteri mit dem Ausschneiden größerer Myomteile kombiniert werden.

Es sei abschließend nochmals betont, daß bei jeder der beschriebenen Morcellementmethoden die Nachbarorgane durch das Einsetzen von Spekula ausreichend von der jeweiligen Präparationsstelle distanziert werden müssen, wenn sie vor Verletzungen geschützt werden sollen. Aus dem gleichen Grunde erfolgt das Ausschneiden von Myom- bzw. Myometriumanteilen ausschließlich subserös, also innerhalb der Uteruswand. Der Operateur sollte sich aber auch nicht scheuen, eine vaginal begonnene Uterusexstirpation bzw. den Versuch eines Morcellements abzubrechen und die Operation abdominal zu beenden, bevor er sich in eine topographisch nicht mehr beherrschbare Situation hineinmanövriert (Ober, Hinz u. Lemke).

Vaginale Exstirpation eines Zervixstumpfes

Eine **Indikation** zur Exstirpation eines nach supravaginaler (suprazervikaler!) Uterusamputation zurückgebliebenen Zervixstumpfes ergibt sich vor allem aufgrund eines suspekten Zytologiebefundes und bei einem Deszensus bzw. Prolaps der Zervix. Chronische Zervizitiden, die mit einer Ektopie und einem zervikalen Fluor einhergehen, werden risikoärmer mit einer ausgiebigen Konisation, evtl. in Verbindung mit der Koagulation des verbleibenden Zervikalkanales, behandelt.

Für die

vordere Kolpotomie

(Abb. 7, S. 333) wählen wir die Längsspaltung der Vaginalwand, da sie für die Blasenpräparation einen besseren Zugang schafft. Dies ist von Bedeutung, da die Lösung der Blase von der vorderen Zervixwand wegen narbiger Verhältnisse im Septum vesicocervicale erschwert sein kann (s. u.). Von diesem Längsschnitt aus wird die Vaginalwand nach beiden Seiten hin von der Blasenvorderwand abpräpariert und anschließend das Septum vesicocervicale mit der Präparierschere Schritt für Schritt durchtrennt, bis die Blase ausreichend, d. h. bis in Höhe des oberen Zervixpoles, mobilisiert ist. Es folgt die Umschneidung der Portio. Von dem dorsalen Anteil der Umschneidungswunde (hintere Kolpotomie) aus kann dann das Rektum von der Zervixhinterwand gelöst werden. Sind Blase und Rektum ausreichend distanziert, so folgt die

Ligatur des parazervikalen Gewebes

(Abb. 14 und 17, S. 337 und 339) mittels der Klemmentechnik oder auch durch primäre Umstechung der nach kaudal ziehenden, der seitlichen Zervixwand dicht anliegenden Gewebszüge. Es sind zumeist zwei Ligaturen ausreichend. Die

Exstirpation des Zervixstumpfes

wird möglichst extraperitoneal vorgenommen, um die den Zervixstumpf kranial überziehende Blase nicht zu gefährden. Dies gelingt am besten, wenn die Zervix keilförmig unter Erhalt eines wenige Millimeter dicken „Zervixdaches" ausgeschnitten wird. Das restliche Zervixgewebe wird mit schneidenden Nadeln a.-p. durchstochen und so mit resorbierbaren Kunststoffäden (z. B. Vicryl Nr. 0 = metr. 4) adaptiert. Sofern der Eingriff nicht mit einer Rekonstruktion des Diaphragma urogenitale kombiniert werden soll (S. 356), werden abschließend die Kolpotomien mit Knopfnähten verschlossen. Eine lockere Vaginaltamponade ist angezeigt.

Fehler und Gefahren

Die **Hysterotomia anterior vaginalis** stellt einen technisch einfachen operativen Eingriff dar. Es sind im wesentlichen zwei typische Fehler zu beachten, und zwar:

- *Unzureichende Blasenpräparation:* Wird sie nicht bis über die Höhe des inneren Muttermundes hinaus fortgeführt, so besteht bei der Zervixlängsspaltung die Gefahr der Blasenläsion.
- *Unzureichende Hysterotomie* in Form der Längsspaltung der vorderen Zervixwand. Wird sie durch eine ungenügende Distanzierung der Blase nach kranial (s. o.) oder auch durch eine ungenügende Schnittlänge nicht bis über den inneren Muttermund hinaufgeführt, so können trotz der operativen Zervixeröffnung die intrauterin notwendigen Manipulationen erschwert und damit evtl. nicht mit dem erwünschten Ziel ausgeführt werden. Vor allem ist hierbei die Gefahr der Uterusperforation erhöht, die Hysterotomie also sinnlos geworden!

Die für **Hysterectomia vaginalis** typischen Fehler wurden bereits bei den einzelnen Operationsphasen dargelegt. Die wichtigsten von ihnen seien hier nochmals in wenigen Punkten zusammengefaßt:

- *Bei der Blasenpräparation* zur Distanzierung der Blase von der vorderen Zervixwand ist es ein immer wieder zu beobachtender Fehler, daß bei ihr versucht wird, diese primär bis zur vorderen peritonealen Umschlagfalte fortzuführen und somit in einem Operationsschritt zu vollenden. Ein schichtgerechtes Präparieren erleichtert sich der Operateur, indem er die Blase im Bereich des Septum vesicouterinum zunächst nur so weit ablöst, wie dies leicht möglich ist, um die Präparation erst nach der ersten Ligatur im Bereich der Ligg. sacrouterina (Plicae rectouterinae) bzw. der unteren Parametriumanteile unter besserer Sicht zu beenden. Es ist aber auch zu beachten, daß eine unzureichende Ablösung und Reposition der Blase sowohl Blasenverletzungen wie vor allem Verletzungen des Ureters oder auch dessen Ligatur oder Dislokation bei einer zu nah gelegten Umstechung zur Folge haben können.

- Für die *Eröffnung der vorderen und der hinteren peritonealen Umschlagfalte* wird oftmals unnötig Zeit vergeudet. Kommen sie nicht während der Blasen- bzw. Rektumpräparation sofort zu Gesicht, so wird mit ihrer Eröffnung bis nach den ersten Ligaturen der Ligg. sacrouterina und des Parametrium gewartet. Die danach leicht zu ergänzenden Präparationen führen dazu, daß sich die Umschlagfalten wie von selbst darstellen.

- Bei der *Parametrienligatur* sollten die folgenden vier typischen Fehler Beachtung finden:
1. die beim tiefstehenden bzw. prolabierten Uterus primär zu hoch gelegte erste Umstechung, die den ebenfalls deszendierten Ureter gefährdet;
2. der Verzicht auf ein „symmetrisches Operieren" durch einseitig zu hoch hinaufgeführte Ligaturen bzw. die Unterlassung des Seitenwechsels bei der Parametriumumstechung;
3. die unzureichende Umstechung der kranialen Anteile des Parametrium, die das Stürzen des Uterus erschwert;
4. die unzureichende bzw. nicht vorgenommene isolierte Darstellung und Umstechung der Uterinagefäße

- die wichtigsten Fehler, die zu einem *Mißlingen des Stürzens des Uterus* führen, wurden bereits auf S. 341 zusammengestellt.

- Beim *Absetzen der Adnexe vom Uterus* führt eine unzureichende Versorgung der Adnexstümpfe zu schwer beherrschbaren Nachblutungen während oder nach der Operation.

- Bei dem *Verschluß der Peritonealwunde* läßt der Verzicht auf die Kontrolle einer bestehenden Douglasozele mittels des Ward-Handgriffes und damit die Unterlassung einer erforderlichen hohen Peritonealisierung gehäuft eine die Patientin belastende Enterozele entstehen. Sie macht eine anderenfalls vermeidbare Zweitoperation erforderlich!

Ein **Morcellement** zur Verkleinerung des Uterus führt vordergründig durch die folgenden operationstechnischen Fehler zu Komplikationen:

- Beginn des Morcellements vor der Ligatur der Uterinagefäße,

– unzureichende Distanzierung der Nachbarorgane mit hierdurch bedingten Verletzungen, vor allem von Blase und Darm.

Literatur

Beller, F.K., H. Wagner: Vaginale Hysterektomie zur Schwangerschaftsunterbrechung. Geburtsh. u. Frauenheilk. 35 (1975) 263

Bsteh, P.: Parametrienligatur bei der vaginalen totalen Hysterektomie. Geburtsh. u. Frauenheilk. 29 (1969) 358

Burmucic, R.: Die vaginale Uterusexstirpation an der Universitätsfrauenklinik Graz in der Zeit von 1955–1970. Geburtsh. u. Frauenheilk. 35 (1975) 767

Carpenter, R.J., P. Silva: Vaginal hysterectomy following pelvic operation. Obstet. and Gynecol. 30 (1967) 394

Drača, P., S. Miljković: Vaginal hysterectomy with morcellement. Jugosl. Ginekol. Opstet. 16 (1976) 215

Filep, A.: Ein Beitrag zur Technik der vaginalen Totalexstirpation des Uterus. Zbl. Gynäkol. 94 (1972) 46

Gitsch, E., A.H. Palmrich: Gynäkologisch-operative Anatomie. Einfache und erweiterte Hysterektomie. De Gruyter, Berlin 1972

Halter, G.: Die Stellung der vaginalen Operationstechnik in der modernen Gynäkologie. Wien. med. Wschr. 114 (1964) 434

Halter, G.: Wandel in der Indikationsstellung und Anwendung der vaginalen Operationsmethoden. Wien. klin. Wschr. 77 (1965) 740

Hinz, W.: Zur Technik der Hysterotomia vaginalis anterior. Geburtsh. u. Frauenheilk. 33 (1973) 816

Hinz, W., M. Lemke: Die vaginale Uterusexstirpation nach vorangegangener gynäkologischer Laparotomie. Geburtsh. u. Frauenheilk. 33 (1973) 206

Hochuli, E.: Die vaginale Hysterektomie. Geburtsh. u. Frauenheilk. 30 (1970) 589

Hochuli, E., F. Grob: Das Morbiditätsrisiko bei vaginalen und abdominalen Hysterektomien. Dtsch. med. Wschr. 99 (1974) 1854

Hohlweg-Majert, P., R. Kirn, A. Mechela: Zur Klinik der vaginalen Uterusexstirpation. Geburtsh. u. Frauenheilk. 47 (1987) 864

Kaiser, R., A. Pfleiderer: Lehrbuch der Gynäkologie, 16. Aufl. Thieme, Stuttgart 1989

Käser, O., F.A. Iklé, H.A. Hirsch: Atlas der gynäkologischen Operationen, 4. Aufl. Thieme, Stuttgart 1983

Kepp, R., H.J. Staemmler: Lehrbuch der Gynäkologie, 12. Aufl. Thieme, Stuttgart 1977

Litschgi, M., O. Käser: Zum Problem der Enterozelen. Geburtsh. u. Frauenheilk. 38 (1978) 915

Martius, G.: Geburtshilflich-perinatologische Operationen. Thieme, Stuttgart 1986

Meixner, H.: Technische Anregungen zur vaginalen Totalexstirpation des Uterus. Geburtsh. u. Frauenheilk. 32 (1972) 328

Nagell, J.R., J.W. Roddick: Vaginal hysterectomy as a sterilisation procedure. Amer. J. Obstet. Gynecol. 111 (1971) 703

Ober, K.G., H. Meinrenken: Gynäkologische Operationen. In Guleke, N., R. Zenker: Allgemeine und spezielle chirurgische Operationslehre, Bd. IX. Springer, Berlin 1964

Ober, K.G.: Gynäkologische Operationen. Dtsch. Ärztebl. 68 (1971) 3063, 3191

Plock, E., H. Ruwisch: Komplikationen nach Uterusexstirpation. Geburtsh. u. Frauenheilk. 34 (1974) 891

Pratt, H.J.: Blood loss during vaginal hysterectomy. Obstet. and Gynecol. 15 (1960) 101

Rauter, B., F. Sochorek, G. Tatra: Die vaginale Hysterektomie im Rahmen der gynäkologischen Operationen. Zbl. Gynäkol. 88 (1966) 1042

Reiffenstuhl, G.: Die Pflege der vaginalen Operationsmethodik als Domäne und Verpflichtung des Gynäkologen. Wien. klin. Wschr. 82 (1970) 554

Reiffenstuhl, G.: Die Versorgung des Scheidenstumpfes bei der Uterusexstirpation. Geburtsh. u. Frauenheilk. 32 (1972) 1022

Richter, K.: Plastische Operationen in der Gynäkologie. Med. Klin. 73 (1978) 735

Richter, K.: Grundsätzliche Betrachtungen zur operativen Behandlung der sogenannten Streßinkontinenz. Geburtsh. u. Frauenheilk. 38 (1978) 685

Rösel, H.-D., G. Movack, H. Pockrandt: Beeinflussung der urologischen Komplikationsrate durch die Saugdrainage nach vaginaler Radikaloperation des Zervixkarzinoms. Zbl. Gynäkol. 96 (1974) 1486

Sievers, S.: Vaginale Hysterektomie. Dtsch. Ärztebl. 74 (1977) 2689

Splichal, I., M. Cervinka, E. Slavik: Vaginal hysterectomy modified by Havránek. Čs. Gynekol. 42 (1977) 15

Staemmler, H.-J., U. Quaeitzsch: Über die Problematik der präventiven Hysterektomie. Geburtsh. u. Frauenheilk. 32 (1972) 89

Swartz, W.H., P. Tanaree: Suction drainage as an alternative to prophylactic antibiotics for hysterectomy. Obstet. and Gynecol. 45 (1975) 305

Tulzer, H.: Zur Frage des Operationsweges der Uterusexstirpation. Wien. klin. Wschr. 81 (1969) 770

Walz, K.A., W.M. Fischer, H. Ludwig: Die vaginale Hysterektomie zum Schwangerschaftsabbruch. Geburtsh. u. Frauenheilk. 36 (1976) 868

Weidenbach, A.: Einst und jetzt: die vaginale Totalexstirpation des Uterus. Münch. med. Wschr. 112 (1970) 413

Operationen zur Behandlung des Descensus genitalis und der Streßinkontinenz

G. Martius

Vorbemerkungen

Aufgabe, Voraussetzungen und Umfang der Maßnahmen. Die Eingriffe zur Behandlung des Descensus genitalis und des Prolapses der weiblichen Genitalorgane stellen eine *Rekonstruktionstherapie* dar. Sie haben die Aufgabe, den insuffizienten Suspensions- und Suppositionsapparat der Urogenitalorgane wieder tragfähig zu machen. Voraussetzung für jeden Operateur sind ausreichende Kenntnisse der Anatomie des Beckenbodens, des Blasenverschlusses und der Bandverbindungen, wobei es wichtig ist zu wissen, daß sich diese Strukturen funktionell in vielfacher Hinsicht ergänzen und unterstützen. Damit ist zugleich gesagt, daß viele der in diesem Kapitel beschriebenen Operationen nicht als isoliert anzuwendende Maßnahmen zu betrachten sind. Oftmals vermögen sie nur in einer individualisierten Kombination das Gleichgewicht zwischen dem intraabdominalen Druck und dem aus den Bauchdecken und dem Beckenboden bestehenden Verschluß wieder herzustellen (RICHTER). Dies macht u.a. deutlich, daß z.B. die veränderte Topographie im Bereich des Diaphragma urogenitale und die des Levator ani zwar gesondert operativ anzugehen sind, daß die Maßnahmen aber für die Wiedererlangung eines guten funktionellen Ergebnisses untrennbar zusammengehören. Die operative Konsequenz besteht darin, daß jeder vorderen Plastik zur Stabilisierung des Diaphragma urogenitale die hintere Plastik hinzugefügt werden sollte (LIEPMANN, HALBAN u. TANDLER, RICHTER).

Es gibt kaum eine andere gynäkologische Regelwidrigkeit, für die so viele **Operationsmethoden** und Modifikationen angegeben worden sind, wie dies beim Deszensus bzw. der Streßinkontinenz der Fall ist. *Wichtig ist, daß der Operateur die von ihm angewandte Operationsmethode voll beherrscht und daß er zugleich in der Lage ist, sie zu individualisieren.*

Im folgenden werden die zur Deszensustherapie und zur Behandlung der Streßinkontinenz zur Verfügung stehenden Operationsmethoden gemeinsam besprochen, da sie vom technischen Vorgehen her kaum voneinander zu trennen bzw. gegeneinander abzugrenzen sind. Ich folge damit nicht der in den meisten Lehrbüchern entsprechend vorgenommenen Unterteilung, und zwar schon deshalb nicht, da die Eingriffe nicht so sehr prinzipiell unterschiedliche Operationsverfahren darstellen als vielmehr Unterschiede im Ausmaß des präparatorischen und rekonstruktiven Vorgehens aufweisen (FISCHER u. LAMM, KÄSER u. Mitarb., LAHODNY, RICHTER). Zugleich stimme ich mit vielen Operateuren darin überein, daß wir für die operative Facharztausbildung mehr als bisher aus der Fülle der methodischen Vorschläge einige *Standardmethoden* auswählen und uns – selbstverständlich mit entsprechenden Variationen für die notwendige Individualisierung – didaktisch auf sie beschränken sollten (DAPUNT u. KAMMERLANDER, FISCHER u. LAMM, HALLER u. FELLNER, RICHTER). Unter diesen Gesichtspunkten können zwei Gruppen von Operationen unterschieden werden:

– *Suppositionsmethoden:* Sie bestehen in der plastischen Wiederherstellung des Beckenbodens, im wesentlichen durch die vordere und die hintere Plastik. Sie reparieren die Unterstützung der Genitalorgane und sorgen zugleich für deren Rückverlagerung in die Beckenhöhle.

Tabelle 1 Operative Eingriffe zur Behandlung des Descensus genitalis mit oder ohne Harninkontinenz (Standardoperationen)

I. Suppositionsmethoden
1. *Colporrhaphia anterior und posterior*
   a) Colporrhapia anterior (mit oder ohne vaginale Hysterektomie)
   b) hohe Peritonealisierung des Douglas-Raumes
   c) Vereinigung der Ligg.teretia (rotunda) uteri
   d) Ischiokavernosusnähte
   e) Pubokokzygeusplastik nach Franz und Ingelman-Sundberg
2. *Colporrhaphia anterior mit Portioamputation*
3. *Colpoperineorrhaphia posterior*
   a) Levatorplastik
   b) Levatorfaszienplastik nach Shaw und O'Sullivan
4. *Manchesterplastik (Fothergill-Operation)*
5. *vordere Levatorplastik, Kurzarmschlingenoperation nach Lahodny mit partieller peripherer Blasendenervation*

II. Suspensionsmethoden
1. *Zystourethropexie*
   a) Operation nach Marshall-Marchetti-Krantz
   b) Operation nach Burch
   c) Operation nach Hirsch
   d) Operation nach Ball
2. *Schlingenoperationen*
   a) urethrovesikale Suspension nach Pereyra
   b) inguinovaginale Suspension nach Narik und Palmrich
   c) Faszienschlingenoperation nach Aldridge
   d) Faszienschlingenoperation nach Fischer
   e) Schlingenoperation mittels Lyodurabandes

III. Operation einer Douglasozele (Enterozele) mit hoher Peritonealisierung und Verschluß der Bruchpforte

IV. Vaginofixation, Vaginopexie
1. *Vaginale Operationen*
   a) sakrospinale Vaginofixation nach Amreich und Richter
   b) vaginale Suspension nach Symmonds und Pratt
2. *Abdominovaginale Operationen*
   a) Vaginopexie nach Williams und Richardson
   b) Promontoriofixur nach Küstner und Wagner
   c) Sakropexie

V. Prolapsoperationen bei eingeschränkter Operabilität
1. Colpokleisis subtotalis nach Labhardt
2. Querriegelkolporrhaphie nach G. Döderlein
3. Scheidenverschluß durch Schnürnaht nach Kraus und Göltner

VI. Kolpohysterektomie, Kolpektomie
1. Kolpohysterektomie
2. Kolpektomie

VII. Operation eines Dammrisses 3. Grades

– *Suspensionsmethoden:* Sie dienen der Wiederherstellung der Aufhängevorrichtungen von Uterus, Blase und Urethra.

Eine Übersicht über die für die operative Unterweisung im Rahmen der Facharztausbildung wichtigen Operationsverfahren gibt Tab. 1. Für den Erfolg kommt der *Entscheidung über den Primäreingriff* erhebliche Bedeutung zu. Sie muß aufgrund einer sorgfältigen anamnestischen und klinischen Diagnostik unter Einschluß der Urethrozystographie, der Sphinkterotonometrie bzw. der Urethrozystotonometrie getroffen werden. Nur unter diesen Bedingungen kann ein alleiniges vaginales Vorgehen oder aber primär eine Zusatzoperation, z.B. in Form einer Suspensionsmethode, indiziert werden. Dieser Empfehlung kommt schon deshalb Bedeutung zu, da *Rezidivoperationen* funktionell zu deutlich ungünstigeren Ergebnissen führen als ein primär effektives Vorgehen (BECK, EBERHARD u. Mitarb., GAUDENZ, MELCHIOR, STUMMVOLL u. THALHAMMER u. a.).

Vordere Beckenbodenplastik (Colporrhaphia anterior)

Die erste Phase der vorderen Beckenbodenplastik besteht in der

Colpotomia anterior

(Abb. 1). Hierzu wird ein hinteres, nicht zu tiefes Operationsspekulum[1] eingesetzt und die Portio eingestellt, um sie dann paramedian mit zwei Kugelzangen[2] zu fassen. Durch Zug an den Kugelzangen und einem unterhalb der Urethramündung durch die vordere Vaginalwand hindurchgestochenen Haltefaden gelingt es, die für die Kolpotomie notwendige Längsspannung herzustellen. Nun kann die dargestellte Vaginalwand durch eine mediane Inzision zwischen Urethramündung und Portio bis auf das Septum vesicovaginale (Fascia vesicovaginalis) gespalten werden. Es folgt die Mobilisierung der Wundränder zur Seite hin, und zwar zunächst auf einer Strecke von gut 2 cm, wozu die Wundränder mit chirurgischen Pinzetten straff angehoben werden. Die weitere Trennung der Vaginalwand von dem darunterliegenden Bindegewebslager des Septum vesicovaginale in richtiger Schicht kann sich der Operateur wesentlich dadurch erleichtern, daß er an den mobilisierten Wundrändern je eine T-Klemme[3] ansetzt und diese vom 2. Assistenten kräftig nach lateral ziehen läßt (Abb. 2). Es ist wichtig, daß die Präparation unmittelbar unter der Vaginalwand und ausreichend weit zur Seite hin und nach kranial bis zum paraurethralen Gewebe fortgeführt wird. Ist dies abgeschlossen, so liegt die Blasenvorderwand mit den auf ihr liegenden Resten des Septum vesicovaginale in breiter Fläche frei (Abb. 2).

Die Aufgabe des zweiten operativen Schrittes, der

Blasenpräparation

(Abb. 3), ist es, die freigelegte Harnblase von der vorderen Zervixwand zu trennen. Die Präparation wird im Bereich des Bindegewebslagers zwischen Blase und Zervix, dem Spatium vesicocervicale, also dorsal des Septum vesicovaginale, vorgenommen. Hierzu wird, wie bereits bei der Hysterotomia vaginalis ausführlich beschrieben (S. 333), die Blase an ihrem unteren Pol vom Operateur und am besten zusätzlich

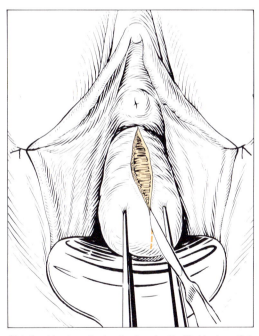

Abb. 1 Vordere Beckenbodenplastik (I). Vordere Kolpotomie. Nachdem die Portio an den paramedian angesetzten Kugelzangen stark nach unten gezogen worden ist, wird die vordere Scheidenwand zwischen Urethramündung und Portio bis auf das Septum vesicovaginale gespalten

---

[1] Operationsspekulum nach Scherback: Aesc. Nr.: EL 740 C.
[2] Kugelzange nach Schröder: Aesc. Nr.: EO 110.
[3] T-Klemme nach Collin: Aesc. Nr.: B-17792.

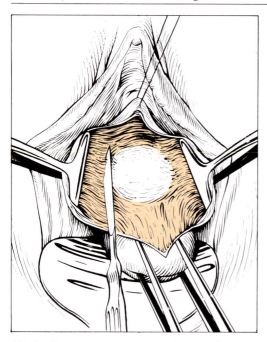 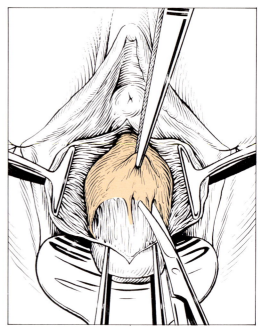

Abb. 2 Vordere Beckenbodenplastik (II). Präparation des Septum vesicovaginale, Darstellung der Blase. Die Wundränder der vorderen Kolpotomie sind mobilisiert. Sie werden mit T-Klemmen zur Seite gezogen, so daß sich das Septum vesicovaginale für die Präparation der Scheidenwand anspannt. Die Blase ist unter dem Septum vesicovaginale deutlich zu erkennen

Abb. 3 Vordere Beckenbodenplastik (III). Blasenpräparation. Nachdem das Septum supravaginale angespannt und oberhalb seines Ansatzes an der Zervix durchtrennt worden ist, wird die Blase mit einer Pinzette eleviert. Jetzt kann das angespannte vesikozervikale Bindegewebslager schrittweise durchtrennt und so die Blase von der vorderen Zervixwand nach oben abgelöst werden

vom 1. Assistenten mit chirurgischen Pinzetten gefaßt und straff nach kranioventral eleviert. Auf diese Weise werden die längs verlaufenden Fasern des Septum vesicocervicale angespannt und können so leicht mit der Präparierschere dicht entlang der Zervixoberfläche durchtrennt werden. Dies erfolgt zunächst paramedian, bis sich in der Mittellinie kammartig das verbliebene Septum supravaginale darstellt (Abb. 2, S. 330). Es wird dicht an seinem Ansatz an der Zervix mit der Schere durchtrennt. Durch ständig neues Fassen und Anspannen der Blase können dann nach und nach die verbliebenen Bindegewebszüge des Septum vesicocervicale durchtrennt werden. So kann schließlich die Blase ganz von der vorderen Zervixwand gelöst werden. Die Blasenpräparation wird nach kranial zunächst jedoch nur so weit fortgesetzt, wie dies übersichtlich leicht gelingt. Eine Präparation in der Tiefe soll zu diesem Zeitpunkt

vermieden werden (S. 334). Seitlich werden während der Blasenablösung von der vorderen Zervixwand die von der Seite bogenförmig nach kranial und zur Mittellinie ziehenden Blasenpfeiler sichtbar (Abb. 3). Die

Durchtrennung der Ligg. vesicouterina

erfolgt durch Abschieben mit der halb geöffneten Schere. Dieses präparatorische Vorgehen vermeidet weitgehend Blutungen aus den im Ligament verlaufenden Ästen der A. und der V. vesicalis inferior. Andererseits ist es notwendig, um eine ausreichende Distanzierung des Ureters nach kranial zu erreichen, bevor mit der Umstechung der Parametrien begonnen wird (S. 336). Evtl. muß die Blasenpräparation im Verlauf der Operation, insbesondere *nach* der Umstechung der Ligg. sacrouterina (Plicae rectouterinae) und der kaudalen Parametrienanteile, ergänzt

Vordere Beckenbodenplastik (Colporrhaphia anterior)

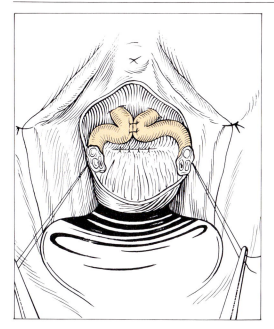

Abb. 4 Vordere Beckenbodenplastik (IV). Vereinigung der Ligg. teretia uteri. Nach der Hysterektomie und dem Verschluß der Peritonealwunde werden durch Zug an den Adnexstümpfen nach kaudal die Ligg. teretia sichtbar. Sie werden oberhalb der Adnexligatur mit zwei Nähten in der Medianlinie vereinigt und stabilisieren so zusätzlich den Beckenboden

werden; diese *„zweite Blasenpräparation"* ist aus den oben genannten Gründen zeit- und blutsparend, da sie jeweils bei besserer Zugänglichkeit der oberen Anteile des vesikovaginalen Bindegewebes erfolgt! Weiterhin ist es ratsam, im Verlauf der Blasenpräparation die sich vorwölbende vordere Blasenwand wiederholt mit der chirurgischen Pinzette zurückzudrängen. Mit diesem *„Maßnehmen"* kann der Operateur erkennen, ob sich die Blase ohne verbleibende Spannungen hinter dem zu rekonstruierenden Diaphragma urogenitale versenken läßt (Abb. 4).

Das **weitere Vorgehen** richtet sich bei der Deszensus- bzw. Inkontinenzoperation danach,

– ob ausschließlich eine Colporrhaphia anterior und posterior erfolgen soll,
– ob eine elongierte Cervix uteri amputiert werden soll,
– ob der Uterus entfernt werden soll.

Zumeist wird heute die Deszensusoperation mit der vaginalen Hysterektomie kombiniert, da dies zu besseren Ergebnissen führt. Dies bedeutet, daß das Belassen des Uterus eher einer besonderen Indikationsstellung bedarf als dessen Entfernung (ARTNER u. SOCHOREK, KÄSER u. Mitarb., RICHTER, WRIGHT u. a.). Dies gilt um so mehr, da es das Bestreben sein sollte, die Reparation des insuffizienten Beckenbodens mit Rücksicht auf die Pathogenese (konstitutionelle Bindegewebsschwäche, vaginale Entbindungen) nicht zu früh und erst nach Abschluß der Reproduktionsvorgänge vorzunehmen.

Bei der überwiegenden Zahl der Deszensusoperationen folgt damit auf die Blasenpräparation die

vaginale Hysterektomie

durch die im einzelnen auf S. 332 ff. dargestellten operativen Schnitte: Es wird die Portio umschnitten und das Rektum von der Zervixhinterwand gelöst. Anschließend werden die Ligg. sacrouterina und die Parametrien mit isolierter Versorgung der Uterinagefäße umstochen und durchtrennt. Nach dem Stürzen des Corpus uteri wird der Uterus von den Adnexen abgesetzt. Sorgfältige Beachtung hat im Rahmen der Deszensusoperation die

Enterozeleprophylaxe bzw. der hohe Douglas-Verschluß

zu finden (S. 344). Eine Bruchpforte im Bereich des Beckenbodens darf durch Unterlassung des *Ward-Handgriffes* (S. 343) nicht übersehen werden (RICHTER). Es ist ratsam, mit dem gleichen Ziel die Ligg. sacrouterina bzw. die Rektumpfeiler in der Medianlinie zu vereinigen. Eine weitere notwendige Maßnahme zur Stabilisierung des Beckenbodens, und zwar vor allem des neu zu schaffenden Diaphragma urogenitale, besteht in der

Vereinigung der Ligg. teretia (rotunda) uteri

(Abb. 4) in der Mittellinie. Für diese operationstechnisch einfache Maßnahme werden die mit lang gelassenen Fäden versorgten Adnexstümpfe (S. 343) vorgezogen. So kommen seitlich unter den aufsteigenden Ästen des Os pubis die mit glattem Peritoneum überzogenen Ligg. teretia uteri zum Vorschein. Sie werden mit einge-

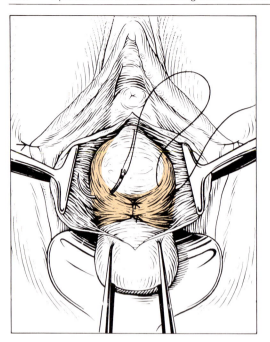 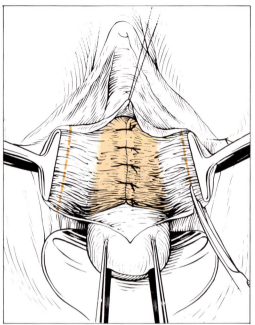

Abb. 5 Vordere Beckenbodenplastik (V). Rekonstruktion des Diaphragma urogenitale bei erhaltenem Uterus. Die Blase ist durch Präparation im Bereich des Septum vesicocervicale von der vorderen Zervixwand getrennt. Es wird das seitlich zurückgewichene vesikovaginale Bindegewebe mit runden Nadeln hervorgeholt und in der Mittellinie mittels Knopfnähten vereinigt

Abb. 6 Vordere Beckenbodenplastik (VI). Abgeschlossene Rekonstruktion des Diaphragma urogenitale bei erhaltenem Uterus. Das vesikovaginale Bindegewebe ist bis zum Urethra-Blasen-Winkel hinauf zu einer tragfähigen Gewebsplatte in der Medianlinie vereinigt. Durch eine ausreichende Präparation nach lateral müssen stärkere Gewebsspannungen vermieden werden.
- - - - = Resektionslinie für die Abtragung der überschüssigen Vaginalschleimhaut

schmolzener Nadel und einem resorbierbaren Kunststoffaden (z.B. Vicryl Nr. 0 = metr. 4) gefaßt, oberhalb des bereits liegenden Knotens der Adnexversorgung durchstochen und durch Knoten des Fadens in Form von zwei Schlingen zusammengefügt. Ein zweiter, darübergelegter Knoten erhöht die Stabilität. Die Fäden an den Adnexstümpfen können jetzt abgeschnitten werden.

Bei belassenem Uterus wird nach der Blasenpräparation, *bei der mit der Hysterektomie kombinierten Deszensusoperation* nach der Vereinigung der Ligg. teretia uteri die

Rekonstruktion des Diaphragma urogenitale

(Abb. 5 und 6) vorgenommen. Hierzu werden erneut die Scheidenwundränder mittels der T-Klemmen oder auch mittels zweier am Wundrand angesetzter Kocher-Klemmen[4] straff nach lateral angespannt, so daß insbesondere die seitlichen Anteile des zurückgewichenen vesikovaginalen Bindegewebes gut zur Darstellung kommen. Diese Bindegewebslager müssen für die Rekonstruktion hervorgeholt und in der Mittellinie vereinigt werden. Hierzu werden runde Nadeln und resorbierbare Kunststofffäden (z.B. Vicryl Nr. 0 = metr. 4) benützt, die quer zur Faserrichtung, also durch sagittales Durchstechen, das Gewebe fassen (Abb. 5). Man beginnt dabei am besten kaudal, also im Bereich der reponierten Blasenpfeiler, und legt von hier aus in Richtung auf die Urethra in Abständen von etwa 2 cm jeweils eine Knopf-

---

[4] Kurze chirurgische Standardklemme nach Kocher: Aesc. Nr.: BH 612, 13 cm lang

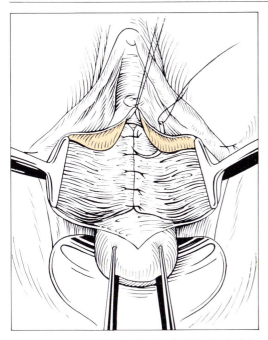

Abb. 7 Vordere Beckenbodenplastik (VII). Zusätzliche Ischiokavernosusplastik. Zur Unterpolsterung und Anhebung des Urethra-Blasen-Winkels werden die Mm. ischiocavernosi durch stumpfe Präparation unterhalb des Schambeines freigelegt. Anschließend werden sie mit einer oder zwei resorbierbaren Nähten in der Mittellinie vereinigt

naht. Schließlich wird in gleicher Weise das *periurethrale Gewebe* gerafft. Die Nähte gewinnen dabei um so mehr an Bedeutung, je stärker sie sich dem Blasenhals bzw. dem proximalen Urethraanteil nähern, da mit ihnen zugleich der Urethra-Blasen-Winkel wiederhergestellt wird. Wichtig ist ferner, daß die Diaphragmanähte nicht unter Spannung geknüpft werden. Ist dies der Fall, so muß das vesikovaginale Bindegewebe in dem seitlichen Winkel zwischen dem neu geschaffenen Diaphragma und der Vaginalwand zusätzlich abgelöst werden, was meist mit dem in den Winkel eindringenden Zeigefinger leicht und schnell gelingt (Abb. 16, S. 364). RICHTER empfiehlt zusätzlich ähnlich wie LAHODNY sowie BALL in der ersten Phase der von ihm modifizierten Zystourethropexie (S. 367) mit dem Zeigefinger von dem Sulkus zwischen Vaginal- und Blasenwand unter dem Schambeinast hindurch in das Spatium vesicopelvinum vorzudringen, um durch die Durchtrennung der Fascia pelvica eine ausreichende Mobilisierung der Blase für die Rekonstruktion gerade der ventralen Anteile des Diaphragma urogenitale und des Urethra-Blasen-Winkels zu erreichen (Abb. 16). *Es ist für das funktionelle Ergebnis insbesondere bei der operativen Korrektur einer Streßinkontinenz wichtig, daß sich der Operateur für die Wiederherstellung des Diaphragma urogenitale und des Urethra-Blasen-Winkels ausreichend Zeit nimmt!* – Eine zusätzliche Möglichkeit der Anhebung des Urethra-Blasen-Winkels ist in Form der

Unterpolsterung mittels des M. ischiocavernosus

gegeben (Abb. 7). Der Muskel wird beiderseits mit einer runden Nadel im vorderen Drittel des Sulkus zwischen Scheidenwand und Blase unterhalb des Schambeinastes aufgesucht und hervorgeholt und unter dem Blasenhals mit zwei resorbierbaren Kunststoffknopfnähten schlingenförmig vereinigt. Diese zusätzliche Maßnahme hat Ähnlichkeit mit der Ischiokavernosusplastik nach Goodwin, aber auch mit der Kurzarmschlingenoperation nach Lahodny (S. 363). – In etwa das gleiche Ziel der zusätzlichen Unterpolsterung des Diaphragma urogenitale verfolgt die

Pubokokzygeusplastik nach Franz und Ingelman-Sundberg.

Bei ihr wird nach dem Legen der Diaphragmanähte vorn seitlich der mediane Rand des M. levator ani in Form des M. pubococcygeus aufgesucht (Abb. 7), mit Klemmen vorgezogen und nach Freilegung in seinem dorsalen Anteil eingekerbt. Auf diese Weise wird ein Teil des Muskels für die schlingenförmige Vereinigung unterhalb des Blasenhalses beweglich gemacht. Die Operation kann zu schwer stillbaren Blutungen aus dem kavernösen Gewebe führen und ist zudem bei Rezidivplastiken, für die sie bevorzugt empfohlen wird, wegen der vorhandenen Narben nicht einfach (KÄSER u. Mitarb., OBER u. MEINRENKEN). Auch ist nach RICHTER die hier vorgefundene quergestreifte Muskulatur für eine plastische Raffung ausgesprochen schlecht geeignet. Die Operation wird deshalb, aber auch wegen der Verletzung des M. levator ani, die eher zu einer Vergrößerung der „Bruchpforte" im Bereich des Beckenbodens führt, heute kaum noch angewandt.

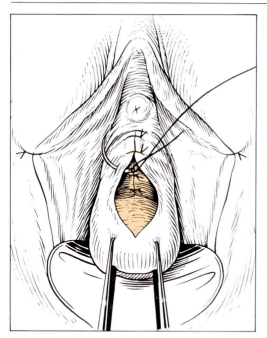

Abb. 8   Vordere Beckenbodenplastik (VIII). Verschluß der vorderen Kolpotomie. Nach eher zurückhaltender Resektion der vorderen Vaginalwand wird die Scheidenwunde mit nicht zu dicht gelegten Knopfnähten verschlossen

Ist die Rekonstruktion des Diaphragma urogenitale abgeschlossen und die neu entstandene breite Bindegewebsplatte durch die Vereinigung der Ligg. teretia (rotunda) uteri und zusätzlich durch eine oder zwei Ischiokavernosusnähte unterpolstert, so wendet sich der Operateur dem

Verschluß der vorderen Kolpotomie

(Abb. 6 und 8) zu. Dieser Teil der Operation ist für das plastische Ergebnis von untergeordneter Bedeutung, da der Vaginalhaut keinerlei tragende Funktion zukommt. Damit ist auch gesagt, daß die Bezeichnung der hier beschriebenen Operation als „Kolporrhaphie" unglücklich ist, da sie den unwichtigsten Teil der Operation benennt. Es wird zunächst die überschüssige *Vaginalhaut reseziert*, und zwar eher sparsam etwa im Bereich der Stelle, an der die T-Klemmen befestigt waren. Die damit erreichte Anfrischung und Begradigung der Wundränder fördert zusätzlich die Wundheilung. Der *Wundverschluß* wird mit nicht zu dicht gelegten(!) Knopfnähten unter Verwendung eines resorbierbaren Kunststoffadens (z. B. Vicryl Nr. 0 = metr. 4) vorgenommen, und zwar an der Portio beginnend bis zum suburethralen Wundwinkel. Die Fäden müssen sich nach der sparsamen Resektion der Vaginalwand (s. o.) ohne Spannung knüpfen lassen!

Nach vorausgegangener Hysterektomie wird die Scheide, wie auf S. 344 beschrieben, verschlossen: Wichtig ist, daß die kraniale Vaginalwunde mit den ersten Nähten durch Mitfassen der vereinigten Ligg. teretia uteri und der Innenseiten der Parametrien (Abb. 24, S. 344) ausreichend an diesen Ligamenten fixiert wird. Zudem ist es ratsam, die kraniale Scheidenwunde in ihrem mittleren Anteil offenzulassen und mit einem zweizeitig zu ziehenden Gazestreifen zu tamponieren (S. 345). Letzteres fördert den Sekretabfluß und die Narbenbildung im supravaginalen Raum.

Methodisch steht gleichsam zwischen der einfachen vorderen Kolporrhaphie mit Erhaltung des Uterus und der Plastik mit vaginaler Hysterektomie die

vordere Kolporrhaphie mit Portioamputation

(Abb. 21 ff., S. 40). Sie wird erforderlich, wenn die Patientin die Erhaltung des Uterus wünscht, zugleich aber eine Elongatio colli besteht, die der Entstehung eines Deszensusrezidivs Vorschub leisten würde. Die Technik entspricht der Beschreibung auf S. 39 ff. Über die häufig mit der Portioamputation kombinierte *Manchester-Plastik* (Fothergill-Operation) wird auf S. 362 berichtet.

Hintere Beckenbodenplastik (Colpoperineorrhaphia posterior)

Dieser zweite Abschnitt der Beckenbodenplastik beginnt mit der

Colpotomia posterior

(Abb. 9). Für die hierzu notwendige *Darstellung der Rektozele* wird das Scherback-Operationsspekulum entfernt. An der Grenze zwischen Dammhaut und Vaginalschleimhaut wird rechts und links je eine Kugelzange angesetzt, und zwar in der Höhe, in der später die hintere Kommissur entstehen soll: Durch Zusammenführen der angelegten Kugelzangen in der Medianlinie kann der Operateur vor Beginn der präparatorischen Arbeit „*Maß nehmen*", indem er auf diese Weise die Weite des Introitus (Ostium) vaginae kontrolliert. Anschließend werden die Kugelzangen seitlich an den Abdecktüchern mit Kocher- oder Tuch-Klemmen fixiert; so müssen sie von den Assistenten nicht ständig gehalten werden. Jetzt faßt eine mittellange Kocher-Klemme[5] in der Medianlinie die Vaginalwand im Bereich des oberen Poles der Rektozele, und zwar so weit kranialwärts, wie die Durchtrennung der Vaginalhaut vorgesehen ist (Abb. 9).

Ist auf die beschriebene Weise sowohl eine Längs- wie eine Querspannung im Bereich der hinteren Vaginalwand hergestellt, so kann nun die *T-förmige Inzision* vorgenommen werden. Hierbei wird zunächst die dorsale Scheidenwand in der Mittellinie von der Kocher-Klemme bis zur hinteren Kommissur gespalten. Die anschließende quere Inzision wird im Bereich der Dammhaut geführt, um zu vermeiden, daß bei der späteren Versorgung des Dammes Vaginalschleimhaut nach außen verlagert wird. Die *Präparation* zur Trennung der Vaginalschleimhaut vom Septum rectovaginale muß an dem Winkel zwischen Vaginal- und Dammhaut beginnen; auf diese Weise stellt sich der Operateur eine gerade verlaufende, besser nach lateral zu präparierende Wunde her (Abb. 9). Die nun beweglichen Wundränder werden vom Operateur und vom 1. Assistenten erst rechts, dann

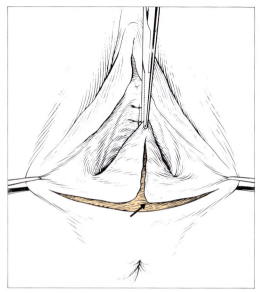

Abb. 9 Hintere Beckenbodenplastik (I). Colpotomia posterior. Die Rektozele ist durch zwei Kugelzangen im Bereich der neu zu schaffenden hinteren Kommissur und eine Kocher-Klemme am oberen Pol der Rektozele dargestellt. Die Inzision erfolgt T-förmig am Übergang der Dammhaut zur Scheidenhaut sowie in der Medianlinie. Der Pfeil gibt die Stelle an, an der die Präparation begonnen werden muß, um für die weitere Trennung der hinteren Scheidenwand im Bereich des Septum rectovaginale eine gerade Fläche zu erhalten

links mit je einer chirurgischen Pinzette angehoben, so daß sich die darunterliegenden Bindegewebszüge anspannen. So kann in richtiger Schicht, d. h. ohne Gefährdung des Rektum, die Vaginalschleimhaut auf einer Strecke von etwa 2 cm mobilisiert werden. Ist dies geschehen, so werden die Wundränder mit Collin-T-Klemmen[6] gefaßt; die auf diese Weise mögliche breitflächige Anspannung der Vaginalwundränder läßt die submukösen Bindegewebsfasern des Septum rectovaginale deutlicher sichtbar werden, so daß sie relativ leicht mit dem Skalpell dicht unter der Scheidenhaut durchtrennt werden können (Abb. 10). Vaginalwand und Rek-

---

5 Mittellange Arterienklemme nach Kocher-Ochsner: Aesc. Nr.: BH 644, 646, 648 (18,5, 20, 22,5 cm lang).

6 T-Klemme nach Collin: Aesc. Nr.: B-17792.

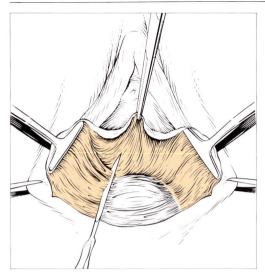

Abb. 10 Hintere Beckenbodenplastik (II). Präparation des rektovaginalen Bindegewebes. Nach Mobilisierung der Scheidenwundränder sind T-Klemmen eingesetzt, mit denen die Scheidenwand zur Seite angespannt wird. Mit einem Skalpell wird die Scheidenwand vom rektovaginalen Bindegewebe abpräpariert. Die Rektumvorderwand wird sichtbar

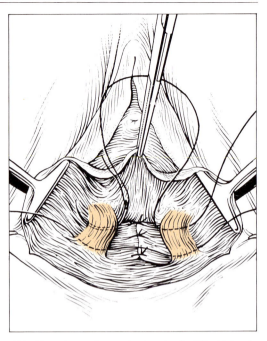

Abb. 11 Hintere Beckenbodenplastik (III). Naht des Septum rectovaginale und Vereinigung der Levatormuskulatur. Das Septum rectovaginale ist in der Tiefe der Wunde durch Knopfnähte vereinigt. Die freigelegte Levatormuskulatur wird mit scharfen Nadeln aus dem pararektalen Raum hervorgeholt, um sie ebenfalls in der Medianlinie zu vereinigen (vgl. Abb. 12)

tum werden so vollständig und ausreichend nach lateral hin voneinander getrennt.

Die **hintere Kolporrhaphie** benutzt zur Schaffung eines neuen tragfähigen Septum rectovaginale das zur Seite hin zurückgewichene Bindegewebe und die Levatormuskulatur. Dies bedeutet, daß nach der Ablösung der Scheidenwand nun zunächst die

Darstellung des M. levator ani

(Abb. 11) erfolgen muß. Sie beginnt von den kranialen Anteilen der Kolpotomie aus: Von hier aus wird unter Anspannung der mit T-Klemmen gefaßten Vaginalwundränder zur Seite und in die Tiefe präpariert, wobei das Rektum mehr und mehr zur Mitte hin und in die Tiefe zurückweicht. Auf diese Weise werden die medianen Ränder des M. levator ani in Form des V-förmig angeordneten M. pubococcygeus sichtbar. Damit ist der präparatorische Teil der hinteren Plastik abgeschlossen. Der Operateur kann mit den rekonstruktiven Maßnahmen in Form der

Naht des Diaphragma rectovaginale und des M. levator ani

(Abb. 11) beginnen. Die *Raffung des Septum rectovaginale* entspricht weitgehend der des Septum vesicovaginale (S. 356). Die durch lateralen Zug an den T-Klemmen dargestellten seitlichen Anteile des Bindegewebes werden mit runder Nadel und resorbierbaren Kunststoffäden (z. B. Vicryl Nr. 0 = metr. 4) lateral der Rektumwand hervorgeholt und mit 3–4 Knopfnähten in der Mittellinie vereinigt (Abb. 11 und 12). Funktionell wichtiger ist die *mediane Vereinigung der Levatorschenkel* zwischen Rektum und Vagina. Ist das Rektum unter den Diaphragmanähten versenkt, so ist es einfach, die Levatorränder mit schneidenden Nadeln aus dem pararektalen Raum unter Verwendung der gleichen Kunststoffäden „herauszuheben". Es erleichtert das weitere Vorgehen, wenn der erste, im Bereich

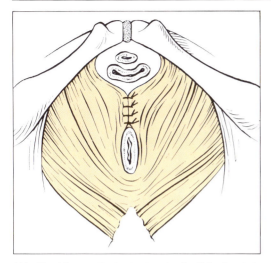

Abb. 12 Hintere Beckenbodenplastik (IV). Ergebnis der Levatorplastik. Aus kranialer Sicht ist zu erkennen, daß die Levatoren vor dem Rektum vereinigt wurden und so ein Polster zwischen Rektum und Vagina schaffen

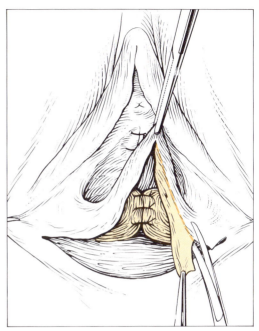

Abb. 13 Hintere Beckenbodenplastik (V). Knüpfen der Levatornähte, Resektion der Scheidenwand. Die Levatorschenkel sind mit 3 Nähten vor dem Rektum vereinigt. Die hintere Scheidenwand wird – von der hinteren Kommissur ausgehend – bis zum oberen Pol der Rektozele reseziert

des oberen Wundwinkels gelegte Faden zunächst ungeknüpft in eine Klemme genommen und angespannt wird. Es folgen 2–3 weitere Levatornähte, bis auch die den M. sphincter ani überziehenden Teile des Septum rectovaginale durch die Levatorraffung gedeckt sind. Zu beachten ist, daß der kraniale Levatorfaden später die Weite der Vagina bestimmt. Nach seinem Knüpfen muß diese für zwei Finger durchgängig bleiben, wenn Kohabitationsstörungen durch schmerzhaft ringförmige Stenosen vermieden werden sollen. – Eine zusätzliche Stützung des Septum rectovaginale kann durch die

Levatorfaszienplastik nach Shaw und O'Sullivan

erreicht werden. Hierbei wird die Faszie der Mm. pubococcygei (Levatorfaszie) zusätzlich in der Medianlinie vereinigt (SHAW u. O'SULLIVAN, LITSCHGI u. KÄSER). Es muß dazu die Levatorfaszie beiderseits an ihrem medianen Rand in der Längsrichtung inzidiert und auf einer Strecke von etwa 2 cm nach lateral abgelöst werden. Dann werden deren Ränder durch 3–4 resorbierbare Kunststoffäden (z. B. Vicryl Nr. 0 = metr. 4) in der Medianlinie vereinigt. Darüber erfolgt die beschriebene Vereinigung der Levatorschenkel. Die Operation ist vor allem als Zusatzmaßnahme bei größeren Enterozelen gedacht (S. 344). Es ist zudem darauf zu verweisen, daß die Aushülsung der Levatorenschenkel vor ihrer medianen Vereinigung von einigen Operateuren grundsätzlich bei jeder hinteren Kolporrhaphie vorgenommen wird.

Ist die Rekonstruktion des Beckenbodens abgeschlossen, so können nun der

Verschluß der Colpotomia posterior und die Perineorrhaphie

(Abb. 13 und 14) die Operation beenden. Hierzu ist zunächst die *Resektion der Vaginal- und Dammhaut* erforderlich (Abb. 13). Sie soll wie bei der vorderen Kolporrhaphie sparsam erfolgen, damit die nachfolgenden Nähte spannungslos geknüpft werden können und kohabitationsstörende Stenosen vermieden werden. Nach dem Anheben des kranialen Wundwinkels

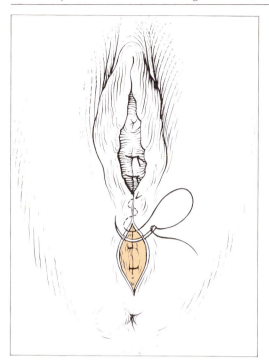

Abb. 14   Hintere Beckenbodenplastik (VI). Perineorrhaphie, Verschluß der Dammwunde. In der Tiefe ist das perineale Gewebe durch Knopfnähte gerafft. Die Haut des neu geschaffenen Dammes wird mit einer fortlaufenden Intrakutannaht verschlossen

wird mit einer gebogenen Präparierschere[7] ein dreieckiges Schleimhautstück von den seitlichen Wundwinkeln ausgehend bis zum oberen Pol der Vaginalwunde ausgeschnitten. Die *Naht der Scheidenwunde* beginnt am oberen Wundwinkel. An dieser Stelle ist besonders auf eine ausreichende Blutstillung zu achten! Die Knopfnähte werden unter Verwendung resorbierbarer Kunststoffäden in Abständen von etwa 2 cm gelegt, bis die hintere Kommissur erreicht ist. An ihr darf – wiederum zur Vermeidung von schmerzhaften Narbenstenosen – keine Naht gelegt werden. Nun wird zunächst im Bereich des Dammes das *perineale Bindegewebe gerafft*, um dem Damm die notwendige Polsterung zu geben. Abschließend wird die *Dammhaut* ebenfalls mit ausreichend distanziert gelegten Einzelnähten, besser mit einer fortlaufenden Intrakutannaht verschlossen. Die zum Abschluß der vorderen Plastik (mit Hysterektomie) in den supravaginalen Raum eingelegte *Tamponade* kann abschließend zur lockeren Scheidentamponade genutzt werden.

Das beschriebene operative Vorgehen zur Behandlung eines Descensus genitalis ohne oder mit Harninkontinenz ist als **Standardmethode** anzusehen und wird von den meisten Operateuren als *Primäreingriff* ausgeführt. Die Diskussion darüber, inwieweit urodynamische bzw. urometrische Untersuchungen dazu geeignet sind, diesen von vornherein ausschließlich oder zusätzlich ein anderes operatives Vorgehen, z. B. in Form einer *Elevationsmethode*, zu indizieren, kann bis heute nicht als beendet angesehen werden (L. BECK u. FABER, R.P. BECK u. MCCORMICK, IOSIF, LANGMADE u. OLIVER, KÄSER u. Mitarb., RETZKE, RICHTER, STÖCKLIN u. ALDER, VAHLENSIECK u. SCHANDER u.v.a.). Dies bedeutet, daß die Stellung der Indikation zu zusätzlichen operativen Maßnahmen oder aber auch zu einem primär andersartigen Vorgehen aufgrund besonderer, d. h. individueller lokaler oder auch extragenitaler Besonderheiten erfolgt. *Über die gegebenen weiteren Operationsverfahren oder auch Zusatzeingriffe zur Behandlung des Deszensus und/oder der Streßinkontinenz wird im folgenden berichtet.*

Manchester-Plastik (Fothergill-Operation)

Das Operationsverfahren nach Fothergill kommt in Frage, wenn insbesondere auf Wunsch der Patientin der Uterus erhalten werden soll, eine Elongatio colli uteri indessen die Portioamputation ratsam erscheinen läßt. Bei der von FOTHERGILL aufgrund einer Empfehlung des Chirurgen DONALD in Manchester entwickelten Methode erfolgt eine zusätzliche Supposition des Uterus durch die

Vereinigung der Ligg. cardinalia vor der Zervix

---

[7] Chirurgische Präparierschere nach Cooper: Aesc. Nr.: BC 416.

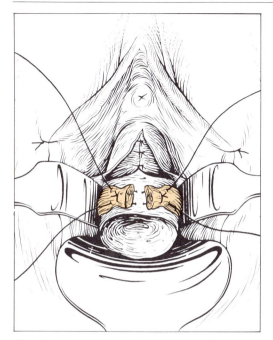

Abb. 15 Manchester-Plastik (Fothergill-Operation). Die elongierte Portio ist amputiert, das Diaphragma urogenitale ist von einer medianen vorderen Kolpotomie aus rekonstruiert. Die Ligg. cardinalia sind nach voheriger Umstechung von ihrem Ansatz an der Zervix abgetrennt. Sie werden mit zwei Nähten, die auch die vordere Zervixwand fassen, vor der Zervix vereinigt

(Abb. 15) (SCHULTZ, J.A. LEARY u. L.O. LEARY). Nach dem Abschluß der Diaphragmarekonstruktion wird die Zervix etwa in Höhe der vorgesehenen Amputation umschnitten. Die lateral sich darstellenden Ligg. cardinalia werden wie bei der vaginalen Hysterektomie etwa 2 cm oberhalb ihres Ansatzes an der Zervix mit resorbierbaren Kunststoffäden doppelt umstochen. Nach der Durchtrennung müssen die entstehenden Stümpfe der Ligamente bis in Höhe der Umstechungen mobilisiert werden. Es folgt die *Portioamputation* nach der auf S. 39 beschriebenen Methode. Nun werden die Kardinaliastümpfe erneut mit einem resorbierbaren Faden (z.B. Vicryl Nr. 1 = metr. 5) zunächst links, dann rechts gefaßt, um zwischendurch die Vorderwand der Zervix zu durchstechen. Am besten wird diese Naht etwas oberhalb der ersten wiederholt. Beim Knüpfen muß der Zug an der Zervix-Amputationsstelle etwas vermindert werden: Dabei ist deutlich zu merken, wie die verbliebene Zervix durch die Raffung der Ligg. cardinalia nach hinten oben zurückgedrängt wird. Der Eingriff endet mit der Resektion der Scheidenhaut und dem Verschluß der vorderen Kolpotomie. Evtl. können die mobilisierten Ligg. cardinalia vor der Zervix auf einer Strecke von einigen Zentimetern gedoppelt vereinigt werden, um eine stärkere Repositionswirkung an der Zervix zu erzielen.

Kurzarmschlingenoperation nach Lahodny

In Form einer kombinierten Suppositions- und Suspensionsmethode hat LAHODNY unter Hinweis auf eine relativ hohe Rate an Inkontinenzrezidiven die „Kurzarmschlingenoperation" in Verbindung mit der ventralen Levatorplastik empfohlen. Sie benutzt als „Schlinge" zur Wiederherstellung des Urethra-Blasen-Winkels die Ligg. pubourethralia posteriora bzw. die Fascia endopelvina (endopelvica), zur Reposition des Blasenverschlusses in die „Kontinenzebene" und zur Verkleinerung der „Bruchpforte" die vorderen Anteile des M. levator ani. Die *Ergebnisbewertung* dieses operativen Vorgehens erfolgt bisher unterschiedlich (HILLEMANNS u. DE GREGORIO, KÖLBL u. Mitarb., RISS u. Mitarb., HIRSCH, VILLINGER, WARREN u. Mitarb.). Die von einigen Operateuren geäußerten Bedenken machen u.a. die erhöhte Gefahr der Blutung im Spatium vesicopelvinum bzw. im paravesikalen Gewebe und postoperative Kohabitationsstörungen geltend.

Das **Lahodnysche operative Konzept** besteht in der angegebenen Reihenfolge aus den folgenden Schritten:

– vaginale Hysterektomie (mit gleicher variabler Indikationsstellung wie bei der Kolporrhaphie mit Diaphragmaplastik),
– hohe Douglas-Peritonealisierung,
– Rektumplastik,
– partielle periphere Blasendenervation,
– Kurzarmschlingenplastik,
– vordere Levatorplastik,
– dorsale perineale Levatorplastik mit Introitusplastik.

Die vaginale Hysterektomie und die hohe Douglas-Peritonealisierung zur Enterozelenprophylaxe entsprechen in ihrer Technik der vorstehenden Darstellung. Bereits in diesem Operationsabschnitt wird auf eine gute Mobilisierung der Urethra durch Präparation im Bereich des paraurethralen Gewebes Wert gelegt (Urethrosymphysiolysis). Es wird mit Rücksicht auf den besseren Zugang nun zunächst die

Rektumplastik

von einer medianen Spaltung der Vaginalhaut über der Kuppe der Rektozele vorgenommen. Die Quervernähung der Wunde unter Mitfassen des Septum rectovaginale führt zur Einstülpung der Rektozele und zur Verkürzung der hinteren Vaginalwand. – Nun folgt die

partielle periphere Blasendenervation.

Nach der ausreichenden Präparation nach lateral in Richtung auf das Spatium vesicopelvinum (Abb. 16 und S. 357) gelingt es, dieses mit einer nach kraniolateral eingeführten Péan-Klemme zu erreichen. Durch vorsichtiges Spreizen der Klemme wird das Spatium eröffnet. Zugleich werden auf diese Weise die Lamina vasorum und ein Teil der autonomen Nervenfasern des Plexus pelvinus durchtrennt, wodurch die bei etwa einem Drittel der Inkontinenzpatientinnen gleichzeitig bestehende Urge-Symptomatik beseitigt wird. – Das eröffnete Spatium vesicopelvinum kann nun für die

Kurzarmschlingenplastik[8]

genutzt werden. Von hier aus werden die Fascia endopelvina mit den Ligg. pubourethralia posteriora hervorgeholt und nach ausreichender Präparation mit resorbierbaren Fäden unter dem Urethra-Blasen-Winkel vereinigt, so daß der Blasenhals am unteren Symphysenrand fixiert wird. – Die nun angeschlossene

vordere Levatorplastik

legt die medianen Ränder des M. levator ani frei, wobei durch Vernähen in der Medianlinie das Anheben der Blase bis in Höhe des Arcus

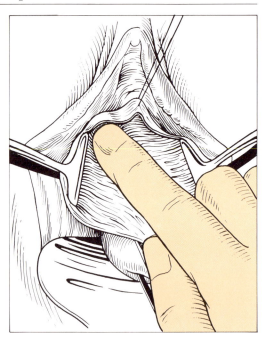

Abb. 16 Präparation des M. pubococcygeus. Von den ventralen Anteilen der Kolpotomiewunde aus wird dicht unter dem Os pubis das Spatium vesicopelvinum eröffnet. Die Ablösung der Blase mit partieller Blasendenervation erfolgt stumpf mit dem Finger nach median

tendineus und zugleich eine Verkleinerung des Hiatus urogenitalis erreicht wird. – Nach dem Verschluß der vorderen Kolpotomie folgen schließlich die

dorsale Levatorplastik und die Introitusplastik.

Der Zugang wird durch ein oväläres Ausschneiden der Vaginalschleimhaut an der Grenze zum Damm erreicht. Mit durchgreifenden Nähten kann nun das perineale Gewebe mit den in der Tiefe liegenden Levatorrändern in der Mittellinie vereinigt werden, bis ein ausreichendes Septum rectovaginale rekonstruiert ist. Die vaginalen Wundränder werden mit quer gelegten Einzelknopfnähten, der Damm mit einer fortlaufenden Intrakutannaht verschlossen.

Das Operationskonzept von LAHODNY sollte nicht so sehr als ein prinzipieller Ersatz der eingangs beschriebenen „Standardmethode" angesehen werden (S. 353ff.). Akzeptiert man ein operatives Stufenprogramm zur Behandlung

---

[8] Im Gegensatz zu den „Langarmschlingen-Operationen" z.B. in Form der urethrovesikalen Suspension nach Pereyra, nach Aldridge oder unter Verwendung eines Lyodurabandes (S. 368ff.)

der Harninkontinenz, so würde die Kurzarmschlingenplastik ihre Indikation beim ausgeprägten rotatorischen Deszensus (Green II) finden.

Suspensionsmethoden

Im Gegensatz zu den bisher beschriebenen Suppositionsmethoden haben die Suspensionsmethoden durch ein abdominales bzw. kombiniert abdominovaginales Vorgehen das Ziel, die defekten *Aufhängevorrichtungen der Genitalorgane und des Blasenverschlusses* zu rekonstruieren bzw. zu ergänzen. Die wichtigsten **Indikationen** lassen sich in drei Gruppen zusammenfassen (CHRIST u. Mitarb., FISCHER, GOODNO u. POWERS, MCGUIRE u. Mitarb., KOLMORGEN u. HAVEMANN, MAYER u. Mitarb., ROST u. Mitarb., STÖCKLIN u. ALDER u.a.):

- Streßinkontinenz ohne ausgeprägten Deszensus, der eine vaginale Korrektur erforderlich machen würde;
- gleichzeitige, aus anderen Gründen erforderliche Laparotomie;
- schwerer rotatorischer Deszensus mit Harninkontinenz (Typ II nach Green) und Laparotomienotwendigkeit.

Von einigen Operateuren wird die Urethropexie auch als Zusatzmethode im Anschluß an eine vaginale Inkontinenzkorrektur empfohlen. Andere bevorzugen sie beim Inkontinenzrezidiv. Eine positive

Bonney-Probe,

d.h. das Sistieren des unwillkürlichen Harnabganges beim Pressen bzw. Husten nach Elevation des Blasenhalses mit zwei Fingern vom seitlichen Scheidengewölbe aus, ist als Indiz für den Erfolg einer Suspensionsmethode zu werten.

Zystourethropexie

Die Zystourethropexie, d.h. das Annähen der Fascia vaginalis des seitlichen Scheidengewölbes an einem ventralen oder lateralen Anteil des Beckenringes, dient der Anhebung des deszendierten Blasenhalses und damit der Wiederherstellung des Urethra-Blasen-Winkels. Sie geht auf die operativen Empfehlungen in Form der

Marshall-Marchetti-Krantz-Operation

(Abb. 17–19) zurück. Das Vorgehen hat inzwischen viele Variationen erfahren (s.u.). Der erforderliche Zugang zum supra- und retrosymphysär liegenden Spatium praevesicale (Cavum Retzii)[9] wird über einen kleinen, tief angesetzten suprasymphysären Querschnitt erreicht. Nach der Durchtrennung des subkutanen Fettgewebes und der Faszie werden die unteren Anteile der Mm. recti abdominis auseinandergedrängt. Von hier aus gelingt es dann durch stumpfe Präparation mit zwei oder drei Fingern, die kaudalen Anteile der Blasenvorderwand und die Urethra von der Symphysenhinterwand abzulösen. Wichtig ist, daß die Ablösung breitflächig vorgenommen wird, so daß – evtl. nach der Entfernung von aufgelagertem Fettgewebe – paraurethrales Gewebe zur Darstellung kommt, das für die nachfolgende Raffung geeignet ist. Die eigentliche **Zystourethropexie** haben wir *in drei Etagen* vorgenommen. Der zuvor eingelegte Ballonkatheter markiert die Urethra bzw. den Blasenausgang. Zudem drängt ein Assistent entsprechend dem Bonney-Handgriff (s.o.) mit zwei Fingern von den seitlichen Scheidengewölben aus das paraurethrale Gewebe nach kranial. MCCAUSLAND u. LANGMADE empfehlen mit dem gleichen Ziel, die Urethra vom Spatium praevesicale aus mit einer Babcock-Klemme[10] zu

---

9 *A.A. Retzius:* 1796–1860, Anatom in Schweden.

10 Darmfaßzange nach Babcock: Aesc. Nr.: EA 30.

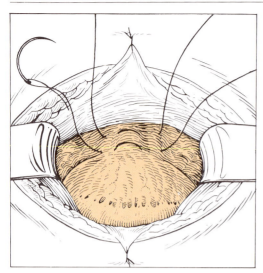
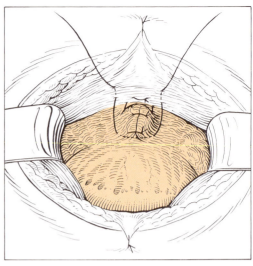

Abb. 17 Zystourethropexie nach Marshall-Marchetti-Krantz (I). Raffung des periurethralen Gewebes. Nach der Eröffnung des Spatium praevesicale und Darstellung des paraurethralen Gewebes wird dieses mit 2–3 Nähten gerafft und vor der Urethra vereinigt

Abb. 18 Zystourethropexie nach Marshall-Marchetti-Krantz (II). Eigentliche Zystourethropexie. Das vor der Urethra geraffte periurethrale Gewebe wird mit 3–4 Nähten an der Rückwand der Symphyse angeheftet

fassen und zu elevieren. Es wird nun in der *ersten Etage* mit einer kleinen runden Nadel mit eingeschmolzenem resorbierbaren Kunststofffaden (z. B. Vicryl Nr. 2-0 = metr. 3,5) das paraurethrale Gewebe beiderseits gefaßt und auf diese Weise mit zwei bis drei Knopfnähten in der Medianlinie vereinigt (Abb. 17). Diese Raffung schafft ventral des Blasenhalses ein Polster, das die spätere Anheftung an der Symphyse erleichtert (BALL). – Die eigentliche Zystourethropexie stellt die *zweite Etage* dar. Unter erneutem Hochdrängen der seitlichen Scheidengewölbe und unter gleichzeitigem Zug an den Fäden der ersten Etage werden mit einer schneidenden Nadel die paraurethralen Anteile der Fascia vaginalis gefaßt, um die Nadel dann durch den dorsalen Anteil des Symphysenknorpels bzw. des Symphysenperiosts hindurchzustechen (Abb. 18). Der Faden bleibt zunächst ungeknüpft, bis die erforderlichen drei bis vier Nähte gelegt sind. Wichtig ist, daß der kraniale letzte Faden oberhalb des Blasenhalses placiert wird. Durch das Knüpfen der Fäden wird die Urethra breitflächig an die Symphysenhinterwand gezogen. Nichtresorbierbares Nahtmaterial sollte wegen der Gefahr der Periostitis nicht zur Verwendung kommen. – Die Fixierung der Blasenvorderwand an den Mm. recti (Abb. 19) stellt die *dritte Etage* der Anheftung dar. Es werden die unteren Anteile der Blasenvorderwand dicht oberhalb der Fixationsstelle mit gleichem Nahtmaterial gefaßt und von rückwärts durch die Mm. recti ausgestochen. Auf diese Weise erfolgt eine zusätzliche Fixierung an

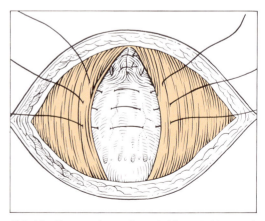

Abb. 19 Zystourethropexie nach Marshall-Marchetti-Krantz (III). Fixierung der Blase an den Mm. recti. Mit einer dritten Nahtreihe werden die supraurethralen Anteile der Blasenvorderwand mit Knopfnähten an den Mm. recti abdominis fixiert

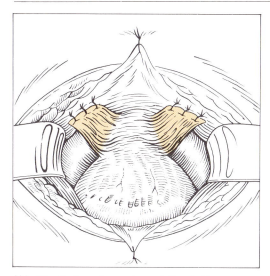
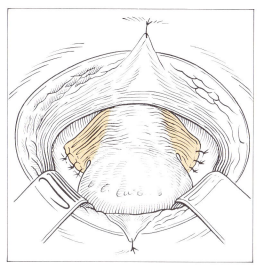

Abb. 20 Zystourethropexie nach Burch. Das paraurethrale Gewebe ist gemeinsam mit der Fascia vaginalis mit drei resorbierbaren Kunststoffäden durch Fixation mit 3 Knopfnähten am Lig. pubicum angehoben

Abb. 21 Zystourethropexie in der Modifikation nach Hirsch. Das paraurethrale Gewebe ist mit der Fascia vaginalis an der seitlichen Beckenwand im Bereich der Fascia obturatoria mit Knopfnähten fixiert

der Bauchmuskulatur. – Bei nicht vollständiger Bluttrockenheit wird im Verlauf des Verschlusses der Bauchdeckenwunde ein Redon-Drain in das Spatium praevesicale eingelegt.

Von den in den letzten Jahren empfohlenen, von dem Vorstehenden abweichenden Methoden sind vor allem die Techniken von Burch und von Hirsch zu nennen. Bei der

Zystourethropexie nach Burch

(Abb. 20) werden Knorpel und Periost der Symphyse geschont, indem die Anheftung der Fascia vaginalis zur vesikourethralen Suspension an den Cooper-Bändern (Ligg. pectinealia) wenige Zentimeter lateral des Tuberculum pubicum erfolgt. Die Eröffnung des Spatium praevesicale und die Darstellung des paraurethralen Gewebes von den seitlichen Scheidengewölben aus entsprechen dem Vorgehen bei der Marshall-Marchetti-Operation. Die zumeist drei resorbierbaren Kunststoffäden werden durch das Lig. pubicum geführt (STÖCKLIN u. ALDER). Beim Knüpfen der Fäden gelingt es indessen nicht immer, die relativ weite Distanz zu überbrücken, so daß die Fäden eine Strecke frei verlaufen. Bei zu starker Anspannung ist postoperativ evtl. mit erheblichen Miktionsschwierigkeiten zu rechnen. – Diesen Nachteil vermag die

Zystourethropexie nach Hirsch

(Abb. 21) auszugleichen. Es ist hierzu notwendig, nach der Eröffnung des Spatium praevesicale die stumpfe Präparation auf die ventrolateralen Anteile der Beckenwand so weit auszudehnen, bis die über den M. obturatorius internus ziehende straffe, weiß glänzende Fascia obturatoria in ihren ventralen Anteilen sichtbar wird. Hier kann nach dem Fassen der Fascia vaginalis die Obturatorfaszie breitflächig durchstochen werden. Das Knüpfen gelingt ohne die bei der Burns-Methode hindernde starke Spannung. Als Nahtmaterial empfiehlt HIRSCH zudem nichtresorbierbare Fäden, die den unter der Faszie liegenden M. obturatorius internus zur Erhöhung der Stabilität mitfassen und von der Faszie im Gegensatz zum Symphysenperiost gut vertragen werden (GEPPERT u. Mitarb., BRIEL u. Mitarb.). Wir haben in den letzten Jahren die Zystourethropexie nur noch und mit gutem Erfolg nach den Empfehlungen von HIRSCH ausgeführt.

Die

Zystourethropexie nach Ball

stellt eine abdominovaginale Modifikation dar. In der ersten vaginalen Phase werden das periurethrale und das perivesikale Gewebe wie bei der Levatorfaszienplastik nach Shaw und O'Sullivan (S. 361) bzw. der Kurzarmschlingenplastik nach Lahodny (S. 363) hinter dem absteigenden Schambeinast mit dem Finger stumpf abgelöst. Es folgt in üblicher Weise die Diaphragmarekonstruktion. Die zweite abdominale Phase entspricht der abdominalen Zystourethropexie nach Marshall-Marchetti-Krantz in drei Etagen (S. 365).

Schlingenoperationen

Die Schlingenoperationen stellen typische Suspensionsmethoden dar. Sie haben das Ziel, den Urethra-Blasen-Winkel durch ein unter ihm hindurchgeführtes „Band" zu elevieren (Abb. 22). Als **Indikationen** für diese spezielle Therapie der Streßinkontinenz gelten:

– die schwere Inkontinenz mit Aufhebung des urethrovesikalen Winkels im Sinne des Typs II nach Green,
– das Rezidiv einer Streßinkontinenz nach einem primär vaginalen Eingriff mit unzureichender Suppositionswirkung.

Zumeist wird die Schlingenoperation als *Zusatzeingriff*, z. B. zur vaginalen Diaphragmarekonstruktion, vorgenommen. Mit den bereits dargestellten Verbesserungen der Zystourethropexieverfahren hat die Schlingenoperation in den letzten Jahren indessen erheblich an Bedeutung verloren.

Die **Technik** der Schlingenoperationen geht auf die Pyramidalis-Faszienring-Plastik nach Goebell, Frangenheim und Stoeckel zurück. An *Modifikationen* sind angegeben (POTS):

– urethrovesikale Suspension nach Pereyra,
– inguinovaginale Schlingenoperation nach Narik und Palmrich,
– Schlingenoperation nach Aldridge mittels eines Rektusfaszienstreifens,
– Schlingenoperation mit einem Lyoduraband.

Aus didaktischen Gründen erscheint es besser, die Pubokokzygeusplastik nach Ingelmann-Sunderberg und die ventrale Levatorplastik (Kurzarmschlingenoperation) nach Lahodny nicht zu den Suspensionsmethoden, sondern zu den Suppositionsmethoden zu rechnen, da für sie nicht die Aufhängung des Urethra-Blasen-Winkels von kranial typisch ist, vielmehr dessen Unterpolsterung. Es ist indessen nicht zu bestreiten, daß sich gerade bei diesen beiden Operationsverfahren Supposition und Suspension ergänzen.

Für die

urethrovesikale Suspension nach Pereyra

wird eine im vorderen Teil abgewinkelte Spezialnadel mit einem Stilett im Inneren verwendet. Von einer medianen vorderen Kolpotomie aus werden nach der Trennung der Blase von der Zervix das paraurethrale und das paravesikale Bindegewebe lateral abpräpariert (Abb. 16, S. 364). Anschließend wird von einem kleinen, tief angesetzten suprasymphysären Querschnitt aus etwas seitlich der Mittellinie durch die Rektusmuskulatur hindurch retrosymphysär die Pereyra-Nadel neben der mit einem Katheter markierten Urethra vorbeigeführt, bis sie seitlich in der Kolpotomiewunde erscheint. Es kann nun ein resorbierbarer Kunststoffaden in die Öse der Nadel eingefädelt und nach oben bis in das paraurethrale Gewebe zurückgezogen werden. Sticht man nun das Stilett der Pereyra-Nadel erneut nach kaudal vor, so erscheint infolge der

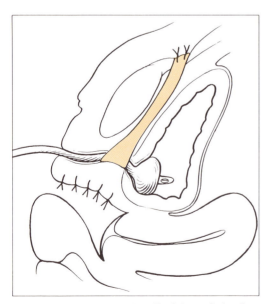

Abb. 22 Schlingenoperation (I). Schematische Darstellung der Schlingenwirkung auf den urethrovesikalen Übergang im Sagittalschnitt

Abwinkelung der Nadel deren Spitze in einem Abstand von 1–2 cm *neben* dem ersten Faden in der Kolpotomiewunde. Hier wird das andere Fadenende eingefädelt. Durch das Zurückziehen der Nadel werden beide Fadenenden mit nach oben genommen. Ist das Vorgehen auf der anderen Seite wiederholt, so werden die Fäden beiderseits über der Rektusfaszie geknüpft. So wird das paraurethrale Gewebe beiderseits angespannt. Abschließend werden der Bauchdeckenschnitt und die Kolpotomie verschlossen.

Eine Modifikation der Goebell-Frangenheim-Stoeckel-Faszienringplastik haben Narik u. Palmrich in Form der

inguinovaginalen Schlingenoperation

angegeben (Fochem u. Mitarb.). Der benutzte Faszienlappen wird beiderseits von einem Inguinalschnitt aus aus der Faszie des M. obliquus externus abdominis gewonnen. Das Band wird aus der Faszie parallel zum Inguinalband herausgeschnitten und zum Tuberculum pubicum hin gestielt. Die zweite Operationsphase besteht in der vorderen Kolpotomie mit Darstellung des Spatium paraurethrale (s. Pereyra-Suspension). In der dritten Phase erfolgt die *Tunnelbildung* durch das Spatium paravesicale retrosymphysär bis zu den medianen Anteilen der Inguinalschnitte. Durch diesen Tunnel kann der Faszienstreifen z.B. mittels einer gebogenen Kornzange nach unten durchgezogen werden. Sind beide Faszienstreifen in die Kolpotomiewunde heruntergeführt, so werden sie mit resorbierbaren Kunststoffäden vereinigt und in Höhe des urethrovesikalen Winkels mit drei Knopfnähten fixiert.

Die

Schlingenoperation nach Aldridge

unterscheidet sich von der Operation nach Narik und Palmrich lediglich durch die Präparation des Faszienstreifens. Es wird von einem Unterbauchlängsschnitt ausgegangen, von dem aus rechts und links der Mittellinie zwei Faszienstreifen aus der Rektusscheide gewonnen werden. Fischer u. Mitarb. empfehlen die Verwendung eines quer aus der Unterbauchfaszie herauspräparierten Faszienstreifens.

Die wohl am häufigsten angewandte Suspension des Urethra-Blasen-Winkels mittels eines Bandes besteht in der

Schlingenoperation mittels eines Lyodurabandes[11]

---

[11] Lyoduraband: Fa. B. Braun, Melsungen; Tutoplast-Dura: Fa. Lyofil-Pfrimmer, Erlangen.

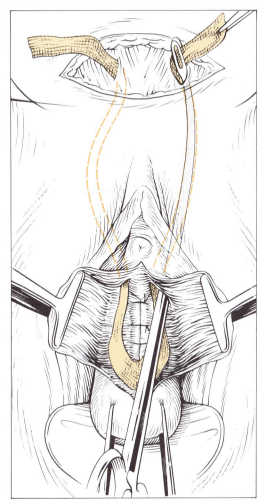

Abb. 23 Schlingenoperation (II). Plazierung des Lyodurabandes. Von einem kleinen suprasymphysären Querschnitt aus ist ein Tunnel bis zu den paraurethralen Anteilen der vorderen Kolpotomie stumpf präpariert worden. Nach Fertigstellung der Diaphragmaplastik wird das Band beiderseits durch den Tunnel geführt

(Abb. 23 und 24). Die Lyodurabandverwendung hat den Vorteil der Entstehung kleinerer Wundflächen und damit der vereinfachten Präparation und der geringeren Operationsdauer (Käser u. Mitarb., Richter, Retzke, Hägele u. Mitarb., Beck u. Faber u.a.). Der *abdominale Zugang* wird auch hier durch einen kleinen, tiefen suprasymphysären Querschnitt oder auch durch zwei kleine Inguinalschnitte bis auf die Faszie erreicht. Die *vaginale Präparation* entspricht zunächst der beschriebenen Tunnelbil-

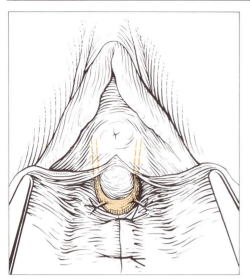

dung rechts und links im Bereich des Spatium paraurethrale bzw. paravesicale. Das Band aus dehydratisierter menschlicher Dura wird wie bei der Verwendung eines Faszienstreifens (s.o.) durch die beiden Tunnel hindurchgeführt und beiderseits an der Rektusfaszie fixiert. Sowohl der Grad der Straffung als auch die richtige Placierung der Schlinge am Übergang der Urethra zur Blase (Abb. 24) setzt Erfahrungen voraus, wenn das angestrebte funktionelle Ergebnis erreicht und postoperative Miktionsstörungen vermieden werden sollen. Wird z.B. bei der Fixierung der Schlinge die angegebene Grenze nach kranial überschritten, so kann dies zur absoluten Inkontinenz führen (RICHTER).

Abb. 24 Schlingenoperation (III). Fixierung des Lyodurabandes. Nachdem das Band mit ausreichender Spannung an der Rektusfaszie fixiert worden ist, wird es mit seiner oberen Kante am Übergang der Urethra in die Blase mit Knopfnähten angeheftet

Operation einer Douglasozele (Enterozele)

Eine Douglasozele tritt bevorzugt nach vaginaler oder abdominaler Hysterektomie auf, und zwar vor allem dann, wenn die Regel der Enterozelenprophylaxe nicht oder nicht ausreichend berücksichtigt wurden (S. 343). Sie kommt aber auch bei erhaltenem Uterus aufgrund einer Bindegewebsschwäche vor.

Die operative Versorgung der Enterozele besteht wie bei jeder „Hernienoperation" in der Eröffnung und Beseitigung des Bruchsackes und dem Verschluß der Bruchpforte. Der Zugang zur Douglasozele erfolgt wie bei der hinteren Plastik über eine

Colpotomia posterior

(Abb. 9, S. 359), bei der die mediane Scheideninzision bis über die Kuppe der Zelenbildung hinaufgeführt wird. Es wird nun unter Zuhilfenahme von T-Klemmen[12] die Vaginalwand ausreichend weit nach lateral vom Septum rectovaginale getrennt, womit zugleich die Darstellung des peritonealen Bruchsackes erreicht wird. Er wird von der vorderen Rektumwand getrennt und am tiefsten Punkt mit der Präparierschere eröffnet. Der Peritonealwundrand wird mit vier mittellangen Kocher-Klemmen[13] gefaßt, so daß er sich gut vorziehen läßt. Der

Verschluß des peritonealen Bruchsackes

(Abb. 25) erfolgt durch die hohe Peritonealisierung mittels einer, besser noch zwei übereinandergelegten Tabaksbeutelnähten mit nichtresorbierbarem Nahtmaterial (z.B. Ethibond, Fa. Ethicon, Nr. 0 = metr. 0,35). Ihre ausreichend hohe Placierung wird durch Zug an den Kocher-Klemmen erreicht. Die Technik des

Verschlusses der Bruchpforte

---

12 T-Klemme nach Collin: Aesc. Nr.: B-17792.

13 Zum Beispiel Arterienklemme nach Kocher-Ochsner: Aesc. Nr.: BH 644, 18,5 cm lang

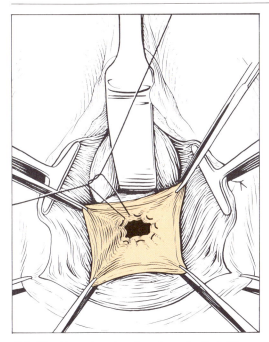 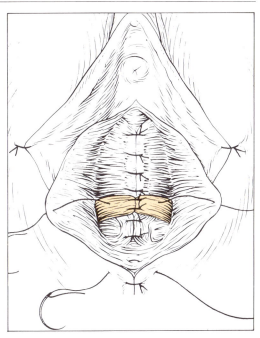

Abb. 25 Operation einer Douglasozele (I). Eröffnung der Douglasozele und hohe Peritonealisierung. Die Douglasozele ist von einer Kolpotomie aus gespalten und eröffnet. Die eingesetzten T-Klemmen erleichtern die Präparation im Bereich des Septum rectovaginale. Der eröffnete peritoneale Bruchsack ist mit Klemmen vorgezogen. Er wird durch zwei übereinandergelegte hohe Tabaksbeutelnähte verschlossen

Abb. 26 Operation einer Douglasozele (II). Verschluß der Bruchpforte. Das Diaphragma urogenitale ist ebenso wie das Septum rectovaginale und die Levatoren in der Medianlinie gerafft. Zwischen beiden sind die Stümpfe der Ligg. sacrouterina mit Knopfnähten vereinigt. Der obere Scheidenpol wird mit den ihn verschließenden Fäden an den Ligamentstümpfen fixiert

(Abb. 26) ist unterschiedlich, je nachdem, ob der Uterus erhalten oder entfernt worden ist:

- *Bei erhaltenem Uterus:* Es werden dorsal der Zervix die Ligg. sacrouterina (Plicae rectouterinae) aufgesucht und mit wenigen Knopfnähten mit resorbierbaren Fäden (z. B. Vicryl Nr. 0 = metr. 4) in der Medianlinie zusammengefügt. Dies entspricht etwa einer „dorsalen Manchester-Plastik" (S. 362).
- *Bei fehlendem Uterus:* Die Ligg. sacrouterina müssen durch laterale Präparation beiderseits des Rektum dargestellt werden. Hier werden sie mit dem gleichen Nahtmaterial hervorgeholt und vor dem Rektum vereinigt. Bereitet das Auffinden der Ligamente Schwierigkeiten, so kann die Bruchpforte auch mittels der Levatorfaszienplastik nach Shaw und O'Sullivan verschlossen werden (S. 361).

Den Abschluß der Douglasozelenoperation bildet die Raffung des Septum rectovaginale und die Vereinigung der Levatormuskulatur in der Medianlinie entsprechend der hinteren Plastik (S. 359). Die vor dem Verschluß der hinteren Kolpotomie vorzunehmende

Resektion der Vaginalschleimhaut

muß im kranialen Wundgebiet etwas gründlicher als bei der einfachen hinteren Plastik – über dem ehemaligen Bruchsack am besten in Form eines auf die Spitze gestellten Dreieckes – erfolgen (Abb. 31, S. 374).

Operationen beim Prolaps der blind endigenden Scheide (Vaginofixation, Vaginopexie)

Der **Prolaps der blind endigenden Scheide** kann sowohl nach abdominaler als auch nach vaginaler Hysterektomie auftreten. Auf die *Ursachen* in Form einer konstitutionellen Bindegewebsschwäche, einer unzureichenden Fixierung des Vaginalstumpfes bei der Hysterektomie sowie einer ungenügenden Enterozelenprophylaxe wurde in diesem Buch wiederholt hingewiesen. Zur *operativen Therapie* sind mehrere Verfahren angegeben worden. Die methodische Auswahl hat u.a. zu berücksichtigen, ob die Kohabitationsfähigkeit erhalten bleiben soll. Die wichtigsten Operationsmethoden sind:

- sakrospinale Vaginofixation nach Amreich und Richter,
- vaginale Suspension nach Symmonds und Pratt,
- Vaginopexie nach Williams und Richardson,
- Promontoriofixur nach Küstner und Wagner,
- Bandsuspension nach Zoedler,
- Sakropexie,
- Kolpektomie.

Das heute wohl am häufigsten zur Anwendung kommende Verfahren ist die

sakrospinale Vaginofixation nach Amreich und Richter

(Abb. 27–29). Bei ihr wird der Scheidenblindsack mit zwei kräftigen Kocher-Klemmen, besser noch mit zwei Museux-Klemmen[14] im Bereich des Scheidengrundes gefaßt und vorgezogen (Abb. 27). Für die *Schnittführung* im Bereich der Vaginalwand bestehen unterschiedliche Empfehlungen. Um sie in Abhängigkeit von der Größe des Prolapses den individuellen Besonderheiten anpassen zu können, erscheint es vorteilhaft, sich zunächst darauf zu beschränken, die Vaginalschleimhaut vorn und hinten dicht oberhalb der sie vorziehenden Museux-Klemmen mit einem leicht nach kaudal konvexen Bogenschnitt zu umschneiden, die vordere und die hintere Scheidenwand aber in Form eines medianen Längsschnittes zu spalten

---

14 Hakenzange nach Museux: Aesc. Nr.: EO 221, 24 cm lang.

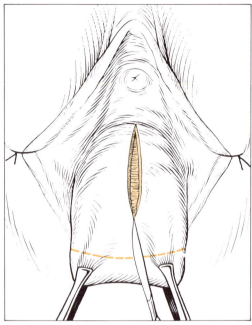

Abb. 27 Sakrospinale Vaginofixation nach Amreich und Richter (I). Vordere Kolpotomie über der vorgezogenen blind endigenden Vagina. Der Scheidenblindsack ist mit Museux-Klemmen gefaßt und vorgezogen. Die vordere Vaginalwand wird in der Medianlinie gespalten. - - - - = Umschneidungslinie

(Abb. 27 und 28). Von der vorderen Kolpotomie aus wird nun die Vaginalhaut nach beiden Seiten von dem darunterliegenden Bindegewebe bzw. dem peritonealen Bruchsack abpräpariert. Dies wird wiederum durch ein frühzeitiges Einsetzen von T-Klemmen an den mobilisierten Wundrändern erleichtert. Nun kann der peritoneale Bruchsack mit der Schere eröffnet werden, um ihn so leichter über einem eingeführten Finger von der Blase zu trennen. Bei dem oft narbigen Gewebe ist dies evtl. nicht ganz einfach, muß indessen in ausreichendem Maße geschehen, damit die Ureteren nicht in Gefahr kommen. Nun kann zunächst der *Enterozelenverschluß* mit zwei übereinandergelegten Tabaksbeutelnähten mit anschließender Resektion des überschüssigen Bruchsackes vorgenommen werden (Abb. 25). Es folgt die *Rekonstruktion*

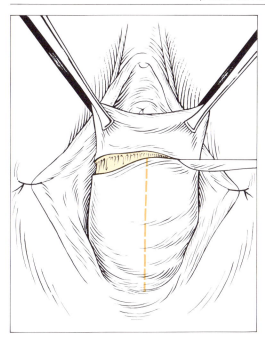

Abb. 28 Sakrospinale Vaginofixation nach Amreich und Richter (II). Hintere Kolpotomie und Umschneidung der Vagina am unteren Pol. Die Portio wird dicht oberhalb des vorgezogenen Poles ringförmig umschnitten. Die hintere Kolpotomie erfolgt wie die Spaltung der vorderen Vaginalwand am besten in der Mittellinie (----)

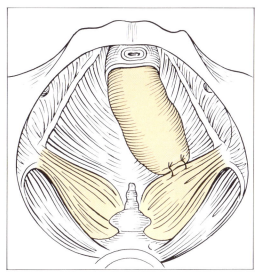

Abb. 29 Sakrospinale Vaginofixation nach Amreich und Richter (III). Fixation der reponierten Vagina am Lig. sacrospinale. Nach der Tunnelung von der Kolpotomiewunde aus werden zwei Nähte durch das Lig. sacrospinale hindurchgestochen und mit ihnen die Vagina nach oben gezogen

des Diaphragma urogenitale nach den auf S. 356 beschriebenen Prinzipien. Die für die Fixation der Vagina notwendige *Darstellung des Lig. sacrospinale* erfordert eine Tunnelung, und zwar durch stumpfe Präparation mit dem Zeigefinger. Sie wird auf der rechten Seite nach Durchdringung des Rektumpfeilers in Richtung auf die Fossa ischioanalis fortgeführt. Als Orientierungspunkt wird die Spina ischiadica genutzt, von der aus das Lig. sacrospinale nach kraniodorsal und etwas nach median zum Kreuzbein zieht (Abb. 29). Wird das abgeschobene Rektum jetzt mit langen, schmalen Spekula[15] nach links hinübergedrängt, so läßt sich das Ligament in der Tiefe des Tunnels darstellen, zumindest aber gut tasten. Durch den scharfkantigen medianen Rand wird 2–3 cm oberhalb der Spina eine Nadel mit einem resorbierbaren Kunststoffaden (z. B. Vicryl Nr. 1 = metr. 5) hindurchgestochen und dann der Wundrand der Scheide mit der Nadel aufgenommen. Der Faden bleibt zunächst, mit einer Klemme versehen, ungeknüpft, bis die erforderlichen zwei bis drei Nähte gelegt sind. Wichtig ist, daß die Nadel das Lig. sacrospinale nicht zu tief und nicht zu weit lateral faßt, damit Blutungen aus den in ihm verlaufenden Vasa pudenda vermieden werden. Es folgt dann die *Resektion der Haut der Scheide* in dem Umfang, wie dies zu ihrer Verengung erforderlich ist. Ist die Scheidenwunde dann mit Knopfnähten verschlossen, so wird der Scheidenstumpf durch Knüpfen der Fixationsnähte in die Tiefe des Tunnels gezogen. Es ist eine abschließende Tamponade der Scheide erforderlich. Die *Ergebnisse* der sakrospinalen Fixation der Vagina werden von den meisten Operateuren im Vergleich zu anderen Operationsverfahren als günstig bezeichnet, so daß sie heute beim Scheidenprolaps überwiegend auch primär indiziert wird (RICHTER, RICHTER u. DAR-

---

[15] Abgewinkeltes Spekulum (Scheidenhalter) nach Simon (Aesc. Nr.: EL 872, 22 mm breit) oder abgewinkeltes Scheidenspekulum nach Breisky (Aesc. Nr.: EL 693, 20 mm breit) (Wiener Modell).

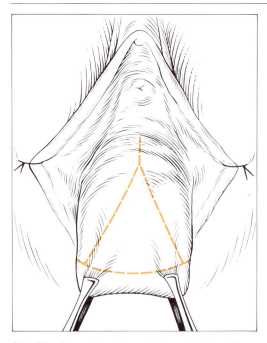 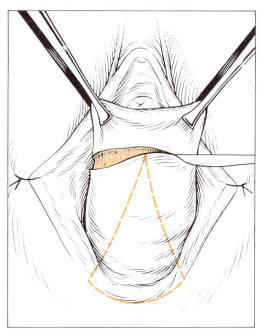

Abb. 30 Suspension der prolabierten blind endigenden Vagina nach Symmonds und Pratt. Nach dem Vorschlag von *Symmonds* u. *Pratt* werden die Kolpotomie zugleich für die Resektion der Vaginalhaut genutzt. Zu diesem Zweck wird zunächst aus der vorderen Vaginalwand ein dreieckiges Schleimhautstück exzidiert. Es folgt die Umschneidung des Scheidenblindsackes dicht oberhalb des vorgezogenen Poles

Abb. 31 Suspension der prolabierten blind endigenden Vagina nach Symmonds und Pratt (II). Hintere Kolpotomie. Nach der Umschneidung der Vagina wird aus der hinteren Vaginalwand ebenfalls ein dreieckiges Schleimhautstück, dieses Mal aber mit der Basis im Introitusbereich, exzidiert

GENT, RICHTER u. ALBRICH, WUNDERLICH, KELLER u. HIRSCH, MORLEY u. DELANCEY u.a.).

Ein weiteres Operationsverfahren, das sich zur Behandlung des Prolapses der blind endigenden Scheide bewährt hat, ist die Ligamentaufhängung in Form der

vaginalen Suspension nach Symmonds und Pratt.

Der Beginn des Eingriffes entspricht zunächst dem der sakrospinalen Vaginofixation: Der Prolaps wird mit kräftigen Klemmen im Bereich des oberen Scheidenpoles gefaßt und nach kaudal straff angespannt. Für die *Schnittführung* im Bereich der prolabierten Vaginalschleimhaut empfehlen wir auch hier die Umschneidung dicht oberhalb des unteren Poles und anschließend die mediane Spaltung vorn und hinten in der Mittellinie (Abb. 30 und 31). Es folgt die Präparation nach lateral, um dann den Bruchsack zu eröffnen. Ist die Blase ausreichend nach kranial reponiert, so muß für die Symmonds-Pratt-Suspension nun die *Darstellung der Ligamentstümpfe* erfolgen. Es müssen die Ligg. teretia (rotunda) uteri und vor allem die Ligg. sacrouterina aufgesucht und mit resorbierbaren Kunststoffeinzelfäden (z. B. Vicryl Nr. 0 bis 1 = metr. 4 bis 5) gefaßt werden. Sie bleiben zunächst ungeknüpft. Diese Fäden werden mit einer Klemme bewehrt. Sind dann die hohe Peritonealisierung, die Rekonstruktion des Diaphragma urogenitale und von der hinteren Kolpotomie aus die Vereinigung der Levatoren abgeschlossen (S. 356 ff.), so folgt die Vereinigung der Ligamentstümpfe in der Mittellinie zwischen Diaphragma urogenitale und Levatorbrücke durch Knüpfen der zuvor gelegten Ligamentnähte. Auf diese Weise entsteht eine tragfähige Brücke, an der die Vagina mit dem gleichen Nahtmaterial durch Knopfnähte aufgehängt werden kann. Die Operation endet mit der Resektion der Vaginalschleimhaut im Bereich der vorderen und der hinteren Kolpotomie und des Dammes sowie mit einer festen Scheidentamponade (KÄSER u. Mitarb., SYMMONDS u. Mitarb., SYMMONDS u. PRATT, NITZSCHE, JAISLE).

Bei der

Vaginopexie nach Williams und Richardson

wird die Vagina ähnlich wie bei der Schlingenoperation nach Narik und Palmrich bzw. nach Aldridge mittels eines Fasziensteifens aus der Rektusmuskulatur aufgehängt. Der Faszienstreifen wird von einem kleinen Bauchdeckenschnitt aus freipräpariert und dann extraperitoneal nach unten geführt. Lageveränderungen des Ureters müssen dabei unbedingt vermieden werden (DICKGIESSER u. Mitarb.).

Die

Promontoriofixur nach Küstner und Wagner

wird von einer kleinen Laparotomie aus vorgenommen. Nach Schlitzung des den nach kranial gedrängten Vaginalstumpf überziehenden Peritoneum wird die Vagina am Promontorium fixiert (BIRNBAUM). GRÜNBERGER weist auf die im Vergleich zur vaginalen sakrospinalen Scheidenaufhängung einfachere Operationstechnik hin.

Ein dem Prinzip der Promontoriofixur ähnlicher Eingriff steht zur Behandlung des Prolapses der blind endigenden Scheide in der

Sakropexie

zur Verfügung. Sie wird ebenfalls über eine Laparotomie vorgenommen. Der Eingriff beginnt mit einer festen Tamponade der Vagina, die deren Stumpf nach oben drängt. Dies kann ebenso mit einer Vaginalprothese erreicht werden, die für das Aufsuchen des Vaginalstumpfes vom Abdomen her von einem Assistenten nach kranial gedrängt wird. Nach der *Laparotomie* wird das parietale Peritoneum vom Promontorium abwärts über dem Os sacrum in der Mittellinie gespalten, bis der hochgedrängte Scheidenstumpf erreicht ist. An ihm wird ein zuvor aus den Bauchdecken herauspräparierter doppelter Faszienstreifen mit Knopfnähten fixiert. Das andere Ende befestigen mehrere Knopfnähte mit nichtresorbierbarem Nahtmaterial am Periost des Kreuzbeines. Nach der Versorgung der Peritonealwunde wird die Laparotomie verschlossen und – falls notwendig – eine hintere Kolporrhaphie angeschlossen.

Es bedarf keiner Begründung, daß auch bei der operativen Behandlung der prolabierten blind endigenden Vagina eine Individualisierung sowohl bei der Auswahl des Eingriffes als auch bei dessen Ausführung erforderlich ist. Von den meisten Operateuren wird seit mehreren Jahren die Vaginofixation sacrospinalis nach Amreich und Richter bevorzugt, sofern die Kohabitationsfähigkeit erhalten werden soll. In anderen Fällen und insbesondere bei einer totalen Eversion der Vagina kommt als einfacherer und damit wenig belastender Eingriff die *Kolpektomie* zur Anwendung (S. 382).

Prolapsoperation bei eingeschränkter Operabilität

Die in erster Linie altersabhängige Einschränkung der Operabilität hat dazu geführt, daß Operationsverfahren entwickelt wurden, die hinsichtlich der Operationsdauer und zugleich hinsichtlich des Umfanges der Wundflächen eine verminderte Belastung der Patientin bedeuten. Von diesen früher auch als „*Behelfsoperationen*" bezeichneten Eingriffen finden in Einzelfällen auch heute noch Anwendung:

– Colpocleisis subtotalis nach Labhardt,
– Querriegelkolporrhaphie nach G. Döderlein.

Die gegebenen Möglichkeiten der präoperativen Behandlung und die Verminderung der Narkosegefährdung haben indessen dazu geführt, daß auch bei der „alten Frau" häufiger als früher die

– Kolpohysterektomie bzw. die
– Kolpektomie

mit besserem plastischen Ergebnis zur Anwendung kommen kann.

Die

Colpocleisis subtotalis nach Labhardt

(Abb. 32–36) hat sich insofern ihren Platz in der operativen Therapie erhalten, als sie bei sicher nicht mehr vorhandenem Kohabitationswunsch(!) die mit der Kolpoperineorrhaphie zu erreichende Stabilität des Beckenbodens erhöht (LANGMADE u. OLIVER). Ein weiteres Argument für die Beibehaltung der Labhardt-Kolpkleisis

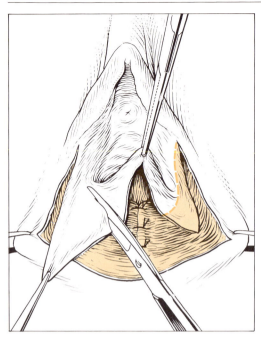

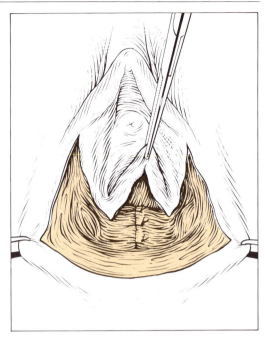

Abb. 32 Colpocleisis subtotalis nach Labhardt (I). Herstellung der typischen 5zipfligen Anfrischungsfigur. Nach medianer hinterer Kolpotomie und querer Inzision der hinteren Kommissur wird die Haut auf der vorderen Kante der kleinen Labie von der Höhe 2 cm unterhalb der Urethramündung bis zu den seitlichen Wundwinkeln inzidiert. Nach Mobilisierung der Schleimhaut kann ein dreieckiges Schleimhautstück von der Mitte der medianen Kolpotomie bis zum oberen Wundwinkel reseziert werden (Schere!)

Abb. 33 Colpocleisis subtotalis nach Labhardt (II). Typische 5zipflige Anfrischungsfigur. Nach Resektion der Schleimhaut an der Innenseite der kleinen Labien ist die typische 5zipflige Anfrischungsfigur entstanden. Das Septum rectovaginale ist bereits gerafft. Die Mm. levatores ani sind seitlich in der Tiefe der Wundhöhle zu erkennen

ist die Tatsache, daß die Kolpohysterektomie bzw. Kolpektomie dann zu größeren Wundflächen führt, wenn hochstehende Scheidengewölbe es erforderlich machen, die Vagina auf einer weiten Strecke vom paravaginalen Gewebe abzupräparieren (S. 382). – Die Operation beginnt mit der Darstellung der Rektozele und der für die *hintere Kolpotomie* typischen Inzision der Vaginalhaut (Abb. 32): Sie wird in der Mittellinie längs und am Übergang zum Damm quer gespalten. Sind die Freilegung des Septum

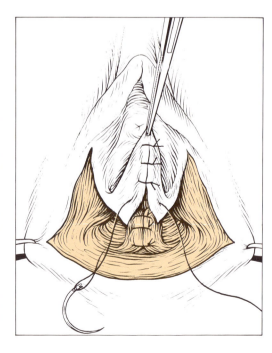

Abb. 34 Colpocleisis subtotalis nach Labhardt (III). Verschluß der medianen Kolpotomie. Nach Raffung des Septum rectovaginale und Vereinigung der Levatoren wird die hintere Kolpotomie, vom oberen Wundwinkel beginnend, absteigend mit Knopfnähten verschlossen

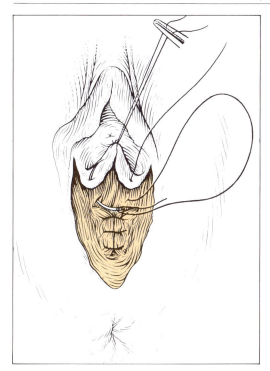

Abb. 35 Colpocleisis subtotalis nach Labhardt (IV). Formierung der hochstehenden hinteren Kommissur. Die Levatornähte sind gelegt. Durch Vereinigung der bogenförmig verlaufenden Scheidenwundränder mit Knopfnähten wird bis zur Höhe der Urethramündung der Damm aufgebaut

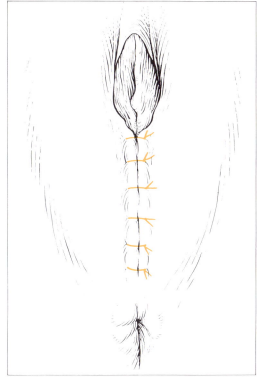

Abb. 36 Colpocleisis subtotalis nach Labhardt (V). Fertigstellung der Dammnaht. Nach Raffung des perinealen Gewebes wird der Damm, von der hochstehenden hinteren Kommissur ausgehend, absteigend mit Einzelnähten oder auch einer Intrakutannaht verschlossen. Es entsteht ein hoher bis zur Urethramündung hinaufreichender Damm

rectovaginale und Levatormuskulatur sowie deren mediane Vereinigung mit Knopfnähten abgeschlossen, so folgt die Ergänzung der Kolpotomie durch die **typische Labhardt-Anfrischungsfigur** (Abb. 32). Hierzu werden die in den seitlichen Wundwinkeln eingesetzten Kugelzangen stark zur Seite gezogen. Zugleich faßt der Operateur mit einer chirurgischen Pinzette die vordere Kante der kleinen Labie in ihrem oberen Drittel und spannt diese nach oben an. So kann er leicht die Haut auf der Kante der kleinen Labie spalten, und zwar beginnend etwa 2 cm unterhalb(!) der Urethrahöhe bis hinunter zur queren Inzisionswunde am Damm. Nach Unterminierung wird von der Mitte des medianen Vaginalschnittes ausgehend bis zum oberen Ende der Labieninzision oberflächlich ein dreieckiges Schleimhautstück von der Innenseite der kleinen Labie abgetragen (Abb. 32). Ist das gleiche auf der Gegenseite geschehen, so liegt jetzt die typische 5zipflige Anfrischungsfigur vor (Abb. 33). – Die *Naht zur subtotalen Kolpokleisis* beginnt am oberen Wundwinkel der Kolpotomie in der Medianlinie. Werden von hier aus nach und nach die zur Seite hin bogenförmig verlaufenden Wundränder mit nicht zu dicht gelegten Knopfnähten verschlossen, so entsteht etwa in Höhe der Urethramündung die hintere Kommissur (Abb. 34 und 35). Es folgt die Raffung des perinealen Gewebes zu einem tragfähigen Dammpolster. Der Damm wird schließlich mit Knopfnähten oder einer fortlaufenden Intrakutannaht verschlossen (Abb. 36). Postoperativ wird für 1–2 Tage ein Dauerkatheter, besser ein suprapubischer Katheter gelegt, da das Katheterisieren bei einer Harnverhaltung erhebliche Schwierigkeiten bereitet. Der hohe

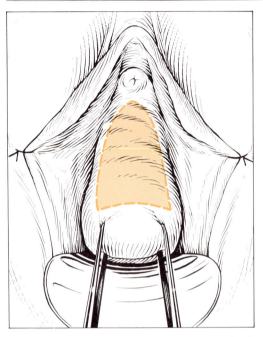 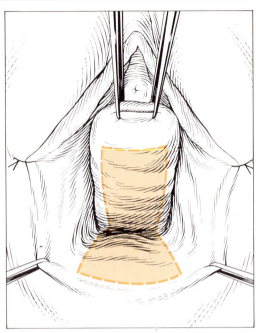

Abb. 37 Querriegelkolporrhaphie nach G. Döderlein (I). Vordere Kolpotomie. Die Eröffnung der vorderen Scheidenwand kann durch eine mediane Inzision oder aber durch das primäre Ausschneiden eines dreieckigen Schleimhautstückes mit portionaher Basis erfolgen

Abb. 38 Querriegelkolporrhaphie nach G. Döderlein (II). Hintere Kolpotomie. Auch hier besteht die Möglichkeit, primär ein rechteckiges Schleimhautstück oberflächlich zu exzidieren. Bei stärkerer Rektozelenbildung gehen wir indessen von einer medianen Kolpotomie mit nachfolgender Wandresektion aus

Aufbau des Dammes nach Labhardt kann übrigens auch mit einer vorderen Plastik kombiniert werden!

Die von G. DÖDERLEIN u. SCHICK empfohlene

Querriegelkolporrhaphie

(Abb. 37–41) stellt eine Modifikation der partiellen Kolpokleisis nach Neugebauer und LeFort dar. Sie hat ihr gegenüber indessen zwei Vorteile: Sie vermeidet die nach der letzteren gehäuft aufgetretenen sekundären Harninkontinenzen und erhält bei einer verbleibenden Länge des Vaginalrohres von etwa 6 cm die Kohabitationsfähigkeit (PRATT u. BAKER). Der Eingriff beginnt wiederum mit der medianen vorderen

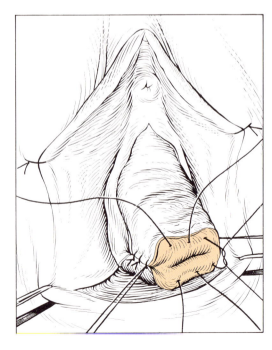

Abb. 39 Querriegelkolporrhaphie nach G. Döderlein (III). Erster und zweiter Querriegel. Seitlich sind parazervikal die vordere und die hintere Scheidenwand durch von außen durchgestochene Nähte zum ersten Querriegel miteinander vereinigt. Der zweite Querriegel entsteht durch eine Nahtreihe, die das Septum vesicovaginale und das Septum rectovaginale fassen und vereinen

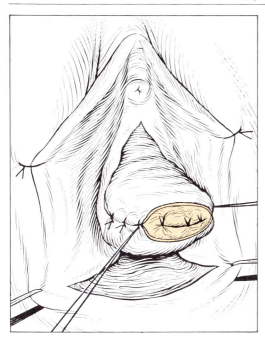

Abb. 40 Querriegelkolporrhaphie nach G. Döderlein (IV). Beendigung des zweiten Querriegels. Die Fäden, die das Septum vesicovaginale und das Septum rectovaginale gefaßt haben, sind geknüpft. Der zweite Querriegel ist verschlossen, die Portio darunter versenkt. Die kaudalen Ecknähte des ersten Querriegels sind lang gelassen und mit einer Klemme bewehrt

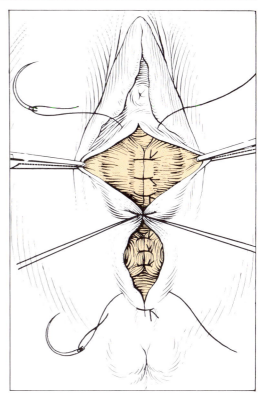

Abb. 41 Querriegelkolporrhaphie nach G. Döderlein (V). Formierung des dritten Querriegels und Verschluß der Kolpotomien. Die lang gelassenen kaudalen Eckfäden des ersten Querriegels sind zum dritten Querriegel miteinander verknüpft. Nach Rekonstruktion des Diaphragma urogenitale und Fertigstellung der Levatornähte werden die vordere und die hintere Kolpotomie mit Knopfnähten verschlossen

Kolpotomie (Abb. 1, S. 353) oder aber mit der Umschneidung und oberflächlichen *Exzision eines etwa dreieckigen Schleimhautstückes aus der vorderen Vaginalwand* (Abb. 37): Die Basis des Dreieckes liegt 2 cm oberhalb der Portio, die Spitze dicht unterhalb der Urethramündung. Die auch für die Querriegeloperation zu empfehlende Blasenpräparation mit nachfolgender *Diaphragmarekonstruktion* entspricht dem Vorgehen bei der vorderen Plastik (S. 353ff.). Durch die nun zunächst folgende *hintere Kolpotomie* (Abb. 38) wird auch hier ein oberflächliches Schleimhautstück exzidiert, und zwar aus der Zervixrückwand und über der Kuppe der Rektozele bis hinunter zur hinteren Kommissur. Der Umfang der Exzision hat sich nach der Größe der Rektozele zu richten. Das Vernähen der geschaffenen Wunden erfolgt durch die sog. **drei Querriegelnähte:**

– *1. Querriegelnaht* (Abb. 39): Sie vereinigt mit 3–4 Knopfnähten die vordere und die hintere Vaginalwand im Bereich der seitlichen Wundränder bis etwa in Höhe der Portio. Diese muß jeweils beim Knüpfen mittels der an ihr angesetzten Kugelzangen etwas in die Tiefe gedrängt werden. Der letzte kaudale Faden bleibt lang und wird in eine Fadenklemme genommen.
– *2. Querriegelnaht* (Abb. 39 und 40): Sie vereinigt das Septum vesicovaginale mit dem Septum rectovaginale vor der Portio durch Knopfnähte.
– *3. Querriegelnaht* (Abb. 41): Sie besteht in dem Verknüpfen der beiden langgelassenen kaudalen Nähte des 1. Querriegels.

Abschließend wird die vordere Kolpotomie verschlossen und je nach Bedarf der Damm durch eine hintere Plastik mit Raffung der Levatoren und des Septum rectovaginale aufgebaut.

Als „Übergangslösung zur Überwindung einer Notsituation" wird von KRAUS u. GÖLTNER der

Scheidenverschluß durch Schnürnaht

bezeichnet. Sie kann insbesondere bei Frauen indiziert werden, die einer längeren internistischen Vorbereitungszeit bedürfen oder die sich nicht bzw. noch nicht zu einer endgültigen operativen Korrektur entschließen können. Der Eingriff ähnelt der Shirodkar-Naht an der Zervix. Er wird in Lokalanästhesie durchgeführt. Die Autoren verwenden ein 5 mm breites Mersilenenband, das sie etwas oberhalb der hinteren Kommissur durch die hintere Vaginalwand einstechen, um dann mit ihm seitlich möglichst viel paravaginales Gewebe zu fassen. Der Ausstich erfolgt unterhalb der Urethra durch die vordere Vaginalwand. Das andere Fadenende wird in gleicher Weise auf der gegenüberliegenden Seite zur vorderen Vaginalwand geführt, um dann durch Verknoten die Vagina zu verschließen. Der Knoten wird durch einige Knopfnähte unter der Vaginalschleimhaut versenkt.

Kolpohysterektomie, Kolpektomie

Wie bereits dargelegt, sind die vorstehenden „Behelfsoperationen" zur Behandlung des Prolapses bei älteren bzw. eingeschränkt operablen Frauen *ohne Wunsch nach Erhalt der Kohabitationsfähigkeit* heute weitgehend ersetzt worden, und zwar bei vorhandenem Uterus durch die Kolpohysterektomie, bei fehlendem Uterus, also dem Prolaps der blind endigenden Scheide, durch die Kolpektomie (S. 375) (MARSHALL u. Mitarb., KÄSER u. Mitarb., RETZKE u.a.).

Besteht ein Prolaps des Uterus und der Vagina bei zugleich deszendierten seitlichen Scheidengewölben (S. 376), so stellt die

Kolpohysterektomie

(Abb. 42 und 43), d.h. die Entfernung von Uterus und Vagina, einen Eingriff dar, der zum einen mit einer kurzen Operations- und damit Anästhesiedauer verbunden ist, der aber zugleich relativ kleine Wundflächen schafft. Für die **Kolpotomie,** die den Zugang zur vaginalen Hysterektomie schafft, sind unterschiedliche Anfrischungsfiguren angegeben worden (HEYL u. Mitarb., MARSHALL u. Mitarb., PERCY u. Mitarb., RETZKE u. Mitarb., WILLIAMS). Sie lassen erkennen, daß es ein ideales Vorgehen nicht gibt (OBER u. MEINRENKEN). Am einfachsten ist es, auch hier von der medianen Kolpotomie auszugehen (Abb. 1, S. 353), zumal damit dem Lernenden unnötige technische Variationen erspart bleiben. Es ist lediglich nötig, unterhalb der Urethramündung die Kolpotomie V-förmig nach den Seiten auseinandergehen zu lassen (Abb. 42). So bleibt ein dreieckiges Stück Vaginalschleimhaut etwa 3 cm dorsal der Urethra-

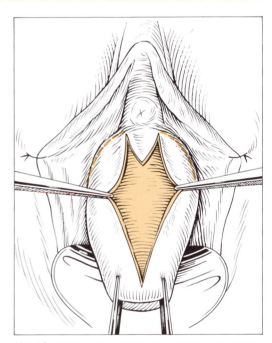

Abb. 42 Kolpohysterektomie (I). Vordere Kolpotomie. Die vordere Vaginalwand ist über dem prolabierten Uterus in der Medianlinie inzidiert. Unter der Urethramündung läuft die Inzision V-förmig aus. Die Vaginalwand wird im Bereich des Septum vesicocervicale abpräpariert. ---- = spätere Abtragungslinie

mündung erhalten. – Im weiteren Operationsverlauf sind die folgenden, an anderer Stelle dieses Buches beschriebenen Schritte auszuführen:

- Trennung der Vaginalhaut vom Septum vesicovaginale nach beiden Seiten hin (Abb. 2, S. 354),

Kolpohysterektomie, Kolpektomie   381

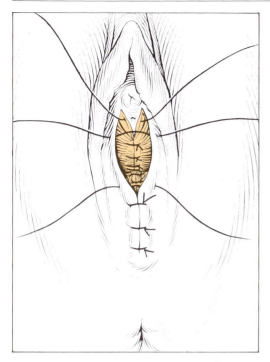

Abb. 43   Kolpohysterektomie (II). Verschluß des Introitus. Nach Resektion der Vaginalhaut in Höhe des Introitus. Nach mäßigerer lateraler Mobilisierung der Schleimhaut läßt sich diese spannungslos verschließen

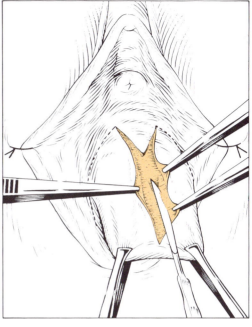

Abb. 44   Kolpektomie (I). Vordere Kolpotomie. Die mediane Kolpotomie läuft über dem vorgezogenen Prolaps unterhalb der Urethramündung V-förmig aus, so daß hier ein dreieckiges Schleimhautstück erhalten bleibt. Die Scheidenwand wird vom Septum vesicovaginale präparatorisch getrennt

- Lösung der Blase von der vorderen Zervixwand (Abb. 3, S. 354),
- Umschneiden der Portio (Abb. 12, S. 336),
- Abpräparieren des Rektum von der hinteren Zervixwand (Abb. 12, S. 336),
- aufsteigende Ligaturen der Ligg. sacrouterina (Plica rectouterinae) und der Parametrien mit isolierter Ligatur der Vasa uterina (Abb. 17, S. 339),
- Eröffnung der vorderen und der hinteren peritonealen Umschlagfalte und Markierung der peritonealen Wundränder mit einem Faden (Abb. 11, S. 335 und Abb. 13, S. 337),
- Stürzen des Uterus durch eine der Peritonealwunden (Abb. 20, S. 341),
- Absetzen der Adnexe und Entfernung des Uterus (Abb. 21, S. 342),
- hohe Peritonealisierung zum Verschluß der Peritonealwunde (Abb. 25, S. 371),
- Rekonstruktion des Beckenbodens durch Raffung des Septum vesicovaginale (Diaphragmanähte), Vereinigung der Ligg. teretia (rotunda) uteri und der parametranen Stümpfe in der Mittellinie (Abb. 4–7, S. 355ff.),
- Ergänzung der hinteren Kolpotomie durch einen Querschnitt im Bereich der hinteren Kommissur (Abb. 9, S. 359) mit Präparation im Bereich des Septum rectovaginale und der Levatormuskulatur, die median durch Knopfnähte vereinigt werden (Abb. 10–14, S. 360ff.).

Für die jetzt folgende **Kolpektomie** wird die Vaginalschleimhaut nach lateral so weit mobilisiert, daß sie einerseits in Höhe des Introitus (Ostium) vaginae reseziert werden kann, zusätzlich aber anschließend spannungslos verschlossen werden kann (Abb. 43). Die Resektion erfolgt bogenförmig mit der Präparierschere (Abb. 46). Nun müssen lediglich noch die Wundränder des Introitus durch Knopfnähte mit resorbierbaren Fäden (z. B. Vicryl Nr. 0 = metr. 4) adaptiert werden. In den verbleibenden Hohlraum wird für 2–3 Tage ein Redon-Drain eingelegt und am unteren Wundwinkel heraus-

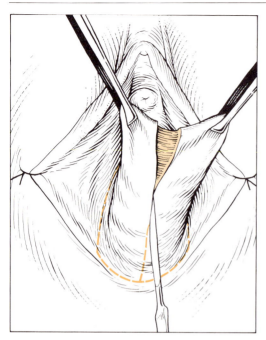 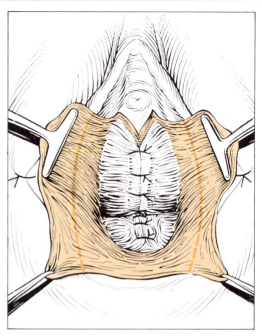

Abb. 45 Kolpektomie (II). Hintere Kolpotomie. Die hintere Scheidenwand wird in Verlängerung der vorderen Kolpotomie in der Mittellinie gespalten. Zusätzlich wird die hintere Kommissur quer inzidiert. ---- = Ort der späteren Schleimhautresektion

Abb. 46 Kolpektomie (III). Diaphragmaplastik, Levatorplastik, Resektion der Scheidenhaut. Das Diaphragma urogenitale ist mit vier Nähten rekonstruiert. Die Levatoren sind in der Mittellinie vor dem Rektum vereinigt. Die Resektion der Scheidenhaut erfolgt so weit seitlich, daß sie zur totalen Kolpektomie führt, die verbleibenden Wundränder aber ohne Spannung in der Mittellinie vereinigt werden können

geführt. Er wird mit der dorsalen letzten Dammnaht fixiert.

Für die

Kolpektomie

(Abb. 44–46), d.h. für die Exstirpation der vorgefallenen blind endigenden Scheide, wird die prolabierte Vaginalschleimhaut im Bereich des ehemaligen Scheidengrundes mit zwei kräftigen chirurgischen Klemmen[16] paramedian gefaßt und straff vorgezogen. Die *vordere Kolpotomie* entspricht in ihrer Technik der bei der Kolpohysterektomie durch einen Medianschnitt mit V-förmiger Aufgabelung unter der Urethra (Abb. 44). Hierdurch wie durch die anschließende präparatorische Separierung der Vaginalschleimhaut von der darunterliegenden Blase bzw. dem peritonealen Bruchsack werden insbesondere durch den jungen Operateur eher Blasenverletzungen vermieden als durch die von einigen Operateuren empfohlene Unterminierung der Vaginalschleimhaut mit der Schere (PERCY u. Mitarb.). Es folgt nun zunächst die *hintere Kolpotomie*, ebenfalls in der Mittellinie, von der aus der Bruchsack dann vollständig dargestellt werden kann (Abb. 45). Nach der Eröffnung des Peritoneum können Blase und Rektum über einem eingeführten Finger endgültig und ausreichend vom peritonealen Bruchsack getrennt werden. Es folgen die bereits bekannten Operationsschritte:

- hohe Peritonealisierung des Douglas-Raumes nach Moscowicz durch ein oder zwei Tabaksbeutelnähte (Abb. 25, S. 371),
- Vereinigung der aufzufindenden Ligamentstümpfe (Ligg. teretia uteri, Parametrien, Ligg. sacrouterina) in der Mittellinie zur

---

16 Arterienklemme nach Kocher-Ochsner: Aesc. Nr.: BH 646, 20 cm lang.

Stabilisierung des Beckenbodens unter dem rekonstruierten Diaphragma vesicovaginale,
– Rekonstruktion der dorsalen Anteile des Beckenbodens durch Levator- und Diaphragmaplastik (Abb. 11–14, S. 360ff.).

Die *Resektion der Vaginalschleimhaut* hat wie bei der Kolpohysterektomie (S. 381) die ausreichende Ablösung der lateralen Anteile der Vaginalwand bis über die Resektionsstelle hinaus zur Voraussetzung (Abb. 46). Verschluß und Einlage eines Redon-Drains in einem über dem Introitus verbleibenden Hohlraum wurden auf S. 381 beschrieben (Abb. 43).

Operation eines alten Dammrisses 3. Grades

Auch die Korrektur eines zumeist während einer Entbindung entstandenen **Dammrisses 3. Grades** gehört zu den rekonstruktiven Eingriffen im Bereich des Beckenbodens. Das Persistieren einer Sphinkter- bzw. Rektumverletzung nach der Entbindung beruht zumeist darauf, daß diese bei der postpartualen Versorgung übersehen und deshalb nicht oder unzureichend korrigiert wurde, oder aber auf einer postoperativen puerperalen Infektion. Es ist bekannt, daß die primäre sachgerechte Versorgung eines Dammrisses 3. Grades fast die gleichen Heilungsergebnisse bringt wie die Naht einer mediolateralen Episiotomie (HIRSCH, SCHREIBER, SPERNOL u. Mitarb., STOCKHAMMER u. Mitarb., COATS u. Mitarb.).

Die

Darstellung des Operationsgebietes

erfolgt durch das Einsetzen von zwei Kugelzangen[17] lateral an den Stellen, die später zur hinteren Kommissur geformt werden sollen. Zusätzlich wird die hintere Vaginalwand am kranialen Ende der vorgesehenen medianen Kolpotomie mit einer Kocher-Klemme gefaßt und eleviert (Abb. 47). Die *Inzision der Vaginalwand* erfolgt mit dem Skalpell entlang der durch den lateralen Zug an den Kugelzangen sich kammartig anspannenden Grenze zwischen Vaginal- und Rektumschleimhaut. Die hintere Vaginalwand wird senkrecht zu dieser Inzision median gespalten. Es bedeutet nun eine wesentliche Erleichterung der weiteren Präparations-

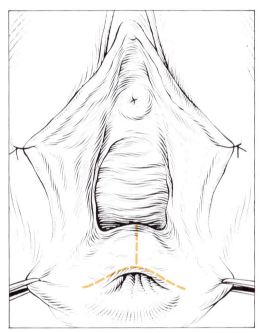

Abb. 47 Operation eines alten Dammrisses 3. Grades (I). Darstellung und Inzision. An der neu zu bildenden hinteren Kommissur sind zwei Kugelzangen eingesetzt, mit denen eine Lateralspannung erzeugt wird. Die Inzision erfolgt quer an der sich kammartig darstellenden Grenze von Vaginal- und Rektumschleimhaut sowie längs in Form der medianen hinteren Kolpotomie

arbeit, wenn die Schleimhautwundränder auf allen Seiten zunächst auf einer Strecke von etwa 2 cm mobilisiert und dann mit T-Klemmen[18] gefaßt werden. Jetzt kann die Vaginalschleimhaut in dem dünnen narbigen Septum recto-

---

17 Einzinkige Kugelzange nach Schröder: Aesc. Nr.: EO 110, 25 cm lang.

18 T-Klemme nach Collin: Aesc. Nr.: B-17792.

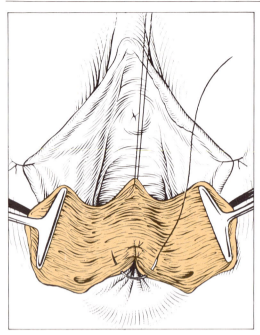

Abb. 48 Operation eines alten Dammrisses 3. Grades (II). Rekonstruktion der Rektumvorderwand. Die Scheidenwand ist im Bereich des dünnen Septum rectovaginale breitflächig abpräpariert. Die Sphinktergruben sind dargestellt. Die Rektumvorderwand wird durch einstülpende submuköse Nähte rekonstruiert

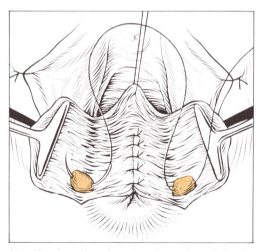

Abb. 49 Operation eines alten Dammrisses 3. Grades (III). Naht des Sphincter ani. Die beiden zurückgewichenen Sphinkterenden sind aus den Sphinktergruben hervorgeholt. Sie werden mit zwei resorbierbaren Kunststoffäden gefaßt. Die Fäden bleiben zunächst ungeknüpft

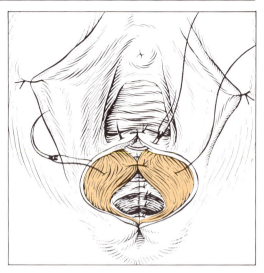

Abb. 50 Operation eines alten Dammrisses 3. Grades (IV). Aufbau des Dammes. Das Septum rectovaginale ist in der Mittellinie vereinigt. Die Spinkterenden sind durch Knüpfen der Fäden vereinigt. Durch Levatornähte und Raffung des perinealen Gewebes wird die Rektum- und Sphinkterplastik gepolstert. Abschließend werden Scheide und Damm mit Knopfnähten verschlossen

vaginale unter Spannung(!) von der Rektumvorderwand getrennt werden (Abb. 48). Hierbei ist es wichtig, daß die Präparation so weit nach lateral fortgeführt wird, bis dorsolateral der freigelegten Rektumvorderwand die Levatorenwülste und kaudal von diesen die beiden *Sphinktergruben* sichtbar werden. In diese Grube haben sich die Enden des zerrissenen M. sphincter ani zurückgezogen (Abb. 48).

Die **Rekonstruktion des Beckenbodens** beginnt mit der

Naht des Analrohres

(Abb. 48). Sie wird etwa 1 cm oberhalb des oberen Wundwinkels begonnen. Von hier aus wird die Rektumvorderwand mit Knopfnähten unter Verwendung atraumatischer resorbierbarer Kunststoffäden (z. B. Vicryl Nr. 3-0 = metr. 2,5) submukös einstülpend adaptiert. Nach dieser zunächst einschichtigen Naht folgt die

Sphinkternaht

(Abb. 49). Aus den bereits dargestellten Sphinktergruben werden die Enden des zurückgewichenen Muskels mit runden Nadeln, wirkungsvoller aber mit kleinen chirurgischen Klemmen[19] hervorgeholt. Eine Isolierung der Muskelbäuche sollte unterbleiben. Es ist vielmehr wirkungsvoller, sie mit dem sie umgebenden Bindegewebe möglichst breitflächig mit dem gleichen Nahtmaterial wie bei der Rektumnaht 2- bis 3mal zu fassen. Die Fäden bleiben zunächst ungeknüpft, und zwar bis die erste Nahtreihe im Bereich des Septum rectovaginale durch neuerliche Raffung der seitlichen Bindegewebspartien nochmals gedeckt ist. Jetzt werden die Sphinkterenden durch Knüpfen vereinigt. Die eintretende Sphinkterspannung kann nach Überstreifen eines Einmalhandschuhes kontrolliert werden. Die nun folgenden

Levatornähte

bilden die dritte Schicht zur Sicherung der Sphinkternaht und zur Stabilisierung des Beckenbodens (Abb. 50). Die Operation wird durch die mediane Vereinigung des perinealen Gewebes und den Verschluß von Scheide und Damm beendet.

Fehler und Gefahren

Ursachen: Die Operationen zur Behandlung eines Deszensus ohne oder auch mit einer Harninkontinenz stellen rekonstruktive Eingriffe dar, die in erster Linie das Ziel haben, die normale Topographie wiederherzustellen. Dementsprechend beruhen auch viele operative Fehler auf unzureichenden Kenntnissen der Anatomie und Topographie des Beckenbodens, des Blasenverschlusses und der Aufhängevorrichtungen im Bereich der weiblichen Urogenitalorgane. Erschwerend kommt eine oftmals unpräzise Nomenklatur hinzu, wie dies am deutlichsten der Begriff der „Kolporrhaphie" erkennen läßt: Die Vaginalwände haben innerhalb der tragenden Funktionen des Beckenbodens keine Bedeutung, so daß deren alleinige Raffung durch Resektion und Wundverschluß auf eine bestehende Senkung oder eine Harninkontinenz ohne Wirkung bleiben muß!

Im einzelnen sind bei den vorstehend beschriebenen rekonstruktiven Eingriffen als **häufigste Fehler** zu beachten:

Die präparatorischen Arbeiten haben eine ausreichende Darstellung der einzelnen Schichten und vor allem die Herstellung von Gewebsspannungen zur Voraussetzung (Abb. 2, S. 354). Die Unterlassung ist ein häufiger Fehler des 1. und 2. Assistenten, die der Operateur entsprechend anzuleiten hat. Zur Vermeidung dieses Fehlers hat sich besonders das frühzeitige Einsetzen der T-Klemmen an den mobilisierten Wundrändern der vorderen und der hinteren Kolpotomie bewährt.

Ein weiterer typischer operativer Fehler ist das primäre einzeitige *Präparieren in der Tiefe*, d. h. in unzulänglich einsehbaren Schichten. Es entstehen dabei Blutungen, die zeitaufwendig und mit Gefährdung von Nachbarorganen gestillt werden müssen. Zur Vermeidung trägt vor allem der häufige Positions- bzw. Seitenwechsel des präparatorischen Vorgehens bei. Hierauf wie auf die Möglichkeiten eines leichten Auffindens der vorderen und der hinteren peritonealen Umschlagfalte wurde auf S. 336 im einzelnen eingegangen.

Die *Unterlassung eines Enterozelenverschlusses* stellt zumeist nur eine Nachlässigkeit dar. Die hohe Peritonealisierung des Douglas-Raumes ist, sofern ihre Notwendigkeit mittels des Ward-Handgriffes erkannt wird, kein operationstechnisches Problem!

Für eine *unzureichende Rekonstruktion des Diaphragma urogenitale* und damit für die mangelhafte Blasenreposition und -supposition sind zumeist die folgenden typischen Fehler verantwortlich zu machen:

– eine ungenügende Präparation nach lateral, die ein Hervorholen des zurückgewichenen Bindegewebslagers beeinträchtigt;
– die mit dem Unterlassen einer ausreichenden Seitenpräparation in Zusammenhang zu bringende ausschließliche Raffung der vorderen

---
[19] Chirurgische Halsted-Moskitoklemme: Aesc. Nr.: BH 120 und 121.

Blasenwand, evtl. unter Verwendung einer Tabaksbeutelnaht, die ein tragfähiges Septum urogenitale nicht zu ersetzen vermag;
- das Unterlassen einer Unterpolsterung der blasennahen Urethraanteile und damit eine ungenügende Fortführung der Diaphragmarekonstruktion nach vorn. Zur Vermeidung hat sich die zusätzliche Raffung im Bereich des M. ischiocavernosus (sog. Ischiokavernosusnähte) bzw. die Kurzarmschlinge nach Lahodny bewährt (S. 357 und 363).

Als Fehler ist es bei der vorderen Plastik weiterhin anzusehen, wenn beim *Verschluß der Kolpotomie,* also der resezierten Scheidenwundränder, die Nähte zu dicht gelegt werden oder sogar eine fortlaufende Naht verwandt wird. Vermeidbare Wundrandnekrosen sind häufig die Folge. Dies gilt in gleicher Weise für die hintere Kolpotomie.

Postoperative Kohabitationsbeschwerden werden immer wieder als Folge typischer Fehler bei der hinteren Plastik gesehen. Es sind dies die zu weit nach kranial geführten Levatornähte – dies läßt sich durch eine palpatorische Kontrolle vor dem vaginalen Schleimhautverschluß leicht erkennen –, eine übermäßige und unnötig intensive Resektion der hinteren Scheidenwand und schließlich das Legen einer Knopfnaht im Bereich der hinteren Kommissur.

Ohne Zweifel stellt die **Auswahl des Operationsverfahrens** aufgrund der angegebenen Beschwerden, des anatomischen und des zystourethrometrisch erhobenen Befundes und der Operabilität der Patientin bis heute ein nicht einfach zu lösendes Problem dar. Die Indikation kann nur durch einen Erfahrenen gestellt werden, wobei zu bedenken ist, daß oftmals die Primäroperation über das endgültige funktionelle Ergebnis entscheidet! Vermeidbare Fehler sind in dem Entschluß zu einem unnötig aufwendigen Vorgehen wie etwa zur primären Anwendung einer Schlingenoperation anstelle einer sorgfältigen vaginalen, suppositorisch ausreichend wirksamen Beckenbodenrekonstruktion zu sehen. Dies gilt auch für die Behandlung des Deszensus bzw. Prolapses der eingeschränkt operablen Patientin, bei der z.B. bei noch hochstehenden seitlichen Scheidengewölben die Kolpohysterektomie bzw. Kolpektomie erzwungen wird; die Eingriffe gehen dann mit der vermeidbaren Entstehung großer Wundflächen einher – um hier nur ein Beispiel zu nennen. Die Fehler in der Indikationsstellung sind nicht selten die Folge einer Fixierung des Operateurs auf ein von ihm favorisiertes Operationsverfahren. Der mit der Deszensus- bzw. Inkontinenztherapie befaßte Operateur sollte zumindest die in diesem Kapitel dargelegten Eingriffe zur Verfügung haben und auch zu einer individualisierten Indikationsstellung bereit sein, wenn er Fehler und Gefahren für die Patientin auf ein Minimum reduzieren will.

Literatur

Anderl, P., A. Bazzanella: Urodynamische und röntgenologische Veränderungen nach ventraler Levatorplastik. Geburtsh. u. Frauenheilk. 48 (1988) 414

Andersen, J.T., L. Heisterberg, S. Hebjorn, K. Petersen, K. Stampe Sorensen, W. Fischer-Rasmussen, L.M. Pedersen: Suprapubic versus transurethral bladder drainage after colposuspension/vaginal repair. Acta obstet. gynecol. scand. 64 (1985) 139

Artner, J., R. Sochorek: Die Bedeutung des Uterus bei den vaginalen plastischen Operationen. Zbl. Gynäkol. 88 (1966) 420

Backer jr., M.H., R.E. Probst: The pereyra procedure. Favorable experience with 200 operations. Amer. J. Obstet. Gynecol. 125 (1976) 346

Beck, L.: Die funktionelle Harninkontinenz der Frau. Grundlagen, Diagnostik. Gynäkologe 4 (1971) 59

Beck, L., P. Faber: Zur operativen Therapie der Belastungs-(Streß-)Harninkontinenz. Gynäkologe 16 (1983) 200

Beck, R.P., S. McCormick: Treatment of urinary stress incontinence with anterior colporrhaphy. Obstet. and Gynecol. 59 (1982) 269

Beisland, H.O., E. Fossberg, E. Moer, A. Sander: Urethral sphincteric insufficiency in postmenopausal females: treatment with phenylpropanolamine and estriol separately and in combination. Urol. int. 39 (1984) 211

Birnbaum, S.J.: Rational therapy for the prolapsed vagina. Amer. J. Obstet. Gynecol. 115 (1973) 411

Briel, R.C., A.F. Frick, G.B. Frick, K. Gassner, F.D. Peters, H.A. Hirsch: Erste klinische und zystourethrometrische Ergebnisse nach einer neuen Modifikation der Marshall-Marchetti-Krantz-Operation. Geburtsh. u. Frauenheilk. 40 (1980) 784

Christ, F., K. Kupka, U. Wagner: Erfahrungen mit der Inkontinenzoperation nach Marshall-Marchetti. Geburtsh. u. Frauenheilk. 37 (1977) 516

Coats, P.M., K.K. Chan, M. Wilkins, R.J. Beard: A comparison between midline and mediolateral episiotomies. Brit. J. Obstet. Gynaecol. 87 (1980) 408

Dapunt, E., H. Kammerlander: Für und wider die Erhaltung des Uterus bei der Prolapsoperation. Wien. med. Wschr. 120 (1970) 497

Dickgießer, U., G. Ohlenroth, V. Opitz, A. Dickgießer: Die Vaginopexie nach Williams und Richardson als operative Therapie der Inversio vaginae bei blindendigender Scheide. Geburtsh. u. Frauenheilk. 43 (1983) 620

Döderlin, G., W. Schirk: Die Querriegel-Operationen. Zbl. Gynäkol 82 (1960) 1551

Eberhard, J., M. Furrer, E. Hochuli: Die Inkontinenzdiagnostik in der Gynäkologie. Geburtsh. u. Frauenheilk. 38 (1978) 352

Fischer, W., D. Lamm: Bedeutung, Wertung und Entwicklung der Deszensus- und Inkontinenz-Operation an der Berliner Univ.-Frauenklinik (1952–1971). Zbl. Gynäkol. 95 (1973) 1169

Fischer, W.: Welche Methoden der retropubischen Urethropexie gibt es, und welche erbringt die besten Ergebnisse bei Streßinkontinenz? Zbl. Gynäkol. 108 (1986) 877

Fischer, W., F. Hegenscheid, W. Jende: Kolposuspension an der seitlichen Bauchwand mittels Faszienstreifen – eine anpassungsfähige Blasenhalselevation bei Harninkontinenz. Zbl. Gynäkol. 109 (1987) 590

Fochem, K., H. Kremer, W. Schreiner: Die Schlingenoperation nach Aldridge und ihre Bewertung mittels Zystographie. Geburtsh. u. Frauenheilk. 32 (1972) 284

Gaudenz, R.: Die Bedeutung einer Zusatzoperation (Pereyra oder Marshall-Marchetti-Krantz) bei der primären operativen Behandlung einer Urethralinsuffizienz. Geburtsh. u. Frauenheilk. 36 (1976) 393

Goodno, J.A., T.W. Powers: Modified retropubic cystourethropexy. Amer. J. Obstet. Gynecol. 154 (1986) 1211

Grünberger, V.: Promontoriofixur bei Prolaps des Scheidenblindsackes. Wien. klin. Wschr. 88 (1976) 324

Hägele, D., O. Frühwirth, H. Kriesche, C. Noll, D. Berg: Ergebnisse nach Schlingenoperation mit Tutoplast-Dura. Geburtsh. u. Frauenheilk. 43 (1983) 762

Haller, G., G. Fellner: Die derzeitigen Behandlungsmethoden von Descensus und Prolaps. Geburtsh. u. Frauenheilk. 26 (1966) 1001

Harms, E., U. Christmann, F.-K. Klöck: Die suprapubische Harnableitung nach gynäkologischen Operationen. Geburtsh. u. Frauenheilk. 45 (1985) 254

Heyl, W., R. Pohl, P. Hohlweg-Majert: Hysterokolpektomie zur Behandlung von Genitalprolapsen bei geriatrischen Patientinnen. Ber. Gynäkol. Geburtsh. 120 (1984) 498

Hillemanns, H.G., G. de Gregorio: Die ventrale Levatorplastik (VLP). Weitere Erfahrungen. Ber. Gynäkol. Geburtsh. 120 (1984) 497

Hochuli, E.: Die „Streßinkontinenz". Geburtsh. u. Frauenheilk. 43 (1983) 69

Hohenfellner, R., J.W. Thüroff: Fortschritte in Diagnostik und operativer Therapie urologisch-gynäkologischer Komplikationen. Gynäkologe 16 (1983) 222

Ingelman-Sundberg, A.: Extravaginal plastic repair of the pelvic floor for prolaps of the bladder neck. A new method to operate for stress incontinence. Gynaecologia (Basel) 123 (1947) 242

Iosif, C.S.: Results of various operations for urinary stress incontinence. Arch. Gynäkol. 233 (1983) 93

Jaisle, F.: Die operative Behandlung der Enterozele und des Scheidenblindsackvorfalles. Geburtsh. u. Frauenheilk. 41 (1981) 777

Jaisle, F.: Prophylaxe und Therapie des Rezidivs der Streßinkontinenz mittels Suspension nach Zoedler. Geburtsh. u. Frauenheilk. 41 (1981) 837

Jaluvka, V., K.-G. Post, H. Weitzel: Gynecological operation on women 80 years of age or over. Ber. Gynäkol. Geburtsh. 1986

Kan, D.W., M.A. Mamajew, L.M. Gumin, B.W. Jeremin: Früh- und Spätresultate einer modifizierten Schlingenplastik nach Stoeckel-Kraatz bei Belastungsinkontinenz der Frau. Zbl. Gynäkol. 104 (1982) 859

Käser, O.: Urininkontinenz der Frau. Schweiz. Rdsch. Med. 60 (1971) 948

Käser, O., F.A. Iklé, H.A. Hirsch: Atlas der gynäkologischen Operationen, 4. Aufl. Thieme, Stuttgart 1983

Keller, E., H.A. Hirsch: Enterocelenprophylaxe durch Vaginaefixatio sacrospinalis nach Richter oder Vereinigung der Sacrouterinligamente mit Aufhängung der Scheide nach McCall. Ber. Gynäkol. Geburtsh. 122 (1986) 791

Kölbl, H., P. Riss, H. Janisch: Die vordere Levatorplastik bei Deszensus und Inkontinenz: eine klinische und urodynamische Studie. Geburtsh. u. Frauenheilk. 46 (1986) 326

Kolmorgen, K., O. Havemann: Ergebnisse nach operativer Deszensus- und Harninkontinenzbehandlung bei selektiver abdomino-vaginaler Technik. Zbl. Gynäkol. 98 (1976) 321

Kraus, A., E. Göltner: Scheidenverschluß durch Schnürnaht bei alten Frauen mit Totalprolaps. Geburtsh. u. Frauenheilk. 43 (1983) 189

Kremling, H., H. Scheuer, R. Schmitt, K.D. Felder, W. Dornhöfer: Zur operativen Therapie der Belastungsinkontinenz. Geburtsh. u. Frauenheilk. 34 (1974) 818

Kruschwitz, S.: Operative Behandlung des Vaginalprolapses nach Totalexstirpation des Uterus. Zbl. Gynäkol. 100 (1978) 45

Lahodny, J.: Ventrale Levatorplastik – eine verläßliche Methode zur operativen Behandlung der Belastungsinkontinenz. Geburtsh. u. Frauenheilk. 41 (1981) 769

Lahodny, J.: Perfektionierte ventrale Levatorplastik. Gynäkol. Prax. 7 (1983) 487

Lahodny, J.: Urethrovesikalsuspension mit autologem Fasziengewebe auf rein vaginalem Weg – Kurzarmschlingenoperation. Geburtsh. u. Frauenheilk. 44 (1984) 104

Lahodny, J.: Corporofundale partielle Blasendenervation als chirurgische Therapie der Dranginkontinenz. Geburtsh. u. Frauenheilk. 45 (1985) 386

Langmade, Ch.F., J.A. Oliver: Simplifying the management of stress incontinence. Amer. J. Obstet. Gynecol. 149 (1984) 24

Langmade, Ch.F., J.A. Oliver: Partial colpocleisis. Amer. J. Obstet. Gynecol. 154 (1986) 1200

Ledermair, O., A. Delucca: Zur Therapie des Deszensus oder Prolaps des Vaginalendes bei fehlendem Uterus. Zbl. Gynäkol. 91 (1969) 812

Litschgi, M., O. Käser: Zum Problem der Enterozelen. Geburtsh. u. Frauenheilk. 38 (1978) 915

McCausland, A.M., Ch.F. Langmade: A helpful addition to the Marshall-Marchetti-Krantz operation. Amer. J. Obstet. Gynecol. 112 (1972) 759

McGuire, E.J., B. Lytton, V. Pepe, E.I. Kohorn: Stress urinary incontinence. Obstet. and Gynecol. 47 (1976) 255

Marshall, V.F., A. Marchetti, K. Krantz: The correction of stress incontinence by simple vesico-urethral suspension. Amer. J. Obstet. Gynecol. 88 (1949) 509

Martius, G.: Lehrbuch der Geburtshilfe, 12. Aufl. Thieme, Stuttgart 1988

Martius, G.: Geburtshilflich-perinatologische Operationen, Thieme, Stuttgart 1986

Martius, H.: Prolapsoperationen bei alten Frauen. Dtsch. med. Wschr. 71 (1946) 4

von Massenbach, W., G. Ohlenroth: Resultate der subtotalen Kolpoperineokleisis nach Labhardt in der Modifikation nach H. Martius. Geburtsh. u. Frauenheilk. 25 (1965) 695

Mayer, H.-P., H.-E. Mellin, V. Laible: Ergebnisse mit der Blasenhals-Suspensionsplastik nach Marshall-Marchetti bei der weiblichen Inkontinenz. Fortschr. Med. 101 (1983) 1363

Melchior, H.: Harninkontinenz: Diagnostik und Therapie. Therapiewoche 26 (1976) 5645

Morley, G.W., J.O.L. DeLancey: Sacrospinal ligament fixation for eversion of the vagina. Amer. J. Obstet. Gynecol. 158 (1988) 872

Muth, H.: Seltene Komplikation nach Marshall-Marchetti-Plastik. Zbl. Gynäkol. 91 (1969) 1078

Narik, G., A.H. Palmrich: A simplified sling operation suitable for routine use. Amer. J. Obstet. Gynecol. 84 (1962) 400

Nitzsche, M.: Prophylaxe und Therapie des Scheidenstumpfprolapses. Zbl. Gynäkol. 104 (1982) 805

Ober, K.G., H. Meinrenken: Gynäkologische Operationen. Springer, Berlin 1964

O'Leary, J.A., J.L. O'Leary: The extended Manchester operation. A review of 289 cases. Amer. J. Obstet. Gynecol. 107 (1970) 546

Portnuff, J.C., S.C. Ballon: The Pereyra procedure in the management of urinary stress incontinence. Amer. J. Obstet. Gynecol. 115 (1973) 407

Pots, G.: Die Ergebnisse der Schlingenoperation in der Inkontinenzbehandlung. Geburtsh. u. Frauenheilk. 27 (1967) 1005

Retzke, U., M. Kaczmarek, H. Kyank: Erfahrungen mit der Kolpohysterektomie. Zbl. Gynäkol. 95 (1973) 841

Retzke, U.: Anfrage an die Redaktion zur primären Schlingenoperation. Zbl. Gynäkol. 109 (1987) 1459

Richter, K.: Die Prophylaxe und Therapie des Scheidenvorfalles nach Uterusexstirpation. Geburtsh. u. Frauenheilk. 23 (1963) 1063

Richter, K.: Die operative Behandlung des prolabierten Scheidengrundes nach Uterusexstirpation. Ein Beitrag zur Vaginaefixatio sacro-tuberalis nach Amreich. Geburtsh. u. Frauenheilk. 27 (1967) 941

Richter, K.: Die chirurgische Anatomie der Vaginaefixatio sacrospinalis vaginalis. Geburtsh. u. Frauenheilk. 28 (1968) 321

Richter, K.: Die Behandlung der durch Verschlußinsuffizienz verursachten Inkontinenz der Frau. Arch. Gynäkol. 207 (1969) 255

Richter, K.: Die operative und konservative Behandlung der Insuffizienz des Blasenverschlusses der Frau. Gynäkologe 4 (1971) 73

Richter, K.: Die operative und konservative Behandlung des insuffizienten Blasenverschlusses der Frau. Geburtsh. u. Frauenheilk. 32 (1972) 1

Richter, K., H.J. Kumper, J. Koch: Funktionelle Risiken bei der Therapie der Harnblasen-Verschluß-Insuffizienz oder des Deszensus. Wien. klin. Wschr. 87 (1975) 41

Richter, K.: Grundsätzliche Betrachtungen zur operativen Behandlung der sogenannten Streßinkontinenz. Geburtsh. u. Frauenheilk. 38 (1978) 685

Richter, K., W. Albrich: Long-term results following fixation of the vagina on the sacrospinal ligament by the vaginal route (Vaginaefixatio sacrospinalis vaginalis). Obstet. and Gynecol. 141 (1981) 811

Richter, K., D. Dargent: La spino-fixation (vaginae fixatio sacrospinalis) dans le traitement du prolapsus du dôme vaginal après hystérectomie. J. Gynécol. Obstét. Biol. Réprod. 15 (1986) 1081

Riss, P., H. Kölbl, H. Janisch: Klinische und morphologische Befunde nach vorderer Levatorplastik. Ber. Gynäkol. Geburtsh. 122 (1986) 913

Riss, P., H. Kölbl, J. Janisch: Morphologische Veränderungen nach vorderer Levatorplastik. Geburtsh. u. Frauenheilk. 46 (1986) 323

Rost, A., P. Krafft, R. Pust: Operative Korrektur der Streßinkontinenz der Frau mit der Methode nach Marshall-Marchetti-Krantz. Z. Urol. 68 (1975) 751

Schreiber, H.: Unsere Erfahrungen mit der Sphinkter-Damm-Plastik bei alten Dammrissen III. Grades. Zbl. Gynäkol. 86 (1964) 1565

Schubring, Ch., E. Werner: Harnableitung nach vaginalen gynäkologischen Operationen. Geburtsh. u. Frauenheilk. 46 (1986) 459

Schultz, W.: Die Fothergillsche Prolapsoperation. Geburtsh. u. Frauenheilk. 12 (1952) 1085

Sederl, J.: Zur Operation des Prolapses der blindendigenden Scheide. Geburtsh. u. Frauenheilk. 18 (1958) 824

Shaw, W., J.J.F. O'Sullivan: A perineorrhaphy operation and use in the treatment of enterocele and rectocele. J. Obstet. Gynaecol. Brit. Emp. 58 (1951) 920

Simmons, S.C.: Dyspareunia following repair – the „skin bridge" on its prevention. J. Obstet. Gynaecol. Brit. Cwlth 70 (1963) 476

Slunsky, R.: Komplexe, konservative Therapie des insuffizienten Blasenverschlusses bei alten Frauen mit Ubretid, Östriol und Gymnastik. Wien. klin. Wschr. 85 (1973) 759

Spernol, R., G. Bernaschek, A. Schaller: Deszensus nach Episiotomie. Geburtsh. u. Frauenheilk. 43 (1983) 37

Stockhammer, P., Ch. Villinger, W. Haensel, H.M. Mengler: Kritische Beobachtungen über den Dammriß III. Grades. Geburtsh. u. Frauenheilk. 36 (1976) 759

Stöcklin, M.W., Ch.G. Alder: Subjektive und objektive Verbesserung der weiblichen Harninkontinenz nach vaginalen und abdominalen Inkontinenzoperationen. Geburtsh. u. Frauenheilk. 46 (1986) 524

Stolz, W., G. Bastert: Die Marshall-Marchetti-Krantz-Hirsch-Operation mit Fibrinklebung – Einjahresergebnisse. Ber. Gynäkol. Geburtsh. 122 (1986) 791

Stummvoll, W., F. Thalhammer: Erfahrungen mit der Zystometrie und simultanen Blasen-Harnröhrentonometrie zur Abklärung der weiblichen Harninkontinenz. Geburtsh. u. Frauenheilk. 36 (1976) 931

Symmonds, R.E., T.J. Williams, R.A. Lee, M.J. Webb: Posthysterectomy enterocele and vaginal vault prolaps. Amer. J. Obstet. Gynecol. 140 (1981) 852

Vahlensieck, W.K.G., K. Schander: Langzeitergebnisse der operativen Behandlung einer Streßinkontinenz durch vordere Kolporrhaphie mit Diaphragmaplastik. Geburtsh. u. Frauenheilk. 45 (1985) 887

Villinger, Ch.: Erfahrungen mit der Lahodny-Plastik. Persönliche Mitteilung

Warren, J., E. Harms, F.-K. Klöck: Ergebnisse nach vorderer Levatorplastik. Geburtsh. u. Frauenheilk. 48 (1988) 260

Webb, M.J.: Enterocele: Prophylaxe und Therapie. Gynäkologe 14 (1981) 187

Williams, J.T.: Vaginal hysterectomy and colpectomy for prolapse of the uterus and bladder. Amer. J. Obstet. Gynecol. 59 (1950) 365

Wright, R.C.: Hysterectomy past, present and future. Obstet. and Gynecol. 33 (1969) 560

Wunderlich, M.: Beitrag zur Vaginaefixatio sacrospinalis (Amreich II) beim Scheidenstumpfprolaps. Zbl. Gynäkol. 102 (1980) 1136

Operationen an Anus und Rektum

R. Häring

Schwerpunkte des Kapitels

Zahlreiche Erkrankungen des Anorektums sind für den Gynäkologen vornehmlich aus diagnostischen und differentialdiagnostischen Gründen wichtig, weniger aus therapeutischen. Die Therapie, insbesondere das operative Vorgehen, gehört in die Hand des Chirurgen. Proktologische Erkrankungen bedürfen einer sehr differenzierten operativen Technik eines erfahrenen Chirurgen. Im folgenden werden deshalb hauptsächlich **Klinik** und **Diagnostik** proktologischer Krankheitsbilder beschrieben, therapeutische Gesichtspunkte, insbesondere spezielle Operationstechniken jedoch lediglich im Prinzip dargestellt, soweit sie für den Gynäkologen interessant sind. Wesentlich erscheint es mir, die Grenzen konservativer Behandlungsmaßnahmen aufzuzeigen. Der pathogenetische Hintergrund vieler proktologischer Leiden verurteilt solche Therapieversuche oft von vornherein zur Erfolglosigkeit. Sie können dem Patienten schaden und durch Verschleppen der Erkrankung schwere Folgen haben, als deren schlimmste die *Inkontinenz* zu nennen wäre.

Anatomische Vorbemerkungen

Genaue Kenntnisse über Anatomie und Funktion des Anorektums (Abb. 1) sind für die Erfolge der proktologischen Chirurgie eine wichtige Voraussetzung. Im folgenden stütze ich mich auf die Untersuchungen STELZNERS über das Kontinenzorgan.

Der Mastdarm hat mit dem Anus und seinem komplizierten Sphinkterapparat die Aufgabe, das Darmrohr zu verschließen und die Defäkation zu regeln. Die *Linea anocutanea* ist die Grenze zwischen dem nicht verhornenden Plattenepithel der Analkanalhaut, dem sog. Anoderm, und der Außenhaut. Der Analkanal reicht etwa 3–4 cm in die Tiefe und endet an der *Linea anorectalis*, der Grenze zur feuchten, nicht sensiblen Rektumschleimhaut. In diesem Bereich liegen die Analkrypten mit den Proktodäaldrüsen. In gleicher Höhe findet sich außerdem das für die Verschlußfunktion wichtige *Corpus cavernosum recti*, ein Schwellkörper, der arteriell gespeist wird. Es folgt die *Rektumampulle*, die nach proximal hin von einer Querfalte, der sog. *Kohlrausch-Falte*, begrenzt wird. Das

Sphinktersystem

besteht aus dem *M. sphincter ani internus*, der sich aus der glatten Ringmuskulatur des Dickdarms entwickelt hat. Nach außen liegt der *M. sphincter ani externus*, ein quergestreifter Muskel, der in drei Portionen angelegt ist. Der *M. puborectalis* umgreift schlingenförmig den Mastdarm und inseriert mit einer Faszienplatte am *M. sphincter ani internus;* der M. puborectalis ist ein Teil des Levator ani.

Der Verschluß des Enddarms wird nicht allein durch einen Sphinkter gewährleistet. Vielmehr müssen wir hier von einem

Kontinenzorgan

(STELZNER) sprechen, das sich aus vielen Einzelteilen zusammensetzt. Zum Aufbau dieses Kontinenzorgans tragen alle drei Keimblätter bei.

Anatomische Vorbemerkungen 391

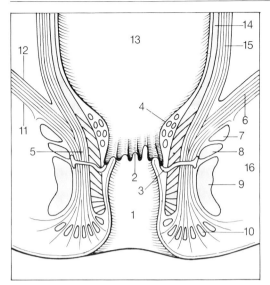

Abb. 1 Anatomie des Anorektums (Frontalschnitt schematisch).
  1 = Analkanal
  2 = Linea pectinea
  3 = Proktodäaldrüse, die den Sphincter internus durchdringt
  4 = Corpus cavernosum recti
  5 = M. sphincter ani internus
  6 = M. levator ani
  7 = M. puborectalis
  8 = M. sphincter ani externus (Pars profunda)
  9 = M. sphincter ani externus (Pars superficialis)
 10 = M. sphincter ani externus (Pars subcutanea)
 11 = Beckenbodenfaszie
 12 = Peritoneum
 13 = Rektum
 14 = Ringmuskulatur des Rektums
 15 = Längsmuskulatur des Rektums
 16 = Ischiorektalraum

Vom **Ektoderm** stammt die dehnbare trockene Haut des Analkanals, das Anoderm, dessen Oberfläche aus nicht verhornendem Plattenepithel besteht. Das Anoderm zeichnet sich durch eine enorme Sensibilität aus und vermittelt uns das *„Stuhlgefühl"*

Aus dem **Mesoderm** stammen alle Sphinktere und die stützende Architektur des Anorektums aus derben und elastischen Fasern.

Vom **Endoderm** kommt das Rektum. Es ist Rezeptions- und Speicherorgan. Aus seiner Koordination mit den Abkömmlingen der beiden anderen Keimblätter resultiert die *störungsfreie*

Kontinenz. An der Grenze zwischen Rektumschleimhaut und Anoderm – im Bereich der Linea anorectalis – liegt als Schwellkörper das *Corpus cavernosum recti.*

Zum Kontinenzorgan gehören demnach:
– Rektum,
– M. corrugator ani,
– Spinktere,
– Corpus cavernosum recti,
– Analkrypten und die sensible dehnbare Analkanalhaut (Anoderm).

Das **Rektum** ist an sich schon weiter als der übrige Dickdarm und kann sich zusätzlich noch stärker erweitern. Vom Rektum und auch der Flexura sacralis (Colon pelvinum) aus wird der *rektoanale Reflex* ausgelöst, d.h., die Dehnung dieser Darmabschnitte wird mit einer gleichzeitigen reflektorischen Sphinkterkontraktion beantwortet. Die Längsmuskelschicht des Rektum zerfasert sich im Analkanal und setzt an der perinalen Haut an. Dieses besenreiserartig versprengte Fasersystem, der **M. corrugator ani,** ist in der Lage, die Haut an den geschlossenen Analkanal heranzuziehen und trägt damit ebenfalls zum Verschluß bei. Dieser M. corrugator ani bewirkt die *„Mimik"* des Anus.

Der **M. sphincter ani internus** ist für die Kontinenzfunktion am wichtigsten. Dieser aganglionäre glatte Muskel ist immer elastisch verschlossen und öffnet sich nur zur Defäkation.

Die submukösen Gefäße am unteren Rektumende, am Übergang zum Anoderm, sind zu einem polsterartigen **Schwellkörper** erweitert. Dieser wird von drei Arterienästen, die aus der A. rectalis superior stammen, gespeist. Da die venösen Abflüsse dieses Schwellkörpers *subepithelial* unter dem Analkanalepithel und durch die Sphinktere hindurchziehen, regelt die Kontraktion dieser Muskelpartien die arterielle Füllung des kavernösen Verschlußabschnittes. Aus diesem Corpus cavernosum recti entwickeln sich die Hämorrhoiden (STELZNER).

Die **hypersensible Analkanalhaut** (Anoderm) ist trocken, sehr dünn, elastisch, verletzlich und besteht aus nicht verhornendem Plattenepithel. An der oberen Begrenzung des Anoderms finden sich die sog. *Analkrypten.* Es handelt sich hierbei um verschieden tiefe Hauttaschen, in die die sphinkterdurchbohrenden *Proktodäaldrüsen* einmünden. Sie sind häufig Ausgangspunkt akuter und chronischer perianaler Eiterungen (Abszesse und Fisteln). Aufgabe der Krypten und der sensiblen Analkanalhaut ist es, bei Füllung der Rektumampulle und Eintreten des Darminhaltes in das obere unsensible Analkanaldrittel eine kräftige *willkürliche Spinkterkontraktion* auszulösen.

Der quergestreifte **Sphincter ani externus** ist in drei Etagen angeordnet. Er tritt erst in Aktion, wenn er willkürlich angesprochen wird. Dann verstärkt er den Abschluß des Analkanals. Er ergänzt also gewissermaßen die Kontraktion des immer kontrahierten Sphincter ani internus, erschlafft aber schon nach Sekunden oder Minuten. Zum „Externussystem" gehört der *M. puborectalis*, der einen Teil des *M. levator ani* darstellt. Dieser Muskel dient gewissermaßen als „Stütze" des Kontinenzorgans. Seine Funktion setzt sich aus einer unwillkürlichen tonischen und einer willkürlichen kurzdauernden Kontraktionskomponente zusammen. Durch seine an sich „funktionslose Spannung" hält er das rektoanale Übergangsgebiet in einer günstigen Funktion, nämlich abgeknickt. Bei willkürlicher Innervation wird dieser „Knickverschluß" noch verstärkt. Allein der *aganglionäre glatte innere Sphinktermuskel* ist in der Lage, den Analkanal permanent abzuschließen.

Der **M. levator ani** hat zwei Funktionskomponenten:

– das obere Analkanaldrittel wie ein externer Sphinkter zu verengen,
– das Rektum in bezug auf den Analkanal so abzuknicken, daß ein nach kokzygeal offener Winkel entsteht.

Die Integration der besprochenen Einzelteile des Kontinenzorgans wird durch das Zusammenspiel zwischen *vegetativem* und *zentralem Nervensystem* gewährleistet. Daraus resultiert die Kontinenz als Ergebnis *unwillkürlicher* und *willkürlicher* Reflexe.

Krankhafte Prozesse, die an den verschiedensten Stellen dieses komplizierten Kontinenzorgans lokalisiert sein können, führen zwangsläufig zu schweren Funktionsstörungen des anorektalen Verschlußmechanismus.

Diagnostik

Zur Abklärung anorektaler Erkrankungen sind erforderlich (GOLIGHER):

– *exakte Anamneseerhebung;*
– *genaue Inspektion der Analregion:* Fistelöffnungen, narbige Einziehungen, Vorwölbungen, Marisken, Schleimhautprolaps beim Pressen, ekzematöse Hautveränderungen;
– *digitale rektale Austastung:* Beurteilung des Anorektums bis in eine Höhe von 8–9 cm je nach Fingerlänge und Position des Patienten möglich;
– *endoskopische Untersuchung:* Prokto-, Rekto-, Sigmoideo- und Koloskopie, die besonders wichtig zur Diagnosesicherung sind, wobei Voraussetzungen für zuverlässige Ergebnisse ein gut entleerter, sauberer Darm, Kooperationsbereitschaft des Patienten und entsprechende Erfahrung des Untersuchers sind;
– *Röntgenkontrasteinlauf;*
– *Funktionsuntersuchungen:* Rektotonometrie, EMG. Es handelt sich um spezielle Untersuchungsmethoden zur Abklärung einer Stuhlinkontinenz, z.B. nach Fisteloperationen, Episiotomie, Pfählungsverletzungen, Rektumprolaps. Dieses Untersuchungsverfahren ist speziellen Zentren vorbehalten.

Der **Einsatz der verschiedenen Untersuchungsmethoden,** insbesondere der endoskopischen und Röntgenkontrastuntersuchung, richtet sich nach der Symptomatik und der vermuteten Erkrankung. Das *Leitsymptom „Blutung"* beispielsweise kann viele Ursachen haben; vor allem aber ist ein Tumor auszuschließen. Deshalb ist neben der digitalen rektalen Austastung die Untersuchung des *gesamten Anorektums und Kolons* erforderlich, entweder durch eine totale Endoskopie bis hin zur Ileozäkalklappe oder durch Rektoskopie und zusätzlich durch Röntgenkontrasteinlauf. Vor allem ist zu bedenken, daß gerade im Dickdarm nicht selten mehrere Erkrankungen vorkommen können, z.B. in 3 bis 5% Doppelkarzinome. Beim chronischen Fistelleiden muß bei entsprechender Anamnese auch immer an eine Colitis ulcerosa oder einen Morbus Crohn gedacht werden.

Spezielle anorektale Erkrankungen

Perianale Thrombose (perianales Hämatom)

Symptomatik: Direkt an der Linea anocutanea findet sich der *äußere schmerzhafte*, livide, prall gespannte Knoten, der nicht reponibel ist. Es handelt sich um subkutane Blutungen unter der zarten perianalen Haut, die nach plötzlicher starker Betätigung der Bauchpresse bei der Defäkation auftreten können. Sie wurden früher als „äußere Hämorrhoiden" bezeichnet, haben aber mit dem Hämorrhoidalleiden nichts zu tun. Sie können bisweilen so schmerzhaft sein, daß sie den Patienten erheblich behindern. Die **Therapie** kann konservativ, besser aber operativ erfolgen. Die konservativen Maßnahmen umfassen Schmerzbekämpfung, feuchte Umschläge und analgetische Salben. Hiernach kann es zu einer Spontanresorption des Hämatoms kommen. Am besten aber ist die

operative Entleerung des Hämatoms

(Abb. 2). In Lokalanästhesie (2%ige Xylocainlösung) inzidiert man die dünne Haut über dem Knoten (Stichinzision). Ausdrücken des Hämatoms, Verband mit Polyvidon-Jod-Salbe. Der Patient ist sofort schmerzfrei. In wenigen Tagen ist die kleine Wunde verheilt.

Marisken

Symptomatik: Es handelt sich um perianale, 1–2 cm lange, zottenartige Hautfalten, die oft kranzförmig den After umgeben und sich meist nach perianalen Thrombosen entwickeln. Marisken erschweren die Reinigung des Anus nach der Defäkation. Die Folge sind häufig Ekzeme und Pruritus ani.

Deshalb ist die

Abtragung der Marisken

sinnvoll. *Technik:* Lokalanästhesie, Abtragen der Marisken mit dem Thermokauter, Blutstillung, Polyvidon-Jod-Salbenverband.

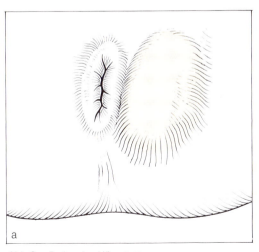
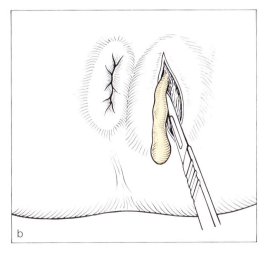

Abb. 2   Perianales Hämatom.
a) Schlehengroßes subkutanes Hämatom neben dem Anus, das das Lumen des Anus verdrängt.
b) Längsinzision über dem Hämatom. Das Blutgerinnsel quillt vor und läßt sich exprimieren

Analfissur

Die Analfissur ist ein häufiges Leiden. Es handelt sich um einen schmerzhaften längs verlaufenden Einriß der Analkanalhaut – meist bei 6 Uhr –, der sich proximal bis zur Linea dentata hin ausdehnen kann. Bei chronischem Verlauf entstehen *Ulzerationen*, die bis auf den M. sphincter ani internus reichen, der im Ulkusgrund sichtbar werden kann. Als Folge dieses chronischen Geschehens kommt es zu *Sphinkterspasmen mit Fibrosierungen des Schließmuskels*, früher als „Pektenband" bezeichnet. Am Ende der Fissur findet sich oft ein fibrotischer Hautzipfel, der sog. „Wachtposten" oder „Sentinel pile".

Als **Ursache** der Fissur werden diskutiert:
– Einrisse der Analkanalhaut durch mechanische Beanspruchung, z.B. harte Skybala;
– Veränderungen des M. sphincter ani internus (Fibrose, Rigidität und Rißbildungen in der Analkanalhaut) mit chronischem Spasmus, wobei wichtig ist, daß eine vorhandene Fissur durch den weiterbestehenden Muskelspasmus unterhalten werden kann und in ein chronisches Stadium übergeht;
– Läsionen durch Infektionen der Analkanalhaut, die chronisch infiziert sind und zur Ausbildung der hypertrophen Analpapille und zum Ulkus führen.

Die **Symptomatik** ist gekennzeichnet durch die Trias
– Schmerz,
– Blutung,
– Sphinkterkrampf.

Der Schmerz tritt bei oder einige Minuten nach der Defäkation auf und hält oft stundenlang an. Nach vorsichtigem Auseinanderziehen des Anus kann die Fissur – meist bei 6 Uhr in Steinschnittlage lokalisiert – erkannt werden. Eine digitale Untersuchung ist wegen der erheblichen Schmerzhaftigkeit am besten zu unterlassen oder nur nach Anästhesie mit einem Lokalanästhetikum möglich. Die **Therapie der frischen Fissur** besteht in:
– Injektion eines Lokalanästhetikums,
– lokaler Applikation anästhesierender Salben und Suppositorien mit entzündungshemmender Komponente und Stuhlregulierung durch Diät und milde Laxantien.

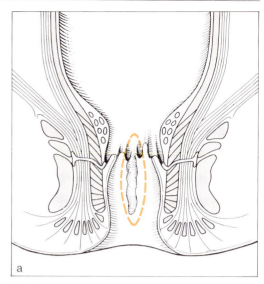

Abb. 3 Chronische Analfissur. Technik der hinteren Sphinkterotomie nach Eisenhammer.
a) Schnittführung für die Exzision der Fissur.
b) Nach Exzision der Fissur liegt der Unterrand des M. sphincter ani internus frei.
c) Spaltung des Muskels (sog. Pektenband) bis zur Kryptenlinie

Bei der **chronischen Analfissur** ist die Operation Therapie der Wahl. Ihr Ziel ist die Unterbrechung des bestehenden Circulus vitiosus zwischen Schmerz und Sphinkterspasmus, der die Fissur unterhält. Zwei *Operationsverfahren* sind zu empfehlen: Bei der

hinteren Sphinkterotomie nach Eisenhammer

wird in Lokalanästhesie oder Allgemeinnarkose das chronische Ulkus exzidiert und der M. sphincter ani internus im Fissurgrund bis zur Linea dentata gespalten (Abb. 3). *Nachteil* dieses Verfahrens ist, daß die Muskelfasern in einem chronisch entzündeten Gewebe durchtrennt werden und ein Defekt entsteht, der vorübergehend die Kontinenz beeinträchtigen kann und bis zur Abheilung viele Wochen benötigt. Die

laterale interne Sphinkterotomie nach Parks

ist das Verfahren der Wahl. Bei 3 Uhr wird in Steinschnittlage eine etwa 2 cm lange Hautinzision im Sulcus intermuscularis angelegt und

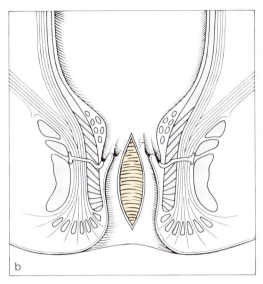

Abb. 3b

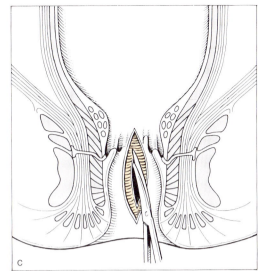

Abb. 3c

der Rand des M. sphincter ani internus dargestellt. Mit einem Scherenschlag spaltet man diesen Muskel bis zur Linea dentata (Abb. 4). Gleichzeitig kann eine hypertrophe Analpapille abgetragen werden. Die kleine Wunde wird mit resorbierbarem Nahtmaterial geschlossen. Die laterale Sphinkterotomie bietet folgende *Vorteile*:

– Der M. sphincter ani internus wird in einem gesunden Muskelabschnitt durchtrennt.
– Der Wundverschluß erfolgt primär.
– Wegen der einfachen postoperativen Pflege ist nur ein kurzer stationärer Aufenthalt erforderlich.
– Inkontinenzerscheinungen sind deutlich geringer als bei der hinteren Sphinkterotomie nach EISENHAMMER oder nach Dehnung des Analsphinkters.

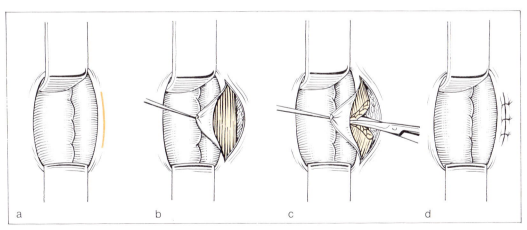

Abb. 4   Laterale interne Sphinkterotomie nach Parks.
a) Bogenförmiger paraanaler Hautschnitt im Sulcus intermuscularis bei 3 Uhr in Steinschnittlage.
b) Der untere Anteil des M. sphincter ani internus wird dargestellt.
c) Einkerben des Sphinkters bis zur Linea dentata.
d) Primärer Wundschluß mit resorbierbaren Einzelknopfnähten (Dexon/Vicryl, Nr. 3-0 = metr. 3)

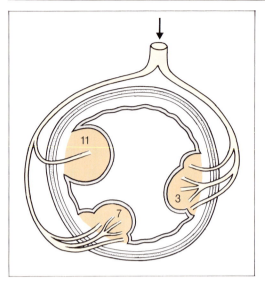

Abb. 5 Segmentäre Anordnung der Hämorrhoiden entsprechend der Gefäßversorgung aus der A. rectalis superior (Pfeil) bei 3, 7, 11 Uhr in Steinschnittlage. Die Knoten bei 3 und 7 Uhr können mit sog. „Satellitenknoten" einhergehen

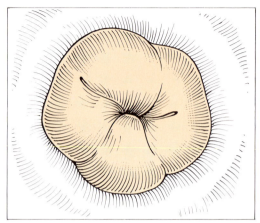

Abb. 6 Anal- und Rektumprolaps. Mukosavorfall (Hämorrhoiden III. Grades) mit radiärer Faltenbildung

Die

Sphinkterdehnung

ist im Hinblick auf die anzuwendende Kraft nicht genau dosierbar. Infolgedessen können Fasern des M. sphincter ani internus zerreißen und damit permanente, wenn auch leichtere Inkontinenzerscheinungen bewirken.

Hämorrhoiden

Pathogenese: Hämorrhoiden sind eine Hyperplasie des Corpus cavernosum recti, das als „Schwellkörper" zum Kontinenzorgan gehört (STELZNER). Dieser Schwellkörper, am Beginn des Analkanals, wird von dem glatten M. canalis ani in situ gehalten. Gespeist wird das Corpus cavernosum recti von drei Ästen der A. rectalis superior, die bei 3, 7 und 11 Uhr in die Darmwand eintreten (Abb. 5). Die Knoten bei 3 und 7 Uhr können außerdem Satellitenpolster bilden. Entsprechend der arteriellen Versorgung ist die *Blutung aus Hämorrhoiden hellrot* und hat nichts mit portaler Hypertension zu tun. Hämorrhoiden entstehen auf dem Boden einer vererblichen Veranlagung (Bindegewebsschwäche), begünstigt von Obstipation und schlackenarmer Kost. Ein Hypertonus des Sphincter ani internus behindert den Abfluß aus dem Schwellkörper und trägt damit zur Entwicklung von Hämorrhoiden bei. Die **Stadieneinteilung** erfolgt bei den Hämorrhoiden nach entsprechenden Symptomen und Befunden. Sie ist für die Behandlungsstrategie wichtig:

– *Hämorrhoiden I. Grades* sind schmerzlos und machen sich durch häufige anorektale hellrote Blutauflagerungen auf dem Stuhl bemerkbar. In der Regel sind sie bei der rektalen Untersuchung nicht tastbar. Nur mit einem Analspekulum sind sie als hochrote vorquellende Schleimhautpolster oberhalb der Linea dentata zu erkennen.

– *Hämorrhoiden II. Grades* bluten seltener, verursachen aber häufig Brennen und Nässen, gelegentlich auch Schmerzen. Beim Pressen prolabieren die Knoten vorübergehend unter die Linea dentata und werden außen sichtbar. Es beginnt eine fibrotische Umwandlung.

– *Hämorrhoiden III. Grades* sind bereits bei der Analinspektion zu sehen. Die vorquellenden roten Schleimhautpolster liegen permanent oder bei geringem Pressen vor dem äußeren Afterrand. Nach Reposition treten sie sofort wieder vor. Es handelt sich um einen regelrechten Anal- oder Mukosaprolaps, bei dem die Schleimhaut radspeichenartig angeordnet ist (Abb. 6). Er darf nicht mit dem Rektumprolaps verwechselt werden. Neben der diskreten Blutung sind Nässen und Schleimfluß sowie Schmerzen die Regel. Hinzu treten Pruritus und oberflächliche Ulzerationen. In diesem Stadium sind die Knoten meist bereits erheblich fibrotisch verändert.

Hämorrhoiden machen sich also in erster Linie durch eine perianale hellrote Blutung bemerkbar. **Differentialdiagnostisch** abzugrenzen sind folgende Erkrankungen:

- perianales Hämatom,
- Analfissur,
- Rektumkarzinom,
- villöses Adenom,
- Rektumprolaps,
- Colitis ulcerosa,
- Divertikulitis.

Zum sicheren Ausschluß dieser Erkrankungen ist daher stets die Untersuchung des *gesamten Dickdarms und Rektums* unerläßlich.

Die

konservative Behandlung der Hämorrhoiden

mit adstringierenden und antiphlogistischen Suppositorien und Salben hat immer nur vorübergehenden Erfolg. In der 2. Schwangerschaftshälfte allerdings werden Hämorrhoiden möglichst konservativ behandelt. Die

Sklerosierungstherapie

mit 5%iger Phenol-Mandelöl-Lösung oder anderen Sklerosierungssubstanzen hat bei richtiger Technik im Stadium I in 90% und im Stadium II in 25% einen Dauererfolg (STELZNER). Im Stadium III ist die Sklerosierung kontraindiziert. Das *Prinzip der Injektionsbehandlung* (HÄRING) ist es, das Verödungsmittel nicht in den Hämorrhoidalknoten selbst, sondern proximal an seine zuführende Arterie zu injizieren, damit die Bindegewebsentwicklung die Arterie drosseln kann. Dabei stellt man sich den Analkanal mit einem Proktoskop ein. Dieses komprimiert den Hämorrhoidalknoten, so daß die Injektion *direkt oberhalb* erfolgen kann (Abb. 7). Hierzu verwendet man eine 5- bis 10-cm³-Spritze mit Spezialansatz, der gewährleistet, daß die Nadel die richtige Injektionstiefe erreicht. Die Infiltration muß exakt zwischen

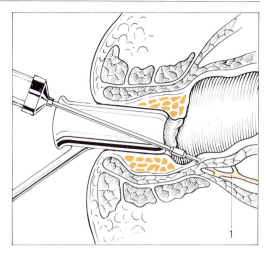

Abb. 7 Sklerosierungstherapie der Hämorrhoiden. Das Proktoskop komprimiert den Hämorrhoidalknoten. Die Injektion der Sklerosierungsflüssigkeit erfolgt oberhalb des Knotens in die Submukosa und nicht in den Hämorrhoidalknoten direkt! Der zuführende Arterienast der A. rectalis superior wird durch die entstehende Gewebssklerose gedrosselt. 1 = Arterienast

Mukosa und Muskularis erfolgen. Infiltriert man zu oberflächlich – erkennbar an der weißlichen Verfärbung der Schleimhaut –, können Schleimhautnekrosen auftreten. Die Behandlung kann in 5–7tägigen Abständen wiederholt werden. Eine spezielle Vorbereitung und Nachbehandlung ist nicht erforderlich. Die wichtigsten *Komplikationen* der Verödungstherapie sind:

- Narben mit Strikturen,
- Analfissuren,
- Nachblutungen,
- Abszesse,
- selten allergische Reaktionen.

Bei der

operativen Behandlung der Hämorrhoiden

müssen folgende Prinzipien berücksichtigt werden:

- sorgfältige Entfernung des hämorrhoidalen Gewebes,
- Vermeidung einer übermäßigen Narbenbildung,
- Vermeidung von Stenosen,
- ausreichender Abfluß des Wundsekrets.

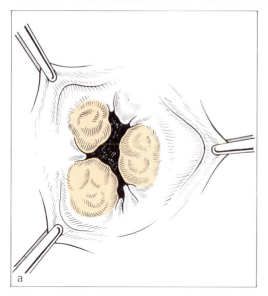
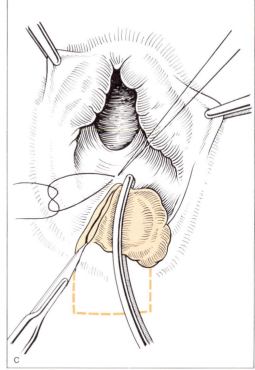
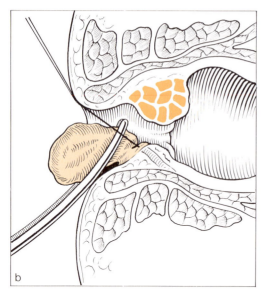
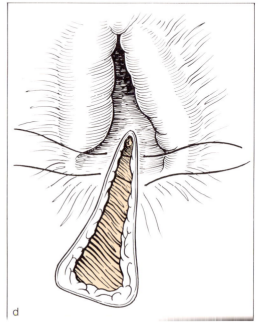

Abb. 8 Hämorrhoidektomie nach Milligan-Morgan.
a) Die Hämorrhoidalknoten sind mit Klemmen an der Linea anocutanea markiert.
b) Der zuführende Arterienast wird mit Catgut umstochen und der Hämorrhoidalknoten mit einer Klemme gefaßt.
c) Exzision des Hämorrhoidalknotens und Anlage eines Hautdrainagedreiecks. Schonung der Analkanalhaut.
d) Die Schnittränder der Analkanalhaut werden mit Catgut-Nähten adaptiert.
e) Zustand nach Exzision der drei Hämorrhoidalknoten bei 3, 7, und 11 Uhr mit Hautdrainagedreiecken. Ein Salbenstreifen liegt im Anus.

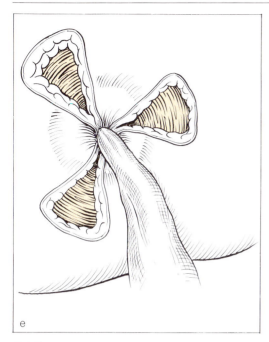

Abb. 8e

Abzulehnen ist die radikale Hämorrhoidektomie nach Whitehead, die durch Resektion der gesamten sensiblen Analkanalhaut eine sensorische Inkontinenz zur Folge hat. Die Methode der Wahl ist die

segmentäre Hämorrhoidektomie nach Milligan-Morgan.

Technik (Abb. 8): Bei 3, 7 und 11 Uhr wird an der Linea anocutanea je eine Kocher-Klemme angelegt, die die Hämorrhoiden markiert. Zunächst tastet man oberhalb des Hämorrhoidalknotens den deutlich pulsierenden Arterienast, der mit Catgut umstochen wird. Dann wird unter Schonung der Analkanalhaut nur ein schmales Segment mit den Hämorrhoidalknoten entfernt. Den M. sphincter ani internus schont man und präpariert unter Erhaltung der Analkanalhaut seitliche Anteile des Schwellkörpers (Satellitenknoten) heraus. Sorgfältige Blutstillung und Adaptation der Analkanalhaut mit 3–4 Catgut-Nähten. Dabei ist darauf zu achten, daß der M. sphincter ani internus nicht mitgefaßt wird, so daß unter der Nahtlinie ein Kanal für den Abfluß des Wundsekretes bleibt. Zusätzlich wird außen ein kleines Hautdrainagedreieck mit der Spitze zum Analkanal angelegt, damit das Wundsekret freien Abfluß hat. Bei der Exzision der weiteren Hämorrhoidalsegmente ist darauf zu achten, daß dazwischen eine 0,5–1 cm breite Analkanalhautbrücke verbleibt, da sonst die sensorische Kontinenz verlorengeht oder Stenosen auftreten. In den Analkanal wird ein Salbenstreifen locker eingelegt. Kein „Stopfrohr"! Für die *postoperative Behandlung* sind zu empfehlen: für 2 Tage flüssige, dann blähungsarme Kost. Entfernung des Salbenstreifens am 1. postoperativen Tag. Am 3. postoperativen Tag milde Laxantien zur Stuhlregulierung. Täglich kurzes Duschbad, Salbenvorlage. Postoperativ ist auf Nachblutungen und Infektionen (selten) zu achten. Rezidive gibt es kaum.

Anal- und Rektumprolaps

Wir unterscheiden den Anal- bzw. Mukosaprolaps und den Rektumprolaps.

Der **Mukosaprolaps** besteht gewöhnlich aus Analschleimhaut, die über den Anus vorquillt und die Rektalschleimhaut mit sich zieht. Es handelt sich meist um Hämorrhoiden III. Grades. Die vorgestülpte rote nässende Schleimhaut zeigt eine *typische radiäre Faltenbildung* mit sternförmiger Öffnung (Abb. 6). Die Vorwölbung überschreitet den Analrand höchstens um 1–2 cm. Die *Therapie* des Analprolapses entspricht der

segmentären Hämorrhoidektomie nach Milligan-Morgan.

Sklerosierende Injektionen sind meist wirkungslos. Sie kommen allenfalls für den Prolaps beim Kind in Frage.

Der **Rektumprolaps** ist in seiner ganzen Problematik schwieriger. Es handelt sich hierbei um eine Ausstülpung aller Schichten des Darmes, d.h. um eine *Invagination der Rektumampulle* durch den anorektalen Kanal nach außen. Typisch für den Rektumprolaps ist, daß er sich 8–10 cm vor den Anus vorstülpt und daß die Schleimhautfalten zirkulär (bienenkorbartig) angeordnet sind (Abb. 9). Wichtigster *pathogenetischer Faktor* für die Entstehung des Rektumprolaps ist die Insuffizienz des Beckenbodens und des Sphinkterapparates. Deshalb beobachtet man den Prolaps besonders bei alten Frauen

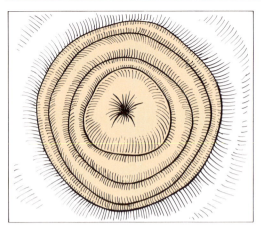

Abb. 9 Rektumprolaps. Zirkuläre Anordnung der Schleimhautfalten („Bienenkorbmuster")

und Multiparen. Der Prolaps ist mit einer Gleithernie vergleichbar: Der anorektale Hiatus des Beckenbodens bildet die Bruchpforte, das Douglas-Peritoneum den Bruchsack und die Rektumwand den Bruchinhalt. Der Rektumprolaps führt zu Nässen, Blut- und Schleimabgang, Schmerzen und meist zur Inkontinenz. Die *Therapie* ist immer eine *operative*. Nur als Palliativmaßnahme (hohes Alter, schlechter Allgemeinzustand) kommt die manuelle Reposition und der sublevatorische Drahtring nach THIERSCH in Frage. Methode der Wahl ist jedoch die

transabdominale Rektopexie

die nach verschiedenen Methoden ausgeführt werden kann. Wir bevorzugen das Verfahren nach SUDECK. Dabei wird das Rektum mobilisiert, mit nichtresorbierbaren kräftigen Nähten am Lig. sacrococcygeum anterius fixiert, das Beckenbodenperitoneum reseziert und gerafft und damit der Beckenboden angehoben (Abb. 10). Dieser Eingriff erfordert besondere abdominalchirurgische Kenntnisse und sollte dem Chirurgen vorbehalten bleiben. Nach der Rektopexie bessert sich in den meisten Fällen die Inkontinenz. Ist dies nicht der Fall, sind evtl. zusätzliche rekonstruktive Maßnahmen wie Raffung des Analsphinkters nach VON PLETTENBERG, Levatorlösung nach KOTTMEIER u. DZIADIW oder in Extremfällen eine Sphinkterersatzplastik mit dem M. gracilis (HÄRING u. Mitarb., PICKRELL u. Mitarb.) erforderlich

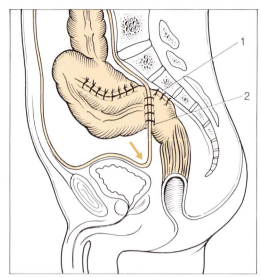

Abb. 10 Transabdominale Rektopexie nach Sudeck (Schnittbild).
1 = Fixation des gestreckten Rektums am Lig. sacrococcygeum anterius (nichtresorbierbares Nahtmaterial).
2 = Resektion des Douglas-Peritoneums und Beseitigung des Douglas-Tiefstandes

Abszesse

Abszesse und Fisteln haben die gleiche **Ursache,** nämlich in 95% eine *Infektion der Proktodäaldrüsen*. Der Abszeß ist ein akutes Krankheitsbild; die Fistel dagegen verläuft chronisch. Gewöhnlich ist die Fistel Folgezustand eines Abszesses, selten umgekehrt. Ausgehend von *kryptoglandulären Entzündungen*, erfolgt eine Keiminvasion in die bindegewebigen Räume um das Anorektum; einer Ausbreitung der Infektion ist das Tor geöffnet (Abb. 11).

Die Abszesse haben eine unterschiedliche **Lokalisation.** STELZNER hat sie nach anatomisch-topographischen Gesichtspunkten im Hinblick auf das Kontinenzorgan klassifiziert. Nach dieser Einteilung unterscheiden wir (Abb. 12):

– *intermuskulärer Abszeß:* perianal, marginal oder hochintermuskulär;
– *ischiorektaler Abszeß:* auch als „Hufeisenabszeß" vorkommend, wenn beide Ischiorektalräume betroffen sind;
– *submuköser Abszeß;*
– *pelvirektaler Abszeß: sehr selten.*

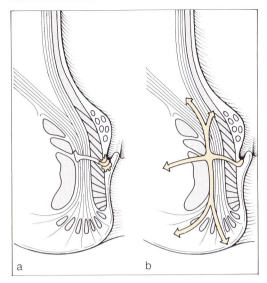
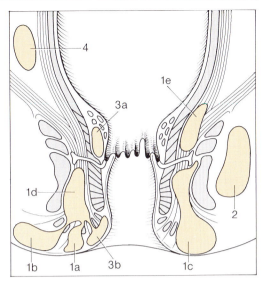

Abb. 11 Entwicklung eines anorektalen Abszesses.
a) Beginnende Keiminvasion im Bereich der Proktodäaldrüse.
b) Ausbreitung der Infektion intermuskulär, subkutan und supralevatorisch

Abb. 12 Lokalisation der anorektalen Abszesse.
1 = intermuskuläre Abszesse
    a = subkutaner marginaler Abszeß
    b = subkutaner perianaler Abszeß
    c = intermuskulärer perianaler Abszeß
    d = tiefer intermuskulärer Abszeß
    e = hoher intermuskulärer Abszeß
2 = ischiorektale Abszesse
3a = submuköser Abszeß
3b = subkutaner Abszeß
4 = pelvirektaler Abszeß

Die **frühzeitige Erkennung** eines beginnenden Abszesses ist äußerst wichtig. Abszesse verursachen:

– Schmerzen,
– Schwellung,
– Rötung,
– Fieber.

Zu beachten ist die Reihenfolge dieser Symptome! Die Eiterung entzieht sich oft lange Zeit dem Auge und führt, wenn sie nicht *rechtzeitig* und *kunstgerecht* eröffnet wird, zur spontanen Perforation. Spontan aufgebrochene Abszesse heilen fast nie aus! Es resultiert eine chronische Eiterung und Fistelung. Sog. Spontanheilungen sind immer Scheinheilungen! Bei ausgedehnten tiefen ischiorektalen und pelvirektalen Abszessen gibt der Patient oft einen dumpfen Druck im Rektum an. Bisweilen tritt eine Harnsperre ein.

Die **Behandlung des anorektalen Abszesses** (HÄRING, HÄRING u. WONDZINSKI) kann nur operativ sein. Je früher sie erfolgt, desto günstiger sind die Resultate. Einen verderblichen Einfluß haben Antibiotika! Sie führen nie zur Heilung! Ebenso abzulehnen ist die Anwendung von Rotlicht, Sitzbädern und Zugsalbe. Nie darf die Fluktuation oder Spontanperforation abgewartet werden. Damit verlieren wir wertvolle Zeit und leisten der Ausbreitung der Infektion nur Vorschub.

Das Ziel der

operativen Behandlung anorektaler Abszesse

ist die Beseitigung der akuten Infektion und die Verhütung eines Abszeßrezidivs und damit einer Fistel. Der Eingriff muß grundsätzlich in *Allgemeinnarkose* ausgeführt werden. Nur dann ist eine ausgiebige Inzision und Drainage durch geeignete Schnittführung möglich. Für die verschieden lokalisierten Abszesse gibt es unterschiedliche *Schnittführungen* (Abb. 13):

– Der *perianale* oder *marginale* Abszeß wird durch eine oväläre Hautresektion eröffnet.
– Die *intermuskulären* und *submukösen* Abszesse punktiert man zunächst und inzidiert

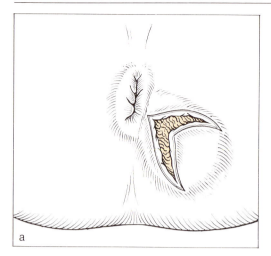
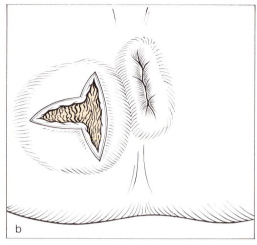
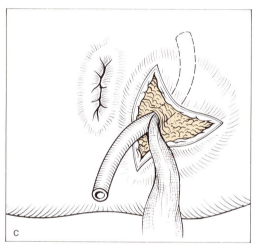

Abb. 13 Schnittführung bei anorektalen Abszessen.
a) Winkelförmige Inszision.
b) T-förmige Inzision.
c) Drainage des tiefen Abszesses mit einer weichen Latexdrainage und Gazestreifen

über eine Hohlsonde zum Analkanal hin. Blutungen aus dem Corpus cavernosum recti werden umstochen.

– Den *ischiorektalen Abszeß* eröffnet man durch einen großen T- oder Winkelschnitt. Dabei ist unbedingt zu prüfen, ob nicht ein Hufeisenabszeß vorliegt, weil dann auch die Gegenseite inzidiert werden muß. Die große Abszeßhöhle legt man mit Jodoform-Gaze aus und appliziert eine weiche Latex-Drainage.

– *Pelvirektale Abszesse* können sehr ausgedehnt sein. Die Drainage erfolgt durch die Fossa ischioanalis (ischiorectalis), die durch eine T-förmige Inzision breit eröffnet wird. Mit Hilfe einer Kornzange kann man die Levatorfasern stumpf auseinanderdrängen und den Eiter ablassen. Unter Schutz des im Rektum liegenden Fingers wird ein weiches Gummirohr in die supralevatorische Abszeßhöhle vorgeschoben (Abb. 14).

Grundsätzlich gilt: je großzügiger die Schnittführung, desto besser die Heilung, keine Minischnitte! Wichtig ist bereits bei der Abszeßinzision die Suche nach einer Fistel, die unter Umständen in derselben Sitzung gespalten werden kann. Nur bei kompliziertem Fistelverlauf ist nach Säuberung der Abszeßhöhle eine zweite Operationssitzung notwendig. Es empfiehlt sich, die Fistel bereits beim ersten Eingriff mit einem Mersilene-Faden zu markieren, damit sie bei der späteren Operation leichter aufzufinden ist. Erkennt man bei der Abszeßspaltung keine Fistel, so muß nach Säuberung der Wunde – etwa nach 8–14 Tagen – eine nochmalige Fistelsuche in Narkose vorgenommen werden. Kleinere Abszesse können ambulant, ausgedehnte Eiterungen sollten immer stationär behandelt werden.

Die **Nachbehandlung** bedarf größter Sorgfalt. Sie besteht in täglichen kurzen Sitzbädern, Spülung der Abszeßhöhle und lockerer Drainage mit Jodoform-Gaze oder mit einem Polyvidon-Jod-Salbenstreifen. Die Abszeßhöhle muß von innen nach außen zuheilen.

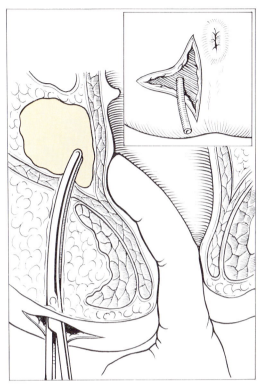

Abb. 14 Eröffnung eines pelvirektalen Abszesses: T-förmige Inzision, Einführung des Fingers in das Rektum und Perforation des M. levator ani mit der Kornzange unter Führung des Fingers, Vorschieben der Kornzange bis in die supralevatorische Abszeßhöhle

Fisteln

Als **Ursachen** können neben der kryptoglandulären Infektion vorausgegangene proktologische Operationen (z.B. Hämorrhoiden), ein Morbus Crohn und seltener die Colitis ulcerosa in Frage kommen. Die Fisteln können *komplett*, d.h. mit einer inneren und äußeren Öffnung, oder *inkomplett* mit nur einer, entweder innen oder außen gelegenen Öffnung sein. Der Verlauf der Fistel wird nach topographischen Gesichtspunkten eingeteilt. Nach der **Klassifizierung** von STELZNER unterscheiden wir (Abb. 15):

- intermuskuläre Fistel (äußere oder innere),
- ischiorektale Fisteln (perineal, kokzygeal, einseitig oder doppelseitig),
- subkutane oder submuköse Fisteln,
- pelvirektale Fisteln (komplette und inkomplette).

Die primäre Fistelöffnung liegt grundsätzlich immer im Bereich der Krypten am Ort der infektiösen Ursache. Die Fisteln können einfach oder verzweigt sein und sich bis zu „fuchsbauartigen" Systemen entwickeln. Sie sind „*kompliziert*", wenn sie mit anderen Hohlorganen in Verbindung stehen.

Symptomatik: Fisteln belästigen den Patienten durch ständiges Nässen und Verschmutzen der Wäsche. Die Sekretion führt zu Pruritus und Analekzemen. Bei Sekretverhaltung können sich rezidivierende Abszesse bilden. Bisweilen klagen die Patienten über eine partielle Inkontinenz. Bei ausgedehnten und sich immer wiederholenden Fisteln und Abszessen ist ein Morbus Crohn auszuschließen (Koloskopie).

Bei der **Therapie** ist zu beachten, daß anorektale Fisteln nie spontan heilen! Man sollte deshalb keine Zeit mit konservativen Maßnahmen vergeuden, sondern operieren. Bei unsachgemäßer Operation besteht die Gefahr der Inkontinenz. Deshalb gehört der Eingriff in die Hand des erfahrenen Chirurgen. Bei der Diagnose „Analfistel" sollte der Gynäkologe die Patientin dem Chirurgen überweisen. Die

Prinzipien der Fisteloperation

seien kurz dargestellt. Prinzipiell muß der Fistelgang vollständig freigelegt werden. Dazu ist eine exakte Untersuchung des Fistelverlaufs und seiner Beziehungen zum Kontinenzorgan wichtig. Dies gelingt durch sorgfältige Inspektion und Palpation, Sondierung und Injektion von Farbstofflösungen, Geduld, Erfahrung und *genaue Kenntnisse* der topographischen Anatomie des Kontinenzorgans.

Nach Fisteloperationen ist die *Inkontinenz eine gefürchtete Komplikation*. Um sie zu vermeiden, ist die *einzeitige Durchtrennung* des M. sphincter ani externus die Methode der Wahl. Bei der Operation sind bestimmte **Leitregeln** zu beachten:

- Bei allen den M. sphincter ani externus durchbohrenden Fisteln darf jener komplett und einzeitig gespalten werden.
- Fisteln, die den M. puborectalis und seinen *Faszienansatz* am M. sphincter ani internus durchziehen, also oberhalb der Kryptenlinie münden, dürfen dagegen nie vollständig ge-

404 Operationen an Anus und Rektum

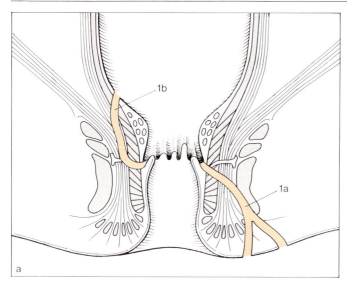

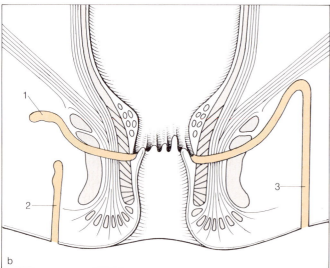

Abb. 15
Schema der anorektalen Fistel
a) Intermuskuläre Fisteln.
   1a = tiefe äußere, komplette intermuskuläre Fistel mit einem langen und kurzen Gang
   1b = hohe innere, vollkommene intermuskuläre Fistel
b) Ischirektale Fisteln.
   1 = blinde innere
   2 = blinde äußere
   3 = vollkommene
c) Subkutane Fisteln.
   1a = vollkommene
   1b = blinde äußere
d) Pelvirektale Fistel.
   1 = blinde äußere
   2 = blinde innere
   3a = vollkommene pelvirektale
   3b = ischiorektale Fistel, kombiniert mit einer pelvirektalen Fistel

spalten werden. Das Ergebnis ist immer eine Inkontinenz.
- Bei ausgedehnten und verzweigten Fisteln werden zunächst nur die Nebengänge eröffnet. Erst in einer zweiten Operation darf der den Sphinkter durchbohrende Hauptgang einzeitig durchschnitten werden.
- Die äußere Haut ist weit zu resezieren, damit die Wunde klafft, denn nur so ist eine ausgiebige Drainage und Heilung von innen nach außen möglich.

Für den Gynäkologen wichtig sind die **rekto-vaginalen Fisteln.** Sie treten bei 1–3 % der wegen eines Genitaltumors bestrahlten Patientinnen auf, bisweilen auch beim Morbus Crohn oder nach Episiotomie. Je nach Lokalisation *unterscheidet* man die *hohen* und die *tiefen* rektovaginalen Fisteln. Die hohen Fisteln sind durch eine Kontinenzresektion des Rektosigmoids behandelbar, während die tiefen schwieriger anzugehen sind. Es gibt verschiedene Behandlungsvorschläge:

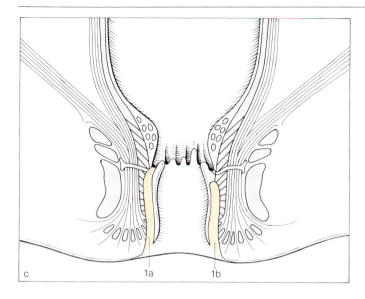

Abb. 15c

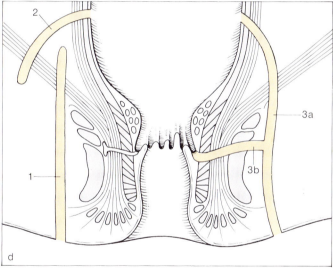

Abb. 15d

- Omentumtransposition,
- Unterpolsterung der Fistel mit einem gestielten Fettlappen nach H. Martius,
- Interposition des M. gracilis.

Wir haben gute Erfahrungen mit der

Bulbokavernosus-Fettlappenplastik nach H. Martius.

Die Technik ist in Abb. 16 dargestellt. Durch einen *Schuchardt-Schnitt* wird die Fistel gut zugänglich und von vaginal her umschnitten. Die entstandene „Fistelkrause" wird mit Dexon-Nähten eingestülpt. Durch einen Längsschnitt an der großen Labie wird der etwa daumendicke Fett-Muskel-Lappen nach rektal hin gestielt und als Polster auf die eingestülpte und vernähte Fistelöffnung plaziert. Der mobilisierte Vaginalschnittrand wird dann mit Knopfnähten über dem Fettlappen adaptiert.

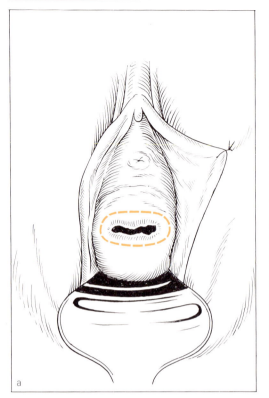 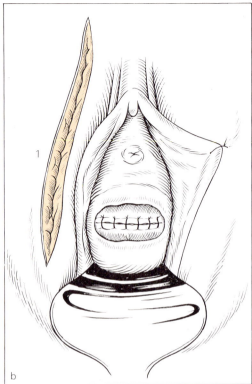

Abb. 16 Rektovaginale Fistel im Introitus (Ostium) vaginae. Operationstechnik: Martius-Plastik.
a) Fistel von vaginal her umschnitten.
b) Die Fistelkrause wird mit Dexon-Nähten eingestülpt. 1 = Längsinzision über den Labia majora.
c Mobilisation des subkutanen Fettlappens.
d) Der Bulbokavernosus-Fettlappen wird zur Basis hin gestielt.
e) Subkutaner Durchzug des Fettlappens bis in die Vagina.
f) Der transponierte Fettlappen wird auf der vernähten und eingestülpten Fistel fixiert und die Vaginalhaut über dem Fettlappen mit Knopfnähten adaptiert

Fisteln 407

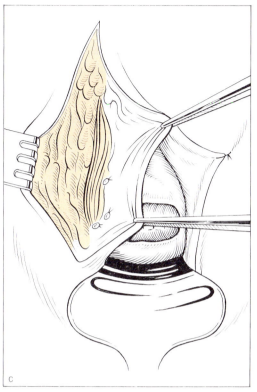

Abb. 16c

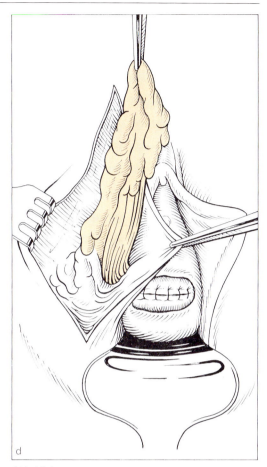

Abb. 16d

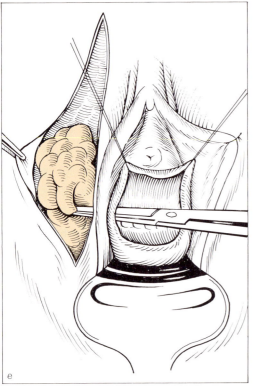

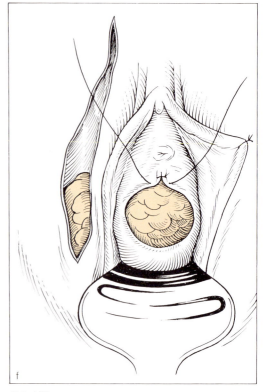

Abb. 16e Abb. 16f

Polypen

Polypöse Veränderungen im Analkanal kommen als sog. **hypertrophe Analpapille** vor. Diese meist gestielten polypösen Veränderungen können durch den Anus prolabieren und ein Fremdkörpergefühl verursachen. Sie sind häufig Folge einer Papillitis oder Fissur. Die

Abtragung der Analpapille

erfolgt in Lokalanästhesie. Der blutende Stiel wird mit einer Umstechung versorgt.

Häufig sind **spitze Kondylome.** Sie entstehen durch Virusinfektionen. Es handelt sich um beetartige, warzenähnliche Gebilde, die perianal und im Analkanal vorkommen. Sie führen zu Nässen und Pruritus. Differentialdiagnostisch sind *Condylomata lata* (Lues, Stadium II) und ein Analkarzinom abzugrenzen. Die Diagnose wird durch Probeexzision gesichert. Die Behandlung erfolgt durch

Pinselung mit Podophyllin

oder durch

Abtragung mit Laser oder dem Diathermiemesser.

Rezidive sind häufig.

Polypen im Rektum oder Kolon gehen von der Darmschleimhaut aus. Wir unterscheiden:

- *neoplastische Polypen:* Adenome,
- *nichtneoplastische Polypen:* Peutz-Jeghers-Polyp, juvenile Polypen = Hamartome;
- *entzündliche Polypen:* Colitis ulcerosa, Morbus Crohn.

Aus den adenomatösen Polypen können letztlich Karzinome entstehen. Demzufolge ist die Entfernung aller Adenome eine prophylaktische Maßnahme. Die Entartungstendenz ist allerdings unterschiedlich; besonders gefährlich ist der *Zottenpolyp, das villöse Adenom.*

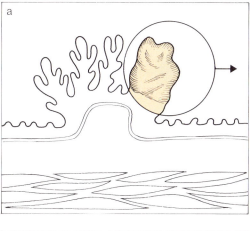
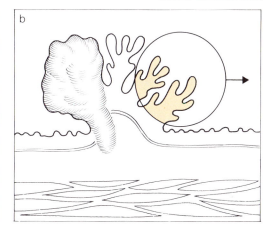
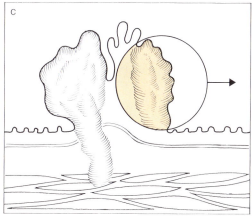
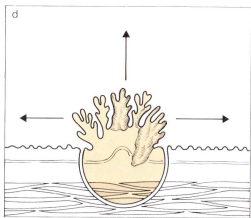

Abb. 17   Gewebsentnahme aus einem Polypen.
a) Richtige Biopsie aus dem karzinomatösen Abschnitt.
b) Falsche Biopsie aus dem gutartigen Teil des Polypen.
c) Exakte Beurteilung des bioptischen Materials nur durch Exzision des gesamten Polypen möglich.
d) Totale Exzisionsbiopsie eines Polypen

Jeder Polyp muß in toto inklusive seines Stiels abgetragen und histologisch untersucht werden. Entfernt wird er – je nach Größe und Lokalisation – mit der Biopsiezange oder Elektroschlinge bzw. operativ (transanal oder durch einen transsphinktären Zugang). Grundsätzlich sind die von HERMANEK angegebenen **Polypenregeln** zu beachten:

– Jeder gesehene Polyp muß histologisch untersucht werden.
– Nur bei neoplastischen epithelialen Polypen (Adenomen) besteht Karzinomgefahr.
– Bei Infiltration der Submukosa liegt ein Karzinom vor.

– *Zangen- und Knipsbiopsien* aus Polypen können nur Auskunft geben, ob ein nichtneoplastischer oder ein neoplastischer Polyp vorliegt. Bei neoplastischen Polypen kann nur die *Totalentfernung* des Tumors die definitive Diagnose liefern. Knipsbiopsien aus dem Polypen sind bei negativem Befund ohne Bedeutung (HÄRING u. KARAVIAS) (Abb. 17)!

Besondere Schmerzzustände im Anorektumbereich

Zu erwähnen sind hier (OTTO, THOMPSON):

- Proctalgia fugax,
- Kokzygodynie.

Bei der **Proctalgia fugax** (Synonym: „Television bottom"), handelt es sich wahrscheinlich um ein psychosomatisches Syndrom, das mit heftigen krampfartigen, überwiegend nachts auftretenden Rektumschmerzen, die in 5–10 cm Höhe lokalisiert sind, einhergeht. Trotz eingehender Untersuchungen fehlen pathologische Befunde. Bisweilen sind weitere psychovegetative Stigmata zu beobachten.

Auch bei der **Kokzygodynie** sind trotz der heftigen Schmerzen im Steißbeinbereich keine pathologischen Befunde zu erheben. Die Schmerzen werden besonders im Sitzen empfunden und sind punktuell am Steißbein lokalisiert, wobei sie aber auch in die Analregion ausstrahlen können. Sie lassen beim Stehen oder Umhergehen nach.

Die **Therapie** dieser Schmerzzustände ist eine symptomatische: Schmerzbekämpfung, Injektion von Lokalanästhetika, warme Sitzbäder, Muskelrelaxantien (Diazepam), rektal/digital durchgeführte Massage, Instruktion des Patienten über eine vernünftige, natürliche Sitzhaltung, krankengymnastische Übungen.

Literatur

Eisenhammer, S.: The evaluation of the internal sphincterotomy operation with special reference to anal fissure. Surg. Gynecol. Obstet. 109 (1959) 583

Goligher, B.C.: Surgery of the Anus, Rectum, and Colon. Baillière, Tindall & Cassell, London 1980

Häring, R.: Mastdarm und Analregion. In Baumgartl, F., K. Kremer, H.W. Schreiber: Spezielle Chirurgie für die Praxis, Bd. II/2. Thieme, Stuttgart 1972 (S. 700–783)

Häring, R., P. Berlien, Th. Karavias: Die Rekonstruktion des Anus naturalis mit Hilfe quergestreifter Muskulatur. Chirurg 53 (1982) 605

Häring, R., Th. Karavias: Technik der Probeexzision. In Reifferscheid, M.: Rektumkarzinom – sphinktererhaltende Operationsverfahren. Thieme, Stuttgart 1983 (S. 23)

Häring, R., A. Wondzinski: Anale Abszesse und Fisteln. In Bartelheimer, H., F.W. Ossenberg, H.W. Schreiber, G. Seifert, R. Winkler: Aktuelle Proktologie. Pflaum, München 1984 (S. 78)

Hermanek, P.: Aufgabe des Pathologen bei Diagnose und Therapie. In Gall, F.P., M. Schweiger: Diagnose und Therapie des Rektumkarzinoms. Perimed, Erlangen 1982 (S. 40–80)

Kottmeier, P.K., R. Dziadiw: The complete release of the levator ani sling in fecal incontinence. J. pediat. Surg. 2 (1967) 111

Martius, H.: Operation einer rectovaginalen Fistel. Geburtsh. u. Frauenheilk. 2 (1940) 444, 453

Milligan, E.T.C., C.N. Morgan, L.E. Jones, R. Officer: Surgical anatomy of anal canal and operative treatment of hemorrhoids. Lancet 1937/II, 1119

Otto, P.: Coccygodynie – Proktalgie. In Bartelheimer, H., F.W. Ossenberg, H.W. Schreiber, G. Seifert, R. Winkler: Aktuelle Proktologie. Pflaum, München 1984 (S. 115)

Parks, A.G.: The management of fissure-in-ano. Hosp. Med. 1 (1967) 737

Pikrell, K.L., T.R. Broadenbeut, F.W. Masters, J.T. Metzger: Construction of a rectal sphincter and restoration of anal continence by transplanting the gracilis muscle. Ann. Surg. 135 (1952) 853

Plettenberg, F.: Zur Therapie des Mastdarmvorfalls. Zbl. Chir. 82 (1957) 613

Stelzner, F.: Kontinenzerhaltende Eingriffe im Sphinkterbereich. Therapiewoche 22 (1972) 1573

Stelzner, F.: Die anorektalen Fisteln, 2. Aufl. Springer, Berlin 1976

Stelzner, F.: Hämorrhoiden: im Anfangsstadium ohne Operation gut behandelbar. Dtsch. Ärztebl. 84 B (1987) 1654

Sudeck, P.: Rektumprolapsoperation durch Auslösung des Rektums aus der Excavatio sacralis. Zbl. Chir. 49 (1922) 698

Thiersch, K.: Verh. dtsch. Naturf. u. Ärzte, Halle, zit. bei Dick, W.: Incontinentia alvi. Bruns' Beitr. klin. Chir. 190 (1955) 394

Thompson, W.G.: Proctalgia fugax. Dig. Dis. Sci. 12 (1981) 1121

Nahtmaterial und Knotentechnik

G. Martius

Ausbildung in Naht- und Knotentechnik

Es ist eine bekannte Tatsache, daß der Unterweisung des angehenden Operateurs sowohl in der Verwendung der verschiedenen Nahtmaterialien als auch in der Naht- und Knotentechnik während der operativen Ausbildung wenig Zeit gewidmet wird. Die meisten von uns haben nach dem Üben des Umganges mit Nadelhalter und Faden – häufig im Kreißsaal an einer Plazenta – zunächst die Versorgung einer Episiotomie gelernt. Die weitere Ausbildung erfolgte dann im Rahmen der Tätigkeit zunächst als 2., später als 1. Assistent. Eine eigentliche Schulung in diesen für das Operationsergebnis so wichtigen Funktionen, z.B. an einer „Übungsplatte zum Knoten und Nähen" nach Boyle u. Gius, unterblieb indessen (Nockemann), ganz zu schweigen von dem an der Wiener Schule so vorbildlich praktizierten und weltbekannt gewordenen Operieren an der Leiche (Palmrich). Diese Überlegungen waren Anlaß, dieser für die gynäkologische Facharztausbildung konzipierten Operationslehre eine Darstellung des Nahtmaterials und der Knotentechnik ebenso anzufügen wie eine Übersicht über die wichtigsten und typischen Instrumente. Für eine umfassendere Beschäftigung mit der Nahttechnik sei auf die im Literaturverzeichnis angegebenen Publikationen sowie auf entsprechende chirurgische Lehrbücher verwiesen.

Nahtmaterial (Fäden)

Die Zahl der von der Industrie dem Chirurgen angebotenen Fäden ist groß. Sie unterscheiden sich sowohl hinsichtlich des verwendeten Ausgangsmaterials und der Herstellung als auch in ihren physikalischen und biologischen Eigenschaften. Ausreichende Kenntnisse der Vor- und Nachteile eines jeden Fadens sind die Voraussetzung für dessen differenzierten Einsatz. Der Operateur muß wissen, daß Ergebnis bzw. Erfolg einer Operation nicht nur von einer exakten Präparationstechnik abhängig ist, sondern in erheblichem Maße auch von der Auswahl und der richtigen Handhabung des Nahtmaterials und von der Knotentechnik beeinflußt wird (Hepp u. Scheidel, Hirsch, Litschgi u. Stoll, J. Martius u. Mitarb., Nockemann).

Physikalische Eigenschaften des Nahtmaterials

Die physikalischen Eigenschaften eines Fadens werden in erster Linie von dem zur Herstellung verwendeten Ausgangsmaterial und der Fadenstärke bestimmt. Es sind vom Operateur als wichtigste Eigenschaften zu beachten:

– lineare Zug- oder Reißfestigkeit,
– Zug- oder Reißfestigkeit im Knoten,
– Oberflächenbeschaffenheit,
– Elastizität,
– Quellfähigkeit,
– Dochtwirkung.

Unter der

Zug- oder Reißfestigkeit

eines Fadens wird die benötigte lineare Belastung in Kilogramm verstanden, bei der der Faden reißt. Für den Operateur wichtiger ist die sog.

Zug- oder Reißfestigkeit im Knoten.

Sie ist infolge der einwirkenden Scherkräfte einerseits geringer als die lineare Zugfestigkeit, bestimmt aber in der Praxis die Haltbarkeit des Fadens während des Knotens. Die

Oberflächenbeschaffenheit des Fadens

ist sowohl für die Knotentechnik als auch für den Sitz des Knotens von Bedeutung. Während ein glatter Faden zwar leichter zu knüpfen ist, begünstigt er andererseits das Aufgehen des Knotens. Umgekehrt muß ein rauher Faden bereits im ersten Knoten exakt geführt werden, da er eine Korrektur mit der zweiten Schlinge nicht mehr zuläßt, ein Problem, das der Operateur besonders beim Übergang vom Catgut auf ein synthetisches Nahtmaterial zu bewältigen hat. Schließlich besteht bei einem rauhen Faden infolge seiner Sägewirkung die Gefahr des Einschneidens in das Gewebe, aber auch in den knüpfenden Finger des Operateurs. – Die

Elastizität des Fadens

entspricht der Längenzunahme bei Belastung. Sie ist in gleicher Weise für das Knüpfen wie für die Knotenfestigkeit wichtig. Eine übermäßige Dehnbarkeit ist für beides von Nachteil. – Die

Quellfähigkeit des Fadens

wird durch dessen Fähigkeit zur Flüssigkeitsaufnahme bestimmt. Das Quellen verringert die Reißkraft des Fadens. – Schließlich ist die

Dochtwirkung des Fadens

von beachtenswerter Bedeutung. Sie fördert die Kapillareigenschaft des Fadens und damit das Eindringen von Keimen in die Wunde. Eine starke Dochtwirkung erhöht damit die Gefahr der Wundinfektion. Eine klinisch bedeutsame Dochtwirkung ist heute nur noch beim Leinenzwirn gegeben; dies ist auch der Grund dafür, daß dieses Nahtmaterial nicht mehr für Hautnähte Verwendung finden darf.

Biologische Eigenschaften des Nahtmaterials

Von den biologischen Eigenschaften des Nahtmaterials haben klinische Bedeutung:

– Sterilität,
– Gewebeverträglichkeit,
– Resorbierbarkeit.

Die

Sterilisierung

erfolgt vom Hersteller mittels Äthylenoxidgas oder durch Gammastrahlen. Ihre Kontrolle erfolgt entsprechend der Europäischen Pharmakopöe sowohl aerob als auch anaerob. Die Sterilisierung muß dabei in der Endverpackung vorgenommen werden. – Die

Gewebeverträglichkeit

ist sowohl abhängig von der Art des eingebrachten Fremdkörpers als auch von den an das Gewebe abgegebenen organischen und anorganischen Stoffen. Sie besteht damit aus einer mechanischen und einer chemischen Reaktion des Gewebes. Der Operateur vermag vor allem den Fremdkörperreiz dadurch in Grenzen zu halten, daß er *bemüht ist, sich hinsichtlich der Fadenstärke und der Anzahl der Nähte auf das wirklich Notwendige zu beschränken*. Dies betrifft auch und sogar in besonderem Maße die Länge der belassenen Knotenenden in der mikrochirurgischen Wiederherstellungschirurgie, wie Tierversuche gezeigt haben (J. MARTIUS u. Mitarb.): Für die hier zur Adhäsionsprophylaxe besonders gering zu haltenden Gewebsreaktionen müssen die Fadenenden über dem Knoten so kurz abgeschnitten werden, wie es die Knotensicherheit zuläßt! – Auf die *chemische Gewebsreaktion* kann und muß der Operateur über die Auswahl des Nahtmaterials Einfluß nehmen, zumal die „Verträglichkeit im Gewebe" sehr unterschiedlich ist. Die Gewebsreaktionen sind z. B. beim Chromcatgut besonders stark ausgeprägt, spielen beim Catgut plain aber auch noch eine erhebliche Rolle. Dieses Nahtmaterial sollte daher vor allem in der Rekonstruktionschirurgie im Bereich der Adnexe nicht mehr Verwendung finden. Bei Metallfäden sind die Gewebsreaktionen am geringsten. Bei modernen Kunststoffäden, z. B. aus Polyamid, Polyester oder Polypropylen bzw. Polyäthylen, spielen sie indessen nur noch eine untergeordnete Rolle, obwohl auch hier die Beurteilung der einzelnen Fäden bis heute nicht einheitlich erfolgt. – Die

Auflösung des Nahtmaterials

im Gewebe erfolgt durch Resorption. Bei dem bis vor wenigen Jahren bevorzugten Catgut wurde der Faden durch Leukozyten und Histiozyten enzymatisch abgebaut, bis er in kleine Bruchstücke zerfiel und durch Wanderzellen abtransportiert werden konnte. Die Auflösung der synthetischen Fäden aus Polyglykol und Polyglactin 910 (s. u.) geschieht indessen durch Hydrolyse: Die entstehende Glykolsäure kann vom Organismus resorbiert werden. Zu beachten ist, daß der *Reißkraftverlust* (sog. Reißkraftabfall) von der Resorptionsgeschwindigkeit abhängt und daß diese bei den einzelnen Nahtmaterialien erhebliche Unterschiede aufweist. Zudem schwankt der Reißkraftverlust auch von Patient zu Patient.

Die Auswahl und damit die klinische Anwendung des Nahtmaterials wird verständlicherweise von der Gewebeverträglichkeit, vordergründig aber von der Resorptionszeit bzw. der Resorbierbarkeit des Fadens bestimmt. Es sind hinsichtlich der Resorbierbarkeit des Nahtmaterials zwei Gruppen zu unterscheiden:

– resorbierbare Fäden,
– nichtresorbierbare Fäden.

Auf die spezifischen Eigenschaften der einzelnen Nahtmaterialien und ihre sinnvolle Auswahl und Handhabung durch den gynäkologischen Operateur wird bei deren detaillierter Besprechung eingegangen (s. u.).

Stärkeeinteilung des Nahtmaterials

Die „Stärkeeinteilung", d.h. die Angabe der Fadenstärke, wurde in den vergangenen Jahren einer begrüßenswerten Änderung unterzogen (Tab. 1). Diese hat sich indessen bis heute nicht in allen Operationssälen durchgesetzt. Die bisher benutzte Zahlenreihe von 12-0 bis 6 hatte keinerlei Beziehungen zu einem metrischen System, so daß sie auch nicht ohne weiteres Rückschlüsse auf die Fadenstärke zuließ. Die Einteilung ging von einer einheitlich verwendeten Fadenstärke von 1 aus und bezeichnete die nächstdickeren Fäden mit 2, 3 usw., die dünneren Fäden mit 0, 2-0, 3-0 usw. Die Nomenklaturschwierigkeiten wurden noch größer, nachdem in verschiedenen Ländern andere, unterschiedliche Stärkeeinteilungen beschlossen wurden. Die

metrische Stärkeeinteilung

(Tab. 1) wurde im Jahr 1973 durch die Europäische Pharmakopöe (Ph. Eur., EP I) zur Überwindung dieser Schwierigkeiten eingeführt. Die hierbei verwendete Dezimalsortierung gibt die

Tabelle 1 Stärkenbezeichnung für chirurgisches Nahtmaterial

Die Stärkenbezeichnung erfolgt sowohl in Form der bisher benutzten Zahlenreihen als auch mit Hilfe der metrischen Stärkeeinteilung aufgrund der Empfehlungen durch die Europäische Pharmakopöe (Ph. Eur. bzw. EP I).

Resorbierbar		Nicht-resorbierbar	Durchmesser-spanne
bisher	metrisch	bisher	(mm)
		12–0	0,01
12–0	0,1	11–0	0,01–0,019
11–0	0,2	10–0	0,02–0,029
10–0	0,3	9–0	0,03–0,039
9–0	0,4	8–0	0,04–0,049
8–0	0,5	7–0	0,05–0,069
7–0	0,7	6–0	0,07–0,099
6–0	1	5–0	0,10–0,14
5–0	1,5	4–0	0,15–0,19
4–0	2	3–0	0,20–0,24
3–0	2,5	2–0	0,25–0,29
3–0	3	2–0	0,30–0,34
2–0	3,5	0	0,35–0,39
0	4	1	0,40–0,49
1	5	2	0,50–0,59
2	6	3	0,60–0,69
3	7	4	0,70–0,79
4	8	5	0,80–0,89
5	9	6	0,90 0,99

Fadenstärke in 0,1 mm Fadendurchmesser (0,1 mm = Fadenstärke 1 der EP I) an. Die meisten Hersteller chirurgischen Nahtmaterials werden dieser Empfehlung heute dadurch gerecht, daß sie neben der alten Nomenklatur zusätzlich die Bezeichnungen der EP I, also Doppelbezeichnungen, auf den Packungen verwenden. Aus diesem Grunde wurde auch in dieser Auflage der Operationslehre bei der Angabe der Fadenstärke nebeneinander sowohl die Zahlenreihe der alten Nomenklatur als auch die der EP I entsprechend der metrischen Stärkeangaben verwendet: z. B. „resorbierbarer Kunststofffaden: Nr. 0 = metr. 4". Wie aus Tab. 1 zu erkennen ist, entspricht z. B. ein Nahtmaterial dieser Stärke einem Fadendurchmesser von 0,40 bis 0,49 mm.

Resorbierbares Nahtmaterial

In den letzten zwei Jahrzehnten haben als chirurgisches Nahtmaterial zunehmend Fäden klinische Bedeutung erlangt, die auf der Basis von

Polyglykolsäure bzw. von Polyglactin 910

hergestellt werden. Diese „resorbierbaren Kunststoffäden" haben weitgehend das älteste und bis vor einigen Jahren einzige resorbierbare Material Catgut verdrängt (s. u.). Für die resorbierbaren Kunststoffäden werden die Polymere der genannten Kunststoffe zu feinen Fäden verarbeitet, aus denen das Nahtmaterial „geflochten" wird. Der Abbau erfolgt durch Hydrolyse wiederum zu Glykolsäure bzw. Glykolsäure und Milchsäure. Als wesentlicher *Vorteil* ist vor allem die höhere Reißfestigkeit zu nennen: Im Vergleich zum Catgut konnte sie bei gleicher Fadenstärke um 50% gesteigert werden; der Reißkraftabfall wurde zugleich auf 35–40 Tage, die Gesamtresorptionszeit auf 70–90 Tage erhöht. Auf diese Weise wurde es möglich, bei chirurgischen Eingriffen unter vergleichbaren Bedingungen die Fadenstärke um 1–2 Grade zu vermindern. Zum zweiten zeigte sich, daß die Gewebsreaktion deutlich geringer war als beim Catgut. Als *Nachteil* mußte zunächst die rauhere Oberfläche des Fadens in Kauf genommen werden. Sie läßt zum einen beim chirurgischen Knoten eine Korrektur der ersten Knotenschlinge durch die zweite Durchschlingung nicht mehr zu, verlangt also eine besonders sorgfältige Knotentechnik. Am besten ist es, sofort mit einem doppelt umschlungenen Knoten zu beginnen. Zum zweiten führt die rauhe Oberfläche des Fadens zu einer Sägewirkung im Gewebe und damit gehäuft zum Einschneiden; dies gilt auch für die Finger des Operateurs. Inzwischen werden resorbierbare Kunststoffäden mit beschichteter und damit glatter Oberfläche angeboten – z. B. der Polyglactin-910-Faden der Fa. Ethicon unter der Bezeichnung „Vicryl" –, wodurch diese Nachteile weitgehend ausgeglichen werden.

Polyglykolsäure- und Polyglactin-910-Fäden werden in den Stärken 7-0 (metr. 0,5) bis 2 (metr. 5), für die Mikrochirurgie in den Stärken 11-0 (metr. 0,1) bis 8-0 (metr. 0,4) angeboten, und zwar durch die Fa. Ethicon mit beschichteter Oberfläche unter der Bezeichnung Vicryl, durch die Fa. Braun-Melsungen als Dexon bzw. Dexon der 2. Generation (DAUME, LITSCHGI u. STOLL). Beim Dexon der 2. Generation konnte die Oberflächenrauhigkeit durch eine Verfeinerung des Fadenaufbaues (Verflechtung von 3- bis 4mal mehr Einzelfilamenten) vermindert und zugleich die Flexibilität des Fadens auf diese Weise verbessert werden. Damit wurden eine bessere Handhabung des Fadens und ein festerer Knotensitz erreicht.

Einen monofilen

Polydioxanon-Faden

unter der Bezeichnung PDS bietet die Fa. Ethicon in den Stärken 9-0 bis 1 (metr. 0,4 bis 5) an. Das ebenfalls resorbierbare Nahtmaterial zeichnet sich durch einen langsameren Reißkraftabfall (um 50% in 35 Tagen) und eine verlängerte Resorptionszeit von 180 Tagen aus. Ein guter Knotensitz und eine nur geringe Sägewirkung erleichtern die Handhabung.

Es ist anzunehmen, daß die experimentellen und industriellen Arbeiten zur Schaffung weiter verbesserter resorbierbarer Kunststoffäden für die chirurgische Naht nicht abgeschlossen sind. Dies läßt sich nicht zuletzt aus der Arbeit von SANZ u. Mitarb. über den klinischen Vergleich eines Nahtmaterials aus Polyglactin (Vicryl) und Polyglukonat (Maxon) erkennen. Maxon wird darin als eine ausgezeichnete Ergänzung bei der gynäkologischen Wundversorgung bezeichnet (OSTERHAGE u. Mitarb.).

Das älteste und bis vor einigen Jahren einzige resorbierbare Nahtmaterial war das

Catgut,

ein reines Eiweißprodukt aus kollagenem Bindegewebe. Es wird aus der Submukosa des Schafdarmes oder aus der Serosa des Rinderdarmes gewonnen. Die Herkunft der Bezeichnung „Catgut" ist bis heute nicht eindeutig geklärt (NOCKEMANN). Mit „Katzendarm" hat sie sicher nichts zu tun (cat = Katze; gut = Darm). Eher handelt es sich um eine Verfälschung des englischen Wortes „kit" (Geige). **„Catgut plain"** (engl.: plain = einfach) ist ein glatt geschliffener, sonst nicht präparierter Faden mit monofilem Charakter. Die Resorptionszeit beträgt 6–8 Tage; nach 4–7 Tagen ist noch eine Reißfestigkeit von 50% vorhanden, Werte, die deutlich unter denen der resorbierbaren Kunststoffäden liegen (s. o.). Ein weiterer Nachteil besteht in der durch Catgut ausgelösten relativ starken Gewebsreaktion, so daß schon seit langem Tubenrekonstruktionen, aber auch eine erhöhte

Gefahr der Wundinfektion als Gegenindikationen galten. Catgut wird in den Stärken 7-0 bis 5 (metr. 0,7 bis 9) angeboten.

Mit der Herstellung von

Chromcatgut,

einem durch Chromierung gegerbten und dadurch verzögert resorbierbar gemachten Catgutfaden, wurde versucht, einen Teil der Nachteile des Catguts auszugleichen. Auf diese Weise konnte z. B. die Resorptionszeit auf 15–20 Tage ausgedehnt werden. Ein bevorzugtes Anwendungsgebiet dieses Nahtmaterials war deshalb auch die Faszienversorgung. Da Chromcatgut jedoch die stärksten Gewebsreaktionen auslöst, wird von den meisten Operateuren heute mit Recht auf dessen Anwendung verzichtet.

Nichtresorbierbares Nahtmaterial

Das nichtresorbierbare Nahtmaterial läßt sich wie folgt rubrizieren:

1. *Fäden aus anorganischen Stoffen:*
   Metalldrähte;

2. *Fäden aus organischen Naturprodukten:*
   a) Seide,
   b) Leinenzwirn;

3. *Fäden aus synthetischen organischen Stoffen (Kunststoffäden):*
   a) Polyesterfäden,
   b) Polyamidfäden,
   c) Polypropylenfäden.

Bei gynäkologischen Operationen finden

Metallfäden

kaum Verwendung. Dieses einzige anorganische Nahtmaterial wird aus Tantal oder auch aus einer Chrom-Nickel-Eisen-Verbindung in der Art von V2A-Stahl angeboten. Die wichtigsten *Eigenschaften* sind die hohe Zugfestigkeit, die fehlende Quellfähigkeit, die fehlende Dochtwirkung und die nur geringen Gewebsreaktionen. Da Metallfäden nicht zu verknoten sind, müssen deren Enden – z. B. bei Haut- und Fasziennähten – miteinander verdreht werden.

Das älteste nichtresorbierbare Nahtmaterial ist die

Seide.

Sie wird aus dem Gespinst der Seidenraupe, dem sog. Kokon, durch Verdrehung bzw. Verflechtung hergestellt. Die *Vorteile* bestehen in der hohen Zugfestigkeit, der griffigen Oberfläche und der Schmiegsamkeit des Fadens, Eigenschaften, die dem Knoten einen zuverlässigen Sitz geben. Durch Spezialverflechtung und Imprägnierung der Seide hat diese auch keine kapillare und damit keine Dochtwirkung mehr. Von der Fa. Ethicon wird die Seide z. B. als Perma-Hand-Seide in Weiß oder Schwarz angeboten, und zwar in den Stärken 7-0 ($\varnothing = 0{,}05$–$0{,}069$ mm) bis Stärke 4 ($\varnothing = 0{,}70$–$0{,}79$ mm) in geflochtener Form, in den Stärken 8-0 bis 9-0 ($\varnothing = 0{,}04$–$0{,}049$ bzw. $0{,}03$–$0{,}039$ mm) in gedrehter Form. Als *Anwendungsgebiete* kommen Unterbindungen bzw. Umstechungen mit erforderlichem festen Knotensitz, der Magen-Darm-Bereich und auch die Mikrochirurgie in Frage.

Das Ausgangsmaterial des

Leinenzwirns

ist der Flachs, dessen dünne Filamente zu einem Faden verzwirnt werden. Wegen der rauhen Oberfläche, der starken Dochtwirkung und der damit zu erklärenden Begünstigung von Wundinfektionen bzw. Fadenfisteln ist der Gebrauch des Leinenzwirns immer mehr zurückgegangen. Im übrigen entsprechen sich die Anwendungsgebiete von Seide und Zwirn weitgehend.

Die durch Polymerisation von Estern gewonnenen Polymere haben zu einem nichtresorbierbaren Nahtmaterial in Form von

Polyesterfäden

geführt. Sie zeichnen sich durch eine hohe Reißfestigkeit aus, die nur noch von Metallfäden übertroffen wird. Zugleich sind die nahezu völlig fehlende Gewebsreaktion, die Unbenetzbarkeit und die fehlende Dochtwirkung und damit die gute Verträglichkeit im Gewebe günstige Eigenschaften. Demgegenüber bleibt zu beachten, daß die Knotensicherheit, z. B. beim einfach umschlungenen Grundknoten bzw. beim Schifferknoten, evtl. nicht ausreichend gewährleistet ist. Der Operateur überwindet diese Nachteile am besten dadurch, *daß er bei allen nichtresorbierbaren Kunststoffäden jeweils mit einem chirurgischen Grundknoten beginnt*, um darüber einen Schifferknoten zu legen. – Polyesterfäden werden geflochten in den Stärken 7-0 ($\varnothing = 0{,}05$–$0{,}069$ mm) bis Stärke 5 ($\varnothing = 0{,}80$–$0{,}89$ mm), monofil aber auch in den Stärken 10-0 ($\varnothing = 0{,}02$–$0{,}029$ mm) und 11-0 ($\varnothing = 0{,}01$–$0{,}019$ mm) von der Fa. Ethicon unter der Bezeichnung Mersilene angeboten. In der Gynäkologie finden sie vorwiegend beim Wundverschluß im Bereich der Haut Verwendung. – Die

Polyamidfäden

unterscheiden sich von anderen Kunststoffäden (Polyesterfäden, Polypropylenfäden) dadurch, daß sie im Gewebe Flüssigkeit aufnehmen und deshalb quellen. Aus diesem Grunde sollten sie – wie z.B. das Ethilon, Fa. Ethicon, und das Nylon, Fa. Dr. Hammer-Howmedica – nicht implantiert werden, sondern nur als Hautnaht Verwendung finden. – Die aus isotaktischem Polypropylen hergestellten monofilen

Polypropylenfäden

sind wasserabstoßend sowie elastisch und deshalb gut knüpfbar. Sie führen zu nur geringen Gewebsreaktionen. Damit vereinigen sie ähnlich wie die beschichteten Mersilenefäden alle Eigenschaften, die nichtresorbierbares Nahtmaterial besitzen soll. Im Handel werden Polypropylenfäden z.B. von der Fa. Ethicon als Prolene in den Stärken von 10-0 ($\varnothing = 0,02$–$0,029$ mm) bis Stärke 2 ($\varnothing = 0,50$–$0,59$ mm), von der Fa. Hammer als Vitalene angeboten.

Nadeln

Noch unübersichtlicher als beim Nahtmaterial ist die Nomenklatur bei den für die chirurgische Naht verwendeten Nadeln, so daß auch hier oftmals erhebliche Verständigungsschwierigkeiten resultieren. Es werden z.B. Buchstabenkombinationen und Zahlen – von Firma zu Firma auch unterschiedlich – verwendet, denen jeglicher sachliche Bezug fehlt. Die die klinische Verwendung der Nadeln bestimmenden **Charakteristika** sind:

– Biegung der Nadel,
– Nadelquerschnitt,
– Art der Nadelspitze,
– Nadelgröße,
– Nadelstärke,
– Verbindung von Nadel und Faden.

Neben geraden, in der Chirurgie verwendeten Nadeln benutzt der gynäkologische Operateur zumeist gebogene Nadeln. Der Grad der

Biegung

(Abb. 1) muß um so höher sein, je tiefer und enger das mit ihr zu erreichende Operationsgebiet liegt. Bei den kreisförmig gebogenen Nadeln – im Gegensatz zu den angelhakenähnlichen Nadeln – werden je nach der Stärke der Biegung 1/4-, 3/8-, 1/2- und 5/8-gebogene Nadeln unterschieden. – Nach dem

Nadelquerschnitt

sind runde, nicht schneidende von scharfen Nadeln zu differenzieren. Die runden, nicht *schneidenden Nadeln* schützen eher davor, daß in das zu nähende Gewebe eingeschnitten wird, so daß sie bevorzugt in weichen Geweben wie an parenchymatösen Organen, Schleimhäuten, Muskulatur und im subkutanen Gewebe Verwendung finden. Bei den *scharfen Nadeln* kann die Schneidkante auf die Nadelspitze beschränkt, aber auch im Verlauf des ganzen Nadelkörpers ausgebildet sein. Nadeln mit der schneidenden Kante an der Innenseite (sog. Innenschliff) bergen wiederum die Gefahr des Ein- oder Durchschneidens im Gewebe in sich. Aus diesem Grunde finden vorwiegend *Nadeln mit Außenschliff* Verwendung. Dies gilt für alle Gewebe, die dem Durchstich einen stärkeren Widerstand entgegensetzen, wie Haut, Faszie, Vaginalwand, aber auch Narben. – Eine weitere Variation, die sich besonders bei Operationen im kleinen Becken bewährt hat, ist die „*stumpfe schneidende Nadel*". Sie besitzt eine schneidende Kante am gesamten Nadelkörper, ist aber an der Spitze abgestumpft. Ihre Gewebewirkung ist der der früher in der Chirurgie für Gefäßligaturen häufig verwendeten stumpfen Deschamps-Nadel[1] vergleichbar: Mit ihr werden beim Unterfahren eines Gefäßbündels – z.B. der Uterinagefäße – eher Gefäßverletzungen vermieden

---

[1] Deschamps-Nadel: mit unterschiedlicher Krümmung stumpf, Aesc. Nr.: BM 801, 806, 815

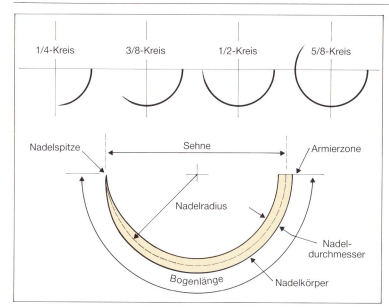

Abb. 1 Spezifikation einer chirurgischen Nadel

als mit spitzen Nadeln[2]. Besonders groß sind die Nomenklaturprobleme bei der Bezeichnung der

Nadelgröße und -stärke.

Im Gegensatz zum Nahtmaterial entsprechen die größeren Nummern kleineren Nadeln und umgekehrt. Es ist wünschenswert, daß in Anlehnung an die Vorschläge der Europäischen Pharmakopöe hierfür verbindlich eine verständliche Regelung gefunden wird. – Bei den

Nadel-Faden-Verbindungen

sind die Nadeln mit Öhr von den öhrlosen, sog. atraumatischen Nadeln zu unterscheiden. Letztere besitzen eine feste Verbindung zwischen Nadel und Faden. Die *Nadel mit Öhr* macht das Einfädeln des Fadens erforderlich, was wiederum bei einem Nadelloch mühsamer ist als bei einem *Feder-* oder *Schlitzöhr*. Bei letzteren bilden zwei federnde Metallefzen zwei hintereinanderliegende Öhre, von denen die zweite lediglich die notwendige Federwirkung garantiert. Die in zunehmendem Maße benutzten *atraumatischen Nadeln* lassen den Faden ohne Widerstand der Nadel folgen. Da diese Nadeln aus Kostengründen mit einem längeren Faden geliefert werden, ist es ratsam, bei ihnen den Instrumentenknoten zum wiederholten Knoten anzuwenden (S. 427). Ein zusätzlicher Vorteil der öhrlosen Nadel besteht darin, daß sie ganz am Ende gefaßt werden kann, ohne daß die Gefahr des Abbrechens einer Metallefze besteht. Auf diese Weise wird beim Nähen in der Tiefe weniger Platz beansprucht.

Nähte und Ligaturen

Die nachfolgende Beschreibung der Naht- und Ligaturtechnik verfolgt selbstverständlich in erster Linie das Ziel, den angehenden Operateur darüber zu informieren. Es besteht dabei aber zugleich die Hoffnung, daß es mehr und mehr gelingt, in den Operationsberichten zu einer exakten Nomenklatur zu kommen. – Im wesentlichen hat die chirurgische Naht zwei Aufgaben zu erfüllen, und zwar die der Rekonstruktion in Form des Wundverschlusses oder plastischer

---

[2] Stumpfe schneidende Nadel: durch Fa. Berkholz, Franzensbaderstraße 3, 1000 Berlin 33, zu beziehen.

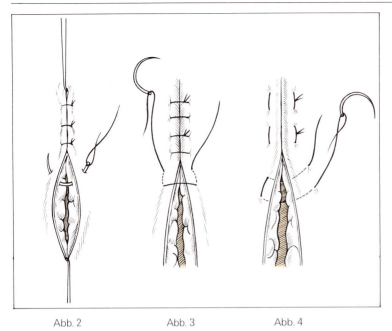

Abb. 2   Abb. 3   Abb. 4

Abb. 2   Überwendliche Einzel- oder Knopfnaht. Die Nadel wird senkrecht zum Wundrand eingestochen und auf der Gegenseite in entsprechendem Abstand ausgestochen. Der Knoten muß außerhalb, d. h. seitlich der Wunde, gelegt werden

Abb. 3   Einstülpende horizontale U-Naht. Die Nadel wird parallel zum Wundrand ein- und ausgestochen, um anschließend auf der Gegenseite in umgekehrter Richtung wiederum parallel zum Wundrand geführt zu werden. Der Knoten wird wiederum seitlich des Wundrandes gesetzt

Abb. 4   Ausstülpende horizontale U-Naht. Die Nadel wird senkrecht zum Wundverlauf durch die Haut ein- und auf der Gegenseite in entsprechendem Abstand durch die Haut ausgestochen. Durch eine entsprechend rückläufige Nadelführung in einer gewissen Distanz zur ersten queren Fadenführung enttsteht die U-Naht. Der Knoten wird zwischen erstem Einstich und letztem Ausstich außerhalb der Wunde gesetzt

Maßnahmen und die der Blutstillung. Es lassen sich zwei *Grundformen der Naht unterscheiden* (NOCKEMANN):

- Knopfnaht (Einzelnaht),
- fortlaufende Naht.

Die

Einzel- oder Knopfnaht

wird in Abhängigkeit von der vorgesehenen Art der Wundrandadaptation als überwendliche, einstülpende, ausstülpende oder auch vertikale Rückstichnaht (z. B. Donati-Naht) ausgeführt (Abb. 2–5). Von den im Vergleich zur fortlaufenden Naht (s. u.) gegebenen vielfältigen *Vorteilen* der Einzelnaht seien hier nur die größere Sicherheit, die Möglichkeit der Entfernung einzelner Fäden und die bessere Durchblutung der Wundränder genannt. Der zuletzt genannte Vorteil kann indessen nur genutzt werden, wenn die Knopfnähte ausreichend weit, d. h. nur so dicht gelegt werden, wie dies für die Tragfähigkeit der Wunde eben erforderlich ist. Als *Nachteile* müssen der größere Zeitaufwand und der materielle und instrumentelle Mehraufwand genannt werden. Ein wichtiges Anwendungsgebiet der Einzelnaht ist die

Gefäßligatur.

Für die Vermeidung bzw. für das Stillen einer bereits eingetretenen Blutung stehen grundsätzlich die Unterbindung und die Umstechung zur Verfügung. Für die *Unterbindung* wird das Gefäß mit einer Klemme gefaßt, um anschließend die Klemme durch einen Faden zu ersetzen. Das Knoten des Fadens muß insbesondere bei pulsierenden Gefäßen wegen der gegebenen Knotenbelastung mit besonderer Sorgfalt er-

Nähte und Ligaturen 419

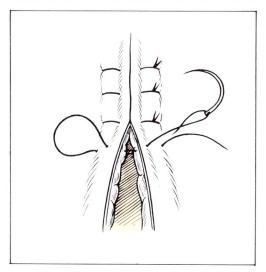

Abb. 5   Vertikale Rückstichnaht (Donati-Naht). Der Einstich erfolgt etwa 1 cm seitlich des Wundrandes senkrecht, der Ausstich in gleicher Entfernung auf der Gegenseite. Die Rückführung der Nadel erfolgt auf gleicher Höhe der Wunde, wobei aber Ein- und Ausstich rückläufig dicht neben dem Wundrand erfolgen. Im Gegensatz zur U-Naht (Abb. 3 und 4) laufen die Fäden innerhalb der Wunde damit nicht nebeneinander, sondern untereinander

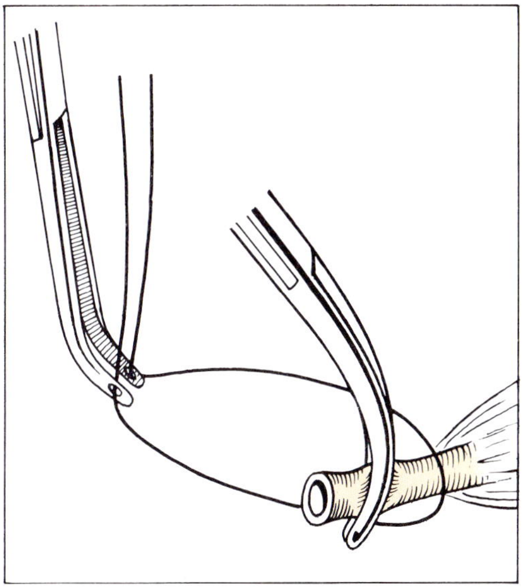

Abb. 6   Gefäßligatur mittels perforierter Ligaturklemme. Das blutende Gefäß ist mit einer gebogenen Ligaturklemme nach Overholt-Geissendoerfer gefaßt. Über die freie Spitze der Klemme wird eine Fadenschlinge mittels einer perforierten Ligaturklemme nach Finochietto gelegt.

folgen. Als „Regel zur Vermeidung eines Abrutschens des Knotens" empfiehlt HEGEMANN, den Gefäßstumpf vor dem Knoten mindestens so lang zu lassen wie den Gefäßdurchmesser. Eine erhebliche Erleichterung bei der Versorgung tief im Wundgebiet liegender, blutender Gefäße kann die Benutzung einer an den Spitzen (Branchenenden) perforierten Overholt-Klemme[3] bedeuten (Abb. 6). Durch die Perforationen wird der Ligaturfaden hindurchgezogen; bei leichtem Spreizen des Instrumentes kann der Faden dann leicht über die Spitze der das blutende Gefäß fassenden Klemme herübergeführt und hinter der Klemme geknüpft werden. – Die *Umstechung* wird zur Versorgung größerer, vor allem pulsierender Gefäße verwendet, und zwar sowohl in Form der anzustrebenden primären Umstechung *vor* der Gefäßdurchtrennung als auch zur Versorgung bereits verletzter größerer Gefäße, am besten in Form einer Kreuznaht (Abb. 7). Es sei daran erinnert, daß für die Vermeidung von Blutungen und damit für ein blutsparendes Operieren immer anzustreben ist, das zu ligierende Gefäß erst darzustellen und zu umstechen, bevor es durchtrennt wird.

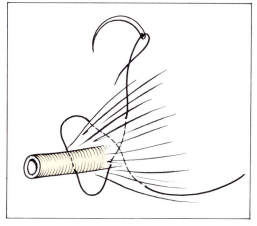

Abb. 7   Umstechung eines blutenden Gefäßes. Die Nadel wird zweimal in Form eines Kreuzes unter dem blutenden Gefäß hindurchgeführt (nach *Nockemann*)

---

[3] Ligaturklemme nach Finochietto: Aesc. Nr.: BJ 52.

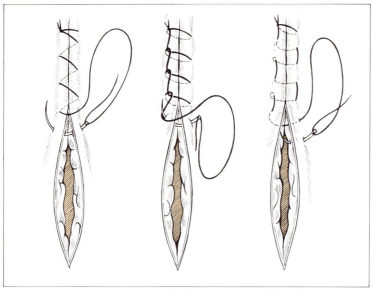

Abb. 8   Abb. 9   Abb. 10

Abb. 8   Fortlaufende einfache überwendliche Naht (Kürschnernaht). Zur ersten Naht durchsticht die Nadel am oberen Wundwinkel die Wundränder senkrecht. Es wird der Anfangsknoten gesetzt. Die weiteren Ein- und Ausstiche erfolgen schräg zum Wundrand so, daß die oberflächlichen und versenkten Anteile des Fadens schräg verlaufen (Abb. 8–10 nach *Nockemann*)

Abb. 9   Durchschlungene fortlaufende Naht. Nach dem Anfangsknoten wird beim Ausstich jedesmal die Fadenschlinge über die Nadel gelegt. Seitlich der Wunde entsteht so eine Fadenkette

Abb. 10   Fortlaufende ausstülpende Matratzennaht. Nach dem Anfangsknoten werden wechselseitig von rechts nach links und von links nach rechts die Wundränder durchstochen. Die Nadel muß hierzu nach jedem Durchstich im Nadelhalter umgesetzt werden

Eine **fortlaufende Naht** wird durch mehrfaches, hintereinander ausgeführtes Ein- und Ausstechen der Nadel mit einem einzelnen Faden hergestellt. In unserem Fach sind die folgenden fortlaufenden Nähte gebräuchlich:

– einfache überwendliche Naht (Kürschnernaht),
– durchschlungene fortlaufende Naht,
– ausstülpende Matratzennaht,
– fortlaufende Intrakutannaht.

Bei der **einfachen überwendlichen fortlaufenden Naht (Kürschnernaht)** (Abb. 8) durchsticht der Operateur senkrecht zum Wundverlauf die Wundränder, um nun das Fadenende zu verknoten (sog. Anfangsknoten). Nachfolgend verlaufen die versenkten und oberflächlichen Anteile der fortlaufenden Naht schräg zur Wunde.

Der 1. Assistent führt den Faden unter gleichbleibender Fadenspannung, wobei ein zu festes Anziehen zu vermeiden ist, da dies zu Wundrandnekrosen führt. Zum Abschluß wird in Form des sog. Endknotens das Fadenende mit der Schlinge des vorletzten Durchstiches z. B. als Schifferknoten verknotet. Variationen des Endknotens sind von VON MEZÖ und von GOHRBRANDT angegeben worden.

Bei der **durchschlungenen fortlaufenden Naht** (Abb. 9) – früher bevorzugt für die Ovarialnaht verwendet – wird die Fadenschlinge des letzten Durchstiches vor dem folgenden Durchstich jedesmal über die Nadel gelegt bzw. die Nadel durch diese Schlinge geführt. Auf diese Weise entsteht auf der einen Seite der Wunde eine parallel verlaufende Fadenkette. Der Vorteil der Naht besteht in der guten Adaptation und dem Erhalt der Durchblutung der Wundränder.

Nähte und Ligaturen 421

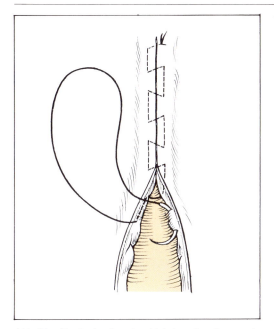

Abb. 11 Fortlaufende einschichtige Intrakutannaht. Die Nadel faßt jedesmal parallel zum Wundrand das unter dem Epithel liegende Korium. Eine gute Adaptation der Wundränder wird erreicht, wenn sich die parallel zum Wundrand verlaufende Fadenführung jedesmal etwas überlappt

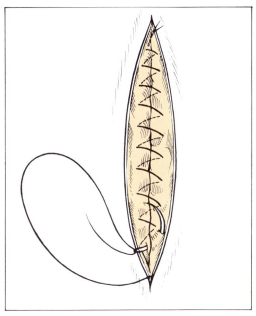

Abb. 12 Fortlaufende zweischichtige Intrakutannaht. Mit dieser Naht gelingt es, sowohl tiefere Wundanteile zu adaptieren als auch die Wundränder durch eine fortlaufende Intrakutannaht aneinanderzufügen. Nachdem die tiefen Wundanteile fortlaufend aneinandergefügt wurden, erfolgt die Intrakutannaht rückläufig durch Fassen des Korium mit der Nadel parallel zum Wundrand

Die **ausstülpende Matratzennaht** (Abb. 10) gewährleistet wiederum eine breite Berührungsfläche der Wundränder. Sie besteht praktisch aus aneinandergereihten U-Nähten. Hierzu wird die Nadel nach dem Setzen des Anfangsknotens abwechselnd von rechts nach links und umgekehrt durch die Wundränder gestochen, wozu die Nadel jedesmal im Nadelhalter umgesetzt werden muß.

Die **fortlaufende Intrakutannaht** (Abb. 11 und 12) kann einschichtig oder auch zweischichtig ausgeführt werden. Bei geringer Wundtiefe bzw. bereits erfolgter Adaptation tieferer Wundschichten durch versenkte Einzelnähte ist die *einschichtige Intrakutannaht* (Abb. 11) ausreichend. Bei ihr faßt die Nadel nach dem Setzen des Anfangsknotens jeweils parallel zum Wundrand das Korium, während der 1. Assistent das Fadenende des Anfangsknotens mit einer Klemme bewehrt und mit dieser die Wundränder straff anspannt. Am Ende wird wiederum ein versenkter Knoten als Endknoten gesetzt, um dann beide Fadenenden kurz abzuschneiden. – Mit der *zweischichtigen fortlaufenden Intrakutannaht* (Abb. 12) können subkutanes Gewebe und Haut mit einem fortlaufenden Faden adaptiert werden. Sie beginnt mit der Durchstechung des Korium und dem Herausführen der Nadel im subkutanen Gewebe an dem dem Operateur abgewandten Wundwinkel. Von hier aus kann nun fortlaufend das subkutane Gewebe bei lockerer Fadenführung (!) adaptiert werden. Am Ende der Wunde wird die Nadel durch das Korium herausgeführt, um nun rückläufig zur Adaptation der Haut nur das Korium zu fassen. Ist der Ausgangspunkt der Naht erreicht, so wird hier durch Verknoten mit dem gehaltenen Fadenende der Endknoten gesetzt. Für die zweischichtige Intrakutannaht muß resorbierbares *Nahtmaterial*, z. B. ein feiner Polyglactin-910-Faden (z. B. Vicryl, Nr. 2-0, metr. 3,5), verwandt werden. Für die einschichtige Intrakutannaht sind auch nichtresorbierbare Fäden geeignet; die notwendige Entfernung des Fadens ist jedoch vermeidbar schmerzhaft, während der resorbierbare Faden bei bestehenden Nahtschmerzen lediglich an mehreren Stellen durchtrennt werden muß.

Knotentechnik

Das Knoten des Fadens oder das Verknoten der Fadenenden stellt eine für das Ergebnis eines jeden chirurgischen Eingriffes wichtige Aufgabe des Operateurs dar. Es ist das Ziel, die beiden Fadenenden einer gelegten Naht oder Unterbindung festsitzend miteinander zu verschlingen. Es entspricht einer bekannten Tatsache, daß nicht alle Operateure eine ausreichende, d. h. ohne Zeitverlust zu absolvierende und im Ergebnis *exakte Knotentechnik* beherrschen. Der Grund hierfür ist, daß in vielen operativen Schulen eine *Unterweisung des Anfängers in der Knotentechnik*, z. B. unter Verwendung eines Übungsgerätes, unterlassen wird. So ist auch die Warnung von NOCKEMANN zu verstehen, daß sich viele Operateure zu Beginn ihrer ärztlichen Tätigkeit eine mangelhafte Knotentechnik angewöhnen, auf deren Fehlerhaftigkeit sie erst später ein erfahrener Chirurg aufmerksam macht oder deren Unzulänglichkeit sie in schwierigen Situationen selbst bitter erleben müssen. Wie mühsam ist es dann, eine schlechte, bereits zur Gewohnheit gewordene Methode zu vergessen und eine sichere, am Anfang immer schwierige Knotentechnik zu erlernen! – Die Aufgabe der nachfolgenden Darstellung kann es nur sein, dem Anfänger die *Grundzüge der Knotentechnik* aufzuzeigen, um ihn so in die Lage zu versetzen, den Anforderungen zunächst in Form eines Basiswissens gerecht zu werden. Es ist indessen unmöglich, in diesem Lehrbuch alle Knotenformen und die zu ihnen führenden Techniken in ihrer z.T. schulspezifischen Vielfalt wiederzugeben. Wir haben zu unterscheiden:

– Knotentechniken,
– entstehende Knotenart.

Das **Ziel der Knotentechnik** ist es, durch Verschlingung der beiden Fadenenden eine bestimmte *Knotenart* zu erreichen. In der chirurgischen Nahttechnik finden die folgenden Knotenarten Verwendung:

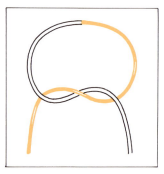 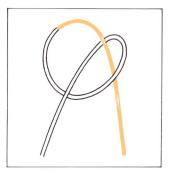 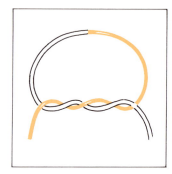

Abb. 13 Abb. 14 Abb. 15

Abb. 13 Einfach umschlungener Grundknoten. Das eine Fadenende wird einmal durch die Schlinge des anderen Fadenendes hindurchgeführt
Abb. 14 Überschlungener (überworfener) Knoten. Das eine Fadenende bildet um den gestreckt verlaufenden Fadenteil eine Schlinge (nicht für chirurgisches Knoten geeignet!)
Abb. 15 Chirurgischer Knoten (1. Phase). Das eine Fadenende ist zweifach durch die Schlinge des anderen Fadenteiles hindurchgeführt. In der zweiten Phase wird ein einfach umschlungener Grundknoten auf den ersten doppelten Knoten daraufgesetzt

- einfach umschlungener Grundknoten,
- überschlungener (überworfener) Knoten,
- chirurgischer (im Grundknoten doppelt umschlungener) Knoten,
- Weiber- (Frauen-) Knoten,
- Schifferknoten.

Beim

einfach umschlungenen Grundknoten

(Abb. 13) wird das eine Fadenende einmal durch eine Schlinge des anderen Fadenendes hindurchgeführt. Anschließend werden die Fadenenden in entgegengesetzter Richtung angezogen. Hierbei verteilt sich der Zug gleichmäßig auf alle umschlungenen Fadenanteile. Der einfach umschlungene Grundknoten stellt die Ausgangssituation sowohl für den Weiber- als auch für den Schifferknoten dar.

Der

überschlungene (überworfene) Knoten

(Abb. 14) stellt eine für das operative Knoten unerwünschte Knotenform dar. Bei ihm bildet ein Fadenteil eine Schlinge um das zweite, gestreckt verlaufende Fadenende. Dies führt dazu, daß die Kraft beim Zuziehen fast ausschließlich auf den gestreckten Fadenteil wirkt. Der Faden reißt daher leichter bei gleichzeitig deutlich herabgesetzter Knotenfestigkeit im Vergleich zum einfach umschlungenen Grundknoten.

Der

chirurgische Knoten

(Abb. 15) besteht aus einem doppelt umschlungenen Grundknoten mit einem daraufgesetzten einfach umschlungenen Grundknoten. Wichtig ist, daß infolge der breiten Berührungsflächen des Fadens beim doppelten Grundknoten dieser bereits einen festen Sitz aufweist, so daß der zweite Knoten in Ruhe und ohne ständig an den Fadenenden aufrechterhaltene Zugspannung hinzugefügt werden kann. Der *Nachteil* besteht in der Größe des Knotens, der mangelhaften Beziehungen des zweiten Knotens zu dem „sperrigen Grundknoten" und dem allerdings geringen Zeitverlust während des Knotens.

Der

Weiber-(Frauen-)Knoten

(Abb. 16) besteht aus zwei Umschlingungen, zu denen jedoch im Gegensatz zum Schifferknoten (s.u.) nur eine Fadenhälfte benutzt wird. Aus diesem Grunde weist er eine gewisse Nachgiebigkeit auf, so daß er insbesondere für unter Spannung stehende Nähte ungeeignet ist.

Der

Schifferknoten

(Abb. 17) ist der haltbarste und damit sicherste Knoten. Bei ihm handelt es sich um zwei ein-

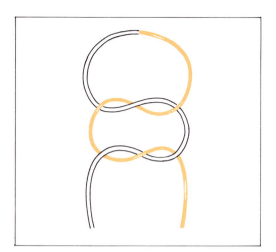

Abb. 16 Weiber-(Frauen)-Knoten. Für die beiden Umschlingungen wurde nur die eine Fadenhälfte benutzt (vgl. Schifferknoten)

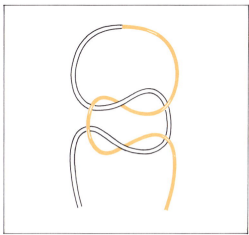

Abb. 17 Schifferknoten. Das eine Fadenende ist einmal vorwärts und einmal rückwärts um das andere Fadenende geschlungen

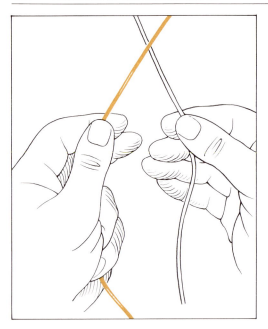 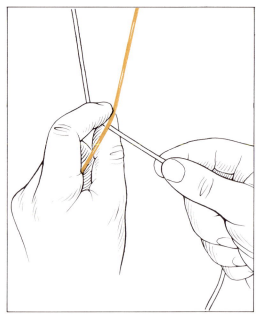

Abb. 18 Erste Phase des Schulknotens (I). Aufnahme der Fadenenden. Die Fadenenden werden über Kreuz aufgenommen, indem die rechte Hand das weiße Fadenende, die linke Hand das braune Fadenende ergreift. Dabei läuft das braune Fadenende oberhalb des weißen Fadenendes. Es ist ratsam, neben der Fixierung der Fadenenden zwischen Daumen und Zeigefinger das braune Fadenende zusätzlich mit den eingeschlagenen letzten Fingern der linken Hand (Ringfinger und Kleinfinger) zu halten

Abb. 19 Erste Phase des Schulknotens (II). Rotation und Streckung der linken Hand. Es folgt jetzt eine Innenrotation der linken Hand, mit der sich der Handrücken dem Operateur zuwendet. Zugleich legt sich der Zeigefinger der linken Hand von oben auf die Kreuzungsstelle der Fäden. Der linke Daumen geht indessen unterhalb der Kreuzungsstelle der Fäden hindurch dem Zeigefinger entgegen. Die Kreuzungsstelle der Fäden liegt dann unterhalb der sich berührenden Spitzen von Daumen und Zeigefinger

fache gegenläufige Knoten, die dadurch gebildet werden, daß das gleiche Fadenende einmal vorwärts und einmal rückwärts um das andere Fadenende herumgeschlungen wird. Es entstehen zwei ineinander verschlungene Schlaufen. Bei steigendem Fadenzug erhöht sich deshalb die Knotenfestigkeit; der Knoten zieht sich zunehmend zu.

Nach den eigenen Erfahrungen ist es für den operativen Anfänger am einfachsten, wenn er für jede von ihm gewünschte Knotentechnik zunächst die

erste Phase des Schulknotens

(Abb. 18–22) als Ausgangssituation erlernt. Im Anschluß daran ist es ihm möglich, Variationen der zweiten Knotenphase zu wählen, um mit ihnen z. B. einen chirurgischen, einen Weiberknoten oder auch einen Schifferknoten herzustellen. Die erste Phase des Schulknotens wird mit überkreuzten Fäden begonnen. Das heißt, daß die rechte Hand des Operateurs das linke (weiße) Fadenende, die linke Hand das rechte (braune) Fadenende aufnimmt[4]. Nun wird mit Hilfe von Daumen und Zeigefinger das eine Fadenende durch die Kreuzungsstelle der Fäden geführt (Abb. 18). Ist das weiße Fadenende wiederum von der rechten Hand übernommen worden, so kann der Knoten zugezogen werden

---

[4] Bei der Beschreibung der Knotentechnik wird bei den Fadenenden auf die Angabe „rechts" und „links" verzichtet und – aus didaktischen Gründen – in den Abbildungen entsprechend die Bezeichnung „weißes" und „braunes Fadenende" benutzt.

Knotentechnik 425

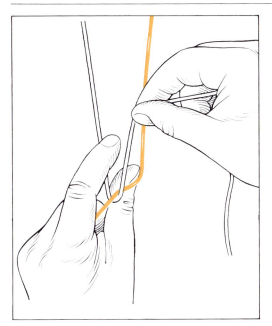

Abb. 20 Erste Phase des Schulknotens (III). Übernahme des weißen Fadens durch den Daumen. Eine noch stärkere Streckung der linken Hand führt den linken Daumen noch weiter durch die Kreuzungsstelle der Fäden nach oben. Zugleich wird der linke Zeigefinger einen Moment angehoben, so daß die rechte Hand das weiße Fadenende nach oben führen und auf den linken Daumen legen kann. Hier wird das weiße Fadenende von den Spitzen von Daumen und Zeigefinger, die sich wieder schließen, übernommen. Die rechte Hand läßt das weiße Fadenende los

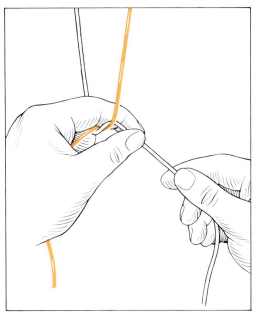

Abb. 21 Erste Phase des Schulknotens (IV). Hindurchführen des weißen Fadenendes durch die Kreuzungsstelle der Fäden. Die linke Hand macht nun eine Beugung. Hierdurch führen Zeigefinger und Daumen das weiße Fadenende durch die Kreuzungsstelle der Fäden nach hinten und unten hindurch. Hier wird es von der rechten Hand wiederum übernommen. Die Verschlingung der beiden Fadenenden ist hergestellt

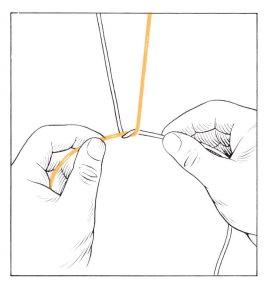

(Abb. 22). Nun ist es ratsam, den ausgeführten, einfach umschlungenen Grundknoten zu einem

Schifferknoten

(Abb. 23–26) zu vollenden. Hierzu sind verschiedene methodische Vorschläge gemacht worden (VON MEZÖ, SCHLOFFER). Wir haben immer die

Abb. 22 Erste Phase des Schulknotens (V). Zuziehen des einfach umschlungenen Grundknotens. Der linke Zeigefinger zieht sich, nachdem die rechte Hand das weiße Fadenende gefaßt hat, aus der Kreuzungsstelle der Fäden zurück. Zeigefinger und Daumen der linken Hand fassen erneut das braune Fadenende. Der entstandene einfach umschlungene Grundknoten wird mit gleichmäßigem Zug beider Hände zugezogen

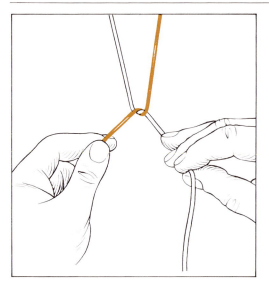

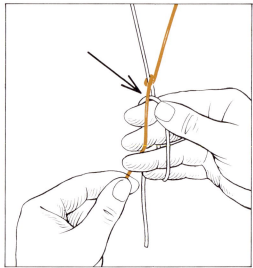

Abb. 23 Vollendung des Schulknotens zum Schifferknoten nach Schloffer (I). Umfassen der rechten Hand. Ist die erste Phase des Schulknotens beendet (Abb. 22), so faßt die rechte Hand das weiße Fadenende neu. Hierzu macht die rechte Hand eine Innenrotation, so daß der Handrücken nach oben zeigt und der 2. bis 5. Finger oben auf das weiße Fadenende gelangen. Der Faden wird weiterhin durch Daumen und Zeigefinger straff gehalten

Abb. 24 Vollendung des Schulknotens zum Schifferknoten nach Schloffer (II). Rückdrehung der rechten Hand und Überkreuzen der Fäden. Die rechte Hand dreht sich jetzt im Sinne einer Außenrotation zurück, so daß die Handfläche dem Operateur zugewandt ist. Hierdurch wird erreicht, daß der weiße Faden über die Streckseite des 2. bis 5. Fingers nach unten verläuft, den kleinen Finger umfährt und an der Beugeseite der Finger, bis zum Zeigefinger und Daumen ansteigend, wieder sichtbar wird. Zeigefinger und Daumen der rechten Hand fixieren den Faden. Zugleich legt die linke Hand den braunen Faden über Zeigefinger und Mittelfinger der rechten Hand und führt ihn zwischen Mittelfinger und Ringfinger nach dorsal hindurch. Wichtig ist, daß dabei der braune Faden über das nach hinten geschlagene weiße Fadenende gelangt (Pfeil)

Vollendung des Schifferknotens durch die Knotentechnik nach Schloffer

als vorteilhaft angesehen. Sie hat lediglich den Nachteil, daß die rechte, das weiße Fadenende führende Hand umfassen muß. Die Beschreibung der technischen Einzelheiten ist in den Legenden der Abb. 23–26 enthalten.

Ursprünglich war es das Ziel von Schloffer, mit der von ihm empfohlenen Knotentechnik in der ersten Phase bei nicht überkreuzten Fadenenden zu einem

Abb. 25 Vollendung des Schulknotens zum Schifferknoten nach Schloffer (III). Hindurchziehen des braunen Fadens durch die Schlinge des weißen Fadens. Die linke Hand läßt jetzt den braunen Faden los und ergreift das Ende des weißen Fadens. Die rechte Hand zieht das zwischen Mittelfinger und Ringfinger gefaßte braune Fadenende durch die Schlinge des weißen Fadens nach rechts hindurch. Auf diese Weise wird die zweite Verschlingung der Fäden vollendet

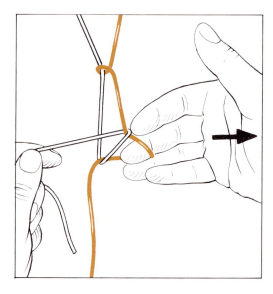

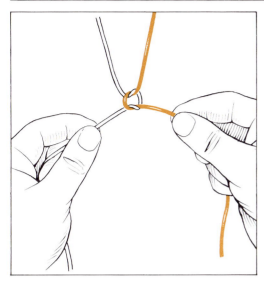

Abb. 26 Vollendung des Schulknotens zum Schifferknoten nach Schloffer (IV). Zuziehen des Schifferknotens. Die rechte Hand faßt das braune Fadenende mit Daumen und Zeigefinger, von der linken Hand wird das weiße Fadenende in gleicher Weise unverändert gehalten. Der Schifferknoten wird mit gleichmäßigem Zug beider Hände zugezogen

nicht überschlungenen Grundknoten und im Anschluß daran mit der zweiten Phase zu einem Schifferknoten zu kommen. Wir haben indessen an die erste Phase des Schulknotens die zweite Phase der Technik von Schloffer angeschlossen.

Wesentliche Vorteile weist der

Instrumentenknoten

(Abb. 27–33) auf: Er ist zum einen hinsichtlich des benötigten Nahtmaterials sparsam; zum zweiten vermag der Operateur mit ihm die Operationsdauer abzukürzen. Bei ihm übernimmt bei der Herstellung des Knotens ein Instrument, zumeist der Nadelhalter, die Aufgaben der rechten Hand des Operateurs. Die Technik bedeutet besonders beim Operieren in der Tiefe eine Erleichterung. Zudem gelingt es auf diese Weise auch bei kurzen Fadenenden relativ einfach, zu einem gut sitzenden Knoten zu kommen. Mit dem Instrumentenknoten kann sowohl ein Weiberknoten als auch ein Schifferknoten und ein chirurgischer Knoten hergestellt werden. Für die *erste Knotenphase zur Herstellung eines chirurgischen Grundknotens* muß lediglich der Faden zweimal um die Instrumentenspitze geschlungen werden (Abb. 28). Anschließend faßt das Instrument das kurze Fadenende und zieht es durch die Schlinge hindurch. Der Grundknoten wird mit gekreuzten Händen zugezogen (Abb. 30). Jetzt wird in umgekehrter Richtung das lange (weiße) Fadenende erneut einmal oder zweimal um die Instrumentenspitze

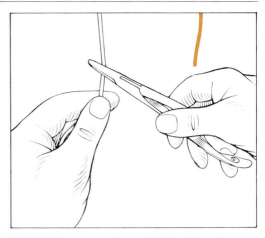

Abb. 27 Instrumentenknoten (I). Herstellung der ersten Schlinge. Die linke Hand hält das lange, weiße Fadenende. Die rechte Hand legt die Spitze des Nadelhalters von oben auf das weiße Fadenende

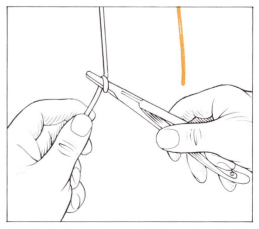

Abb. 28 Instrumentenknoten (II). Herstellung der Umschlingung. Die linke Hand wickelt das weiße Fadenende, von unten kommend, einmal, für den chirurgischen Knoten (erste Phase) zweimal um die Spitze des Nadelhalters

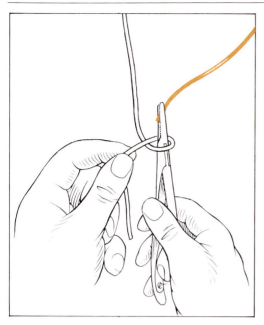

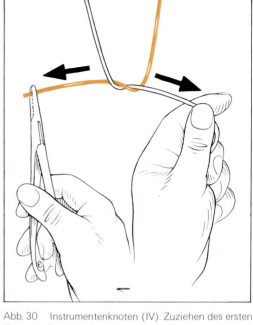

Abb. 29 Instrumentenknoten (III). Hindurchziehen des kurzen Fadenendes durch die Schlinge. Die rechte Hand stellt den Nadelhalter steil und nähert damit dessen Spitze dem kurzen braunen Fadenende. Der Nadelhalter faßt nun durch ein kurzes Öffnen des Instrumentes das braune Fadenende und zieht es durch die Schlinge des weißen Fadens hindurch

Abb. 30 Instrumentenknoten (IV). Zuziehen des ersten Knotens. Das Zuziehen des ersten Knotens erfolgt mit überkreuzten Händen: Die rechte Hand zieht mit dem Nadelhalter das braune Fadenende nach links, die linke Hand das weiße Fadenende nach rechts. Auf diese Weise entsteht ein einfach umschlungener Grundknoten. Ein entgegengesetztes Ziehen der Fadenenden würde zu einem überschlungenen Knoten führen (S. 422)

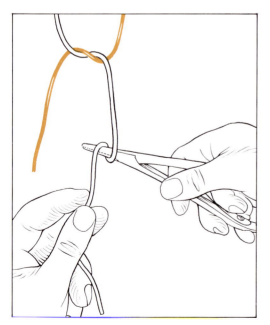

geschlungen (Abb. 31), das kurze Fadenende gefaßt (Abb. 32) und der Knoten zugezogen (Abb. 33).

Die Herstellung eines

chirurgischen Knotens

(Abb. 34–36) ist aus der Ausgangssituation in Form der ersten Phase des Schulknotens (Abb. 18–21) leicht zu verstehen. Sind die Fäden über Kreuz aufgenommen (Abb. 18) und ist das

Abb. 31 Instrumentenknoten (V). Herstellung der zweiten Schlinge. Nach dem Zuziehen des Grundknotens läßt der Nadelhalter das braune Fadenende los, während die linke Hand das lange, weiße Fadenende straff fixiert. Der weiße Faden wird nun auf die Spitze des Nadelhalters gelegt und von vorn einmal um diese herumgelegt. Würde der Nadelhalter wiederum wie bei der ersten Schlingenbildung von vorn auf das weiße Fadenende gelegt, so entstünde ein Weiberknoten!

Knotentechnik 429

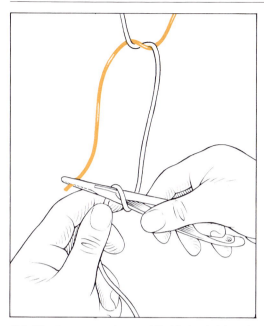

Abb. 32 Instrumentenknoten (VI). Hindurchziehen des braunen Fadenendes durch die zweite Schlinge. Die Spitze des Nadelhalters wendet sich jetzt wiederum dem kurzen, braunen Fadenende zu, faßt dieses und zieht es nach rechts durch die zweite Schlinge des weißen Fadens hindurch

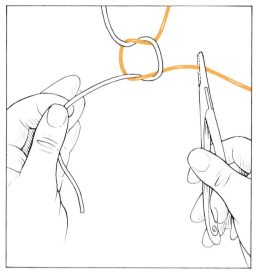

Abb. 33 Instrumentenknoten (VII). Zuziehen des zweiten Knotens zum Schifferknoten. Ist das kurze, schwarze Fadenende durch die zweite Schlinge des weißen Fadens hindurchgezogen, so wird der braune Faden mit dem Nadelhalter nach rechts, der weiße Faden mit der linken Hand nach links gezogen. Auf diese Weise schließt sich auch der zweite Knoten zum vollendeten Schifferknoten

weiße Fadenende über die Kreuzungsstelle der Fäden durch die entstandene Schlinge geführt (Abb. 21), so unterbleibt jetzt im Gegensatz zum Schulknoten das Zuziehen des Knotens. Es wird vielmehr der Daumen der linken Hand erneut oberhalb der Kreuzungsstelle der Fäden von hinten durch die Fadenschlinge geführt und ihm mit der rechten Hand das weiße Fadenende ein zweites Mal angereicht. Nach dem Durchführen wird das weiße Fadenende wiederum von der rechten Hand übernommen. Jetzt kann der entstandene, doppelt durchschlungene Knoten zugezogen werden. Zur Vollendung der Verknotung der Fadenenden kann ein zweiter chirurgischer Knoten, evtl. in entgegengesetzter Richtung, oder auch ein zweiter Knoten mit der Technik nach Schloffer hinzugefügt werden.

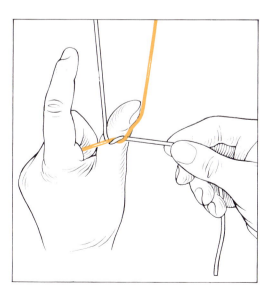

Abb. 34 Chirurgischer Knoten (I). Erneutes Hindurchführen des linken Daumens von hinten durch den Grundknoten. Nach Herstellung eines Grundknotens wird, ohne daß dieser zugezogen wird, durch eine Streckung der linken Hand der linke Daumen erneut von unten und hinten durch den Grundknoten hindurchgeführt. Er kommt damit über den geknüpften Grundknoten zu liegen

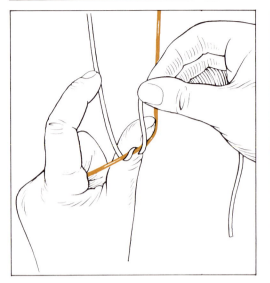 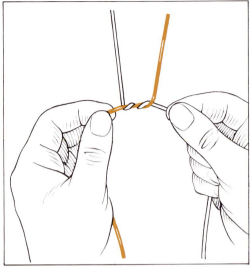

Abb. 35 Chirurgischer Knoten (II). Zweites Hindurchführen des weißen Fadens. Die rechte Hand legt jetzt erneut das weiße Fadenende auf den Daumen der linken Hand. Hier wird es mit dem linken Zeigefinger fixiert. Durch eine sich anschließende Beugung der linken Hand wird der weiße Faden ein zweites Mal durch den bestehenden Grundknoten hindurchgeführt, um danach sofort wieder von der rechten Hand übernommen zu werden

Abb. 36 Chirurgischer Knoten (III). Zuziehen des chirurgischen Knotens. Die linke Hand hat das braune Fadenende, die rechte Hand das weiße Fadenende ergriffen. Mit gleichmäßigem Zug wird der chirurgische Knoten zugezogen

Literatur

Boyle, D.L., J.A. Gius: Tie and suture training board. Surgery 63 (1968) 434

Brückner, W.L., H. Löweneck: Einfluß von unterschiedlichem Nahtmaterial auf die Wundheilung. Münch. med. Wschr. 121 (1979) 1255

Craig, P.H., J.A. Williams, K.W. Davis, A.D. Magoun, A.J. Levy, S. Bogdansky, J.P. Jones jr.: A biologic comparison of polyglactin 910 and polyglycolic acid synthetic absorbable sutures. Surgery 141 (1975) 1

Daume, E.: Erfahrungen mit einem synthetischen resorbierbaren Nahtmaterial (Polyglykolsäure) bei gynäkologischen und geburtshilflichen Operationen. Geburtsh. u. Frauenheilk. 32 (1972) 702

Frantzen, Ch., H.-W. Schlößer: Mikrochirurgie in der Gynäkologie. Bücherei des Frauenarztes, Bd. XV. Enke, Stuttgart 1984

Hahn, J.: Operationen und Instrumente, 2. Aufl. Urban & Schwarzenberg, München 1976

Hepp, H., P. Scheidel: Nahtmaterialien und Nahttechniken in der operativen Gynäkologie. Urban & Schwarzenberg, München 1985

Hirsch, H.A.: Vermeidung infektiöser Komplikationen. In Stark, G.: Die heutige Problematik der operativen Gynäkologie. Demeter, Gräfelfing 1978

Kaboth, B.: Lehrbuch der Instrumentenkunde für die Operationspraxis, 7. Aufl. De Gruyter, Berlin 1966

Knote, G., H. Bohmert: Prolene und Vicryl als synthetisches Nahtmaterial für die intrakutane Nahttechnik. Fortschr. Med. 96 (1978) 276

Litschgi, M., U. Stoll: Kann die postoperative Morbidität nach vaginalen Operationen durch Verwendung von verschiedenen Nahtmaterialien gesenkt werden? Geburtsh. u. Frauenheilk. 38 (1978) 191

Martius, J., E. Kastendieck, D. Kransfelder: Intraperitoneale Adhäsionsbildung und Gewebsreaktion bei mikrochirurgischem Nahtmaterial. Geburtsh. u. Frauenheilk. 44 (1984) 468

Nockemann, P.F.: Die chirurgische Naht, 3. Aufl. Thieme, Stuttgart 1980

Osterhage, H.R., B.R. Grün, G. Judmann, H.P. Wünsch: Experimenteller Vergleich von Maxon und Chromcatgut bei der Naht der Harnblase. Urologe 1988, 61

Rahman, M.S., S. Way: Polyglycolic acid surgical sutures in gynaecological surgery. J. Obstet. Gynaecol. Brit. Cwlth 79 (1972) 849

Sanz, L.E., J.A. Patterson, R. Kamath, G. Willet, S.W. Ahmed, A.B. Butterfield: Comparison of Maxon suture with Vicryl, chromic catgut and PDS sutures in fascial closure in rats. Obstet. and Gynecol. 71 (1988) 418

Instrumentenkunde

G. Martius

Instrumentelle Grundausstattung

Wie jedes operative Fach benötigt auch der gynäkologische Operateur für seine Tätigkeit eine fachspezifische instrumentelle Grundausstattung. Es ist bekannt, daß bereits diese von Klinik zu Klinik erhebliche Unterschiede aufweist. Dies ist auch der Grund dafür, daß es in einem vordergründig für die operative Ausbildung konzipierten Lehrbuch nur mit Einschränkungen gelingen kann, allgemeingültige Empfehlungen zu geben, obwohl es zumeist möglich ist, im operativen Alltag bei den ihn bestimmenden Standardoperationen mit wenigen typischen Instrumenten auszukommen. Es sind nicht die große Zahl und die Vielfalt der Instrumente, die den Operationserfolg bestimmen oder die gar als „Charakteristikum des guten Operateurs" gelten sollten! Es ist vielmehr daran zu denken, daß jedes *unnötige und damit vermeidbare instrumentelle Variieren* eher dazu angetan ist, der Operationsschwester das zügige Instrumentieren zu erschweren, wie es auch den jeweils notwendigen zeitsparenden Übergang zum nachfolgend notwendigen Operationsschritt vermeidbar verzögert.

Spekula, Wundhaken und Bauchdeckenspreizer

Den Spekula, Wundhaken und Bauchdeckenspreizern ist gemeinsam, daß sie der Einstellung bzw. Darstellung von Organen oder Körperhöhlen dienen, um diese dem Operateur sichtbar zu machen. Der Gynäkologe verbindet mit dem Begriff der Spekula zumeist Instrumente, die dem optischen und instrumentellen Zugänglichmachen der Vagina und der Portio dienen. Ihre Verwendung ist indessen auch in der Abdominalchirurgie unverzichtbar. Von der außerordentlich großen Anzahl entwickelter Spekula vermag der gynäkologische Operateur im allgemeinen mit den folgenden Modellen auszukommen (Abb. 1–7):

Für die **Darstellung von Vagina und Portio** werden nach wie vor am häufigsten die Grundmodelle in Form des

vorderen und des hinteren Scheidenspekulum nach Kristeller

(Abb. 1 und 2) bzw. entsprechende Variationen benutzt. Das *hintere Spekulum* (Abb. 1) ist rinnenförmig mit unterschiedlicher Länge und Breite des Scheidenteiles ausgebildet. Dabei ist zu beachten, daß ein zu langer Scheidenteil die Portio nach oben verdrängt und damit deren Zugänglichkeit unnötig erschwert (vgl. das kurze Blatt des Operationsspekulums nach Scherback, S. 435). Dementsprechend stehen auch *vordere Spekula* (Aesc. Nr.: EL 450-458) (Abb. 2) in unterschiedlicher Länge, Breite und auch in unterschiedlicher Biegung zur Verfügung. In Form des *Scheidenhalters nach Simon bzw. Martin* (Aesc. Nr.: EL 870, 872, 873) sind sie bereits dem *Leberhaken nach Mikulicz* für Eingriffe in der Tiefe der Bauchhöhle ähnlich (Abb. 3 und 4), womit die Verwendbarkeit der vorderen Spekula als gebogene Wundhaken in der Abdominalchirurgie deutlich wird. Dies gilt insbesondere auch für das

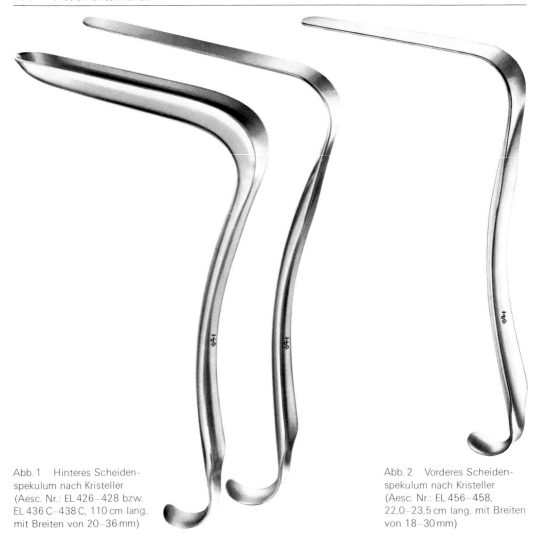

Abb. 1 Hinteres Scheidenspekulum nach Kristeller (Aesc. Nr.: EL 426–428 bzw. EL 436 C–438 C, 110 cm lang, mit Breiten von 20–36 mm)

Abb. 2 Vorderes Scheidenspekulum nach Kristeller (Aesc. Nr.: EL 456–458, 22,0–23,5 cm lang, mit Breiten von 18–30 mm)

Spekula, Wundhaken und Bauchdeckenspreizer

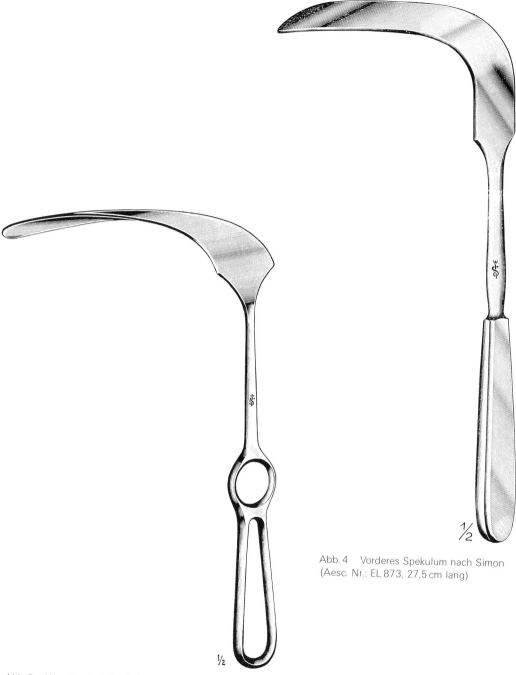

Abb. 3　Wund- oder Leberhaken nach Mikulicz
(Aesc. Nr.: BT 622, 120 × 50 mm; BT 623,
155 × 50 mm)

Abb. 4　Vorderes Spekulum nach Simon
(Aesc. Nr.: EL 873, 27,5 cm lang)

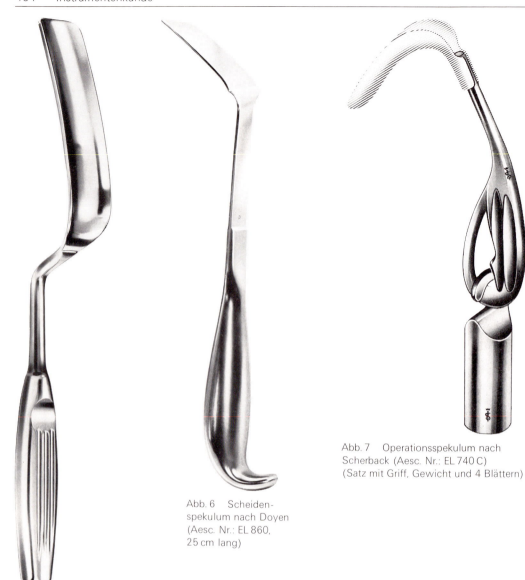

Abb. 5 Abgewinkeltes Scheidenspekulum, Wiener Modell nach Breisky (Aesc. Nr. EL 693, 130 × 20 mm, bis EL 698, 130 × 40 mm)

Abb. 6 Scheidenspekulum nach Doyen (Aesc. Nr.: EL 860, 25 cm lang)

Abb. 7 Operationsspekulum nach Scherback (Aesc. Nr.: EL 740 C) (Satz mit Griff, Gewicht und 4 Blättern)

abgewinkelte Scheidenspekulum nach Breisky

(Wiener Modell) (Abb. 5) (Aesc. Nr.: EL 693), dessen Bajonettform bei geschickter Anwendung sowohl beim vaginalen als auch beim abdominalen Operieren von großem Nutzen für die Erzeugung von Gewebsspannungen bei der Präparation ist. Ähnliches gilt für das

abgewinkelte Scheidenspekulum nach Doyen

(Abb. 6) (Aesc. Nr.: EL 860), das wegen der Kürze des Blattes in oberflächlichen Wundgebieten besser zu handhaben ist und so hier Vorteile gegenüber dem Breisky-Modell aufweist. – Unverzichtbar ist für vaginale Eingriffe das

Operationsspekulum nach Scherback

(Abb. 7) (Aesc. Nr.: EL 740 C). Es besteht aus einem Satz auswechselbarer Blätter unterschiedlicher Breite und Tiefe, einem Griff und einem Gewicht. Bei der Auswahl des Blattes ist darauf zu achten, daß ein zu tiefes Blatt die Portio nicht nach kranial drängt und so deren Zugänglichkeit erschwert!

Wundhaken finden beim abdominalen wie beim vaginalen gynäkologischen Operieren eine vielfältige Verwendung. Eine sorgfältige Anpassung an die gegebenen Verhältnisse erhöht ihren Wert. Die

Trachealhäkchen

(Abb. 8) (Aesc. Nr.: BT 121 und 122) dienen als spitze, ein- oder zweizinkige Wundhaken dem Spreizen kleiner Wunden, aber auch dem Anspannen der Wundränder zur Erleichterung des Wundverschlusses, wenn sie, z. B. beim suprasymphysären Bauchdeckenquerschnitt, zur Herstellung einer Längsspannung der Wunde in die seitlichen Wundwinkel eingesetzt werden. – Zur Gefäß- und Ureterelevation sind

stumpfe Wundhäkchen

(Abb. 9–10) geeignet, und zwar das stumpfe, ein- oder zweizinkige Trachealhäkchen (Aesc. Nr.: BT 126 und 127) wie auch der blattförmig ausgestaltete Wund- oder Venenhaken nach Cushing-Kocher. – Die breiteren und tieferen

Wundhaken nach Mikulicz bzw. Simon

(Abb. 3 und 4) zur Darstellung tieferer abdominaler Wundgebiete wurden bereits bei den Scheidenspekula erwähnt.

Bauchdeckenspreizer haben die Aufgabe der Wunddarstellung in der Abdominalchirurgie

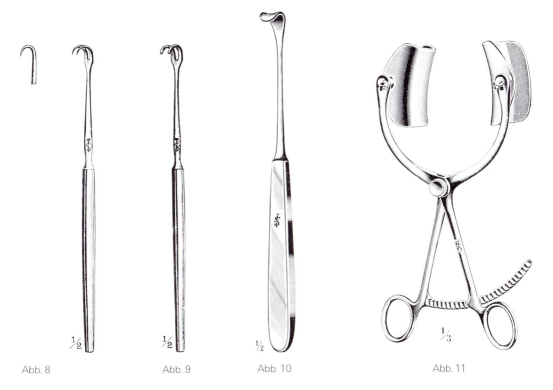

Abb. 8   Ein- bzw. zweizinkiges Trachealhäkchen (scharf) (Aesc. Nr.: BT 121 und 122)
Abb. 9   Zweizinkiges Trachealhäkchen (stumpf) (Aesc. Nr.: BT 127)
Abb. 10   Wund- oder Venenhaken nach Cushing-Kocher (Aesc. Nr.: BT 190)
Abb. 11   Bauchdeckenhalter nach Collin (Aesc. Nr.: BV 530)

durch das Auseinanderhalten der Laparotomiewunde. Sie sollten insbesondere bei der häufigsten gynäkologischen Laparotomieform, dem suprasymphysären Querschnitt, eher klein gewählt werden, da sie eine bessere Darstellung des Operationsgebietes garantieren und zugleich die Bauchdecken besser vor Druckschädigungen, die die Wundheilung beeinträchtigen, schützen als unnötig breite und tiefe Blätter. Nicht zuletzt ist die Wahl kleinerer Blätter mit der Prophylaxe von *Druckschädigungen des N. femoralis* gleichzusetzen (BAY, BUCHTHAL, HOPF, KRONE) (S. 116). Diesen Forderungen entspricht weitgehend der

Bauchdeckenhalter nach Collin

(Abb. 11) (Aesc. Nr.: BV 330) in Form eines zweiarmigen, mit je einem Blatt bewehrten Spreizers. Mit ihm ist beim Unterbauchquerschnitt so gut wie immer auszukommen. – Bei einem ausgedehnten Unterbauchlängsschnitt kann für größere Eingriffe von einem

Bauchdeckenrahmen

Gebrauch gemacht werden. Es stehen als Modelle der viereckige Bauchdeckenhalter nach Kirschner (Aesc. Nr.: BV 662) oder auch der runde Rahmen nach Semm (Abb. 12) (Aesc. Nr.: BV 654) zur Verfügung. – Für ein kurzfristiges Auseinanderhalten der Bauchdecken werden die

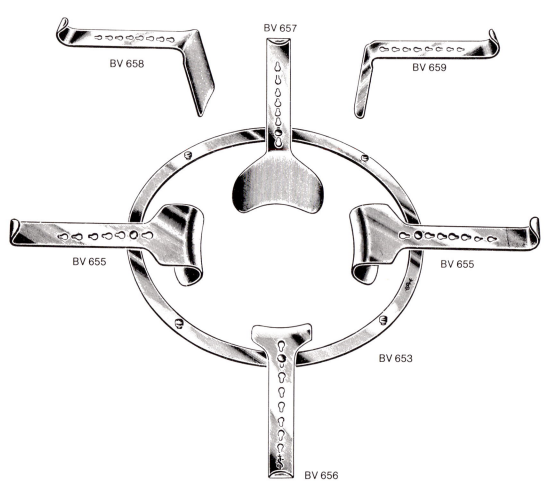

Abb. 12 Bauchdeckenrahmen nach Semm (Aesc. Nr.: 654 mit leicht ovalem Rahmen mit einem Durchmesser von 275 × 250 mm und 6 Blättern)

Wundhaken nach Fritsch

(Abb. 13) (Aesc. Nr.: BT 655-659) eingesetzt und vom 2. Assistenten gehalten. Sie bedeuten durch die wechselnde Druckeinwirkung eine stärkere Schonung der Wundflächen im Bereich der Bauchdecken.

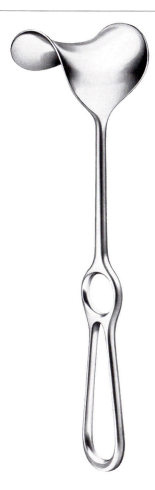

Abb. 13   Wundhaken nach Fritsch (Aesc. Nr.: BT 655–659)

Nadelhalter

Die Wahl des Nadelhalters wird in der gynäkologischen Chirurgie, abgesehen von einigen Spezialnähten, oftmals mehr durch die Gewöhnung des Operateurs an ein bestimmtes Instrument als durch operationstechnische Überlegungen bestimmt. Sie ist damit vordergründig von der operativen Schule abhängig. So entsprechen sich die

Nadelhalter nach Hegar, Zweifel und Mathieu

(Abb. 14–16) auch weitgehend in der klinischen Verwendung. Der Nadelhalter nach Hegar (Aesc. Nr.: BM 77 und 78) steht als kräftiges Modell in den Längen von 20 und 24 cm zur Verfügung; er ist klemmenartig gestaltet. Die Nadelhalter nach Zweifel und Mathieu (Aesc. Nr.: BM 170 und 171 bzw. BM 142, 144, 146) verfügen demgegenüber über einen federnden Verschluß, der mit dem kleinen Finger der das Instrument führenden Hand bzw. durch Zusammendrücken der Handgriffe geöffnet wird.

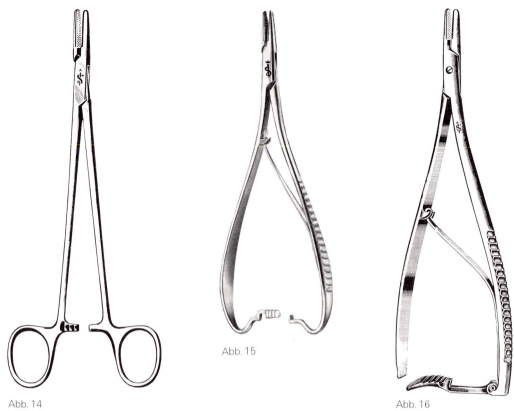

Abb. 14
Abb. 15
Abb. 16

Abb. 14 Nadelhalter nach Hegar (Aesc. Nr.: BM 77, 20 cm lang; BM 78, 24 cm lang)
Abb. 15 Nadelhalter nach Zweifel (Aesc. Nr.: BM 170, 20 cm lang; BM 171, 23 cm lang)
Abb. 16 Nadelhalter nach Mathieu (Aesc. Nr.: BM 142, 14 cm lang; BM 144, 17 cm lang; BM 146, 20 cm lang)

Pinzetten

Pinzetten stehen in sehr unterschiedlicher Länge und Stärke zur Verfügung. Wichtiger ist die *Ausbildung der Spitze*, die zu folgender Unterscheidung führt:

– anatomische Pinzetten,
– chirurgische Pinzetten.

Von den zur gewebeschonenden Präparation, z. B. im Bereich des Darmes, der Tuben oder des Ureters, zu verwendenden

anatomischen Pinzetten

(Abb. 17) bewährt sich nach wie vor die nicht traumatisierende *Pinzette Standard* (Aesc. Nr.: BD 43–53) mit einer Länge von 11,5–30 cm bzw. das *Modell Cushing* (Aesc. Nr.: BD 160) mit einer Länge von 18 cm. Zur Herstellung von Gewebsspannungen während der Präparation sind indessen

Haken- oder chirurgische Pinzetten

(Abb. 18) besser geeignet, da sie das anzuspannende Gewebe wirkungsvoller fassen. Das *Modell Standard* (Aesc. Nr.: BD 552–563) steht in den Längen 10,5–30 cm zur Verfügung. Die von einigen Operateuren für Präparationen in der Tiefe bevorzugten *gebogenen chirurgischen Pinzetten* (Abb. 19 und 20) werden u.a. in den Modellen Gerald (Aesc. Nr.: BD 663, 18 cm lang) und Brophy (Aesc. Nr.: BD 678, 20 cm lang) angeboten.

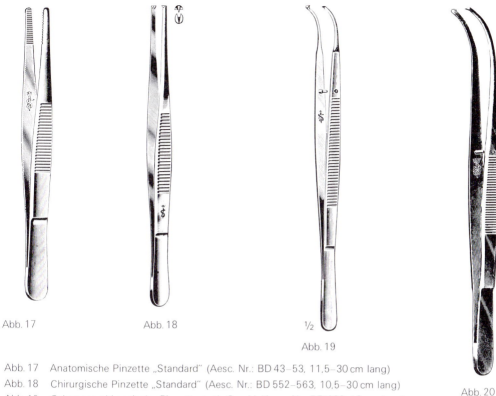

Abb. 17 Anatomische Pinzette „Standard" (Aesc. Nr.: BD 43–53, 11,5–30 cm lang)
Abb. 18 Chirurgische Pinzette „Standard" (Aesc. Nr.: BD 552–563, 10,5–30 cm lang)
Abb. 19 Gebogene chirurgische Pinzette nach Gerald (Aesc. Nr.: BD 663, 18 cm lang)
Abb. 20 Gebogene chirurgische Pinzette nach Brophy (Aesc. Nr.: BD 678, 20 cm lang)

Klemmen, Organfaßzangen, Tupferzangen, Biopsiezangen

Ähnlich wie bei den Pinzetten entscheidet bei den Klemmen neben der Länge und Stärke des Instrumentes die Ausbildung der Spitze über die Verwendung der in großer Vielfalt angebotenen Instrumente. So sind auch hier zunächst zu differenzieren:

– anatomische Klemmen (Péan-Klemmen),
– chirurgische Klemmen (Kocher-Klemmen).

Ihre vordergründige Verwendung besteht zunächst in dem Fassen von Gefäßen vor deren Durchtrennung, aber auch von blutenden Gefäßen vor der Ligatur. Als Regel gilt, daß die Klemmen in Anpassung an die jeweilige Situation so fein wie möglich gewählt und mit ihnen so wenig wie möglich Gewebe gefaßt werden soll, um die Gewebstraumatisierung in Grenzen zu halten. Dementsprechend stehen

Gefäß- bzw. Arterienklemmen

als anatomische (Péan-)Klemmen oder als chirurgische (Kocher-)Klemmen in unterschiedlicher Größe zur Verfügung. Für den gynäkologischen Operateur sind, abgesehen von dem mikrochirurgischen Instrumentarium (S. 449), die folgenden Modelle als ausreichend anzusehen:

– *Moskitoklemmen* (Abb. 21): feine anatomische oder chirurgische Klemmen, z.B. in Form der Halsted-Moskito-Klemme mit einer Länge von 12,5 cm (Aesc. Nr.: BH 110 ge-

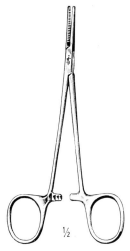

Abb. 21 Anatomische feine Halsted-Moskitoklemme (Aesc. Nr.: BH 110, 12,5 cm; gebogene BH 111; chirurgische BH 120 und BH 121, 12,5 cm lang)

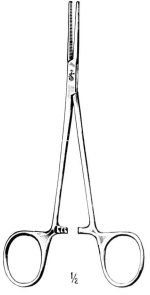

Abb. 22 Mittelfeine anatomische Klemme nach Leriche (Aesc. Nr.: BH 160, gerade; chirurgisch BH 170, 15 cm lang)

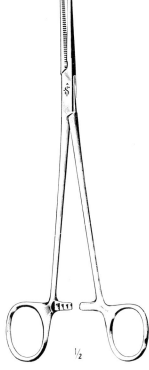

Abb. 23 Mittellange mittelfeine anatomische Klemme nach Heiss (Aesc. Nr.: BH 206, gerade; chirurgisch BH 216–217, 20 cm lang)

bogen, BH 111 anatomisch; BH 120 gerade bzw. BH 121 gebogen chirurgisch).

Mittelfeine Gefäßklemmen (Abb. 22 und 23): Als bevorzugt verwendete Modelle sind hier das von Leriche (Abb. 22) mit einer Länge von 15 cm (Aesc. Nr.: BH 160 und 161, gerade bzw. gebogen, 15 cm lang, anatomisch; BH 170–171, gerade oder gebogen, chirurgisch) bzw. die mittellange, mittelfeine Arterienklemme nach Heiss mit einer Länge von 20 cm (Aesc. Nr.: BH 206–209, gerade bzw. gebogen, anatomisch; BH 216–217, gerade oder gebogen, chirurgisch), aber auch die feine Arterienklemme nach Bengolea (Aesc. Nr.: BH 228 und 239, gerade oder gebogen, anatomisch, BH 238 und 239, gerade oder gebogen, chirurgisch) zu erwähnen.

– *Standardklemmen* (Abb. 24 und 25): Es gibt sie in unterschiedlichen Längen anatomisch und chirurgisch: als kurze anatomische Standardklemme nach Péan, auch nur als *Péan-Klemme* bezeichnet, mit einer Länge von 13 cm (Abb. 24) (Aesc. Nr.: BH 422 und 424, gerade; BH 425, gebogen); als kurze chirurgische Klemme nach Kocher, auch als *Kocher-Klemme* bezeichnet, mit gleicher Länge (Aesc. Nr.: BH 612, gerade; BH 615, gebogen, 14 cm lang) (Abb. 25). *Lange Gefäßklemmen* mit Längen von 24–28 cm zur Verwendung in größeren Tiefen werden vereinfacht auch als *lange Péan-Klemmen* bzw. *lange Kocher-Klemmen* bezeichnet. Es sind bevorzugt die anatomische Klemme nach Rochester-Péan (Aesc. Nr.: BH 450, gerade; BH 451, gebogen), die chirurgische Klemme nach Kocher-Ochsner (Aesc. Nr.: BH 650, gerade; BH 651 gebogen, 24 cm lang) in Gebrauch. Mit besonders langen Branchen ausgestattet ist die anatomische Péan-Klemme (Aesc. Nr.: BH 470, 471 und 474, gerade; BH 471, 473 und

Klemmen, Organfaßzangen, Tupferzangen, Biopsiezangen

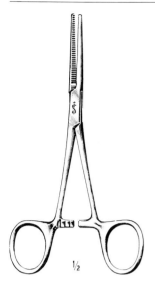

Abb. 24 Kurze anatomische Standardklemme nach Péan (Aesc. Nr.: BH 422, 13 cm lang)

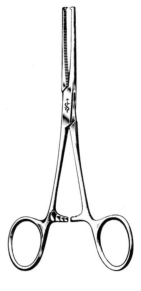

Abb. 25 Kurze chirurgische Standardklemme nach Kocher (Aesc. Nr.: BH 612, 13 cm lang)

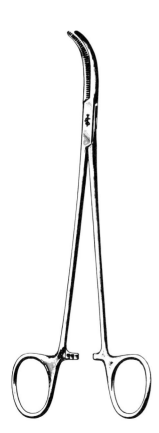

Abb. 26 Gebogene Präparier- und Ligaturklemme nach Overholt-Geissendoerfer (Aesc. Nr.: BJ 20–26, 19 bis 22,5 cm lang mit unterschiedlicher Krümmung)

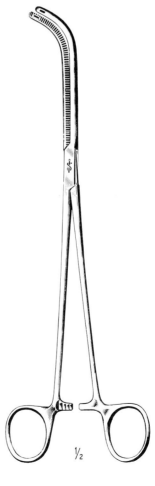

Abb. 27 Gebogene Präparier- und Ligaturklemme nach Finochietto (Aesc. Nr.: BJ 52, 24 cm lang)

475, gebogen, 24–28 cm lang). Die lange chirurgische Klemme nach Kocher-Ochsner (Aesc. Nr.: BH 646, 648, 650, 20–24 cm lang) findet auch als *Tupferzange*, die gebogene chirurgische Kocher-Ochsner-Klemme (Aesc. Nr.: BH 647 und BH 649, 20–22,5 cm lang) auch als *Parametriumklemme* besonders beim vaginalen Operieren Verwendung. –

Es sei hier nochmals darauf verwiesen, daß bei den gynäkologischen Standardoperationen zumeist mit den angegebenen Klemmenmodellen auszukommen ist, daß bei der Vielfalt der entwickelten Modelle aber oftmals erhebliche, für den Operationserfolg indessen unbedeutende klinikspezifische Unterschiede gegeben sind.

In zunehmendem Maße wird vom gynäkologischen Operateur – aus der Chirurgie übernommen – von der

gebogenen Ligaturklemme

(Abb. 26–27) Gebrauch gemacht, z. B. in Form der *Overholt-Geissendoerfer-Klemme* (Aesc. Nr.: BJ 20–26) (Abb. 26). Mit ihr läßt sich sowohl technisch einfach ein Gefäßbündel unterfahren, durch Spreizen des Instrumentes isolieren und durch Fassen eines Fadens und Zurückziehen des Instrumentes ligieren als auch ein blutendes Gefäß in der Tiefe fassen. Damit hat diese Klemme die Deschamps-Nadel weitgehend ersetzt. Ein weiteres Anwendungsgebiet schafft sich der Operateur durch den Gebrauch der *perforierten Ligaturklemme nach Finochietto* (Aesc. Nr.: BJ 52) (Abb. 27). Mit einem Faden bewehrt, vermag er wiederum bevorzugt in der Tiefe ein bereits blutendes Gefäß dadurch relativ einfach zu unterbinden, indem er dieses mit einer Kocher- oder Overholt-Klemme faßt und mit der halb geöffneten Finochietto-Klemme eine Fadenschlinge über die Spitze der liegenden Gefäßklemme führt (S. 419). Dieses Vorgehen für Ligaturen in der Tiefe ist der gebrauchsfertigen *Ligaturschlinge Ethibinder* vergleichbar, jedoch kostengünstiger.

Die zum gynäkologischen Operieren angebotenen

Organ- bzw. Hakenzangen

(Abb. 28–34) sind entsprechend der für sie gültigen Indikationen vielfältig. Zur Elevation des Uterus werden je nach Größe des Organes und

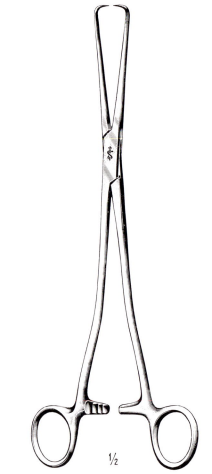

Abb. 28   Einzinkige Kugelzange nach Schröder (Aesc. Nr.: EO 110, 25 cm lang)

je nach der Weite des Zuganges eine einzinkige *Kugelzange nach Schröder* (Aesc. Nr.: EO 110) (Abb. 28), die zweizinkige *Hakenzange nach Museux* (Aesc. Nr.: OM 602) (Abb. 29) oder bei stärkeren myomatösen Veränderungen auch die vierzinkige *Hakenzange nach Aesculap-Pratt* (Aesc. Nr.: EO 165) (Abb. 30) genutzt. Von den in der Chirurgie verwendeten sog. Darmfaßzangen haben sich besonders die *Ureterfaßzange nach Babcock* (Aesc. Nr.: EA 31–32) (Abb. 31) und die gefensterte *Dreiecksklemme nach Collin* (Aesc. Nr.: EA 40) zum Anspannen von Gewebszügen in der Tiefe, aber auch zur Lymphonodektomie, die in der Form gleiche, aber größere *Dreiecksklemme nach Duval-Collin* (Aesc. Nr.: EA 41/42) (Abb. 32) zum Fassen und

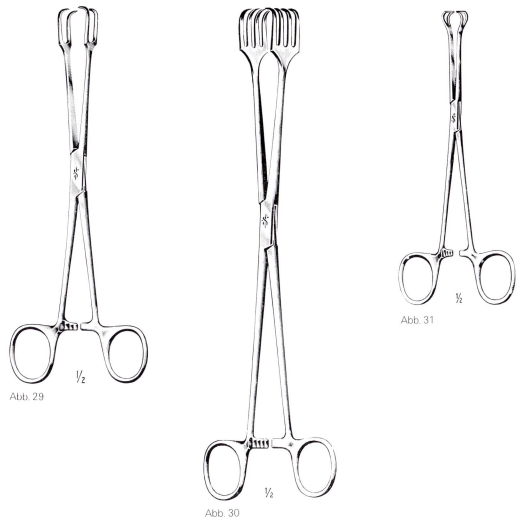

Abb. 29   Zweizinkige Hakenzange nach Museux (Aesc. Nr.: OM 602, 19 cm lang)
Abb. 30   Vierzinkige Hakenzange nach Aesculap-Pratt (Aesc. Nr.: EO 165, 26 cm lang)
Abb. 31   Ureterfaßzange nach Babcock (Aesc. Nr.: EA 31–32; 17 bzw. 21,5 cm lang)

Anheben der Adnexe bzw. von Ovarialzysten bewährt. Eine breitere Grifffläche besitzt die an der Spitze rund ausgebildete Organfaßzange in Form der *Polypen- und Ovarialfaßzange nach Heywood-Smith* (Aesc. Nr.: EO 310) (Abb. 33). – Von den Hakenzangen ist schließlich hier die *Hakenzange nach Museux* (Abb. 34) (Aesc. Nr.: EO 220–222) zu nennen. Sie ist wegen ihres festen Sitzes im Gewebe besonders für die Myomenukleation, aber auch für das Morcellement bei der vaginalen oder abdominalen Uterusexstirpation geeignet.

Eine wertvolle Ergänzung des Instrumentariums für die vaginale Hysterektomie bzw. die Deszensusoperation bedeutet die

T-Klemme nach Collin

(Abb. 35) (Aesc. Nr.: B-17792). Mit ihr lassen sich die Vaginalwundränder nach Kolpotomie breitflächig fassen und so eine Gewebsspannung auf breiter Strecke herstellen, die die Präparationen im Bereich des Septum vesicovaginale und im Septum rectovaginale wesentlich erleichtert.

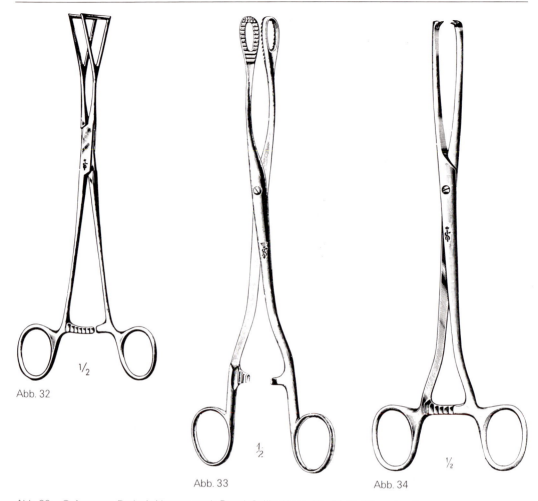

Abb. 32 Gefensterte Dreiecksklemme nach Duval-Collin (Aesc. Nr.: EA 41, 20 cm lang)
Abb. 33 Tupfer- oder Ovarialzange nach Heywood-Smith (Aesc. Nr.: EO 310, 25 cm lang)
Abb. 34 Hakenzange nach Museux (Aesc. Nr.: EO 221, 24 cm lang)

Die Ligatur der Ligg.cardinalia und damit der Uterinagefäße bei der abdominalen wie bei der vaginalen Uterusexstirpation erfolgt, sofern nicht von der primären Umstechung Gebrauch gemacht wird, auf dem Wege über das Fassen dieser Bandverbindungen mit

Hysterektomie- oder Parametrienklemmen

(Abb. 36). Bewährte Instrumente sind das *Wiener Modell* (Aesc. Nr.: BJ 525–527, 18,5–25 cm lang) und die *Parametriumklemme nach Wertheim* (Aesc. Nr.: BJ 576, 26 cm lang) (Abb. 36). Hysterektomieklemmen mit einer Spezialzahnung, die einen festeren Sitz und dennoch eine stärkere Gewebsschonung garantieren, werden unter der Bezeichnung *Atraumata* angeboten (z. B. von der Fa. Ethicon, Modell Heaney, Aesc. Nr.: BJ 531, gebogen, 22 cm lang).

Die Aufgabe der

Vaginal- oder Wertheim-Klemmen

(Abb. 37) ist es, die Vagina bei der erweiterten abdominalen Hysterektomie im Bereich der mit zu entfernenden Vaginalmanschette zu verschließen. Geeignet sind hierfür die *Vaginalklemme nach Wertheim-Cullen* (Aesc. Nr.: BJ

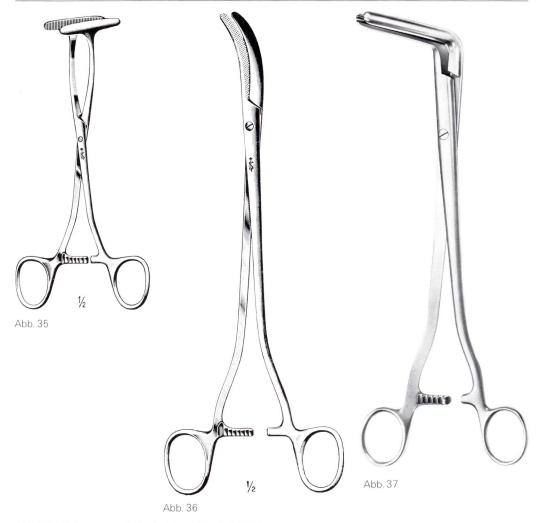

Abb. 35   T-Klemme nach Collin (Aesc. Nr.: B-17792)
Abb. 36   Parametriumklemme nach Wertheim (Aesc. Nr.: BJ 576, 26 cm lang)
Abb. 37   Wertheim-Klemme (Aesc. Nr.: BJ 581, 24 cm lang, Modell „Atraumata", rechtwinklig gebogen)

579) wie auch die *Wertheim-Klemme Atraumata* (Aesc. Nr.: BJ 581, 24 cm lang) (Abb. 37).

Zur Darstellung des Peritonealwundrandes vor Beginn des Bauchdeckenverschlusses, aber auch für die Lösung von Adhäsionen im Bereich des parietalen Peritoneum wird dieses mit

Peritonealklemmen

(Abb. 38) gefaßt und angehoben. Bewährt hat sich hierfür die an der Spitze gebogene *Peritonealklemme nach Mikulicz* (Aesc. Nr.: BJ 313, 20 cm lang). Als Ersatz ist jede mittellange chirurgische Klemme wie z.B. die gebogene *Kocher-Ochsner-Klemme* (Aesc. Nr.: BH 647, 20 cm lang) geeignet.

Als mögliche

Tupferzange

wurde bereits die lange chirurgische Kocher-Ochsner-Klemme (Aesc. Nr.: BH 648, 22,5 cm lang, bzw. BH 650, 24 cm lang) genannt. Ebenso gern wird die gerade oder gebogene *Kornzange nach Maier* (Aesc. Nr.: BF 58) (Abb. 39) oder auch die *Tupferzange nach Heywood-Smith*

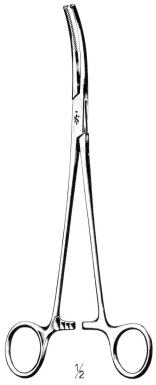

Abb. 38 Peritonealklemme nach Mikulicz (Aesc. Nr.: BJ 313, 20 cm lang)

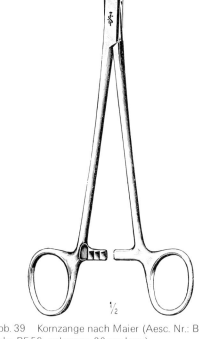

Abb. 39 Kornzange nach Maier (Aesc. Nr.: BF 58, gerade; BF 59, gebogen, 26 cm lang)

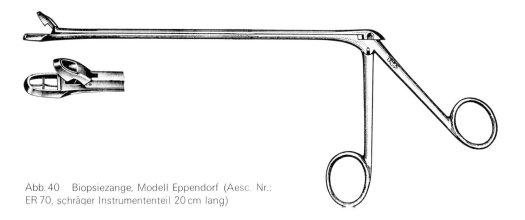

Abb. 40 Biopsiezange, Modell Eppendorf (Aesc. Nr.: ER 70, schräger Instrumententeil 20 cm lang)

Klemmen, Organfaßzangen, Tupferzangen, Biopsiezangen   447

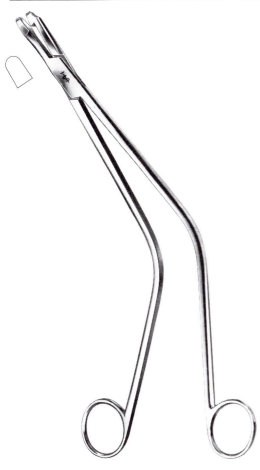

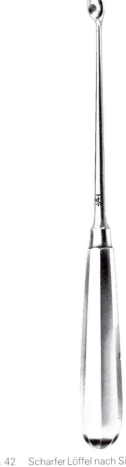

Abb. 41 Biopsiezange nach Schubert (Aesc. Nr.: ER 58, 26 cm lang)

Abb. 42 Scharfer Löffel nach Simon (Aesc. Nr.: ER 101–106, bis maximal 24 cm lang)

(Aesc. Nr.: EO 310) (Abb. 33) benutzt. Letztere kann zugleich als Organfaßzange Verwendung finden (s. o.).

Für die punktuelle Entnahme von Gewebe, z. B. von der Portiooberfläche, stehen sog.

Biopsiezangen und scharfe Löffel

(Abb. 40–42) zur Verfügung. Bewährt haben sich das abgewinkelte *Modell Eppendorf* (Aesc. Nr.: ER 70) (Abb. 40), aber auch die etwas kräftigere und geringer gewinkelte *Biopsiezange nach Schubert* (Aesc. Nr.: ER 58, 61 bzw. 62) (Abb. 41) und der *scharfe Löffel nach Schröder bzw. Simon* (Aesc. Nr.: ER 111–116 bzw. ER 101–106) (Abb. 42).

Die

chirurgischen Scheren

(Abb. 43–45) haben während des Operierens sehr unterschiedliche Funktionen zu erfüllen. Bei der Wahl des Instrumentes sollte dies – und zwar mehr, als dies oftmals geschieht – Berücksichtigung finden. Die *Cooper-Schere* (Aesc. Nr.: BC 416) (Abb. 43), eine kurze, kräftige, gebogene Schere mit zwei an den Spitzen abgerundeten Branchen, wird für die Präparation im Bereich der Bauchdecken, zur Resektion der

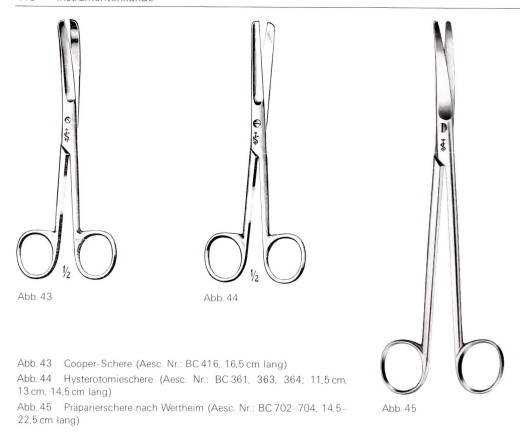

Abb. 43 Cooper-Schere (Aesc. Nr.: BC 416, 16,5 cm lang)

Abb. 44 Hysterotomieschere (Aesc. Nr.: BC 361, 363, 364; 11,5 cm, 13 cm, 14,5 cm lang)

Abb. 45 Präparierschere nach Wertheim (Aesc. Nr.: BC 702–704, 14,5–22,5 cm lang)

Scheidenwände, aber auch als Fadenschere genutzt. – Die *Hysterotomieschere* (Aesc. Nr.: BC 361–364, 11,5, 13 und 14,5 cm lang) (Abb. 44) ist für die Spaltung der derben vorderen Zervixwand bei der Hysterotomia vaginalis geeignet. – Die *Präparierscheren* (Abb. 45) sind zartere Scheren mit gebogenen, an der Spitze abgestumpften Branchen. Für unterschiedliche Tiefen müssen mehrere Scheren unterschiedlicher Länge zur Verfügung stehen. Gebräuchlich ist z. B. die *Wertheim-Schere* (Aesc. Nr.: BC 702–704, 14,5–22,5 cm lang) (Abb. 45). – Die *Uterusschere nach Sims* (Aesc. Nr.: BC 743, 23 cm lang) besitzt kurze, kräftige und gebogene Branchen. Sie kann bei der abdominalen Hysterektomie für das Umschneiden der Scheidengewölbe nach deren Inzision mit dem Skalpell empfohlen werden; es ist indessen hierzu auch die Cooper-Schere (s. o.) ausreichend.

Mikrochirurgisches Instrumentarium

Für das mikrochirurgische Operieren gilt auch, daß ein Auskommen mit relativ wenig Spezialinstrumenten bei gleichen operativen Ergebnissen möglich ist (FRANTZEN u. SCHLÖSSER). Die notwendige Vergrößerung des Operationsgebietes wird mit einer *Lupenbrille*, eine höhere Auflösung, wie diese z. B. bei der Herstellung einer Tubenanastomose notwendig ist, mit einem *Operationsmikroskop* erreicht. Lupenbrille und Mikroskop werden inzwischen von mehreren Firmen angeboten.

Tabelle 1 Mikrochirurgisches Instrumentarium mit Nahtmaterialien*

1. **Vergrößerungshilfen**
   - Lupenbrille
   - Operationsmikroskop
2. **Saug- und Spülgerät**
   - z.B. Aqua-Purator nach Semm
3. **Koagulationsgeräte zur Hämostase**
   - bipolare Mikrokoagulationspinzette (2 Größen)
   - unipolare Koagulationsnadel
   - evtl. CO_2-Laser
4. **Operationsinstrumente**
   - Mikroschere
   - Mikropinzetten bzw. feine Pinzetten
   - Mikronadelhalter
   - Moskitoklemmen
   - atraumatische Tubenfaßzange und -pinzetten
   - atraumatische Uterusklemme
   - Sonden bzw. Plastikstäbe (spitz und stumpf)
5. **Weiteres operatives Zubehör**
   - Knopfkanüle (gebogen) für retrograde Pertubation
   - Splint (Durchmesser: 0,45 mm)
   - Silasticfolie
   - Injektionsspritze, Kanülen und Methylenblau für transfundale Chromopertubation
6. **Mikrochirurgisches Nahtmaterial**
   - resorbierbar: Polyglykolsäure bzw. Polyglactin 910 (z.B. Vicryl, Fa. Ethicon; Dexon, Fa. Braun)
   - nichtresorbierbar: Polyamidfäden (z.B. Ethilon, Fa. Ethicon; Nylon, Fa. Dr. Hammer-Howmedica)
   - Fadenstärke: 6-0 bis 8-0 (metr. 1 bis 0,5)

* Zu beziehen, z.T. als komplette Mikroinstrumentensätze: Fa. Aesculap, Fa. Martin, Fa. Spingler & Tritt, Fa. Zeppelin.

Zum Instrumentarium gehören als Mindestausstattung mikrochirurgische *Pinzetten*, eine *Mikroschere* und ein mikrochirurgischer *Nadelhalter*, letzterer am besten ohne Arretierung, aber mit leicht gebogener Spitze. Hierdurch wird das Fassen und Führen der Mikronadeln erleichtert. Zusätzlich haben sich für Eingriffe an den Tuben *Glas-* oder *Plastikstäbe* bewährt, mit denen z.B. Adhäsionen unterfahren und angehoben oder auch Organanteile dargestellt werden können. Einzelheiten sind in dem Kapitel KASTENDIECK, Mikrochirurgie, enthalten (S. 243ff.). Inzwischen können komplette *Mikroinstrumentensätze*, z.B. von der Fa. Aesculap (Aesc. Nr.: FD 450-458) oder der Fa. Martin, Tuttlingen, bezogen werden (Tab. 1).

Instrumente für die Abrasio

Für die diagnostische bzw. therapeutische Kürettage sind die folgenden Instrumente erforderlich: Spekula für die Einstellung der Portio (S. 432) einschließlich des abgewinkelten (seitlichen) Spekulum nach Doyen (S. 434), ein Operationsspekulum nach Scherback (S. 435), Kugelzangen zum Fassen der Portio (S. 442), eine Uterussonde, Uterusdilatatoren in Form von Hegar-Stiften und Küretten. Zur Entleerung des Uterus bei weit geöffnetem Zervikalkanal durch Entfernung bereits (digital!) gelöster Gewebsanteile wie z.B. beim Spätabort wird die Winter-Abortzange herangezogen. Die Instrumente sind, soweit sie nicht bereits Erwähnung fanden, in den Abb. 46-49 dargestellt.

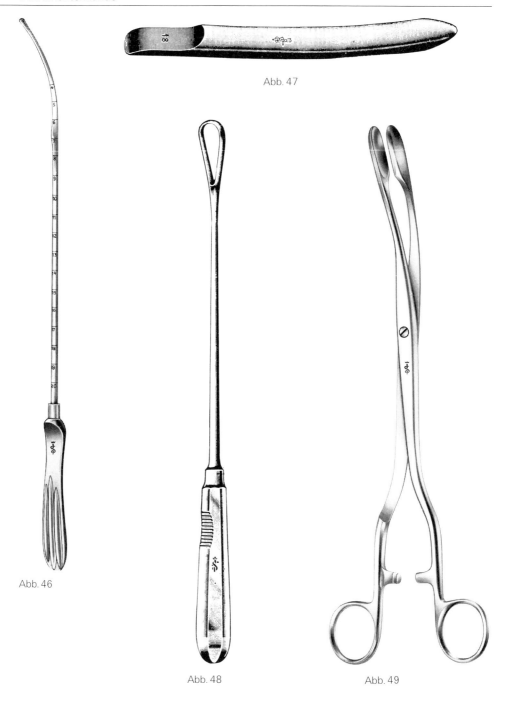

Abb. 46
Abb. 47
Abb. 48
Abb. 49

Abb. 46   Uterussonde (Hysterometer) nach Martin (Aesc. Nr.: EO 15, gebogen, mit cm-Einteilung)
Abb. 47   Hegar-Stifte (Uterusdilatatoren) (Aesc. Nr.: EM 101–147, 18,5 cm lang, mit stark konischer Spitze)
Abb. 48   Uteruskürette nach Recamier (Aesc. Nr.: ER 219–226, scharf; ER 320–326, stumpf)
Abb. 49   Abortzange nach Winter (Aesc. Nr.: ET 315 und 316, gebogen, 28 cm lang; ET 312, S-förmig gebogen, 27 cm lang)

Literatur

Aesculap-Hauptkatalog. Aesculap-Werke, Tuttlingen

Hahn, J.: Operationen und Instrumente, 2. Aufl. Urban & Schwarzenberg, München 1976

Kaboth, B.: Lehrbuch der Instrumentenkunde für die Operationspraxis. 7. Aufl. De Gruyter, Berlin 1966

Sachverzeichnis

A

Abdominalgravidität 233
Ablatio mammae 93
Abort 26
Abortzange nach Winter 450
Abradul 28 f.
Abrasio 19
– Abort 26
– ambulante 27 f.
– Anästhesie 20
– Fehler 29
– fraktionierte 26
– Instrumente 449
– Interruptio 26
– Kavumaustastung 26
– Korpus 24
– Methoden 21
– narbiger Muttermund 22
– Strichabrasio 29
– vor Hysterektomie 19
Abstopfen, Darm 116
Abszeß, anorektaler 392 f., 400
Adhäsiolyse, Darm 268
– mikrochirurgische 246
Adhäsionsprophylaxe 117, 256
– Laparotomie 117
– Sterilität 256
Adnexe, Absetzen vom Uterus 170
Adnexentzündung 219
– Laparoskopie 219
Adnexexstirpation 210
– abdominale Hysterektomie 189
– Extrauteringravidität 227
– Ovarialzyste 210
– vaginale Hysterektomie 345
Adnexligatur 342
Adnextumor, entzündlicher 219
– – Allgemeines 219
– – Drainage 224
– – endoskopische Therapie 220
– – Exstirpation 220
– – Hysterektomie 222
– – Laparotomie 221
Aldridge-Operation 192, 369
Alexander-Adams-Operation 150

Allen-Masters-Syndrom 158
Amreich-Richter-Operation 372
Analfissur 394
Analfistel 403
Analpolyp 408
Analprolaps 399
Anastomose, Extrauteringravidität 229
– kornuale 249
– retrofundale 253
– Tube 249
Anorektaler Abszeß 400
– – Diagnostik 392
– – Erkrankungen 393
Antefixation 149
– Alexander-Adams-Operation 150
– Doléris-Operation 149
– Halban-Operation 150
– inguinale 150
– interfasziale 154
– laparoskopische 156
– McCall-Operation 152
– Schmidt-Matthiesen-Operation 153
– Webster-Baldy-Franke-Operation 151
– Werth-Operation 154
Antibiotikaprophylaxe 223
Anus 390
– Abszeß 400
– Marisken 393
– praeternaturalis 274
Aponeurosenquerschnitt 109
– Modifikationen 121
– nach Cohen 121
– Verschluß 116
Appendektomie 265
– Laparotomie 129
– retrozäkale 266
Ardillo-Operation 148
Arterienklemme 439
Asherman-Syndrom 30
– Hysteroskopie 76
– Prophylaxe 31
– Therapie 31

Aszites, künstlicher 256
Atraumata 444
Aufklärung 5
– Angehörige 12
– Art 12
– Aufnahmefähigkeit 8
– Ausweitung 15
– Behandlungsalternativen 10
– Beweis 13
– Bewußtlose 14
– Broschüre 14
– Dokumentation 13
– Formulare 13
– Heilversuch 11
– Komplikationshäufigkeit 10
– kosmetische Eingriffe 11
– Mammaoperation 82 f.
– Minderjährige 14
– Mißerfolg 10
– nicht aufschiebbare 13
– Risiko 7, 10
– Umfang 8
– Verzicht 12
– Wahl der Behandlungsmethode 9
– Widerruf 13
– willenloser Patient 14
– Zeitwahl 13
Axilladissektion 94
– separate 100
Ayre-Konisationsmesser 37

B

Babcock-Klemme 365
Ball-Operation 367
Bartholin-Drüsse 59
– Exstirpation 60
– Marsupialisation 59
– Zyste 59
Bassini-Naht 156
Bauchdeckenhalter 436
Bauchdeckenrahmen 115, 436
Bauchdeckenschutz 115
Bauchdeckenspreizer 115, 431, 435
Beckenbodenplastik, hintere 359

Beckenbodenplastik, vordere 353
Behandlungsalternativen 10
Beinhalter 17
Berven-Elektrokoagulation 321
Beuttner-Operation 167
Bikoagulation 236
Biopsiezange 439, 446f.
Blase, Entfernung 287f.
– Präparation 172, 333
– – Colporrhaphia anterior 353
– – Hysterektomie 172, 178, 333
– – Kolporrhaphie 353
– – Uterus myomatosus 196
– – vaginale Hysterotomie 329
– – Wertheim-Operation 200
– Probeexzision 286, 289
– Resektion 287
– Teilresektion 287
– Verletzungen 287
– Wandnaht 287
– Wandresektion 287
Blasenlappenplastik 294
Blasen-Scheiden-Fistel 296
– große 300
– strahlenbedingte 300
Blasen-Zervix-Fistel 308
Boari-Plastik 294
Bonney-Probe 365
Breisky-Spekulum 434
Bret-Palmer-Tompkins-Metroplastik 146f.
Bricker-Blase 311
brusterhaltende Operation 98
Brustoperationen s. Mammaoperationen
Brutalaufklärung 5, 12
Bulbokavernosusplastik 306, 405
Bumm-Hilfsschnitt 199
Burch-Operation 367

C
Carunculae urethrales 65
Catgut 414
Cavum Retzii 365
Cervix s. Zervix
chirurgischer Knoten 423, 428
Chromcatgut 415
Chromopertubation 245
CIN 35
Clip-Sterilisation 237
CO_2-Laser 35
Cohen-Faszienquerschnitt 121
Collin-Klemme 443
Colon conduit 313
Colpocleisis subtotalis 375
Colpocoeliotomia posterior 53
– – Verschluß 55
Colpoperineorrhaphia posterior 359
Colporrhaphia anterior 353

– posterior 360
Colpotomia anterior 353
– posterior 359, 370
– – Deszensusoperation 359
– – Enterozelenoperation 370
Condylomata acuminata 56
– – Abtragung 57
– – Kryotherapie 57
– – Lasertherapie 57
Cooper-Schere 447

D
Dammriß III. Grades 393
Dapunt-Marberger-Operation 63
Dapunt-Naht 43
Darm, Abstopfen 116
– Adhäsiolyse 268
– Diskontinuitätsresektion 273
– Gefäßverletzung 272
– perforierende Verletzung 269
– Pouch 312f.
– Resektion 272
– Serosadefekt 269
– Umgehungsanastomose 274
– Verletzung 269
– Wanddefekt 269
– Zerreißung 272
Defundatio uteri 167f.
Denervation, Vulva 62
Dermoskript 111
Descensus genitalis 351
– – Portioamputation 358
– – Suppositionsmethoden 351
– – Suspensionsmethoden 365
– – vaginale Hysterektomie 355
Desinfektion, Operationsgebiet 18
– Vagina 21
– Vulva 21
Dextranaszites 256
Diagnoseeröffnung 6
Diaphragma rectovaginale, Naht 360
– – Präparation 359
– urogenitale, Naht 356
– – Präparation 353
Dilatationsverfahren nach Frank 322
Dilatationszange nach Vogel 55
Döderlein-Schick-Operation 378
Doléris-Operation 149
Douglas-Abszeß 53
– Eröffnung 52, 55
– Punktion 52f.
Douglas-Ektomie 157
Douglas-Lavage 208
Douglasoskopie 75
Douglasozele 344
– Operation 370f.
Douglas-Punktion 53

– Pneumoperitoneum 74
Douglas-Resektion 157
Douglas-Spülung 53
Drainage, Appendektomie 268
– Bauchdecken 119
– entzündlicher Adnextumor 224
– Hysterektomie 184
– Mammaoperation 98, 102, 105
– subfaszialer Raum 119
– supravaginaler Raum 184
– Wertheim-Operation 203
Dreiecksklemme 444

E
Eileiter s. Tube
Einzelnaht 418
Eisenhammer-Operation 394
Elektrokoagulation 33, 38
– Endozervix 33
– Zervix 33, 38
Emmet-Plastik 44
Emmet-Riß 44
Endokoagulator 236
Endometrium, Biopsie 19, 27
– – ambulante 28
– – Aspiration 27
– operative Schädigung 30
– Spülmethode 27
Endoskopie 71
– Urethrozystoskopie 284
Endozervix, Koagulation 33
Enterozele 157
– Douglas-Enterozele 157, 186, 344, 370
– Hysterektomie 186
– Operation 157, 370
– Prophylaxe 344
Ethibinder 442
Exploret-Fatol 28
Extrauteringravidität 224
– abdominale 233
– Douglas-Punktion 52
– Expression 230
– infizierte 235
– laparoskopische Therapie 230
– Laparotomie 225
– medikamentöse Therapie 225
– Operation 225
– Ovar 232
– Prostaglandine 225
– Salpingektomie 226
– Salpingotomie 229
– Segmentresektion 229
– Tubenanastomose 229
– tubenerhaltende Operation 227
– Tubensegmentresektion 227

F
Fäden 411ff.
– Dochtwirkung 412

Sachverzeichnis

- Gewebeverträglichkeit 412
- physikalische Eigenschaften 411
- Reißfestigkeit 412
- Stärkeeinteilung 413
- Sterilisierung 412
- Zugfestigkeit 412

Fadenschere 448
Faszienlängsschnitt 122
Fasziennaht 118
- Längsschnitt 127
- Querschnitt 118

Faszienquerschnitt 109
- Modifikationen 121
- nach Cohen 121
- Verschluß 116

Femoralisparese 17, 116
Fimbriektomie 240
Fimbriolyse 254
Fimbrioplastik, laparoskopische 254
- mikrochirurgische 247

Finochietto-Klemme 442
Fistel, rektoanale 403
- retrovaginale 404
- vaginale 296

Fistula cervicolaquaeatica 47
fortlaufende Naht 420
Fothergill-Operation 362
Frank-Dilatationsverfahren 322
Franz-Ingelman-Sundberg-Operation 357
Frauenknoten 423
Fremdkörperzurücklassung 6

G

Gartner-Gang-Zyste 57
Gasurethroskopie 286
Gefäßklemme 439
Gefäßligatur 418
Glykolsäurefaden 414
Gravidität, extrauterine 224
- intramurale 234

Gruben, paravesikale 118
Grundknoten 423

H

Hakenpinzette 438
Hakenzange 442
Halban-Operation 150f.
Halsted-Moskitoklemme 439
Hämatom, perianales 393
Hämatometra 39
Hämatozele, Douglas-Hämatozele 224
- intraligamentäre 235

Hämorrhoiden 396
- Operation 397
- Sklerosierung 397

Harnabflußstörung 308
Harnableitung, Darmsegment 311

- suprazervikale 308

Harnblasenoperationen 282
Harnpunktionsfistel, suprapubische 282
Harnröhre s. Urethra
Harnröhrendivertikel 57
Hautmarkierung 111
Hautschnitt 107
- Verschluß 120

Hegar-Stifte 23, 450
Hemisectio uteri 347
Hemivulvektomie 319
Hirsch-Operation 367
Hodge-Pessar 150
Horroraufklärung 12
Hydropertubation 78
Hymenalatresie 58
Hymenalexzision 59
Hymenalinzision 58f.
Hymenalstenose 58
Hysterektomie, abdominale 163
- - Operationsmethoden 163
- Absetzen der Adnexe 182
- Adnexexstirpation 189
- Adnextumor 219
- Aldridge-Operation 192
- Blasenpräparation 712
- Drainage 184
- Enterozelenprophylaxe 186
- erweiterte 197
- intrafasziale 192
- intraligamentäres Myom 197
- Klemme 444
- Klemmentechnik 177
- Kolpotomie 333
- Myom 195
- Peritonealisierung 191
- präventive 241, 332
- primäre Umstechung 187, 339
- prophylaktische 141, 332
- Radioisotopen 199
- Salpingektomie 191
- Schere 448
- supravaginale 169
- suprazervikale 169
- Sterilisation 241
- vaginale 328f., 332
- - Adnexexstirpation 345
- - Deszensusoperation 355
- - Klemmentechnik 338
- - Morcellement 346
- - supravaginale Tamponade 345
- - Vaginasuspension 185f.

Hysterometer 22, 450
Hysterosalpingographie 77f.
Hysteroskopie 75
- operative 76
- Sterilisation 237

Hysterotomie 328

I

Ileal conduit 311f.
Indikationsstellung 1, 4
inguinovaginale Schlingenoperation 369
Inkontinenz 351
- Suppositionsoperationen 351
- Suspensionsoperationen 365

Instrumente 431
- Abrasio 449
- Mammaoperationen 85
- Mikrochirurgie 448

Instrumentenknoten 427
interiliakaler Querschnitt 123
Interruptio 26
Intrakutannaht 421
- zweischichtige 421

Introitus, Operationen 56
- Plastik 363
- Stenose 58

Irving-Operation 239
Isaacs-cell-sampler 27
Ischiokavernosusplastik 357
Isthmorrhaphie 45f.

J

Jet wash 27
Jones-Operation 147

K

Kaltkoagulation 34
Karunkel, Urethra 65, 279f.
Kavum, Austastung 26
- Verschluß 140

Keloid 135
Kirschner-Wagner-Epidermislappen 325
Klemmen 439ff.
Klemmentechnik 3
- abdominale Hysterektomie 170, 177
- vaginale Hysterektomie 338f.

Klitoris-Reduktionsplastik 63
Klitorisresektion 63
Knipsbiopsie 35
Knopfnaht 418
Knoten 411, 422
- Frauenknoten 423
- chirurgischer 423
- Grundknoten 423
- Instrumentenknoten 427
- Schifferknoten 423
- Schloffer-Knoten 426
- Schulknoten 424
- überschlungener 423
- überworfener 423
- Weiberknoten 423

Knotentechnik 411, 422
Kocher-Klemme 439f.
Kocher-Ochsner-Klemme 442

Kock-Pouch 312
Kokzygodynie 410
Kolpektomie 317, 380ff.
– kraniale 322
Kolpohysterektomie 380
Kolpokleisis, partielle 298
– Schnürnaht 379
Kolporrhaphie 358, 378
Kolpotomie (s.a. Colpotomia) 329
– Hysterektomie 333
– längsgerichtete 334
– quere 333
– vordere 329
Kondomzystoskopie 285
Kondylome 57
Konisation 36
– abdominale 194
– Komplikationen 39
Konisationsstift 37
Korpusamputation 144
Kortisontherapie, Pruritus vulvae 61
– Sterilität 256
Kraus-Göltner-Operation 379
Kryotherapie 34, 57, 321
– Hofkontrolle 321
– Kondylomie 57
– Portio 34
– Vulva 321
Kugelnzange 442
Kuldoskopie 75
Kürettage 19, 29
Küretten 450
Kürschnernaht 420
Kurzarmschlingen-Operation 363f.
Küstner-Wagner-Operation 375

L
Labhardt-Operation 239, 375
Labienresektion 62
Lagerung 17
– Laparotomie 107
– Mammaoperation 84
– Schnittentbindung 108
– Steinschnitt 17
– Trendelenburg-Lagerung 107
Lahodny-Operation 363
Längsschnitt 124
Laparoskopie 71
– Adnexentzündung 219
– Extrauteringravidität 230
– Komplikationen 78f.
– offene 73
– operative 72
– Ovarialzyste 208
– Salpingektomie 231
– sichtkontrollierte 74
– Uterusnaht 146

– Transilluminationsmethode 73
– Tubenkoagulation 236
– Ventrosuspension 156
Laparotomie 107
– Andextumoer 221
– Bauchdeckenschutz 115
– Bauchdeckenspreizer 115
– Cohen-Modifikation 121
– Extrauteringravidität 225
– Faszienquerschnitt 109, 121
– – Verschluß 116
– Hautmarkierung 111
– Lagerung 107
– Längsschnitt 124
– lateraler Wechselschnitt 129
– McBurney-Sprengel 129f.
– Oberbauchinspektion 117
– pararektale 127
– Peritonealnaht 118
– Platzbauch 132
– Querschnittlineal 111
– Sterilisierung 245
– Verschluß 116, 124
– Wertheim-Operation 198
– Wiederholungseingriff 130
– Zweiteingriff 132
Lasertherapie 35, 57
– Kondylome 57
– Portio 35
lateraler Wechselschnitt 129
Latzko-Gruben 198
Latzko-Operation 298
Leadbetter-Politano-Operation 292
Leinenzwirn 415
Levatordarstellung 360
Levatorfaszienplastik 361
Levatorplastik, hintere 360
– vordere 364
Lig. cardinale, Abriß 160
– infundibulopelvicum, Ligatur 189
– sacrouterinum, Ligatur 188, 200
– – Raffung 157
– – Umstechung 181
– suspensorium ovarii, Ligatur 189
Ligaturen 417
Ligaturklemme 441f.
Louros-Myombettamponade 141
Lymphonodektomie, pelvine 199
– inguinale 319f.
– Vulvakarzinom 319f.
Lyodurabandschlinge 369

M
Mackenrodt-Mayland-Querschnitt 123

Mammaoperationen 81
– Ablatio 93
– Anästhesie 84
– Areolaumschneidung 104
– Aufklärung 82f.
– Axilladissektion 94
– brusterhaltende 98
– Drainage 98, 102, 105
– Hämatom 102
– Indikationsstellung 83
– Instrumente 85
– kaudale Inzision 93
– Lagerung 84
– Mastektomie 89
– Milchgangresektion 88
– modifizierte radikale Mastektomie 90
– Präparatradiographie 88
– Probeexzision 86
– Prothese 103, 105
– Quadrantenresektion 89
– Schnittführung 86
– Serom 102
– subkutane Mastektomie 103
– Teilresektion 89
– Therapiewahl 81
– Tumorextirpation 86
– Umschneidung nach Stewart 90
Manchester-Plastik 362
Marisken 393
Marshall-Manchetti-Krantz-Operation 365
Marsupialisation, Abdominalgravidität 233
– Bartholin-Zyste 59
– Vaginalzyste 51
Martinčik-Malinkovský-Operation 365
Martius-Operation 306, 405
Mastektomie 89
– modifizierte radikale 90
– subkutane 103
Matratzennaht 421
Maxon 414
McBurney-Sprengelschnitt 129
McCall-Operation 152
Metallfäden 415
Metroplastik 144
– nach Jones 147
– Uterusnaht 146
Mikrochirurgie 243
– Adhäsiolyse 246
– Anastomose 249
– Fimbrioplastik 247
– Instrumente 448
– Lupenbrille 244
– Mikroskop 244
– Ovariolyse 246f.
– Prinzipien 243
– Salpingolyse 246

Sachverzeichnis

– Sterilität 243
– Vergrößerungshilfen 244
Mikrokoagulation 244
Milchgangresektion 88
Milligan-Morgan-Operation 399
Minilaparotomie 123
Morcellement, abdominales 295
– Uterus myomatosus 195
– vaginales 346
Moscowicz-Peritonealisierung 344
Moskito-Klemme 439
Myom, Enukleation 138f.
– – in graviditate 143
– gestieltes 138
– Hysterektomie 195
– – Morcellement 195, 346
– intraligamentäres 142, 197
– primäre Umstechung 142
– submuköses 143
– subseröses 138
– vaginale Exstirpation 143f.
– – – Morcellement 346
– zervikales 142
Myombettamponade 140
– nach Louros 141

N
Nabelumschneidung 125
Nadel 416
– stumpfe 417
Nadel-Faden-Verbindung 417
Nadelhalter 437
Naht 417
– ausstülpende Matratzennaht 421
– durchschlungene fortlaufende 420
– fortlaufende 420
– – einfache überwendliche 420
Nahtmaterial 411
– nichtresorbierbares 415
– resorbierbares 414
– Stärkeeinteilung 413
Narbenkeloid 135
Narik-Palmrich-Operation 368
Nebenhorngravidität 234
Neovagina (s.a. Vaginalatresie) 322ff.
Nephrostomie 308
– offene 309
– Punktion 309
Netzadhäsion 115
Neugebauer-LeFort-Operation 378
Nierenbeckenpunktion 308f.
Nierenfistelung 308f.
– offene 309
– perkutane 308

O
Operation, Anus 390
– chirurgische 264
– Deszensus 351, 358
– Dilatationsverfahren nach Frank 322
– Epidermislappen nach Kirschner-Wagner 325
– Folie 111
– Hämorrhoiden 397
– Harnblase 282
– Inkontinenz 351
– Lagerung 17
– Myom 138
– nach Aldridge 192, 369
– – Alexander und Adams 150
– – Amreich und Richter 372
– – Ardillo 148
– – Ball 367
– – Berven 321
– – Beuttner 167
– – Bret-Palmer und Tompkins 146f.
– – Bricker 311
– – Burch 367
– – Dapunt und Marberger 63
– – Döderlein und Schick 378
– – Doléris 149
– – Eisenhammer 394
– – Fothergill 362
– – Frank 322
– – Franz und Ingelman-Sundberg 357
– – Halban 150f.
– – Hirsch 367
– – Irving 239
– – Jones 147
– – Labhardt 239, 375
– – Lahodny 363
– – Latzko 298
– – Leadbetter und Politano 292
– – Louros 141
– – Kirschner und Wagner 325
– – Kraus und Göltner 379
– – Küstner und Wagner 375
– – Madlener 237
– – Marshall-Marchetti-Krantz 365
– – Martinčik und Malinkovský 365
– – Martius 306, 405
– – McCall 152
– – Milligan und Morgan 399
– – Narik und Palmrich 368
– – Neugebauer und LeFort 378
– – Parks 394
– – Pereyra 368
– – Pestalozza 151
– – Pomeroy 238
– – Schmidt-Matthiesen 153

– – Shaw und O'Sullivan 361
– – Strassmann 145
– – Sudeck 400
– – Symmonds und Pratt 374
– – Webster-Baldy-Franke 151
– – Werth 154
– – Wertheim und Meigs 197
– – Williams und Richardson 375
– organerhaltende am Uterus 138
– Prolaps 375
– prospektive 3
– Rektum 390
– Schubert-Sigmaschiede 325
– transurethrale 284
– Unterbrechung 15
– Unterrichtung 17
– utologische 277
– Uterus 138, 163, 329ff.
– vaginale 328
– Vulva 317
– Williams-Plastik 323
Operationsspekulum 434f.
operative Zentren 1
Organfaßzange 439, 442
Otis-Urethrotomie 278
Ovar 205
– Gravidität 232
– Karzinom 217f.
– Tumor 206
– – intraligamentärer 213
– – stielgedrehter 217
Ovarialfaßzange 443f.
OVarialnaht 207
Ovarialvenenthrombose 223
Ovarialzyste 206
– Ausschälung 206
– Exzision 206
– Fibrinklebung 209
– große 209
– laparoskopische Therapie 208
– Lokalisationsform 210
– pseudointraligamentäre 216
– Punktionsbehandlung 53, 208f., 211
– vaginale Exstirpation 53
– Verklebung 209
Ovariektomie, Gravidität 232
– prophylaktische 166
Ovariolyse 246f., 254

P
Palmrich-Nath 43
Parametriumklemme 442, 444
Parametriumumstechung 179, 200, 336
– abdominale 179, 200
– vaginale 336
Pararektalschnitt 127
paraurethraler Tumor 57

paravesikale Gruben 198
Parks-Operation 394
Parovarialzyste 216
Péan-Klemme 439f.
Pektenband 394
Pelviskopie (s.a. Laparoskopie) 71
Pereyra-Operation 368
Perforation 32
perianales Hämatom 393
perianale Thrombose 393
Perineorrhaphie 361
Peritonealisierung, Hysterektomie 191
– nach Moscowicz 344
– – Symmonds-Pratt 202
– – Wertheim-Operation 201
– Uterus 140
– Vaginalstumpf 185
Peritonealklemme 445
Peritonealnaht 118, 127
Peritonealruptur 158
Peritoneum, Eröffnung 113
Persufflation 77
Pertubation 77f.
Pestalozza-Operation 151
Pfannenstiel-Querschnitt 109
Pfannenstiel-Verschluß 116
Phimose, Fimbrientrichter 247
Pinzetten 438
Pistolet 27
Platzbauch 131f.
Plica rectouterina 336
– vesicouterina 336
Pneumoperitoneum 71
Polyamidfaden 416
Polydioxanonfaden 414
Polyesterfaden 415
Polyglactin-910-Faden 414
Polypropylenfaden 416
Pomeroy-Operation 238
Portio s. Zervix
Portioabschabung 36
Portioadaptor 77
Portioamputation 39
– Deszensusoperation 358
– Kolporrhaphie 358
Portiosanierung 33
Postcesarean large bowel ileus 116
Präparatradiographie 88
Präparierklemme 441f.
Präparierschere 448
Prevical 28
Probeexzision, Blase 286, 289
– Portio 35
– transurethrale 286
– Zervix 35
Proctalgia fugax 410
Prolaps 375
– Urethra 279

– Vagina 372
Promontoriofixur 375
Prostaglandine, Extrauteringravidität 225
– Zervixprotektion 24
Prothesentherapie, Neovagina 322, 324
Pruritus vulvae 61
– – Alkoholinjektion 61
– – Kortisoninjektion 61
– – Vulvadenervation 62
Psoas bladder hitch procedure 293
Pubokokzygeusplastik 357
Pyramidalis-Faszienring-Plastik 368

Q

Querkolonafter 274
Querriegelkolporrhaphie 378

R

Radioisotopen-Radikaloperation 199
Rasur 18
rektoanale Fistel 403
Rektopexie, transabdominale 400
Rektum 390
– Naht 384
– Polyp 408
– Präparation bei Hysterektomie 336
– Prolaps 399
– Sphinkterruptur 390
Rektusdurchtrennung 123
Relaparotomie 130
Reneosalpingostomie 249
Resalpingostomie 249
Residual ovary syndrome 167
Retroflexio uteri 149
Risikoaufklärung 7
Risikogeburt 9

S

Sakropexie 375
sakrospinale Vaginofixation 372
Salpingektomie, Extrauteringravidität 226
– Hysterektomie 191
– Laparoskopie 231
– prophylaktische 166
– Sterilisation 241
Salpingolyse 246, 254
Salpingoneostomie 249
Salpingostomie 248, 255
Salpingotomie 229, 231, 248
scharfer Löffel 447
Scheide s. Vagina
Scheidenspekulum 431
Schere 447
Schifferknoten 423

Schlingenoperation 368
Schloffer-Knoten 426
Schmidt-Matthiesen-Operation 153
Schubert-Sigmascheide 325
Schulknoten 424
Second-look-Operation 218
Segmentresektion, Tube 227ff.
– laparoskopische 231
Seide 415
Selbstbestimmungsrecht 5
Serosadefekt 269
Shaw-O'Sullivan-Operation 361
Sicherungsaufklärung 6
Sigmaafter 274
Skinektomie, Vulva 317
Spatium vesicopelvinum 364
Spekula 431
Sphincter ani 392
Sphinkterdehnung 396
Sphinkternaht 384
Sphinkterotomie 394
Sphinktersystem 390
Springclip 237
Standardklemme 440
Stein-Leventhal-Syndrom 205
Steinschnittlage 17
Sterilisierung 235
– Aufklärung 7
– Clip 237
– Fimbriektomie 240
– Hysterektomie 241
– Hysteroskopie 237
– Irving-Operation 239
– Labhardt-Operation 239
– Laparoskopie 254
– Laparotomie 245
– Madlener-Operation 237
– Operationsverfahren 235
– Pomeroy-Operation 238
– Salpingektomie 241
– Transpositio ovarii 241
– Tubenkoagulation 236
Sterilitätsbehandlung 242
– Adhäsiolyse 246
– Adhäsionsprophylaxe 256
– adjuvante Therapie 256
– Fehler 257
– Fimbrioplastik 247
– Gefahren 257
– Klassifikation 242
– Kortisontherapie 256
– laparoskopische Operationen 254
– Laparotomie 245
– Mikrochirurgie 243
– Operationsmethoden 242
– Ovariolyse 247
– postoperative Therapie 256
– Salpingektomie 241

- Salpingolyse 246
- Salpingostomie 248
- Salpingotomie 248
- Tubenanastomose 249
- tubouterine Anastomose 253
Stewart-Umschneidung 90
Stieldrehung 217
Strassmann-Operation 145
Streßinkontinenz 351
Strichkürettage 29
Sturmdorf-Naht 42
- Variationen 43
subkutane Mastektomie 103
Sudeck-Operation 400
suprapubische Harnpunktions-
 fistel 282
Suspensionsoperationen 365ff.
Symmonds-Pratt-Peritonealisie-
 rung 202
Symmonds-Pratt-Suspension 374
Syndrome de l'ovaire restant 167
Synechien, intrauterine 30

T
Technik 2f.
Thrombose, perianale 393
T-Klemme nach Collin 443
Trachealhäkchen 435
Trachelorrhaphie 44
Transilluminationsmethode 73
Transpositio ovarii 241
transurethrale Eingriffe 284
Transversalafter 274
Trendelenburg-Lagerung 107
Tubarabort 232
Tube 205
- Anastomose 229, 249
- Durchgängigkeitsprüfung 245
- Exstirpation, vaginale 54
- Extrauteringravidität 227
- Implantation 253
- Irving-Operation 239
- Koagulation 236
- - laparoskopische 236
- - vaginale 54
- Pomeroy-Operation 238
- Segmentresektion 227ff.
Tumor, paraurethraler 57
- Urethra 57
- Vagina 51
- Vulva 56, 318ff.
- Zervix 33, 197
Tupferzange 439, 442, 445

U
Umgehungsanastomose 274
Umstechung, primäre 3, 187
- - Hysterektomie 187
- - - vaginale 339
- - Parametrium 339

Umstechung, End-zu-End-
 Anastomose 291
- Implantation 291
- Läsion 291
- Operationen am distalen Teil
 289
- Präparation 181, 190
- - Myom 142
- - Wertheim-Operation 200
- prävesikale Läsion 291
- Schienung 289
Ureter, Defekte 291
Ureteroneostomie 291
Ureterotransversopyelostomie
 309
Urethra, Divertikel 57, 280
- Fistel 296, 306
- innere Schlitzung 278
- Karunkel 65, 279f.
- Meatuserweiterung 279
- Polyp 64
- Prolaps 64f., 279
- Stenose 277
- Tumor 57
Urethra-Blasen-Winkel 357
Urethra-Scheiden-Fistel 306
Urethroskopie 285
- Gasurethroskopie 286
urethrovesikale Suspension 368
Urethrozystoskopie 284
Urinphlegmone 287
urologische Operationen 277
Urostoma 313
Uterinagefäße, Darstellung 173,
 179
- Umstechung 174, 179
Uterus, Antefixation 149
- Austastung 19
- Defundatio 167f.
- Dilatatoren 450
- Doppelbildungen 144
- Elevation 71, 169
- - laparoskopische 71
- Exstirpation 163, 332
- - abdominale 163
- - vaginale 332
- Hemisectio 347
- Kavumentleerung 19
- Kavumoffenhaltung 145
- Korpusamputation 174
- myomatosus 195f.
- Naht 146
- Nebenhorngravidität 234
- organerhaltende Operation 138
- Perforation 32
- Peritonealisierung 140
- Sondierung 22
- Stürzen 341
- Ventrosuspension 149, 156
Uterusschere 448
Uterussonde 450

V
Vagina, Agenesie 322
- Atresie 49
- Bougieren 322
- Dermislappen 325
- Dilatationsverfahren 322, 324
- Doppelbildung 49
- Eihautscheide 325
- Epidermislappen 325
- Ileozäkalscheide 325
- Marsupialisation 51
- Prolaps 372
- Prothesentherapie 322
- Septum 148
- Sigmascheide 325
- Stenose 49, 58
- Suspension 372, 374
- Tamponade 25
- Tumoren 51
- Tunnelung 324
- Z-Plastik 49
- Zysten 51
- - Marsupialisation 51
Vaginalklemme 444
Vaginalstumpf, Drainage 184
- Klammergerät 185
- Offenhalten 184
- Peritoenalisierung 185
Vaginalzyste 51
Vaginofixation 372
Vaginopexie 372
Varikozele, Lig. latum 159
Ventrosuspension, Uterus 156
Veress-Nadel 71
Vicryl 414
Vogel-Dilatationszange 55
Vulva, Carcinoma in situ 318ff.
- Denervation 62
- Elektrokoagulation 321
- Kryotherapie 321
- Probeexzision 57
- Pruritus 61f.
- Reduktionsplastik 62
- Skinektomie 317
- Tumoren 56
- Umschneidung 317, 319
- - nach Way 320
- - Wundverschluß 318, 320
Vulvektomie 317, 319
- einfache 317
- Hemivulvektomie 320
- mit Kolpektomie 317
- oberflächliche 317
- partielle 319
- radikale 319

W
Ward-Handgriff 343
Way-Umschneidung 320
Webster-Baldy-Franke-
 Operation 151

Wechselschnitt, lateraler 129
Weiberknoten 423
Werth-Bänderkürzung 154
Wertheim-Klemme 444
Wertheim-Operation 197ff.
– Geschichte 197
– Radioisotopen 199
Wertheim-Schere 448
Wiederholungseingriff 130
Williams-Plastik 323
Williams-Richardson-Operation 375
Winter-Abortzange 450
Wundhäkchen 435
Wundhaken 431, 435, 437
Wundruptur, aseptische 171

Z
Zangen 442
Zervix, Abschabung 36
– Amputation 39
– Dilatation 21, 23
– Doppelbildung 147
– Einstellung 19
– Elektrokoagulation 33, 38
– Insuffizienz 45f., 148
– Isthmorrhaphie 45
– Kaltkoagulation 34
– Karzinom 33, 197
– Kauterisation 39
– Konisation 36
– – abdominale 194
– Kryotherapie 34
– Naht nach Dapunt 43
– – – Palmrich 43
– Polyp 44
– Portiosanierung 33
– Probeexzision 35
– Protektion 24
– Sanierung 33
– Septum 147
– Stumpfexstirpation 348
– Stumpfverschluß 175
– Tamponade 25
– Umschlingung nach Ardillo 148
Zervix-Scheiden-Fistel 47
Z-Plastik 49
– Vaginalstenose 58
Zweiteingriff 132
Zystektomie 287f.
Zystoskopie 284
– Kondomzystoskopie 285
Zystourethropexie 365, 367